中医临证思辨录

——全国优秀中医临床人才研修项目策论精选

（第二辑）

国家中医药管理局　编

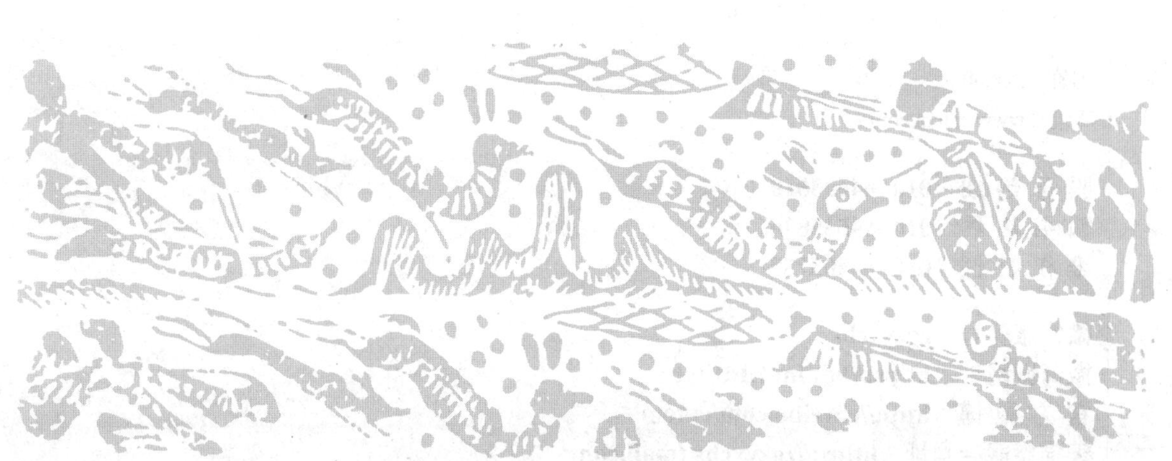

全国百佳图书出版单位
中国中医药出版社
·北　京·

图书在版编目（CIP）数据

中医临证思辨录：全国优秀中医临床人才研修项目策论精选．第二辑 / 国家中医药管理局编．—北京：中国中医药出版社，2022.6

ISBN 978－7－5132－7364－0

Ⅰ．①中…　Ⅱ．①国…　Ⅲ．①中医临床—文集　Ⅳ．① R24-53

中国版本图书馆 CIP 数据核字（2022）第 020406 号

中国中医药出版社出版

北京经济技术开发区科创十三街 31 号院二区 8 号楼

邮政编码　100176

传真　010-64405721

河北仁润印刷有限公司印刷

各地新华书店经销

开本 787×1092　1/16　印张 50.5　字数 1039 千字

2022 年 6 月第 1 版　2022 年 6 月第 1 次印刷

书号　ISBN 978－7－5132－7364－0

定价　228.00 元

网址　www.cptcm.com

服务热线　010-64405510

购书热线　010-89535836

维权打假　010-64405753

微信服务号　zgzyycbs

微商城网址　https://kdt.im/LIdUGr

官方微博　http://e.weibo.com/cptcm

天猫旗舰店网址　https://zgzyycbs.tmall.com

如有印装质量问题请与本社出版部联系（010-64405510）

《中医临证思辨录——全国优秀中医临床人才研修项目策论精选（第二辑）》

编审专家组名单

组　长　王永炎

副组长　黄璐琦　唐旭东　范吉平

组　员（按姓氏笔画排序）

马　堃　王　忠　王　琦　王书臣
王秋华　庄曾渊　刘金民　刘清泉
刘景源　孙光荣　孙塑伦　严世芸
李　敏　杨　阳　肖承悰　张　燕
张华敏　张志斌　陈蔚文　郝万山
涂晋文　晁恩祥　徐　珊　蒋　健

前言

2019 年，《中共中央国务院关于促进中医药传承创新发展的意见》提出，传承创新发展中医药是新时代中国特色社会主义事业的重要内容，是中华民族伟大复兴的大事。中医药事业发展的根本是人才。为大力加强中医药人才培养，选拔一批优秀中青年中医临床人才，国家中医药管理局于 2003 年启动实施“全国中医临床优秀人才研修项目”，采用“读经典，做临床，跟名师”的人才培养模式进行重点培养。该项目已顺利开展 4 批，累计培养了 1337 名优秀中医临床人才。

为推广优秀中医临床人才研修项目成果，广泛宣传研修学员的学习收获，由中国工程院王永炎院士牵头，在国家中医药管理局指导下，中国中医科学院组织专家精选出部分策论，并请相关学科领域的知名专家做了点评，交由中国中医药出版社有限公司编辑出版。这些策论源自“读经典，做临床，跟名师”的真切感受，素质鲜活，内容翔实，体会独到，突出了中医临证思维，颇具价值。

本书主要摘录第二批全国优秀中医临床人才研修项目研修学员策论 127 篇，专家点评 29 篇。书中凝结了编审专家组成员的结晶和心血，在此向大家致以衷心的感谢！同时敬请广大读者提出宝贵意见和建议，以便不断修订完善。

编者

2022 年 3 月

目录

论"亢则害，承乃制"

论"火郁发之"

论《黄帝内经》"有故无殒，亦无殒"的含义及临床意义

论《黄帝内经》“形不足者，温之以气；精不足者，补之以味”

论《伤寒论》的保胃气思想及其临床意义

论下法的临床应用

论《伤寒论》寒热并用法及临床应用

从《金匮要略》肾气丸的运用论异病同治

天 癸 论

论“救阴不在血，而在津与汗；通阳不在温，而在利小便”

论王清任调气活血的组方思想

论“内消、托里法”在外科的运用

论"见痰休治痰，见血休治血"的临床意义

论"耗血动血"与"凉血散血"

毒邪论

论"百病生于气也"

论“亢则害，承乃制”

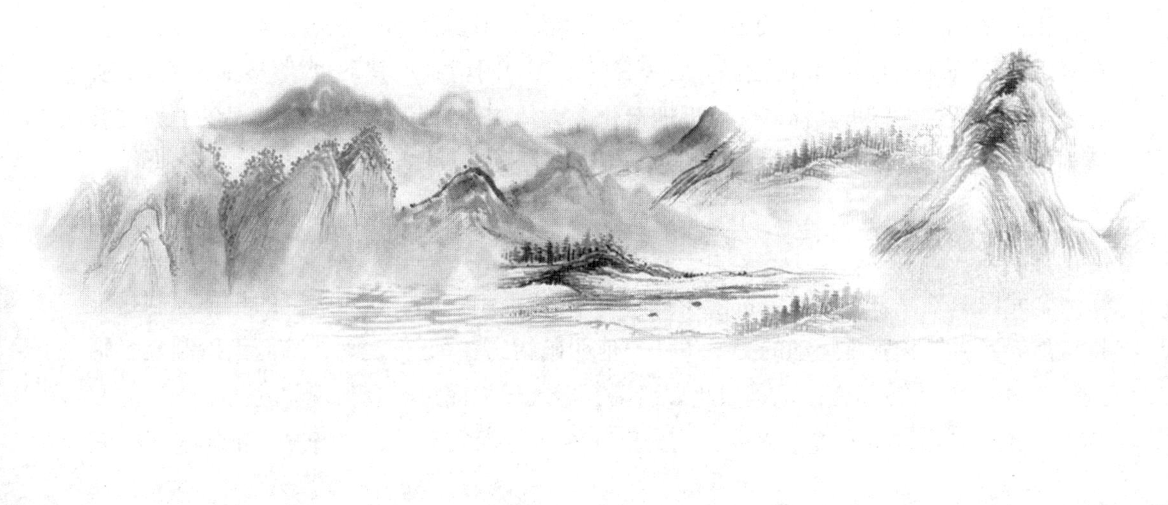

刘　维（天津中医药大学第一附属医院）

亢害承制论是运气学说的重要组成部分，以唐代王冰将运气七篇补入《黄帝内经》为开端，在金元时期取得了空前发展，明代之后亦有补充。《类经》云："亢者，盛之极也。制者，因其极而抑之也。"亢害承制论反映了五行之间生克制化的深刻内涵，是万物化生以及气候、气象、物候变化的根本，是事物存在与演化发展的普遍规律。

一、亢害承制源流

（一）肇始阶段

《素问·六微旨大论》首先指出"亢则害，承乃制，制则生化，外列盛衰，害则败乱，生化大病"。这说明"过亢则害物，承制则生物"，亢害承制为造化之枢纽，六气相承制约，化生万物；若亢而无制，百变生焉。亢害承制论既是对自然观的体现，也是中医学天人相应，对生理病理观的阐释。强调了生克制化阴阳五行动态平衡的规律。具体言之，即"相火之下，水气承之；水位之下，土气承之；土位之下，风气承之；风位之下，金气承之；金位之下，火气承之；君火之下，阴精承之"。六气相互承制实际上遵循和反映了五行相克之间的关系，"气有余则制己所胜"，从而保证五行中每一行都受到监督和制约，不至于亢而为害。

唐代医家王冰着重强调了五行之间可以通过承制关系维持自然界系统结构的动态平衡，其学说蕴含了生态平衡之理。指出："热盛水承，条蔓柔弱，凑润衍溢，水象可见；寒甚物坚，水冰流涸，土象斯见，承下明矣；疾风之后，时雨乃零，是则湿为风吹，化而为雨；风动气清，万物皆燥，金承木下，其象昭然；锻金生热，则火流金，乘火之上，理无妄也；君火之位，大热不行，盖为阴精制承其下也。"概而言之，"所胜之气乘于下者，皆折其标盛，此天地造化之大体尔"。即四时正常自然现象中均寓有承制之理，从而保证万物正常生化。

（二）鼎盛阶段

金元医家刘完素阐发《黄帝内经素问》"亢害承制"说，认为运气的相互承制是维持自然界各种事物正常运动的必要条件。他明确指出："五行之理，甚而无以制之，则造化息矣。"就人体而言，也是如此。强调五运之气偏亢过度会出现"胜己之化"的假象，因此在疾病发生发展过程中，就会出现本质与标象不一致的情况。正如《素问病机气宜保命集·自序》云："木极似金，金极似火，火极似水，水极似土，土极似木。故经曰'亢则害，承乃制'，谓己亢过极，则反似胜己之化也。俗未之知，认似作是，以阳为阴，失其意也。"因此，临证中只有透过标象认识本质，才能保证治疗准确无误。河间提出："其为治者，但当泻其过甚之气以为病本，不可反误治其兼化也。"譬如寒气过剩而见坚痞腹满，为寒极反兼土化之象，治当温阳散寒，而非通腑泻实。总之，刘河间通过"亢则害，承乃制"的理论，为深入分析疾病的病理变化及鉴别病候的疑似真假提供了理论依据，对后世诊断与治疗疾病大有启迪。

元末明初医家王履在"王太仆发之于前，刘河间阐之于后"认识的基础上，对亢害承制理论做出了自己的解析。认为"亢害承制"为"造化之枢纽"。其对"亢则害，承乃制"的解说最为精辟，王履指出："承，犹随也。然不言随而曰承者，以下言之，则有上奉之象，故曰承。虽谓之承，而有防之之义存焉。亢者，过极也；害物也；制者，克胜之也。然所承也，其不亢，则随之而已，故虽承而不见；既亢，则克胜以平之，承斯见矣……盖造化之常，不能以无亢，亦不能以无制焉耳。"其以"亢而自制"及"亢而不能自制"概括人体生理病理，指出一旦出现"亢而不能自制"者，"则汤液、针石、导引之法以为之助"，使其恢复如常。

（三）补充发展阶段

明代医家李中梓运用亢害承制的理论分析胜复之气所致复杂病症，认为其治疗应求责本源。即"虚则补其母"，例如《删补颐生微论·卷之二·化源论》指出："脾土虚者，必温燥以益火之源；肝木虚者，必濡湿以壮水之主；肺金虚者，必甘缓以培土之基；心火虚者，必酸收以滋木之宰；肾水虚者，必辛润以保金之宗；此治虚之本也。"治法不离"平其所复，扶其不胜"。李中梓根据亢害承制理论，将滋化源灵活运用于脏腑虚实病症的治疗当中，大大丰富了中医治则治法的内容。

明·虞抟在《医学正传·医学或问》中指出："制者，制其气之太过也。害者，害承者之元气也。夫所谓元气者，总而言之，谓之一元；分而言之，谓之六元。一元者，天一生水，水生木，木生火，火生土，土生金，金复生水，循环无端，生生不息。六元者，水为木之化元，木为火之化元，火为土之化元，土为金之化元，金为水之化元，亦运化而无穷也。假如火不亢，则所承之水随之而已；一有亢极，则其水起以平之，盖恐害吾金元之气，防止火盛烁金伤肺，子来救母之意也。六气皆然。此五行胜复之理，不期然而然者矣。"虞抟将五行与天一生水合作六元，合而言之则为元气一元，并提出"以子救母"的观点，强调了元气以及五行生化制约平衡的重要性。

除此之外，张介宾的"气化自然说"和吴谦、汪昂的五行相生相克理论无一不体现了"亢则害，承乃制"的观点，从而推动了五行生克论在临床诊疗中的实际应用。

二、结合“亢害承制”论系统性红斑狼疮因机治要

系统性红斑狼疮（systemic lupus erythematosus，SLE）是自身免疫介导的，以免疫性炎症为突出表现的弥漫性结缔组织病。中医典籍中无此病名，中医学文献根据其临床表现不同可将其称为周痹、阴阳毒、红蝴蝶疮、日晒疮、丹疹等。本病归属于中医“痹证”范畴。

（一）从亢害承制论 SLE 病因病机

承制不及必导致其所胜之行亢而为害，由此变生百病。系统性红斑狼疮的病因病机，自古以来多数医家认同该病是由于患者先天禀赋不足、肾阴亏虚，“最虚之处即是容邪之处”，邪气痹阻于阴分，复加六淫侵袭、日毒药毒损害，七情过极、饮食劳倦等诸多诱因内外合邪而发病。概而言之，其发病不离体质与诱因两端，系统性红斑狼疮的特异体质是形成承制不及的重要因素，而诸多诱因相合亢则为害。“承制不及、亢而为害”是 SLE 发病的中心环节。

1. 体质决定承制不及

系统性红斑狼疮患者多为先天不足、肾阴亏虚体质。不同体质类型的特殊性往往导致对特殊疾病的易感性，病理性体质（非正常体质）是其相关疾病发生的主要物质基础。正如《素问·六微旨大论》所说“相火之下，水气承之”，水火既济，则阴阳平衡，肾为先天之本，先天真阴不足，水不制火，相火易动。先天禀赋不足，形成了特异体质，阳气素虚则易为寒邪所伤，同理，阴气素虚则易为热邪所伤，正如清代医家吴德汉在《医理辑要·锦囊觉后编》中指出：“要知易风为病者，表气素虚；易寒为病者，阳气素弱；易热为病者，阴气素衰；易伤食者，脾胃必亏；易劳伤者，中气必损。”体质决定了对病邪的易感性以及疾病的性质和最终转化。

2. 各种诱因亢而为害

（1）外感六淫，瘀而化热：风寒暑湿燥火，四季为患。冬春有风寒外袭，由腠理而入，与气血相合，阻滞脉络，风寒郁久化热或从体质而化，消灼阴液；夏有湿热交阻，盛暑则阳光灼人，暑热由皮肤而入，以致血热内盛，甚则酿成热毒；秋有燥气伤津，津亏血燥，阴液受损。风、暑、燥、火为阳邪，阳热亢盛，煎灼阴液。邪入阴则痹，内有真阴不足，外有六淫化火，外火引动内火，变生一派毒热之象。

（2）七情过极，郁久化火：《丹溪心法·六郁》云：“气血冲和，万病不生，一有怫郁，诸病生焉，故人身诸病，多生于郁。”情志不宁或抑郁不舒，肝气郁结失调，气有余便是火，气火弥漫则三焦热盛；气阻水停，可致水液运行失调，水液泛溢全身；气停血亦停，气血逆乱，变生血症。

（3）饮食劳倦，损脾伤肾：饮食不节，使体内酿生湿热、痰湿，湿热内盛或痰湿阻滞气血，使体内气血不畅，闭阻而成病；或脾胃受损，后天气血生化乏源，五脏亏虚，三焦阻滞而成本病。劳累过度，由劳而倦，由倦而耗伤气血，气血不养五脏，脏腑功能失调而发为本病；或因房劳过度，命相火动，水亏于下，火炎于上，阴火消烁，肾水亏枯，肾火无以为养，内火升浮燔灼，机体状热骤起，引起该病暴发。又若因产后百脉空虚，精血耗失，肾水亏枯，肾火无以为养，亦可引起该病的骤发。

（4）日毒药毒，蕴久而发：明代申洪良《外科启玄》中有"日晒疮"的记载，认为其发病与暴晒有关。日毒燔灼，炎热炽盛，化生毒热，外能损肤伤络、内耗五脏阴液，导致脏腑功能失调而发病；由于先天禀赋不同，各人在接受不同药物时反应各异，当对某些药物不耐受时，就会导致五脏气血阴阳受损，诱发本病。

总之，系统性红斑狼疮的基本病机为先天不足、肾阴亏虚，该病机贯穿于疾病始终，而肾阴本亏，相火偏亢，破坏了五行间正常的承制关系，加之各种诱因亢而为害，渐致阴阳失调、五脏俱损，气血逆乱发为本病。

（二）从亢害承制论 SLE 临床表现

SLE 临床表现复杂多样，开始仅累积 1 ~ 2 个系统，表现为轻度的关节炎、皮疹、隐匿性肾炎、血小板减少性紫癜等，病情发展，逐渐出现多系统损害，甚至表现为"狼疮危象"。《金匮要略·百合狐惑阴阳毒病脉证治》中记载："阳毒之为病，面赤斑斑如锦纹，咽喉痛，唾脓血。""阴毒之为病，面目青，身痛如被杖，咽喉痛。"《诸病源候论·瘟病发斑候》亦有"表证未罢，毒气不散，故发斑疮，至夏遇热，温毒始发于肌肤，斑烂隐疹如锦纹也"的描述，其发热、咽喉痛、皮疹、网状青斑、雷诺现象、关节痛等临床表现反映了一派邪气亢而为害，热毒炽盛、气营两燔之象。在 SLE 的所有临床表现中，发热疲乏是最常见的全身症状，常伴随于疾病的各个过程之中，这正是狼疮患者先天肾阴亏虚，"水亏无以制火"，承制不及病理实质的体现。正如《景岳全书·虚损》曾云："肾水亏，则肝失所滋而血燥生；肾水亏，则水不归源而脾痰起；肾水亏，则心肾不交而神色败；肾水亏，则盗伤肺气而喘嗽频。"先天肾元亏虚致后天失养，损及脾胃，化生痰浊；肾虚精亏，水不涵木，肝气失调，气阻水停，津液积聚形成痰结，发为咳嗽气喘胸痛；气郁化火或气病致络病，五脏失调，引起气血逆乱，运行不畅，瘀血痰湿等病理产物内生，阻滞三焦，三焦阻塞，可致气火燔灼、水饮积聚之病证。痰、热、瘀等病理产物久蕴成毒，损及营血、脏腑、三焦、病情渐深渐重；蕴久成毒，内毒鸱张，还可出现瘀毒入脑、瘀毒损肾等危急重症。

（三）从亢害承制论 SLE 治疗

中医认为，系统性红斑狼疮为本虚标实之病，其本虚多为肝肾真阴亏虚，气血不足，但因毒、热、瘀长期痹阻体内，因此其治疗应以调和阴阳、补益肝肾之阴治其本，清热解毒、活血化瘀通络治其标。

1. 急性活动期，针对“亢而为害”的病机关键，以祛邪通络为主

系统性红斑狼疮急性活动期表现为热毒内盛、气营两燔，针对其邪气“亢而为害”的病机关键，按照“急则治其标”的原则，应以祛邪通络为主，多用清热解毒、凉血祛瘀。因急性活动期热毒炽盛，壅滞血脉，灼伤营阴，且本病以“肝肾阴虚”为本，祛邪同时应以滋补肝肾之阴为辅。该期多表现为热毒炽盛证，症见：起病急骤，高热持续不退，面部蝶疮或斑疹鲜红，身痛咽痛，口渴口糜，烦躁头痛，甚则狂躁惊厥，尿短赤，大便干结，舌质红绛，苔黄，脉弦数或滑数。治以清热解毒、凉血消斑。犀角地黄汤合增液汤加减：水牛角 30g，生地黄 20g，赤芍 15g，丹皮 15g，丹参 30g，桔梗 10g，麦冬 15g，玄参 20g，连翘 20g，金银花 20g，紫草 10g，甘草 6g。若热毒未解，内传脏腑经络，瘀毒互结，痹阻经络则表现为瘀热痹阻证，症见：双手指瘀点累累，变白变紫，口疮，下肢红斑，甚者溃烂，低热缠绵，烦躁易怒，关节红肿热痛，痛不可触，屈伸不利，脱发，月经不调，舌暗红有瘀斑瘀点，苔黄，脉滑数。治以清热凉血、化瘀通络。方用青蒿鳖甲汤加减：青蒿 15g，鳖甲 15g，当归 15g，生地黄 20g，丹参 30g，川芎 15g，紫草 15g，赤芍 15g，知母 10g，鸡血藤 15g，牛膝 20g，生甘草 9g。

2. 慢性缓解期，围绕“承制不及”的病机实质，以扶正固本为主

系统性红斑狼疮慢性缓解期以气阴两虚为多，围绕其“承制不及”的病机实质，按照“缓则治其本”的原则，治宜滋阴清热、益气通络、补益脾胃、调补肝肾，以扶正固本为主。因阴虚生内热，气虚血易瘀，在扶正同时为防正虚邪恋，需辅清热祛瘀以祛邪。此期以气阴耗伤、肝脾肾三脏元气亏损，营阴不足为疾病主要矛盾，形成肝肾阴亏、毒瘀相兼之证。治以益气养阴、调补肝肾。生脉饮合六味地黄丸加减：太子参 15g，麦冬 20g，五味子 10g，丹皮 20g，生地黄 20g，怀山药 15g，山萸肉 15g，银柴胡 15g，地骨皮 15g，白花蛇舌草 30g，忍冬藤 30g，旱莲草 20g，白薇 15g，女贞子 15g，泽泻 10g。

总之，系统性红斑狼疮急性活动期重在清热解毒，同时应辅以滋阴通络，以祛除“亢害”之邪气；慢性缓解期重在滋阴清热，兼顾祛邪通络，促使“承制不及”得以恢复，其治疗重心在于“平其所复、扶其不甚”，调补肝肾以资化源，使体内阴阳气血在低水平状态达到新的相对平衡。

综上所述，“亢则害、承乃制”论侧重于从功能角度、整体角度、变化角度把握生命规律，体现了中医学对人体生理病理的独特解读，“过亢则害物，承制则生物”，只有通过承制关系维持系统间的相对稳定，才能保证万物存在与正常演化发展。同样，系统性红斑狼疮的发病亦不离“亢害承制”理论，其治疗应以调和阴阳、滋补肝肾之阴治其本；清热解毒、凉血通络治其标，以期调整肾阴本亏、相火偏亢的疾病状态，使体内阴阳气血在低水平状态下重新恢复正常的承制关系。

参考文献

[1] 王冰. 黄帝内经素问［M］. 上海：商务印书馆，1954.

[2] 刘河间. 素问病机气宜保命集［M］. 北京：人民卫生出版社，1959.

[3] 王履. 医经溯洄集（影印本）［M］. 北京：人民卫生出版社，1956.

[4] 李中梓. 删补颐生微论［M］. 北京：中国中医药出版社，1999.

[5] 虞抟. 医学正传［M］. 北京：人民卫生出版社，1965.

[6] 中华医学会风湿病学分会. 系统性红斑狼疮诊断及治疗指南［J］. 中华风湿病学杂志，2010，14（5）：342.

[7] 王琦，王前奔. 中医体质学说［J］. 科技导报，1994，5：38.

樊永平（首都医科大学附属北京天坛医院）

“亢则害，承乃制”，语出《素问·六微旨大论》。其前文云：“相火之下，水气承之；水位之下，土气承之；土位之下，风气承之；风位之下，金气承之；金位之下，火气承之；君火之下，阴精承之。”指明六气相承之关系；其后文曰：“制则生化，外列盛衰，害则败乱。”道出了亢与承的不同结果。五行气运的亢害承制，是自然、社会环境之间的自我调节机制，有亢则制，制后以生，由生而化，也体现了人体生理活动中的动态平衡的规律。当这种规律受到贼邪的侵扰，就成为疾病。张介宾注曰：“亢者，盛之极也。制者，因其极而抑之也。盖阴阳五行之道，亢极则乖，而强弱相残矣。故凡有偏盛则必有偏衰，使强无所制，则强者愈强、弱者愈弱，而乖乱日甚。所以亢而过甚，则害乎所胜，而承其下者，必从而制之。”王安道亦曰：“盖造化之常，不能以无亢，亦不能以无制。”此之谓也。

一、亢害承制是自然、社会、人体变化的共性

亢与衰是自然、社会环境、人体变化之两极，有亢必有衰，有衰则有亢。“亢”在人体乃邪之盛，在事物系事物发展的一种极端状态；与之相对的“衰”乃正气弱，是事物由盛转衰的趋势，邪气日盛，正气日衰。在自然、社会、人体虽然亢与衰表现不同，然其本质则一。因为“物之生从于化，物之极由乎变，变化之相薄，成败之所由也……成败倚伏生乎动，动而不已，则变作矣”，即事物的变化、成败原因在于六气的变和化，即气的盛衰。而气盛衰的根本原因在于事物内部存在生生不息之“神机”，物体外部依赖于气化作用的“气立”，就是气的升降出入，“升降出入”人与物俱有，正是它决定人有“生、长、壮、老、已”、自然环境有“生、长、化、收、藏”的过程。

自然六气之调和则风调雨顺，五谷丰登，天下安泰，万民幸福。反之，五运不调，万类乖戾，或阴风怒号，洪水滔滔，或山崩地裂，海水咆哮，抑或雨露不滋，千里焦枯，万物不生，斯自然之灾，亦社会变化之由也。竺可桢先生早年研究发现，吾国数千年人类文明历史，朝代更替，莫不与自然物候变化息息相关。盖“民以食为天”，民不聊生，必揭竿而起，其终矣，江山易主，社会更新，人民重趋安居乐业。此自然六气之变化影响到人之生存也。

诚然，人类行为也足可影响自然之变化，原始社会，人类生产力水平低下，敬畏自然，依赖自然，视水火为猛兽，依山穴居，兽皮蔽体，生活受制于自然；文明社会，

人视自己为自然一分子，爱护自然、保护环境，自然为人类生存敬奉蓝天绿水、青山牛羊；野蛮社会无视自然，凌驾于自然之上，以战胜自然为乐，过度开伐，破坏植被，良田损毁，山川哀鸣，自然回馈人类的必是扬沙漫天，河床枯涸，资源耗竭，疾病流行。以此为借口，自诩人类秩序的维护者们兴师动众，侵略异邦，争夺能源，弱肉强食，肝脑涂地，民何生焉？此人之害自然也，而自然必反害于人也！

二、平亢承制是中医学的核心价值体现

金元时期出现了四位医学大家，后世称金元四大家。刘完素、李东垣是其中的两位。刘完素，金代河间人，后人称其为刘河间。河间处于金人统治中国北部的动乱时代，当时战事频繁，天灾横行，疫疠蔓延，人们生活在水深火热之中。刘氏宗“知识之法，以其病气归于五运六气，明可见矣”“一身之气，皆随四时五运六气兴衰，而无相反矣”的学术观点，视火热盛行，力摒当时《局方》偏于温补之遗毒，善用寒凉，勇于创新，开后世明清温病学之先河；李东垣系金元间真定（保定）人，与河间同乡而晚于河间 70 年，行医适值元兵南下，战乱已久，人们生活在饥饿、恐惧之中，起居不时，饮食不调，偶或暴饮暴食，大伤脾胃之气，经云“人无胃气则死”，少胃气则病，“气不足则是寒”，故善用参芪温补，风药升阳，成后世补土派之宗师。对比两者学术观点的由来，刘河间时值火热亢盛，而李东垣所见已胃气虚衰。这种人体虚实的更迭，很好地体现了当时社会环境的变迁对人体的影响，从战火纷飞到百业凋零的过程，人体由火热之盛转为元气虚衰，盖火与元气不两立，火亢日久必然会招致元气大伤矣。

社会变迁引起民病，自然运气盛衰常是传染病的帮手。1954—1955 年，河北石家庄发生流行性乙型脑炎，以中医、中西医结合治疗效果良好。1957 年，北京也出现了乙脑疫情，以石家庄总结的乙脑治疗经验即清热解毒、养阴芳化治疗效果不好。正当疫情蔓延，无计可施之时，一代宗师蒲辅周先生，临危受中央之命，组织治疗，在认真分析疫情后认为，《内经》“必先岁气”是治疗流行病最重要指示，北京气候与石家庄不完全相同，1957 年，北京长夏多雨，证型偏湿，以湿热兼伏暑治之，终获满意疗效。

2002 年岁末至 2003 年年初，京广两地“非典”疫情暴发，也是六气之偏所致，是温热之气、湿热之气还是寒水变化，虽然说法不同，但“气偏、气亢为害”则一。广州地处亚热带，气候以温热而潮湿为主，是年春初，温热之邪从口鼻而入，卫分气分受累，故治疗以辛凉透热、清气泄热方药为多，如银翘散、桑菊饮、白虎汤、麻杏石甘汤；春初之北京，理应冬季余寒未退，寒气逼人，然 2003 年春季偏于温暖，属“非其时而有其气”“未至而至”，是为异气、怪逆之气，异气戕害人之元气，直入气营乃至动血，较之广州，北京的患者势急病重。治疗根据病情表现，或清气解毒，或清营

透热，或凉血散瘀，兼湿热者，清热利湿，分消走泄，若邪热留恋，真阴亏虚者，则养阴退热。其目的无非使亢逆得平，真气得复，从而控制病情，挽救生命。

所以说，亢害承制是自然、社会、人体的普遍规律。自然、社会之变化最终均可作用于人体，即自然之更替、社会之兴衰均可表现为人体之实、人体之虚，因为气是其共同的物质基础，由气的运动变化而产生了人与自然，由人之群体构成了社会万千。这也是中医整体观的内容，即人是自然、社会的一部分，“人以天地之气生，四时之法成”。故欲为良医者，必“上知天文，下知地理，中傍人事”，全面审察病情，把握人之社会性、自然性以及人体自身各部之间之承制关系而调解之，方能取得满意的疗效。

三、平亢承制在多发性硬化与胶质瘤发病和治疗中的应用

不但传染病体现亢害承制的关系，内科杂病也处处蕴含亢害承制的玄机，下面以笔者研究的多发性硬化和胶质瘤的发病和治疗说明之。

多发性硬化是中枢神经系统炎性脱髓鞘疾病，好发于青年女性。其原因可能与遗传、环境及感染有关，病理乃被激活的T细胞进入血脑屏障，错误攻击自身中枢神经系统，造成白质髓鞘脱失。以运动、视觉、感觉三大系统障碍为主。是美国等西方国家年轻人致残的第一原因。如何抑制亢进的T细胞，这是西医治疗药物研究的核心，如目前公认的干扰素，就是通过抑制细胞免疫功能，起到减少复发，改善神经功能的作用。

多发性硬化发病时，辅助性T细胞功能过亢，抑制性T细胞功能不足，致炎性细胞因子分泌多，抗炎性细胞因子分泌少，造成“阴阳”失衡。而近年研究表明，B细胞功能也有异常，多发性硬化患者中70%的人脑脊液中IgG抗体升高。因此，多发性硬化是免疫的整体失衡。其失衡包括免疫的方方面面，西医学只知自身免疫亢进，还没有完全把握人体免疫的承制之机，因而至今难有满意的临床疗效，干扰素能减少30%的复发机会，但不能控制疾病的进程。而调节其平衡恰是中医药的优势之一。通过恢复“承制”，使失衡的人体免疫功能逐渐趋向正常。

中医如何调治，无非补虚泻实。补肝肾脾之虚，泻痰瘀之实。何也？盖多发性硬化以运动、视觉、感觉三大系统障碍和二便障碍多见。运动由筋骨肌肉所主，肝主筋，筋着骨，利关节，司屈伸；肾生髓，髓养骨，今病在脑髓、骨髓，其根在肾。多发性硬化患者多数有肢体乏力、少数还有肌肉萎缩，脾主四肢肌肉，故运动障碍主要责之肝肾脾三脏亏虚；视觉虽然系五脏六腑之精气上注于目而成，但直接关系乃“肝开窍于目”，而肝肾同源，所以，视觉异常也是肝肾不足的缘故。感觉异常多与营卫之气运行异常有关。卫气根于肾，营卫之气培育于中焦脾胃，所以营卫不足与脾肾有关，而营卫之行涩还责之于痰瘀内阻。肾开窍于二阴，肾气司开合，肝气主疏泄，两者调节

二便排泄，二便障碍责之于肝肾。所以，我们从补益肝肾、健脾益气、化痰活血入手，随证出入，治疗多发性硬化，不但能改善症状、减少复发，甚至可有部分患者恢复至正常水平。实验研究也证实，补益肝肾、活血化痰治疗后，使动物发病减少，神经损伤减轻，受损的髓鞘得到修复，轴突损伤减轻，其机理与调节免疫功能，减少炎性因子的分泌，增加保护因子释放有关。中医治疗正是通过"补其不足、泻其有余"，终使"亢平承制"，机体自主生化之机恢复而病情得到很好的缓解。

胶质瘤也是"亢则害"之典型。胶质瘤以胶质细胞的快速生长分裂为特征，而其快速生长以消耗人体的气血为代价，瘤在亢，气在衰，肿瘤生长越快，正气消耗也越快。不同性质的胶质瘤就是以其"亢"之程度不同而划分，病理分类Ⅰ期的胶质瘤即星形细胞瘤，相对恶性程度低，比较安稳，生长缓慢，预后良好，而Ⅳ期的胶质母细胞瘤恶性程度高，生长迅速，一周前核磁还没有异常，一周后可见明显病灶。所以，中医治疗胶质瘤以扶正为主，抗瘤为辅，通过改变胶质瘤生长的局部环境，调动全身正气的力量以控制局部"势力"。这就是中医治疗胶质瘤中的"承制"关系，若是一味去抗瘤、消瘤，必瘤未消，正已衰，人亦亡，这绝不是中医治疗的真正目的。中医的高明之处，即"围而不打""围而小打""不战而屈人之兵"的战术，就是要鼓舞正气，恢复元气，借元气在人体的升降出入功能，以恢复人体自身"平亢承制"的作用机制。

四、亢害承制的医学意义

"亢则害，承乃制"，虽然源于六气，以六气说明自然、社会和人体的变化，发展到今天，已经广泛地用来说明人体的生理病理，成为中医学的核心理论之一，具有重要的实践意义，主要表现在三个方面。

第一，亢是发病的前提，以病因学而言，邪亢是致病因素。推而广之，正邪力量不平衡是发病的病机，邪气盛或正气虚，邪强于正就发病，如《素问·评热病论》所云"邪之所凑，其气必虚，阴虚者，阳必凑之"；如果正气不虚，即使邪亢，正能敌邪，则不发病，故《素问·刺法论》云："正气存内，邪不可干。"《灵枢·百病始生》亦曰："风雨寒热不得虚，邪不能独伤人。"

第二，承制是常人的主要特征之一。正常人有良好的自我调节机制，调节的结果中医称之曰"平"、曰"和"，正常人谓"平人"。"阴平阳秘，精神乃治"，强调阴阳平衡是身体健康的关键。

第三，治疗的目的就是恢复人体的承制作用，即恢复阴阳、脏腑、经络、气血之平衡。中医的健康观是以组成人体的各个部分之间的功能正常、协调和谐为特征，中医治疗就是恢复人体的平衡、和谐，而绝非西医学的"抗邪"。《素问·至真要大论》云："有者责之，无者责之，盛者责之，虚者责之，必先五胜，疏其血气，令其调达，而致和平。”《伤寒论》中“太阳病已发汗，若吐，若下，若亡血，亡津液，阴阳自和者，必自愈”，其中的“而致和平”“阴阳自和”就是目的所在。正因为如此，中医具体治则才有“实则泻之，虚则补之”“大毒治病，十去其六”，如果毒药治病不是中病即止，必然损伤人体正气，切记“无使过之，伤其正也”，因为药之过，必然是新的亢，对人体有害无益。

参考文献

[1] 竺可桢. 中国近五千年来气候变迁的初步研究 [J]. 考古学报，1972 (1)：15.

[2] 杨文儒，李宝华. 中国历代名医评价 [M]. 陕西：陕西科学技术出版社，1980.

[3] 薛伯寿. 继承心悟：蒲辅周学术医疗经验 [M]. 北京：人民卫生出版社，2000.

[4] Howard L.Weiner.Curing MS：how science is solving the mysterious of multiple sclerosis [J]. Published by crown publishers，New York，2003，1.

[5] 樊永平. 中医药辨证治疗多发性硬化的优势与不足 [J]. 北京中医，2005，24 (4)：199.

[6] 樊永平. 多发性硬化的中医药病证结合治疗 [J]. 中华中医药杂志，2007，22 (5)：289.

[7] 樊永平，张庆，周莉. 多发性硬化缓解期中医补肾为主减少复发 [J]. 中华中医药杂志，2008，23 (6)：504.

[8] 樊永平，王平，张星虎，等. 二黄方治疗多发性硬化急性发作的临床观察. 北京中医药大学学报，2006，29 (4)：273-276.

[9] 周莉，樊永平，叶明. 59例不同中医证型多发性硬化患者的病理机制的研究 [J]. 中国中西医结合杂志，2007，27 (7)：599.

[10] 樊永平，王平，张星虎，等. 二黄方治疗多发性硬化急性发作的机理研究 [J]. 中华中医药杂志，2007，22 (1)：25.

[11] 宋丽君，樊永平. 补肾为主辨证论治对急性期多发性硬化患者血浆细胞因子的影响 [J]. 中华中医药杂志，2010，25 (5)：745.

[12] 樊永平，宋丽君，叶明，等. 左归丸和右归丸对实验性自身免疫性脑脊髓炎大鼠中枢神经系统IL-10、TGF-β免疫组织化学表达的研究 [J]. 首都医科大学学报，2010，31 (2)：233.

[13] 樊永平，宋丽君，叶明，等. 二黄胶囊对实验性自身免疫性脑脊髓炎大鼠中枢神经系统细胞因子和淋巴细胞亚群免疫组化表达的影响 [J]. 中国实验方剂学杂志，2010，16 (5)：142.

[14] Yongping Fan，Kelong Chen，Kangning Li，Jianping Zhou，Yan Shao，Hongyan Liu，Wenjing Yang.Zuogui pills for myelinolysis in rat model of experimental autoimmune encephalomyelitis [J]. Nerual Regeneration Research，666.

[15] 李康宁，樊永平，陈克龙，等．二黄胶囊对急性实验性变态反应性脑脊髓炎模型大鼠的炎症反应和髓鞘修复的影响[J]．首都医科大学学报，2011，32(1)：110.

[16] Wang Lei，Zhao Hui，Fan Yongping，et al. Research on the mechanism of Zuogui Pill and Yougui Pill in promoting axonal in model rats of autoimmune encephalomyelitis [J]. Chin J Integr Med，2010，Apr 16 (2)：167.

[17] 樊永平．中医辨证结合西黄丸治疗1例脑干胶质瘤体会[J]．中华中医药杂志，2010，25(2)：245.

王琦评按

亢害承制，是五行学说内容之一。五行学说认为，五行相生相克不可分割，诚如张介宾在《类经图翼》中所云“盖造化之机，不可无生，亦不可无制。无生则发育无由，无制则亢而为害”。五行的制化规律即是《素问·六微旨大论》所谓的“亢则害，承乃制，制则生化”，它不仅强调五行系统中存在制约和克制的必要性，而且意指五行之中任何一行都受着整体调节，而其本身的变化也影响着整体。五行的这种调节模式，反映了五行系统存在着维持整体动态协调的机制。一旦这种自我调节机制失常，就会出现亢害或不及的变化，在自然界表现为异常的气候变化，而在人体则表现为疾病状态。现代研究认为，五行的生克制化观点与控制论的反馈调节原理密切相关。五行中的每一行都是控制系统，也都是被控对象。从控制论而言，五行的生克制化，就是由控制系统和被控制对象构成的复杂调控系统，对系统本身的控制和调节可维持其协调和稳定。从中医学而言，根据五行亢害承制的理论，对于阐明人体生理病理的普遍现象，进而拟定相应治法，具有重要的临床指导价值。

“亢则害，承乃制”策论文，就射策而言，樊永平主任医师认为“亢害承制是自然、社会、人体变化的共性，平亢承制是中医学的核心价值体现”十分确切。文中列举20世纪50年代河北石家庄发生流行性乙型脑炎、2002年岁末至2003年初京广两地“非典”疫情暴发的六气偏亢为害，为很好的例证。

关于对策、论策，刘维主任医师从“承制不及、亢而为害”是系统性红斑狼疮（SLE）发病的中心环节展开，认为体质决定承制不及，各种诱因亢而为害。主张分期论治：急性活动期，针对“亢而为害”的病机关键，以祛邪通络为主；慢性缓解期，围绕“承制不及”的病机实质，以扶正固本为主。既有论点，又有论证。樊永平主任医师重视平亢承制在多发性硬化与胶质瘤发病和治疗中的应用，如治疗胶质瘤以扶正为主，抗瘤为辅，通过改变胶质瘤生长的局部环境，调动全身正气的力量以控制局部“势力”以恢复人体自身“平亢承制”的作用机制，为理论指导临床实践的具体应用。

对于策论结语，樊永平主任医师阐发了亢害承制的医学意义有三：第一，亢是发病的前提，以病因学而言，邪亢是致病因素。第二，承制是常人的主要特征之一。第三，治疗的目的就是恢复人体的承制作用，即恢复阴阳、脏腑、经络、气血之平衡。总结较为清晰明了。

纵观本命题，在射策、对策、论策方面多有发挥，但多侧重于文献综述和个人临床体会，有关亢害承制的内涵，深度挖掘不够，策论结语多未提及个人见解。

论“火郁发之”

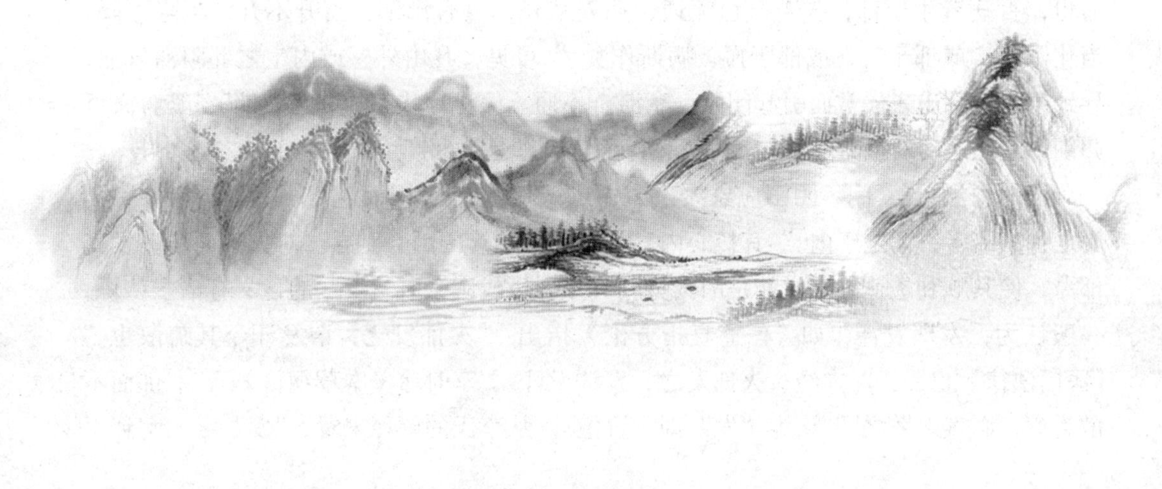

刘香春（青海省中医院）

“火郁发之”首见于《素问·六元正纪大论》，云：“帝曰：善。郁之甚者，治之奈何？岐伯曰：木郁达之，火郁发之，土郁夺之，金郁泄之，水郁折之，然调其气，过者折之，以其畏也，所谓泻之。”由此提出了火郁病证因势利导的治疗原则。

一、“火郁发之”的机理

火的内涵：火的内涵极其丰富，是生命活动的原动力，它外以护表，内以健运，维护四肢百骸、五脏六腑的功能活动。在正常情况下，它运行不息，外达于表，内入于里，循环往复，以致无穷。在病理情况下，由于受某些因素的影响，升降出入之机失去常度，郁闭停结在某处不得泄越，则变化而成火邪，出现种种火热病证。包括外感六淫中的“火邪”与内生之火，内生之火包含脏腑、经络、气血津液等发生病理变化时产生的火。如一些药、食者，或因多食辛辣刺激、厚味，或因疾病治疗过程中过多地使用温补之品，均易形成脾胃的内热或内火，而见口臭、牙痛、口疮、大便干燥秘结等；情志忧郁、恼怒之人，可致五脏气机、阴阳失调。肺为娇脏，本不藏火，但若痰湿寒等阴邪内蕴时，也容易形成伏火，发为咳嗽、喘息、咳血等。肾内藏相火，肾阴亏虚或肾精不足时，容易形成妄动之相火。从以上论述来看，“火郁发之”之“火”内涵是非常丰富的。火可郁于不同部位，可有不同的来源，正如《本草新编》所说：“有郁于内者，有郁于外者，有郁于不内不外者。”

郁的内涵：古代医家对“郁”的内涵有多种认识。《医碥》指出：“郁者，滞而不通也，百病皆生于郁，人若气血流通，病安从作，一有怫郁，当升不升，当降不降，当化不化，或郁于气，或郁于血，病斯作矣。”可见，凡由外感或内生之邪阻滞气血，导致气血升降出入失常而引起闭阻、壅滞、不通、停止等状态，即为“郁”，其含义可归纳为气化运动的阻滞郁闭。就“火郁”而言，即是火邪产生后不能正常发越外出。

发的内涵：《素问·阴阳应象大论》指出：“在上者，因而越之；其在下者，引而竭之；中满者，泻之于内。”其核心内容就是强调治疗的因势利导。对火郁而言，发其郁滞，使其顺利透达外出，就是因其势利其导。历代医家对“发”的含义有诸多认识。一般认为，发即发汗，如《仁斋直指方论》指出：“火郁发之，谓发汗令其疏散也。”《医门法律》也云：“《内经》火郁发之，发谓发汗。”李时珍《本草纲目》云：“郁而不散为壅，必宜以散之。”认为“发”即“宣散”。从李氏的阐释来看，“发”字的解释不限于发汗一途。对此,《证治汇补》也持相似的意见:"发者,发汗也,升举之也。"张景岳认为:"火郁之病……当因其势而解之,散之,升之,扬之,如同开其窗,如揭其被,皆谓之发,非独止于汗也。"明·孙一奎同样认为,解"郁"的原则就是要"返其自然之常",其根本之法在于因势利导,非独止于汗法。因此,"木郁达之,火郁发之,土郁夺之,金郁泄之,水郁折之",达、发、夺、泄、折等五种治法,只是名称上的不同,其实质无非强调的是宣通畅达。总之,"发之"有发越、因势利导之意,通过升散透达,顺其性从而治之,使郁开气达,透邪外出,则火热多可自散。故因势利导,透邪(火热)外出,使邪有出路乃其治疗关键。

二、"火郁发之"的临床应用

火郁证是火热郁结于内,气机升降受阻,出入不利所导致。"郁"是主要病理。故凡火热郁闭所致病证,在基础治疗上适当加入辛温发散药物,顺其性使火热之邪得出路而外达,以升散透达之法治之者,均属"火郁发之"之理论范畴。目的在于通过宣发郁热,透邪外出,使气机升降开合协调,恢复阴平阳秘,因而为后世火热病证治疗开创了新思路。由于火郁证的病位不同,病因有异,因而用药亦不尽相同。"火郁发之"的治则,首先要分析致郁之因,采用针对性的措施,以透邪外出。如外感致郁者当透散外邪,气滞致郁者当调气,血瘀致郁者当活血,痰湿致郁者当涤痰化湿,热结致郁者当透热散结,食积致郁者当消导化积。凡此,皆谓舒展气机,清热透邪,当贯彻火郁治则的始终。

历代医家、医籍对"火郁发之"多有阐发,且经验甚多。如李东垣治疗风热毒邪壅郁的"普济消毒饮",用升麻、柴胡疏散上焦风热,黄芩、黄连清热解毒;治疗胃火牙痛的"清胃散"用黄连清胃火,用升麻宣达郁遏火邪;治疗脾胃伏火的"泻黄散"用栀子清降胃火,用防风发散郁伏之火。又如治疗热郁低热的"升阳散火汤"、治疗五心烦热的"火郁汤";《小儿药证直诀》中治疗肝火目疾的"泻青丸"和《校注妇人良方》中治疗痈疖肿痛的"仙方活命饮"等,这些方中多有羌活、防风、升麻、柴胡、薄荷之类的升散之品。还有麻杏石甘汤用麻黄发散肺热,石膏清泄肺火;大青龙汤、越婢汤等。诸如此类,诸方无不体现火郁发之的治则,药物配伍均不离辛散、寒凉之品,辛味可透,寒凉可清,清中有散,清里透外,使气机通畅,郁火得清,郁开热散,邪有出路。正如《类经》所言:"发,发越也""如开其窗,如揭其被"。强调了气机通畅不仅有助于开郁通闭,而且有助于显露热势,泄热外出。故凡治火郁之证,总当顺其性而扬之,因其势而导之,但升之、散之不可过于凉遏,以免冰伏其邪,使热不得外越而内陷。

验案举例

例 1：高某，男，35 岁。患者发热，口干而渴，身困嗜卧，腹胀，胸胁时痛，小便色黄，大便干，在外院诊为急性胆囊炎。检查：体温 38.2℃，胆囊区压痛，心肺（-），肠鸣音正常。舌质红，苔黄厚腻，脉弦滑。诊为胁痛病，气机郁遏，湿热并重。治以调畅气机，清热解毒，利湿化浊。方用柴胡疏肝散合甘露消毒丹加减：柴胡 13g，黄芩 20g，半夏 10g，茵陈 20g，茯苓 20g，白蔻仁 10g，栀子 10g，薄荷 10g，每日 1 剂，早晚服。1 周后复诊，当服完 3 剂，发热已退，继服用 1 周，诸症减轻，继服 2 周而病痊愈。

按：方中柴胡疏肝理气，配黄芩，前者辛凉开行疏散，后者苦能降泄清里，共除少阳经邪热；黄芩、栀子、茵陈清热燥湿，辅以半夏燥湿，佐以滑石、茯苓、蔻仁化湿渗湿，以薄荷辛凉透散，开散升浮，配柴胡实则以其辛“发”热邪外出，能起到开郁散热结作用。全方集疏、清、化、透于一体，故奏速效。

例 2：马某，男，50 岁。糖尿病合并血脂异常 3 年，3 年前体检发现。现口黏，时胃胀不适，易生口疮，大便干，纳差，不欲食。舌暗淡，苔微腻，脉沉缓。身高 165cm，体重 73kg，BMI 26.8kg/m^2，腰围 115cm。辅助检查：FPG 6.8mmol/L，2hPG：10.5mmol/L，TG 4.75mmol/L，CHO 7.13mmol/L，HDL 0.69mmol/L，LDL 3.88mmol/L。诊为肥胖病，膏浊蓄积，中焦清浊不分。治以辛开苦降、升清降浊。方用半夏泻心汤加减：清半夏 16g，黄连 10g，黄芩 10g，瓜蒌仁 30g，生山楂 30g，红曲 15g，酒军 10g，丹参 20g，生姜 3 片。服药 1 个月，配合饮食、运动，诸症明显好转，体重下降 3kg。辅助检查：FPG 5.8mmol/L，2hPG 8.2mmol/L，TG 2.10mmol/L，CHO 5.85mmol/L，HDL 1.10mmol/L，LDL 3.20mmol/L。

按：郁（食、气）、热是糖尿病早期的主要致病因素，郁热为患影响中焦气机宣畅、郁热壅滞，易转痰、膏、浊。升降失常、清浊相干是血糖升高的核心病机，在古今消渴病病机理论基础上填补中医对肥胖 2 型糖尿病前期、早期病机认识的空白——膏浊致病。针对其核心病机，提出了“消膏转浊”的调治新途径，而辛开苦降法，升清降浊、调畅气机维持人体内外环境动态平衡。正是传统“火郁发之”理论在现代疾病当中的应用体现。“开郁清胃、辛开苦降”的治疗法则，就是依其病势、开郁散结、宣畅气机，给邪以出路，调整和维持脏腑功能平衡，这一法则特别强调了因势利导、辛寒并用。尤其适合于现代疾病——代谢综合征的中医治疗。因此，在肥胖、糖尿病、高脂血症、高血压形成的初期中医的综合调治显示出西医无法比拟的优势。如果单独使用苦寒清热药物，没有辛散药物的配合，其清热作用便如隔靴搔痒，内郁之火始终得不到及时发散，容易延误病情，影响治疗效果。反之，辛散药物主要是指辛散解表的药物，这可能正是古人所讲的“发者，发其汗也”的真正内在含义。辛散的药物不一定在这些方中就是纯粹的发汗解表作用，但其外散作用能开腠理，譬如“揭其被，开其窗”，虽不能直接清热，但可使苦寒清热药物的作用更为直接和彻底，从而提高疗效。而外散的药物如果没有苦寒药物的配合，其发散作用只会使热升火炽，形成燎原之势。

综上所述，"火郁发之"的中医治疗原则在现代疾病中依然有其临床优势。尤其在代谢综合征形成的初期，通过辛散药物的外散与苦寒药物的内清相配合对其病势因势利导，解决膏、浊、痰、瘀等多种病理因素，从根本上防治肥胖、糖尿病、高脂血症、高血压及其并发症的进一步进展。这种综合疗法的作用特点，不是其中任意一种药物单独能达到的，而是需苦寒清热药物和辛散药物相互配合，才能使内郁之火及时发散。通过学经典、做临床，体会到中医经典理论在现代中医临床中仍有广泛的指导意义，"火郁发之"理论仍将发挥其特有优势。

徐金星（大庆市中医医院）

“火郁发之”为《内经》五郁治法之一，《素问·六元正纪大论》曰：“火郁之发……民病少气，疮疡痈肿，胁腹胸背，面首四支，䐜愤胪胀，疡痱呕逆，瘛疭骨痛，节乃有动，注下温疟，腹中暴痛，血溢流注，精液乃少，目赤心热，甚则瞀闷懊侬，善暴死。刻终大温，汗濡玄府，其乃发也，其气四。”并提出了“火郁发之”的治疗方法，“郁之甚者，治之奈何？岐伯曰：木郁达之，火郁发之……”“火郁发之”的治疗原则对于火热病证的辨证论治具有重要的启发意义，自《内经》以降，历代医家均有发挥，已远远超出《内经》之“火郁发之”论述的范畴。对五脏病理、治法治则及组方用药均有非常重要的指导意义。

一、“火郁发之”源流

“火郁”一词，首见于《内经》，《素问·六元正纪大论》以五行为五运五常，若天地之气乖悖，火受水制则发为火郁，并设治郁五大法则，曰：“木郁达之，火郁发之，土郁夺之，金郁泄之，水郁折之。”以为后世圭臬。其所论“体若燔炭，汗出而散”实外感火郁主以汗法之滥觞。

至仲圣《伤寒论》所论，虽以伤寒名之，而火郁实多。且以三阳病为多，“阳气怫郁”“瘀热在里”，即火郁证也。其治之之法，首推汗泄。即唐·王冰“发谓汗之，令其疏散”之意也。麻黄、桂枝，诚开郁发泄之要药。寒邪外袭，闭塞鬼门，卫阳无以出入，阳气怫郁在表，高热遂生。麻黄开腠理，透毛窍，宣达气机，热随汗泄而解。若风邪独中，玄府空虚，营弱卫强，营阴外泄，荣卫不和，热汗交作而不解。桂枝通阳气，扶卫表，调和营卫，令热随汗解。此两者皆为寒郁在表而生郁火，郁重而火轻，表郁一解，里热即散，故无消寒凉。若外有寒邪困表，内有郁热不散，即生烦躁，其状如寒冰包火，当治以大青龙，麻桂发表郁，石膏清内热，寒温合用则表郁能开，内热能解。其他如小柴胡汤/麻黄杏仁石膏甘草汤、栀子豉汤等均蕴有“火郁发之”之义。“发之”之法不仅在三阳病中多用，而且在三阴病中也被巧妙地使用，使内陷之邪从汗而解。如半夏散及汤治疗少阴客寒郁火咽痛等。

其后《诸病源候论》《千金要方》对“伏热在胃”及“热气与痰水相搏”“火气不调”等郁火为患，辨治重在调气，并制竹沥泄热汤等方剂以发越郁火。至宋·钱仲阳《小儿药证直诀》倡五脏辨证，为内伤火郁的辨治先河，如以泻白散治肺火伏郁，泻黄散泻脾胃伏火，泻青丸治肝经郁热，导赤散治心胸郁热，等等。且诸方皆辅以轻宣透散之品，甚合“火郁发之”之经训，实是东垣脾胃火郁理论之宗。其中以泻黄散最合经旨，钱乙认为“风药散郁火”，故此方以防风为君，入脾经，祛风散火，逐肌肉中风寒邪气，鼓舞升发脾胃阳气，兼散脾胃邪气。配伍寒凉之石膏、栀子，升散清降并用，逐邪不伤正，开郁不助火，至今亦为常用。

迨至金元，刘完素、朱丹溪、李杲从不同角度阐发火郁病机，各树一帜，极大地完善了火郁理论。

后世善治火者，首推河间，刘完素以火热立论，开创寒凉一派。提出“六气皆从火化”“阳热发则郁”“阳热易为郁结”认为凡六气、五志、饮酒厚味、芳香石药所致表里诸热，均可邪热怫郁，阻遏气血，郁滞气机，火热与阳郁又可相互为因，以致“如火炼物，热极相合而不能相离”。在治疗上，着眼于“气结”与“热甚”，则主张“慎不可悉如发表，但以辛甘热药而已”，主张寒温并用，以清宣透泄为治，使郁热有所出路，气液得以宣通。创双解、通圣等方，以清火热，散郁壅，开结滞，宣通气血，而消火郁，从而使火郁的治疗有了新的突破。

李东垣从脾胃立论，创“阴火”理论，独创虚证火郁新义。如《脾胃论》谓：“饮食劳倦，喜怒不节，始病热中。”李东垣认为，若饮食劳倦，内伤脾胃，中气不足，脾胃之气下流，清气下陷。谷气不得升浮，入心贯肺，充实皮毛。皮毛间无阳气以护其营卫，卫外之营卫薄弱，不御外邪，则不任风寒，乃生寒热。“凡四肢疲困，肌热，筋骨间热，如火燎肌肤，扪之烙手，是阳气郁于脾土之中而为火也”。同时脾胃气虚，不能升发，无以出上窍，发腠理，实四肢，而变成湿浊之邪下流，闭塞其去路。因邪无出路，只能逆而上行，化为阴火上冲，乘其土位，而出现更为明显的阴火证候。阴火在临床上为本虚标实证，本虚为脾胃元气不足，标实为一派虚热证候。

《脾胃论·卷下·调理脾胃治验》谓：“胃虚过食生冷物，抑遏阳气于脾土，火郁则发之。”治疗上，倡以甘温补中，或佐风药“升阳以发火郁”，所制升阳散火汤、补中益气汤、火郁汤、普济消毒饮等，名垂千古，为后世治脾胃郁火所师法。

朱丹溪融会诸家学说，以郁立论，《丹溪心法》认为：“气血冲和，万病不生，一有怫郁，诸病生焉。故人身诸病多生于郁。”久郁必兼火热，火郁亦致诸郁。其治之之法“诸火病自内作”“轻者可降，重者则从其性而升之”“凡火盛者，不可骤用凉药，必兼温散”。指出治郁总以气机畅达为要，其制越鞠丸，虽曰统治诸郁，而仍以治气火内郁为重。

明清以来，温病学派兴起，对火郁的治疗，又生新义。温病卫、气、营、血各阶段均可见热郁证。叶天士指出：“热郁则津液耗而不流，升降之机失度，初延气分，久延血分。”立“入营犹可透热转气”之说，吴瑭宗其义而设银翘散、桑菊饮、清营汤、三仁汤等，皆以辛凉透邪立法。杨栗山《伤寒瘟疫条辨》以升降散为主方进行加减，创制治瘟十五方。“僵蚕、蝉蜕，升阳中之清阳；姜黄、大黄，降阴中之浊阴，一升一降，内外通和，而杂气之流毒顿消矣”。其配伍平正轻灵，偏于辛凉。近代名中医蒲辅周、赵绍琴、李士懋等名家对火郁之论亦有中肯见解，各有发挥，丰富了火郁发之的内容。

二、火郁之理

郁者，滞而不通之意也。天秉五运，以运五行，亢则害，承乃制。《内经》本义认为火郁的根本原因是由于五运之中火受水制。因其五行之火配于五脏为心，故火郁亦为心郁。心为火脏，主血脉，藏神，为君主之官，因运气的太过、不及而外感于寒，心气不舒，则火郁于内。经后世医家阐发，火郁之意早已不限于此，无论外感或内伤因素，皆可致火郁。

如王履“郁者，滞而不通之义，或因所乘而为郁，或不因所乘而本气自郁，皆郁也”所说，火郁之证不仅因五运六郁即外感所致，内伤因素也可导致，包括七情内伤、宿食停积、劳倦过力、痰饮瘀血阻滞等，凡是造成郁滞的因素均可导致火郁病证发生，从而出现气机闭而不通，或通而不畅，气血运行受阻，郁而化火之证。也就是说火郁之证多是无形之火被无形或有形之邪所阻隔，不能正常发越外达，以致陷伏于里产生多种病证。

正如朱震亨在《丹溪心法》中所说：“郁者，结聚而不得发越也。当升者不得升，当降者不得降，当变化者不得变化也，传化失常，六郁之病见矣。”

人体中的火气，是生命活动的原动力，它外以护表，内以健运，维护四肢百骸、五脏六腑的正常功能活动。在正常情况下，它运行不息，外达于表，内入于里，循环往复，无妄动之象。在病理情况下，由于受到某些因素的影响，气之升降出入之机失去常度，遏郁停滞在某一部位，火性不得泄越，则变化而成火邪，产生种种火郁病症。

故火郁之形成，火与郁二者缺一不可，火可致郁，郁必兼火，凡不能顺应火性，火失升腾外达之象，即为火郁。此火可为人体正常之少火，也可为异常之壮火。其邪实者有郁而致火，如麻黄证、大青龙证；有火而致郁，如泻黄散证、双解散证；又有因虚而致火致郁，如升阳散火汤证、补中益气汤证。病机繁复，虚实夹杂，郁火可互为标本，互为因果，郁甚而火愈炽，火愈炽而郁愈甚。

三、火郁之治

《素问·六元正纪大论》云：“火郁发之。”火郁证的治则是“发之”。《素问·六元正纪大论》曰：“二之气，火反郁……”《素问·至真要大论》又曰：“太阴之盛，火气内郁。”说明寒邪闭塞，湿邪凝滞，腠理闭塞，气机升降出入阻遏，火热不得泄越而成火郁，寒、湿之邪为火郁之因，治疗就当先祛寒除湿、开通腠理以为邪泄之路，此即

《内经》"火郁发之"之本义。唐·王冰注："发，谓汗之，令其疏散也。"故火郁之治，首推汗法。

然随后世诸家对火郁理论的完善，治法日趋丰富，"火郁发之"已不囿于汗法范畴。如张介宾曰："发，发越也，凡火所居，其有结聚敛伏者，不宜蔽遏，故当因其势而解之，散之，升之，扬之，如开其窗，如揭其被，皆谓之发，非独止于汗也。"火郁证的治疗则是强调开郁、祛邪，给邪以出路。贵在因势利导。火郁发之的目的是使气机通畅，津液流通，郁结得解，火热得泄或阳热之气发挥正常的生理功能。此既是因势利导祛邪外出的一种方法，又含有鼓动正气，祛邪外出或使正气发挥应有生命活动功能的治法。正如刘完素《素问玄机原病式》曰："怫热郁结，复得开通……凡治上下中外，一切怫热郁结者。法当仿此，随其浅深，察其微甚，适其所宜而治之。"火郁的病因不同，病机各异，故"发"其所"郁"的具体治疗方法也必然有别。具体到治法上，如"其在皮者，汗而发之""其高者，因而越之""其下者，引而竭之""结者散之""陷者举之"，闭者开之，不畅者调达之等，皆可谓之发。六淫火郁以透邪外出为"发"，以给邪出路为先，使邪有出路，则气机宣畅，郁火自除，酌情选用发汗解表、清气透热、涌吐之法；邪实火郁以祛邪畅气为"发"，以祛邪为先，痰、湿、瘀、积等既除，则气机宣畅，郁火自无再生之源。清热同时可酌情选用豁痰祛湿、活血化瘀、泻下导滞等法；虚证火郁以补气升阳为"发"，重在补气升阳，以使气实血充，气液流通，气机出入正常，阳气得生，阴火得散，郁火自无产生之因。故"火郁发之"，重在治病求本、因势利导、辨证施治。

四、临床实践

"火郁发之"经历代医家广泛的临证实践和充实完善，对后世影响极深。余事儿科30年，深感小儿火郁良多，故每临火郁所见诸证常宗此理为指南。治验颇多，体会亦深。现举其要者略作小议，以飨同道，并祈斧正。

成人火郁之证，小儿皆可罹患，但小儿火郁虽多，原因却较成人相对简单，概之有三：一为外感所致火郁；二为饮食所致火郁；三为误治所致火郁。其余痰饮、七情、瘀血等所致之郁，儿科虽有但不及成人为多，故不论及。

因于外感致火郁者，古人谓小儿有体禀纯阳及稚阴稚阳之说，是言小儿生理病理不同于成人也。前者言小儿以阳为用，如旭日东升、草木之方萌，生长发育速度极快。但发病易从阳化热化，远较成人为快。后者言小儿脏腑娇嫩，形气未充，形体与功能发育未臻完善，抗御外邪能力较差，抗病能力不强，在成人不足以致病的外感内伤，在小儿则易引起疾病。《医学三字经》说："肌肤嫩，神气怯，易于感触。"小儿藩篱不固，外邪易从表入，故外感疾病居多，外邪郁表，正气不充，无力抗邪，又因体质特殊，化热极快，故火郁极多。临床常见偶犯风寒，初起方见咳嗽、流涕，转瞬即转化为肺炎喘嗽，而出现高热、咳嗽、气急、鼻扇、涕泪俱无等一派肺气郁闭、火热壅盛之象。

《万氏家藏育婴秘诀·卷之一·脾脏证治》云："儿之初生，脾薄而弱，乳食易伤，故曰脾常不足也。"小儿脾胃虚弱，而生机蓬勃，生长发育迅速，对精微物质需求比成人更迫切，而脾主运化功能尚未健全，导致脾胃负担过重，加之现代儿童多娇生惯养，肥甘生冷恣食，脾胃积滞常作，临床常见一餐过量，轻者随之即有肚腹灼热、口气臭秽、磨牙啮齿、夜眠翻滚、大便酸馊等郁热内生之象，重者吐泻大作，母病及子，继之以高热、咳喘矣。

又有误治所致火郁，亦不少见，受西医学炎症理论影响或辨证水平不高，一见发热等外感之证，一些医生过分强调清热解毒，动辄应用苦寒之药直折其热，一些家长也常自用一些清热解毒中成药来治疗，殊不知苦寒沉降之品，不仅风寒忌用，即风热初期用之亦常有凉遏之变，易致气机凝滞，邪热无路可出，愈清愈滞，愈滞愈热，使病势缠绵难已。

余对小儿火郁证，治疗用药总结有四：

1. 因势利导，祛邪为要

小儿火郁，由外感六淫变生众多，祛邪外出也就成为一个不容忽视的方面，祛邪之法，"解之，散之，升之，扬之"并无定则，唯因其势而"顺之"为要。祛邪之径，"其高者，因而越之；其下者，引而竭之；中满者，泻之于内；其在皮者，汗而发之"，不一而定，但总不外体表毛窍及前后二阴为邪之出路。因此临证切不可独拘于寒凉，应酌伍辛、苦、甘、咸之品，因势利导，务必使邪有出路，如是则何患邪恋不去，何热势不平？

2. 顺应火性，寒温并用

火热阳邪，其性炎上，喜升散而恶蔽遏。张介宾《类经》曰："凡火郁之病，为阳为热之属也。""热者寒之"本为其正治，此言顺应火性，亦是使因势利导，使火热有外出去路之意。单用苦寒直折里热，不仅不易清除邪热，反易凝滞气机，使邪无出路，泄越无门，反成凉遏之势、冰伏之弊。况小儿脾常不足，苦寒伤脾，热中未已，寒中又起。故余治小儿外感诸病，少用苦寒，常防银翘散之意，寒温并用，在辛凉甘寒药中，加入一二味辛温之药，如荆芥、羌活、防风、淡豆豉等，一则佐治药物寒性，防其伤中，二则通过辛温药物的升散透达之性，顺其火性从而治之，郁开气达，透邪外出，则火郁得以发泄。

3. 轻清灵动，忌用呆滞

由于小儿稚阴稚阳之体，不耐寒热，药物的反应远较成人灵敏，治疗恰当即容易恢复健康，同时小儿脾常不足，不任厚味滋补。故治疗上必须辨证准确、用药恰当而谨慎，稍有不对，极易出现不良后果。正如《景岳全书·小儿则》：“其脏器清灵，随拨随应，但却能得其本而摄取之，则一药可愈。”《温病条辨·儿科总论》：“其用药也，稍呆则滞，稍重则伤，稍不对证，则莫知其乡。”故小儿火郁治疗上一般不用猛烈之法、峻烈之药、呆滞之品，表郁之重者，亦不轻用麻黄、桂枝；里热甚者，亦不首选黄连、栀子。一般辛凉辛温合法，重者甘寒酸寒而已。轻可去实，务在顺应小儿体性及病性。

4. 升降有序，兼治合邪

小儿火郁，外感多因六淫，内伤多因饮食。小儿脾胃素虚，暴饮暴食或恣食肥甘厚腻辛辣，损伤脾胃，饮食停滞，湿热酿生；或过食生冷，寒湿内停，脾胃升降失司，气机壅滞，郁而化火。而为湿食火郁。此种火郁，余常仿泻黄散之意，而以枳实导滞丸加升麻、防风化裁，饮食伤滞，成积化热，积滞不尽，郁热难除。故以大黄、枳实攻而下之，湿热酿生，少佐黄芩、黄连以清热利湿；升麻、防风鼓舞发散脾中阳气，使郁热向外透发，同时制芩、连苦寒之性。诸药合用，适小儿脾常不足之性，顺火热炎上之性，使积滞降，郁火散而成功。

五、结语

综上所述，“火郁发之”是中医火热病治疗体系中重要的治疗法则，是中医辨证论治思想的具体体现，“火郁发之”含义广泛，对于火郁病证的治疗当知“火郁发之”之源，当明“火郁发之”之理，重在审因求本、辨证施治、因势利导，从其所属，伏其所主，灵活运用“发之”之法，方能使郁解火散。不可有门户之见，而偏执于某种治法，贵在圆通，正如叶天士《临证指南医案·郁》所提出之治法：“不重在攻补，而在乎用苦泄热而不损胃，用辛理气而不破气，用滑润濡燥而不滋腻气机，用宣通而不揠苗助长……”

黄　蜀（四川省中医药科学院）

一、理论发微

（一）“火郁发之”理论溯源

“郁”之病，首载《内经》，其有五郁，木郁、火郁、土郁、水郁、金郁是也，为五行之郁，当指五运之气太过或不及，胜复之变而致天地之郁。人与天地相应，五脏化生于五行之气，故五郁又衍指五脏郁发之疾，即肝郁、心郁、脾郁、肾郁、肺郁。本文所涉火郁，即为心郁，是故心为火脏，倘因运气太过或不及而感受外邪，心气不舒，邪热怫郁于内而成。后世在经论之上不断阐释，其论虽多，然一言蔽之，盖火郁之证不仅因之于五运六郁即外感，内伤之因诸如七情内伤、痰饮、瘀血、宿食停积等也可导致，其根本病机为气机闭而不通，或通而不畅，气血运行受阻。换言之，火郁之证多系无形之火被有形之邪所阻，不能正常发散发越，以致陷伏于里而产生多种病疾。诚如明·孙一奎《赤水玄珠·郁证门》所言：“夫郁者，结滞而不通畅之谓，当升而不得升，当降而不得降，当变化而不得变化，所以为郁。”

郁证之治，《素问·六元正纪大论》明示：“帝曰：善。郁之甚者，治之奈何？岐伯曰：木郁达之，火郁发之，土郁夺之，金郁泄之，水郁折之，然调其气。过者折之，以其畏也，所谓泻之。”其言“火郁发之”，意指治疗火热毒邪郁积体内之疾，应施以发、散、导、泻等法，从而确立了火郁病证因势利导之治疗原则。对此后世多有阐发，以为火郁证治，当以升散、透达、疏导、宣通等法施之，使郁开气达，则火热自散。正如张介宾所说：“发，越也；凡火郁之病，为阳为热之属也；凡火所居，其有结聚敛伏者，不宜蔽遏；故当因其势而解之、散之、升之、扬之；如开其窗，如揭其被，皆谓之发，非独止于汗也。”

（二）火针治疗火郁性皮肤病立论

窃以为，火郁性皮肤病，实乃外发于皮肤之火郁证，其总体病机当属阳气郁遏，郁而化火，壅滞血脉，腐化气血，多生痈肿疮疡、脓疱糜烂、斑疹瘙痒、灼热疼痛之变。“诸痛痒疮，皆属于心”，故火郁性皮肤病与“心郁”相关。阳气郁遏，其因有三：一者感受外邪，郁遏阳气，化而为热，或阳邪助阳化热；二者五志太过，阳气悖郁化火；三者偏嗜辛辣醇酒、肥甘厚味，助阳化热。此外，皮肤病火郁证尚有鲜明特点：

其痈脓、瘀血、痰浊、水湿之类常为致病产物，其虽属阴，但善凝聚，一经形成，则阻滞局部血脉，郁而化热，导致皮肤病火郁之证乃发；与此同时，上述致病之物又可影响脏腑气、血、津液之运行敷布，促使产生新的有形之邪，加重局部病变。如此恶性循环，致使其病反复发作，经久不愈。

皮肤病火郁证之治，苦寒清泻为正法。然因其病机复杂，热势激荡耗气伤阴，使正气怫郁，并往往正邪互郁，或郁在表，或郁在里，或郁在局部，故仅以苦寒清泻为治，难使病愈。究其原因：盖血气之运行，得温则行，得寒则凝；其特性决定苦寒清泻只为治标之法，还须遵《内经》"火郁发之"古训，透达宣导，开辟门户，引热外出，方可达功。

针对皮肤病火郁证，其发"郁"之法，固然有发汗的荆芥、防风之药，也有升散的柴胡、升麻之味。然笔者临证却另辟蹊径，施以火针发"郁"，常获事半功倍之效。皮肤病火郁证本属热证，而火针亦为火法，以热治热，何也？答曰：此为从治，也即反治。《素问·至真要大论》曰："有逆取而得者，有从取而得者……何谓逆从？……逆者正治，从者反治。"所谓正与逆，是以寒治热、以热治寒，逆其气之常法；所谓反与从，是以寒治寒、以热治热，顺其气之反法。皮肤病火郁证遣火针治之即属反治与从治。明代医家龚居中认为火有拔山之力，其在《红炉点雪》中指出："凡虚实寒热，轻重远近，无往不宜。盖寒病得火而散者，犹烈日消冰，有寒随温解之义也。热病得火而解者，犹暑极反凉，犹火郁发之之义也。"清代医家吴师机在《理瀹骈文》中亦强调："热证可以用热者，一则得热则行也，一则以热能引热，使热外出也，即从治之法也。"足见"以热治热"具有悠久的历史渊源，"以热引热"具有深厚的理论基础。火针施治火郁皮肤病，其用火者，引热入体，可行、可通、可温、可散，以激发经气，振奋阳气，一则使壅塞于病变局部之气机得通，瘀血得散，痰湿得化；二则借火之力，强开门户，透热转气，引热外出，寓"发之"之义，故能收功。且据笔者经验，较之药物，火针更显力专效宏。

二、临证集粹

笔者悬壶杏林，操刀取疾，二十载有余，善用砭灸之术，专攻皮肤之疾。临证中遭遇皮肤病热毒郁结证者甚众，诸如粉刺（痤疮）、缠腰火丹（带状疱疹）、油风（脂溢性皮炎）、赤鼻（酒糟鼻）、白疕风（银屑病）之类，不胜枚举。每遇于此，深受"火郁发之""以热引热"等理论启发，在继承古人经验基础之上，大胆创新，采用火针为主治疗，多获良效。今不揣肤浅，试例举二三，以兹佐证。

（一）火针治疗粉刺（痤疮）

典型医案：患者蔺某，男，20岁。"面部反复丘疹、结节、囊肿2年"于2005年

4月27日来诊。诉面部红疹，反复无常，每因挤压和熬夜后更甚。曾服大剂抗生素、清热解毒中药及外敷多种消痤软膏等，未见转机。诊见：面部脓疱、结节、囊肿，密不可数，甚融合成片，压痛甚；伴眠差纳呆、口干而苦；察其舌，质红、苔黄而腻，按其脉，濡滑而数。其病属粉刺（结节囊肿性痤疮）（病情Ⅳ级），证属痰热蕴结。施以火针刺治，取火针灯上烧，令通红，快速点刺入局部皮损后迅即退出，深度不超过皮损基底部，每个脓疱、结节、囊肿点刺次数以皮损不高出皮肤为度，沾干脓疱分泌物、脓栓、脓血，排出囊肿囊内物；配合肺俞、脾俞火针点刺。针治2次，多数结节变小，囊肿消退；复治3次，所有丘疹、脓疱、结节、囊肿全部消失。随访2月未见复发。

粉刺者，西医学谓之痤疮。其病以“相火炽盛－阳气内郁－灼津为痰－痰热蕴结”为轴，致毛囊之内脓毒、痰热、瘀血郁积，而机体却难以吸收排除，采用药物疗法也较难奏效。火针治疗，开辟门户，散结透表，引热外达，同时清除毛囊内病理产物，使皮脂排泄通畅，效至病愈。其对结节性囊肿性痤疮尤其效佳。笔者曾有1068例的大样本临证报告，同时为完成国家中医药管理局“中医临床诊疗技术整理与研究项目”和“十一五”国家科技支撑计划项目任务，开展“火针疗法治疗结节性囊肿性痤疮”之科学研究，系列研究结果皆证实火针治疗粉刺（痤疮）疗效肯定，痊愈显效率可达88%左右，足见火针在粉刺（痤疮）特别是结节性囊肿性痤疮中的治疗价值。尚需指出：其一，火针操作，首当烧针通红至白，方可作用，如《针灸大成》明示：“灯上烧，令通红，用方有功。若不红，不能去病，反损于人。”次当深浅适宜，亦如《针灸大成》告诫：“切忌太深，恐伤经络，太浅不能去病，唯消息取中耳。”其二，火针治疗，除点刺“病所”之外，还应辨证取穴，标本同治，方能照顾全面，不致偏颇。凡此等等，不可不明。

（二）火针治疗缠腰火丹（带状疱疹）

典型医案：患者龙某，男性，67岁。以“右腰腹疼痛3天，成簇水疱1天”于2008年10月31日初诊。诊见：右腰臀部至右腹股沟处，有数簇大小不等疱疹，最大疱群约12cm×8cm，疱疹饱满透明，烧灼疼痛，夜间尤甚，不能入睡。诊断：缠腰火丹（带状疱疹），证属火毒郁结。当即采用火针点刺疱疹局部，放出疱液，再用大号火罐4个在疱疹部位吸拔，见紫红血液溢出（约10 mL）和周边皮肤出现细小血疱，再以火针点刺血疱。次日复诊，患者皮疹大部分结痂，疼痛减轻明显，睡眠安稳。续守法治疗3次，全部皮损结痂，疼痛消失，1周后痂壳脱落而愈。随访3个月未见后遗神经疼痛。

缠腰火丹，即西医带状疱疹，是由病毒感染所致的一种急性疱疹性皮肤疾病，发病多与机体免疫功能低下有关，常遗留后遗神经痛，尤以年老及体弱患者多见；中医认为湿热火毒郁阻经脉是其基本病机。其治疗关键，在于尽快开郁泄毒，最大限度减轻火毒之邪对机体的损伤，降低后遗神经痛几率。即所谓"诸毒皆以外发，外发则吉，内陷则凶"。火针治之，既借火力强开其门，促郁结之火毒外泄；又温通经脉，助气血运行，达"通则不痛"之效。有资料表明，火针局部烧灼伤引起的炎症反应，可增强局部非特异性防御机能，提高巨噬细胞的数量和吞噬功能，故而提高机体免疫力。缠腰火丹（带状疱疹）治疗，疱液能否及早释放，疱疹能否尽早结痂，直接决定疗程长短。之所以如此，皆因疱液中含大量致病产物（病毒），是故疱液泄之越早，对机体损伤则越小。笔者承担的"十一五"科技支撑计划关于火针对带状疱疹的临床研究证实：火针治疗缠腰火丹（带状疱疹），在消退皮损和缓解疼痛方面极具优势，且可使疗程缩短 10 天左右。

（三）火针治疗白疕风（银屑病）

典型医案： 患者沈某，女，20 岁。因"全身散在红斑，伴鳞屑 7 年余，加重 2 个月"于 2011 年 10 月 26 日初诊。该患 7 年前始现全身散在红斑，逐渐增厚，皮损上覆厚厚白色鳞屑，诊为"银屑病"。曾在多家医院接受中西医治疗，虽服用阿维 A 胶囊及外用激素软膏等后可暂时缓解病情，但停药后即复发并加重。近 2 个月病情明显加重，瘙痒难忍，自述曾服大量苦寒中药汤剂未效。刻检见：双肘及双腿成片暗红色斑块，增厚覆白色鳞屑，最大皮损约 8cm×6cm，厚约 3cm，伴四肢不温，舌质淡嫩，苔薄白，脉细弱。诊之为白疕风（银屑病），证属阳气阻遏，郁热不解。治之以火针对最大皮损行散在点刺，操作以深度不超过皮损基底部、密度每针间隔 0.5cm、点刺后无渗出为度，每周 1 次。治 3 次，皮损变薄，不高出皮肤，痒止；而未用火针施治处皮损仍然肥厚。采用同法逐一点刺每个皮损，再 3 次后皮损基本消退。

白疕风俗称牛皮癣，为顽固性复发性红斑鳞屑性皮肤病，病程长且反复发作。中医认为本病成因颇多，如七情内伤，气机壅滞，郁久化火，以致心火亢盛，毒热伏于营血；或饮食失节，过食腥发动风之物，脾胃失和，气机不畅，郁久化热，复感风热毒邪，致"血分瘀热"而病。热壅血络则发红斑；血热炽盛，毒邪外袭，熏灼皮肤则郁火流窜，积滞肌肤，则成红皮。笔者临证施用火针治疗静止期斑块型银屑病，力专效宏，尤其对消退肥厚皮损优势突出。究其缘由，盖火针能借热力，温通疏散瘀热（即破坏皮损下大量的病理性血管丛），祛瘀生新而收效。

三、结语

一者，"火郁发之"是热性病证重要的治疗原则，其与"热者寒之""诸寒之而热者取之阴"等构成热病治疗体系。

二者，火针反治火郁性皮肤病，其借火力，可行、可通、可温、可散，强开门户，透热转气，引热外出，寓"发之"之义，丰富了"火郁发之"的理论内涵，拓展了

"火郁发之"的治疗手段。

其三，火针乃针灸治疗方法，古今习用治疗寒性痹痛、中风偏枯等，而少以用治热性病证，甚至视为禁忌。笔者用其治疗火郁性皮肤病，且获效颇佳，扩大了火针疗法的临床应用范围，颇具新意。

参考文献

[1] 黄蜀，周建伟，张艳，等. 火针疗法治疗痤疮 1068 例临床研究 [J]. 上海针灸杂志，2008（2）：11.

[2] 黄蜀，陈纯涛，廖忠蓉，等. 火针治疗痤疮的多中心临床观察 [J]. 四川中医，2006（3）：41.

[3] 张存悌. 火神派温阳九法 [M]. 北京：人民军医出版社，2011.

于天启（广州中医药大学附属骨伤科医院）

"火郁发之"语出《素问·六元正纪大论》:"帝曰：郁之甚者，治之奈何？岐伯曰：木郁达之，火郁发之，土郁夺之，金郁泄之，水郁折之。"《丹溪心法》谓："郁者，结聚而不得发越也，当升者不得升，当降者不得降，当变化不得变化也，此为传化失常。"张介宾《类经》云："发，发越也，故当因其势而解之，散之，升之，扬之如开其窗，如揭其被，皆谓之发，非独止于汗也。"故郁者，壅滞而不通之义也。火郁者乃指火热之气壅而结滞不通，气机不畅，气血运行阻滞，郁久化火，出现火郁证也。火乃热之渐，气有余便是火。发之就是顺应火的炎上升发之性，运用发散、通透、宣降等方法使郁火散开或透发于外，或升降畅达于中，或司职温煦气化，以达气机调畅，阴平阳秘。

《内经》"火郁发之"乃治疗火郁证的基本大法。历代医家，以《内经》《难经》为基础，临证变通，多有感悟，针对各类火热郁证以及引起火热郁证的病因，确立了一系列火郁发之的治法、方药，广泛用于治疗内、外、妇、儿等各科外感六淫之火郁证或脏腑气机失调之火郁证，如张仲景《伤寒论》桂枝汤、麻黄汤类治疗太阳表郁证、营阴郁滞、卫阳郁遏，麻杏石甘汤治疗外寒郁闭、邪热壅肺，重用生石膏清泄肺火，辅以麻黄宣肺透邪，栀子豉汤宣透郁热治疗火热内扰胸膈，白虎汤治疗胃热炽盛，达热出表，承气汤治疗燥热内结，小柴胡汤疏肝解郁，预防郁久化火；李东垣《脾胃论》补中益气汤甘温除大热，用升麻、柴胡，升发透达脾土郁遏之阴火；《丹溪心法》"火郁发之，当看何经"，创制越鞠丸治六郁；叶天士创清营汤，透热转气；杨栗山升降散升清降浊、调畅气机、宣散郁热；吴鞠通创三仁汤，宣畅三焦气机，防治气机壅滞化火等。笔者运用"火郁发之"理论治疗难治性免疫性血小板减少性紫癜（ITP）收到了较好的效果，十余年来系统观察治疗难治性 ITP46 例，有效率达 93.5%，且减、停西药后病情稳定不复发。

病案举例：

庄某，女，39 岁，汉族，工人（门诊病案号：20096912）。2009 年 3 月 16 日初诊。主诉：反复四肢瘀点瘀斑 6 月余。病史：患者 6 个月前感冒后 3 天发现四肢瘀点瘀斑，曾在某医院骨穿涂片 + 活检确诊为 ITP，予丙球、强的松龙冲击后，瘀点瘀斑消。改服强的松片 20mg，tid 维持，血小板恢复至正常，以后在激素减量过程中又反复出现瘀点瘀斑，感冒时瘀点瘀斑增多。虽经多家医院中西医综合治疗，病情反复不愈，间断输注机采血小板，血小板一直在（10~40）$\times 10^9$/L 之间波动。慕名来诊，刻下症：四肢瘀点瘀斑，双下肢明显。颜面痤疮，急躁易怒，胃脘满闷，偶有刺痛，纳呆，小便黄，大便2日一次偏干。舌尖红苔薄黄，脉弦细略数。现仍服强的松片20mg，tid。体格检查及实验室检查：血常规：PLT 22×10^9/L。PAIgG 146ng/10^7PLT；骨髓涂片示：符合免疫性血小板减少性紫癜骨髓象。此为阴虚火妄，湿热内蕴，损伤脉络，血溢脉外。法当凉血止血，宣散火郁，滋阴清火，自拟丹栀生板汤。方药：水牛角45g（先煎），丹皮10g，栀子炭15g，三七10g（先煎），仙鹤草30g，苍耳子10g，葛根30g，乌梅10g，虎杖20g，熟地黄15g，旱莲草30g，神曲10g，甘草5g。每日1剂水煎服，一剂煎两次，每次煎成150mL温服。水牛角、田七先煎30分钟。禁食辛辣油腻、虾、蟹。在治疗过程中强的松片逐渐减量，每周减2.5mg。调治4月余，强的松片减至5mg，qd，脱离输血小板，PLT稳定在 60×10^9/L以上。

诊治分析：

难治性免疫性血小板减少性紫癜（ITP）是以广泛皮肤、黏膜或内脏出血和外周血小板减少，骨髓巨核细胞发育成熟障碍为主要特征的自身免疫性疾病。确切的病因及发病机理至今仍未阐明。西医主要是使用肾上腺皮质激素、免疫抑制剂治疗以及脾切除，有效率为60%~80%。但库欣综合征、胃肠出血、肝损害、痤疮、闭经等副作用明显，部分患者难以耐受，而且减停激素后复发率高，长期缓解率仅10%~20%。脾切除有效率70%左右，术后3~7天血小板可达 100×10^9/L以上，但50%于术后6个月内复发，目前中西医尚无理想的治疗方法，复发、难治、激素抵抗及副作用一直是困扰临床的疑难问题。本案患者感冒后外邪不解，入里化热，灼伤脉络，又因长期服用大剂量激素助阳伤阴导致阴虚火旺，内外相引，火热串络，血液妄行，血不循经而外溢则见四肢瘀点瘀斑、急躁易怒、小便黄、大便干。大剂量激素损伤脾胃，水湿不化，郁而化热，湿热内蕴则见颜面痤疮、纳呆、胃脘满闷。久病入络，经脉不畅则偶见胃脘刺痛。舌尖红、苔薄黄、脉弦细略数则为阴虚火旺，湿热内蕴之象。自拟方中水牛角、丹皮、栀子炭清热凉血；三七、仙鹤草化瘀止血；苍耳子发散表郁、透火外散；葛根升发中阳，调畅中焦，宣散湿热；乌梅收敛防苍耳子、葛根升发太过；虎杖既清湿热、化瘀血又能通便。熟地黄、旱莲草滋肾阴、清虚热。神曲健脾和胃，甘草既补中又调和诸药。全方共收凉血止血、宣散火郁、滋阴清火之效。

经验发挥：

用祛风药发散火郁治疗难治性免疫性血小板减少性紫癜是陈志雄教授首先提出的，也是其几十年临床经验的总结。经过长期临床观察和体会，陈志雄教授认为疾病的发生不外是外感六淫、内伤七情、饮食劳倦等导致人体气机逆乱，壅滞不通，郁结不散，升降出入失常，阴阳失衡所致。难治性免疫性血小板减少性紫癜临床以皮肤黏膜出血为主要症状，火热灼络，血不循经而外溢为其主要病机，外邪袭表而致火郁内伏不发是导致免疫性血小板减少性紫癜瘀点瘀斑反复发作，日久不愈的主要因素之一，因此在凉血补肾的基础上加祛风药发散火郁显著提高了临床疗效。

总结运用祛风药治疗难治性免疫性血小板减少性紫癜的理论依据有：第一，特发性血小板减少性紫癜患者发病前 80% 有感冒病史。第二，我们临床发现特发性血小板减少性紫癜患者在治疗过程中如有感冒血小板明显下降。第三，特发性血小板减少性紫癜患者瘀点瘀斑反复，全身散发，四肢多见，症状变化快，符合《内经》"风为百病之长，善行数变"的特点。

总结运用祛风药治疗难治性免疫性血小板减少性紫癜的功效特点有：一是使邪从表而解，给邪以出路。二是达到发散郁火之目的。三是行血中气滞，预防瘀血形成。但祛风药易助火动血，因此使用祛风药时，要寒热同用、敛散兼顾，是难治性 ITP 疗效的关键所在，使祛风而不助火动血，发散而不耗气伤阴，这需要临床长期的观察和细心体会。四是现代药理研究也证明祛风解表药具有抗炎、抗病毒、抗变态反应、抑制免疫亢进等作用。

总结运用祛风药治疗难治性免疫性血小板减少性紫癜的经验有三大特点：即"一减、二守、三辨"，这也是治疗难治性 ITP 成败的关键。"一减"就是对初诊尚在服用大量激素的人，无论有效无效都不可突然停药。在服用祛风凉血补肾中药一周后可开始减量，以每周减 2.5mg 为宜。一疗程后视病情可每周减 5mg。不可减量过急过快，否则症状易反复，血小板回升不稳定。"二守"就是敢于守法守方。因难治性 ITP 不可能服药后血小板很快就升高，不要因症状改善较慢，血小板回升不明显即反复更方，只要脉证相符，要敢于守法守方，因为难治性 ITP 血小板回升需要一定的时间。"三辨"：一辨伏火、二辨瘀、三辨湿热。一辨伏火：风邪夹寒或夹热入里化火，或阴虚化火，或五志化火，火邪郁伏，灼伤脉络，是难治性 ITP 皮下瘀点瘀斑发作的主要因素。二辨瘀：瘀血在难治性 ITP 的发病过程中始终存在，或轻或重，或多或少，需要仔细辨别。因为此时的瘀血既是血热妄行、血溢脉外的病理产物，又可作为一种新的致病因素，瘀阻脉络，阻碍气机，或加重出血或影响新血生成，这也是影响难治性 ITP 疗效的重要因素之一。因此要提高难治性 ITP 的疗效，瘀血不可不辨，而难治性 ITP 血小板减少，血小板功能低下，本身就极易出血，所以难治性 ITP 瘀血的治疗尤为棘手。三辨湿热：岭南气候多雨潮湿，再加上难治性 ITP 患者长期服用大剂量激素，临床上满月脸、头晕、困倦、胸脘痞闷、恶心、口干不欲饮、大便先硬后溏、小便黄，舌胖边有齿痕，苔黄腻或白腻微黄等阴虚湿热或湿郁化热之表现也很常见，如不详加辨证，也是影响难治性 ITP 疗效的因素。

总结运用"火郁发之"理论治疗难治性免疫性血小板减少性紫癜的辨证加减特点：火郁在气分，常用祛风药苍耳子、葛根、蝉蜕、荆芥、防风、紫苏叶等，此类祛风药行气开郁、调畅气机、通达腠理而发散郁火。火郁在营分，以凉血止血、透热转气为法，凉血止血选择清营汤，透热转气选金银花、防风、芦根、淡竹叶轻清宣透之品，即"火郁发之"之意。火郁在血分，清热凉血选择犀角地黄汤，透散郁火选择郁金、荆芥炭行气解双郁。肝气郁结、气滞化火以薄荷、栀子散肝郁、清肝火。脾虚中气下陷、气壅郁热，以葛根、升麻升提中气，调畅气机。痰湿内蕴化热如偏于上焦选择桔梗、杏仁、防风宣降肺气、布散痰湿。如偏于中焦选择升麻、枳实、生薏苡仁升清阳降胃浊，运化水湿。如偏于下焦选择桂枝、泽泻、黄柏，温阳化气、清热利湿。如因血瘀而致火郁者选择紫草、生地黄、三七凉血化瘀。因食滞而致火郁者选择山楂、神曲、蒲公英消积化滞清热。

另外，运用“火郁发之”理论治疗难治性免疫性血小板减少性紫癜还有三个矛盾方面必须仔细斟酌否则将事倍功半。一是苦辛甘寒之清热药与辛温发散祛风药的配伍：苦辛甘寒之清热药适当配伍辛温发散祛风药，寒温同用。清火药得风药使清中有散，顺应火热之邪的炎上之性以升散透达，目的在于通过宣发郁热，透邪外出。同时又可预防清火药过于寒凉，冰遏郁火之弊。风药合清火药使散中有清，既发散郁火又无辛温助火之虞。堪称火郁发之妙用也。祛风药我们临床常选择苍耳子、葛根、荆芥、防风、蝉蜕、薄荷等药。二是活血与化瘀药的配伍：出血、瘀血在难治性 ITP 的发病过程中始终存在，或轻或重，或多或少。而难治性 ITP 血小板减少，血小板功能低下，本身就极易出血，所以难治性 ITP 出血、瘀血的治疗尤为棘手。活血化瘀有加重出血之虞，化瘀止血又有留瘀之弊。我们临床多在益气养血的基础上活血，在滋阴补肾的基础上化瘀，忌用三棱、莪术、土鳖虫、水蛭等破血之品。常选择生地黄、丹皮、三七、仙鹤草等活血而不动血、止血而不留瘀之品。三是滋阴与利湿药的配伍：滋阴与利湿也是一对矛盾，滋阴有助湿之虞，利湿又有伤阴之弊。我们临床常选玄参滋阴养血和营、防渗利诸药之伤阴，且使阴复而又无助湿之嫌；利湿药常选用绵陈、薏苡仁、芦根、白茅根等药以利湿清热，芦根、白茅根既清热又养阴，防利湿诸药之伤阴。尤其对长期大量服用激素属阴虚湿热留恋者，用之每收效验。

结语：

综上所述，运用“火郁发之”理论指导治疗难治性 ITP，临证根据火郁的不同具体情况，适当选择不同的祛风药物，可明显提高治疗效果。临床不仅要辨病、辨证，还要善于抓病机，只要有火热内郁的病机存在，就可灵活运用火郁发之的基本治疗大法，通过发散、通透、宣降使郁火得散、气机调畅，达到祛邪康复、阴平阳秘的目的。十余年来，我们不断探索中西医结合治疗难治性 ITP 的新方法，目前已完成祛风凉血补肾法治疗难治性 ITP 的病因病机研究、临床症状研究、免疫调节机制的研究，阐明了祛风法调节 PAIgG、IL-6、PLT、TPO、C-MPL 及骨髓巨核细胞分化成熟的机理。但在临床症状研究中，我们发现凉血补肾加祛风药能很快控制出血症状，而血常规检查血小板并无明显升高，考虑早期应用凉血补肾加祛风药改善出血症状可能与血管的止凝血功能改善有关。因此，进一步深入研究祛风药对血管止凝血功能的影响，对揭示“火郁发之”治疗难治性 ITP 的疗效机制具有重要的意义。

刘惠聪（石家庄市中医院）

“火郁”，是临床多种火热病证共同的病理基础；“发之”，则为《内经》所确立的治疗火郁病证的指导原则，历经各家阐发，已成为论治火郁之通法。

一、梳典论渊

《素问·六元正纪大论》首次提出木郁、火郁、土郁、金郁、水郁之说，并谓其均属“郁极而发，待时而作”。后世医家对“郁”之为义认识明晰。刘完素、朱丹溪、王履、张景岳等均以“结、滞、壅、塞”等字义作解，归其要乃为“不畅”，甚或“不通”。赵献可尚明示“不必作忧郁之郁”。

“火郁”，是“五郁”病作非常重要的形式之一。刘完素认为此系“热甚则腠理闭密而郁结也”。王履认为“或因所乘而为郁，或不因所乘而本气自郁”。具体产生多由“郁则结聚不行，乃致当升不升，当降不降，当化不化”（张景岳）而成，是故“诸病多有兼郁”。

“发之”，自王冰训解为“汗”法后，历代医家多广其义。

王冰明确指出，“发之”即为汗法；张从正则将所有“解表”之法（内服辛散药物、灸、蒸、熏、洗、熨烙、针刺、砭射、导行、按摩等）皆作汗法。

元末医家王履认为：“发者，汗之也，升举之也。”这一认识，不仅拓展了对火郁治法的理解和运用，更重要的是包含着“因虚致郁”的重要思想。明代张景岳进一步强调了“发之”应“因势”而治：或解之，或散之，或升之，或扬之。诸法相施，不使“蔽遏”，则祛邪外出。且取效之鉴，不独以“汗”征。赵献可《医贯》专设“郁病论”篇，更是从“发”与“达”之为义阐发《内经》要旨。认为，“发之”的主义除“汗之”外，尚包括“非汗”之法。盖以“达之之药发之”是也。

二、火郁之成

1. 气郁为基

人以气生，贵在流通。气之循畅，重在升降。脾升胃降乃其枢，肝升肺降为其助，心肾之气上下相吸、水火交济。由是，机体得以“生、长、化、收、藏”，正所谓“流水不腐，户枢不蠹”。

外感六淫之邪，内伤虚实之因，皆可影响于气。

外感致郁，以寒闭、湿阻、热壅为多，风、燥亦可见。诸邪皆可“滞气”成郁，继成火郁，即河间所谓“六气皆从火化”。同时，刘河间尚明示“六气”从化，主要是寒热二气，论曰：“人之伤于寒也，则为病热，盖寒伤皮毛，则腠理闭密，阳气怫郁，不能通畅，则为热也。”“天气热则地气通泄而出行，故地中寒也，犹人汗出之后体凉，天气寒则地凝冻而闭塞，气难通泄，故怫郁而地暖也。”

内伤致郁责之劳倦内伤、饮食不节、五志过极。诸因亦常先蕴“气滞”而后变生“火郁”。劳倦内伤，损伤脾胃，即所谓“劳则伤脾”“劳则耗气”，因气虚温运无力而导致气郁，郁而化火。即《医碥》所论“气不足以郁而成火”。饮食不节，损伤脾胃，脾不“散精”，津聚形成痰饮、水湿；胃不“和降”，食积内停。痰饮、水湿、食积均可阻滞气机，蕴而化热，郁而化火。七情内伤，五志过极，损伤脏腑气机，尤其恚怒、思虑过度最易导致气机郁结、郁火内生，即河间所谓“五志过极皆可化火”。对于内伤致郁，李东垣曾详述其机，其所阐发的“阴火”理论，是对《素问·调经论》“阴虚生内热”的发展。李氏在《脾胃论》中指出：“脾胃之气下流，使谷气不得升浮，是春升之令不行，则无阳以护其荣卫，乃生寒热。”说明脾胃虚损，可使阳气不升，伏化阴火，实质即是火气郁遏。至于阴火之成，则为“饮食失节，妄作劳役，心生好恶，皆令元气不行，气化为火”“饮食劳倦，喜怒不节，始病热中”。

2. 诸郁相因

火郁之成，并非孤生。

六气之中，火热之气与风、湿、燥、寒关系密切，往往相兼为病。在疾病过程中，火热又常成为风、湿、燥、寒的后期转归。木能生火，风能化火；湿邪久郁，不得宣化，化为火热，即所谓“积湿成热”；燥则液亏，水乏热炽；寒邪闭郁，阳气不得宣散，化为内热之证。

朱丹溪倡“六郁”说，气、血、痰、湿、食、火六郁之关键在“气”。气郁为六郁之首，认为“气有余便是火”。笔者认为，此“余”可理解为“郁”，即气有“郁”便是火。气机乖违，遏郁停滞，则生火热病证。而且，气、血、痰、湿、食、火六郁常互为因果，相兼为病。痰饮、湿阻、食积、气滞、血瘀、热壅既是脏腑功能失调的病理产物，又常影响脏腑气机，产生火郁病证；反之火热壅滞亦可导致痰结、气郁、血瘀，形成诸如痰热闭肺的小儿肺炎喘嗽（兼具痰阻、热壅、血瘀的病机特点），热壅血瘀所致的肺痈、肠痈、痢疾、喉痈、乳痈、疮疹等病症。其中，导致“热壅血瘀”的病理机制主要有三：一则热盛；二为津伤；三是邪阻，后者则属最为关键者。血得温则行，遇寒则凝，血热多会迫血妄行，何以反致血瘀？关键在于邪气阻遏气机，火邪不得扬散，郁于某部，滞阻气机，加之热盛津伤，血行涩滞，而致热壅血瘀、血败肉腐化脓成痈之变。叶天士曾谓："热郁则津液耗而不流，升降之机失度，初延气分，久延血分。"所以，温病之卫、气、营、血各阶段均可见热郁之证。

脏腑气机郁滞，亦常见到两脏、多脏、脏腑相兼而成郁热之变。例如脾虚肝旺，土壅木郁，化火生风引起的小儿多发性抽动症、眩晕、头痛；肝郁脾虚，痰热蕴肺所致的咳嗽；脾不运化水湿，导致肠中湿热壅滞而生的泄泻等，皆属于此。

另如气血不足、津液亏乏亦常影响脏腑气机以及气血运行，成为致郁之因，形成气虚气郁、气虚血郁、血虚血郁、津亏热壅等证。

三、火郁之辨

火郁证所涉及的病症范围甚广，牵及外感内伤两类，内外妇儿各科。郁热在里之候，由于致郁因素不同，所郁部位各异，郁闭程度不等，正气强弱有别，兼杂邪气各殊，因而表现纷杂。洞悉其间，应重点把握"脉、舌、厥、兼"四端：①脉象：外感多脉沉而躁数；内伤常因气郁而致脉短，或可兼数。年幼儿则指纹紫滞。②舌象：多见舌红而暗，且多伴面赤而暗滞。③厥逆：因其阳郁不达，外失温煦而现寒象。如恶寒肢厥，甚至通体皆厥而胸腹灼热等，儿童患者则指尖凉而手心热。④脏腑兼证：由于热郁部位不同，常兼见不同的脏腑见证。心经郁热，可见烦躁不寐、谵狂神昏、口舌生疮；肺经郁热，则见咽痛喘咳、胸闷胸痛；肝经郁热，可见烦躁易怒、胁肋胀痛、眩晕惊厥；脾经郁热，常见身热倦怠、脘闷吐利、牙痛龈肿；火郁肾与膀胱，常兼小便频数、短涩、灼疼及腰痛等症。

四、火郁之治

1. 法宗先贤，学通各家以立章

历代名家于临床的游刃，锤炼了火郁病证辨治的纯熟。宗法各家所论，集验如下：

（1）寒闭热郁宗河间，治宜宣透郁热：刘河间对于外感火热病证，主张用辛凉或甘寒之剂解表，开发郁结，宣通气液，保持玄府气液宣通。虽用寒凉，每顾"发散"，贵在一"通"字。指出："伤寒表热怫郁，燥而无汗，发令汗出者，非谓辛甘热药属阳，能令汗出也，由怫热郁结开通，则热蒸而自汗出也。""一切怫热郁结者，不必止以辛甘热药能开发也，如石膏、滑石、甘草、葱、豉之类寒药，皆能开发郁结。"对于火郁不在表的病证，亦遵"火郁发之"之旨："热病半在表，半在里，服小柴胡寒药，能令汗出而愈者，热甚，服大柴胡汤下之，更甚者，小承气汤、调胃承气汤、大承气汤下之；发黄者，茵陈蒿汤下之；结胸者，陷胸汤、丸下之。此皆大寒之利药也，反能中病，以令汗出而愈。"辛苦寒药组合成方，以治疗火热郁结于里的病证。笔者临证常以张仲景麻杏石甘汤、大青龙汤加味治疗寒闭热郁之发热、咳嗽等证，即宗此意。

（2）湿遏热郁学鞠通，治宜透化湿热：吴鞠通于《温病条辨》上焦篇中创制三仁汤治湿温，朱彬评注湿温“状若阴虚，病难速已”时说：“湿为阴邪……非若寒邪之一汗而解，温病之一凉则退。”“唯以三仁汤轻开上焦肺气，盖肺主一身之气，气化则湿亦化也。”三仁汤中杏仁宣上，白蔻仁畅中，薏苡仁渗下，使湿去、气畅，热无所附。《温热经纬》甘露消毒丹所选木通、滑石、茵陈，亦即以其清利而泄热外出。笔者临证常以三仁汤加减广泛用于发热、咳嗽、头痛头晕、腹痛、湿疹、口疮等病机属湿热者，法活效著。

（3）气虚发热法东垣，治宜“甘温除热”：李东垣对于“阴火”的治疗，主张“唯当甘温之剂，补其中，升其阳，甘温以泻其火则愈”。重视升降浮沉，治重补益脾胃，升发元气，潜降阴火，用补中益气汤治之。笔者曾治一80多岁老人，男性，低热2月有余，最高不超过38℃，有时体温正常但自觉发热，前胸烦热微汗，背微恶寒，前医均以“滋阴降火”为治未效。综合老人年事已高，活动不便，纳呆食少，素有便秘，形体瘦弱倦怠，面色萎黄少华，舌质淡红，苔白欠润，脉细濡缓，诊为中气不足，气郁发热。脾气不升，胃失和降，因气虚而气机郁滞，郁而化热，故致发热；阳郁于里，蒸迫津液外出，则见前胸烦热微汗；阳郁不能达表护表，故见背微恶寒。老年便秘，虽然多有肠道津亏，但此例主要因脾虚气弱，不能泌津行舟所致。治应补中益气，兼以润肠通便。谨遵“甘温除大热”之旨，给予“补中益气汤”加郁李仁20g，3剂症减，续服3剂而便通、热退、烦解、背微恶寒尽除。切合张从正所谓“陈莝去而肠胃洁，癥瘕尽而营卫昌”，治之“使上下无碍，气血宣通，并无壅滞”。

（4）气火内郁采众家，治宜凉散解郁：气火内郁不但影响脏腑气机，还可引起气血津液运行障碍，致生诸变。针对五脏郁热，钱乙创制了泻青丸、导赤散、泻黄散、泻白散等以凉散肝、心、脾、肺郁热，诸方皆辅以轻宣透散之品，以合“火郁发之”之训。对于气火内郁之证，朱丹溪指出治郁总以气机畅达为要，制越鞠丸统治诸郁。余如张仲景四逆散、栀子豉汤，杨栗山升降散均为临床常用治疗郁热之效方。气火内郁致热壅血瘀者，则在方中加入诸如玄参、丹皮、赤芍等凉血散瘀之品。

2. 切应机变，参透诸法以为治

李士懋教授认为火郁证的治疗关键在于宣畅气机，以使所郁之火能够发越透达，善用升降散，并视此方为治疗郁热总方。受老师启发，笔者在临证治疗小儿火热内郁所致感冒、咳嗽、泄泻、便秘、黄疸等病证时，深切体悟到了“火郁发之”的临床意义，并将其理解为“开发郁结，透达郁热”。

以小儿感冒为例，笔者认为其病因不外两个方面：一为感受外邪，一为正气不足。两者相较，正气不足是其发病关键。而正气不足主要表现为卫气不足，卫外不固。卫气由“肺”宣发敷布，肺气虚损、肺气郁闭均可影响肺的宣发布散功能。临证应重视肺气郁闭而致肺气失宣、卫外不固的病理过程。

导致小儿肺气郁闭的原因主要有三个方面：①小儿"肺常不足"，自然使得"宣发敷布力弱"，此属"因虚致郁"。②小儿"脾常不足"，纳化力差，常因饮食不当，导致食积、湿热壅滞胃肠。肺与大肠相合，肠腑有滞，则肺气难降、宣降难贯，则气机郁闭。③小儿"心肝有余"，常因生活、学习环境变化引发情绪不畅。郁火内生，反克肺金，亦致肺气郁闭。同时，情志不畅，肝气郁滞，横逆犯脾，脾失健运，不化精微，反生痰浊，亦致郁火痰浊犯肺，气机郁闭。

小儿感冒的病机关键在于：或虚或实之因，导致肺气郁闭，卫外失司。同时，尚须强调津液的宣发敷布障碍对"肺气郁闭"形成的影响。肺常不足，肺不布津，则津聚为痰；脾常不足，水液不运，则湿聚成痰；肝火内郁，又常灼津为痰。痰浊一生，气机闭阻，阳郁于内而为火，卫外不固邪因入，病状由此而发。

治疗小儿感冒，多以升降散结合病机化裁。如风热者合银翘散，湿热者合三仁汤，寒闭热郁者合麻杏石甘汤，肺脾气虚者合资生汤。因机相顾，清透郁热，展布气机，祛邪外出。如是，可收桴鼓之效。用药方面，充分照顾小儿"脾常不足"的特点，时时"顾护脾胃"，慎用苦寒，以护脾胃升降之机。同时倡导从饮食、起居、情绪等方面对小儿进行适当的生活调理，以预防感冒的反复发生。

如治 4 岁男孩田某一案，主因发热 1 周来诊。前医曾以"急性上呼吸道感染"，予"清热解毒中药"及"拔罐"治疗，热暂退而复升，每于午后、夜间热甚，高时可达 40℃。诊时发热、头痛、干咳、烦哭、腹痛，询知两日未解大便，不欲饮食，手足不温，咽红，舌红，无苔而干，脉弦细数。诊为感冒，证属郁热伤阴。治用资生汤合升降散、四逆散、栀子豉汤加减，药用：白术 9g，山药 12g，玄参 12g，炒牛蒡子 12g，僵蚕 12g，蝉蜕 9g，姜黄 6g，牡丹皮 9g，炒栀子 12g，淡豆豉 9g，炒白芍 12g，炒枳实 9g，柴胡 9g，大青叶 15g，甘草 6g。健脾润肺，清透郁热，祛邪而不伤正。2 剂药后复诊，热退，微咳，痰不多能咯出，头痛、腹痛消失，大便已解稍黏，舌质稍红，苔薄白略腻，脉濡滑略数。证属阴伤已复，因其素体脾虚，恐其生湿酿痰，故宜健脾化湿，清透余热，宣肺止咳为治，并经善后调理而愈。

总之，自《内经》首次提出"火郁发之"，并谓"五郁"均属"郁极而发，待时而作"始，后世医家对"郁"之为义及"火郁发之"多有阐释。归其要，"郁"乃"不畅"，甚或"不通"；"火郁发之"则包括"汗"与"非汗"之法。

通过读经典、跟名师、做临床，笔者认识到，火郁之成，外感内伤皆可"滞气"而成"火郁"，即气有"郁"便是火；诸郁之间常相互为因、相兼为患。火郁病证涉及广泛，辨之之法重点在于把握"脉、舌、厥、兼"四端。火郁之治，既执古代医家论治大要，又参当代贤达妙手之法，总以开发郁结、透达郁热为要。

蔡鸿彦（吉林省中医药科学院）

“火郁发之”语出《素问·六元正纪大论》，是五郁致病的原则之一，正如原文所言：“郁之甚者治之奈何？岐伯曰：木郁达之，火郁发之，土郁夺之，金郁泄之，水郁折之。”而笔者认为，“火郁发之”是热病治疗原则之一，因火乃热之极，火热证当以八法中的“清”法为主治疗；而当邪气郁于内，郁而化火，则当以“发”之为主治疗。发乃发越之意，因势利导散邪于外是其真谛。只有很好地掌握清之、发之的时机与比例，恰到好处地应用中医这一治法，才能真正掌握中医治疗热证的精髓。

五郁的概念应源于古人对自然气候的观察，其基础是天地间五运六气的运动变化规律。《素问·六元正纪大论》有“凡此定期之纪，胜复正化，皆有常数，不可不察”之论述，其言甲子六十年间，气候也有相应的变化，故应“先立其年，以明其气”，并分辨“五常之气，太过不及，其发异也”，理解六气之间存在着互相影响和互相调节以求恢复稳定平衡的因素，因此就有了“胜复”现象。也就是说“胜复”属于正常运气之化。正是由于太过、不及、平气等不同的气候变化，人体就会出现不同病理变化，并以此为依据提出了“木郁达之，火郁发之……”等治疗五郁为病的方法，开辟了中医治疗郁证的先河。

《素问·六元正纪大论》有“火郁之发，太虚肿翳，大明不彰，炎火行，大暑至，山泽燔燎，材木流津，广厦腾烟，土浮霜卤，止水乃减，蔓草焦黄，风行惑言，湿化乃后”之论述，主要言及火郁之时的自然变化景象，如若殃及人体则会出现“民病少气，疮疡痈肿，胁腹胸背，面首四支，膜愤胪胀，疡痱呕逆，瘛疭骨痛，节乃有动，注下温疟，腹中暴痛，血溢流注，精液乃少，目赤心热，甚则瞀闷懊侬，善暴死”，此乃火郁致病的临床表现。若论及治疗，则有“发之”之法。例如从岁运来说，水运太过之年，可由水来乘火而产生火郁，被郁的一方就会起来报复，此时就有“郁极乃发，待时而作”，以维持正常气化流行。从人体来讲，寒束于表，热郁于里叫作火郁，应顺其火性而“发之”。

关于“发之”。王冰《重广补注黄帝内经素问》曰：“发，谓汗之，另其疏散也。”张景岳《类经》曰：“发，发越也，凡火郁之病，为阳为热之属也，其脏应心主、小肠、三焦，其主在络脉，其伤在阴分，凡火居者，其有结聚敛伏者，不宜蔽遏，故当因其势而解之，散之，升之，扬之，如开其窗，如揭其被，皆谓之发，非独止于汗也。”可见后世“火郁发之”，源于《素问·六元正纪大论》之五运六气的运行变化，源于对自然现象“取类比象”的思维方法，应该说其起源于古代朴素的唯物论和辩证法思想，其借用自然现象的“山泽燔燎，材木流津，广厦腾烟”，来比喻人体的“民病少气，疮疡痈肿”。而就其火性炎上的本性，当顺其上炎之势因势利导，祛邪外出。

能真正掌握“火郁发之”之真谛，并灵活运用于临床者当首推医圣张仲景。《伤寒论》从风寒外束，卫阳被郁之麻黄汤，到用于“发热恶寒，身疼痛，不汗出而烦躁者”的大青龙汤，甚至是用于“汗出而喘，无大热”之麻黄杏仁甘草石膏汤，均显示了仲景对“火郁发之”的良好解读与应用。第一，麻黄汤以三两麻黄配伍二两桂枝，发外束之风寒，解卫阳之郁滞，除阳气郁积之热。第二，大青龙汤以六两麻黄配伍如鸡子大石膏，其麻黄用量较前方增加一倍，体现其为发散风寒束表之重症；配合辛寒之石膏既清解里热，又透达郁热。至于辛温发汗之麻黄四两，配伍辛寒之石膏半斤，取其麻黄开宣肺气而“发之”，石膏辛寒清热而“清之”。其麻黄和石膏根据证候的不同时期的量的变化，均是“火郁发之”药物配伍的经典应用。特别是厥阴病中麻黄升麻汤的配伍，当是“火郁发之”的最好诠释，该方是针对火郁于肺，而脾气下陷的核心病机而设，但整个方剂偏于清热宣肺，又兼顾有脾气下陷之变证，很好地体现了仲景之“观其脉证，知犯何逆，随证治之”之原则，原方按东汉之 1 两等于 4 分，1 分等于 6 铢计算，以麻黄的 60 铢，配伍升麻、当归总量 60 铢，黄芩、知母、葳蕤、石膏的总量 60 铢，合而言之应该是宣肺清热的主要作用，但从此方运用干姜、桂枝、白术、茯苓、炙甘草（总量 30 铢）等药来看，本方所针对病机，非仅实热，而尚有脾阳不足的情况，然而其君药麻黄 60 铢的剂量，正是体现了火郁于肺当“发之”的治疗理念，而其发中有清（石膏、知母、黄芩等），也体现了治疗火郁的灵活与具体应用法则。其给后人的启示是，邪郁肌表之时，当以发散外邪为主治之；邪郁化火则当分清邪郁之程度，或以发之为主，或以清之为主，或清发并现，只有真正应用好“火郁发之”之法，才能发前人之未发之处，灵活应用好经方。

笔者临证之时感触颇深的是，曾治疗一中年女性患者，其平素身体健壮，于己丑年冬季外出感寒，发热恶寒已 5 天，体温高达 39℃，伴阵发性剧烈咳嗽，无汗稍有喘息，曾静滴头孢哌酮、清开灵注射液，口服清热解毒中药 4 天，体温不降反升，吾查其脉紧兼数，舌暗苔白，咽部正常，思其不效之因，因阳热之体重感风寒，阳郁过甚而致，以大青龙汤原方（其中麻黄 18g，石膏 25g），1 剂汗出热减，2 剂热退。现分析该案正合火郁发之之理，如过用寒凉直折其热导致冰伏，必致变证，岂医者所致之“坏病”呼？另《伤寒论》中用于治疗热扰胸膈的栀子豉汤也是“火郁发之”的代表方剂。

宋代医家钱仲阳，是历史上非常著名的儿科大家，其首先把五脏辨证的方法用于临床，其创制的“泻黄散”是“火郁发之”的另一代表方剂。该方原为“脾热弄舌”而设，后世医家将其推广应用于治疗脾胃伏火所致的各种病症。所谓“伏火”乃伏而未发之意，多由脏腑内生，郁而未发。此方之关键乃在于以辛微温之防风四两、藿香七钱，配伍苦寒之栀子钱一钱、辛寒之石膏五钱，其升散之力远大于清热之力，使寒凉之品难致冰伏，实为清中有散之法。如清代王泰林所言：“该白虎汤之肺胃燔灼之火，身大热烦渴而有汗者；此治脾胃郁蒸之火，肌肉热烦渴而无汗者，故加防风、藿香，兼取火郁则发之义也。”临证之时多将此方用于口腔溃疡、口疮之类疾病。我在临床上常将其用于喉痹及咳嗽，只要辨证准确，就效如桴鼓。曾治一中年男性患者，其突发声音嘶哑，甚至难以发声，辗转治疗无效，查其舌体胖大，舌质暗红，苔白，据脾之经脉“挟咽，连舌本，散舌下”的特性，给予泻黄散加味清其脾经之伏火，3剂而愈。然病家体质有强弱，邪郁有轻重，只有析其“郁”“热”之不同，选用“发之”“清之”的比例，才能掌握“火郁发之”之精华而活用之。

金元时期的医家对“火郁发之”的应用也有一定的特点。刘河间善治热病，自古有“热病宗河间”之说，其在热病的治疗中指出：“伤寒表热怫郁，燥而无汗，发令汗出者，非谓辛甘热药属阳，能令汗出也，由怫热郁结开通，则热蒸而自汗出也。”其列举治少阳阳明合病之大柴胡汤、阳明腑实证之大承气汤、阳热发黄之茵陈蒿汤、结胸证之结胸丸或汤，言其“皆大寒之利药，反能中病，以令汗出而愈”，并称“能令作汗之由者，但怫热郁结，复得开通，则热蒸而作汗也”，可见河间深得《素问》“火郁发之”之旨。其名方“防风通圣散”以麻黄、荆芥、薄荷、防风发汗散热；栀子、大黄、芒硝、滑石降火行水通便；黄芩、石膏清泻肺胃，可谓“火郁发之”之良方。李东垣则提出内伤热中之证，系由中气不足所致，并创制“升阳散火汤”，用于“治男子妇人四肢发热，肌热，筋痹热，骨髓中热，发困，热如燎，扪之烙手，此病多因血虚而得之。或胃虚过食冷物，抑遏阳气于脾土，火郁则发之”。其可谓发前人未发，创内伤火郁发热治疗之先河。其用柴胡为君以发少阳之火，升麻、葛根以发阳明之火，羌活、防风以发太阳之火，独活以发少阴之火；配伍人参、甘草补益脾土泄其郁热，其配伍之严谨，再现李杲对《内经》的发挥和运用。朱丹溪则有“气血冲和，万病不生，一有怫郁，诸病生焉。故人身诸病，多生于郁”的论述，并主张治疗郁证重在“调气”，并应用“山栀、青黛、香附”等治疗火热之郁。

明代李时珍《本草纲目》云：“火郁微，则山栀、青黛以散之，甚则升阳解肌以发之。”喻嘉言《医门法律》述：“火郁发之，发者汗之也，升举之也。如腠理外闭，邪热怫郁，则解表取汗以散之；又如龙火郁甚于内，非苦寒沉降之剂可治，则用升浮之药，佐以甘温，顺其性而从治之，使势穷则止，如东垣升阳散火汤是也。”均可谓通晓“火郁发之”之法。

然而，真正能够将“火郁发之”应用于临床，并发扬光大的当属清代的温病学家。杨栗山著《伤寒瘟疫条辨》，创升降散一方，用于“表里三焦大热，其证治不可名状者”，方中以“得天地清化之气，轻浮而升阳中之阳”之僵蚕为君，功善升清散火，胜风除湿，清热解郁，甘咸性寒之蝉蜕清热解表，宣透达邪为臣，姜黄活血行气解郁为佐，大黄苦寒泻火、荡涤郁热为使，诸药合用，升清降浊，气血畅通，故内伏之郁热可透达外解。叶天士之“在卫汗之可也，到气才可清气，入营犹可透热转气”，其在临床应用时，强调“在表初用辛凉轻剂，夹风则加入薄荷、牛蒡之属，夹湿加入芦根、滑石之流，或透风于热外，或渗湿于热下”；而吴鞠通则根据叶氏之经验，总结出银翘散以荆芥、薄荷解表透邪；清营汤以连翘、金银花、竹叶轻宣透邪外出，药物配伍均不离辛散、寒凉之品，辛味用于透邪，寒凉用于清热，清中有散，清里透外，使气机通畅，郁火得清，郁热可散，邪有出路。“随其性而宣泄之，就其近而引导之”就是其对“火郁发之”的最好发挥。笔者曾用此法治疗一中年男性，因感冒出现恶寒高热，服用“扑热息痛”等药物大汗出后体温可暂时下降，移时再起体温仍高达 39℃，已持续一周，静脉输入抗生素、清开灵治疗无效，且阵发性剧烈咳嗽，伴胸闷憋气。查：脉滑数，舌苔薄黄，舌质暗红，此乃邪郁肺卫，郁热不得宣泄之重症，静脉输入寒凉之品后导致病邪无法外达而逼迫入内，其热益甚，治以辛凉解表、宣郁舒卫之法，以升降散加味治之，药后 4 小时，患者微微汗出，邪随汗解，热退身凉，体温降至 36.8℃。随访未再复发。

近代医家赵绍琴先生，是我从医以来最崇拜的知名中医学者之一，赵老认为火郁的病因较多。除温热邪气外，尚兼寒邪束表，湿邪凝滞，或夹痰饮、食滞、血瘀等。治疗当审证求因，去其致郁之由，则“火邪”也迎刃而解。诚如赵老所言：“因于血瘀者，散其瘀滞，则火郁自解。因于痰湿者，化其痰浊，则气机条畅而郁火有泄越之路。因于食滞者，消导化滞，则火郁不存……”拜读其佳作，不得不佩服中医大家对古人治则之发挥。

总之，“火郁发之”其起源于汉代医家对自然现象的解读，发扬于唐代王冰的《重广补注黄帝内经素问》与张景岳的《类经》，光大于清代的温病学家与近代中医大家，然笔者认为读书加思考方能使人明理，我认为“火郁发之”乃古人治疗热病的原则之一，“发之”简而言之则为祛邪之意，其“汗之”祛邪外出可谓发之；其升阳散火，宣散透热可谓发之；其清宣郁热，导邪外出也可谓发之；其升举阳气发散阴火也可谓发之，总为因势利导祛邪外出之法。然即为热邪则应不离“清”法，正确运用“火郁发之”，在于理解“清之”与“发之”之比例，“清之”太过则易寒凉冰伏，“发之”太过则热升火炽，形成燎原之势，其祸更大。如没有“清”“发”之配伍，则没有桴鼓之疗效，学者当勤思之谨记之。

顾小侠（南通市中医院）

“火郁发之”语出《素问·六元正纪大论》，曰：“郁之甚者，治之奈何？岐伯曰：木郁达之，火郁发之。”由此提出了火郁病证因势利导的治疗原则，成为中医治疗火热病证的重要指导原则之一。“实火”之“火郁”当寒温并用，“阴火”之“火郁”当补散结合。

一、火的内涵

“火”的内涵极其丰富。外感六淫中的“火郁”“暑邪”直接归为“火邪”的范畴。寒、湿、风、燥等邪气侵袭人体后，转化而成的“内火”，因其发病途径与外感六淫密切相关，也归入这一范畴之中。内生之火，包括脏腑、经络、气血津液等发生病理变化时产生的火。如一些药食所致者，或因多食辛辣刺激、厚味，或因疾病治疗过程中过多地使用温补之品，均易形成脾胃的内热或内火，而见口臭、牙痛、口疮、大便干燥秘结等；情志忧郁、恼怒可致五脏气机、阴阳失调。肺为娇脏，本不藏火，但若痰湿寒等阴邪内蕴时，也容易形成伏火，发为咳嗽、喘息、咳血等。肾内藏相火，肾阴亏虚或肾精不足时，容易形成妄动之相火。心在五行本身就属于“火”，其内郁之火就更应包括在讨论之列。正因为如此，金元四大家中的寒凉派鼻祖刘完素指出：“六气皆从火化……五志所伤皆化为热。”从以上论述来看，“火郁发之”之“火”，内涵是非常丰富的。火可郁于不同部位，可有不同的来源，正如《本草新编》所言：“有郁于内者，有郁于外者，有郁于不内不外者。”

二、郁的内涵

古之学者对“郁”的内涵多有阐释。《医碥》指出：“郁者，滞而不通也，百病皆生于郁，人若气血流通，病安从作，一有怫郁，当升不升，当降不降，当化不化，或郁于气，或郁于血，病斯作矣。”可见，凡由外感或内生之邪阻滞气血，导致气血升降出入失常而引起的病理环节，即为“郁”。就“火郁”而言，即是火邪产生后不能正常发越外出。导致火邪不能正常外出的因素主要包括寒、湿、火毒、痰等。《证治汇补》将“郁火”分为三种：“有平素有热，外感风寒，腠理闭塞而为郁热；有愤怒不发，谋虑不遂，肝风屈曲而为郁火者；有胃虚食冷，抑遏阳气于脾土之中，四肢发热，扪之烙手为火郁证者。”有外来者，有情志所生者，有饮食所致者，但都是在“平素有热”的基础上，又有各种导致气机不畅的内、外原因，使“宿热”不发或引动而成。《医碥》将直接形成郁热的因素统称为“气郁”，根据产生“气郁”的原始病理环节的不同，将“郁火”分为七种，即“风寒郁热”“饮食郁热”“痰饮郁热”“瘀血郁热”“水湿郁热”“肝气郁热”“脾气郁热”等，概括得更为全面。

三、发的内涵

《素问·阴阳应象大论》中指出：“其在上者，因而越之；其在下者，引而竭之；中满者，泻之于内……”其核心内容就是强调治疗的因势利导。对火郁而言，发其郁滞，使其顺利透达外出，就是因其势利其导。历代医家对“发”的含义和途径做出了不同的阐发。《叶选医衡》说：“发者，发越也。”一般认为，发越即发汗，如《仁斋直指方论》指出：“火郁发之，谓发汗令其疏散也。”《医门法律》也云：“《内经》火郁发之，发谓发汗。”李时珍《本草纲目》云：“郁而不散为壅，必宣以散之。”认为“发”即“宣”。从李氏的阐释来看，“发”字的解释不限于发汗一途。对此，《证治汇补》也持相似的意见：“发者，发汗也，升举之也。”

四、“火郁发之”之理论渊源

《内经》所言“火郁”即为心郁，心为火脏，乃因运气之太过、不及而外感风寒，心气不舒，邪热怫郁于内而形成。其治“发之”多以汗解，如王冰注：“发谓汗之，令其疏散也。”外感内伤皆可致郁。叶天士《临证指南医案》曰：“邪不解散，即谓之郁。”《赤水玄珠·郁证门》亦曰：“夫郁者，结滞而不通畅之谓，当升而不得升，当降而不得降，当变化而不得变化，所以为郁。”“火郁”即是在某种原因作用下使热邪伏于体内，不得升散和外达，则氤氲于内而致病。究其因，或为外感邪气郁久化热而成“实火”，或为内伤七情、饮食劳倦所生“阴火”内陷。故凡造成郁滞的因素均可导致火郁病证发生，从而出现气机闭而不通，或通而不畅，气血运行受阻，郁而化火之证。正如《丹溪心法》所云：“气有余便是火。”

五、“火郁”证之治疗法则

“火郁”之证，阳热郁结，气机闭塞，火与郁往往互为因果，互为影响，正如何梦瑶所言：“盖邪未有不为火者也，火未有不由郁者也。”张介宾《类经》曰：“凡火郁之病，为阳为热之属也。”火热之邪，其性燔灼炎上，“热者寒之”本为其法，然则火热喜升散而恶蔽遏，单用辛凉苦寒直折里热，不仅不能清除邪热，反易凝滞气机，使邪无出路，泄越无门，反成凉遏之势、冰伏之弊。“故凡治火郁之证，总当顺其性而扬之，因其势而导之，以免郁热之邪不得外越”。“发”，《内经》注家多以“汗”解之，“火郁发之，谓汗令其发散也”，言使郁于肌表之邪因汗而解。后世予以发挥，以“发”谓升散透达，疏导宣通，如张景岳所言：“发，发越也……凡火所属，其有结聚敛伏者，不宜蔽遏，故因其势而解之，散之，升之，扬之，如开其窗，如揭其被，皆谓之发，非独止于汗也。”“发之”有发越、因势利导之意，通过升散透达，顺其性从而治之，使郁开气达，透邪外出，则火热多可自散。故因势利导，透邪（火热）外出，使邪有出路乃其治疗关键。

故凡火热郁闭所致病证，在基础治疗上适当加入辛温发散药物，顺其性使火热之邪得出路而外达，以升散透达之法治之者，均属“火郁发之”之理论范畴。其目的在于通过宣发郁热，透邪外出，使气机升降开合协调，恢复阴平阳秘，为后世火热病证治疗开创了新思路。透邪之法，并无定则，唯因其势而“顺之”为要，正如《灵枢·师传》所谓：“夫治民与自治，治彼与治此，治小与治大，治国与治家，未有逆而能治之也，唯其顺而已矣。”

六、“实火”之“火郁”当寒温并用

火郁证治疗之关键不在“火”而在“郁”。对“实火”之“火郁”证，不可纯用苦寒，苦寒虽能清热泻火，但无宣郁开闭之力，内郁之热无外达之路，则郁甚而热更炽；而单用发散，火邪又易成燎原之势而反不得解，故必当寒温并用。寒温合法能顺逐温热开泄之性，使热邪由里向外透达，以解除阳热怫郁。如此既可疏通开达，舒畅气机，透泄邪热，又可防止寒凉冰伏。朱丹溪言：“凡火盛者，不可骤用寒凉，必兼温散。”可谓火郁证治疗之真谛，阐明了“火郁发之”不至于用寒凉而冻结气机之弊。寒温并用之法，清热多以苦辛甘寒之品直捣火巢，温散常用辛温之风药以发泄怫郁。两相配伍，清火药得风药，泻火而无寒凉遏邪之弊；风药合清火药，散邪而无升焰助火之虞，使热清郁开火散。诚如王绵之教授所言：“既是火郁，单用发之为治，若少有不当，反易挑动郁伏之火四扰，不如与苦寒相配为妥，所谓‘清中有散’，可散郁伏之火热于无形。”近代名医丁甘仁亦以“寒温统一”为其学术特点，所谓“加温药为导”，堪称“火郁发之”妙用也。故言寒温合宜而用，有相融共成之妙。或曰“用寒远寒，用热远热”，如此岂非有犯“禁”之嫌？吾言此治总以寒凉为主，他药只是“如开其窗，如揭其被”，因势利导，祛热外出，配伍得当，概无犯禁之理。故温性风药，一般味少而量较重，如此则药专力宏、开泄力大，于大队或大剂寒凉清解药中不至改变方剂药性，而只发挥其发散郁火之功用。如钱乙之泻黄散，治疗火热郁伏脾胃之口疮、口臭。若仅用清降，难彻此中伏火积热，故原方重用辛温轻扬善散之防风及气香透散之藿香，可知重在升散脾胃伏火，而不在清泻，盖宗“火郁发之”之旨。诚如费伯雄所云：“有风药以散伏火，有清药以泻积热……此法颇佳。”

1.《伤寒论》之寒温合法治疗火郁证

若火郁较轻，邪热怫郁于胸膈之上，郁而不宣，“反复颠倒”“心中懊侬”“烦热胸中窒者”，仲景常用栀子豉汤。方中栀子苦寒清热除烦，豆豉辛甘微苦微温，其性升浮，清表宣透郁热，宣畅气机，乃为寒温合法之典范。火郁之证，当清之发之，栀子取其清之功，豆豉取其发之用，本方药味虽简，然寒温并用，立意独精。若火郁重证之烦躁，乃寒邪郁闭于表，阳气不得宣泄，郁而化热所致，重在阳郁而不汗出，故仲景之意重在发越阳气，方用大青龙汤，药物重在麻黄、桂枝、生姜之辛温发散，而不在石膏之清泄里热，故方后云“取微似汗”，以汗出邪解取效，犹龙升雨降，且大队辛温发汗药中配伍少量辛凉之石膏，既可疏散阳郁之热，又能制约麻黄之辛温，其“寒温并用”之意即在于此。麻杏甘石汤用于治疗邪热郁闭较重、热壅于肺之证，治疗重点亦在宣开肺气，发肺经火郁，故用药重点仍在麻黄之发越阳气以发散肺热，用石膏以清解肺热。可见火郁之证，固有清泄之法，但不宜仅凭苦寒直折，而应用“发”之法。以上寒温合法均体现了仲景运用“火郁发之”大法之精要。

2. 刘河间之寒温合法治疗火郁证

后世善治火者，莫若河间。其以治疗火热病证见长，开创寒凉一派。明确提出“六气皆从火化”，认为“阳热易为郁结”，温热之邪，致病既有宣泄、炎上、亢奋之特点，又可致阳热怫郁，郁滞气机。故其临证每顾“发散”，对于阳热郁遏之证，夏季暑热当令，强调以滑石、甘草、葱白、淡豆豉等开发郁结，“发散甚妙”。其所创表里双解之防风通圣散，表寒已化热却又投麻黄、荆芥、防风等辛温之品，意在佐薄荷、滑石、栀子等寒凉药以驱热邪外出是也，发火郁而清里热，也体现了“火郁发之”寒温并用之法则。

3. 寒温合法治疗温病

后世之温病学家宗“火郁发之”之旨，在温病治疗的不同阶段，均以恢复气机和调，宣发清解火热之邪为目的。在卫宜轻清疏散，在气宜防过剂凉遏，入营透热转气，入血疏利开发。如治疗温病热入气分之银翘散，既用金银花、连翘辛凉透邪清热解毒，又用荆芥穗、豆豉辛温升发以逐邪，寒温合法，透达升宣，“发”为其本。又如治疗热入营分之证，叶天士即指出“入营尤可透热转气”。近代医家王乐匋教授深得其意，擅长以附子治疗温病热邪逼入营分，中阳闭郁之证。邪热入营，病情深重，复杂万变，实难执一而治，故须竭力使邪气透热转气，为其治疗关键。王老在邪气欲达而不达，正气不支而有虚脱之变之紧要关头，以寒温并用之法，妙用辛温之附子，使邪热乘药势而外透，挽回变局，为热邪寻求出路，促营热外达，使营分之邪透出气分而解，热势遂降，病情方得以渐入坦途，亦深得“火郁发之”之旨。此外，安宫牛黄丸、至宝丹、紫雪丹之类清心开窍药，治疗温热之邪内陷心包，蒙蔽清窍，神昏谵语之证，方中应用麝香、丁香、安息香等多种香窜药，辛温芳香透达，行气化浊，亦取其“发”之意，故吴瑭说：“使邪火随诸香一齐俱散也。”

七、“阴火”之“火郁”当补散结合

缘于脾胃之气虚弱、阴火乘其脾土所致之“阴火”——内伤“火郁”证，其治仍遵“火郁发之”之旨，以风药为主发散郁火，并配伍甘温益气敛阴之品固其元气。如东垣治疗脾胃虚弱，贪食冷物，阳气抑遏于中焦，日久所致火热郁阻变生之杂证，以倦怠食少、四肢肌肉筋骨间发热、扪之烙手为主症者，常用“升阳散火汤”。以柴胡发散少阳之火为君；升麻、葛根入阳明发散中焦之火；防风、羌活发散太阳之火；独活发散少阴之火为臣，此凡辛凉味薄气轻上行之品，升举中焦之清气、发散脾土郁遏之火，使上中下三焦畅通，火散则热退。人参、炙甘草温中补虚；白芍、生甘草收郁火耗散之津液。全方补散结合，共奏益中气、升清阳、疏郁火之效。另有东垣所制之火郁汤，具辛散透达、发泄火郁之功，方中升麻、防风升阳散火，葛根解肌透达；葱白辛温发表，使火郁从肌表而解；又用白芍与甘草酸甘补虚化阴，以资脾脏虚怯之气阴。治疗中气虚弱，心火下陷脾土之中，郁而不得伸，五心烦热之证，亦为补散合用之典范。蒲辅周老先生即善用此方加减治内伤杂病低热，若用他法则反难见效。据载一王姓老中医，曾治一郁火牙痛患者，他医予清胃、白虎不效，乃求治于他，王老略询病情，遂于原方加黄芪二钱，一剂而愈，云：“前药尽属寒凉，虽可折其火势而难断其根，投黄芪乃助火势徽冲，引之外达而灭之。”究其实，乃宗“阴火”之“火郁”，当治以补散结合之意也。

八、结语

对火郁所致疾病，须明“火郁发之”之理，“火郁”证之病因有异，病机不同，故用药亦不尽相同。但其配伍总不离寒温并用、补散结合之旨，必当使气机通畅，郁火得清，郁开热散，邪有出路。正如《类经》所言“发，发越也”，强调气机通畅为其治疗关键，如此则郁开闭通，热势显露，郁火得散。

郑　亮（江苏省第二中医院）

“火郁发之”语出《素问·六元正纪大论》，曰：“郁之甚者，治之奈何？岐伯曰：木郁达之，火郁发之，土郁夺之，金郁泄之，水郁折之。”原文是针对六气变异、五郁之治提出的治则，如王冰注云：“达、发、夺、泄、折五法，为汗吐下解表，利小便，抑冲逆。”“发为汗之，令其疏散也。”将“发之”解释为“发汗”，经历代医家在临床实践中的不断总结和阐发，凡是使用轻清芳香、辛散疏利药物，以宣肌发表、透达募原、通利二便、调和气血，使郁而内伏之火热，由里达表，驱之外出，皆属“火郁发之”之法。“火郁发之”已演绎成中医治疗“火热病（证）”重要理论依据和法则之一。

火郁，是指热邪伏于体内；发，是因势利导、发泄之意。有两种意义：第一，从温病学说来理解，当邪热已到气分，出现身热不恶寒、心烦口渴、舌苔黄等症，但卫分又闭而无汗，必须用辛凉透达药，使病人微汗，则气分的热邪可以向外透散，达到泄卫透热。第二，从脏腑关系方面来理解，如心火移热于小肠证，出现心火上炎，口糜舌烂，同时出现小便色赤而淋沥疼痛，则须泻心和小肠的火，用导赤散（生地黄、木通、甘草梢、竹叶）导火下泄。

仲景早在《伤寒论》中就通过论述气分火郁、血分火郁证的证治，来阐述“火郁发之”的含义及机理，火郁可有外因和内因两大类致病因素，导致邪热郁遏在里，其病机是气滞于内，阳郁于里，不能透达所致。治宜宣畅气机、透达郁阳。实证火郁重在祛除有形实邪，给郁火以出路；虚证火郁可用补法治疗，例如因虚致郁可用小建中汤治疗。《伤寒论》中的吴茱萸汤证亦可理解为中阳亏虚，虚火内郁之证。可见，“发之”，不限于王冰所说的“发汗”之意，火郁发之在《伤寒论》中是指种种调动机体正气，祛邪外出的治则。

李东垣“深达‘火郁发之’之义”，他创立的升阳益胃汤即是发散火邪的经典方剂。升阳散火汤出自李东垣的《内外伤辨惑论》，原文：“升阳散火汤，治男子妇人四肢发困热，肌热，筋骨间热，表热如火，燎于肌肤，扪之烙手。夫四肢属脾，脾者土也，热伏地中，此病多因血虚而得之。又有胃虚过食冷物，郁遏阳气于脾土之中，并宜服之。”方药组成：“升麻、葛根、独活、羌活、白芍药、人参（以上各五钱），甘草（炙）、柴胡（以上各三钱），防风（二钱五分），甘草（生，二钱）。上件㕮咀如麻豆大，每服称五钱，水二盏，煎至一盏，去柤，大温服，无时，忌寒凉之物。”此方也载于《脾胃论》中。在《兰室秘藏》和《东垣试效方》两书中更名为柴胡升麻汤。四书中对于主治病症的文字表述稍有出入，药物次序有所不同。值得注意的是，《脾胃论》

所载方中柴胡用量为八钱，而其他书中柴胡用量为三钱。从其方义可以看出该方的功用，实乃对原文的最好引申和发挥。

后世温病学派发展为泄卫透热的治疗思想。指用辛凉解表药透热外出的治法。温病初起，发热无汗，微恶风寒，头痛口渴，咳嗽咽痛，苔黄白，脉浮数，用银翘散等辛凉透表泄热。

当代名医路志正提出火郁发之七法。火郁发之是治疗火郁证的基本大法。所谓“发之”，就是顺应火的炎上升发之性，运用宣散、升举、轻扬、疏通等治法，使郁火发越于外。由于形成火郁的原因不同，其临床具体运用则有多种变通。今举常用七法如下：

1. 发表散火法

用宣肺发表的药物开发腠理，使郁火发散于外。适用于邪气外束，肌表闭塞，火热内郁所致的恶寒、身热、烦躁、咳喘、皮肤痒疹、麻疹隐伏不透等，以及表证失于疏解所致的长期低热、咽疼失音等症。发表散火法分辛温和辛凉两类，前者常用参苏饮、川芎茶调散，后者常用升降散、葱豉桔梗汤。

2. 升阳散火法

用升发清阳、托邪外出的药物，使郁火发越于外。适用于脾虚阳陷所致的火郁证，如四肢发热如烙、肌肤干燥无汗等，以及阳虚不达所致的麻疹隐伏不透、表证发汗不应等证。常用方剂为东垣升阳散火汤、火郁汤等。

3. 疏郁散火法

用舒肝解郁、调畅气机、和解表里的方法，以解除郁滞，运转枢机，使郁火发泄于外。适用于气机阻滞，气血失和，枢机不行所致的火郁证，如伤寒气郁阳厥、肝胆火郁等证。代表方剂为四逆散、逍遥散、小柴胡汤等。

4. 清热散火法

用直清里热的方法，开解邪热之怫郁，疏通闭塞，畅达表里，使郁火发越于外。适用于邪热亢极，闭塞气机，阳气郁陷，腠理固密所致的火郁证，如热厥、斑疹紫黑不透等。此法多用于外感热病邪热亢盛的极期阶段。代表方剂轻剂如沈氏火郁汤，重剂如白虎汤、凉膈散。

5. 通闭散火法

用涌吐、通便、消导、行瘀的方法，以解除郁闭，畅达气血，使郁火发泄于外。适用于痰浊、食积、瘀血等郁闭气机，使火气不能发泄所致的壮热无汗、寒战、厥逆烦躁、斑疹隐伏不透等症。常用方剂如栀子豉汤、越鞠保和丸、承气汤等。

6. 温化散火法

用温阳散寒的方法，解除寒遏，宣发阳气，使郁火发散于外。适用于阴寒凝滞，阳气闭郁所致的火郁证。常用方剂如半夏散、桔梗汤等。

7. 补益散火法

用益气、滋阴、充液的方法，以鼓舞正气，透发郁火。适用于正气虚衰，邪热内陷所致的热厥、斑疹不透，或出而骤退，以及虚人外感屡用解表不应等证。古代医家也用大量饮水的方法治疗津液虚极、邪火郁陷的危重证侯，临床应予重视。常用方剂如保元汤、生脉散、一贯煎、增液汤等。

除上述七法外，化湿透热法、辛开苦降法等亦寓有"火郁发之"之意，在治疗火郁证时常可配合使用，其代表方剂如三仁汤、薏苡竹叶散、半夏泻心汤等。

总之，"火郁"的治法，内容非常丰富，其临床应用范围也很广泛。只要辨证确切，使用得法，常可收到桴鼓之效，笔者试结合临床说明之。

"痤疮"，中医认为大多属于内热盛结，不得发散，郁久化毒，波及血分而成。早在《素问・生气通天论》中就有记载："汗出见湿，乃生痤疿""劳汗当风，寒迫为渣，郁乃痤"。都说明痤疮的发生，与"寒湿外侵，内热郁闭"有关。从发病部位来讲，面部属阳明胃，口唇属太阴脾，而痤疮最易发于这些部位，另外肺合皮毛，所以本病和肺、脾、胃相关；从病机讲，心主血，"诸痛痒疮皆属于心"，肝主疏泄，肝气郁结，不得发散，化火成毒，故心、肝两脏亦关系密切。中医认为"气有余便是火""六气皆能从火化"，五志郁久亦可化火，火郁，是内热（尤其是湿热）产生的主要原因之一，而痤疮，就是这种"火郁"证外在表现之一，治疗的方法，当遵照《内经》"火郁则发之"之理。所谓"发"，为发散之意，张子和谓"发为汗之，令其疏散也"。风类药具有升散之性，可以发散火邪，治疗热证属于火郁者。临床常用此法治疗痤疮，而取得满意效果。常用发散药物有僵蚕、金蝉花、升麻、柴胡、薄荷、荆芥穗、防风、羌活、蝉蜕等，对于肺胃热势偏重者，加入石膏、知母、黄芩、黄连等苦寒或甘寒之品，少阳热盛者，加入青蒿、黄芩、栀子、郁金等，肾虚相火偏旺，加入黄柏、知母等。因本病波及血分，所以也常加入凉血之品如玄参、茜草、茅根、紫珠草、生地黄、赤芍等。

"火郁发之"亦可以运用到"未病先防"的防病思想。《内经》从天人相应的角度，在多个篇章用量笔墨描述了调身的方法，包括顺天道、应地势、和人事。《素问・六元正纪大论》以五行应为五运五常，天地之气乖悖则发为五郁，而设治郁五法，曰："木郁达之，火郁发之，土郁夺之，金郁泄之，水郁折之。"天地万物，本于阴阳。《内经》有云："阴阳者，天地之道也，万物之纲纪，变化之父母，生杀之本始。"天覆地载，二气交流，四时万物方得化生。但是，现在的自然环境受到各种因素的影响，沙尘暴、温室效应、旱涝无度、空气污染等，成为较为常见的现象。天气阴霾而漫布，地气灼烁而难散，二气交济失常，形成"寒包火""水包火"的状况。

人受天地阴阳之气以生，化气化血，气血充和，才有阴平阳秘。现代都市人夏季过吹空调，过食寒凉，冬季过度保暖，工作压力大，精神紧张，喜食辛辣厚味烟酒，衣食住行过于方便充裕，缺少运动。自然因素、社会因素、人为因素共同导致人们形成“郁热内伏”的体质特点，就如同天地自然出现的“寒包火”“水包火”，阳气失去了正常的升降出入，积蓄郁滞在内化为火热。很多年轻人痤疮频发，鼻炎、咽炎、过敏患者以及年轻的糖尿病、冠心病患者日益增多，正是郁热内伏、合邪而发的表现。《素问·五常政大论》言：“必先岁气，无伐天和，无盛盛，无虚虚。”正因自然与人体都呈现出阳气闭郁化热化火的征象，我们在疾病的预防与治疗中也常应用“火郁发之”的治疗大法。

四时外感热病每因寒、风、热（火）、暑、湿、燥等六淫之邪而起，或六淫之气新感，外袭口鼻皮毛而即病，出现卫表见症，或化为伏邪，过时因新感而引发，出现气分、血分里热证。内火郁闭即可视为伏邪的一种。伏邪伏藏之时，病情不显，伏邪外发后，内浸于腑，外淫于经，各个症状方才逐渐显现出来，因其常起病即见里热，故其耗气伤阴更甚于新感。如果不注意内热郁伏的消减，则邪易入里、病易转深，甚至出现外寒内热、状如寒冰包火，或表里俱热、热甚化毒炽盛，以及湿热相合、病久缠绵虚耗的情况。因此，在六淫邪气尚未袭表前，调理体质、平和阴阳，是预防外感热病的关键。一方面固然是摄生防病，调整日常起居，另一方面可在易感时节服用汤药。

很多人预防外感采用服用板蓝根、大青叶等清热解毒药的方法，认为它们能抗病毒。但是，这一类清热解毒药苦寒直折火势，反易令火邪郁伏。内火本为阳气闭郁而来，阳气性喜升腾、恶遏伏，如不能引其升发布散、施其温煦百骸之用，必会郁滞在内，加之饱暖无度，气从阳化，郁为伏火，自当宣透升散引导它。明代杨栗山的名方升降散就很能调畅气机，加用宣散、清透的杏仁、石膏等，升降相因，调达气血，宣通三焦，火郁之邪得以宣泄疏发，预防流感往往能取得良好效果。

又如过敏性鼻炎，中医称其为“鼻鼽”。鼻乃肺之窍，肺气通于鼻，肺和则鼻能知臭香。肺中郁热，则风邪外中易从热化，肺失清肃，邪毒停聚鼻窍，鼻窍开合失司，故见鼻塞鼻痒、喷嚏多涕，即《古今医通》所谓“风热上攻，头鼻壅塞，或外伤风热，内热愈室，壅塞不闻”。我科脱敏合剂以黄芩清肺热，桂枝汤和营卫，清散肺中郁火，细辛、白芷宣通鼻窍，乌梅收涩敛涕，三药共司肺窍开合，用于临床疗效颇佳，发作时服用症状明显缓解，缓解期服用可减少发作。

皮肤过敏，中医又叫漆疮，多因血分郁热，每遇风引而发，或风热相搏于肌肤而见风团，或热毒蕴结于血脉而见斑疹，时作时消，瘙痒难耐。必须以凉血疏风之剂调之，不待其发。例如丹鸡银翘散一方，丹鸡散血中郁热，银翘透血热达表，荆芥穗、防风疏客气邪风，地肤子、地龙息血热之风，四物兼能凉血养血。血中伏热得清，风、毒无所依，自然不发病。

注意调整郁热内伏的体质，对于内科杂症的预防也有用途。如胸痹，张仲景认为其病机为“阳微阴弦”，胸阳不振、阴乘阳位，创瓜蒌薤白三方振奋胸阳，又特立人参汤"养阳之虚，即以逐阴"。他对该病病因病机的认识与当时瘟疫流行，民不聊生，衣食不保的环境有关。当代人多内火郁伏的体质，其发病及诊治自然不能完全与古代一致，因此现在的冠心病患者心绞痛或心梗发作，常见血瘀热结的征象。因此，在早期即发散郁火，升降气机，使血瘀得散，火郁得宣，胸阳自通，可减少心脏病发作。

古人说："谨候气宜，无失病机"，"谨道如法，长有天命"。采取火郁发之法预防当代人，尤其是当代都市人常见外感病及内伤杂症，正是天人合一观的一种体现。正确地发散郁火，清透宣散，调和气血，能够有效地防治多种疾病。谨以我们的临床体会，抛砖引玉。

笔者再结合3例典型医案来阐释"火郁发之"的临床应用：

病例1 "痤疮"案

张某，男，19岁，学生。初诊口唇四周及头部痤疮1年余。一年前无明显诱因头部出现脓疱疹，随即到医院诊治，诊断为"痤疮""毛囊炎""脂溢性皮炎"。先后予以外涂及口服中药治疗，病情时轻时重，近两个月口唇四周亦发。初起时疹发色红疼痛，瘙痒，1~2天后顶部出现白色脓疱。4~7天左右脓疱结痂而愈，但其他部位复起，此起彼伏，诸药无效。晨起口苦，纳食可，脘部按压时恶心呃逆，时有疼痛，睡眠尚安，小便时有黄赤。舌体胖，色淡红，苔薄微黄。脉弦滑小数。证属肺胃郁热，当清肃肺胃、发散火郁。处方：藿香10g（后下），焦栀子10g，生石膏30g，枇杷叶15g，茜草12g，黄芩10g，薄荷10g（后下），炒枳实15g，炒三仙各12g，生薏苡仁20g，防风12g，当归12g，黄连8g，炒薏苡仁20g，黑玄参10g，青连翘12g，蝉蜕10g。

茶饮：葛根12g，赤小豆20g，绿豆衣15g，丹皮12g，芦根、茅根各30g，炒薏苡仁30g，六一散30g，玉米须30g。

服药后病情明显好转，口唇四周脓疮消失，红肿亦见好转，虽亦有新发痤疮，但数量明显减少。遂在上方基础上稍事增减，巩固月余而痊愈。

按：患者痤疮1年，屡治乏效，用"火郁发之"理论治疗，以芩、连、膏、栀等清热解毒利湿，当归、玄参、茜草、丹皮、茅根入血分，杏仁、枇杷叶宣肺，赤小豆、绿豆衣、六一散、生薏苡仁、炒薏苡仁、玉米须利湿，重要的是用了防风、蝉蜕、葛根、薄荷等风药发散火郁，给邪以出路，则热邪清，痤疮退。

病例2 郁火胃痛案

熊某，女，45岁，南京市高淳县桠溪镇人，农民。初诊：2009年12月13日。胃脘部灼热疼痛反复半年余，伴胸中窒闷，心烦不安，嗳气，不泛酸，口苦，纳呆，口微渴喜凉饮，不恶寒，四肢软，乏力，小便黄，大便干，舌尖红，苔薄黄，脉弦稍弱。心电图检查：ST段改变；胃镜查示：慢性浅表性胃炎。外院曾用奥美拉唑等西药治疗未效，也曾服中药四逆散加减方调和肝胃治疗亦未见效。细析辨证属火热内郁，病位在胸胃，因火热内郁导致胸中气机滞塞不畅，故有心烦不安、胸中窒闷的症状，火郁之邪影响血分，而出现气血凝结的胃中灼热疼痛的证候，热郁伤气故四肢软、乏力，火热内郁故小便黄、大便干、舌尖红、苔薄黄。治疗选用清轻上扬的栀子豉汤清宣郁热，加四逆散调和肝胃。处方如下：栀子 10g，淡豆豉 10g，柴胡 10g，枳实 10g，白芍 10g，甘草 6g。5 剂，水煎服。12 月 18 日二诊：病人自觉胃脘部灼热痛明显减轻，胸闷缓解，故守方再进 3 剂而愈。

按：本例因火热之邪内郁于胃脘，前者用四逆散未效，是因其无“发越郁火”之功，结合治疗火郁代表方栀子豉汤清宣郁热，能够透达火热于外，故而收效，体现“火郁发之”的治疗法则在脾胃病中的应用。

病例 3 发热案

李某，男，52 岁，建筑工人，2010 年 7 月 24 日初诊。发热反复 1 个月，1 个月前因“感冒”发热，使用抗生素治疗“过敏”，曾用抗感冒西药、中成药及麻杏石甘汤类中药治疗。患者往来寒热、胸胁苦满，故选用小柴胡汤加味治疗 5 天后热退而停药。二诊时患者又复发热，恶风寒，汗少，咳嗽频作，咳吐黄痰，口渴喜凉饮，口苦口黏，头晕，身重，乏力，倦怠，纳呆，两胁痛，大便偏干结，小便不利，舌淡苔白，脉寸浮尺稍弱。细析病症：患者发热、恶寒、脉浮、头晕为表证未解之象；汗出不透、小便不利、口渴喜凉饮、纳呆、口苦口黏、大便干结乃湿热郁里之证，病位虽在气分，但湿热弥漫三焦，表里同病，寒热错杂，以里实证为主。治以疏风透热利湿，方选用甘露消毒丹加减，药用：白蔻仁 6g（后下），藿香 10g，茵陈 15g，滑石 15g（包），川木通 5g，石菖蒲 10g，黄芩 10g，连翘 10g，川贝母 6g，射干 10g，薄荷 8g（后下），青蒿 10g。用此方加减服用 10 余剂后，病人发热退，诸症除，后以芳香化湿、健脾和胃剂巩固收功。

按：火热同源，性质无异，仅有程度轻重之别。火热之邪内郁，往往不仅仅是单一病邪致病，大多兼夹其他致病因素，导致复杂临床证候。在南方夏季，常见湿热郁遏。如有“火郁”证，还多夹有外感的风寒湿邪或暑邪。故辨证论治时，“谨守病机”，随证治疗时不忘“火郁发之”的法则运用。此案用甘露消毒丹加味，用藿香、石菖蒲、蔻仁芳香化湿，茵陈、滑石、川木通利水除湿时，就加大了薄荷、连翘、青蒿透散郁热作用，薄荷、连翘还可疏风透热，黄芩、连翘、川贝母、射干清肺热化痰。全方共奏疏风透热利湿之功。

通过以上临床实践和验案，笔者深深体会到，“火郁发之”不仅可治疗外感热病，而且更可以广泛应用于内科杂病，关键在于只要审证求因，辨证正确，有火有热有郁之病机的存在，就可以应用“发之”的治疗大法，通过宣之、升之、散之、扬之，使邪有出路，郁结之火热得以消散。“火郁发之”作为治疗大法，对后世临床有纲领性指导意义，后世汗、吐、下、和、温、清、消、补的“八法”均为“发之”的具体运用引申，针对不同性质的病邪和不同的发病阶段，随时制宜，因势利导，祛除病因，畅达气机，才能发散郁火。我们深入学习，把握病机，谨道如法，就能提高临床疗效。

于白莉（成都中医药大学附属医院）

火郁与木郁、金郁、土郁、水郁合称五郁，在《内经》运气学说中有“五郁理论”的详细描述。火郁发之，出自《素问·六元正纪大论》：“郁之甚者，治之柰何？岐伯曰：木郁达之，火郁发之，土郁夺之，金郁泄之，水郁折之。”火郁发之，为五郁治法之一。本文就《内经》本义及后世的运用结合跟师学习肺心病急性发作期的治疗体会对“火郁发之”作一讨论。

一、《内经》本义

《素问·六元正纪大论》曰：“凡此太阳司天之政……寒政大举，泽无阳焰，则火发待时……二之气，大凉反至，民乃惨，草乃遇寒，火气遂抑……”又曰：“凡此少阳司天之政，二之气，火反郁……”及“太阴之胜，火气反郁……”说明寒邪闭塞，湿邪凝滞，腠理闭塞，气机升降出入阻遏，火热不得泄越而成火郁，寒、湿之邪为火郁之因。其治“发之”多以汗解，如王冰曰：“发谓汗之，令其疏散也。”如《仁斋直指方论》指出：“火郁发之，谓发汗令其疏散也。”《医门法律》也云：“《内经》火郁发之，发谓发汗。”

二、引申义

后世认为,《内经》所说火郁，既包括外感所致也包括内伤所致，如七情内伤、痰饮、瘀血、饮食停积等，凡是引起郁滞的因素均可导致火郁病证发生，从而出现气机闭塞不通，或通而不畅，气血运行受阻，郁而化火之证。正如《赤水玄珠·郁证门》所说：“夫郁者，结滞而不通畅之谓，当升而不得升，当降而不得降，当变化而不得变化，所以为郁。”《证治汇补》：“有平素有热，外感风寒，腠理闭塞而为郁热；有愤怒不发，谋虑不遂，肝风屈曲而为郁火者；有胃虚食冷，抑遏阳气于脾土之中，四肢发热扪之烙手为火郁症者。”《医碥》将直接形成郁热的因素统称为“气郁”，根据产生“气郁”的原始病理环节的不同，将“郁火”分为七种，即“风寒郁热”“饮食郁热”“痰饮郁热”“瘀血郁热”“水湿郁热”“肝气郁热”“脾气郁热”等，进行了全面概括。

历代医家对治疗火郁的方法——“发之”予以充分的发挥，认为以升散、透达、疏导、宣通等法，可使郁开气达，火热自散。如张景岳认为：“火郁之病……当因其势而解之，散之，升之，扬之，如开其窗，如揭其被，皆谓之发，非独止于汗也。”如温病名家赵绍琴老先生所言：“因于血瘀者，散其瘀滞，则火郁自解。因于痰湿者，化其痰浊，则气机条畅而郁火有泄越之路。因于食滞者，消导化滞，则火郁不存……”可见，火郁之证以升散透达、疏导宣通之法治之者，均属“火郁发之”理论范畴，这是后世在《内经》基础上对该理论的发挥。

三、肺心病的古代记载

西医学认为，肺心病是由肺组织、肺血管或胸廓的慢性病变引起肺组织结构和（或）功能异常，产生肺血管阻力增加、肺动脉压力增高，使右心室扩张或（和）肥厚，伴或不伴右心功能衰竭的心脏病，我国绝大多数肺心病患者是经过10~20年的时间逐渐发展而来，基础病变多是慢性支气管炎并发肺气肿。本病在临床上主要表现为咳嗽、咳痰、动则喘息、憋闷等，一遇外邪引动、饮食不洁、情绪刺激，则上述症状加重，同时进一步出现心悸、水肿或神昏谵语等危候。本病与中医学中的“肺胀”类似，如《灵枢·经脉》即有“肺胀者，虚满而喘咳”的记载。《金匮要略》中更是明确指出：“咳而上气，此为肺胀，其人喘，目如脱状。”后世医家也对此进行了丰富的论述，多见于咳嗽、痰饮、喘促等病症，或见于肺痈、肺痿等病的论述之后。关于心悸、水肿等心系症状，《内经》中提出了“水”“风水”“水胀”“石水”等名称，后世更有许多医家对“水肿”“心悸”“怔忡”进行了专篇论述。如成无己《伤寒明理论》曰：“其气虚者……内动而为悸也；其停饮者……心不自安，则为悸也。”指出心悸的原因是多因素的，肺主气，气虚所致心悸自然可从肺入手。张景岳云：“凡水肿等症，乃肺脾肾相干之病……水化于气，故其标在肺。”肺虽为水肿之标，但由肺及心的水肿单治心则难免失于偏颇。

四、对肺心病的认识

本病的发作与外感六淫疫毒、劳倦内伤、脾肺不足、气虚下陷、肾不纳气，内有夙饮等有关。外邪侵袭，气机郁闭，肺失宣降；痰饮化热，血瘀肺络，壅闭肺窍；正虚邪陷，肾不纳气为其病机演变规律。隋代《诸病源候论·咳逆短气候》记载：“肺虚为微寒所伤则咳嗽，嗽则气还于肺间则肺胀，肺胀则气逆，而肺本虚，气为不足，复为邪所乘，壅否不能宣畅，故咳逆短乏气也。”金元时期《丹溪心法·咳嗽》说：“肺胀而嗽，或左或右不得眠，此痰夹瘀血碍气而病。”

本病之初，外邪从口鼻、皮毛入侵，首先犯肺，致肺失宣降而为咳，肺失清肃则为喘。若失治或误治，迁延不愈，损耗肺气，肺气虚，卫外不固，易于复感外邪，因此反复发作，缠绵不愈。久则肺虚，肺主气功能失常，肺气壅塞则表现胸闷如塞；若肺病及脾，子耗母气，或是苦寒之物直伤中阳，脾阳受损，脾失健运，则水湿内停，湿聚痰生，上干于肺，痰、咳、喘等症成矣，脾为生痰之源、肺为贮痰之器，两者相互作用，故加重咳嗽、咳痰。脾为后天之本，主运化水谷精微，肺为气之主，肾为气之根，肺脾久病不愈，生化乏源，肃降无力，则肾中无物可收藏，日久则先天之本亦受损，肺伤及肾，肾气衰惫，摄纳无权，则气短不续，动则益甚。且肾主水，肾虚不能制水，可使水湿停聚而成痰饮，痰饮上犯则使肺气壅遏而加重咳、喘、咯痰。肾阳衰微，气不化水，水邪泛溢则肿，水气凌心则心悸。肺与心脉相通，为相辅之官，助心行血，肺气虚则血行不畅，血脉瘀阻。肺、脾、肾虚损，尤其是肾阳虚损可导致心阳不足。心气虚，则血行不畅，血不利则为水，水肿成矣，临床上可见心悸、气短、胸闷、水肿、紫绀等症状。

由此可见，本病病变首先在肺，继之则损伤脾、肾，后期则病及于心。

五、肺心病急性发作期的认识

我的导师，名中医陈绍宏教授强调肺心病急性发作期病理关键在“痰”和“气”，“痰”即痰浊蕴肺，表现为咳嗽、咯痰；“气”有气闭、气逆和气虚之分，气闭即肺气为痰浊所闭不得宣，表现为“闷”；气逆为痰浊阻隔，肺气不得降，表现为喘；气虚为久病咳喘，肺脾气虚，正气亏损则易为外邪所侵而反复发作。至于“悸”“肿”则是由肺病日久累及脾、肾、心，变生水饮、瘀血而致。

六、治法方药

治疗上按肺心病的分期不同而采用不同的治疗方法，急性期以祛邪宣肺为要，佐以化痰，以宣肺平喘、化痰止咳为基本治法，方药选三拗汤、瓜蒌薤白半夏汤、桔梗汤合方。药用：麻黄 15g，杏仁 12g，全瓜蒌 30g，薤白、法半夏各 15g，桔梗 30g，甘草 10g。方中以桔梗汤治“痰”，以三拗汤、瓜蒌薤白半夏汤治“气”，组方以麻黄为君，宣肺平喘，发散风寒；杏仁为臣，味苦泄降，性温发散，既有下气定喘止咳之功，又有疏散肺经风邪、宣滞化痰之能；麻杏配伍，一宣一降，使肺经气机调畅；甘草调和麻杏宣降，且生用“补中有散”。如此痰浊驱除，肺之气机可升降如常。本病临床最易兼见肺脾气虚及阳虚水泛两种证型，肺脾气虚者，症见气短乏力，语声低微，面色萎黄，不思饮食，便溏或虚坐努责，舌淡，苔薄白或白腻，脉细弱，故当健脾化痰，培土生金，以香砂六君子汤为基本方。药用：广木香、砂仁、陈皮各 15g，党参 30g，茯苓 15g，炒白术 30g。疾病后期多伤及肾、心而兼见心慌、心悸，咳而上气，动则喘甚，不能平卧，身肿以下肢为甚，小便短少，颜面晦暗，形寒肢冷，舌淡胖或紫暗，苔白滑，脉沉细或结代等，辨证为阳虚水泛，治以宣肺平喘、化痰止咳、温阳利水。在上述基本方基础上加五苓散。药用：茯苓 30g，桂枝 15g，炒白术、泽泻各 30g。痰浊已除，肺气宣降正常，通调水道、朝会百脉之职复原，则所生之变证随之迎刃而解。

七、治疗肺心病的“三宜”“三忌”

肺心病急性发作期病情危重，因此治疗上必须在复杂多端的现象中抓住主要矛盾，若主次不分，用药不准，则祸不旋踵。故在治疗上，导师陈绍宏教授强调“三宜”“三忌”。

1. 宜宣肺，忌敛肺

在肺心病急性发作期，往往有外感诱因，肺气失宣，肺失清肃，肺气闭郁，当此之时，急以祛邪宣肺为要，导师选用三拗汤为基础方开宣肺气，此时切不可见咳止咳，见喘止喘，猛用敛肺之品，从而使肺气闭郁加重，邪无出路。肺心病患者常有口渴喜饮、舌面少津等症，临床易误认为阴虚肺燥之证而使用滋阴敛肺之品，但不知此时是痰饮、瘀血等郁闭于肺，肺失宣降，治节不出，同时通调水道之职亦失，津液不能正常输布，而现“阴虚”之象。故治疗上当开宣肺气、泄化痰浊。不可因口渴等症而早用滋腻之品，助肺敛邪。

2. 宜温化，忌寒伐

肺心病急性发作期可见发热、痰黄，血常规提示白细胞升高，易误认为肺热壅盛，治疗上使用苦寒清热之品，结果中阳受损，不但“热象不退”，反而变证随生，医者反以为病重难医。此时的热象因外有风寒阻遏营卫，内有痰浊阻遏气血，郁而化热。须知治病求本，“火郁发之”，外邪一散，则营卫自然通畅，痰浊化去，气血流通，阳气周流不止，自无郁热可生，亦无热象可言。

《内经》曰：“饮入于胃，游溢精气，上输于脾，脾气散精，上归于肺。通调水道，下输膀胱，水津四布，五经并行。”肺心病后期，肺、脾、肾三藏阳气亏损，水湿运化无力，水湿停留而成痰饮，痰饮犯于相应脏腑则现心悸、咳逆、水肿、恶心不食等症，进而诱发种种危象。“治痰饮者，当以温药和之”，此时切不可妄加寒凉。

3. 宜补气，忌逐瘀

肺心病不断发展，影响到心时，可见舌质紫暗，甚或舌下脉络增粗等症，临床常易认为此为瘀血之证。须知此时肺脾之气受损，气为血帅，气虚推动乏力，则留而为瘀，进一步阻碍阳气运行，阳郁化热。同时早有痰浊蕴于肺，痰瘀互结，气机更加郁滞，郁热更显。当此之时，若见瘀化瘀，轻则凉血化瘀，甚则破血逐瘀。用药虽久，疗效甚微，甚至出现吐血、便血等危症。正治之法，应健脾益肺，补气行血开郁。健脾则生痰无源，益肺则血行有序，如此肺气不郁，心脉自通，痰瘀自化，“火郁”亦消，此补而消之。

八、小结

《庄子·知北游》曰：“人之生，气之聚也。”只有气的不断运动，气机宣通，才能灌渗气血，化生津液，滋养脏腑四肢百骸，维系各种生理功能。故《素问·六微旨大论》曰：“出入废，则神机化灭；升降息，则气立孤危。”刘完素《素问玄机原病式》曰：“玄府者，无物不有，人之脏腑、皮毛、肌肉、筋膜、骨髓、爪牙，至于世之万物，尽皆有之，乃气出入升降之道路门户也。”各种原因导致气机郁（瘀）滞或因虚而滞，阳热怫郁，变生百病。肺心病的各个环节都可出现气机的郁滞，出现“火郁之象”，火郁发之的目的是使气机宣通，肺气闭郁得解，津液流通，郁结得散，生生不息之气发挥正常的生理功能。在治疗肺心病急性发作的过程中，“火郁发之”既是因势利导祛邪外出的一种方法，又含有培补正气，祛邪外出而使正气发挥生命功能的治法。

参考文献

[1] 邱建荣．“火郁发之”浅识［J］．浙江中医学院学报，1991，15（5）：10.
[2] 许学功．陈绍宏教授谈肺心病急性发作期的中西医治疗［J］．辽宁中医杂志，2005（11）：1127.

孙光荣评按

"火郁发之"，首见于《素问·六元正纪大论》所提"五郁"之说。所谓"郁"，即抑制、阻遏、闭塞之意；所谓"发"，即散越、疏扬、宣通之意。即火热之邪被郁遏于内，当发而越之，以复还火之畅达积极之本性。火郁并非一病专名，乃是系列病证之机理核心，囊括范围广泛。因火与热性近而常并称，故热郁统于火郁。

以病理观之，火郁何来呢？一言蔽之，阳气郁化而为火为热。阳气，乃人身之正气，其升降出入、循环往复而生生不息，以此温煦五脏六腑、四肢百骸，神明变化所由而生焉，诚为立命之本。一但气机郁遏不达，则出入废、升降息、神机灭，阳气不能循行宣发，而失冲和则郁而化火，此可视为"气有余便是火"之谓，也即气郁而有余为火。故费伯雄曰："凡郁病先气病，气得流通，何郁之有？"究其气机何以被郁？其因大抵有四：一为外邪阻遏，气之出入闭阻不能畅达；二为七情所伤，气之转输结滞不能循行；三为正气虚馁，气之出入升降乏力而郁于局部；四为饮食劳倦，戕伤脾胃，升降悖逆，阳郁不达。故凡能影响气机之升降出入者，皆可导致阳郁化火，而成火郁。

通观"火郁发之"相关策论，其中，河北刘惠聪文，医家观点采撷齐备，论述中肯，并能从儿科病切入举例，其论客观全面，值得肯定；吉林蔡鸿彦文，立足王冰之校注及张景岳之医述而探源火郁机理，并以历代医家临证治学佐为例证，辨析较为明白；黑龙江徐金星文，从源流、理论、治法、临床体会等方面予以全面论述，文献考据详细，临床体会深入；江苏郑亮文，临床经验丰富，以火郁立论诠解个人临床证治，可供参考，但论述可更求精简；江苏顾小侠文，创造性地提出寒温并用、阴火与郁火结合，颇有启发；广州于天启文，在血液病中应用火郁发之理论进行处方用药取得良效，可视为重要经验；四川于白莉、黄蜀文，分别基于肺心病、皮肤病论述火郁发之，对专病实践指导具有示范意义；青海刘香春文，理论论述较简，但结合临床善用经方，亦提供了较有意义之内容。总之，从临床角度观之，火郁证由于致郁因素不同，所郁部位有异，郁闭程度不等，正气强弱有别，兼杂邪气殊途，因而临床表现纷纭繁杂。然，症状虽千差万别，但火郁于内之病理基础统一，因之临床表现有共性可循。简而言之，该病证基本表现有二：一是火郁于内，致内呈现一派热象；二是阳郁不达，致外失阳气之温煦而现一派寒象。对于如何"发之"，王冰主张以汗透发，发之固然包括汗法，然其意不止于汗。火郁之治疗关键，在于宣畅气机，使所郁之气能够发越透达而恢复循行。张景岳形象论之曰："如开其窗、揭其被，皆谓之发。"历代治火郁之大家，如刘完素主辛凉发散透解阳气怫郁，朱丹溪擅调疏肝气散郁火，李东垣善升脾阳降阴火，张景岳善资肾水、温肾阳而引火归原，等等。故探讨"火郁发之"意在指导临床，其要义在于展布气机、透发郁火，切忌一见火郁，动辄苦寒降泄，易致冰伏气机而凝涩不畅反致热炽更甚。真所谓"万物负阴而抱阳，冲气以为和"，和者即为上兵伐谋之上上策，气机和畅以不战而屈人之兵，是为对于火热之证机的最佳方略矣。

一孔陋见，仅供参考。

论《黄帝内经》“有故无殒，亦无殒”的含义及临床意义

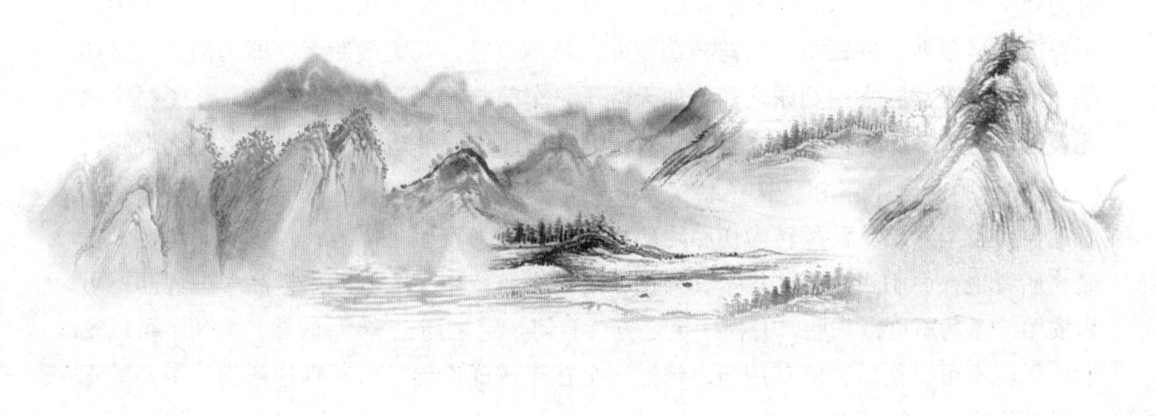

沈敏鹤（浙江省中医院）

《素问·六元正纪大论》云："黄帝问曰：妇人重身，毒之何如？岐伯曰：有故无殒，亦无殒也。帝曰：愿闻其故何谓也？岐伯曰：大聚大积，其可犯也，衰其大半而止，过者死。"景岳注曰："重身，孕妇也，毒之，谓峻利药也，故如下文大积大聚之故，有是故而用是药，所谓有病则病受之，故孕妇可以无殒，而胎气亦无殒也。"这段经文论述了妊娠期疾病的特殊用药。妊娠期间，若有大积大聚，影响胎儿生长，必须破常规用药，无须顾虑毒性，所谓有病则病受之，虽用之而无妨胎儿与母体，但亦需掌握"衰其大半而止"的尺度。

夫开"有故无殒"治法之先河者，非仲景莫属也。《金匮要略·妇人妊娠病脉证并治》云："……妊娠六月动者，前三月经水利时，胎也。下血者，后断三月衃也。所以血不止者，其癥不去故也。当下其癥，桂枝茯苓丸主之。"又云："妊娠呕吐不止，干姜人参半夏丸主之。"再云："妇人怀娠六七月，脉弦发热，其胎愈胀，腹痛恶寒者，少腹如扇，所以然者，子脏开故也，当以附子汤温其脏。"在这些条文里，其方剂中的桃仁、半夏、干姜、附子等味，历来无不被视为妊娠鸩毒之药，然仲景在准确辨证的前提下毅然用之，并无堕胎之弊，反有安胎之效，于母亦安。如是攻之，反得安之，其中玄妙，非"有故无殒，亦无殒"而能释之者何？

考"故"之本意，先贤多有所论，有谓宿疾者，有谓癥瘕者，有谓病因者。考"殒"字之意，《玉篇》云："殒，落也，堕也。"《尔雅》谓："殒，坠也。"综而言之，"有故无殒"之意，是指若夫妇人久有癥疾，治疗癥疾则不会影响胎儿。

后世有书载某药有安胎之功，如丹溪翁谓黄芩、白术为安胎之圣药，其说亦不过为初学者设藩篱，示之以警惕而已。试看临床上妊娠呕吐用《金匮要略方论》中之干姜人参半夏丸，妊娠癥病用桂枝茯苓丸，每多效验，几无堕胎者，即为例证。又如临床治疗妊娠浮肿常用利尿之药，如天葵子、车前子、泽泻等滑利之品，并无损害胎儿及母体之弊，而有治子肿之验。其效彰而其诫谬乎？非也。诚如清代名医周学霆在《三指禅·胎前全凭脉论》中所云："其用药也，离离奇奇，黄芩安胎者也，乌头伤胎者也，而胎当寒结，黄芩转为伤胎之鹤血，乌头又为安胎之灵丹；焦术安胎者也，芒硝伤胎者也，而胎当热结，焦术反为伤胎之砒霜，芒硝又为安胎之妙品……无药不可以安胎，无药不可以伤胎，有何一定之方，有何一定之药也乎。"诚然，无药不可以安胎，无药不可以伤胎，而其用药之精髓，全在于辨证论治。中医理论认为，中药的毒性是其治疗作用的基础。《素问·五常政大论》云："大毒治病，十去其六，常毒治病，十去其七。”据此，《景岳全书·类经》中对中药“毒”的含义做了明确的解释：“药以治病，因毒为能，所谓毒者，因气味之有偏也，所以去人之邪气。”要之，景岳之论的关键即在于：以不平之气，治偏盛之阴阳。

尝读《孙文垣医案》，患者泄泻半年，时医诊为脾肾泄，用补法治疗不效。孙氏诊其“尺寸俱无脉，唯两关沉滑，以人言泄久六脉将绝也”，而孙氏认为是中焦食积痰泄，胶积于中，故尺寸脉隐伏不见，遂用下法去积。曰：“有故无殒，亦无殒也。若不乘时，久则元气愈弱，再下难矣。”以保和丸加备急丸治疗，胀痛随愈。可见，治疗疾病时，则以正邪之消长而随时对证下药。妊娠虽为特殊时期，感邪后正邪斗争则一，其辨证论治亦同，所不同者，滑利之药易伤胎也。然事无绝对，当疾病已经成痼疾，或影响胎儿及母体的健康时，妊娠鸩毒则成治病良药。盖心欲细而胆欲大，辨证中病而用药中的，则药所以去其病，病去则身自安，虽大毒之药，何伤之有！苟药不中病，虽甘草、人参等补益之品，亦足以伤其身。是医者之过，非药之过也。俗言人参杀人无过，大黄救人无功，此之谓也。

鄙人不敏，有志于《伤寒杂病论》之研究者有年矣，在临床实践中，于仲景之学，略有体会，尤对桂枝茯苓丸运用甚多，认为其最能体现仲景对“有故无殒，亦无殒”之发挥。夫桂枝辛温而色紫赤，“水中所生之木火也”，属本经上品，《神农本草经》谓其“利关节”“为诸药先聘通使”，功在温通经脉。陈修园在《神农本草经读》中云：“古人用桂枝，取其宣通血气，为诸药向导，即肾气丸古亦用桂枝，其意不止于温下也。”言其以温通为所长。芍药有白芍、赤芍之分。白芍养血柔肝、缓急止痛；赤芍活血行瘀。桂枝茯苓丸方中应以赤芍为宜，《本经》云其“主治邪气腹痛，除血痹，破坚积，寒热，癥瘕，止痛，利小便”。其气味苦平，禀厥阴风木，能疏通经脉，调血中之气，配伍桂枝以通调血脉。桃仁味苦甘性平，去皮尖炒用则性缓，偏于和血润燥，同时炒存温性以缓丹皮之寒，《本经》载其主“瘀血，血闭瘕邪”。丹皮味辛性寒，《本经》言其“除癥坚瘀血留舍肠胃”，与桃仁配合化瘀消癥。茯苓乃四时良药，味甘淡而性平，利水渗湿且健脾胃。全方温经活血，缓消癥块。癥之初，必由寒，故以性温而通之桂枝为君。癥之成，必夹湿热为窠囊，苓渗湿气，芍、丹清血热。消癥之方虽多，而一举两得，莫若此方之巧也。服之以少而频则更巧，因其病久，胶痼于内，非几日荡涤之可去也。

吾随学吴氏良村，为国家二批师承，历经三年，深得其传。临诊之余，研读医案，遍览古籍，寻师之辨证渊源，方药所出，每有心得。曾随师诊一卵巢癌晚期患者卢某，刀圭不能，化疗已尽，诸医均叹之无力。无奈之余，家属延请师前往会诊，以求一丝奢望。尔时病家卧床目难见足，溲难自出，腿足肿胀，诊脉沉细无力，察舌质淡络青。辨之脾肾阳虚，瘀水停积，治之温阳化瘀利水。师曰：温阳利水必取真武，温阳化瘀宜投桂枝茯苓，故应合而为之，方能血得温而行，肾得温窍开。取药附子、桂枝、茯苓、白芍、桃仁、丹皮，取名附苓汤投之，翌日腹鸣而动，二窍得开，衣带渐宽。继而守方旬余，病家能下床缓行，后宗“养正积自消”之训调治，斯人如常人生活六载，终因心梗而谢世。

余临诊遇卵巢疾病甚多，思师之疗病，合己之临床所得，究其病机不外乎“虚”“寒”“湿”“瘀”尔。经方甚多，之所以选择桂枝茯苓丸作为治疗卵巢癌之主方者，循经方之用，受师之影响深矣。盖因“虚”者，非水蛭、虻虫等破血药物之可攻；而“寒”者，非桂枝辛温之属不可通；“瘀”者，非血水互治不可化也。再者“丸者，缓也”，癥病积聚，有如“冰冻三尺，非一日之寒”，消除癥病，法当缓图。患者各异，良性恶性，或不孕或未孕或已孕，凡热象不显，即脉不洪不数，舌不红苔不少者，皆可用桂枝茯苓丸，每用此方，疗效显著。有患者肿块未见，或已手术去之，或放疗化疗期间出现虚性症状，用之亦无妨。因其余邪仍存，予之或丸或汤，以其有癥疾也，虽然攻之，或二三月，或五六月，诸症自然消除而虚象全无。虽活血消癥，只要见到有邪居于少腹，即可加减用之，手术与放疗化疗后亦可，因手术或放疗化疗不能除尽邪气故尔。推而广之，用于化疗后末梢神经、血管损伤之手指、脚趾麻木疼痛者，可加以附子、留行子、连翘收效更捷；手术后肠粘连腹痛者，加以红藤、皂角刺、制大黄疗效显著，凡此等等，只要辨证中的，虚实兼顾，则效如桴鼓。

又有云：“诸药者，有病则病受之，故治疗时当随其所得而攻之。”此言甚妙。夫天有阴晴晦明，药有寒热温凉，人有脏腑经络，药有升降沉浮，味有酸苦甘辛咸。明了疾病之所在，五脏之所好，则遣方用药，无所不至，药力专注，直趋病位，自张元素提出药物归经理论后，经临床验证，合理地运用引经药能引领全方速达病所，此亦可视为对“有故无殒，亦无殒”之论的发挥。《神农本草经》其书中言，凡药分三等，上品无毒，养命以应天；中品主养性以应人，无毒有毒；下品治病以应地，多毒，除寒热邪气，破积聚。是故治病之药遇所对应之疾，放胆用之，何惧之有？《张氏医通》言：“用附子汤温其脏，则胎自安。世人皆以附子为堕胎百药长，仲景独用以为安胎圣药，非神而明之，莫敢轻试也。”这说明本来具有较强妊娠毒性的附子，对于虚寒证之孕妇，毒性反而减轻。因为附子的毒性作用于寒邪，就不会对胎儿与母体构成影响。有毒的中药附子，我国《药典》的规定用量为3~15g，而目前很多名老中医临床中在准确辨证、合理配伍的前提下，附子的用量超过《药典》规定剂量达数倍之多，不仅无毒副作用，疗效反而奇佳。而西医在临床上运用副作用较大的药物，则很难超过《药典》规定如此之多的剂量，这充分说明中药的毒性大小，与辨证治疗具有相当大的关系。但大胆用药，并不等于放弃缜密的诊断，而药物剂量尤须注意掌控。例如妊娠癥病，可以用峻药攻下，以破积消癥。若治不及时，迁延日久，正气日趋衰减，邪气日益鸱张，必至危殆。但须知：凡用猛峻药物要严格遵照用药的原则，药不宜过度，以免有伤正气，病势去其大半，即当停药，所谓“衰其大半而止”，即此理也。因此，“有故无殒”的思想在历代多用于指导妊娠期的用药，但究其原理，实为对中药药性与毒性的认识，强调的是药与证之间的密切联系。而今，观临床学科分类西化，某科收治某病；实验研究某药之成分治疗某一疾病，此乃对中医整体观念和药物性味、七情的背离。由此，使得临床医生只会治疗自己所学学科的疾病，一遇到妊娠合并感冒或其他兼夹之病，便束手无策，顾虑重重。同时，在选药治病时只会一药治一症，头痛医头，脚痛医脚，漫无目的，尽柜之药，不能中病，悲矣！故岐黄之学，寒热温凉、相须相互、相畏相反乃中医原创、自然之性，吾辈当传承之、广大之，而不能因己之学浅妄加批判甚至摒弃。

古人云“致中和，天下位焉，万物育焉”，可见“和”之为重也。曾读先贤治阴治阳，治虚治实，不可攻者亦可攻，不可补者亦可补，有是证即用是药，每不拘常法。尝思而索之，不得其解，于今则恍然大悟，此说实为强调无论何种治法，唯其“和”者可以安天下。是以有以补安之者，亦有以攻而使之安者也。

“有故无殒”之论，丰富了对疾病，尤其是妊娠病的治疗思想。欲达到“有故无殒”，既要坚持辨证论治，又要注意药物的双重性，且不可囿于妊娠之病，如此方能深刻理解“有故无殒”的思想本质。“有故无殒”之论，实为通过妊娠期这一特殊事例告诫后世，凡用诸药，不要孤立地看待药物本身有无毒性，需要着眼于药物与机体、药物与证候之间的关系。药物有毒与无毒是相对的，在不同条件下作用不同，掌握合适的条件是趋利避害的有效途径与关键所在。人体“有故”，其本质就是阴阳平衡失调。中医治疗就是观其脉证，知犯何逆，求之以法，施之以药，以纠偏胜，以求得新的动态平衡。在“有故”的情况下，做到“无殒”，最终实现“以平为期”，这是中医诊治的最高目标，也是本文的目的与意义所在。夫有其病而不敢用其药，是谓无知；病已衰而药过量，是谓无识。二者皆不足以言医，有志者当知所从焉。

范仲淹云：不为良相，则为良医。夫良相，调和鼎鼐，治国安邦者也；良医，燮理阴阳，治病救人者也。云病之可医不可医，药之可用不可用者，全在其识病辨证存于一心。知有其故，则知因“故”而药，是以无殒。能如是者，则可登中医之堂奥，不亦国之良相乎！是以，吾将终生而求索。

梁文旺（广西中医药大学附属瑞康医院）

一、溯源释义

“有故无殒，亦无殒也”一语，出自《素问·六元正纪大论》：“黄帝问曰：妇人重身，毒之何如？岐伯曰：有故无殒，亦无殒也。帝曰：愿闻其故何谓也？岐伯曰：大积大聚，其可犯也，衰其大半而止，过者死。帝曰：善。”这段话的大意是：黄帝问他的臣子岐伯，妇人怀孕以后可不可以用“毒药”来治病？岐伯回答说：只要有需要用“毒药”治的病症，就不会出现危险。也就是说妊娠时如确有病邪存在，虽使用峻烈药物，也不会伤害母体，亦不会损伤胎儿。但是在用药过程中必须“衰其大半而止”，切不可过用，太过则会导致严重后果。故者，原因、原由、病因也。殒，损伤、死亡的意思。后世之医家，大多认同以上语释。

二、用辨证思维结合现实价值观解读古人“有故无殒，亦无殒”之深意

第一，“有故无殒，亦无殒也”强调了“有故而治”治疗原则，符合医之常道，不容置疑。

《黄帝内经》的成书年代，应该说是中医学鼎盛时期，疾病观、治疗观等臻至成熟，因此“有故无殒，亦无殒也”的观点，是基于长期临床实践而形成的，之后又经历了约两千年的大浪淘沙，至今仍为后人所推崇，本身就说明了它经得起“实践检验”，因此如何正确理解古人之深意对于继承发扬至关重要，对于芸芸众生的生命健康更加重要。

第二，“有故”并非单指原因、原由、病因。

笔者认为，“有故”是指有可使用峻猛毒药之原因或依据，如此说来可“毒”之原因并非单指病邪一方，“正”的一方情况也必须考虑在内，也就是说“有故”既包括了体内存在着“大积大聚”之邪，亦隐含了尚能经受峻猛毒药攻伐之体质状态，如只看到有病邪一面，就断然使“毒”，就会误导使“毒”，甚至错用、过用峻猛毒药，显然也不符合中医辨证论治的原则。因此，这里的“有故”乃指病邪、孕妇、胎儿三者存在状态及三者之间的利害关系，这是临床上使“毒”所必须考虑和遵循的依据。

第三，“无殒”应理解为“可以接受的结局”。

中医是一门很讲究实用性和现实性的科学，宇宙间的任何事物都存在着两重性，都包含着阴和阳相互对立的两个方面，所以《类经》说：“阴阳者，一分为二也。”因此任何一种治疗手段都会包含着利和害，这种认识古代医家不可能不详，只因为这是常理，尽人皆知，故隐而不表而已。古人云“歼敌一万，自损三千”，在母体、胎儿、病邪三者共存、正邪相争的复杂局面下，要合理解决这种问题，必须坚持一种原则，那就是以最小的“害”作为代价以获取最大的“利”。沉湎于追求无害之结局是幼稚的，天下没有无代价（无殒）的收获。所以“无殒”既指极小有害的结局，亦指还能接受或折中或无奈中可以接受的结局，在某种情况下“两害相权取其轻”也不失为明智之举。

第四，“大积大聚”是相对于体质状态的病因。

不可把“大积大聚”孤立来看，大者多也、重也、深也，这里指的“大积大聚”主要是相对于体质而言，“大积大聚”的危害性除了由其本身性质所决定之外，还与其对立面——体质状态相关。同样一个性质、程度之“大积大聚”，对于不同体质状态之主体，其危害性显然不同，处置的方法、方式亦不同。因此，“大积大聚”并非是可以用“毒”药之前提条件，应该说用“毒”的前提条件是综合“大积大聚”和体质状态而决定的。

第五，“毒”是泛指治疗药物或手段。

“毒”并非一定是峻猛或有毒之药。“毒”是泛指治疗药物或手段，或是指性能相对较偏的治疗药物或手段，既是相对于患者体质而言，也相对于病邪而言。《素问·宜法方宜论》：“西方者……其民陵居而多风……其民华食而脂肥，故邪不能伤其形体，其病生于内，其治宜毒药，故毒药者，亦从西方来。”《素问·脏气法时论》：“毒药攻邪，五谷为养，五果为助……”“大积大聚”可因外而起，可因里而结，可因热而生，可因寒而成，可因实而积，可因虚而聚，有急聚者，有缓积者，治之则有除之、散之、寒之、热之、决之、补之、缓之等，正如《素问·至真要大论》中所述：“寒者热之，热者寒之……坚者削之，客者除之，劳者温之……适事为故。”由此可知，“毒”并非专指毒药或峻猛之品。

第六，“衰其大半而止”是指干预的“度”。

由上文可知“衰其大半而止”是指掌握治疗的“度”，亦是使之尽可能得到“无殒”结局之关键临界点，其文中之意很明确，但在临床实战中却很难掌控，笔者理解是通过全面了解患者病情、正邪关系状态之后权衡得失利弊，以能解决问题为要。例如患病之孕妇，处于不治其病则母儿不保，治其病则母儿也为之受害的两难境地，此时只要适度控制病情，使孕妇能顺利生产即可，不必拘泥于追求“衰其大半”或勇追“穷寇”。临床上很多病人是“带癌生存”，不必对癌邪赶尽杀绝，此之谓也，因此“衰其大半”表述为“适可而止”更为恰当。

第七，“有故无殒，亦无殒也”还隐含着一种严谨行事、有识有胆、当机立断的行医风格。在社会－人－病－医多维关系的复杂局面下，医者就要保持清醒头脑，思虑缜密，当机立断，必要的时候“两害相权取其轻也”，相机行事，随机应变，这样才能“勿失机宜”。

第八，“有故无殒，亦无殒也”虽论妇人重身患病之事，但并非专为妇产科而设，推而广之，内外妇儿皆适用，甚至人事亦如此，其理一也。古人只是借用这样一个案例阐明一种道理，一种原则，一种在紧急而又复杂的情况下如何进行临床思维、如何把握治疗方略的原则和方法。

三、临床应用与思考

第一，强调“有故而治”，强调用“毒”要先有识而后方有胆。治病当以事实为依据，遵循治病求因、有的放矢、治病救人原则。同时通过读经典、跟名师、做临床，提高临证水平，增强在纷繁复杂而危急的临床事件中辨识能力和缜密灵变、当机立断的操控胆识。用“毒”先有识而后方有胆，不犯无知无畏之错误。如此才能不因不识毒而怕毒、因怕毒而不敢用毒，失去救治“机宜”，更不因孟浪或无知或草率用毒而导致不可挽回的结局。这样才能立于不败之地。笔者认为“火神派”重用附子而获良效，是“有故无殒”之范例。

第二，“有故无殒，亦无殒也”之论不可沦为临床滥用“毒”之依据。

“有故无殒，亦无殒也”使后人认识到峻猛有毒之药并不可怕，只要掌握其药理、药性及其用药依据、条件、方法等，应用得当，可有起死回生之效。后世医家由此得到启发，临床上确实摸索出大量使用峻猛毒药之经验，甚至超越前人，有所发挥。如本对胎儿有损害的一些药物，在有“故”的时候用之却成了护胎之品，半夏、丹皮、桃仁等本属妊娠禁忌药物，但《金匮要略》中却采用“干姜人参半夏丸”治疗妊娠呕吐，采用“桂枝茯苓丸”治疗妊娠之癥瘕，这就是中医辨证施治原则的具体运用。清代名医周学霆在《三指禅·胎前全凭脉论》中说：“其用药也，离离奇奇，黄芩安胎者也，乌头伤胎者也，而胎当寒结，黄芩转为伤胎之鹤血，乌头又为安胎之灵丹；焦术安胎者也，芒硝伤胎者也，而胎当热结，焦术反为伤胎之砒霜，芒硝又为安胎之妙品。”又如砒霜乃众生谈之色变之大毒品，然其治疗白血病却有良效，李时珍《本草纲目》记载砒霜“辛、酸，大热，有大毒”，可以治疗中风痰壅、走马牙疳、项上瘰疬等顽症。由此可见，峻猛毒药应用得当能解决大问题，大毒治大病，此之谓也。

中医治病之原理就是“毒药攻邪”“以毒攻毒”“以偏纠偏”，只不过毒有大小，偏有轻重，因而应用起来亦有峻猛、缓和之区别而已，故《素问·五常政大论》曰：“大毒治病，十去其六；常毒治病，十去其七；小毒治病，十去其八；无毒治病，十去其九；谷肉果菜，食养尽之。无使过之，伤其正也。不尽，行复如法。”如不用“毒”，以何疗疾？由此可知用“毒”乃是治疗手段，“有故无殒，亦无殒也”所启示的是在某种特定状态下的用毒法则，但值得我们重视的是以毒药治病其前提是“有故”“辨证论治”“临床实践”三结合，方能成万全之效，可以肯定古人用“毒”之经验是在长期临床实践中积累形成的，其间不知付出了多少生命代价，稍有不慎则“过者死”。

然对“有故无殒，亦无殒也”要正确理解和运用，错误理解则有可能成为滥用、过用“毒”药之依据和借口，当今医疗市场，普遍存在着滥用药物，过度治疗现象，害人不浅，故今之医者当牢记“衰其大半而止”“过则死”之古训，慎之！慎之！。

第三，补药亦当遵循“补其大半而止”“过者死”之原则。

对于毒药，人多敬而远之，究其因，不知用毒也，不知毒性、毒理何以用之？知其性后方能驾驭它，用之得当，大毒之品亦能取得功绩，为人类服务。一种大毒之品对于某种疾病（“有故”）而言，它可能是一味良药，如砒霜之于白血病，而对于“无故”者则无异于鸠血鹤毒。附子，味辛温，有大毒，阳热盛者服之则祸害立至，阳虚脱者服之则能起死回生，此乃用毒之妙。这些道理众人多易理解。然而补药害人，多被淡化，究其因乃补药者人皆爱而用之，然如用之不当，其带来的祸害比毒药有过之无不及。如人参，味甘性温，大补元气，补五脏，虚弱之人服之有神灵之效，实热阳盛之人服之则毒如砒霜。当今时代，滥用、过用补药不在少数，对人之害更加隐秘而深远，故用补药亦当循“有故无殒，亦无殒也”“补其大半而止”“过则死”之法则。

第四，对“有病则病当之”的质疑。

在诠释“有故无殒，亦无殒也”之义时，后世不少医家以“有病则病当之”注之，如张景岳：“重身，孕妇也；毒之，谓峻利也；故，大积大聚之故，有是故而用是药，所谓有病则病受之，故孕妇可以无殒，而胎气亦无殒也。身虽孕而有大积大聚，非用毒药不能攻，攻亦无害，故可犯也。然一旦衰其大半，便当止药。药或过用，则病必尽胎已受伤，多致死矣。”；清代顾松园《顾松园医镜·卷四·乐集·治则》亦提出：“毒之谓峻利药也。有故无殒，亦无殒也，有是故而用是药，所谓有病则病当之，故孕妇不殒，胎亦不殒也。”程杏轩对用毒药亦提出：有病则病当之，有是病则用是药，不必犹豫不决，瞻前顾后。不一而足。

笔者认为，“有故无殒，亦无殒也”并不能简单地用“有病则病当之”来诠释或理解，经曰之“故”不尽指大积大聚之病因，还包含了当时孕妇、胎儿的生命状态以及正邪力量对比等综合状态。而“有病则病当之”之“病”则着重于“病邪”，因此“有病”并非全等于“有故”，它们之间有天壤之别，孤立地只看到“有病”而不理解“有故”的深刻含义，则容易忽视了孕妇胎儿的身体正气的存在和状态，有悖于“整体观”，如此用药很难保证无殒。再者从现代研究来看，药物虽然有一定选择性靶向作用（类似于中医的性味归经），但多数药物（特别是有毒之品）作用仍是“玉石俱焚，正邪共损”。因此“有病则病当之”之提法不能只是一厢情愿、想当然的主观猜测，如此不仅有误导临床用药之嫌，甚至导致滥用峻猛之品，或以能用、敢用峻猛有毒之剂为荣。

第五，解读和运用“有故无殒，亦无殒也”应“与时俱进”。“有故无殒，亦无殒也”的论述无疑对临床实践有很大的现实指导意义。但亦必须正视现代医疗法规的精神要旨。

面对危重而复杂的疾病及各色各类之患者，一切诊疗行为都必须以科学为依据，通过综合考虑疾病因素、体质因素、心理因素、社会因素等而后制定适宜的诊疗措施。在没有足够的科学依据的前提下，贸然用“毒”具有极大风险，使用峻猛有毒之剂引起的医疗纠纷时有发生，从这一角度而言“有故无殒，亦无殒也”之论，如果不能正确理解和运用就有可能成为医疗纠纷的“推手”。

四、结语

由此综而观之，“有故无殒，亦无殒也”之论，给我们的启示不只是如何用“毒”，什么时候用“毒”，用“毒”法度等，更重要的是古人是在告诉我们一个法则，一个道理，一种临床思维方法，告诫我们合理使用峻猛有毒之剂可获良效，不要因为怕“毒”而因噎废食，失去最佳治疗时机，但亦切不可以此作为滥用、过用峻猛之剂、有毒之品之依据和借口。此论不仅适用于孕产妇科，内、外、儿各科皆同此理也。

“有故”是治疗用药的前提，亦是“无殒”的前提，“有故”不一定就取得“无殒”的结果，但“无故”则一定会导致“有殒”结局。

同时我们还必须清醒认识到古人此论还蕴含着更深层的寓意，概括如下，以供同道商讨：①治病求因：有因而治，对因而治，因因而治，这是中医治病的根本原则。②辨证论治：无论如何复杂之病情，只要辨证准确，拨开迷雾，抓住事物之本质，掌握疾病正邪双方的关系和状态，使得机证相适，证药相对，就能取得“无殒”之效；要辨清正邪双方状态然后衡量得失利弊进行取舍，甚至“两害相权取其轻”，当机立断，勿失机宜。③整体观念：疾病离不开其载体——人，因此攻邪，不能只考虑到“大积大聚”，人体正气乃至胎儿亦会受到“鱼儿之殃”，脱离“整体观”而制订的诊治方案，不会是好方案。④干预要适度，过则后患无穷，当今之过度医疗已令人深恶痛绝。⑤为医者要熟谙医理、药性，要先有识而后有胆，同时要有“治病救人”的良好医德。如此方能成其大医。

刘丽坤（山西省中医药研究院）

一、对“有故无殒，亦无殒也”理论的认识

（一）“有故无殒，亦无殒也”的溯源

“有故无殒，亦无殒也”出自《素问·六元正纪大论》。原文是：“黄帝问曰：妇人重身，毒之何如？岐伯曰：有故无殒，亦无殒也……大积大聚，其可犯也，衰其大半而止，过者死。”其中，“重身”即妊娠；“毒”，指药性峻烈的药物；“故”，原因也，这里指病因；殒，是损害、损伤的意思。“有故无殒，亦无殒也”说的是孕妇患病用药法则，即孕妇有病，只要对证下药，药证相符，有病则病受之，既不伤及胎儿，也不会损害母体。

妇女妊娠时期，在用药上有许多禁忌，在治法上也有禁汗、禁吐、禁下、禁利等观点。但在妇科临床中应根据孕妇患病情况，斟酌使用。如有大积大聚邪实之证，非用峻剂攻伐，不能达到祛其邪、安其正的目的时，并非绝对禁止。而要随时掌握病情变化，可采用妊娠禁忌的药物，这时既不会伤害母体和胎儿，又能达到病除身安的目的。

吴又可对“有故无殒，亦无殒也”做过验证和阐发：“孕妇时疫，设应用三承气，须随证施治，慎毋惑于参、术安胎之说……若应下之证，反用补剂，邪火壅郁。热毒愈炽，胎愈不安，转气传血，胞胎何赖？是以古人有悬钟之喻，梁腐而钟未有不落者。唯用承气逐去其邪，火毒消散，炎焰顿为清凉，气回而胎自固。用当其证，大黄可为安胎之圣药……但投药之际，病衰七八。余邪自愈，慎勿过剂耳。”因此对妊娠期患者运用攻下法，既须辨证正确，用药精当，因其病而药之，有是证用是药；又应避免借口《内经》而孟浪从事，滥用攻逐。《医学心悟》谓：“有病则病当之，故毒药无损乎胎气，然必大积大聚，病势坚强必可投之，又须得半而止，不宜过剂。”这种认为妊娠期既应慎重用药，但又不可拘泥的见解，确是临床阅历之谈。否则“苟执方无权，纵而无药，则母将羸弱，子安能保”（《圣济经》）。又如张仲景用葵子茯苓散治妊娠水气，小便不利；用附子汤治疗阳虚寒盛的妊娠腹痛，虽大黄、元明粉、葵子、附子等都是孕妇禁忌的药物，但吴又可、张仲景二位先贤，本《内经》“有故无殒，亦无殒也”而用之，给后学者做了榜样。清代名医周学霆在《三指禅·胎前全凭脉论》中说：“……其用药也，离离奇奇，黄芩安胎者也，乌头伤胎者也，而胎当寒结，黄芩转为伤胎之

鹤血，乌头又为安胎之灵丹，焦术安胎者也，芒硝伤胎者也，而胎当热结，焦术反为伤胎之砒霜，芒硝又为安胎之妙品。”又说：“无药不可以安胎，无药不可以伤胎，有何一定之方，有何一定之药也乎！”这说明他也是守《内经》“有故无殒”而用之，强调辨证论治的重要性。

山西名医李翰卿运用活血化瘀法，非手术方法治疗宫外孕的研究及其取得的巨大成果，也体现出“有故无殒，亦无殒也”的治疗原则。敢于突破陈旧思想就在于真正理解了中医的辨证论治之精髓。

这个理论，不只适用于妇科的妊娠疾病，对于其他各种疾病也有临床指导意义。

（二）“有故无殒，亦无殒也”的延伸

“有故无殒”与“以毒攻毒”。“有故无殒，亦无殒也”在临床应用中很少被提及，但“以毒攻毒”的治则众所周知。溯其源，“以毒攻毒”思想正源于“有故无殒”。“以毒攻毒”之第一个“毒”指药物，通常指作用剧烈之药物，也可理解为排毒、祛邪等具体方法。第二个“毒”指疾病险恶，进展迅速、病情重、情况急等急症或重症，包括我们所说的三承气汤之主症，临床中面对的各种不同性质的恶性肿瘤以及急则治其标之治则的应用等。“以毒攻毒”旨在以药物之“毒”去攻“人体之毒”。一些学者对“以毒攻毒”做了进一步阐释。有人认为“以毒攻毒”蕴含邪正关系的两点：一是邪与正范畴的划分是在一定条件下进行的；二是邪与正并不是绝对而言的，邪正是可以相互转化的。体现出邪与正除了对立关系外，还存在相互转化的统一关系。亦有人认为“以毒攻毒”看似抱薪救火，与治疗目的背道而驰，实则曲径通幽，与其他方法殊途同归，其实质是不同于常规，但却是建立在对事物本质认识的基础上的一种“似非而是”的治病策略。还有些人认为在现代生命学中，“以毒攻毒”即是元素间的拮抗作用，通过各组分间的协同作用产生生物效应。

“有故无殒”与药证关系。“有故无殒，亦无殒也”，《内经》中较多地论述了单个中药的毒性功效对妊娠病的影响。因此，部分医家忽略了中医辨证论治的指导思想，没有体现出中医的精髓，从而有了所谓的上工、下工之分。因此，“有故无殒”的思想究其原理，实为对中药药性与毒性的认识，强调的是药与证之间的密切联系。中医界曾有过“人参杀人无过，大黄救人无功”的流俗，遭到了医家们的严厉批评，就是因为割裂了药证之间的关系，忽略辨证而去孤立地评价药物。因此，中药毒性的研究不能离开证去孤立地研究药物的毒性，而应该充分考虑药和证之间的关系。

“有故无殒”与祛邪扶正。中医治疗，一向重正气，凡疾病之得失轻重，皆视正气之有无强弱为转移。《内经》一书，全在正气上讲养生长寿，在正气上讲治病祛邪之理。试想，正之不存，谈何命在？没有生命，谈何祛邪？故养生、治病皆关乎正气的存亡得失。正气在则命在，则有治病祛邪之可能；正气虚，则当先扶正，正足则邪方可去。否则，正伤而祛邪无力，祛邪亦恋而不净。另一方面，扶正虽可以祛邪，但一味补益，

而不去攻邪，难免姑息养奸，使邪气鸱张；而扶正太急，也会留邪，不利于正气的恢复。所以，扶正同时不应忽视邪实的一面，邪实者攻邪为主，控制病势可使邪去而正安。但是，如果不顾患者体质、精神状态和脾胃功能，盲目重用破坚、攻伐之品，势必耗气伤阴败胃，使虚者愈虚，难以收效。故在攻邪的时候必须考虑正气恢复问题，也就是有效的祛邪治疗也要考虑正气，方可做到“有故无殒”。

二、“有故无殒”理论对恶性肿瘤治疗指导作用的探讨

（一）“有故无殒”与“有病则病受之”

恶性肿瘤是人体脏腑阴阳气血失和产生的病变，对于肿瘤“有故”的治疗，无论何法，用之得当，皆可“无殒”。张景岳对“有故无殒”解释为“有是故而用是药，所谓有病则病受之，故孕妇可以无殒，而胎气亦无殒也”。肿瘤治疗也同样，治疗的结果或邪去而正安，或正伤邪益盛。举肿瘤治疗中常用的消法为例。消法主要用于体实而肿瘤邪气亢奋致脏腑功能失和失衡的状态，如果针对不同病因病机所运用的消法合理，失和就得以纠正，从而恢复和谐，起到抑制肿瘤，不损害身体，延长生命的作用，即“有故无殒，亦无殒也”。曾有一胆囊癌姑息术后呕吐患者，术后1个月不能进食，食入即吐，身体羸瘦，准备返乡待死。诊时见其状似极虚，近之却口中异味扑鼻，腹部胀满，大便干结，数日未行，舌苔黄腻，脉弦滑有力，予加减大柴胡汤2剂，泻下硬结，大便通，腹部胀满缓解，呕吐减轻；连用5剂，已能进食，呕吐止，身体逐渐恢复。患者尽管有肿瘤晚期、手术后、1个月未进食及形体羸瘦等表现，似正虚欲竭，宜补而难耐峻药，但究其疾病本质是邪实体虚，有肝胆郁热，胃失和降，腑气不通之“故”，为应下之证。虽为峻药，当不畏体衰，应用清解郁热、通下腑实之法先祛其邪，达邪外出后邪去正安，身体反而“无殒”。金元医家张子和说“陈莝去而肠胃洁，癥瘕尽而荣卫昌，不补之中，有真补存焉”。李中梓《医宗必读》也云：“若大积大聚，不搜而逐之，日进补汤无益也。”正说明了这个道理。

“有故无殒”在肿瘤治疗中强调的同样是辨证论治，“有是故而用是药”。肿瘤的治疗药物及方法很多，如辨证准确，施治合理，即使使用人们一般意义上所认为的“毒药”，也不会对全身影响很大，药入内，则病承毒性而受之，正不受，体不受，“毒药”亦良药。砒霜是剧毒药物，一般将它视为禁药。但来自砒霜的三氧化二砷，治疗白血病取得的成果轰动了世界，有报道应用三氧化二砷为主治疗多次复发加难治性急性早幼粒细胞白血病，完全缓解率达56%，有效率达75%，这种疗效是难得的，是有毒中药治肿瘤“有故无殒”，“有病则病受之”的例证。

（二）“有故无殒”与放化疗的应用

治疗肿瘤中医中药如此，西医治疗也同样。许多人认为西医治疗之化疗放疗，如两个门板压直偻者，偻虽去而命不复。其法过于关注祛邪而伤了人身正气，君不见放化疗之后，病人面色苍白、有气无力之状。如此方法，杀敌八千，自损一万，不足以为高明的医学治疗手段。以上观点似乎很有道理，但却没有真正理解中医之正邪学说，也误解了西医采用放化疗治疗肿瘤的认识。这就需要我们更深刻理解“有故无殒，亦无殒也”与人体正气之间的相互联系。“有故无殒，亦无殒也”的内涵前面已经论述，简明而言，就是病邪、毒邪侵及人体时，我们采用对抗的办法杀毒，祛邪，也不会对机体造成伤害。肿瘤我们可以理解为毒邪，当其发展迅猛，侵袭人体时，我们采用攻伐的办法，即放化疗不会损伤机体。

当然，我们不可否认，放化疗会损伤人体之正气，这就需要我们用辩证的观点去理解“有故无殒，亦无殒也”。首先，正气为前提，临床中我们运用放化疗治疗肿瘤病人会为其做总体评估，看病人能否耐受该治疗方法，及从长远角度去考虑病人能否获益，即从中医角度来讲就是看其正气能否抗邪，很多人认为肿瘤本已损伤机体正气，若再加化疗毒药之邪侵袭，正气必不能抗邪。殊不知化疗药更主要的作用靶点是抗肿瘤之邪，更多地体现了“以毒攻毒”，从而扶助正气，使机体趋于平衡和谐状态。其次，“有故无殒，亦无殒也”强调了“故”，即实邪占据了主要地位，影响机体平衡，通常我们采用急则治其标，缓则治其本的治则，也体现了“有故无殒，亦无殒也”的思想。

再强调一下放化疗的适宜性。谈“化”色变，谈“放”色变，原因在于许多患者放化疗后，正气损伤，肿瘤泛滥，死亡加速。其原因应是放化疗不当，即误攻伤正，妄下夺命。如果放化疗方案选择正确，人群适宜敏感，也可达到“有故无殒，亦无殒也”的结果。曾治一小细胞肺癌患者，就诊时咳嗽咯痰，胸憋气短，难以平卧，不能进食，因疼痛活动困难，CT、B超等检查提示胸膜、肝、肾上腺、纵隔、肋骨等全身广泛转移，家人已准备后事。病已为极晚期，不治则命无数日，于是在家属同意下进行了化疗。化疗后奇迹发生了，肿块基本消失，又高质量地生存了2年。奇迹原因在于小细胞肺癌虽然生物学行为恶劣，发现时大多已到晚期，但对化疗极度敏感。选择正确的化疗方案，也就是我们所说的辨证施治准确，以毒攻毒，邪去而正复，机体的失衡失和状态也得到了恢复调整。就达到了有是故而用是药，有病则病受之，正气不受，身体“无殒”的结果。

（三）“有故无殒”与“衰其大半而止”

遇可攻伐之证，尽管可以有其病用其药，“有故无殒”，但切记衰其大半而止。《素问·六元正纪大论》曰：“大积大聚，其可犯也，衰其大半而止，过者死。”张景岳释曰："身虽孕而有大积大聚，非用毒药不能攻，攻亦无害，故可犯也。然宜但衰其大半，便当止药。药或过用，则病未必尽而胎已受伤，多致死矣。"

峻毒药物使用合理，常能使肿瘤消退，但过度治疗又导致肿瘤治疗失败。肿瘤乃渐积而成，往往实中夹虚，虚中夹实，邪盛正衰，不耐久久攻伐。过度治疗使正气日趋衰减，邪气日益泛滥，甚至缩小减少的肿瘤可卷土重来。因此虽有肿瘤存在，亦不可一味攻伐祛邪，追求肿块缩小消失。"衰其大半而止"，稳中求效，带瘤生存，使许多患者获益。"衰其大半而止"是肿瘤治疗需注意的问题。肿瘤疗效不应完全以杀伤肿瘤细胞为目标，而应该在不伤正，尽可能提高生活质量的前提下使肿瘤缩小。许多时候有效的治疗不需要肿瘤完全消退，带瘤生存反可使患者生存期延长，调动机体自身的免疫机制，也就是通过正气抵御肿瘤的侵袭才是肿瘤治疗的关键。张元素谓之"养正则积自除"，《沈氏尊生书》云："病深者伐其大半即止，然后俟脾土健运，积聚自消。"当前肿瘤治疗中医疗模式的转变也说明了这点，肿瘤疗效评价已从单一的肿瘤大小变化，到更看重生活质量的改善和生存期的延长。《素问·五常政大论》说："大毒治病，十去其六，常毒治病，十去其七，小毒治病，十去其八，无毒治病，十去其九。谷肉果菜，食养尽之，无使过之，伤其正也。"即指出无论使用什么药物治病，即使是最平和的药物，也只能在祛除病邪的十分之九时停药。肿瘤治疗过程中，在缩小或消失瘤体及提高近期疗效成为不可能的情况下，不能继续无休止地应用峻毒药物抗肿瘤，要中病即止，同时还要慎重掌握峻毒药的有效剂量，适可而止，无使过之。"衰其大半而止"，注重对提高患者生活质量和延长生命方面的治疗，即注重远期疗效，达到有效地抑制肿瘤细胞生长，令其在不对患者生活和生命产生威胁的情况下使患者"带瘤生存"，实现"人瘤共存"的目的。

（四）"有故无殒"与肿瘤的综合治疗

根据中医学的和谐平衡学说，治疗的目的就是要调节阴阳，使之归于和谐平衡。无论治疗任何疾病，都应综合分析天时、地理、病情等全部情况，制订相宜的治疗措施。如《素问·阴阳应象大论》所云："察阴阳所在而调之，以平为期。"指出治疗疾病的总原则就是要使人体内的阴阳恢复平衡和谐。

在该理论指导下，恶性肿瘤合理的综合治疗模式应该是在扶助正气的同时，配合必要的适度的祛邪手段包括放化疗，并以平衡阴阳为前提，在辨病与辨证相结合的基础上，制订相应的"扶正祛邪"的治疗法则，维护机体内环境的相对稳定，建立新的平衡和谐状态，最大限度地抑制肿瘤的生长，同时保护机体的正气，改善患者症状，提高生存质量，延长生存期。

以"有故无殒，亦无殒也"理论为指导，根据肿瘤病人病情、邪正消长的状态可采取分阶段战略：邪盛时可先利用中西医各种手段（手术、放化疗、中药等）打击和消灭肿瘤（攻邪为主），这时要注意保护正气，辅以扶正中药以减毒增效；待肿瘤负荷大大减低以后，即将治疗重点转为扶正为主，最大限度地促进造血机能和免疫功能的恢复（重建正气）；经过免疫功能和骨髓造血功能的重建，必要时还可转入以打击肿瘤为主的第三阶段，巩固治疗，尽可能地清除潜在残存癌细胞；以后再转入长时间的扶正抗癌治疗（扶正为主，抑癌为辅），防止肿瘤复发和转移。

综上所述，"有故无殒，亦无殒也"既是孕妇患病用药之道，也是各科疾病治疗指南。在肿瘤治疗中合理应用峻毒药包括放化疗，掌握有"是故而用是药""衰其大半而止""无使过之"的原则，对指导肿瘤临床辨病与辨证相结合，中医与西医相结合，制订最佳的治疗措施有重要的指导意义。

参考文献

[1] 莫秀云，何秀敏，詹乐昌. 浅谈"以毒攻毒"蕴含的中医邪正统一关系[J]. 中医研究，2004，17（2）：6.

[2] 尹晓林，郭坤元. 论"似非而是"的治病策略[J]. 医学与哲学，2003，24（8）：32.

[3] 唐志华. 拮抗作用及传统医学的食物相克[J]. 广东微量元素科学，2000，7（6）：5.

[4] 马军. 三氧化二砷在白血病治疗中的临床应用[J]. 中国处方药，2004，31（10）：17.

涂晋文评按

在中医药发展上升为国家战略的新时期，中医学原创的思维方式、独特的理论体系和丰富的实践经验，在学术发展中不断得到传承创新。"读经典、做临床"是从经典著作中发掘中医学原创理论思想应用到临床中去。"有故无殒，亦无殒"理论源于《黄帝内经》，是指妊娠疾病积聚邪实，非峻烈之品不足以祛其邪，非邪去不足以安其胎，虽用峻烈之品而无妨母体胎儿。《素问·六元正纪大论》云："黄帝问曰：妇人重身，毒之何如？岐伯曰：有故无殒，亦无殒也。帝曰：愿闻其故何谓也？岐伯曰：大聚大积，其可犯也，衰其大半而止，过者死。"是古人对妊娠疾病用药经验的总结：强调的是"有是故而用是药""有病则病受之""不可过剂""中病即止"的原则。经过两千多年的临床实践，此理论的应用早已超越了原有的妊娠疾病的诊治范围，被广泛应用于临床其他病症的诊治，故设此策问以求答。

论《黄帝内经》"有故无殒，亦无殒"的策论共入选三篇，三位作者复习文献，阐发经旨，结合临床，从不同的角度阐发了经文对临床的指导意义。

沈敏鹤主任医师总结历代医家对妇人妊娠期疾病辨证使用峻猛之药的经验，来阐释"有故无殒，亦无殒"的含义，结合临床实践，运用桂枝茯苓丸治疗妇科癥瘕积聚之病，审证求因，大胆用药，药到病除，指出妇人或不孕或未孕或已孕，有是证即用是药，不可囿于妊娠之病，亦不孤立看待药物毒性，强调辨证准确、大胆施药、证药相合、中病则止的原则，举名师医案佐证，有理有据，对临床有较强的指导意义。

梁文旺主任医师运用辨证思维结合现实价值解读"有故无殒，亦无殒"的含义，认为"有故"不单纯是指病邪本身，乃是病邪、孕妇、胎儿三者的辨证关系，充分考虑中医的整体观念，诊治疾病做到局部与整体统一的思想；"无殒"是指可以接受的治疗结果；提出此理论还隐含着严谨行事、有识有胆、当机立断的医风。结合临床思考，见解独到，强调在整体观念的基础上，治病求因，辨证论治，处方用药，适可而止，才能达到"无殒"的结局。此理非为妇科专设，推而广之，内外妇儿皆适用。

刘丽坤主任医师追溯"有故无殒，亦无殒"的理论来源，认为"以毒攻毒"的思想由此理论延伸而来。阐发了该理论对恶性肿瘤治疗的临床指导作用，根据肿瘤患者病情、邪正消长关系，急则治其标，缓则治其本，采取分阶段治疗的策略，合理使用峻毒药物包括放化疗，谨遵辨证论治，中病即止的原则，临床中辨病与辨证相结合，中西医结合，为肿瘤患者制定最佳治疗方案。

论《黄帝内经》“形不足者，温之以气；精不足者，补之以味”

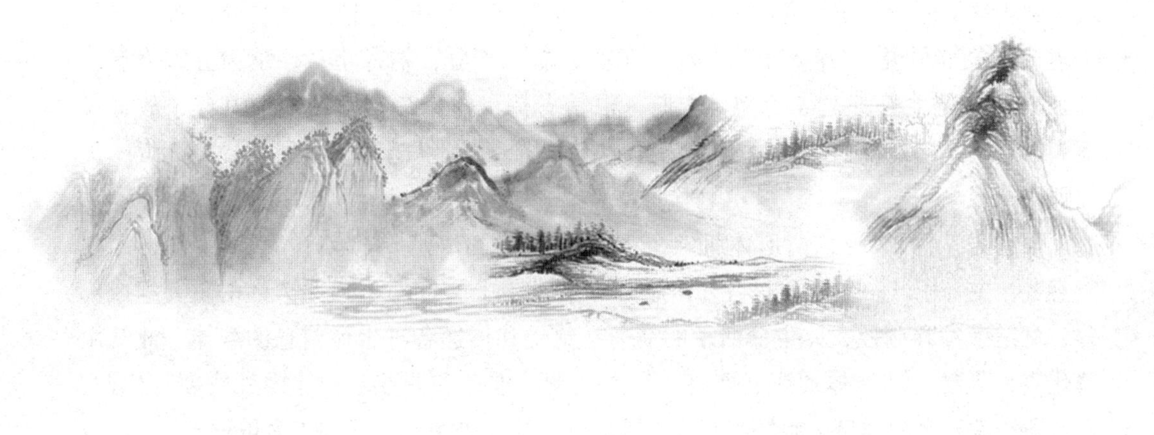

江柏华（黑龙江省中医药科学院）

“形不足者，温之以气；精不足者，补之以味”是《素问·阴阳应象大论》关于中医治法的观点之一，其言虽简，其义深奥，实乃中医真谛所在。“形不足”，形是指人的形体肌肉；不足就是衰弱。形不足是指形体虚衰，不任风寒，不任动作，即“形寓气，气充形”，其本质就是阳和气的虚衰。精，是构成人体和维持人体生命活动的物质基础，《素问·金匮真言论》云：“夫精者，身之本也。”所以“精不足”乃泛指人体的精、血、津液的亏耗。考证前贤对此论述甚多，各有千秋，余韵无穷。

笔者经过长期的跟师临证和经典理论的集中学习，体会到虽然在理论上有“形”与“精”以及“气”与“味”之区别，但此论实质上还是对中医学精气神学说的完善和进一步的多元补充扩展。今余不揣浅陋，试从以下几点论述，以作探讨。

一、精气与神之间的关系

“形以气充，气耗形病，神依气立，气合神存”（刘河间）。亦如清·林珮琴《类证治裁》说：“一身所宝，唯精、气、神。神生于气，气生于精，精化气，气化神。故精者气之本，气者神之主，形者神之宅也。”而《淮南子·原道训》也有“夫形者，生之舍也；气者，生之充也；神者，生之制也。一失位则三者伤矣”之论。

精为形体生成之本，生命化生之源，故说精生形，“夫精者，身之本也”。形为精之舍，气之寓，神之宅。精足气充则形全，形全则神明。精是正气化生的内在的物质基础，精不足则正气虚，故《素问·通评虚实论》说：“精气夺则虚。”即《素问·遗篇·刺法论》所谓“正气存内，邪不可干”。精分归于五脏，则为五脏之精，如《素灵微蕴·藏象解》说：“津入于肺，液入于心，血入于肝，精入于肾，是为五脏之精。”五脏之精是化生五脏之气的物质本原，也是支持机体生命活动的物质基础，故《灵枢·本神》说：“是故五脏，主藏精者也，不可伤，伤则失守而阴虚，阴虚则无气，无气则死矣。”

张志聪认为：“形，谓形体肌肉，精，谓五脏之阴精，夫形归气，气生形，温热气盛者，主补阳气，故形不足者，当温之以气。”中医学的气，既是人体的重要组成部分，又是激发和调控人体生命活动的动力，感受和传递各种生命信息的载体。此气由精化生，是精的功能体现或功能态。气的运动，推动和调控着人体内外的新陈代谢，负载和传递着生命信息，激发和调节着脏腑的功能，维系着人体的生命进程。

气分为先天之气与后天之气，二者相互促进，相互资助，合化于胸中气海或脐下丹田，则为一身之气。先天之气受后天之气的滋养，后天之气又受先天之气的促进，两者互涵，合而为一。一身之气分布到脉外，分布到体表肌腠皮肤，发挥保卫机体，抗御外邪的作用，则为卫气；分布到脉内，发挥化血、营养等作用，则为营气。一身之气分布到各脏腑经络之中，则为以各脏腑经络命名的脏腑之气与经络之气。根据其运动趋势和所起的作用，气可分为阴气与阳气：阴气主滋养、宁静、抑制、肃降；阳气主温煦、推动、兴奋、升发。阴阳二气的运动和功能有序谐和，平衡稳定，人体则健康无病。如《素问·调经论》说："阴阳匀平……命曰平人。"《素问·生气通天论》说："阴平阳秘，精神乃治。""生之本，本于阴阳。"由于人体内的气的不断运动，推动了物质与能量的相互转化，只有阳和气旺盛，功能正常，才能温煦形体，不断化生精微以充养形体，保证形体的健康。

精血津液为有形之物，气为无形之物。精化气，为有形化无形；气生精，为无形化有形。精能化气，精为气之源。气能生精，气的运行不息激发精的生成。精足则气充，气畅则精盈。精华物质代谢为能量的过程，即是精化为气的过程；能量的消耗导致精华物质的化生，则是气生精的过程。精与气互化，实际上是物质与能量的相互转化的代谢过程。

神是人体生命活动的主宰召其外在总体表现的统称。狭义之神指人的精神、意识、思维活动。精、气、血、津液是产生神的物质基础。在自然环境与社会环境的外界刺激下，人体内部脏腑做出反应产生神。神的作用有三：一是调节精气血津液的代谢；二是调节脏腑的生理功能；三是主宰人体的生命活动。

气由精生，又能化神养神，故称气为"神之母"，精足则气充，气充则神明。神以气立，又能驭气统精，神明则气畅，气畅则精固。脏腑内在精气的功能正常与否，其信息可以气为载体，以经络为通道反映于体表相应的部位，"心气通于舌""肝气通于目""脾气通于口""肺气通于鼻""肾气通于耳"；气为精化，色随气华，脏腑所藏精气的盛衰及其功能的强弱常变，皆可通过气的介导而反映于面部、舌部等体表部位。

事实上"形不足者，温之以气；精不足者，补之以味"不只对中医学的治疗原则有着深远的意义，对道家养身修性也有很深的影响力，如《上阳子参同契分章注·法象成功章》中上阳子陈致虚曰："只此二语，尽露金丹。"《金丹真传》对此二语进行注解："筑基者，身为丹基，筑之使固也。橐龠者，筑基之具也，古云筑基先明橐龠，炼己须用真铅是也。玄关者，丹之门户也。血属阴，气属阳，俱从外来，必须追取，乃过丹田，己为离，离之中爻，虚而为阴，彼为坎，坎之中爻，实而为阳，追彼气血，入我丹田，是为填离取坎。血之老嫩，关乎时日，故当辨爻铢，气之抽添，防其寒燥，故当明子午。百日功完，则离得坎之中爻，实而成乾矣，此人仙之事也。"由此可证明精、气、神确为人身"三宝"。精为形体之本、生命之源；气为生命活动之推动力和调控力；神为生命的主宰及总体现。

二、精气神内涵在临床治则中的体现

精气神三位一体，无论精不足还是形不足，临床上都要通过神不足而表现出来。《灵枢·小针解》云："神者，正气也。"

张景岳在《类经》中指出：此正言彰之之法，而在于药食之气味也。以形精言，则形为阳，精为阴。以气味言，则气为阳，味为阴。阳者卫外而为固也，阴者藏精而起亟也。故形不足者，阳之衰也，非气不足以达表而温之。精不足者，阴之衰也，非味不足以实中而补之。阳性暖，故曰温。阴性静，故曰补。本论有云味归形，形食味，气归精，精食气，而此曰形不足者温之以气，精不足者补之以味，义似相反；不知形以精而成，精以气而化，气以味而生，味以气而行。故以阴阳言，则形与气皆阳也，故可以温；味与精皆阴也，故可以补。以清浊言，则味与形皆浊也，故味归形；气与精皆清也，故气归精。然则气不能外乎味，味亦不能外乎气，虽气味有阴阳清浊之分，而实则相须为用者也。

正如汪绮石在《理虚元鉴》中说："夫心主血而藏神者也，肾主志而藏精者也。以先天生成之体质论，则精生气，气生神；以后天运用之主宰论，则神役气，气役精。精气神，养生家谓之三宝，治之原不相离。故于滑泄、梦遗，种种精病，必本于神治；于怔忡、惊悸，种种神病，必本于气治。盖补精必安其神，安神必益其气也。"

神为人体生命活动的外在表现，气盛则神旺，气衰则神病，气绝则神亡。精是神的物质基础，精足则神旺，精耗则神衰。若神不足，即指正气的不足，就是气血阴阳的虚损。所以说，"精不足"与"形不足"是虚损的两个不同方面的代名词，临床上是根据神不足的两类不同的表现而判定的。凡以精神萎靡、倦怠嗜卧、动则气喘、乏力自汗、畏寒肢冷、舌淡脉弱之类为主要证候者，则属"形不足"，凡以身热心烦、潮热盗汗、失眠多梦、头目眩晕、面黄肌弱、腰膝酸软、肢痿无力、舌红脉细之类为主要证候者，则属"精不足"。

三、精气神内涵在临床中的运用

《素问·阴阳应象大论》曰："形不足者，温之以气；精不足者，补之以味。"此论短短数语却道出了中医治疗虚损之大纲："形为神之基，神为形之能，形以脾肾为根本，神以精气为化源，治病必求于本，本即脾肾，本即阴阳。本强则形能生而壮，本衰则形弱而夭。"这实际上就是《素问·至真要大论》关于"谨守病机，各司其属，有者求之，无者求之，盛者求之，虚者求之，先必五胜，疏其血气，令其调达，以致和平"的论述，概括地反映了中医学辨证论治的基本精神。

《素问·六节藏象论》曰："天食人以五气，地食人以五味。五气入鼻，藏于心肺，上使五色修明，音声能彰。五味入口，藏于肠胃，味有所藏，以养五气，气和而生，津液相成，神乃自生。”夫精全则气全，气全则神全，未有形气衰而神能王者，亦未有神既散而形独存者，故曰失神者死，得神者生。

神又分属于五脏，心藏神，肺藏魄，肝藏魂，脾藏意，肾藏志，因此五脏又称为五神脏。其中肝藏血，血舍魂，肝气虚则恐，实则怒。脾藏营，营舍意，脾气虚则四肢不用，五脏不安，实则胀，经溲不利。心藏脉，脉舍神，心气虚则悲，实则笑不休。肺藏气，气舍魄，肺气虚则息利少气，实则喘喝胸凭仰息。肾藏精，精舍志，肾气虚则厥，实则胀，五脏不安。必审察五脏之病形，以知其气之虚实而谨调之。

“神藏五”之论，就是说神魂魄意志分由五脏所主，即是神藏于五脏。五志受损可导致伤神，神伤不仅自伤本脏，还可伤及他脏，即“怵惕思虑者则伤神，神伤则恐惧流淫而不止。因悲哀动中者，竭绝而失生。喜乐者，神惮散而不藏。愁忧者，气闭塞而不行。盛怒者，迷惑而不治。恐惧者，神荡惮而不收”。

临床运用中除了注意“神”的强弱之外，还要进一步分清形不足与精不足。故大凡治病，必先分清虚实。虚证又有形体瘦弱和阴精不足的区别。形体表露于外，属阳；阴精内藏于里，属阴。因此同为补法，有益气、补阴之异。形体不足，阳气虚弱者，或用温补阳气的方法，如补中益气汤、黄芪建中汤等；阴精不足者，宜用滋腻厚重、血肉有情之品以填精补阴，如熟地黄、苁蓉、龟甲、阿胶等味。正如杨上善《黄帝内经太素》所注：“寒瘦少气之徒，补其阳气也；五脏精液少者，以药以食五种滋味而补养之。”“气化则精生，味化则形长。”为后世的临床应用提供了理论依据。

《素问·腹中论》有四乌贼骨大藘茹丸方：“帝曰：有病胸胁支满者，妨于食，病至则先闻腥臊臭，出清液，先唾血，四肢清，目眩，时时前后血，病名为何？何以得之？岐伯曰：病名血枯，此得之年少时，有所大脱血，若醉入房中，气竭肝伤，故月事衰少不来也。帝曰：治之奈何？复以何术？岐伯曰：以四乌贼骨一藘茹二物并合之，丸以雀卵，大如小豆，以五丸为后饭，饮以鲍鱼汁，利肠中及伤肝也。”此方是对“形不足者，温之以气；精不足者，补之以味”治则最早的应用。

临床中我结合精气神学说应用“形不足者，温之以气；精不足者，补之以味”的治则，施治于病患，疗效甚佳，常运用参芪地黄汤合黄芪建中汤治疗脾肾两虚型虚劳病，方中地黄汤以苦、酸、甘、咸、辛、淡六味，按“精不足者，补之以味”立法，地黄味苦入肾，固封蛰之本，泽泻味咸入膀胱，开气化之源，二者补少阴、太阳之精也。萸肉味酸入肝，补罢极之劳，丹皮味辛入胆，清中正之气，二者补厥阴、少阳之精也。山药味甘入脾，健消运之机，茯苓味淡入胃，利入出之器，二者补太阴、阳明之精也。黄芪建中汤按“形不足者，温之以气”立法，其脾胃内伤其气为不足，遵《内经》“劳者温之、损者益之”之义，选用甘温之品，升其阳以行春生之令。用甘草、饴、枣培土以御风，姜、桂、芍药祛风而泻木，脾胃一虚，劳倦，形气衰少，肺气先绝，故用黄芪护皮毛而闭腠理；元气不足，乏力懒言，人参以补之；两方合用一则补脾，使地道卑而上行；二则补心肺，损其肺者益其气，损其心者调其营卫也；三则补肝木，使郁而达之；四则滋肾填精，使脾健肾实，阴阳调和，气血化源充足，精血旺盛，诸症自除。今拈一案，以贻同道。

患者，覃某，女，42岁，干部。初诊日期：2010年2月24日。

全身乏力10个月，加重1个月。患者于10个月前无明显诱因自觉疲乏无力，在哈尔滨某医院做血细胞分析和骨髓象检查，诊断为再生障碍性贫血，予激素及环孢素A（具体用量及余药不详）治疗9个月，病情有所好转，1个月前停药后复加重，症见倦怠乏力、心悸，月经量少，经期延长，手心热，察其面色萎黄无华，诊其舌质淡少苔而干，脉细弱。血细胞分析：血红蛋白60g/L，白细胞2.0×10^{12}g/L，血小板8×10^{9}g/L。此乃脾肾两虚，气血不足，阴阳失调，失于濡养所致，法当益气健中，滋阴补肾养血，佐以清虚热，方拟参芪地黄汤合黄芪建中汤加减治之。

处方：黄芪30g，太子参20g，熟地黄25g，山萸肉20g，山药20g，云苓20g，丹皮15g，泽泻15g，桂枝15g，白芍15g，生姜15g，大枣5枚，当归20g，阿胶15g（烊化），枸杞20g，女贞子20g，菟丝子20g，五味子15g，天花粉20g，玉竹20g，天冬20g，知母15g，甘草15g，14剂。

二诊：服上方2周后病情明显好转，症见：活动后乏力、心悸，适值经来，量略少，经期正常，手心略热，察其面色淡黄欠光泽，诊其舌质淡苔薄白略干，脉细弱。血细胞分析：血红蛋白85g/L，白细胞3.3×10^{12}g/L，血小板54×10^{9}g/L，据舌脉症，辨证治法同前，14剂。

三诊：服上方2周后症状皆无，查体正常，诊其舌质淡红苔薄白，脉细，血细胞分析：血红蛋白120g/L，白细胞5.0×10^{12}g/L，血小板110×10^{9}g/L，临床治愈。继服前方2周以巩固疗效，随访未复发。

四、结语

综上所述，《内经》中“形不足者，温之以气；精不足者，补之以味”的论述，为指导虚损病病因病机的探讨和临床治疗起到了积极的作用。通过梳理历代医家的中医实践理论并结合个人的临床经验，对此论有了较为深刻的理解，临床中疾病千变万化，但只要抓住“神”这一核心，便可迎刃而解，而且对于解决临床问题的多元思维有了较好的帮助。

高天舒（辽宁中医药大学附属医院）

"形不足者，温之以气；精不足者，补之以味"出自《素问·阴阳应象大论》，是对补法的高度概括。本文首先阐述了这句经文的内涵，结合《伤寒论》《金匮要略方论》《温病条辨》等经典及个人运用补法的临床体会来论述补法的精髓。

一、"形不足者，温之以气；精不足者，补之以味"的内涵

《内经》对虚证给出了明确定义——"精气夺则虚"，虚证的基本病机是精气不足。虚证的治疗应"劳者温之""损者温之"(《素问·至真要大论》)，"因其衰而彰之"(《素问·阴阳应象大论》)。"形不足者，温之以气；精不足者，补之以味"提出虚证补之应分阴阳。"形不足"指畏寒肢冷、表虚自汗之类的病症，病机为阳气虚弱，当用温法以补少火，气足则形足（王洪图主编《内经》)。如张介宾注："形不足者，阳之衰也，非气不足以达表而温之。"该法即《素问·至真要大论》的"热之而寒者取之阳"，同篇中的"阴病治阳"及唐代王冰的"益火之源，以消阴翳"。"精不足"指五心烦热，潮热盗汗之类的病症，病机为阴精不足，当用药食中的厚味滋养阴精（王洪图主编《内经》)。如张介宾注曰："精不足者，阴之衰也，非味不足以实中而补之。"即《素问·至真要大论》的"寒之而热者取之阴"，同篇中的"阳病治阴"及唐代王冰的"壮水之主，以制阳光"。

"定其血气，各守其乡，血实者宜决之，气虚者宜掣引之"(《素问·阴阳应象大论》)。指出气虚者不仅要"温之以气"，而且要用清阳之药食升提补气，金代李东垣创升阳补气法，制定补中益气汤、调中益气汤、升阳益胃汤等不少健脾益气之效方。该经文亦提示虚证的治疗不仅要分阴阳，而且要分气血，按气虚证、血虚证及气血两虚证不同而分别治以"温之以气""补之以味"或两者并用。

《素问·玉机真脏论》提出"脉细，皮寒，气少，泄利前后，饮食不入，此谓五虚"，分别对应心、肺、脾、肾及肝等五脏虚证。"温之以气""补之以味"还要分清何脏的阴阳气血不足，具体用药上要做相应变化。《难经》："损其肺者，益其气；损其心者，调其荣卫；损其脾者，调其饮食，适其寒温；损其肝者，缓其中；损其肾者，益其精。"这段论述是对《内经》虚证治疗辨五脏的补充。

药食气、味与人体形、精、气、化互相转化理论同样出自《素问·阴阳应象大论》："味归形，形归气，气归精，精归化，精食气，形食味，化生精，气生形。"药食各有

气味，各自气味不同，因而性能不同。只有气没有味，或只有味没有气的药食是不存在的。“温之以气”与“补之以味”是密不可分的。对阴阳两虚证，既要“温之以气”又要“滋之以味”。阳气虚，可阴中求阳，“阳得阴助则生化无穷”。阴精不足，可阳中求阴，“阴得阳助则泉源不竭”。

形精俱不足，阴阳两虚者，应该“温之以气”“补之以味”并施，然《内经》更偏重前者。《素问·生气通天论》：“阳气者，若天与日，失其所则折寿而不彰，故天运当以日光明。”“凡阴阳之要，阳密乃固。”“阳强不能密，阴气乃绝。”张介宾强调：“天之大宝，只此一丸红日；人之大宝只此一息真阳。”“难得易失者唯此阳气，既失而难复者亦为此阳气。”李中梓在《医宗必读·水火阴阳论》中说：“气血俱要，而补气在补血之先；阴阳并虚，而养阳在滋阴之上。”“阳气生旺，则阴血赖以长养；阳气衰杀，则阴血无由和调，此阴从阳之至理也。”

《素问·阴阳应象大论》曰：“辛甘发散为阳，酸苦涌泄为阴。”“温之以气”应用辛甘温之品如桂枝、人参、炙草之类；“补之以味”应用酸苦之品如生地黄、山茱萸之类。“温之以气”还体现了该篇中“气食少火”理论。一定要用少火即药食气味辛甘温和者（如参归之类）生养人体正气。不能用壮火即药食气味辛热纯阳者（如乌附之类）伤害人体正气，但对阳衰阴盛者的急症，症见脉沉者，应急温之，附子之类为必用之品。

二、“形不足者，温之以气；精不足者，补之以味”的临床应用

1. 经典中补法的应用

《伤寒论》补法主要有直接补法、祛邪以扶正、虚则补其母、不虚而补等方法。《伤寒论》中的补法偏重于“温之以气”。治疗心阳虚证的桂枝甘草汤、桂枝甘草龙骨牡蛎汤、桂枝去芍药加蜀漆牡蛎龙骨救逆汤；心阳虚损，下焦寒气上冲而发奔豚的桂枝加桂汤；脐下悸，欲作奔豚的茯苓桂枝甘草大枣汤；心脾阳虚，水气上逆的茯苓桂枝白术甘草汤。治疗里虚伤寒症见心中悸而烦者的小建中汤；太阴脾脏虚寒的理中丸。治疗肾阳虚烦躁的干姜附子汤。治疗少阴寒化证中阴盛格阳证的通脉四逆汤；阴盛戴阳证的白通汤或白通加猪胆汁汤；阳虚水泛证的真武汤；阳虚身痛证的附子汤。治疗寒逆剧吐证的吴茱萸汤；下利滑脱证的桃花汤；厥阴经寒证的当归四逆汤；厥阴脏寒证的吴茱萸汤。以上方剂均以桂枝、甘草、干姜、吴茱萸、白术、人参、当归等辛甘温热之品为主，是“温之以气”的具体体现。

《金匮要略方论·血痹虚劳病脉证并治》认为五脏虚损重在脾肾虚损，尤以中焦脾胃为主。在补虚方面重在调补脾肾二脏，尤重于补脾。内伤病后期，常会出现脾肾两

虚，而影响他脏，使病情难愈，故补脾肾为治虚之要。在用药方面尤重“温之以气”，如小建中汤、黄芪建中汤等。

《素问·阴阳应象大论》中有“阴味出下窍”“味厚者为阴”“味厚则泄”。《伤寒论》320、321及322条论述了少阴兼燥实证，后世医家称这三条为少阴三急下证。少阴三急下证是论述少阴阴虚津竭，亡阴失水，是由阳明燥热而致，用大承气汤釜底抽薪而救少阴，所下者为燥热，所存者皆属少阴之真阴。《金匮要略方论·血痹虚劳病脉证并治》中峻药缓图、缓消瘀血、祛瘀生新的缓中补虚法治疗干血劳，方用大黄䗪虫丸。大黄为味厚之品，虽非补剂，但通过泄热以存阴、祛瘀以生新，也暗含了“精不足者，补之以味”的道理，即张从正的“制其偏盛即补”的补法理论。

“虚则补其母”是按五行相生理论运用“温之以气”“补之以味”的补益方法。《金匮要略方论》麦门冬汤用麦门冬味甘、微寒；人参味甘能补脾养胃，大补元气而益肺；大枣、粳米、甘草养胃益气，以资化源。诸药合用使脾胃得养，津液得继，阴津得复，虚火得熄，逆气自平，不镇咳降逆，而喘咳自止，该方充分体现了脾肺互资的配伍原则，为后世培土生金等“虚则补其母”法的形成提供了理论依据。

《金匮要略方论》中“见肝之病，知肝传脾，当先实脾”是根据疾病发展趋势而提出的“不虚而补”治法的理论阐发。肝病有向脾传变趋势，故应在脾尚未虚之时预先“实”之，所谓“实”，就是“补”之意，以此达到已病防变的目的，即叶天士“先安未受邪之地”之义。

元代朱丹溪创“阳常有余，阴常不足”之学说，对温病学派影响深远。吴鞠通在补法方面有很多新的创见。认为温热之邪最易伤阴、灼津，故多用增液、生津、濡润、养阴的药味以治其虚。他创立的治疗下焦真阴耗损的复脉辈正是在“精不足者，补之以味”大法的指导下研制的。真阴亏耗证用加减复脉汤；若兼见汗自出、心无所主用救逆汤；若兼见大便溏泄用一甲复脉汤。亡阴脱液可分别根据邪气多少用二甲复脉汤、三甲复脉汤和大定风珠。复脉辈的这六个方剂，是由滋补至填补的加味过程，是治疗真阴耗损以至亡阴脱液的代表方剂，方中的牡蛎、龟甲、鳖甲、生地黄、鸡子黄、阿胶等药物是“精不足者，补之以味”的具体范例。

2.“形不足者，温之以气；精不足者，补之以味”应用于内分泌代谢疾病的临床体会

“阳虚致消”受《黄帝内经》重视阳气理论及张仲景肾气丸治消渴、瓜蒌瞿麦丸治下寒上燥的启迪，结合临床实践提出“阳虚致消”说，在消渴病并发症阶段以“形不足者，温之以气”为治疗大法。如以黄芪桂枝五物汤、当归四逆汤及吴茱萸汤加味治疗阳虚血瘀型糖尿病周围神经病变，疗效明显优于西医营养神经及止痛疗法和单纯活血化瘀法。糖尿病肾病中后期以脾肾两虚，形成微小癥积，或阳虚水泛，浊毒内蕴为主要病机，用参芪地黄汤、真武汤、五苓散、桂枝茯苓丸等加味“温之以气”为主，

佐以活血消癥利水，可有效降低蛋白尿排出，改善患者浮肿症状，降低血肌酐值，明显延缓肾功能受损进展。

“脾虚致劳”甲状腺功能减退症（后简称甲减）属中医“虚劳”范畴。在《内经》“脾为之使，胃为之市”及“气食少火”理论及李东垣“内伤脾胃，百病由生”说影响下，我发现该病与脾胃内伤，元气亏虚，“少火”不能“生气”密切相关，提出甲减中早期的“脾虚致减”“脾虚致劳”发病说。补中益气法能明显恢复甲减机体甲状腺功能，减少甲状腺激素替代剂量，方中红参、炒白术、当归均为“温之以气”的代表药。我们的实验研究结果表明补中益气法可明显提高甲减鼠血清甲状腺激素水平，恢复心肌形态，明显降低血清肌酸激酶及肌酸激酶MB值，明显提高病鼠心肌甲状腺激素受体$TR\alpha_1$及心肌肌球蛋白重链α和β的基因表达，抑制心肌细胞凋亡。

“阴虚致亢”我们对甲状腺功能亢进症（后简称甲亢）人群体质学和证候学调查发现该病的发生与阴虚体质相关，心肝阴虚是主要证候。“阴常不足，相火偏旺”是其基本病机。故我们治疗甲亢始终以“补之以味”，滋补阴精为主，以百合地黄汤、天王补心丹化裁，并仿叶天士补奇脉法加龟甲、鳖甲、阿胶等血肉有情之品填补肝肾阴精。“鱼者使人热中，盐者胜血”（《素问·异法方异论》），故甲亢病人应禁食海产品，而辅以五畜、五果、五谷等食补阴精。据甲亢冬轻夏重特点，在冬季三九天“补之以味”，取“秋冬养阴”之理，能提高疗效，降低甲亢复发率。

3. 补法禁忌

（1）不当补而补：“大实有羸状”时绝不可用补法。新诊断消渴病人虽可见肢体乏力、精神萎靡等似虚证的表现，但病人往往形体肥胖、舌质红、苔黄腻、脉滑数有力，实为湿热壅盛，应清利湿热、健脾燥湿，不应再益气养阴，助生湿热，加重病情。

（2）当补而不补：“至虚有盛候”时当补不补，或误用泻法就会误人不浅。消渴病人常有便秘久用攻下而不愈的现象，且常伴腹部胀满，叩之如鼓等似实证，以厚朴生姜半夏甘草人参汤及新加黄龙汤加味“塞因塞用”，能取得良好疗效。

（3）损伤脾胃：补药是通过脾胃运化而起作用的，如果不注意调理脾胃，补药不能很好地吸收运化，则难以达到补虚之效，且补而不行亦易“闭门留寇”。《金匮要略方论》肾气丸中的茯苓，薯蓣丸中的神曲、大枣等都注意到长期施补法应调理脾胃。消渴属于终身病，需长期治疗，气阴两虚及湿热困脾是常见证型。前者益气养阴的同时要用砂仁、白蔻仁等健运脾胃；后者清热利湿的同时，少佐良姜、桂枝等以防久用寒凉伤及脾胃。

4. 补与攻的辩证统一

祛邪可补　前文提到“少阴三急下证”以及“缓中补虚”治疗干血劳都是祛邪以扶正的典范。亚急性甲状腺炎早期，病人虽有食少纳呆、倦怠乏力、心悸等虚证，但更有发热、颈痛、舌边尖红、苔黄、脉滑数等实热证，此时可用清热解毒法以银翘散化裁，而不必同时益气扶正，热退痛止后，虚证自然消失。

补可祛邪 《素问·刺法论》："正气存内，邪不可干。"《素问·评热论》："邪之所凑，其气必虚。"《灵枢·百病始生》："风雨寒热，不得虚，邪不能独伤人。""两虚相得，乃客其形，两实相逢，众人肉坚。"《内经》正气虚弱发病观对正确处理好正虚邪实的主次关系有很大的指导意义。《金匮要略方论》用防己黄芪汤治疗风湿在表的表虚证，桂枝附子汤及白术附子汤治疗风湿在表的表阳虚证，甘草附子汤治疗风湿在表的表里阳气虚证。针对胸痹"阳微阴弦"，用薤白剂温通胸阳以助祛寒痰痹阻。虚寒腹满"当与温药"，可予大建中汤、附子粳米汤。饮为阴邪，非半夏、生姜、桂枝等温药无以化之，故"病痰饮者，当以温药和之"。

三、结语

"形不足者，温之以气；精不足者，补之以味"是治疗虚证的总纲。补法不仅要分阴阳的不足，而且要分气血及五脏虚损的不同而施以相应的补药。补法有直接补法、虚则补其母法、不虚而补及祛邪即补等方法。在补法应用中要注意阴阳、气血之间的互根互用及相互转化，五脏之间的相生关系，重点调补脾肾，避免当补而不补、不当补而补等乱用补法的现象，处理好虚实主次关系，辨证准确，勿犯"虚虚实实"之戒，才能使补法用之得当。

补法是治疗甲减、肾上腺皮质功能低下、垂体前叶功能低下等内分泌腺体功能减退的重要方法，中医在这方面已经积累了丰富的经验，有很好的疗效，但缺乏符合循证医学的疗效评价、补法的古代文献研究、补法的名老中医经验整理、经典补益方剂治疗内分泌代谢疾病虚证的疗效机制研究、补药的量效和配伍关系研究、补法与四时养生的关系研究，应尽快加强这些方面的投入，规范补法在病人及亚健康人群中的使用，使其发挥应有的重要作用。

参考文献

[1] 王洪图. 内经[M]. 北京：人民卫生出版社，2000.
[2] 郝万山. 郝万山伤寒论讲稿[M]. 北京：人民卫生出版社，2008.
[3] 王庆其. 内经临证发微[M]. 上海：上海科学技术出版社，2007.
[4] 何任. 金匮要略临证发微[M]. 北京：科学技术出版社，2008.
[5] 刘景源. 刘景源温病学讲稿[M]. 北京：人民卫生出版社，2008.
[6] 黄文东. 实用中医内科学[M]. 上海：上海科学技术出版社，1984.
[7] 鲁耘墨，高天舒. 高天舒教授论治阳虚痰瘀型糖尿病周围神经病变经验[J]. 辽宁中医药大学学报，2010，12（4）：142-143.
[8] 温结，高天舒. 高天舒分期论治消渴并水肿经验[J]. 辽宁中医药大学学报，

2008，10（7）：62.

［9］王英娜，高天舒．从脾虚痰瘀论治桥本甲状腺炎30例疗效观察［J］．新中医，2008，20（12）：52.

［10］李静，高天舒．高天舒教授治疗原发性甲状腺功能减退症经验总结［J］．新中医，2007，39（11）：8.

［11］王英娜，牛亚欧，李贺，等．原发性甲状腺功能减退症的以方测证研究［J］．辽宁中医杂志，2009，36（4）：635.

［12］高天舒，尹慧丝．补中益气法对甲状腺功能减退大鼠心肌肌球蛋白重链α和βmRNA表达的影响［C］．第4届全国中西医结合内分泌代谢病学术大会论文集，2011.

［13］高天舒，韩晓晴．补中益气法对甲状腺功能减退大鼠心肌细胞凋亡及Fas/FasL和Caspase-3蛋白表达的影响［C］．第4届全国中西医结合内分泌代谢病学术大会论文集，2011.

［14］高天舒，梅兰．补中益气法对甲状腺功能减退大鼠心肌Tα1mRNA表达的影响［C］．第4届全国中西医结合内分泌代谢病学术大会论文集，2011.

［15］陈广滔，高天舒．高天舒教授治疗甲状腺功能亢进症经验［J］．吉林中医药，2008：28（4）：247.

王书臣评按

"形不足者，温之以气；精不足者，补之以味"是《内经》针对虚损的治则。疾病证候虽繁复，实则不外虚实两端。"形不足"代表阳与气的虚衰，"精不足"则代表阴和血的亏耗。在临床上根据神不足的两类不同表现进行判定。临证治法虽千万，然不外调和阴阳。而何谓"气"，何谓"味"？张景岳认为："此正言彰之之法，在于药食之气味也……形不足者，阳之衰也，非气不足以达表而温之，精不足者，阴之衰也，非味不足以实中而补之。阳性暖，故曰温，阴性静，故曰补。"也就是说，对于阳、气不足者，当以补阳、益气之品温之；对精血亏耗者，应用滋阴、养血之品补之，两者皆"衰而彰之"之义。当然，阴阳互根，气血同源；不可一味偏执于气与味的区别，还应存在整体辨证治疗观。对病有虚实夹杂或阴阳并见者，"温之以气"与"补之以味"均可补泻并用或气味兼施；临床需辨证明确，抓住本质，知常达变，恰当应用，方可收效。

江柏华医生的策论从"精气神"学说入手，论述"精血津液"等物质基础与"气"的能量基础之间的相互转化，以及二者是共同维持人体"有神"状态的根本；指出精气神三位一体，神之不足是精不足与气不足的外在表现，神不足的本质就是正气不足，即为气血阴阳虚损。而指出"精不足"与"形不足"是虚损的两方面，并借此引申至临床，论述"精不足"与"形不足"分别是物质和能量基础发生异常导致，进而结合自身经验及经典名方的分析，指出虚损病的病机以及临床治疗方法。另辟蹊径，角度独特。

高天舒医生的策论则侧重围绕主题论点分析虚证的病机和治法，提出虚证的治疗不仅分阴阳，还要分气血，并且提出五脏的虚证治疗应各有侧重。在下篇中，高医生引经据典地论述了经典中的补法应用，分别紧紧围绕"温之以气""补之以味"的论点，除补虚之法外，亦列举出"急下存阴""缓中祛瘀""不虚而补"等"不典型"补法的范例。并结合自身专业，选取典型病种的病机和治法，分别论述；更提出"补法"的禁忌和"攻补互根互用相互转化"的论点。本文的侧重点为"补法"，也在主论点的基础上展开论述，如能更细化论述五脏虚的形、精不足的表现，及补形和补精的不同侧重，则锦上添花。以上仅供参考。

论《伤寒论》的保胃气思想及其临床意义

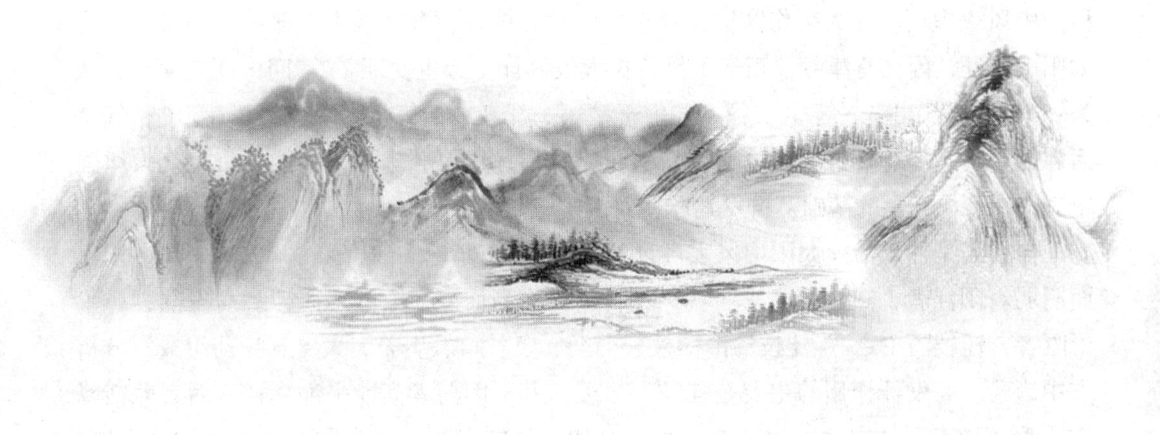

冯学功（北京市中西医结合医院）

保胃气即保护、补益胃气，以使气血津液生化之源充足，后天之本强盛。《素问·平人气象论》曰："平人之常气禀于胃，胃者，平人之常气也，人无胃气曰逆，逆者死。"《临证指南医案·不食》按语中说："有胃气则生，无胃气则死，此百病之大纲也。"均道出了胃气在人体生命活动中的重要性。胃气如此重要，临证时应时时加以顾护，方可留得生机，抗邪有力，促病向愈。关于这一点，医圣张仲景可谓是保胃气的典范，因在其著作《伤寒论》中体现保胃气思想的遣方用药随处可见。《伤寒论》以六经分证，三阴证正气不足明显，保胃气自不待言。三阳篇自太阳开始，仲景即充分注重了保胃气法的运用，在少阳篇及阳明篇中，这一思想也体现地淋漓尽致。下面就仲景在《伤寒论》三阳篇中保胃气相关内容，结合笔者个人浅见加以探讨，希冀引起同道对保胃气思想的重视。

一、虽汗出表仍不解，保胃气生津达邪

《伤寒论》中，太阳表证分2种类型，即太阳伤寒与太阳中风证。《伤寒论》第2条："太阳病，发热，汗出，恶风，脉缓者，名为中风。"第3条："太阳病，或已发热，或未发热，必恶寒，体痛，呕逆，脉阴阳俱紧者，名为伤寒。"即指此而言。既然邪气在表，必然正邪交争，正气欲通过出汗的方式祛邪于外。但机体这种汗出排邪的能力有限，如表气郁滞显著，汗不得出，则为太阳伤寒证。虽能汗出，但汗出质与量均达不到散邪于外的程度，徒伤津液而已，这就是太阳中风证。因有津液损伤，太阳中风又称为中风表虚证。对太阳伤寒证，径直用麻黄、桂枝相合，强力发汗祛邪即可。但对太阳中风证，因已有津亏，正气不足，再大发其汗，必生变证。《素问·评热病论》认为："人所以汗出者，皆生于谷，谷生于精……汗者，精气也。"是说谷气变成精气之后才能为汗，要想汗源充足，必须胃气正常。治疗中风表虚证，如能振奋胃气，增强精气，在汗源充足的基础上再发其汗，就能解除病邪。

桂枝汤是仲景治疗太阳中风表虚证的主方。《伤寒论》12条云："太阳中风，阳浮而阴弱。阳浮者，热自发，阴弱者，汗自出。啬啬而寒，淅淅恶风，翕翕发热，鼻鸣干呕者，桂枝汤主之。"桂枝汤由桂枝、芍药、炙甘草、生姜、大枣五味药组成。分析方中诸药，有发汗作用的主要是桂枝、生姜二药。因前者尚能平冲降逆，后者兼能降逆止呕，均有下达之性，故桂枝、生姜合用，虽能发汗，但升散发汗作用则逊于麻、

桂相合。虽看似解表力弱，但对太阳中风表虚证，却是恰当的。桂枝汤证因汗出伤津，已是“阳浮而阴弱”，再大发汗，则犯虚虚之戒。桂枝辛甘，生姜味辛开胃，《论语》载孔子言“不撤姜食”，食不离姜，这二味药都有健胃开胃的作用。同时配合甘草、大枣纯甘之品，甘入脾，能补脾健胃。故桂枝、生姜味辛之品，再配合甘草、大枣，则起到补益胃气的作用。芍药防发散太过进一步伤正。五药配伍，既能发汗解表，更能保胃健胃，安中养液。用于桂枝汤证，由于精气不足，虽汗出而邪不去者，可起到亢进卫气，增强精气、发汗解肌之用。

还有一点需要提及，服桂枝汤后“需啜热稀粥一升余，以助药力”，其量比服桂枝汤仅一升还要大一些。为何如此？此处正是《内经》中汗生于谷思想的进一步运用，药用辛甘性温之品鼓舞胃气，再啜粥补充化源，如此则精气充足，正气强盛，再一有汗，表邪即解。仅此药后啜粥调摄一点，即可窥见仲景临证时对胃气是何等重视！

二、治表证汗下失法，保胃气以救坏病

坏病在《伤寒论》中是指因治疗失当，正气受损，邪气深入，病情加重恶化的情况。第 61 条载：“下之后，复发汗，昼日烦躁不得眠，夜而安静，不呕，不渴，无表证，脉沉微，身无大热者，干姜附子汤主之。”是指患者本为表证，治疗当用汗法，却误用下法，致使正气受损。此时如表证未解，应属表虚证，治疗当以桂枝汤扶正解表，此为定法。医者不识此理，却又按表实治法峻发其汗，一误再误，致正气大伤，抗邪无力，邪气深入三阴，临床表现为不呕、不渴、无表证，毫无三阳证形。出现昼日烦躁不得眠，夜而安静之阳虚烦躁，且脉沉微，身无大热。此时即为表证因汗出失法，精气大衰，形成坏病。阳虚烦躁，为正不胜邪、精气欲脱、病情危笃之候。病至太阴，阳气欲脱，人无胃气则死，故急以干姜附子汤温中回阳救逆。干姜附子汤由干姜、附子二味药组成。一般而言，附子温下，干姜温中，“附子无干姜不热”，二者为急救回阳时的常用配伍，可以说是回阳黄金搭档。附子温肾阳，干姜温中阳，中焦之气也即胃气为后天之本，没有胃气的支撑，不可能达到回阳的目的。所以此处仲景以干姜附子汤保胃气、回阳气，二药煎后顿服，量大力猛，如应用及时，则可使坏病得治，逆证得救。干姜附子汤证体现出保胃气在救逆回阳中的重要性。

三、气血虚邪入少阳，保胃气扶正祛邪

少阳为枢，位居半表半里。外邪侵袭后，正气聚集于表，与邪气交争于皮肤骨肉，则出现太阳病。如正气不足，抗邪无力，邪气深入，则可出现少阳病。《伤寒论》97 条云：“血弱气尽，腠理开，邪气因入，与正气相搏，结于胁下。正邪分争，往来寒热，休作有时，嘿嘿不欲饮食。脏腑相连，其痛必下，邪高痛下，故使呕也，小柴胡汤主

之。”“血弱气尽，腠理开，邪气因入，与正气相搏，结于胁下”，清晰地阐明了少阳病的发生机制。

邪气因虚而入发生少阳病，在少阳病临床表现中也可以得到佐证。《伤寒论》37条：“太阳病，十日已去，脉浮细而嗜卧者，外已解也；设胸满胁痛者，与小柴胡汤；脉但浮者，与麻黄汤。”此处言本太阳病，但外已解，出现嗜卧，提示病已至少阳，就是说少阳病可以出现嗜卧。《伤寒论》中除第37条外，第231条中也有少阳嗜卧的记载。虽少阳病出现嗜卧较为怪异，但考虑到少阳病存在“血弱气尽”的成因，临证出现嗜卧也就不足为奇。临床大量的患者病由太阳至少阳时，出现疲惫乏力，神情默默，不欲饮食，进一步发展就表现为嗜卧。

脉诊是仲景诊病的重要内容。弦脉可以见于少阳病，但并不特指少阳，因寒、痛等均可出现此脉。那么较有特征性的少阳脉是什么？《伤寒论》265条：“伤寒，脉弦细，头痛发热者，属少阳。”这里提出弦细是少阳病具有特征性的主脉，比气机不利的脉弦，更多了一个细，体现了少阳病“血弱气尽”因素存在。

少阳病主方小柴胡汤由柴胡、黄芩、人参、半夏、炙甘草、生姜、大枣组成。其中人参、甘草、大枣，有补中健胃之效。小柴胡汤既能解热除烦，更能健胃止呕。邪在半表半里，正气不足以祛邪，主要由于胃气不振，气血不足。此时以参、草、枣特别是人参补中益胃，正气充足，柴胡、黄芩则可发挥祛邪之力。所以清代名医徐灵胎说“小柴胡汤之妙在人参”，如此评价体现出其确是识得小柴胡汤配伍精妙之人。

四、阳明热治以寒凉，保胃气顾护化源

阳明病为里阳证，邪热充斥胃肠，正气尚足，正邪交争激烈。阳明病有经证、腑证之分。在腑因有宿食、燥屎与邪热相结，祛邪救津之要在于寒凉急下以清热救津。如为阳明经证，则为无形邪热炽盛胃肠，治疗当以寒凉清热，主方为白虎汤。白虎汤由生石膏、知母、粳米、炙甘草组成。石膏、知母药性寒凉，且石膏用量一斤，虽清热力强，但有寒凉伤胃之弊，故必须辅以护胃之法，佐以粳米、甘草益胃。粳米黏滑，煮熟即成米汤，甘草甘缓，二者相伍，可在大剂量石膏、知母清热的同时，使胃气不伤。

白虎加人参汤也是仲景护胃生津的范例。《伤寒论》168条：“伤寒若吐若下后，七八日不解，热结在里，表里俱热，时时恶风，大渴，舌上干燥而烦，欲饮水数升者，白虎加人参汤主之。”此处谓里热太盛，津液大伤，以至饮水自救。津液化生于胃，胃虚不能将水谷化生精气，则津液难复。故在白虎汤证的基础上，如出现口渴显著，则以白虎汤加人参，鼓舞胃气以生津。

五、法仲景正本清源，保胃气医之大道

通过上述仲景治疗三阳病时保胃气以达邪的方法，我们可以清楚地看到保胃气在疾病治疗中的重要性。反观当今临床，远离仲景保胃气旨意者比比皆是。一看到口干、舌红少苔者，就断为阴虚津亏，动辄处以生地黄、玄参、麦冬、石斛等以养阴生津，丝毫不考虑胃气是否不足；治疗肿瘤时，只知将清热解毒、化痰祛瘀类药物堆砌使用，极尽攻伐之能事，根本不考虑胃气能否受纳，寒凉过度是否有损伤胃气之虞。养阴之品并不能直接化生津液，必须靠胃气运化才能发挥作用。如能效法仲景，对胃气不足者有阴虚津亏之象时，应从救阴之根本着手，保胃气，益化源，胃气强健，则可受纳水谷，化生精气，生发阴津，津液自可恢复。如看到阴亏之象，只知滋阴而不知鼓舞振奋阴津生化之本，轻则延误病情，重则阴柔滋腻碍胃，严重者损伤胃气，生化无源，危及生命。中医治疗肿瘤的优势在于保护扶持正气，提高抗瘤能力。如患者胃气已虚或苦寒攻伐太过损伤胃气，水谷不进，失于生化，根本已失，谈何疗效？近治一胃癌高龄女性，口渴多饮，胃脘痞闷，饮食少进，夜尿较多，神疲乏力，卧床不起，转侧不能。口渴、脘痞、小便不利，考虑有五苓散证，水饮内停，胃气失于运化，遂处五苓散原方治疗 5 天，口渴略减，余证未变。又思其胃气不足，寒热错杂于中焦，以辛开苦降法，处以半夏泻心汤，药后 2 剂，即胃口大开，痞闷大减，7 剂后进食较前倍增。但仍口干，夜尿较多，足偏凉。辨为上热下寒，胃气失运之柴胡桂枝干姜汤证，服药 7 剂，口渴大减，续服 1 周，诸证基本消失。再以外台茯苓饮益胃气、化痰饮治疗至今，口中和，饮食正常，能拄杖步行 5 米。治疗月余，未用一味时下治疗肿瘤的常用药，却能获此良效，全赖化痰湿、调升降、保胃气之功。

综上所述，胃气强健是正气充足的基础。保胃气以扶正，在治疗一般疾病时应如此，在调理慢性病时更应如此，在救治危重病时尤应如此。保胃气之理虽看似简单，但却为医之大道，临证如能紧抓不放，合理运用，则可左右逢源，进退自如，渐臻“中工”境界。

参考文献

[1] 鲍艳举，花保金，侯炜．胡希恕伤寒论讲座［M］．北京：学苑出版社，2008.

王云川（保山市中医医院）

一、胃气概说

胃气为维持人体生命活动的重要物质，中医认为脾胃同居中焦，所谓言脾必言胃，故脾胃多合称、并治。脾主升，胃主降，一湿一燥，相反相成，为人体气机升降的枢纽。胃气观点亦即脾胃学说。脾胃学说在中医脏腑学说中占有重要的地位。“脾属土，土者生万物”。脾胃居中，“中焦如沤”，以灌四旁，脾胃共同完成受纳腐熟水谷，传输精微的功能，以供养全身营养，故脾胃为后天之本、气血生化之源。脾胃又是元气之本，这是人体发病与否的根本问题。脾胃之气，对人体十分重要，五脏皆禀胃气以行生化之机，胃气不足，则胃不能纳，脾不能运，继则气血生化无源，“脾病则五脏不安”，脏腑皆衰，正气不足，易感邪而生病。胃气强，受纳腐熟水谷之力旺盛，则正气强盛，人体抗病祛邪；若胃气弱，则受纳腐熟水谷之力不足，则正气衰减，人体抗病能力降低而病情加重。

胃气理论，源自《内经》，如《素问·五脏别论》曰：“胃者，水谷之海，六腑之大源也。五味入口，藏于胃，以养五脏之气……是以五脏六腑之气皆出于胃。”《素问·平人气象论》云：“平人之常气禀于胃，胃者平人之常气也。人无胃气曰逆，逆者死。”又云：“人以水谷为本，故人绝水谷则死，脉无胃气亦死。”以上的经典论述说明“人以胃气为本”，可见《内经》时代，就提出了脾胃为后天之本、气血生化之源，对脾胃的生理病理均有了较详尽的论述。《中藏经·论胃虚实寒热生死顺逆脉证治法》亦说：“胃者，人之根本也，胃气壮，则五脏六腑皆壮。”说明“胃气”的充沛是维护机体正常生理功能乃至生命活动的基础。

《内经》《中藏经》强调保胃气的重要性，强调“人以胃气为本”“有胃气则生，无胃气则死”。

二、《伤寒论》在论治“六经病”中强调保胃气思想的意义

将“保胃气”观点运用于临床各方面，当首推张仲景的《伤寒论》，试从以下几个方面论述《伤寒论》的保胃气思想及其临床意义。

（一）扶正保胃方面

1.《伤寒论》有两篇以论脾胃病为主

阳明病主论“胃家实”，强调胃津伤。太阴病主论“脾家虚”，重视脾阳虚。

2. 善用姜、枣、草，重保胃气、扶正气

《伤寒论》其所载112方，用甘草者71方，用大枣者40方，姜、枣、同用者37方，姜、枣、草同用者31方，姜、枣、参、草同用者7方。其中枣、草用之最多。枣、草具有益气补中、固护胃气之用，仲景虚实表里寒热皆喜用之。或甘缓补中、扶正祛邪，或健脾益胃、调和药性，其目的皆在调养胃气。保胃气，扶正气，利用正气的强盛协助药力以祛邪，恢复正常的生理状态，以平为期。仲景重视固护脾胃的思想可见一斑。

3. 六经病变各个阶段的治疗中，均将保胃气放在重要地位

如《伤寒论》第一方桂枝汤，为仲景治疗中风表虚证而设，同时仲景亦用其治疗营卫不和之“病人常自汗出”、妇人产后中风、妊娠恶阻等。方以桂枝配芍药，调和营卫，助阳化气，用以辅助正气，发表解肌，可祛邪外出，甘草补中气、益脾胃；大枣甘温补益，生姜温胃助阳，化气行水。生姜、大枣、甘草共同构成护胃气之经典配伍。由桂枝汤加减化裁的桂枝加厚朴杏子汤、桂枝加桂汤、桂枝新加汤、桂枝加附子汤、苓桂术甘汤等无一不体现益中焦、保胃气之主旨。尤其是小建中汤成为后世保胃气、益中焦、补虚劳之千古名方。如少阳篇以柴胡诸汤治疗肝胆时兼顾脾胃；少阴病心肾阳虚，以四逆汤类方回阳救逆时用甘草调和诸药，固护胃气；厥阴病是寒热错杂，厥热盛复的危重阶段，强调以胃气的存亡来判断疾病的预后。正如论中所说“无犯胃气及上二焦，必自愈”。

（二）祛邪护胃，邪去正安

中焦热盛的阳明病，为脾胃大小肠病变，病位主要在胃。仲景意在速祛病邪，使胃气少受戕害。如白虎汤甘寒直折，邪热顿挫；对于阳明腑实之痞、满、燥、实、坚之邪热燥结中焦，正盛邪实之证，依其病势之轻重，依次投以小承气汤、大承气汤、调胃承气汤等。承气，乃顺承胃气之意，胃气以寒降为顺，故予通里攻下之法，燥热内结最易损耗胃气，伤及胃阴，必急下之。阳明三急下证和少阴三急下证即是此意。如《儒门事亲》言：“少阴三急下，为存津液，保胃气之上策。”保胃津方能保胃气，胃津不在，胃气何附？

（三）六经病后的饮食护理调养，注重保胃气

1. 重服药护胃之法

如桂枝汤后除有“服已须臾，啜热粥”外，所列注意事项禁忌，也是固护胃气。又如，在栀子豉汤类方后，指出“得吐后，止后服”，强调不可过吐损伤胃气。第 83 条：“凡用栀子汤，病人旧微溏者，不可服之。”第 157 条十枣汤方后注：“先煮大枣肥者十枚，内药末，温服之，得快利者，糜粥自养。”借谷气以补养使邪去而正不伤。再如服瓜蒂散“不吐者，少少加，得吐后乃止”；大陷胸汤后“得快利，止后服”；小承气汤后“若更衣者，勿服之”；大承气汤后“得下，余勿服”。都是强调实证攻邪中病即止，不可诛伐太过徒伤正气。服五苓散、四逆散要“白饮和服”等，白饮为米汤，有内充谷气之功；煎药液体的选用如“清浆水”“潦水”“甘澜水”等无一不在调中宣气、通关开胃、滋补汗源、和土培中。都是从胃气出发或为了滋养胃气。

2.《伤寒论》所列禁忌诸条，体现保胃气思想

如太阳病宜汗，但“淋家”“疮家”“衄家”等均不可发汗；阳明病宜下宜清，但“心下硬满者”“面合色赤”等则不可攻之；少阳病宜和解，“不可吐下”，“不可发汗”；少阴寒化证宜扶阳抑阴，热化证宜育阴清热，但“不可发汗”“不可下之”；厥阴热证禁汗等。都体现保胃气思想。

3. 病后护养调胃气

仲景首先强调节制饮食，不可过食，防其反伤胃气恋邪不除或食复。如“病人脉已解，而日暮微烦，以病新差，人强与谷，脾胃气尚弱，不能消谷，故气微烦，损谷则愈”。

其次是《伤寒论》中专篇讨论瘥后劳复的问题，7 条中有 5 条均为调理脾胃之法，如理中丸治中阳不振，胃中虚寒；以竹叶石膏汤清热生津，益复胃气治虚羸少气，气逆呕吐等。且方小药轻，又嘱多次分服，唯恐重伤胃气，对于轻微的余邪，尽量勿服药，以免伤害初复的胃气，主张食养尽之，体现祛邪攻伐不损胃气，扶正保胃不碍祛邪的治疗原则。

综上所述，《伤寒论》中六经病预防、治疗、调护始终贯穿着保胃气的思想。《伤寒论》之旨：保胃气，存津液，护理调养，保护胃气。

三、先贤对保胃气思想的传承与创新

张元素说“胃气壮，则五脏六腑皆壮”，把保护脾胃之气作为重要的治疗原则之一。金元四大家之一李东垣在继承张仲景“保胃气”学术思想的基础上，完善了保胃

气思想，独重脾胃，被后世称为“补土派”的鼻祖，而成为一代宗师。他认为“人以胃气为本”“脾胃为元气之本”，强调“真气又名元气，乃先身生之精气也，非胃气不能滋之”，脾胃功能正常，元气就充沛，脏腑组织功能健旺，人体就健康。脾胃为人体精气升降的枢纽，病理上，“内伤脾胃，百病由生”，治疗强调“升阳益气”“甘温除热”等法。

张景岳在《景岳全书》中认为：“凡治病者，必须常固护胃气。胃气无损，诸可无虑。”调理脾胃，医家之王道也。李中梓在《医宗必读》中说：“胃气一败，百药难施。”创脾为后天之本说，叶天士在长期实践的过程中，在《临证指南医案》中说：“有胃气则生，无胃气则死，此百病之大纲也。”创立了“养胃阴说”。吴鞠通《温病条辨·中焦篇》中五承气汤的合理使用，将其顺承胃气的理论运用到了极致。如五加减正气散、三仁汤等亦为调和脾胃，祛湿化浊，理气和胃的经典方剂。以“留得一分津液，便有一分生机”贯穿治疗温病的始终，亦即保胃气存津液也。薛生白提出治虚劳尤重脾胃。张锡纯在其名著《医学衷中参西录》中提到治疗脾胃病注重升降，使之升降相因。补益脾胃主张补中寓通，以求补不滞；阴阳平补，刚柔相济，使之脏腑相助。善用药膳，如怀山药药膳，便于服食，又利药效发挥。

近代名医蒲辅周强调：“治病须考虑胃气，凡攻伐之药，病重则病受，病轻而胃受之而伤矣，是谓诛伐无过，须扶脾胃正气待其自化，此即开郁正元之由也。”国医大师周仲瑛凡遇疑难杂症久治不愈，在遍试各种治法均难以取效的情况下，便着重从调理脾胃入手，提出“久病治胃”的观点。这就是“久病不愈从胃治，上下交损治其中”。

先贤名家，全然明了仲景保胃气之法理，发微探究，临证实践，成为一代宗师者，难以全数。

四、临证实践《伤寒论》保胃气思想

晚辈治学，素嗜经典，尤崇仲景、东垣之学，“进与病谋，退与心谋”。历经了百折困顿，方对《伤寒论》保胃气思想略有所悟。认识到临床中重视脾胃并不等于补益脾胃，治病祛邪，“无犯胃气”，立法处方“无损脾胃”，护理调养要保护胃气，此乃促使疾病痊愈的关键。治疗脾胃疾病仍要遵循热者清之，寒者温之，实者泻之，虚者补之、湿者燥之的原则，具体常用的方法有调和阴阳、寒热相济、运脾建中、和胃消导、补中升举。在补虚方面，善用六君子汤、香砂六君子汤，五味异功散温中补虚；补中益气汤、《景岳全书》举元汤补中升举；理中汤、建中汤类方剂健脾温中。在调理脾胃气机升降方面，善用半夏泻心汤类方剂。治湿方法有五：苦温燥湿用平胃散、《内外伤辨惑论》厚朴温中汤；芳香化湿用《局方》藿香正气散，《医方考》六和汤；辛苦通降用《伤寒论》半夏泻心汤，《丹溪心法》左金丸；淡渗利湿用《明医指掌》四苓汤；温阳化湿法如《伤寒论》五苓散、苓桂术甘汤。温中散寒用吴茱萸汤、《金匮要略》大建中汤。对胃肠实热，多用承气辈通腑泄热。临症时必须四诊合参，察胃气之强弱，胃气尚盛药力可彰，胃气有衰则强胃为先。有胃须防药性所伤，少胃则必以药味建扶。胃气为病所害，当治疗之，如为药所伤，医之过也。具体体会如下：

（一）小儿上呼吸道感染性疾病注意脾胃的调理

《金匮要略》提出了“四季脾旺，不受邪”。小儿“脾常不足”，正气不足，时时易感。笔者在治疗儿科常见病上呼吸道感染时，针对“脾常不足”的特点，治未病，重在脾胃。其治法为预防疾病，重在补脾，方选参苓白术散，四君子汤，异功散；防疾病传变，重在运脾，常用方为平胃散、藿朴夏苓汤等；防疾病复发，重在醒脾，常用药为藿香、佩兰、白豆蔻、砂仁等。笔者在临床中，小儿无论何疾何病，只要有饮食欠佳这一条表现，必以先解决脾胃问题为要，先使其胃气来复，再辨证论治，其效未有不如鼓应桴。

（二）老年病多从中土脾胃考虑

老年病的治疗，应随时固护脾胃的功能。故在生活上要做好饮食习惯的调节，在临床上必须辨证论治，还需注意用法、用量及使用的时效，一般以平补、缓补为宜，切忌峻补、大补、尤忌蛮补、呆补，谨慎用药，在临床治疗老年病时，笔者每以白术为首选，且剂量偏大。白术补不滋腻，强中助运，能通溺、止泻，亦能助运、通便，无论从年长者之生理状况，还是从其病理特点讲，具补脾气而升清、运滞塞而降浊双向效应的白术是非常适宜的。然具体使用又依辨证之异而各有配伍：脾虚甚者，加人参、炙甘草；脾津胃液有损者，加山药、玉竹；饮食有积而不化者，加谷、麦芽、大腹皮；气郁者加陈皮、香附；痰饮甚者配三子养亲汤；呕逆泛恶者加半夏、陈皮、竹茹、枇杷叶；大便不行，便闭、便结者，生用至50~60g。且针对使用的对象不同而有差异，更对其炮制也有不同的要求（生用、炒用、土炒用、炒焦用），炮制不同，作用有别，使用对象也是不同的。

（三）保胃气思想在急症中的运用

笔者长期在基层急诊科工作，对某些危急重症，根据邪留何处，因势利导给邪以出路，正确处理好扶正与祛邪的关系，攻邪扶胃，“中病即止，无使过之”，往往取得较好的疗效。如急性胰腺炎、急性阑尾炎、急性中毒等病症，本着“六腑以通为用”“以通为补”的原则，顺承胃气，选用承气汤类，祛邪即扶正；小儿肺炎喘嗽、狂证、中风属痰热腑实者，可酌情选用吴鞠通的五承气汤加减。对于由肠衰竭所致的脓毒症、多脏器功能障碍综合征采用化瘀扶正、通腑和胃的原则论治，取得较好的疗效。

（四）在官窍疾病治疗方面

《素问·玉机真脏论》言："脾不及则令人九窍不通。"笔者用益气聪明汤治疗中气不足所致的耳鸣耳聋、中风失忆症；补中益气汤加减治疗二便排泄异常方面的病变，如遗尿、尿失禁、大便秘结等，取得不错的疗效。

（五）癌症的治疗方面

在西医的放化疗祛邪的同时，针对化疗所致的呕吐、饮食不入、神疲乏力、精神委顿等胃气衰败，正不敌邪的表现，用大半夏汤扶正护胃，用小柴胡汤调畅气机、理血消癥治疗肿瘤，是治病与调人的统一。发挥中西医的协同增效作用，在改善患者生存质量的同时，带瘤生存。

（六）慢性肾功能衰竭治疗

慢性肾功能衰竭脾肾虚损是关键。针对慢关格脾肾亏损，浊毒内蕴的不同方面采用相应的治疗方法，如以湿热痰浊中阻以呕吐为主要表现的用黄连温胆汤加苏叶、藿香、草果；以升降失调脘痞腹胀为主要表现的用半夏泻心汤合中满分消丸；针对以脾胃阴阳两虚为主的，用当归芍药六君子汤加减；慢性肾功能衰竭治疗的全过程，注重通腑和胃，灵活运用大黄，达到祛邪安正的目的，通过各种方法以促进肾功能的恢复以及延缓肾病的进程，在带病的同时，更好地延年。

（七）消化性溃疡治疗

在治疗消化性溃疡时，根据"六腑不和则留为痈""中焦如衡"之理论，用甘温补养之黄芪建中汤、香砂六君子汤的同时加用消痈生肌之品，如蒲公英、连翘、白及、浙贝母、苦参，调节升降之砂仁、白豆蔻取得较好的临床疗效。

（八）慢性病、疑难杂症，扶正温阳壮胃气

胃气即阳气，胃腑无阳，如釜中无火，水谷无以化，气血何以生？由于抗生素、化学药品的滥用，疾病谱向慢性病转化，饮食生活习惯的改变、人口老龄化，三阴虚寒证日渐增多。诸如各种慢性脾胃病、骨质疏松症、老年病、各种方法治疗无效的疑难杂症，属于肝脾肾阳虚的均可用理中汤、四逆汤及吴茱萸汤加减温运三阴治疗而获佳效。

总之，《伤寒论》保胃气的思想来源于《内经》，是对《内经》《中藏经》精神的发扬光大和具体实践。《伤寒论》将《内经》确立的脾胃论创造性地运用于临床实践，保胃气思想在《伤寒论》中不是一种单纯的治法，而是一个重要的治疗法则，重视胃气的思想贯穿六经辨证的始终，反映在疾病诊断、传变、治疗、用药、服法、禁忌、预

后和康复各个方面，《伤寒论》之大旨，乃存胃气、保津液也。养胃气，扶正气，以祛病之邪气；和胃气，存津液，以攻热实之证；保胃气，注意病后的饮食调护，实乃促使疾病痊愈的一大关键。保胃气思想在《伤寒论》中得到完美体现和系统阐释，为后世脾胃学说的发展做出了巨大的贡献，至今仍有效地指导着临床各科疾病的诊治和预防，对于养生保健、治未病以及疑难杂症的攻克、新病种的研究治疗都具有重要的现实意义。临床治病以保胃气为要，可谓医圣之旨、岐黄之道，昭示后人，无论何疾，当保胃气，用之得法，事半功倍。

王振涛（河南省中医院）

仲景著《伤寒论》，分六经辨治，系统地阐述了多种外感疾病及杂病的辨证论治，理法方药俱全，实现了中医理论和实践的高度结合。所载方药简而效验，后世称为“经方”。《伤寒论》全篇多处论及脾胃在疾病中的重要地位和作用，将“保胃气”思想贯穿于治疗、调护始终，对以后脾胃学说的发展起到重要作用。而今，将其“保胃气”思想运用于临床，仍大有裨益。

一、保胃气思想贯穿于《伤寒论》始终

脾胃为后天之本，如李东垣“人以胃气为本”之说，有胃气则生，无胃气则死。《素问·平人气象论》曰：“平人之常气禀于胃，胃者平人之常气也，人无胃气曰逆，逆者死。”“人以水谷为本，故人绝水谷则死，脉无胃气亦死。所谓无胃气者，但得真脏脉，不得胃气也。”胃气的功能就是对饮食的消化吸收能力，《素问·灵兰秘典论》说：“脾胃者，仓廪之官，五味出焉。”《素问·玉机真脏论》说：“五脏者，皆禀于胃气，五脏之本也。”它是水谷化为原精的动力，是五脏六腑、经脉之气的源泉，胃气盛则荣卫充足，营卫气满则经脉畅通，经气恒通则六腑健运、五脏精满、元气充盛。这样就能奇病不起，尽终其天年，反之则灾害穷生，因而其盛衰关系着疾病转归。

《伤寒论》多处有关于脾胃的论述。如论及胃气在化血中的作用：“谷入于胃，脉道乃行，而入于经，其血乃成。”以趺阳脉测脾胃之虚弱，“今趺阳脉浮而涩，故知脾气不足，胃气虚也”。辨“阳结”“阴结”除以脉象区分外，以能食与否、大便为重要依据，“其脉浮而数，能食，不大便者，此为实，名曰阳结也，期十六日当剧。其脉沉而迟，不能食，身体重，大便反硬，名曰阴结也”。以胃气强弱探知疾病的转归，“伤寒，始发热六日，厥反九日而利，凡厥利者，当不能食。今反能食者，恐为除中。食以索饼，不发热者，胃气尚在，必愈”，说明只要胃气存在，精血极亏的厥阴证也有治愈的希望。倘若出现胃气消亡的除中证，则人必死无疑。可见胃气的存与亡、多与少，决定着疾病的转归。

正因胃气在人体有着重要地位，《伤寒论》也列举了治疗不当可损伤胃气，甚至导致疾病逆转，告诫临床中不可误治。常见导致胃气损伤的因素为误汗、误吐、误下所致。误汗、误吐、误下可伤及气血津液，损伤脾胃，反过来又可导致气血津液的进一步亏虚。如太阳病大汗致阴液亏，烦躁不得眠，饮水胃气和则缓解：“太阳病，发汗

后，大汗出，胃中干，烦躁不得眠，欲得饮水者，少少与饮之，令胃气和则愈。"《伤寒论》中所提到的"阳明病，本自汗出，医更重发汗，病已差，尚微烦不了了者，此大便必硬故也。以亡津液，胃中干燥，故令大便硬"，是医者见自汗出，误以为是桂枝汤证，用桂枝汤重发其汗，导致胃中阴液亏虚，燥邪偏胜，邪灼其津，中土之津液不能固，故引起大便硬。误吐例证可见隐含盛阳不足之吐下证，因误吐而吐下更甚，"伤寒，本自寒下，医复吐下之，寒格，更逆吐下，若食入口即吐，干姜黄连黄芩人参汤主之"。论中还有"医见心下痞，谓病不尽，复下之，其痞益甚，此非结热，但以胃中虚，客气上逆，故使硬也，甘草泻心汤主之"。见脾胃中土升降不相调和的心下痞证，不调和中气而误用下法使胃中空虚，邪气未去胃气反虚，脾胃的气机更加不能输布，故使心下由痞满转变为硬满。

既然胃气极为重要，且胃气易伤，在治疗中又该如何顾护胃气？仲景在《伤寒论》中有较全面的论述。

桂枝汤服法中明确提出服药后"啜热稀粥一升余以助药力"，同时"禁生冷、黏滑、肉面、五辛、酒酪、臭恶等物"，体现了药物煎服中"保胃气"的思想。因啜热稀粥借谷气益胃以充汗源，助药力祛邪外出。而生冷、黏滑、肉面、五辛、酒酪、臭恶等物均阻碍胃气的生成和运行，导致胃气不足，使胃中空虚，邪凑虚处，使疾病往里传变，且不利外邪祛除。此外，告诫服药后汗出度的把握，"微似有汗者益佳，不可令如水流漓，病必不除。若一服汗出病瘥，停后服，不必尽剂"，充分反映了中病即止，不可过汗，保胃存津的重要思想。同样的思想也体现在"承气入胃，阴盛以亡，死生之要，在乎须臾，视身之尽，不暇计日"中，如误用承气，胃阳损伤，阴寒内盛，可致立死。

仲景在《伤寒论》诸方中，始终不忘保胃气药物的应用。《伤寒论》所载 112 方中，多方可见保胃气药物，最常用者如甘草、生姜、大枣等。方中共有 71 方应用甘草，40 方应用大枣，姜、枣同用者 37 方，姜、枣、草同用者 31 方。上药虽有些为治疗之用药，但更多在于补益脾胃、调中养胃、顾护胃气，防止胃气受损。如十枣汤中多为峻猛之药，加大枣即为"缓药毒性""顾护胃气""培土祛邪"；调胃承气汤，于泻下剂中用甘草，为"甘缓和中"。

《伤寒论》中保胃气思想还可体现在药物治疗"中病即止"方面。"辨阳明病脉证"篇提出服大承气汤"得下，余勿服"，小承气汤"若更衣者，勿服之"，大陷胸汤也指出，"得快利，止后服"，警示用药不可过度，一旦邪去，不可再下，以免攻伐太过损伤胃气。仲景还指出，对于峻猛之药，要观察药物反应，逐渐加大药量，不可开始即给全量，损伤胃气。如"十枣汤"指出"强人服一钱匕，羸人服半钱，温服之，平旦服。若下少病不除者，明日更服，加半钱，得快下利后，糜粥自养"。"瓜蒂散"之"不吐者，少少加，得快吐乃止"等。

总之，仲景《伤寒论》中保胃气思想在全书中得到充分体现，为后世脾胃学说的发展奠定了基础。到金元时期，李东垣创脾胃学说，自成一派，自此脾胃理论在浩瀚的中医体系中逐渐发展壮大。

二、路志正先生对保胃气思想的发挥

吾师路志正先生，精通典籍，崇尚脾胃学说，对于张仲景保胃气思想领悟最深，注重对脾胃的调理，在理论和临床上，博采众长，疗效显著，屡起沉疴。他将保胃气发展为调理脾胃法，运用于治疗内科杂病如眩晕、习惯性感冒等，有自己的独特见解，辨证用药特点鲜明。

在《浅议从脾胃论治眩晕》一文中，路老指出：脾胃为仓廪之官，水谷之海，居于中土而灌溉四旁，胃主受纳、腐熟水谷，脾主运化、输布精微。脾胃互为表里，燥湿相济，升清降浊，其在眩晕的发病和诊治中地位至关重要。文中详述了其作用体现的五个方面，如风土乘侮，无风不作眩，肝脾关系密切，土疏木摇、土壅木郁，是以脾胃功能失常则波及他脏功能。治以培土植木、理脾和胃则眩晕可除。脾又为生痰之源，痰浊蒙蔽，清阳不升则发为眩晕则治当健脾祛痰。张景岳言“无虚不作眩”，脾胃乃气血生化之源、五脏六腑之海，后天之本也。是以脾胃即壮，精血得益，眩晕立瘥。脾主升发清阳，胃主通降浊阴，为人体气机之枢轴。脾升则健，胃降则和，脾胃升降有序，清阳出上窍，浊阴出下窍，清阳发腠理，浊阴走五脏，气机调畅则眩晕自除。脾胃不止与风痰虚密切相关，还常与他脏同病，共致眩晕，故调理脾胃之外还应综合考虑，灵活辨证，兼顾他脏，才能更好地提高疗效。

“邪之所凑，其气必虚”，路老对反复性感冒也有其独特经验，读《路志正教授从脾胃论治反复感冒经验》，路老认为：土不生金非皆因虚，亦可由中焦虚实兼夹，寒热错杂，枢机不利所致。对青壮年之本证患者，更应注意有无脾胃不和的情况。饮食不节，上中焦郁热，炅则腠理开；脾胃寒湿，与外界风寒同气相求，以内外相引；情志不畅，木郁克土，脾运失健，不能散精于肺。此三种情况皆可导致反复感冒。路老对其病因病机、治则治法也做了精要阐述。

路老重脾胃之治，因脾胃为元气之本，气血生化之源，有胃气则生，无胃气则死；脾胃为气机升降之枢纽；脾居中州，灌溉四旁；且脾为易受邪之地。临床应用路老强调注重调节脾胃升降，调理脾胃润燥喜好，强调三因制宜，重视湿邪，用药轻灵，综合治疗，调护有方。正如路老所强调：“中气之健旺，执中州而驭四旁也。”

三、个人运用保胃气思想治疗心血管病临床体会

笔者长期从事心血管病的治疗，尤其参与了国家973课题“路志正教授调理脾胃法治疗冠心病的临床和实验研究”课题，用路老化湿去浊方从脾胃调治冠心病，每获

良效。个人体会在各种心血管疾病的辨治中，临床遣方用药时时时需“保胃气”。

首先，心血管疾病往往见于中老年人。《素问·上古天真论》曰：“五七，阳明脉衰，面始焦，发始堕。”说明中年之后，脾胃功能即已衰退。胃肠道平滑肌开始萎缩，弹性减低，蠕动变慢，食物在胃肠道中行进（消化）速度减慢，易于滞留；同时，胃肠道内的表面的黏膜逐渐变薄，消化腺也逐渐萎缩，消化液分泌减少，对食物的分解能力降低。这些生理的变化，就造成了中老年人的脾胃逐渐衰弱，消化功能下降，从而易发生纳差、脘腹疼痛、腹胀、大便不调等。

其次，现代社会生活节奏快，工作、家庭、经济等各方面压力增加，很多中青年人往往饮食不节，加上吸烟、饮酒、熬夜等不良生活习惯，使脾胃造成损伤，到年龄稍大，脾胃功能即明显下降，一旦患心血管疾病，脾胃症状表现即凸现出来。

最后，心血管疾病患者往往需要服用多种药物，而这些药物往往对脾胃造成损伤。常见如阿司匹林片、氯吡格雷片、他汀类药物等，这些药物本身即可对胃造成伤害，联合应用时损伤更大。部分患者服药后出现胃脘部疼痛不适、腹胀、食欲下降等，严重者可出现胃出血，需要联合应用胃黏膜保护剂治疗。

基于此，心血管疾病患者在治疗时应同时顾护胃气，将保胃气思想贯穿治疗之中。

心血管疾病常见“胸痹心痛”“心悸”“心衰病”“眩晕”等，而中医多认为这些疾病为本虚标实之证，往往虚实夹杂。而虚证之中以气虚、阴虚、气阴亏虚多见。中医认为，脾胃为气血生化之源，脾胃虚弱可导致气虚、血虚，阴（津）血同源，同样可导致阴虚、气阴亏虚，因而补中土以固本为多数心血管疾病的基本治法之一。

另外，在心血管病发生、发展过程中，痰湿、瘀血为重要的病理因素，痰湿本性黏腻，最易困脾，使脾失健运，胃失和降，从而导致脾胃功能障碍。而在临床上表现为胃痛、痞满、泛酸，反酸等症状。这些症状往往又能诱发心血管疾病的发作。若临床治疗只顾治心，而忽略胃气的顾护，往往是心病未愈，又见胃病，顾此而失彼。因此在临证中可酌加木香、砂仁、焦三仙、炒鸡内金等辛香消导之剂来顾护胃气。若胃阴不足而致之胃痛，可加用百合乌药汤（百合 30g，乌药 10g）。吞酸加用煅瓦楞、浙贝母、海螵蛸。腹泻可加用芡实、炒山药、炒扁豆、诃子等。岳美中老中医曾有言：“若医者治慢性病懂得培土一法，思过半矣。”这句话同样适用于心血管疾病。有时径从脾胃入手调制心血管病，亦能收到事半功倍的效果。因此，顾护胃气应贯穿于心血管病治疗的始终。

刘云霞（杭州市第三人民医院）

《伤寒论》保胃气思想源于《内经》,《伤寒论》继承和丰富了《内经》的胃气理论，把保胃气这一学术思想始终贯穿于辨证论治的各个环节，处处注意顾护胃气。《伤寒论》保胃气的思想对后世有很大的影响，迄今仍具有重要的临床指导作用。

一、《伤寒论》保胃气思想溯源

“胃气”在中医学理论中占有极其重要的地位。胃气为维持人体生命活动的重要物质。胃为水谷之海、五脏六腑气血精微之大源，与脾互为表里，共为后天之本，主受纳、腐熟、化生营卫气血，游溢精气而灌溉四旁，濡养经络脏腑、四肢百骸。胃气对人体非常重要，人以胃气为本，胃气乃涵养人体之生命力。

“胃气”一词，最早见于《内经》,《内经》对胃气的论述多达20余处。《素问·经脉别论》曰：“食气入胃，散精于肝，淫气于筋。食气入胃，浊气归心，淫精于脉。脉气流经，经气归于肺，肺朝百脉，输精于皮毛。”又言：“人受气于谷，谷入于胃，以传于肺，五脏六腑皆以受气，以清者为营，浊者为卫。”《灵枢·口问》云：“谷入于胃，胃气上注于肺。”《素问·经脉别论》曰：“饮入于胃，游溢精气，上输于脾。脾气散精，上归于肺，通调水道，下输膀胱。水精四布，五经并行。”这些论述中胃气指胃的生理功能，胃的生理功能离不开脾，包括“脾气”在内，“胃气”即指脾胃协同作用于人体的综合功能的反映。《素问·玉机真脏论》曰：“五脏者，皆禀气于胃，胃者，五脏之本也。”《灵枢·五味》曰：“胃者，五脏六腑之海也，水谷皆入于胃，五脏六腑皆禀气于胃。”《素问·玉机真脏论》曰：“有胃气则生，无胃气则死。”《素问·平人气象论》曰：“平人之常气禀于胃。胃者，平人之常气也。人无胃气曰逆，逆者死。”胃气乃是奉养生身的大源，为人体生命活动提供生生不息的物质基础，为后天之本。《灵枢·终始》认为：“邪气来也紧而疾，谷气来也徐而和。”《素问·玉机真脏论》认为：“脉弱以滑，是有胃气。”《素问·平人气象论》指出：“人绝水谷则死，脉无胃气亦死。所谓无胃气者，但得真脏脉，不得胃气也。”此处胃气是脾胃功能在脉象上的反映。《内经》有关胃气的论述，为后世的保胃气思想奠定了理论基础。

二、《伤寒论》的保胃气思想

仲景继承了《内经》的学术思想，《伤寒论》全书首重胃气，六经病证的论治则不外祛邪与扶正两个方面，而且始终贯串着“扶阳气，存阴液”的基本精神，从而达到邪去正安的目的，首开临证保胃气之先河，奠定后世脾胃学说基础，其论之精之妙备受后人推崇。

1. 配伍用药注重保胃气

《伤寒论》保胃气的思想主要体现在六经病的辨证论治中，仲景从理法到方药，处处以脾胃为本。在其所载113方中，统计用甘草者71方，用大枣者40方，用粳米者5方，生姜、大枣同用者37方，生姜、大枣、甘草同用者31方。甘草、大枣用之最多，二药性味甘平，入脾胃二经，表证用之扶正祛邪，里证用之补益脾胃，其最终目的在于保胃气。

例如，仲景群方之冠桂枝汤，立意非专在外调营卫，更重要的是在内扶胃气，调中焦，以达扶正祛邪之功。方中仲景以桂枝温通卫阳而解肌祛风；芍药益阴敛液而和营气；生姜辛散表邪、和胃止呕；大枣健脾养胃、补中益气；炙甘草益气补中，调和诸药。因外邪袭表，先伤营卫，营卫伤必病及脾胃，脾胃受累则不能化汗以祛邪。仲景深明此理，故每于外感初期即时时注意调护脾胃以壮营卫之化源，使源盛而流自通。

再如小柴胡汤主治邪入少阳，往来寒热，胸胁苦满，不欲饮食，方中柴胡透半表半里之邪于外；黄芩清半表半里之热于内；半夏、生姜和胃降逆止呕；又佐人参、大枣、甘草以益气和中，先安未受邪之地。小柴胡汤乃扶正祛邪又一名方。

其他如白虎汤专清充斥内外之无形邪热，仲景以辛苦寒滑之知母和辛甘大寒之石膏清其阳明独盛之热；以甘平之粳米、炙甘草益气和中，使其清而不伤胃气，仲景慎保中州之苦心可见一斑。治阳明腑实证的三承气汤，虽病变有轻重缓急之不同，实为攻下之法，仲景视胃津盈亏而选药用之。至于阳明三急下证，皆为求阴所设，阳热呈亢极之势，阴液有枯竭之虞，急下实热保存津液，“急下存阴”也。少阴病虚寒证，治以四逆汤，旨在补土保元，急温脾胃中阳，以复心肾之阳。厥阴病吴茱萸汤证中，用吴茱萸温肝胃而降逆止呕，重用生姜温中以助吴茱萸止呕之力，又佐人参、大枣以益脾胃之气，其培土调中之意甚明。诸如理中丸、大建中汤、小建中汤等更是仲景创制的保胃气、益中焦之千古名方。

《伤寒论》用药禁忌中也有很多体现保胃气的例证。如“凡用栀子汤，病人旧微溏者，不可与服之”（81条）提示长期便溏者，当慎用苦寒之品以防更损中阳。“太阴为病，脉弱，其人续自便利。设当行大黄、芍药者，宜减之。以其人胃气弱，易动故也”（280条）提示脾气虚弱者，积滞易动，苦寒之品不可过用，以免戕伐脾胃。大承气汤后有

“得下，余勿服”（220 条），“若一服利，止后服”（212 条），小承气汤后有“若更衣者，勿服之”（213 条）等，皆意在防苦寒攻下太过，以损伤脾胃正气。栀子豉汤后有“得吐者，止后服”（76 条），大陷胸汤后有“得快利，止后服”（134 条），皆意在中病即止，不可过服，以免损伤正气。

2. 服药调护注意顾护胃气

仲景在桂枝汤方之下，详细介绍了服药后的调养护理方法及饮食禁忌等，皆体现了仲景以胃气为本，重视顾护胃气的精神。在服桂枝汤后要求“啜热稀粥一升余，以助药力”（12 条）。服桂枝汤后啜热稀粥，不仅益汗源，也可益胃气，以防汗出邪去而正伤。“禁生冷、黏滑、肉面、五辛、酒酪、臭恶等物”（12 条），则指出服药期间的饮食禁忌，强调避免饮食不当，伤损脾胃正气，含顾护胃气之意。适宜的饮食有助于培养正气，发挥药效，有利于病体的早日康复。

《伤寒论》中其他方药服用后将息、用药禁忌中，体现保胃气的例证 20 处。如服理中汤后“饮热粥一升许”（386 条）有助于中阳的恢复；服三物白散“以白饮和服”（141 条）以缓和巴豆之毒性，借水谷以保胃气，存津液；服十枣汤后“糜粥自养”（152 条）是以补养正气，防止峻药的毒性伤胃。又如大青龙汤后有“汗出多者，温粉扑之”（38 条）以防汗出太过，损伤正气。

《伤寒论》善用饮食调养法以保胃气，还体现在久病初愈，脾胃之气尚弱，可“少少与饮之”（71 条），使津液慢慢恢复，待胃气自然调和，证可自愈。“不可犯饮食自倍，肠胃乃伤”之诫。又如“病人脉已解，而日暮微烦，以病新瘥，人强与谷，脾胃气尚弱，不能消谷，故气微烦，损谷则愈。”（398 条）

3. 判断预后重视察胃气

胃气的盈亏存亡与疾病的发生、发展、预后密切相关。仲景不但以脾胃的盛衰别证候、定治则、制方药，而且还通过审察脾胃之强弱虚实，来判断预后的吉凶，脾胃由衰而盛则正气复，病可向愈；脾胃由盛而衰则正气随之衰败，预后多危。如“……虽暴烦下利日十余行，必自止，以脾家实，腐秽当去故也”（278 条），症见暴烦下利，乃知脾阳来复，则水湿得运，腐秽当去，故断为向愈之机。再如“……凡厥利者，当不能食。今反能食者，恐为除中。食以索饼，不发热者，知胃气尚在，必愈”（332 条），“腹中应冷。当不能食，今反能食，此名除中，必死”（333 条），这两条均为病至厥阴，为六经传变的最后危重阶段，但邪气相争的成败关键取决于脾胃之气的存亡，前者通过饮食状况，可知胃气尚存，而断为必愈，后者见腹中冷，不能饮食，则为胃气衰败，故成必死之局。

三、保胃气思想在恶性肿瘤诊治中的临床意义

恶性肿瘤是一种病情复杂的难治性疾病，西医主要采用手术、放疗、化疗等方法，想要达到肿瘤的完全杀灭和“无瘤生存”的目标，严重损伤胃气，这种“只见疾病不见人”的思维方式，大违仲景旨趣。胃气的盛衰体现在对恶性肿瘤患者望、闻、脉诊等诸方面，临证察胃气特别有意义，而在肿瘤的整个治疗过程中及时顾护胃气，促进患者术后虚损的恢复，减轻放、化疗的毒副作用，提高放化疗的完成率，从而提高综合治疗的效果，显得特别重要。

1. 诊病辨证，先察胃气

《景岳全书》曰：“凡欲察病者，必须先察胃气。”胃气可从舌之荣枯、苔之有无、脉之濡劲以及纳谷状态等方面察知。《景岳全书》又曰：“正以人之胃气，即土气也。万物无土皆不可，故土居五行之中，而旺于四季，即此义也。由此推之，则凡胃气之关于人者，无所不至，即脏腑、声色、脉候、形体，无不皆有胃气，胃气若失，便是凶候。”可谓要言不烦。

望诊能知胃气衰败与否，色与神密切相关，正常人以色含蓄不露，光明润泽为有神、有胃气。色泽晦暗则胃气衰败。如《素问·脉要精微论》中记载：“赤欲如白裹朱，不欲如赭；白欲如鹅羽，不欲如盐；青欲如苍璧之泽，不欲如蓝；黄欲如罗裹雄黄，不欲如黄土；黑欲如重漆色，不欲如地苍。五色精微象见矣，其寿不久也。”苔乃胃气所生，验苔亦可察胃气之存亡，《辨舌指南》曰：“夫舌苔，胃气湿热之所熏蒸也，湿热者，生气也，无苔者，胃阳不能上蒸也。”《形色外诊简摩》则曰：“苔乃胃气之所熏蒸，五脏皆禀气于胃，故可借以诊五脏之寒热虚实也。”正常的舌苔是淡薄、均匀、有根、干湿适中的白苔。苔薄白而润，是胃气旺盛。若苔不着实，似浮涂舌面，揩之可去，甚至部分或全部剥脱，多见于胃气消亡，病情较重；舌光无苔，为胃气衰败，或胃阴枯竭。

闻诊能了解人体精气之盛衰、胃气之强弱。胃气强则宗气足，发音自然、音调和畅，刚柔相济。若谵语多言，声高息粗，则多属实证；若郑声独语，声低息微，少气不足以息，多属虚证，为胃气衰，宗气虚。久病重病呃逆不止，属胃气衰败之危候，如《素问·宝命全形论》说：“病深者，其声哕。”《形色外诊简摩》亦说：“久病闻呃，胃气欲绝也。”

脉诊可以判断胃气之盛衰、疾病之预后，如《灵枢·终始》认为：“邪气来也紧而疾，谷气来也徐而和。”四时之脉皆反映胃气，有胃气之脉表现和缓之象。”若病有胃气之脉为“顺脉”，病情较轻，预后较好。如实证，脉见洪、数、实是为“顺脉”；若反见微、细、弱的脉象，则为“逆脉”，是乏胃气之象，病情重。如《素问·平人气象论》指出：“人绝水谷则死，脉无胃气亦死。所谓无胃气者，但得真脏脉，不得胃气也。”

问饮食摄纳可知脾胃运化之强弱。如胃气不伤，食欲不损，病情虽重，也有转机。

若久病本不能食而突然暴食，即“除中”，是脾胃之气将绝，预示危在旦夕。对于危重病症，若能进浆粥，止泄注，则胃气尚存，化源不竭，虽病犹生。如《素问·玉机真脏论》认为：“浆粥入胃，泄注止，则虚者活。”问二便则可知为传输之异常。如《灵枢节注类编·虚实病证》所言：“脾胃酝酿水谷，由中焦输化津液，故气不足，则输化失度，溲便皆变其常，肠中传导无力，则郁结而鸣。”

临证四诊合参，可知胃气之强弱，遣方用药，始有准矢。恶性肿瘤患者胃气尚盛则可耐祛邪，胃气衰弱则强胃为先。

2. 遣方用药，顾护胃气

恶性肿瘤是全身性疾病的局部表现，通常是全身属虚、局部属实的本虚标实之病证，本虚则有气血阴阳亏虚，标实则有热毒、湿阻、痰凝、气滞、血瘀等。临床治疗用药大多离不开扶正与祛邪。临证要注重辨证，详分虚实，必须先借胃气以为行，时时顾护胃气，无犯虚虚之戒。

扶正则视气血阴阳之盛衰，有益气、补血、养阴、温阳等不同，辨证要精确，遣方用药要适当，实证补之诚属误治，虚证补之不及不能愈病，补之太过反增新疾。补益之法，过用熟地黄、黄芪、人参、龟甲、鹿茸等滋腻黏滞之品，则致胃气壅滞，而出现脘腹胀满、不思饮食、大便稀溏或干结等症，给疾病的治疗带来困难。临床上运用补益方药时，需正确选用方剂，灵活配伍，常常配以陈皮、砂仁、木香等行气和胃之品以防“虚不受补”，或加鸡内金、谷麦芽等健脾消食之物以生发胃气而运化五谷精微以资养五脏。

祛邪的常用治法有清热解毒、化痰散结、理气化瘀等，祛邪中药大多性味苦寒、辛热，若久服或大量服用常可伤及脾胃，出现纳谷减少、胃脘疼痛、恶心呕吐、腹胀腹泻等症，癌毒未散，胃先受戕。一味以剽悍峻猛之药攻之，只图一时之功，结果即或有效，也徒伤正气，则害多益少。一旦胃气受损，则药石不行，疾病难却。张景岳就指出：“胃气虚者攻之不去，盖以本虚，攻之则胃气益弱，反不能行其药力。”李东垣也说：“人以胃气为本，胃气一败，百药难施。”如果胃气正常，有助于行药祛邪。故祛邪宜缓图，顾护胃气为先。

临证治病，本于脾胃，需时时扶护脾胃之气。力求补脾胃而不生滞，清热谨防苦寒伤胃，燥湿谨防辛温伤阴，理气但不伤气，活血兼顾养血。正确地运用扶正培本法，可以调节人体的阴阳气血、脏腑经络的生理功能，纠正异常的免疫状态，增强人体内在的抗病能力，抑制癌细胞的生长；再配合祛邪药物杀灭癌细胞，抑制癌肿发展，则可以改善症状，强壮体质，稳定和缩小癌肿，延长生存期，达到“治病留人”的目的。胃气是中医肿瘤临床治疗的关键所在，对中、晚期肿瘤患者特别重要，“有一分胃气，便存有一分生机”。临床施治必须时时注意顾护胃气，方能取得满意的临床疗效，将仲景保胃气思想充分发扬，展现中医整体观念之特色。

张书军（大庆市中医医院）

《伤寒论》是东汉医学家张仲景所著，它上承《内经》，创立了六经辨证体系，下启后学，千百年来指导着中医理论和临床实践，后世有“热病宗仲景，杂病宗东垣”之说。且李东垣同样受仲景学说影响。在中医学界占据不可替代的指导位置。仲景注重理论与实践相结合，着眼于“治病必求于本”的理念，将“保胃气”思想贯穿于全著的始终，体现出了后天之本的重要性。本人经过多年的学习，深刻体会到《伤寒论》非常重视保胃气，在临床上，本人也时时谨记“保胃气”，在疾病发生、发展的各个阶段均重视脾胃的调理与顾护。

下面，试从以下几个方面论《伤寒论》的保胃气思想及其临床意义。

一、保护胃气源于《内经》

胃气一词首见于《内经》，胃气的含义有狭义和广义之分。广义是指胃气是人体生命之本。如《素问·玉机真脏论》说：“五脏着，皆禀气于胃，胃者，五脏之本也。”狭义是指脾胃受纳腐熟水谷的功能和脾胃为气机升降的枢纽。如《素问·五脏别论》说：“胃者水谷之海。”《素问·经脉别论》说：“饮入于胃，游溢经气，上输于脾，脾气散精，上归于肺，通调水道，下输膀胱。”

二、辨证论治重保胃气

如原文第 71 条：“太阳病，发汗后，大汗出，胃中干，烦躁不得眠，欲得饮水者，少少与饮之，令胃气和则愈。”此条是说太阳病表汗太过，汗出则津伤，津亏胃燥，胃阴不足，胃不和则卧不安，以致烦躁不得眠，仲景不用任何药物，只给予少量的水来振奋胃气，顺其性为补，此时的主要病因是胃中津液亏少，补益胃中津液是第一要务，给予少量的水，既能迅速补充缺少的津液，还能够使其自身去调节胃中的阴阳，阴阳平和，则病得愈。又如第 76 条：“发汗后，水药不得入口者为逆，若更发汗，必吐下不止。”水药不入口为发汗太过，汗出不仅能使胃中的津液虚少，而且也能使气随汗泄，胃气大伤，胃气伤则胃无力受纳腐熟水谷，急需培建中气，若不识此，而更发汗，必致胃肾俱伤而吐下不止。

我在临证中，每当遇患有外感风热者，在其病变后期，经常嘱其用具有和中润肺、养阴生津、止咳调胃功效的白梨加少量冰糖煎水，少少频服以和胃气，其用意有二：一是因外感邪气后，人体正气奋力驱表抗邪，不能顾护于里，中焦虚弱，需保胃气。二是因外感阳热之邪，耗伤阴津，胃喜润而恶燥，用白梨和冰糖，以增津液，保胃气，正胜则邪退，经曰："无毒治病，十去其九，谷肉果菜，养益助充。"故常用之，屡获良效。

三、遣方用药重补胃气

如治太阳表虚证之桂枝汤，方中姜、桂之辛配枣、草之甘，辛甘化阳以助胃阳；芍药之酸配枣、草之甘，酸甘化阴以助胃阴。同时，草、枣之配又顾护胃气；胃中的津气充足，则汗源充，营卫生源不断，则表虚证易愈。治阳明经证的白虎汤，方中生石膏味辛甘寒，辛能解肌，甘能守中，寒能清热，故可清解表里上下内外之热，尤以治胃热弥漫见长，知母苦寒而润，既能清热，又能滋阴养液，与石膏相配，既清阳明毒盛之热，又能养护津液，炙甘草、粳米，甘温益气，滋养后天化源，又可以监制石膏、知母的寒凉，使其清热而不损脾胃之阳。治少阳病的小柴胡汤，方中柴胡配黄芩，柴胡味苦且寒，气质轻清，疏散少阳经中之邪，又有疏理少阳气郁之功效，黄芩苦寒，气味较重，可清少阳胆腑郁火，二药相合，经腑同治，疏清并行，经邪外解，胆热内清，气郁得达，火郁得发，枢机因而调畅通利，可谓是治疗少阳经气郁化热化火不可缺少的两味对药。但仲景在该方中，加入了五味益气和胃降逆之品，以保胃气，半夏配生姜，二药皆味辛，以其辛散可助柴胡疏通气郁，胆热易犯胃土，胃气上逆，而喜呕、多呕，其可以和胃降逆止呕，人参、甘草、大枣，可以看成半个理中汤，也可以将其看成半个四君子汤，用其补益太阴脾气，防止少阴之邪内传太阴，保养中土，中焦不虚，对该病预后起着十分重要的作用。

治太阴病的理中汤，方中人参、炙甘草健脾益气，干姜温中散寒，白术健脾燥湿，脾阳得运，寒湿可去，则中州升降调和，其病自愈；治少阴病的四逆汤功能急温脾胃之阳，使中阳得建，胃气得复；治厥阴病的干姜芩连人参汤，功在使脾胃气机升降协调，则寒热错杂之证得愈。

我在临证中，每遇有寒冷性荨麻疹的患者，在调和营卫、温经散寒的同时，常加入乌药等药物，用其以增加温中之功。表有病，病在营卫，营卫是依靠着中焦的滋养、上焦的宣发，方可布达周身，若胃气虚弱则四肢百骸无以滋养也无以宣发，无以宣发则营卫失和，则表病患矣。

《伤寒论》载方 112 个，用甘草者 71 方，用大枣者 40 方，用人参者 20 方，用粳米者 5 方，姜枣同用者 37 方，姜枣草同用者 31 方，姜枣参草同用者 7 方，可见《伤寒论》几乎方方不忘顾护胃气。

四、治疗禁忌防伤胃气

如“伤寒，本自寒下，医复吐下之，寒格，更逆吐下，若食入口即吐，干姜黄连黄芩人参汤主之”，这句是说太阳病邪气在表，正气抗邪，脾胃虚弱，若医生误用吐法、下法，导致胃气更伤，阳气更衰，阴寒更重，升降失司，继而吐下之症更重。又如“医见心下痞，谓病不尽，复下之，其痞益甚，此非结热，但以胃中虚，客气上逆，故使硬也，甘草泻心汤主之”，是说太阳病禁用吐法、下法，以防更伤胃气。又如“阳明病，其人多汗，以津液外出，胃中燥，大便必硬，硬则谵语，小承气汤主之。若一服谵语止者，更莫复服”，是说阳明病，治疗当中病即止，不宜过剂，以免更伤胃气。若胃气大伤余邪复聚，其病复发。

在临证中，每遇有冷积便秘者，常加生大黄，并用免煎制品，另与汤剂合服，嘱其得便即止。用意有二：一是本着“急则治其标，缓则治其本”，使腑气尽早得通，腑气通，则气机利，病易除矣；二是“生病起于过用”，过用则重伤胃气，故嘱其得便即止，胃气伤，冷积更重，常遵仲景“中病即止”“更莫复服”之旨矣。

五、煎服调护更重胃气

如桂枝汤“在服药后啜热稀粥一升余以助药力”，目的在于：一则借谷气以充汗源；二则借助热力，鼓舞卫阳祛邪外出，营充卫强，可使汗出而胃气不弱，中土不虚，则营卫生发之力更强，二者调和则伤寒中风之病得愈。又如桂枝汤“若一服汗出病瘥，停后服，不必尽剂”，是说服药后若见汗出，见病愈，即停药，过服必致汗出过多，伤及津液，胃阴大伤，阴损及阳，以致胃之阴阳失调，则营卫化源不足，无力祛邪外出，常有复发之患。又如桂枝汤方后“禁生冷、黏滑、肉面、五辛、酒酪、臭恶等物”，因为这些食物均会消耗大量的胃气。人体在表之正气，要靠中焦的补养和供给，中焦之气不足，在表之正气得不到供养，则常有正不胜邪之患，同时，在表之正气，亦有助中焦以腐熟运化水谷之用，若在表之正气不足，中焦脾胃也必然受累，造成表气更虚。服理中汤后，也需啜热粥，是为培脾土、健运化、除寒湿、助药力、以内温，服三物白散后，不利者，饮热粥，既可保胃气，又可助巴豆之辛热之性，而促进吐利，服十枣汤，得快下利后，要求糜粥滋养，尤其是方中大枣的应用，“预培脾上之虚，且治水势之横，又和诸药之毒”则在于补养胃气，防止邪虽因峻下而去，胃中正气反而一蹶不振。

在临证中，每遇有外感之人，常嘱其勿食生冷、油腻之品，宜食清淡之物，尤其是儿童，尤为重要，脏腑娇嫩，形气未充，避免有“食复”之患。

六、判断预后根据胃气

如“少阴病，下利，若利自止，恶寒而蜷卧，手足温者，可治”，是说少阴病即使是津液外脱，阴阳将分离的重证，只要中土的胃火存在就有恢复的希望。又如“伤寒脉迟六七日，而反与黄芩汤，彻其热，脉迟为寒，今与黄芩，汤复彻其热，腹中应冷，当不能食，今反能食，此名除中，必死”，是说胃气得存亡，直接关系着疾病的预后。

七、启迪后世多顾护胃气

仲景“保胃气”的治疗思想对后世医家影响甚远。受其影响的医家中，以金元时期的李东垣，清代的叶天士、黄元御最为突出，其中以金元时期的李东垣最具代表性。东垣认为“人以胃气为本”，撰写《脾胃论》一书，创建了补中益气汤、升阳益胃汤等著名方剂，广为流传，解万民之苦。《脾胃论》中说：“脾者阴土也，阴气主静而不主动，胃者阳土也，主动而不息，阳气在于地下，乃能生化万物。”在治疗上东垣重视培土，并且强调脾胃同治，升清与降浊并用，并善用风药，临床上收效显著。

随着社会的不断进步，人民生活水平的不断提高，生活节奏的不断加快，不健康的生活方式损害着我们的后天之本。寒凉、辛辣刺激之品，直接刺激着我们的后天之本；生活压力的不断加大，脑力劳动者忧思伤脾；减肥剂、保健剂应用不当，皆能妨碍胃气，招致疾病。本人在临床中发现，当下患者普遍存在胃气虚弱，中气不足的状态，平时自觉乏力、大便不调、脉沉细无力等症，所以在组方时，本人谨记仲景保胃气的思想，在方中酌加保胃气的药物，取得了良好的临床疗效。

总之，《伤寒论》重视保胃气的思想，来源于《内经》，但是在《内经》理论的基础上，又有了进一步的完善和发展，该思想贯穿该书始终，辨证论治、遣方用药、治疗禁忌、煎服调护、判断预后等诸多方面皆有具体的运用，有着十分丰富的内涵，对后世医家的影响也是十分深远的，尤其是在当下，对诸多复杂疑难性疾病的诊疗，我们常可以从保胃气着手，每获良效。该思想是《内经》理论的具体实践和发扬，他丰富了《内经》有关胃气的具体内容，创造了很多具体的疗法、服法、调护法等，为我们今天解决临床上的疑难杂症提供了思路和方法，值得我们更加深入地学习和体会。同时也告诫我们在诊治疾病的过程中，时时不忘“保胃气”。

参考文献

[1] 郝万山．郝万山伤寒论讲稿［M］．北京：人民卫生出版社，2008.
[2] 梅国强．伤寒论讲义［M］．北京：人民卫生出版社，2003.

赵立新（唐山市中医医院）

胃气理论源于《内经》。《内经》中胃气有以下三种含义：一为人体之本，《素问·平人气象论》曰："平人之常气禀于胃，胃者平人之常气也，人无胃气曰逆，逆者死。""人以水谷为本，故人绝水谷则死。"《素问·玉机真脏论》说："五脏者，皆禀气于胃。胃者，五脏之本也。"故胃气为人体之本。二为脾胃的生理功能，《素问·经脉别论》说："饮入于胃，游溢精气，上输于脾，脾气散精，上归于肺；通调水道，下输膀胱。"《灵枢·本输》说："大肠、小肠皆属于胃。"这里的胃气是指脾气主升、胃气主降的生理功能。三为脾胃的功能在脉象的反映，即和缓流利的脉象。《素问·玉机真脏论》说："脉弱以滑，是有胃气。"《素问·平人气象论》曰：" 脉无胃气亦死。所谓无胃气者，但得真脏脉，不得胃气也。"张仲景充分认识到了"胃气"之内涵广大，所著《伤寒论》不仅全面继承了《内经》重视"胃气"的学术思想，而且是将"保胃气"的思想落实到了临床，首开临证"保胃气"之典范，为后世脾胃学说的发展奠定了基础。

一、《伤寒论》中"保胃气"思想的体现及应用

仲景继承和发展了《内经》重视"胃气"的思想，着眼于"治病必求其本"的理念，调和阴阳，扶正祛邪，将"保胃气"思想贯穿于《伤寒论》的始终。论中许多条文涉及胃气，对"保胃气"的独特见解体现在《伤寒论》辨证论治的各个方面，具有重要的理论指导和临床实践意义。

1. 邪正斗争的胜负关键在于胃气的盛衰

六经辨证是《伤寒论》的精髓，更是论治外感病的灵魂，后人无不尊崇。其以论治外感病为示例，诲人于治疗任何疾病的过程中都要注意顾护正气。正气强盛，则"虽有大风诃毒，弗之能害"。外感寒邪，首犯太阳，次犯少阳，但又有寒邪直中三阴，或有合病、并病发生，此一是取决于感邪的轻重，而更重要的是人体正气的强弱，所谓至虚之处，便是留邪之所，而正气的强弱必取决于胃气的强弱。太阴病提纲云："太阴之为病，腹满而吐，食不下，自利益甚，时腹自痛。"本篇主要论述"脾家虚"这一寒证、虚证，寒则伤阳，阳气伤则脾虚，脾虚则不能健运，故有腹满而吐、食不下、自利、口不渴、时腹自痛等症。这里脾阳虚是主要矛盾，建中汤、理中丸之立方就在

于温补中焦脾胃之阳，顾护胃气。阳明病提纲云："阳明之为病，胃家实是也。"胃家实为热证、实证，热则伤津，伤津则胃燥，胃燥则腑气不通，故有发热不恶寒、汗自出、口渴烦躁、大便秘结、腹满疼痛等症。胃津伤是其主要矛盾，保护胃津是本篇的中心思想，故用白虎汤清热生津，用承气汤急下存阴。除阳明病篇和太阴病篇主要论述脾胃病外，其他各篇也都有关于保胃气的论述。纵观六经病变的各个阶段，各种治法中，均将"保胃气"放在重要地位，顾护人体的"后天之本"，使气血生化源流充足，才能抗邪有力。

2.《伤寒论》所用方药中，也始终体现着保胃气的思想

其所载112方中，用甘草者71方，用大枣者40方，姜、枣同用者37方，姜、枣、草同用者31方，姜、枣、参、草同用者7方。枣、草用之最多，甘草得土气最全，为培土补中之妙品，大枣大补脾精，两者均为培补中州的要品，或用之甘缓补中、扶正祛邪，或用之健脾益胃、补中益气，其目的均在调养胃气。在白虎汤、桃花汤等方中有粳米。粳米味甘，培土和中、分清泌浊。十枣汤为攻逐水饮之峻剂，甘遂、芫花、大戟峻下逐水祛邪，但又重伤胃气，方中用大枣"预培脾土之虚，且治水势之横，又和诸药之毒"，且方以大枣为名，更是有强调顾护胃气之意。仲景不但在组方用药上时时注意顾护胃气，在煎服方法上也体现了保胃气的思想，如桂枝汤服后啜热稀粥和泻心汤的取滓再煎用意都在此。服药后的饮食宜忌同样体现了保胃气的思想，如禁生冷黏滑之物；煎药液选用"清浆水""潦水""甘澜水"的不同，无一不体现调中宣气、通关开胃、滋补汗源、和土培中的思想。

3. 中病即止也是积极保养胃气的方法

仲景在应用攻法时十分谨慎，证急则急攻，证缓则缓攻，当用攻时强调不可过于峻猛，要掌握好适应证和攻邪之时机，并不可乱服药物，注重饮食调养，体现了"衰其大半而止"，其关键在于养护胃气。如212条曰："……但发热谵语者，大承气汤主之。若一服利，则止后服。"152条在十枣汤服法中指出："若下少，病不除者，明日更服，加半钱。得快下利后，糜粥自养。"

4. 以胃气强弱判断疾病的传变和预后

《伤寒论》主要从病人的能食、不能食与脉象的变化来审察胃气的强弱虚实，以判断预后之吉凶。270条曰："伤寒三日，三阳为尽，三阴当受邪，其人反能食而不呕，此为三阴不受邪也。"第4条曰："伤寒一日，太阳受之，脉若静者，为不传；颇欲吐，若躁烦，脉数急者，为传也。"前者从能食不呕而知病不内传，后者主要从脉象的对比中预测病势的传与不传。脉静，具有和缓之意，是由病脉而转为平脉的征象，说明胃气来复，正能胜邪，故病为不传。临床实践中我们体会到，无论外感与内伤杂病，病人从不能食到能食，由病脉而转为平脉，均是病退向愈之兆，反之则为病进。332条

说："凡厥利者，当不能食；今反能食者，恐为除中。食以索饼，不发热者，知胃气尚在，必愈。"333条："伤寒脉迟六七日，而反与黄芩汤彻其热。脉迟为寒，今与黄芩汤，复除其热，腹中应冷，当不能食，今反能食，此名除中，必死。"指出病到危重阶段，观察病人的饮食而测知预后。病情当不能食，今反能食，即为除中现象，前者通过饮食试验，无不良反应发生，而考虑为必愈。后者乃真寒假热，误投苦寒，重伤其阳，虚寒更甚致成必死之势，而其间皆以胃气之存亡为依据。

5. 瘥后调理也要重视保胃气防止疾病复发

仲景在《伤寒论》中立专篇讨论瘥后劳复问题，强调在病情初愈之时也要养护好胃气，才能病至痊愈，胃气强才有御邪之本，才能防止疾病复发。如396条用理中汤治"大病瘥后，喜唾，久不了了"，397条竹叶石膏汤治"伤寒解后，虚羸少气，气逆欲吐"，394条小柴胡汤治"伤寒瘥以后，更发热"等，仲景在瘥后调理中虽集温、补、清、和诸法，但诸方均不离养胃之品，指出了时时顾护胃气有利于疾病的康复。

二、仲景"保胃气"思想对后世医家的影响

《伤寒论》"保胃气"的临床治疗思想对后世医家影响甚深。金元四大家之一的李东垣，在继承张仲景保胃气思想的基础上，发展了仲景保胃气思想，提出"人以胃气为本"的论断，即元气之所以充足，都是由于脾胃没有受到伤害，所以应滋养人体之元气，创立了升发脾阳之说，形成了较为完整的脾胃学说，被称为"补土派"的鼻祖。其《脾胃论》提出了"内伤脾胃，百病由生"的论点，认为内伤病的形成，是由于气不足而致，而气之所以不足，又源于脾胃损伤，并强调"真气又名元气，乃先身生之精气也，非胃气不能滋之""脾胃之气既伤，而元气亦不能充，而诸病之所由生也"，故处方用药，护胃为先。清代吴鞠通之《温病条辨》中五承气汤的运用更是秉承了仲景的衣钵，将其顺承胃气的理论运用到了极致。如五加减正气散、三仁汤等亦为调和脾胃、祛湿化浊、理气和胃的经典方剂。以"存一分津液，便有一分生机"贯彻温病治疗的始终，亦即保胃气、存津液也。

三、"保胃气"理论在老年病中的应用

人至老年，生理机能逐渐衰退，常常多种疾病并存，多系统的病变导致老年患者治疗上较为困难，不仅病情迁延不愈，而且一旦发生应激反应，则会导致多脏器功能衰竭，因此临床上应根据老年人的因衰致病，因其衰而受邪的自身特点，通过对正气的扶助和调养，使正气得充，才能祛邪有力，才能调动体内的积极因素而达到治疗目的，故"保胃气"理论在老年病中能得到更充分的应用。

通过临床观察，老年病当中纯虚、纯实、纯热、纯寒的病人较少，往往虚实夹杂，所以在临床诊治上有以下体会：

1. 注重患者进食情况

如临床上所见患者虽病种多样、病情复杂，但能食者说明胃气尚强，恢复亦快。无论什么疾病，在治疗原发病的基础上，常于方药中加入焦三仙、鸡内金、生麦芽、枳壳、砂仁、陈皮等药行气开胃以促进食，进食助气血生化之源充足，行气助脾胃运化，亦助药力发挥。正如《玉机微义》中言："饮食日滋，故能阳生阴长，取汁变化而赤为血也。注之于脉，充则实，少则虚，生旺则诸经恃其长养，衰竭则百脉由此空虚。"亦如《景岳全书》中所云："能治脾胃，而使食进胃强，即所以安五脏也。"如曾治一男性，79岁心衰患者，症见胸闷、气短、心前区不适，无胸痛彻背、背痛彻心之症，喘息动则加重，不能平卧，食欲不振，纳食极少，舌质暗淡，苔白，脉沉细弱。查体：口唇及双手紫绀，两肺呼吸音弱，可闻及干湿性啰音。心电图提示：窦性心律，Ⅰ度房室传导阻滞，完全性右束支传导阻滞，室性早搏，陈旧性下壁心肌梗死，ST-T改变。心脏超声：节段性室壁运动障碍，左心轻大，右房扩大，主动脉增宽，二尖瓣少量反流，三尖瓣少－中量反流，主动脉瓣微量反流。胸部超声：右侧胸腔可见深约11.3cm液性暗区，左侧胸腔可见深约1.5cm液性暗区。胸片提示：两肺感染，胸腔积液。腹部B超：肝大肋下5.1cm。西医诊断：缺血性心肌病，心力衰竭，陈旧性心肌梗死。予以病危通知，经西医强心利尿扩血管治疗后胸闷喘息仅有轻微好转，不能平卧，患者病情危重，精神状态差，毫无食欲。胃气是人身气血的源泉，胃气的存亡是疾病向愈或恶化的关键，善治脾胃者即可安五脏。故恢复脾胃的运化功能，才能使心脉气血流畅，五脏安养。基于仲景从病人的能食不能食来审察胃气的强弱之理论根源，并依据"安谷则昌，绝谷则亡"之论，对于本案患者的治疗，首先从改善患者食欲入手，否则胃气一败，则百药难施，故予健脾开胃、益气强心之中药治疗，太子参30g，云苓15g，陈皮10g，炒白术15g，焦三仙各10g，砂仁10g，丹参18g，葶苈子10g，代代花10g，荷叶10g，鸡内金10g，熟附子10g。方中以香砂六君子汤加减健脾益气，配以代代花、荷叶、焦三仙以开胃进食，鸡内金助消化。患者服2剂后，食欲即明显增加，纳食有所增多，嘱患者可少食多餐，以免加重心脏负担。随着食欲的好转，进食的增加，患者精神状态明显好转，1周后已无喘息、胸闷之症。体会：谷入于胃，洒陈于六腑而气至，和调于五脏而血生。以顾护胃气思想为指导，培元固本，可提高机体的生生之力，使正气存内，而邪无所依。

2. 诊治用药以"胃气和"为主

《伤寒论》中多处可见"微和胃气""当和胃气""胃气因和"等字样，充分说明胃气以"和"为贵。"和"者和谐、中和之道，正如张景岳所说："凡病兼虚者，补而和之；兼滞者，行而和之；兼寒者，温而合之；兼热者，凉而和之。和之义广矣。亦尤土兼四气，其补、泻、温、凉之用，无所不及。”脾胃是人体气血生化之源、元气之根，是人体气机升降运化之枢纽，“胃气和”提示中焦脾胃功能正常，在疾病过程中，应重视“胃气不和”的症状表现，如呕吐、下利、不大便、烦躁、腹胀满等，治疗用药使“胃气不和”转为“胃气和”，以和为期。只有和调好脾胃才能和调好五脏，和顺好气血，五脏、气血和调人即安和。

3. 重视下法在老年病中的应用

《伤寒论》中对下法的应用可谓淋漓尽致，尤其承气汤方至今仍为下法的经典方剂。腑以通为用，腑气不通，饮食难下，必使元气不充亦不畅，所以合理使用下法，使气机升降正常而有利病情恢复。如习惯性便秘是老年人常见病，给患者带来极大痛苦，临床中便秘造成不完全性肠梗阻在老年人中更是屡见不鲜，我们常用大承气汤加莱菔子、桃仁通腑攻下，一般 1~2 剂梗阻即除，中病即止，后改用麻子仁丸加减润肠行气通腑，使气机调顺。此外，脑血管疾病是我科住院人数最多的病种，老年中风病人最大特点就是虚实夹杂，虚主要表现在脏腑的虚损、气血津液的不足等全身性的退行性变化上，实主要为因虚致实，实以痰瘀多见。在急性中风病人的治疗当中，通腑泄热是治疗中风急症的重要环节，下法的实施对其极为重要。若腑气不通，气机不得下泄，浊气必上攻而发生变证，正所谓祛邪即是保胃气，邪除胃气自然畅通。只是临证之时应详查细辨病情的轻重，确立治疗的主次，辨病脉证结合而调整攻与补相应药物的分量，有所偏重，各有分寸，才能有的放矢，提高临床疗效。体会即便老年人体虚为本，补法为先，但临床中更需要我们有胆有识，当下则下，否则用药不当，治而无功，亦贻害不浅，辨证用药应审慎，药勿过伤胃，而达到祛邪不伤正之目的，方为“上工”。

综上所述，张仲景的保胃气思想，对后世影响深远。仲景之“保胃气”思想不仅仅表现在对胃气的固护上，还表现在辨证论治、理法方药各个方面，他的思想引领了大家在脾胃学说上的不断探索和发展。疗效就是硬道理，吾辈仍需努力，理论联系好临床，将“保胃气”学术思想发扬光大。

胡 梅（天津市静海区中医医院）

一、《伤寒论》保胃气思想溯源

胃气一词，首见于《黄帝内经》（简称《内经》）的《素问·平人气象论》，该篇从脉象特征而提出“平人之常气察于胃，胃者平人之常气也。人无胃气曰逆，逆者死”，据统计《内经》其他篇章中述及胃气者达20余处。

后世医家对胃气的概念论述与阐释颇多，至东垣时期将胃气的概念扩大到涵盖一身之气，但从实际意义而言，东垣在此仅为强调胃气的重要性而已，并非实指“一身之气”，其随后将其论述为：“胃气一虚无所察受，则四脏经络皆病，况脾全借胃土平和，则有所受而生荣，周身四脏皆旺，十二神守职，皮毛固密，外邪不能侮也。”进而提出“内伤脾胃，百病由生”的“内伤学说”强调人以胃气为本，精辟地阐明了胃气在人体生命活动中的重要作用。此后张介宾则指出：“胃气者，正气也。”即胃气充盛则气的化生充足，一身之气充盈即可发挥正气的御邪作用。

在近现代，对于“胃气”的认识仍是众说纷纭，《中医大辞典》将胃气解释为：一指胃的生理功能；二泛指人体的精气；三指脾胃的功能在脉象的反映，即带和缓流利的脉象。路军章等认为，从《内经》来看，胃气所指有三：一为后天元气；二为脾胃的气机；三为胃腑的气机。由此归纳，胃气有广义和狭义之分，广义的胃气是指人之正气，亦即后天元气；狭义的胃气是指脾胃的生理功能。另有学者提出胃气的内涵有5个方面：一是指维持胃功能活动的物质基础；二是对以脾胃为核心的消化系统功能状态的概括；三是指胃的生理特性；四是指脉的柔和之象；五是指舌苔形成的主要因素。

综上，胃气应是指能与脾气协同发挥生理功能以使气血生化充足的一种综合功能所反映出的胃腑之气。

（一）萌芽于《内经》时期

早在《内经》时期，其书中关于“胃气”思想的初步论述，主要包括阐明生理现象，分析病理变化，推断预后吉凶等内容，对于指导防病治病有着极为重要的意义，并直接影响了后世“保胃气”思想的形成。

1. 阐明胃气的生理意义

《内经》在论述脏腑生理功能时，反复强调“胃为五脏之本”的重要性，如《素问·痿论》言："阳明者，五脏六腑之海。"更是在《素问·玉机真脏论》中直接提出"胃者五脏之本也"这一论断，由此可见胃在人体中的重要作用。

《灵枢·营卫生会》指出："人受气于谷，谷入于胃，以传于肺，五脏六腑皆以受气。"此即后世"脾胃乃后天之本"的理论渊源。

2. 阐释"阳道实"的病理机制

《内经》对于脾胃病理机制的阐述方面，在《素问·太阴阳明论》中将其归纳为"阳道实，阴道虚"之观点。其中"阳"指阳明胃腑，"阴"指太阴脾脏。"阳道实，阴道虚"即是对胃病多实、脾病多虚病机的高度概括，后世据此对脾胃病证总括为"实则阳明，虚则太阴"正源于此。

3. 提出脉诊中察胃气的要点

《内经》诊察疾病，推测预后时，常以脉诊中胃气的盛衰存亡作为判断善逆的标准。《素问·平人气象论》曰："平人之常气禀于胃。胃者，平人之常气也，人无胃气曰逆，逆者死。"又曰："人以水谷为本，故人绝水谷则死，脉无胃气亦死。"该理论对后世诊断学发展影响深远，至今我们在脉诊中强调脉须有胃、神、根，实际上脉的神、根仍然是在"脉以胃气为本"的基础上发展起来的。脉诊如是，四诊皆然。

（二）成型于《伤寒论》时期

受《内经》重视脾胃、保护胃气思想的影响，东汉张仲景在《伤寒论》中继承了《内经》重视脾胃的基本理论，在治疗疾病时，无论外感、内伤，均时刻顾护胃气，主张扶正祛邪当健脾胃，峻攻之时忌伤脾胃，病后调理宜养脾胃。《伤寒论》许多方药中都用姜、枣、粳米等，并嘱啜热粥助药力，即取意于此，顾护脾胃的思想贯穿于其辨证施治之始终。

1. 六经病临证中重视保胃气

纵观《伤寒论》全文，书中多以胃气强弱作为六经病发展转归的关键因素，并在六经辨治中，始终将保胃气作为治疗六经病的基本法则。

六经病临证中，除阳明病篇和太阴病篇主要论述脾胃病外，其他各篇均有关于保胃气的论述，在《伤寒论》中脾胃病多因失治误治所引起，尤以汗吐下后转为此病者居多，伤其阳者多成中焦虚寒之证，伤其阴者多成肠胃燥热之疾。如原文122条论呕吐时说："此以发汗，令阳气微，膈气虚，以胃中虚冷，故吐也。"说明呕吐之证乃汗吐下后损伤中阳，造成胃中虚冷，胃气不降而反上逆所致，治当温中散寒、补中和胃，理中汤为其代表方。

2. 治疗中强调因病制宜、顾护胃气

《伤寒论》六经病证的治则，总的来讲不外乎祛邪与扶正两方面，具体运用上包括了汗、吐、下、和、温、清、补、消八法，仲景寓保胃气于八法之中，通过祛邪与扶正保胃气两条途径，协同作用，达到防治疾病的目的。

（1）病在三阳，祛邪保胃气：若病在三阳，治疗以祛邪为主："风寒之邪侵犯太阳，病势轻浅，当因势利导，汗而发之。"然而汗为阴液，过汗不仅伤津，阳气亦会随之外泄，因此，仲景重视汗不伤正，且培补胃气以滋化源。

（2）病在三阴，扶正保胃气：病在三阴，虽以扶正为主，但亦不忘祛邪，如"少阴三急下"证，以大承气汤急下，通过存阴液以保胃气。后世温病学家"急下存阴"之论，就是深入理解仲景原意，实践中灵活应用仲景治法方药的成果。

扶正保胃气是"正气存内，邪不可干"的临床体现，通过扶正，使正气加强，有助于抗邪和祛邪，"邪入三阴，脾胃阳虚，中气不足，寒湿不运，证见腹满而吐，食不下，时腹自痛，自利愈甚"。用理中汤温中散寒、补脾益胃，方用人参益气、干姜扶阳，配白术以燥湿健脾、炙甘草补中，以增强胃气。

（3）预后顺逆推测重视胃气强弱：《伤寒论》主要从病人是否能食与脉象的变化来审察胃气的强弱虚实，以辨析病机之进退，判别预后之凶吉。如原文270条说："伤寒三日，三阳为尽，三阴当受邪，其人反能食而不呕，此为三阴不受邪也。"原文4条说："伤寒一日，太阳受之，脉若静者，为不传；颇欲吐，若躁烦，脉数急者，为传也。"

综上所述，保胃气思想在《伤寒论》中有着翔实的内容和广泛的运用，仲景在六经病的辨证论治中，贯穿着顾护胃气的思想。保胃气作为治疗六经病的基本法则，不仅是对《内经》理论的发扬和具体实践，也为后世脾胃学说的发展奠定了基础，于今之中医临床，审察胃气以辨析病机、判断预后有重要价值，也是立法施治的重要依据，至今对于临床实践仍具指导意义。可以说，这一时期，保胃气思想框架基本成型。

（三）完善期

仲景保胃气思想对后世医家影响深远，并据此形成了"补土派"学术流派，即金元四大家之一的李东垣在继承《内经》、仲景等有关脾胃生理、病理、辨证治疗之理论的基础上，加以创造性发展，系统地提出了脾胃学说，被后世称为"补土派"。

其后张介宾、吴又可、张锡纯、薛生白等很多医家亦推崇保胃气的学术思想，如《景岳全书》倡导"凡欲治病者，必须常顾胃气，胃气无损，诸可无虑"（《景岳全书·杂证谟·脾胃》）的治疗原则。《医宗必读·肾为先天之本脾为后天之本论》说："胃气一败，百药难施。"等等。均有颇多独到见解，不仅丰富了中医理论、拓宽了思路，在临床上对于疾病的防治亦有不可估量的价值。

二、运用保胃气思想防治疾病的重要性和临床指导意义

仲景在《伤寒论》中继承和发展了《内经》保胃气思想，把胃气理论具体运用到

辨证论治之中，迄今仍具有重要的临床指导意义。

1. 运用保胃气思想防治疾病的必要性

保胃气思想是在中医理论指导下，中华民族在长期的生产与生活实践中认识生命、维护健康、战胜疾病的宝贵经验总结。

（1）疾病谱的变化：随着社会的现代化，使许多现代人整天处于紧张状态中，导致与心理、情绪、环境等因素密切相关的疾病的发病率逐年增加，成为影响人类健康的首要问题。

（2）医学模式的转变：传统的医学模式向生物—心理—社会医学模式的转变已成为医学发展的必然。中医学源自东方，深植于传统文化之中，而传统文化素重人文，保胃气思想在其发展历程中亦始终关注人的生存意义、生活质量，强调未病先防，这点与现代的医学模式极为吻合。

2. 运用保胃气思想防治疾病的临床意义

溯本逐源，自《内经》起，中医学就强调顾护胃气，未病先防，重视胃气在生命活动中，在健康和疾病的发生、发展过程中的作用；提出“胃者五脏之本”的著名论断，以及“阳道实”的病机理论，为后世脾胃学说的创立奠定了基础。历代医家的医籍文献中蕴含着大量精辟的有关保胃气思想的论述和丰富的临床经验，对其生理、病理和临床诊断、治疗、护理、康复、养生等各个方面都有所阐述和发挥。传统中医学的思想理论精华，恰恰是现代中医保胃气思想理论和实践创新的活水源头。

（1）通过察胃气、辨病机，以测病之预后：《伤寒论》对此主要从患者的能食与否及脉象的变化来审察胃气的强弱，辨病机的虚实，审病势的进退，进而判断预后之好坏。如《伤寒论》270 条：“伤寒三日，三阳为尽，三阴当受邪，其人反能食而不呕，此为三阴不受邪也。”第 4 条：“伤寒一日，太阳受之，脉若静者，为不传；颇欲吐，若烦躁，脉数者，当传也。”

（2）通过养胃气、扶正气，以祛病之邪气：养胃扶正祛邪是《伤寒论》辨证论治的重要学术思想。《伤寒论》112 方中，大致可以分为扶正以祛邪和祛邪以扶正两大类。在很多方中都用了甘草、生姜、大枣、粳米等补脾益胃的药食通用之品，充分体现了仲景养胃扶正祛邪的思想。以桂枝汤为例，其治虽属太阳表证，但从汗出、脉弱而知营卫不和、胃气不充之病机，故在用桂枝辛温解表、通阳散寒的同时，又用芍药酸寒和里、养营敛阴，更佐甘草、生姜、大枣以鼓舞胃气、养阴和营；还在服药后嘱啜热稀粥以增加胃气，充实汗源；并告诫禁食生冷、肉面、酒酪、恶臭以防损伤胃气。当邪入少阳，出现往来寒热，胸胁苦满，嘿嘿不欲饮食，心烦喜呕，以及口苦、咽干、目眩、脉弦时，主以小柴胡汤治之，方中以柴胡、黄芩解半表半里之邪，生姜、半夏调理胃气、降逆止呕，人参、甘草、大枣益气和中、扶正祛邪。其中的养胃扶正乃仲景匠心独运之施，属小柴胡汤遣药组方精妙之处。临床上，这些方剂不唯用于外感伤寒，亦可用治内伤杂病。如用小柴胡汤治疗慢性肝炎、三泻心汤治疗慢性胃炎、旋覆代赭汤治疗反流性食道炎等，临床应用不胜枚举，屡获效验。

（3）通过和胃气、存津液，以攻热实之证：攻邪和胃扶正是《伤寒论》又一重要学术思想。《伤寒论》对于实热之证，在攻邪的同时，时刻注意顾护胃气。如26条：“服桂枝汤，大汗出后，大烦渴不解，脉洪大者，白虎加人参汤主之。”此为阳明热盛伤津之证，故方中以石膏清热除烦，知母清热润燥，甘草、粳米和胃生津，更加人参益气生津，于泻实之中寓扶正之法。又如承气汤类方专为里结成实，大便不通，非攻逐荡涤难能祛邪存阴者而设，但承气汤类方多用苦寒破气之品，若用之得当，则可收效于俄顷，若稍涉差谬，则伤阳败胃，祸不旋踵。故仲景在承气汤类方的运用上最为惮虑，特设大、小、调胃三承气汤，以别轻重之用，凡大热大实以燥实为主者用大承气汤，小热小实以胀满为主者用小承气汤，实热尚在、胃腑以热为主者用调胃承气汤。并以大便之硬与不硬、发热之潮与不潮、小便之利与不利、矢气之转与不转、饮食之能与不能等反复辨别其可用与否，并创立了“先服小承气汤一升”之试探法，还示人与“微和胃气，勿令致大泻下”“若更衣者，勿服之”“得下，余勿服”等诸多禁例，以防因半点差误而戕伤胃气。其他如麻黄汤内用甘草，十枣汤内用大枣，三物白散以白饮和服并以热粥助利、冷粥止利等，都体现了护胃保津的学术思想。攻邪必须护胃，泻实不可过剂，今之临床，何尝不应恪守这一原则。

（4）通过保胃气、护阳气，以定宜忌戒律：正确处理扶正与祛邪、攻实与补虚的标本缓急关系，是临床取得疗效的关键。然而实际病情往往复杂多变，故《伤寒论》中既制订了种种理、法、方、药，又定下了禁汗、禁吐、禁下等不少戒律，旨在保胃气、护阳气，把除邪而不伤正、邪去而正得复作为治病的最高准则。如38条：“太阳中风，脉浮紧，发热恶寒，身疼痛，不汗出而烦躁者，大青龙汤主之。若脉微弱，汗出恶风者，不可服之，服之则厥逆，筋惕肉瞤，此为逆也。”在方后注中谓：“一服汗者，停后服。若复服，汗多，亡阳遂虚，恶风烦躁，不得眠也。”150条：“脉浮紧者，法当身疼痛，宜以汗解之。假令尺中迟者，不可发汗，何以知然？以营气不足，血少故也。”这两条都是从脉论证，脉浮紧为邪实于表，当主汗解；若脉微弱，或尺中迟者，均是胃气不充，气血阴阳衰少，故不宜麻黄、青龙辈。

在大病初愈的处理上，仍是以调和脾胃为法，其在《伤寒论》中设专篇论述瘥后劳复问题，如用理中丸治疗中阳不振、胃中虚寒、津液不运之“喜唾不了了”，以温中祛寒、恢复胃气；用竹叶石膏汤疗“伤寒解后，虚羸少气，气逆欲吐”，以清热生津、益复胃气等。在服药时又嘱多次分服，唯恐重伤胃气，始终体现着祛邪攻伐不损胃气，扶正保胃不碍祛邪的治疗原则。

“生、老、病、死”是每个人都要经历的人生路程，大家心里最大的愿望就是健康长寿，减少疾病。保胃气是治未病的基础，治未病包括未病先防、有病早治、既病防变三方面，治未病是中医特色的医疗模式，更是对生命深切关怀和对生命本质了解后的成果，它寓治病、养生、抗衰老、改善身心于一体，能使一些被目前医疗体系认为不能治疗的疾病好转或痊愈，使体质由虚弱转强壮。中医“脾胃元气论”的创始人李东垣提出“百病皆由脾胃衰而生”，脾胃是元气之本，元气是禀受于先天的生命活力，人一旦出生，需要脾胃的滋养才能生存，全身脏腑组织功能才能正常发挥，人体才能健康。因此，必须注重保胃气。治未病就是保胃气，是中医的优势，也是医学的最高境界，保胃气是将未来的疾病扼杀在摇篮里！

总之，《伤寒论》重视胃气的思想虽来源于《内经》，但在《内经》的基础上又有了进一步的完善和发展，该思想贯穿于六经辨证的始终，反映在疾病的诊断、传变、治疗、用药、服法、治禁、预后和劳复等各个方面，为后世胃气学说的发展做出了巨大贡献，至今仍有效地指导着临床各科疾病的诊治和预防。

参考文献

[1] 吴华强．“胃气”概念辨析［J］．安徽中医临床杂志，2003，15（2）：158.

[2] 邢玉瑞．胃气概念及其理论的发生学研究［J］．中国中医基础医学杂志，2006，12（6）：408.

[3] 李经纬．中医大辞典［M］．北京：人民卫生出版社，2005.

[4] 路军章，杨明会．胃气理论探析及其在临床中的应用原则［J］．中华中医药杂志，2005，20（4）：201.

[5] 马居里，严惠芳．胃气内涵的现代诠释［J］．陕西中医，2005，26（9）：939.

[6] 肖丹．浅论《内经》胃气理论及其对后世的影响［J］．湖南中医学院学报，2006，26（2）：19.

[7] 杨小红，顾武军．论顾护脾胃在仲景学术思想中的重要地位［J］．辽宁中医学院学报，2004，6（6）：443.

[8] 王锡振，陈晓锋，范宝康，等．浅议仲景“保胃气”思想［J］．甘肃中医，2010，23（3）：7.

[9] 姜树民．试论《伤寒论》保胃气思想及临床意义［J］．新中医，2008，40（2）：1.

[10] 孙维峰，梁静．《伤寒论》的保胃气思想及其临床意义初探［J］．贵阳中医学院学报，2008，30（3）：3.

[11] 宋高臣，姚丽．中医药治疗糖尿病并发症的研究进展［J］．牡丹江医学院学报，2004，25（4）：47.

[12] 肖富世，严和骏．世界卫生组织初级卫生保健病人心理障碍合作研究上海样本结果［J］．中华精神科杂志，1997，30（2）：90.

赵　和（长春中医药大学附属医院）

胃气在中医理论中有三种含义：一指脾胃的生理功能，脾主升、胃主降，亦即消化功能；二泛指人体的精气，如“胃气者，谷气也，荣气也，运气也，生气也，清气也，卫气也，阳气也”；三指脾胃的功能在脉象上的反映，即从容和缓的脉象。《内经》中虽未明确提出治病以顾护胃气为要，但在其具体论述中已体现出这一原则，《素问·平人气象论》曰：“平人之常气禀于胃。胃者，平人之常气也，人无胃气曰逆，逆者死。”“人以水谷为本，故人绝水谷则死，脉无胃气亦死。”《伤寒论》继承了《内经》重视胃气的学术思想，在治疗疾病时，无论是外感还是内伤，均时刻顾护胃气；病后调理时亦重补养脾胃；总之，顾护脾胃的思想体现在《伤寒论》立法、组方、用药之中，贯穿到辨治六经病证的临床实践之中，是《伤寒论》的精髓之一。

一、寓“保胃气”于六经辨证中

仲景认为六经病传变以胃气盛衰为前提。胃气强，营卫之气抗邪有力，则可阻病使其不致内传；反之，胃气虚，营卫之气抗邪不济，则病邪深入发生传变。因此在六经辨治中，始终将保胃气作为治疗六经病的基本法则。

脾者，营之本；胃者，卫之源；营卫虚衰责之于脾胃。脾胃虚衰，则藩篱失固，外邪乘虚而袭，发为太阳病。太阳中风，营卫不和，治用桂枝汤，方中桂枝、芍药发散风寒、调和营卫，炙甘草、大枣、生姜调补脾胃，既防祛邪太过损伤中焦，又可鼓舞正气抗邪外出。本方攻中有补，外可散风寒，内可补脾胃之气，具有安内攘外之功。太阳伤寒，以麻黄汤开腠逐邪。麻、桂合用，发汗之力峻猛，故用甘草缓其剽悍之性，以顾脾胃。

阳明病提纲云：“阳明之为病，胃家实是也。”胃家实为热证、实证，热则伤津，伤津则胃燥腑气不通，因而引起发热、汗出、口渴烦躁、大便秘结、腹满疼痛诸症。胃热津伤是主要矛盾，因此，顾护胃津是治疗本病的基本法则，故用白虎汤清热生津，用承气汤急下存阴。

少阳病，多先有脾胃虚弱，脾胃虚弱则气血生化乏源，营卫气血不足，邪气因袭而发病。“少阳不可发汗，发汗则谵语，此属胃，胃和则愈，胃不和则烦而悸”。说明少阳病因误汗而津液外泄伤阴，进而转属阳明之病。故少阳病禁用汗法。小柴胡汤能入半表半里以和解枢机不利之邪，又以人参、甘草、半夏、生姜、大枣补中益气、和胃止呕，具有“上焦得通，津液得下，胃气因和”之效，寓护胃于和解少阳之中，邪正兼顾。

胃气强弱与否亦为从三阳病向三阴病传变的关键，胃气健旺，自可不传三阴。反之脾胃虚弱，邪气可乘虚内陷，传入三阴。

太阴病提纲云：“太阴之为病，腹满而吐，食不下，自利益甚，时腹自痛。”主要论述“脾家虚”，脾家虚为寒证、虚证，寒则伤阳，阳气伤则脾虚不能健运，故有腹满而吐、食不下、自利、口不渴、时腹自痛等症。本病中脾阳虚是主要矛盾，因此，治疗以建中汤、理中汤温补中焦脾胃之阳，顾护胃气。

太阴病为脾阳虚弱，寒湿困滞，由于中阳不足，多可损及心肾，导致心肾阳虚，而转成少阴证。少阴病提纲云：“少阴之位病，脉微细，但欲寐也。”少阴病以心肾虚衰，水火不交为主要病机，多属危重病证，少阴病心肾阳虚，治以四逆汤类方回阳救逆，方中用甘草调和诸药、顾护胃气，治疗及时，方可转危为安。

若脾虚失运，土虚木郁，肝气横逆，犯胃乘脾，则又可形成寒热错杂的厥阴病。厥阴病提纲云：“厥阴之为病，消渴，气上撞心，心中疼热，饥而不欲食，食则吐蛔，下之利不止。”其病机关键为上热下寒、脾胃升降功能失常。仲景以乌梅丸寒热并用，攻补兼施，上清胃热，使胃气和降则呕逆自止，下温肠寒，则腹痛下利可除。

治疗内伤杂病亦应重视胃气，脾胃为后天之本，五脏六腑皆禀气于胃，在临床上许多疾病都是从治疗脾胃入手，如“见肝之病，当先实脾”等。

二、融“保胃气”于八法之中

《伤寒论》治则不外祛邪与扶正两方面，仲景主张扶正祛邪当健脾胃，峻攻之时忌伤脾胃，具体运用上，体现在汗、吐、下、和、温、清、消、补八法，此八法中，均不忘“保胃气”。如汗法时，“取微似汗”“不可令如水流漓，病必不除”“若一服汗出病瘥，停后服，不必尽剂”，均指出中病即止，已免过剂伤正，此即护胃气也。再如桂枝汤，用草、枣、姜调补中焦，保护胃气。吐法伤胃之弊甚多，只可用于体气壮实，病在胸膈，势有上逆者。且瓜蒂散配以赤小豆，则快吐而不伤胃气，又于方后告诫：“得快吐乃止，诸亡血虚家不可与瓜蒂散。”下法的三承气汤后均有“得下，余勿服”，或“若更衣者，勿服之”，或“一服利，止后服”的说明。十枣汤中大戟、甘遂、芫花皆辛苦寒毒之品，直决水邪，大伤元气，必以大枣为君，以顾胃固本。和法的小柴胡汤，和解少阳以安和胃气。温法的理中汤，温补壮胃气以祛里虚寒证。清法用苦寒清热药易伤人胃气，故往往加入粳米、炙甘草调和胃气。消法的厚朴生姜半夏甘草人参汤，以人参、甘草补益脾胃。补法多以草、枣、参补中益气，壮气血生化之源。

另外，仲景提出自调饮食，复其胃气之法。如“太阳病，发汗后，大汗出，胃中干，烦躁不得眠，欲得饮水者，少少与饮之，令胃气和则愈”。又指出，久病初愈，虽有小恙，勿服药石，免伤初复之胃气。令饮食自调，胃气益复，水谷得消，生化有源，正气充沛，其恙自除。

三、寓“保胃气”于服法之中

如桂枝汤药后啜粥即可助汗源，也能温养脾胃之气，以防汗后伤正。并有“禁生冷、黏滑、肉面、五辛、酒酪、臭恶等物”，也在顾护胃气。再如《伤寒论》中，散剂多用白饮（即米汤，有内充谷气之功）和服，如五等散、四逆散等。十枣汤“得快下后，糜粥自养”，强调中病即止，并借糜粥以养正气，使邪去而正不伤。服三物白散后“不利进热粥一杯，利过不止，进冷粥一杯”。用白米汤缓和药之毒性，顾护胃气，同时用热粥或冷粥调节，以加强或抑制泻下作用。

四、以胃气强弱判断预后

如“伤寒三日，三阳为尽，三阴当受邪，其人反能食而不呕，此为三阴不受邪也”，可见，从能食不呕而知病不内传。又有“凡厥利者，当不能食；今反能食者，恐为除中。食以索饼，不发热者，知胃气尚在，必愈”“伤寒脉迟六七日，而反与黄芩汤澈其热。脉迟为寒，今与黄芩汤，复除其热，腹中应冷，当不能食，今反能食，此名除中，必死”，指出病情危重阶段，观察病人的饮食可测知预后，其间皆以胃气之存亡为依据。后世医家“有胃气则生，无胃气则死”，就是秉承《伤寒论》保胃气思想并结合临床经验的总结。

五、“保胃气”要重视胃阴与胃阳

阴寒之邪，易伤脾胃阳气，宜扶阳为先。仲景从温养中州着眼，治以辛甘、甘温之剂如吴茱萸、理中、桂枝人参、小建中等汤。若寒郁化热化燥，耗损胃阴，则应保胃阴。如阴明经证，胃热炽盛，仲景治以白虎汤。若津气俱伤者，则加人参益胃生津，方中石膏、知母清胃热、保津液，粳米、甘草养胃气、生津液，使大寒之药无伤脾胃之虑。

总之，《伤寒论》全书首重胃气，辨证立法、选方用药、煎服调护、病后调理方面，均时时顾护胃气。保胃气，则可未病先防，可既病防变，可病后尽早康复，可瘥后防复。因此学习《伤寒论》的保胃气思想并将其应用到临床实践，对于疾病的诊断、治疗、预后、调护具有很高的实用性和科学性。

唐旭东评按

人以胃气为本，胃气是维持人体的正常生命活动的物质基础，胃气盛则五脏俱盛，胃气衰则五脏俱衰。胃气一虚，百病丛生，胃气的盛衰决定着疾病的发生、发展及预后，因此在疾病的诊疗过程中，必须顾护胃气。

胃气的理论内涵源于《黄帝内经》，医圣仲景继承和发展了《内经》重视胃气的思想，并将“保胃气”思想贯穿于《伤寒论》始终。

策问“论《伤寒论》的保胃气思想及其临床意义”，着眼点在于《伤寒论》中有关保胃气的理论思想及其在临床上的指导意义，以及古今医家在临床实践中对保胃气思想的灵活运用。

论“保胃气”的策论有8篇，8位作者结合自己的临床实践经验与心得体会，从不同角度破题“射策”，针对《伤寒论》中保胃气的思想及其在临床上的指导意义立论“对策”，提出个人的新见解。

冯学功主任医师就《伤寒论》三阳病篇中保胃气内容进行了深入剖析，在太阳经证中——汗出表不解则保胃气以生津达邪；在少阳经证中——气血虚邪入少阳则保胃气以扶正祛邪；在阳明经证中——阳明热证治以寒凉则保胃气固护化源。作者认为胃气强健是正气充足的基础，并举诊治胃癌为例，论述了保胃气思想不仅可应用于慢性疾病中，在危重病中亦不能忽视。作者独辟蹊径，从三阳经病证篇论述《伤寒论》保胃气思想，立论颇具新意。

王云川主任医师概述了胃气理论的源流，从扶正保胃、祛邪护胃、病后调胃等角度论述了《伤寒论》保胃气的思想及其临床意义，梳理了古今医家对保胃气思想的传承与创新，并结合自己的临床实践，分别论述了保胃气思想在小儿上呼吸道感染性疾病、老年病、急症与癌症等疾病中的作用。作者对保胃气思想，归纳了自己的认识——治病祛邪，“无犯胃气”，立法处方，“无损脾胃”，乃是促使疾病痊愈的关键。论证有理有据，充分体现了作者“读经典，做临床”的深厚功力。

王振涛主任医师详细论述了《伤寒论》中胃气的重要性，治疗不当对胃气损伤，以及固护胃气的方法，对国医大师路志正先生保胃气思想进行了传承——“中气之健旺，执中州而驭四旁也”，并将护胃气思想应用到心血管疾病的治疗中，指出临证中可酌加木香、砂仁、焦三仙等辛香消导之剂来固护胃气，切实做到了“读经典，做临床，参名医”。

刘云霞主任医师认为《伤寒论》中保胃气思想源于《内经》，并从配伍用药、服药调护、判断预后等方面论述了《伤寒论》中保胃气思想的重要性，并结合作者的临床实践讨论了保胃气思想在恶性肿瘤诊治中的临床意义，认为临证力求“补胃而不生滞，清热谨防苦寒伤胃，燥湿谨防辛温伤阴”。作者对《伤寒论》中涉及胃气思想的条文甚为熟稔，论证有理有据。

张书军主任医师的策论认为《伤寒论》在《内经》重视胃气思想的基础上又进行了进一步的完善和发展，从辨证论治、遣方用药、治疗禁忌、煎服调护、判读预后等方面论述了保胃气的临床意义。作者将对《伤寒论》中保胃气思想的感悟与体会，切实应用于临床实践中，如在外感风热病后期服白梨冰糖煎水以生津护胃，治疗寒冷性荨麻疹常加入乌药以温中和胃。

赵立新主任医师策论中认为《伤寒论》全面继承和发展了《内经》重视胃气的思想，着眼于“治病必求于本”，将保胃气思想贯穿始终。作者从胃气盛衰决定着疾病的发生、发展及预后等方面讨论了保胃气思想的重要性，并结合老年病讨论了保胃气思想在临床应用中的指导意义，总结了老年病治疗中应注重患者进食情况、诊治用药以“胃气和”为主的临床经验，是对《伤寒论》中保胃气思想的重要发挥。

胡梅主任医师认为保胃气思想贯穿于《伤寒论》六经辨证的始终，反映在疾病的诊断、传变、治疗、用药、服法、治禁、预后和劳复各个方面，为后世胃气学说的发展做出了巨大贡献。作者认为保胃气体现了中医治未病的思想，是中医的优势，思路新颖。若添加一两则临床验案则更增说服力。

赵和主任医师的策论认为《伤寒论》全书首重胃气，体现于辨证立法、选方用药、煎服调护、病后调理等方面。作者认为临床应用中顾护胃气，则既可做到既病防变，也可瘥后防复。作者对《伤寒论》中保胃气思想论述全面，但对其在临床实践中的指导意义探讨较少。

论下法的临床应用

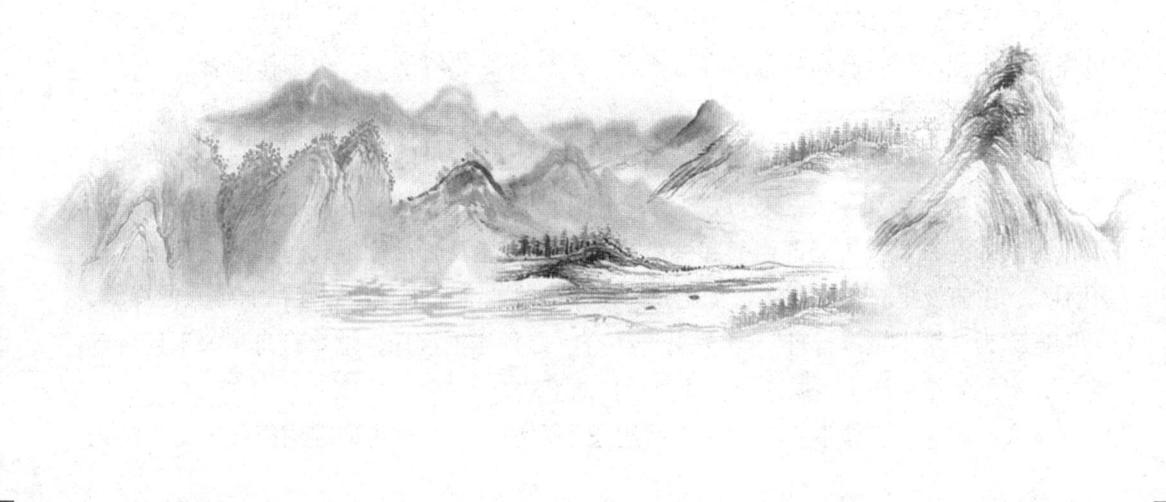

白彦萍（中日友好医院）

下法是中医八大治法之一，有关下法的理论，最早见于《黄帝内经》,《素问·阴阳应象大论》云："其下者，引而竭之，中满者，泻之于内。"张仲景《伤寒论》结合临床实践，发挥了《内经》有关下法的理论，具体地提出了应用下法的辨证论治法则。后世，特别是温病学说崛起，对下法之应用又有了新的发展，从而使下法逐步趋于完善。至元代，张子和极力推崇下法，在《儒门事亲》中说："催生、下乳、磨积、逐水、破经、泄气，凡下行者，皆下法也。"在温病学说形成的过程中，下法得到了广泛的重视和应用，亦有新的发展。吴又可《温疫论》强调治温疫以逐邪为第一要义，主张急症急攻，重视下法，认为"邪为本，热为标，结粪又其标也，能早去其邪，安患燥结也"。清代叶天士、薛生白都具体列出了温病用下法的证候表现，王孟英指出温病使用下法"移其邪由腑出，正是病之去路"。吴鞠通受"急下存阴"之启发，除在《温病条辨》引用了大小承气汤和调胃承气汤外，还特别订立了增液汤，认为阴分大虚不能用承气汤的时候，当寓泻于补。同时依据具体情况指出了承气汤和增液汤的加减应用，如承气合小陷胸汤、增液承气汤、护胃承气汤、牛黄承气汤和新加黄龙汤等。以大黄、枳实、芒硝、厚朴、生地黄、玄参、麦冬为基本药，结合黄连、半夏、瓜蒌、丹皮、知母、当归、牛黄，随机应变，给予后人很大启发。

近几年来，在"寒者热之，热者寒之""通补结合"等中医辨证理论的指导下，下法的应用范围逐渐扩大，除用于内、妇、儿科一些疾病外，外科中皮肤相关病症也有所采用，诸如痤疮、酒渣鼻、带状疱疹、急性荨麻疹、中毒性红斑等，均取得了很好的疗效，给患者减少了痛苦。刘河间《伤寒直格》三一承气汤下的"主治"关于皮肤病症亦有记载："疮疡或伤寒，阳明胸热，发斑，脉沉，须可下者；并斑疹，痘疮，热极黑陷，小便不通，腹满喘急，将欲死者；或斑疹后热毒不退，久不作痂者；或作斑痈，疮癣，久不已者……"

又如，皮肤疾病的病因之一为燥邪作祟，早有《素问玄机原病式》云："诸涩枯涸，干劲皴揭，皆属于燥。"燥胜则干，干则肌肤开裂，而成皲裂症。由于皮肤的开裂，易致外邪乘机侵入局部而引起感染成疮。若不能及时治疗，久病则肌肤失痒，营卫不和，由表及里，伤阴耗津，常能导致血燥血热的症状出现。因津枯而致大便燥结，吴鞠通称为"水不足以行舟"，不宜苦寒下夺，必须滋液润燥，增水行舟；如下后余邪未尽，邪气复结，必须根据证情，选择适当的下法。

本人在临床治疗皮肤病时，注重使用通下之法，在中医辨证理论指导下有机地结合相关治疗方法，探索了一条解决皮肤相关疾病的新思路。

一、皮肤科相关疾病运用下法的基本特点

（一）重视脏腑表里相关

在皮肤科疾病当中，一些看似发于皮毛腠理的斑疮疹毒，实则或多或少地都与机体整体机能及内脏有着密切的关联。如《中藏经》曰："肺者，魄之舍，生气之源，号为上将军，乃五脏之华盖也。外养皮毛，内荣肠胃，与大肠为表里，手太阴是其经也。"经过大量的临床实践证明，一些皮肤病的诱因为大便秘结不通，而使湿热火毒等对人体有害之物积聚阻滞在肠道不能及时通畅地排出；有些皮肤病则是在治疗时合理地配伍通下药，使宿便夹杂有害之物及早排出体外而大大提高临床疗效。

1. 泻下宣肺

肺与大肠，一脏一腑互为表里。倘热结大肠，里热壅实，可致肺气不得宣肃；同样，热邪恋肺日久，亦可传于阳明，以致热结肠胃。吴鞠通应用于由痰涎壅滞而见之"肺失肃降，并里证又实"者，其主症：喘促，大便秘实，脉右寸实大。故用杏仁、石膏清肃肺气，大黄逐肠胃之结，此实际是表里、脏腑同治之法。皮肤科常采用泻下法荡涤肠胃积热而治疗肺之邪热。肺主皮毛，主燥，肺经阴伤血燥则皮毛粗糙，如狐尿刺、毛发干枯易落、红斑角化等症。肺开窍于鼻，肺经血热则生酒渣鼻、肺风粉刺、雀斑、播散性粟粒性狼疮等症。

病案：黄某，男，45 岁，工人。主诉：鼻部潮红 6 个月。查体见鼻部油腻光亮，皮肤渐红，持久不退，形成弥漫红斑，遇热则更红，口干渴饮，舌质红，苔黄，脉数。此症是典型的酒渣鼻初期的一个症状，由于胃热偏盛，上熏于肺，肺胃积热，热入于鼻，故鼻头红赤，渐成红斑，胃热盛伤津液，故见口干渴饮。人到中年，肺经阳气偏颇，郁而化热，热与血相搏，血热入肺窍，使鼻渐红，而生病矣，治宜清泄肺胃积热，以枇杷清肺饮治之：枇杷叶 12g，桑白皮 15g，黄芩 9g，夏枯草 9g，连翘 9g，金银花 15g，海浮石 30g，甘草 3g，酌加生石膏、知母增加清胃热之力，肺之滞热去而火自清，遂诸症得以缓解。

2. 泻下清肝

肝喜条达，主疏泄，倘因情志抑郁，致肝气不得条达，久则郁而化火。同样，肠胃不和，湿浊内停，久而蕴热，湿热阻滞，气机不畅，亦可令肝失疏泄，造成肝气郁滞。皮肤科治疗，或单以泻肠胃积滞，或清肝泻下并行。肝主风，肝藏血，如营血不足，肝失所养，则风从内生而成风瘙痒。肝属木，主疏泄，如情志不畅，肝郁失疏，心肝火旺可见肝经部位先有肋间神经痛，后起缠腰火丹。如情绪急躁，肝火上旺，则

颜面易起抱头火丹。肝主筋，其华在爪，爪为筋之余。肝血充盈，则指甲红润；肝血不足，肝经血燥，血不养筋，则指甲枯槁脆薄而裂。肝开窍于目，肝火上炎则见眼睑带状疱疹即蛇串疮。

病案：张某，男，61岁，退休。主诉：左侧耳部、面部红斑色素沉着伴疼痛2周余。舌红，苔黄腻，脉弦数。诊断为蛇串疮之肝经郁热证，予以龙胆泻肝汤加减，清泻肝火、解毒止痛，后期邪毒未尽而正气不足，故予以柴胡疏肝散加强理气活血之功，防止血行不畅而致气血瘀滞，故气血调和，疾病乃愈。

3. 泻下健脾

脾主湿，饮食有节，脾失建运，湿从内生，浸淫肌肤成疮，如浸淫疮、湿臁疮等。脾主运化，胃主熟腐水谷，脾为气血化生之源，脾主四肢、肌肉，如脾气健运，营养充足，则四肢轻健有力，如脾失健运则四肢无力，肌肤失痒，肌肉萎缩。脾与胃相表里，胃热则肌热，可见四肢肌肉疼痛萎缩，如肌痹之症。脾气足则能统摄血液，脾虚则统摄无权，血溢脉外，可见出血性皮肤病如紫癜。脾开窍于口，其华在唇，如脾经积热，则口唇生疱，如须疮、唇风等。脾为胃行其津液，如脾失其输布作用，可见皮肤角化，如鱼鳞癣、手足发胝等。脾为土脏，脾虚不能运化水湿，土不制水，水湿泛滥，可见淋巴水肿、足尰等症。脾为生痰之源，若劳倦过度，饮食不节，思虑忧愁，过食肥甘，蕴湿生痰，痰入经络，留于肌腠之间，则成痰核，如梅如李，包括表皮样囊肿、皮肤猪囊虫病、脂肪瘤、多发性皮脂囊肿等病。

病案：董某，女，38岁。右大腿根部出现肿物3年余，如手掌大小，色透明，经某医院切除，病理诊断为淋巴管瘤，约6个月后，在会阴及大腿根部又起群集黄豆大透明水疱，擦破后流水，涓涓不止，尿少色黄，脉滑，舌淡苔薄白。诊断为淋巴管瘤，症属脾经湿盛，水湿外溢。治以健脾利湿。药用：白术15g，猪苓15g，泽泻15g，陈皮12g，山药10g，白扁豆15g，炒薏苡仁15g，萹蓄9g，萆薢9g，滑石20g，甘草10g，后加红景天、五味子等，先后共服40余剂治愈。

（二）重视气机升降变化

皮肤科运用泻下法时，十分重视气机之升降变化，侧重于对胃肠之通降，以助脾之升清。对于脾气不升者，则视肠胃积滞之程度，或升清与降浊（泻下）并用，或升清为主、通下为辅，区别运用。

病案：刘某，女，27岁。产后1个月，头发脱落，白发增多，眩晕时轻时重，口渴耳鸣，左胁微痛，步履无力，脉沉弦而细，右寸关沉滑。此症阳气郁遏，腑气不通所致。拟宣郁化滞之法，处方：赤芍10g，白芍10g，桑白皮10g，玄参12g，菊花15g，瓜蒌仁12g，甘草10g，厚朴10g，酒大黄15g，枳实9g、生薏苡仁20g，脾不升清则出现头晕、耳鸣诸症，治疗以菊花、赤芍、白芍等升清，以小承气汤降浊，一升一降，可望气机畅达，服药60余剂症得减。

（三）重视邪正虚实轻重

泻下法为祛邪之法，泻下过度则有耗阴伤气之弊。尤其是皮肤病患者，属正虚邪实者常见，故在运用泻下法时，祛邪不忘顾正，中病即止而转调理之途。对于年老体弱者，采用补泻兼顾之法较为妥当。凡可下之证首先要根据证候的特点，辨清寒热，予以寒下或温下。同时要注意考虑病人体质的强弱、病势的轻重、情况的缓急等。恰如其分地选方用药。

病案：王某，女，67岁。皮肤瘙痒1年余，耳鸣，时有畏寒，多痰，脉沉滑。该患者为老年女性，此病病程日久，风湿热邪久累肌腠，久则伤阳，阳虚则痰湿易生，痰湿阻滞经络，气血运行不畅，故病久者多本虚标实，夹痰、夹瘀、夹虚，非用常法所能奏效，临床采用乌附类药物（应用时必佐生石膏）辛散温通，补命门之火，通达十二经，药力峻猛，并善逐经络久伏之邪，治疗顽固性老年皮肤瘙痒症疗效颇佳。

二、下法在皮肤科相关疾病中的组方运用

在临床中我们熟知多种下法的代表方剂，诸如寒下之承气类，温下之大黄附子汤类，润下之润肠丸类，峻下之十枣汤、控涎丹类等，均据不同病情而选择使用。这些泻下法在皮肤病治疗中能够显示良好功效。其中尤以寒下法运用更为广泛，临床常与其他治法合用。皮肤科疾病多有脏腑内热积滞、气机不畅或内有瘀滞等特点，本人分别运用清热、解表、理气活血、导滞、解毒凉血等治法，针对性地总结了一套有效的用药组方思路，归纳如下。

（一）清热泻下法

皮肤科疾病运用下法不仅泻实，亦常用以泄热。其运用清热泻下法的条件是：凡因里滞不清而致发热，抑或其他原因发热并里滞结于肠胃者，均宜用之。其立方遣药时，所合用的清热之品则据其辨证而施，如因肝火而热者多合用羚羊角、青黛、柴胡、龙胆草；肺蕴火邪而致热者多合用黄芩、瓜蒌、桔梗；胃火偏胜者合用生石膏；血分热胜者多合用水牛角、生地黄、丹皮；阴虚发热者多加用炙鳖甲、知母、黄柏；高热抽搐者加用代赭石、僵蚕、钩藤；若表热未解者，多合用金银花、薄荷、牛蒡子、荆芥穗等。

代表方剂如下：

用于外感不尽或发热者，组方：柴胡、葛根、薄荷、藁本、黄芩、郁金、枳实、酒大黄、天花粉。

用于肝热内蕴、抽搐、眩晕、目红便结者，组方：羚羊角、龙胆草、黄连、钩藤、

枳实、厚朴、天花粉、酒大黄。

用于胃肠滞结火盛壮热者，组方：水牛角、生地黄、炒栀子、青黛、石膏、陈皮、知母、金银花、柴胡、法半夏、酒大黄、天花粉。

（二）解表泻下法

凡遇有表邪未尽而里热炽盛者，皮肤科疾病常用此法。其发表之品重在清上焦之热邪，而泻下之品则在于除中州之积滞，两者具泄热于上、荡热于中之妙。皮肤科疾病运用此法时，对于发表之品又视其属风寒与风热而有所区别。凡风寒者多用荆芥、防风、羌活、淡豆豉之类；属风热者则合以连翘、薄荷、桑叶之类。唯其用泻下之品，鲜用大承气汤者，多以小承气或调胃承气汤缓下相伍。

代表方剂如下：

用于表未解而热盛者，组方：连翘、薄荷、栀子、桔梗、木通、竹叶、瓜蒌、枳实、大黄、天花粉。

用于肺胃蕴热，复感风寒湿邪而致肤痒、肢痛者，组方：羌活、荆芥穗、防风、秦艽、当归尾、赤芍、丹皮、金银花、枳实、酒大黄、厚朴、蝉蜕。

用于外感风寒，内蕴滞热作痢者，组方：羌活、防风、荆芥、葛根、薄荷、天花粉、厚朴、枳实、酒大黄、槟榔、鸡内金。

（三）理气泻下法

皮肤病患者，肝郁者多，气机不得畅达，可以郁而为热，热蕴于内，滞而不行，交结肠胃，则可致肝胃同病。凡此，皮肤科疾病治疗多理气与泻下法并用。泻下多用小承气汤，理气主要在于疏肝，大抵用延胡索、郁金、香附、木香之类，考虑到肝郁化火，故有时亦加入清肝的柴胡、栀子之类，又注意到热盛伤阴，常合以养肝阴之品，如生地黄、白芍之属。

代表方剂如下：

用于肝郁气滞，胃胸积热者，组方：枳壳、青皮、香附、赤白芍、焦三仙、鸡内金、炒栀子、郁金、槟榔、羚羊角。

用于肝郁肺胃蕴热而致呕吐者，组方：香附、乌药、青皮、茯苓、黄连、厚朴、槟榔、酒大黄、藿香、代赭石。

（四）活血泻下法

凡遇有血瘀通行不畅，而且胃肠有滞热者，常将活血与泻下两法并用。此类患者以女性居多，临床多表现为肝胃蕴热。肝郁气滞，可以导致血瘀；同样，因热滞于内，也可以熬煎阴血成瘀。活血泻下法的运用宗旨：泻下以除湿热，活血以通瘀滞。运用时，以活血为主、泻下为辅，其间合以理气疏肝之品，亦为注意气行血行之故。其活血药以丹参、赤芍、桃仁、泽兰为主，泻下剂以小承气汤或与天花粉同煎，其理气之品亦药味不多，大多用以延胡索、香附等。

代表方剂如下：

用于热滞血瘀并伴有月经愆期或腹痛、头痛者，组方：当归、赤芍、丹参、炒栀子、连翘、酒大黄、天花粉、枳实、生地黄、甘草。

用于血瘀食滞伴胸腹疼痛者，组方：当归、赤芍、桃仁、红花、泽兰、天花粉、大黄、厚朴、枳壳。

（五）导滞泻下法

胃肠属六腑，以通降下行为顺，滞塞上逆为病。皮肤病患者，中州阻滞者多，中州气机不通，则肠胃滞而不行，积久蓄热，而诸病逆作。凡食积不下，胸腹满闷，气逆作痛，而便结不通者，皮肤科医生常用导滞泻下之法。除承气类外，每多用槟榔、莱菔子、沉香、青皮、大腹皮、苏梗之类。

代表方剂如下：

用于食积中脘、肠胃停滞引起之腹痛腹胀者，组方：枳实、厚朴、青皮、香附、延胡索、酒大黄、木通、天花粉、槟榔、陈皮。

用于伤暑日久而致腹胀胸闷便结者，组方：藿香、木香、砂仁、郁金、枳实、槟榔、天花粉、酒大黄、甘草、生姜。

（六）祛湿泻下法

通下可使水湿之邪从大便排出，增加了祛湿的渠道，增强了祛湿的功效。祛湿少用温燥类药，以避免因燥而抵消通下的功效，但不是绝对不能用，而是灵活掌握。实现最佳配伍，从而取得最佳的疗效。使用要点：有舌淡苔白腻、脉缓或濡等湿邪的临床表现。治疗的疾病有脂溢性皮炎、湿疹、传染性湿疹样皮炎、皮肤瘙痒症、接触性皮炎、脓疱疮等。常用药物为生白术、生扁豆、生薏苡仁、郁李仁、土茯苓、地肤子、白鲜皮、何首乌、大黄、芒硝、冬葵子等。

（七）解毒泻下法

这是通下和解毒相结合的方法。主要用于患者食用有毒食物引发的皮肤病。及时通下，可使毒物直接排出体外，再加直接解毒，这些有毒食物从两方面得到化解。使用要点：通常有食入药物或食物过敏史，本法不同于清热解毒，但可相互配合。治疗的疾病有急性荨麻疹、药疹、过敏性皮炎等。常用药物为大黄、芒硝、金银花、连翘、菊花、何首乌、甘草、蜂房、土茯苓、蜈蚣、全蝎、白僵蚕等。

（八）凉血泻下法

这是通下和凉血相结合的方法，用于血热性皮肤病，凉血的同时配合通下，使体内实热之邪从肠道排出，血中之热必然减轻，从而增强了凉血的功效。血热实证多、虚证少。使用要点：辨清血热之实证，一般应有出血、舌红绛、脉数等临床表现。治疗的疾病有过敏性紫癜、药疹、玫瑰糠疹、多形红斑、出血性带状疱疹等。常用药物为紫草、板蓝根、生地黄、赤芍、丹皮、大青叶、地骨皮、大黄、芒硝等。

（九）补血泻下法

这是通下与补血相结合的方法。一些皮肤病患者年老体弱或久病而致血虚，又有不同程度的便秘。补血可使一些由于血虚失养所致的病症减轻或消除。适当通下不仅可以消除阻碍新陈代谢的便秘，而更有利于脾胃生化气血，起到了间接补血的作用。使用要点：应有面白无华或萎黄、舌淡苔白、脉细无力等血虚，以及便秘的临床表现；气能生血，适当配伍补气药。治疗的疾病有老年性皮肤瘙痒症、带状疱疹神经痛、慢性荨麻疹、血虚性银屑病等。常用药物为当归、熟地黄、何首乌、生白芍、鸡血藤、黑芝麻、党参、黄芪、蜂房、火麻仁、柏子仁、熟大黄等。

三、运用下法治疗皮肤科相关疾病时的注意事项

运用下法治疗皮肤科相关疾病时，下之得当，则疗效显著。若用之不当，也会适得其反，甚至产生严重后果。故不但要掌握下法的种类、应用范围、适应证及常用方剂等，还要注意以下几个方面。

（一）具体运用方面

（1）诸多下法当中，无论是选择峻下、急下，还是轻下、缓下，首先要根据证候的特点，辨清寒热，予以寒下或温下。同时要注意考虑病人体质的强弱、病势的轻重、情况的缓急等。恰如其分地选方用药。一般来说，身体壮实，病情比较严重急迫的应用峻下、急下剂，如大承气汤、十枣汤、三物备急丸、大陷胸汤、抵当汤之类。反之，则宜用轻下、缓下剂，如小承气汤、调胃承气汤、桃核承气汤、麻子仁丸等。

（2）先表后里、先里后表与表里双解。疾病往往错综复杂，临床上表里俱病者甚为多见。此时应考虑周全，随证施治。例如太阳表邪未解，而阳明里实渐结或里实已成者，若表重里实未成或渐结，应先解其表，后攻其里；若里实已成重于表的，则宜先通其里，再解其表；若表里俱急，则宜表里双解，其他如少阳兼阳明腑证等亦是如此。

（3）先补后攻、先攻后补与攻补兼施。体虚之人，患里实之证，乃正虚邪实。如

攻之则伤正，若补之则碍邪。在这种虚实夹杂的情况下，其治疗原则为：虚甚则先补而后攻，以助其正气；实急则先攻而后补，以防其虚脱；虚实互见参半者，则宜攻补兼施，使邪去而正不受伤。

（二）用药剂量方面

除正确的辨证选方外，用药之剂量，也是影响药效的重要因素。

（1）视体质强弱而剂量分轻重。一般说来，年轻体壮之人，剂量宜稍大些。如剂量过轻，则杯水车薪，病必不减。年老体弱、妇女及未成年者，用量宜稍小些。如剂量过重则诛伐太过，产生变证或导致不良后果。此中分寸，须掌握适当，则无太过、不及之弊。

（2）药味之用量的改变，其主治作用亦迥然有异。药味在方剂中用量的改变，即主、辅、佐、使的配伍关系发生了改变，其效用亦因之不同。如小承气汤、厚朴三物汤、厚朴大黄汤，同由大黄、厚朴、枳实三者组成。小承气汤用大黄 20g，厚朴 10g，枳实 10g。主治“阳明病，其人多汗，以津液外出，胃中燥，大便必硬，硬则谵语”。其意在荡实，故以大黄为主药，用量最大。厚朴三物汤用厚朴 40g，大黄 20g，枳实 20g。主治“痛而闭者”，其意在行气，故以厚朴为主药，用量独重。厚朴大黄汤用厚朴 50g，大黄 40g，枳实 15g，主治“支饮胸满者”（胸作腹解），其意在疏导，故以厚朴为主药，枳实为辅，大黄佐之。

以上论述说明由于药味用量的轻重之殊，不但方名有异，其方剂的作用亦有很大差别。在临证用药时，绝不可忽视这一关键因素。

（三）禁忌方面

（1）邪在表或在半表半里者不可下，误下则有结胸、痞满之变。

（2）阳明病腑未成实者不可下。

（3）病势在上者禁下。仲景云：“伤寒呕多，虽有阳明证，不可攻之。”

（4）阳明少阳合病，不可单纯使用攻下。

（5）胃中虚冷者禁用攻下。

（6）营血亏虚者，不可攻下。

（7）气虚血亏而引起的大便秘结者，不可用峻下剂。

（8）妇女妊娠期及行经期禁用或慎用攻下。

（四）煎药及服药法方面

（1）煎药法在仲景方中占有重要地位，也能影响药物的疗效。如大、小承气汤除相差芒硝一味外，对于煎法，大黄的先煎、后煎也起着较大的作用。大承气汤的大黄后煎，取其生者气锐而先行，急于攻下也；小承气汤的大黄与枳实、厚朴同煎，取其熟者气纯而缓和，故不分次第也。

（2）服药是治疗过程中的一环，其方法是否得当对治疗也起着一定作用。特别是下剂，若服之不得法，有时还会产生严重后果。如服大小承气汤，仲景嘱："初服汤，当更衣，不尔者，尽饮之，若更衣者，勿服之。"调胃承气汤宜"少少温服之"。这说明服少者，达不到泻下作用，则病邪不去；服多者，泻下太过，则损伤正气。其他类泻下剂亦是如此。因此，服之偏多偏少，都会造成疾病不愈或进一步发展和恶化。另外，有些药物还有温服或冷服及下剂宜空腹时服等要求，均宜遵之为妙，以提高疗效。总之，煎药及服药法不但医者明确，且须详告患者，理解其意，以收满意之疗效。

综上可知，下法在治疗皮肤疾病方面有很重要的临床意义。盖胃为水谷之海，十二经脉之长，多气多血，其气以下行为顺，逆则胀满作痛，郁则化火烦躁，治之者以清降为先，腑气下行，则精血安谧而诸病已矣，此不治之治也。下法对于治疗皮肤疾病可算是一把利剑，力专效宏，在治疗皮肤科相关疾病时，若有可下之征，则应当机立断，攻逐热结，以急下存阴，绝不可应下失下，贻误时机。但运用下法，是有前提的，"有是证则投是药"。只有在中医理论的指导下，辨证论治，合理炮制所用之药，合理配伍所采之剂，三因制宜，才能使其切中病情，有功而无过。

参考文献

［1］侯继琢．浅论下法及临床运用［J］．山东中医杂志，1990（1）：8.
［2］朱仁康．中医外科学［M］．北京：人民卫生出版社，1987.
［3］郝文轩．下法发微［J］．浙江中医杂志，1999（1）：32.

董桂英（济南市中医医院）

下法亦称攻下法，是指通过通便、下积、泻实、逐水，以消除燥屎、积滞、实热及水饮等证的治法，属于中医常用的汗、吐、下、和、温、清、补、消八法之一。下法临床应用广泛，内外妇儿各科均可应用，临证用于治疗急危重症得当，有时确能力挽狂澜，治疗慢性病证可邪去而正安。笔者从事内科心脑血管临床工作20余年，用下法逐邪，涤荡实热、燥结、水饮、积滞等诸邪，与扶正配合，在治疗心脑血管病等方面常获良效。但下法毕竟属于攻逐邪气的治法，用之不当，伤耗正气，损其元气，亦会适得其反。通过经典研习及跟师体会，爰集百家之长，结合自己的临证体会，兹对下法浅论如下。

一、下法源流

考下法之源，早在《内经》中就有论述，《素问·阴阳应象大论》论及下法有三处，其一："因其重而减之"，明·张介宾注："重者实于内，故宜减之。减者泻也。"指邪实重于里可用泻法。其二："其下者，引而竭之"，明·吴崑注："下，脐之下也。或利其小便，或通其大便，皆引而竭之，竭，尽也。"提到下法包括通下大便。其三："中满者泻之于内"，明·吴崑注："此不在高，不在下，故不可越，不可竭，但当泻之于内，消其坚满是也。"泻下中满亦为下法范畴。《素问·至真要大论》云"留者攻之"，病邪留而不去，如留饮、蓄血、停食、便闭等留邪，可用下法攻之。总之，《内经》对下法的论述不单指通下大便，凡攻下病邪，包括留饮、蓄血、停食、便闭等，均属于下法范畴。

东汉张仲景《伤寒杂病论》对下法运用可谓发扬光大，《伤寒论》阳明病篇专论下法，创大、小、调胃三承气汤。调胃承气汤治疗阳明燥热结实，腑气不通，痞满不甚，燥热初结，见207、248、249条。小承气汤治疗阳明燥结成实、腑气不通之大便硬结、腹满、谵语潮热等症，见213、214、250条。大承气汤治疗阳明热实，燥屎内结之大便秘结、腹胀满绕脐痛、拒按、谵语潮热等，见238、239、215、241、242、212、217、220、252~256条。又有少阴兼燥实证，症见口燥咽干，自利清水，色纯清，心下痛，腹胀不大便者可用大承气汤急下存阴，见320~322条。另有治胃强脾弱证的麻子仁丸（247条）、治太阳或阳明蓄血证的桃核承气汤、抵当汤（106、124、126、237条），治疗热实结胸证的大陷胸汤（134~137条），治疗少阳不和兼阳明里实证的大柴胡汤（103、165、136、104条）等。《金匮要略》中张仲景灵活运用下法治疗临床内科杂病，如攻逐肠间水饮成实的己椒苈黄丸，攻逐水饮的十枣汤，泄热通便退黄的茵陈蒿汤、栀子大黄汤、大黄硝石散，治疗寒实内结腹痛便秘的大黄附子汤等，对后世医家运用下法影响深远。

金元四大家之一的张子和倡导汗、吐、下三法，娴于攻邪三法，自成攻邪一派，他认为"催生、下乳、磨积、逐水、破经、泄气，凡下行者，皆下法也"。《儒门事亲·汗吐下三法赅尽治病诠》云："大凡邪滞宿食蕴结肠胃脘，杂病腹满拒按，黄疸食劳及寒湿痼冷，热客下焦，痰饮食滞，里热未尽，瘀血积滞而致中下焦之里实证，皆可随证下之。"充实了下法的内容。

清代吴鞠通《温病条辨》不仅继承仲景学说，灵活运用三承气汤治疗阳明温病大便闭，更以增液汤、护胃承气汤固护津液而通下，而且针对"阳明温病，下之不通，其证有五"，随证应用新加黄龙汤、宣白承气汤、导赤承气汤、牛黄承气汤、增液承气汤，方从证立，法随方出，机括精当。

新中国成立以来，下法的应用在急腹症治疗方面得以彰显其奇效，为业界同人所称道。下法在临床中的应用日益广泛。

二、常用下法及代表方剂

下法因证候不同，可分为寒下法、温下法、润下法及逐水、逐瘀通下法等。

（一）寒下法

适用于里热积滞实证，有下燥屎、下实热的作用，代表方：《伤寒论》之调胃承气汤、大承气汤、小承气汤。调胃承气汤重在泄热，小承气汤重在通腑，大承气汤泄热与通腑之力并重。当代伤寒大家郝万山教授结合《黄帝素问宣明论方》三一承气汤（大承气汤加甘草），认为加炙甘草可使大承气汤的作用时间延长，使体内的热毒邪气缓缓地通过肠道排出体外。

（二）温下法

适用于脏腑间寒冷积滞的里寒实证，有温里逐寒泻实的作用，如《金匮要略》之大黄附子汤、三物备急丸，《备急千金要方》之温脾散等。

（三）润下法

适用于热盛伤津，或病后津亏，或年老津涸，或产后血虚的便秘。①《伤寒论》之麻子仁丸润肠泄热、行气通便，治疗肠胃燥热、津液不足之便秘；②《脾胃论》之润肠丸润肠通便、活血祛风，治疗饮食劳倦，大便秘结；③《世医得效方》之五仁丸润肠通便，治疗津枯肠燥之便秘；④《景岳全书》之济川煎温肾益精、润肠通便，用于老年肾虚便秘；⑤《温病条辨》之增液汤咸寒苦甘润下，增水行舟；⑥尊生润肠丸养血润燥，治疗血虚便秘，特别是对妇女产后便秘疗效较好；⑦蜜煎导法可滋津润燥、导下通便，用于儿童、老人、久病体虚之便秘较为适宜。

另有《温病条辨》之“阳明温病，下之不通，其证有五”之下所论新加黄龙汤（苦甘咸法）滋阴益气、泻下泄热，护胃承气汤（苦甘法）护津通下，增液承气汤滋阴增液、泄热通便；宣白承气汤（苦辛淡法）治疗热结大肠、痰热阻肺之便秘；导赤承气汤治疗热结大肠、小肠，便秘伴小便赤痛，牛黄承气汤治疗热闭心包，痰热腑实，神昏便秘。此五方治疗阳明温病均攻补兼施，足见吴鞠通治温病辨证通腑之精要。

（四）攻逐水饮法

十枣汤适用于水饮壅盛于里之悬饮、实水，控涎丹治痰涎水饮停于胸膈，舟车丸用于水热内壅，气机阻滞之水肿、水胀；疏凿饮子用于水湿壅盛，遍身水肿。

（五）下瘀血法

桃核承气汤、抵当汤，用于下焦蓄血证。

三、下法在心脑血管病中的应用举隅

（一）高血压

中医无高血压之病名记载，相关论述可见于眩晕、头痛、胸痹、心悸、不寐等论述中，其病因病机涉及风、痰、火、瘀、虚等各个方面，兹以高血压眩晕为例论述下法的应用。眩晕（ZYYXH/T18—2008）按照《中医内科常见病诊疗指南》，分为 5 个证型，均可合并大便秘结，涉及通腑通便治疗，证型或虚或实。

1. 肝阳上亢证

症见：眩晕，头部跳痛，耳鸣如潮，心烦易怒，失眠多梦，舌质红，苔薄黄，脉弦滑。

肝阳上亢常合并肝火，此乃肝胆风木之脏容易内积相火，风火相煽而致。如金代刘完素《素问玄机原病式·五运主病》曰：“风火皆属阳，多为兼化，阳主乎动，两动相搏，则为之眩转。”而火热之邪内积胆腑，可下迫肠腑，热耗津液，肠道失润而可合并热结便秘。此时非通下法不可去实，腑气通则热邪去，风邪失去相兼之因，肝阳上亢之势因而折减，亦寓“釜底抽薪”之义。临证常见不少高血压患者便秘不解，腑气不通，眩晕、头痛或胸痹难解，血压难降；一旦大便通畅，腑气一通，热邪可从下泄，蕴结日久的舌苔黄腻随之变薄，肝胆风火相煽之势折减，血压自然下降，吾师浦家祚主任中医师和杨传华教授均喜用大黄通腑泄热降血压，有时根据热结之轻重可分别选用承气汤类或者择用承气汤中之一两味药而收功，老年人、体虚者可配合五仁丸或增液汤等。

药理研究证实，作为泻下药的代表药大黄确有降脂降压作用，大黄降脂有效成分为蒽醌类和儿茶素等化合物，通过使人体 TC、TG、LDL、LPO 含量降低而降血脂，改善血液流变性。大黄有泻下作用，排便通畅有利于促进血行畅通，血压自然也下降。而且大黄的利尿、改善肾功能的作用对高血压肾病（合并尿浊）或肾性高血压都有一定的控制作用。

2. 痰浊内蕴证

症见：头重如蒙，头重不清，嗜睡，时吐痰涎，舌苔腻，脉滑或弦滑。

元·朱震亨《丹溪心法·头眩》有“无痰不作眩”之说，朱氏认为“头眩，痰夹气虚并火”，有“湿痰者，火痰者”。痰火相兼为患，在高血压患者中常见，随着高血压发病人群的年轻化和人们饮食结构的变化，膏粱厚味滋生痰热，酒食辛辣助热，热邪下迫大肠，煎熬津液而成痰热腑实之便秘。治疗此类疾病可借鉴温病之分消走泄法，运用黄连温胆汤合小承气汤治疗，取辛开苦降，宣上、畅中、渗下，使上、中、下三焦气机畅达，升降出入之枢机通利而痰热自清。

3. 瘀血阻络证

症见：眩晕日久，头痛明显，失眠健忘，心悸怔忡，唇舌色暗，舌有瘀点或瘀斑，脉涩。

主方用通窍活血汤。此证型也可合并便秘，需配合通下法。寒凝可致瘀血，热邪煎灼津液，伤及脉络，亦可致瘀，故眩晕瘀血证合并便秘，当区分寒热。兼寒者宜桃核承气汤，兼热者宜寒下，可配合增液承气汤。临证当区分之。

4. 虚证

高血压眩晕虚证以肾虚为主，症见眩晕、耳鸣、腰膝酸软，偏阴虚者兼咽干、形瘦、五心烦热、舌嫩红、苔少、脉细数，大便干结时配合滋阴润燥的增液汤，或增液承气汤。偏阳虚者兼见面色㿠白、形寒肢冷、遗精滑泄、舌淡苔白、脉弱，见大便困难时可配合济川煎加减。

总之高血压眩晕无论风、痰、瘀、虚，只要合并大便秘结腑气不通证，应先行通腑下法，腑气通则五脏气机通畅，阴平阳秘而眩晕自平。

（二）中风

中风急性期以风、火、痰、瘀为主，恢复期和后遗症期多转化为气虚、阴虚或者兼有痰、瘀。中风病情演变迅速，急性期 1 周内病情有时仍可加重。中脏腑痰热内闭清窍，以清热化痰、醒神开窍为法，腑气不通大便秘结者应及时通腑泄热，或可成为病机扭转之关键。中脏腑昏迷五六日不大便者可给予大承气汤灌肠或鼻饲，或以牛黄承气汤醒脑开窍与泄下通腑并进，或可力挽狂澜，还病人以生机。笔者临证治疗中风昏迷便秘者常用牛黄承气汤，取安宫牛黄丸 2 丸（研），加水冲服生大黄末 6~15g，通便畅腑之时可促进患者早醒。应用时以保持大便每日 1~2 次为度，尽量不要超过 3 次，大便性状以软便为宜。中病即减量或停用，改为缓下之剂，勿通下太过，以免耗伤正气。总之，腑气以通为用，腑气通则浊阴降、清阳升，脑窍得以清利而神明。有时中风病痰热腑实便秘，腑气不降，胃气反而上逆，病人出现频频呃逆，此时选用承气汤合旋覆代赭汤加减，可达到通腑降逆止呃之效果。

（三）冠心病

冠心病属于中医胸痹心痛范畴，本病以胸痛、憋闷、心悸、气短为主症，属本虚标实之证，其本虚有气虚、阳虚、阴虚、血虚，标实有血瘀、痰浊、气滞、寒凝。本病的辨治尤其应注意大便通畅，大便用力过度，可诱发心绞痛，甚至出现真心痛等危急证候，故胸痹心痛者保持大便通畅至关重要。本病虚实夹杂，需遵张仲景“观其脉证，知犯何逆，随证治之”之法则，气虚者配合黄芪汤益气润下，血虚者配合尊生润肠丸，养血润燥，阴虚者可用增液汤，阳虚者可用济川煎。标实者血瘀、痰浊合并便秘者可参照眩晕辨治。

四、典型病例

病例 1：眩晕案

王某，男，43 岁，银行干部。2010 年 10 月 2 日就诊。反复头晕、头痛并血压升高 1 年，加重 10 天。最高血压达 180/115mmHg，服拜新同（硝苯地平控释片）每次 1 片，每日 1 次，血压控制在（140~160）/（90~100）mmHg，发病前 1 个月经常加班，近 10 日头晕、头痛频繁，头眼胀痛，测血压 180/110mmHg，耳鸣如潮，心烦易怒，夜寐梦多，口苦口干，大便秘结，3~5 日一行，舌质红，苔黄燥，脉弦滑。辨证符合肝火上炎，肝阳上亢证。中医诊断：眩晕（肝火上炎，肝阳上亢）；西医诊断：高血压病。治以清肝泻火、平息肝风。一诊处方：龙胆泻肝汤加减。龙胆草 12g，黄芩 9g，山栀子 12g，泽泻 12g，车前子 15g，当归 12g，生地黄 15g，柴胡 6g，生甘草 6g，生大黄 6g（后入），水煎服，日 1 剂。服用 6 剂后头晕头胀减轻，大便仍干燥难下，测血压 160/110mmHg，舌质红，苔黄燥，脉弦滑。思大便秘结腑气不通，肝火难降，故二诊处方：上方加芒硝 6g（冲服），改生大黄 9g（后入），再服 6 剂。嘱大便通下后去芒硝。三诊：服 2 剂后大便通下，遂去芒硝，继服上药，头晕头胀痛大减，大便通下，每日 1 次，测血压 140/90mmHg，舌质淡红，苔薄黄，脉弦滑。遂将上方去大黄、芒硝，加火麻仁30g，加减调理12剂，诸症消失，测血压120/80mmHg。本病以龙胆泻肝汤、调胃承气汤合用，清泻肝火与泄热通腑配合，肠腑通畅，肝胆火热得清，眩晕得解。

病例2：中风案

杨某，男，67岁，2009年10月5日住院。突发右侧肢体活动失灵伴麻木2小时，语言謇涩，精神萎靡，嗜睡打鼾，面红赤，大便5日未下。做颅脑CT排除脑出血。查体：血压180/90mmHg， 嗜睡，右侧鼻唇沟变浅，伸舌右歪，右上肢肌力3级，右下肢肌力2级，右侧上下肢感觉减退，右侧巴宾斯基征阳性。舌质红，苔黄腻，脉弦滑。此乃痰热腑实，风痰上扰，脑络瘀阻之中风病。中医诊断：中风，中脏腑（闭证）；西医诊断：急性缺血性脑血管病。急宜涤痰开窍、息风通络，拟用牛黄承气汤。处方：安宫牛黄丸2丸，化开，调生大黄末9g，先服一半，2小时未大便，再服另一半。服药4小时后，大便通下，神志转清，右侧肢体活动较前灵活。查：右上肢肌力4级，右下肢肌力3级，右侧上下肢感觉减退。舌质红，苔黄微腻，脉弦滑。仍为痰热腑实闭阻清窍，继以醒脑开窍。处方：安宫牛黄丸，每日1丸。调生大黄末3g，配合静脉滴注胞二磷胆碱、丹参注射液等药。治疗4天，神志清，但目胀耳鸣，心中烦热，右上肢活动正常，右下肢活动仍乏力，右侧鼻唇沟略浅，右侧巴宾斯基征阳性。舌质红，苔薄黄，苔剥脱，脉弦细。复查脑CT确诊为脑梗死。此痰热腑实已开，证型转化，当属阴虚阳亢，气血不畅。法当平肝息风、滋阴潜阳，方用镇肝息风汤加减调理17天，肢体活动基本正常后出院。本案借鉴清·吴鞠通《温病条辨》“邪闭心包，神昏舌短，内窍不通，饮不解渴，牛黄承气汤主之”之论，以牛黄承气汤醒脑开窍、泻下腑实、平息肝风。服药后腑实去，使邪有出路，痰热清，肝风息，气血畅，清窍通利，经络通畅。

五、结语

下法用于内科杂病，总以腑气通畅为要，符合《素问·脏气法时论》“六腑者，传化物而不藏，故实而不能满”之义。六腑传化正常，腑气通畅，胃气得降，脾气得升，五脏气机安和。但下法毕竟属于攻邪之法，用于内科杂病必须辨寒热虚实，特别是心脑血管病发病急、变化快，运用下法，既要及时，更要得当。实证邪实，下之可猛，或寒下或温下；虚证正虚，下法慎用，病情需要亦应缓下、润下；邪实正虚并见可攻补兼施，寓泻于补。选用泻法一定要注意患者的体质，中病即止，以大便稀软、每日1~2次为度。尤其在使用生大黄等峻猛泻下药时，得下后及时减少用量或停用：一则泻下太过可消耗正气；二则据药理研究，大黄致泻的主要成分为结合型蒽苷，大黄所含的鞣质有收敛止泻作用，停药后可引起继发性便秘，近期研究资料表明，长期服用大黄，引起肌间神经丛Cajal间质细胞变性，导致结肠肌电慢波频率减慢，引起所谓“泻剂结肠”（肠黏膜、平滑肌和肠内神经病变），因此大黄不能长久使用。运用下法还应重视瘥后调理，以养正气来复；嘱患者节制饮食，戒辛辣厚味，以防食复。

参考文献

[1] 王永炎. 中医内科学［M］. 上海：上海科学技术出版社，1994.
[2] 郝万山. 郝万山伤寒论讲稿［M］. 北京：人民卫生出版社，2010.
[3] 中华中医药学会. 中医内科常见病诊疗指南（中医病证部分）［M］. 北京：中国中医药出版社，2008.
[4] 侯家玉. 中药药理学［M］. 北京：中国中医药出版社，2008.

檀金川（河北省中医院）

下法，八法之一，是指运用具有泻下作用的药物通泻大便、逐邪外出的治法，又称泻法。即《内经》所谓“留者攻之”“中满者泻之于内”之意，有通导大便、排除胃肠积滞、荡涤实热、攻逐水饮和寒积、祛瘀的作用，适用于胃肠实热内结或寒积、宿食积滞、水饮、痰湿、瘀血等停留体内的里实证。下法的运用相应地又分为寒下、温下、润下和逐水等法。由于里实证的病情有轻重缓急之别，下法又有峻下、缓下之分。下法不仅限于泻下，广义的下法还应包括通下泄热、消积导滞、疏肝理气利胆、活血化瘀等。

一、下法的源流

历代医家对下法的阐述经过不断的补充与发展，理论体系日趋完善。

战国至两汉时期：早在《内经》中就有关于下法治病的记载，如《素问・阴阳应象大论》言：“中满者泻之于内。”就是指病邪积留于内致中满腑实者，宜用攻逐泻下法治疗。《素问・五脏别论》言：“六腑者，传化物而不藏，实而不能满也。”《素问・五脏别论》言：“魄门亦为五脏使。”

汉末：张仲景根据不同病证，制订不同泻下方剂，如寒下的三承气汤、温下的大黄附子汤、峻下的十枣汤、缓下的麻子仁丸等，共有 30 多个方剂，很多方剂仍为目前临床所常用。

从这些论述中可以看出，下法最初之作用是针对脾胃肠道或六腑而言。这是因为：①人以正气为本，阴精和阳气的化生主要来源于脾胃功能，即脾胃为后天之本、气血生化之源。脾主升清、胃主受纳和降，只有使脾胃处在不断受纳通降之中才能为脾之升清运化提供条件，因此健脾必先和胃，和胃当保持胃之通降。②一方面大便之排泄受五脏功能活动的协调支配，另一方面大便之通畅，亦有助于脏腑功能活动的协调。③中医治病从“中满者泻之于内”“其下者引而竭之”“因其重而减之”看，大多内部疾患之病理产物，都需从泻而除。

两宋时期：钱乙在《小儿药证直诀》中论述了小儿五脏生理病理特性，论述了小儿五脏病辨证大法，归纳心、肝、脾、肺、肾所主病证特点及五脏诸病证候。以五脏虚实为辨证大纲，以五脏补泻为施治原则，创立了五脏补泻治法及方剂。他认为小儿五脏六腑“成而未全”“全而未壮”，若受邪致病或治疗不当，则“易虚易实”“易寒易热”；“脏腑柔弱，不可痛击”，故五脏病证虽有虚实，治法亦有补泻，但处处注意对实证泻不峻攻，以免损伤正气。其治五脏病之主方导赤散、泻青丸、泻黄散、益黄散、异功散、泻白散、地黄丸等成为后世医家治疗脏腑病证的传世名方。其用药，泻实之药药力较缓，且方中均配伍了扶正之品，如生地黄、粳米、当归、甘草等。

金元时期：《儒门事亲》为金代名医张子和所著。他认为：“有邪实存在，下之则重碍既夺，重积得减，而气血流通，胜于服补药，下之攻病，人亦所恶闻也。然积聚陈莝于中，留结寒热于内，留之则是耶，逐之则是耶。”张氏认为，病乃邪气侵犯机体所致，主张“先论攻邪，邪去而元气自复也”“病之一物，非人身素有之也。或自外而来，或由内而生，皆邪气也。邪气加诸身，速攻之可也。速去之可也，揽而留之何也？”在临床实践中，张子和大胆地运用汗、吐、下三法治疗各种急症。传统吐下法主要用于食积、痰涎、阳明燥结、便秘、有形积聚、水饮之症。张氏把“引涎、漉涎、嚏气、追泪，凡上行者”，皆归为吐法；将“催生下乳、磨积逐水、破经泄气，凡下行者”，皆归为下法。吐下之法还广泛运用于跌打损伤、痈肿冻疮、腰痛肢麻、头痛目赤、泄利出血等病症，以达到去菀陈莝，流通气血，恢复脏腑功能的良效。不难看出，张子和是一位善用汗吐下三法的医家，其攻邪辨病辨证、因人制宜，同时不忘顾护正气，强调中病即止，用之定当审慎。薛益明教授劝诫：“后人学子和，要学其全，不要学其偏，学术百家争鸣，各有精华糟粕，应客观对待和选择扬弃。”

明代：陶节庵的黄龙汤治里实而兼气血虚。《伤寒六书》：“治患心下硬痛，下利纯清水，谵语，发渴，身热。庸医不识此证，但见下利便呼为漏底伤寒，而用热药止之，就如抱薪救火，误人死者多矣。殊不知此因热邪传里，胃中燥屎结实，此利非内寒而利，乃日逐自饮汤药而利也，直急下之，名曰结热利证；身有热者，宜用此汤；身无热者，用前六乙顺气汤。”陶氏创立黄龙汤（大黄、芒硝、枳实、厚朴、甘草、人参、当归）攻补两施，既攻有形之邪实，又补气血之两虚，有攻邪不伤正、扶正不碍邪之优，故被后世医家所推崇。

清代：温病学家吴又可著《温疫论》，认为下法不仅泻实，还可泄热，倡导“温病下不厌早”之说，主张“注意逐邪，勿拘结粪”。对热性病提出了“不必悉具，但见舌黄、心腹痞满”便予下法的见解。

吴鞠通创立五承气汤，是指《温病条辨·中焦篇》第17条所说“阳明温病，下之不通，其证有五”的五张治疗方，包括新加黄龙汤、宣白承气汤、导赤承气汤、牛黄承气汤、增液承气汤。功效可概括为泄热通腑、扶正通腑、化痰通腑、导赤通腑，它针对温病更易化燥伤阴的特点，同时又兼顾腑实证中往往兼夹他病，创立此加减承气汤，以满足临床之用。

随着历代医家对古籍的揣摩，他们对下法又有其独特的体会。下法有泄浊通腑、疏肝理气利胆、活血化瘀、化湿排浊等作用，均应属下法之列，不应局限于要有“下下之证”方可下之，拘泥于“满、胀、燥、实”等需攻则攻之证，在临证时要审证求因、辨证论治，达到未病先防或已病防变的治疗目的。

二、下法的临床应用

在治疗肝病方面：慢性肝病常致肝失疏泄，脾失运化，中焦气滞夹积，气机不畅，升降失调，腑气不通。肺与大肠相表里，肺之肃降失常，导致上闭下实。攻下可利肺肃气，气机升降有序则腑气自可通调。笔者曾接诊一患者，黄疸进行性加重，大便灰白如白陶土，西医疑为“胰头癌”，劝其剖腹探查，患者遂来我院就诊。患者素体强壮，腹痛拒按，纳食尚可，午后潮热，大便秘结，小便短赤。查全身皮肤黏膜黄染，口气热臭，舌暗红，苔黄厚而燥，脉沉实。证属脾热蕴结肝胆，腑气不畅，迫胆汁外泄，治以通腑泄热，用调胃承气汤加减化裁（大黄、虎杖、芒硝、茵陈、赤芍、甘草），7 剂后大便畅下，色由灰便渐转为淡黄色，腹痛明显缓减，潮热退，苔白稍腻。继用上方减大黄用量，使其保持稀软便，连服 14 剂，黄疸全消，诸症悉除。现代研究也证实，大黄有良好的通便作用，增加胃肠蠕动，泻下排毒，并能够减少蛋白质分解，减少肠源性内毒素的吸收和促进血氨等的排泄，控制合并感染。其化瘀作用又可改善肝脏内血液循环，并能抑制内毒素致热反应，防止内毒素血症的发生。肝病患者保持消化系统的通畅状态，解除机体最大的排毒管道的不通是治疗过程中应该十分注意的环节。

在治疗慢性肾衰竭方面：下法在治疗慢性肾衰竭方面起着举足轻重的作用。慢性肾衰竭的病人大多有“浊邪上逆”，临床常出现恶心呕吐等症状，部分患者甚至食入即吐，中药保留灌肠能有效避免上述现象。肺与大肠相表里，肺主气，朝百脉，中药保留灌肠通过大肠使药液随气血而布达全身，发挥整体的治疗作用。我科自拟以大黄为主的排毒泄浊灌肠方，方用黄芪、大黄、槐米、丹参、公英、牡蛎、芒硝、土茯苓。方中大黄为君，《神农本草经》有云：“下瘀血，血闭寒热，破癥瘕积聚，流饮宿食，荡涤肠胃，推陈致新，通利水谷，调中化食，安和五脏。”为治浊之要药。大黄可以减轻肾小球系膜细胞的增生，抑制肾小管细胞的高代谢状态及间质纤维化，改善蛋白质的代谢，减少尿素氮和肌酐的来源，增加尿毒素肠道和尿液途径的排泄，抗凝血，抗血黏度而改善肾脏的血液循环，抑制氧自由基的产生并有很强的清除能力，纠正脂质代谢紊乱，改善低钙高磷血症。大黄灌肠后，通过改善肠黏膜毛细血管的通透性，加快肠蠕动，增加大肠水分而发挥泻下排毒作用。

在治疗急腹症方面：攻下法是治疗六腑多种急性热病的一种重要方法，因为急腹症的特征多属于里实热证，通过下法治疗使通则不痛。历代医家对各种急腹症的论述是极为详细而深刻的，在治法上提出“六腑为病皆以通下为顺，以疏泄调达为宜”的法则，《内经》指出“先攻其邪，邪去而元气自复”，现代研究发现大承气汤能增加肠血流量，改善肠管血液运行状态，通过增加肠蠕动和肠壁血流循环可改善细菌学状态，从而消除炎症，预防手术后腹腔的粘连。在治疗急性胰腺炎方面也有显著成效。治疗急性阑尾炎（肠痈）用大黄牡丹汤化裁，该方能加速阑尾腔内的钡剂排空，近期疗效在 80% 以上。治疗急性肠梗阻，西医立足于“静”，中医则立足于“动”，主张通下，因势利导，大承气汤增加肠道运动，解除梗阻并能使肠内容物通过部分梗阻点下行，有利于肠道扩张的复原。治疗胆石症和胆系感染，采用“急攻疗法”治疗，排石率可达 70.2%。复方胆道排石汤中大黄、白芍的利胆作用最强，大黄可促进胆汁分泌，使胆红素和胆汁酸含量增加。番泻叶、巴豆等能增加胆汁分泌，降低括约肌紧张。临床中，无论是胆道术后，还是经中药排石治愈出院的患者，定期给予必要的疏肝利胆中药，对防止胆道疾患的复发有一定效果。

在抗肿瘤转移方面：转移是恶性肿瘤生物学特征之一，80% 的肿瘤患者死于转移。中医描述为“传舍”。“传舍”的描述可以理解为古人对转移最早的、朴素的认识，对疾病由近及远、由浅入深的过程阐述。综观肿瘤的现代治疗，蕴含着“防”“治”两方面，与中医“未病先防”“已病防变”思想完全吻合。根据肿瘤转移的复杂过程，历代医家以辨证论治为核心，“截断扭转”为指导思想，创造性提出“毒结、血瘀、寒凝”为肿瘤转移的主要病机假说。癌瘤形成后，虽经手术等方法进行攻伐，但因毒、瘀、寒之特性，相互胶结难解，作为“伏邪”，蛰伏体内，伺机而动。一旦诱因显现，便繁殖、增生，形成复发瘤，为肿瘤转移提供机会。大黄、干姜、附子、鳖甲、冬凌草各药相伍，能温经散寒化寒凝、活血化瘀散瘀结、清热解毒祛毒邪。《本草经解》曰：“癥瘕积聚，皆有形之实邪。大黄所至荡平，故能破之。”可见，大黄不仅具有活血之能，且借其活血祛瘀之功，可治瘀血积聚之重证。通过攻下药，使蓄积在体内的寒、瘀、毒等致病、致变因素排出体外，从根本上消除导致转移的病理因素，减少瘤栓形成，使瘤细胞与毛细血管内皮粘连性下降，转移灶内新生毛细血管退化，从而减少转移的发生。有药理研究表明腹腔注射大黄酸、大黄素对黑色素瘤有较强的抑制作用，大黄酸对艾氏腹水癌也有抑制作用，其作用机制主要是抑制癌细胞的氧化和脱氢。大黄酸对癌细胞的酵解也有抑制作用，控制肿瘤生长，阻断转移途径。活血类药物也可以改善肿瘤血液的高凝状态，促纤溶、抑制血小板聚集。

在治疗脑血管疾病方面：缺血性脑卒中又称脑梗死，相当于中医的“中风”。中风的基本病理改变是血与气并走于上，瘀热痰浊上冲颠顶，神明失用，脉络不通。缺血性脑卒中的病位虽然在脑，但其发展与转归皆与浊邪阻于胃肠，腑气不通有关，体内的代谢产物不能及时排出而积滞于内，败坏形体，即转化为毒，如瘀毒、热毒、痰毒等。中风病急性期所产生的这些毒性病理产物，破坏形体，损伤脑络，不仅参与了脑神经元损伤链的病理过程，而且是中风病病情险恶，难以治愈的关键。中风病位虽然在脑，在形态上虽类于腑，但其“藏精气而不泻”的生理特点，使之在功能上更似于脏。故治疗缺血性脑卒中急性期，不论患者有无大便秘结，只要症见腹满、烦躁或思睡嗜睡、口气臭秽、苔厚腻垢浊者，即应及时采用通腑降浊法。还可通过导浊气下行，降低颅内压和纠正脑水肿，达到开窍醒神的目的。腑气一通，则痰开瘀散，络脉气血畅行，自可使病情得以缓解乃至向愈。基于此，仿《金匮要略》之"风引汤"，治以生大黄、枳实、全瓜蒌、胆南星、牛膝、乌梢蛇、水蛭。大黄苦寒沉降，气味俱厚，力猛善走，能直达下焦，荡涤肠胃积滞。入大肠与脾，兼入肝与心包，故能借中焦之沉降，而泻暴盛之肝阳。且其有入血降泄之功，又能活血化瘀。一些穿透力强的虫类药物，通过搜剔络中痰瘀之邪，不仅能从根本上解除火热痰瘀等病理产物对脑络的损伤，还可借络脉痹阻的改善，促进气机升降出入的有序进行。现代研究发现，肠源性内毒素吸收入血，能加重胃肠内积滞，加剧脑血液循环障碍。采用通腑降浊法增加腹腔脏器血流量，促进新陈代谢，排除毒物减低腹内压，进而降低颅内压及高血压，还可通过排毒促进胃肠功能的恢复，保证能量来源，调整功能紊乱的自主神经，使机体应激反应的能力得以增强。

在妇产科方面：从古至今大量妇科临床实践证实，下法只要应用妥切，必可直达病所。下法多用于里实证，外邪入侵、外伤、手术等病因均可导致瘀血内阻，积久成癥引起异位妊娠、子宫内膜异位症、子宫肌瘤等癥瘕杂病，治宜破血逐瘀。仲景首次把下法应用于虚证，可见虚证运用下法可达到"以通为补"的目的。产后亡血伤津，有虚的本质，但是此时虚易引邪、留邪、致邪，此时瘀血邪气已上升为病机的主要方面。张从正对月经病的经闭、崩漏治疗总体上把握气血流通的原则，治疗上以攻逐为先，继而顾护胃气以善其后。若瘀血内阻，出现恶露不绝、腹痛，治以破血逐瘀，佐以扶助正气；燥热内结，出现大便难，治以通腑泄热，佐以养血通便，方以当归承气汤加减。亦有可能会产生一系列由虚致实或因虚邪袭的虚实夹杂、寒热错杂的证候，此时若单纯用补并不能取得理想疗效，故而宜用下法使脏腑经脉贯通，气血畅行，痰浊瘀滞速消，如大黄䗪虫丸。由于攻逐之力峻猛，故临床上应用必须注意中病即止，不可攻伐太过。

另外，大黄煎剂"清热解毒，破气散结"，对流感病毒有较强的抑制作用；用润下之麻仁汤（丸）润肠泄热，行气通便可治疗老年人急性肺部感染；运用"下法通腑"可迅速有效地清泄肺热，使气血平和从而治疗支气管扩张咯血；用泻法祛除"陈莝"可达到治疗糖尿病并发顽固瘙痒之目的；下法在治疗小儿口疮、积滞、高热惊厥、肺炎喘嗽等方面也有相关报道。

由此可见，各家对于下法的认识在今天仍有其指导意义，颇值得我们重视和研究。攻下法包括多种方式，我们攻邪应辨病辨证，因人制宜，不拘古方，善于化裁，勇于创新。

熊之焰（湖南中医药大学第二附属医院）

中医学治疗疾病的方法有发汗、催吐、攻下、和解、清凉、温热、消导和滋补等，简称为汗、吐、下、和、温、清、消、补八法。下法是八法之一，是运用具有泻下作用的药物，通泄大便，逐邪外出的治疗方法。有通导大便，排除胃肠积滞，荡涤实热，攻逐水饮、寒积、瘀血等作用。适用于胃肠实热或寒积内结，宿食、水饮、痰湿、瘀血等停留体内的里实证。临床可见大便秘结、脘腹胀满、发热、鼓胀、水肿、肠痈、痢疾等。由于里实证的病机有热结、寒结、燥结、水结等的不同，以及患者的体质虚实不同，因此下法又可分为寒下、温下、润下、逐水等法，由于里实证的病情有轻重缓急之别，下法又有峻下、缓下之分。

早在《内经》中就有关于下法的记载，《素问·阴阳应象大论》曰："中满者，泻之于内。"汉代张仲景在《伤寒论》中根据不同病证，创立了不同的泻下方剂，如寒下的大承气汤、小承气汤、调胃承气汤，温下的大黄附子汤，峻下的十枣汤，缓下的麻子仁丸，祛瘀的桃核承气汤，表里双解的大柴胡汤等，共有30多个方剂属于下法之列，很多方剂仍为目前临床所用。金元时期攻下派医家张子和认为，病邪有在上、在中、在下之异，攻邪有汗、吐、下之别，并列举了泻下药30余种，下法禁忌7条，明确了下法运用的宜忌原则。清代温病学家吴又可著《温疫论》，治疫强调逐邪，认为"客邪贵乎早逐""邪不去则病不愈"，主张"急证急攻""勿拘于下不厌迟之说"，并明确提出攻下法"本为逐邪而设，非专为结粪而设""凡下不以数计，有是证则投是药"。若应下失下，"或投缓剂"，可致毙命！

一、下法在温热病中的临床应用

吴又可在《温疫论》中曰："瘟疫可下者，约三十余证，不必悉具，但见舌黄、心腹痞满，便于达原饮加大黄下之，设邪在膜原者，已有行动之机，欲离未离之际，得大黄促而下之，实为开门祛贼之法，即使未愈，邪亦不能久羁。二三日后，余邪入胃，仍用小承气彻其余毒。大凡客邪贵乎早逐，乘人气血未乱，肌肉未消，津液未耗，病人不致掣肘，愈后亦易平复，故为万全之策，不过知邪之所在，早拔去病根为要耳……""是以仲景自大柴胡以下，立三承气，多与少与，自有轻重之殊，勿拘于下不厌早之说，应下之证，见下无结粪，以为下之早，或以为不应下之证，误投下药，殊不知承气本为逐邪而设，非专为结粪而设也。必俟其粪结，血液为热所传，变证迭起，是犹养虎遗患，医之咎也。况多有溏粪失下，但蒸作极臭如败酱，或如藕泥，临死不结者，但得秽恶一去，邪毒从此而消，脉证从此而退，岂徒孜孜粪结而后行哉！”

吴氏主张逐邪宜早，提出勿拘于下不厌迟之说；指出温热病邪热是主要病机，而粪结只是一种征象；另外，他提示有邪热，不一定必有结粪；当然，虽重视下法，并强调早用之，但不能妄用。这一系列的理论对下法在温热病中的应用有着宝贵的指导作用。

病案：

陈某，女，23 岁。初诊日期：2009 年 12 月 20 日。

患者患左侧大叶性肺炎，治疗已逾半月，高热消退，但 X 线复查仍见左肺中下阴影，血常规示白细胞、中性粒细胞数增高，曾使用多种抗生素，未能获效。症见胸痛脘闷，心烦口苦，纳减神疲，便秘四日，舌苔边黄、中心部黑燥而厚，脉象细数。辨证认为属阳明邪热与燥屎互结，内灼津液所致，方用白虎汤加减、大承气汤加减、栀子豉汤，治拟通腑泻积、清泄伏热。处方：生石膏 30g（先煎），知母、生大黄（后入）、芒硝、枳实、川朴、焦山栀、淡豆豉各 9g，生甘草 6g。白虎汤，主治清解肺胃郁热，方中石膏为君药，功善清解，透热出表，以除阳明气分之热；知母，一助石膏清肺胃之热，二以滋阴润燥已伤之阴津，石膏与知母相须为用可增强清热生津之功。大承气汤，主治通腑泻结存阴，方中大黄苦寒通降、泄热通便，荡涤胃肠实热积滞，是为君药；芒硝泄热通便、软坚润燥，以除燥坚，硝、黄配合，相须为用，泻下热结之功益峻；实热内阻，腑气不行，故佐以厚朴下气除满、枳实行气消痞，合而用之，既能消痞除满，又使胃肠气机通降下行以助泻下通便。栀子豉汤，主治清宣郁热而除烦，方中栀子泄热除烦，降中有宣；淡豆豉体轻气寒，升散调中，宣中有降，两药相合，共奏清热除烦之功。服药 2 剂，大便始通，黑苔渐退，4 剂后，大便通畅，黑苔退净，脉转沉缓，血检白细胞数恢复正常。继用养阴生津、健脾培本之剂调治 20 余剂，X 线复查左侧中下阴影吸收，痊愈出院。

二、下法在肛肠疾病中的临床应用

肛门直肠疾病以痔、肛裂、肛痈、肛漏为多见。其发病因素有很多，大便秘结是最常见的因素之一，它与大肠传导失常有密切关系。《黄帝内经》提出的“盛者泻之”“留者攻之”“中满者泻之于内”“其下者，引而竭之”等理论对后世运用下法治疗大便秘结具有指导作用。长期的大便秘结，排便努挣可使脏腑功能失调，风燥实热之邪下破肛门，气血运行不畅，瘀血瘀阻魄门，瘀血浊气结滞不散，肠道筋脉横解，冲突为痔；肛裂多因为阴虚不足或者脏腑热结、肠燥致使排便障碍，引起肛管皮肤裂伤，实热蕴阻染毒而成。另外，大便秘结还与肛隐窝炎、肛痈、肛瘘有着非常密切的关系，大便秘结患者在排便过程中由于干燥的粪块容易使肛瓣破损染毒，湿浊、热毒蕴结，形成肛隐窝炎，炎性反应沿着肛隐窝底部的肛腺导管蔓延至坐骨直肠窝，堵阻经络，瘀血阻滞，血热肉腐成脓发为肛痈，脓肿溃后，余毒未尽，蕴结不散，血行不畅，创口不合，日久成肛瘘。

临床常应用下法辨证治疗肛门直肠疾病过程中出现的便秘证，下法在肛肠疾病中的临床应用主要有寒下、温下、润下与攻补兼施四法。寒下法适用于里热积滞的实证，代表方为三承气汤；温下法适用于里寒为积滞的实证，代表方为大黄附子汤；润下法适用于肠燥津亏证，代表方为麻子仁丸；攻补兼施法适用于里实证兼虚证，代表方为益气通便的补中益气汤，养血通便的四物汤、圣愈汤，滋阴通便的增液承气汤，温阳通便的济川煎。

病案：

刘某，男，47 岁。初诊日期：2009 年 7 月 12 日。

患者便时疼痛，滴鲜血 3 天。兼大便秘结，排出困难，3~5 天大便一次，伴口干、口苦、小便色黄。舌质红，苔黄厚腻，脉滑数。查大便隐血（+++），血常规：血红蛋白 96g/L，专科检查：肛门外观正常，肛管皮肤裂开呈梭形溃疡；指诊直肠空虚，有轻微勒指感；肛门镜检查：截石位 3、7、11 点，内痔黏膜少凸起。辨证为脏腑热结肠燥而致大便困难，从而使肛管皮肤裂开，久之导致肛裂。方用小承气汤、槐花散、赤小豆当归散。治以轻下热结、清肠止血。处方：酒大黄 6g，厚朴 10g，枳实 10g，槐花 10g，侧柏叶 10g，荆芥炭 15g，地榆炭 15g，赤小豆 30g，当归 10g。小承气汤乃大承气汤去芒硝，效力较轻，以免伤及下焦阴液，主治痞、满、实之阳明热结轻证，方中大黄泄热通便、荡涤胃肠；厚朴、枳实行气散结、消痞除满，并助大黄推荡积滞，加速热结排泄。槐花散，主治实热风燥邪所致的肠风脏毒下血，方中槐花清大肠湿热、凉血止血为君，侧柏叶助槐花凉血止血为臣，荆芥碳祛风凉血止血为佐，枳实为使，共奏清肠疏风、凉血止血之功。赤小豆当归散，乃《金匮要略》之方，“先便后血者，当归赤小豆散主之”，主治湿热下聚，大便下血，先便后血者。方中赤小豆渗湿清热、解毒排脓，当归活血祛瘀生新，共奏清热利湿、活血解毒之功。

三、下法在妇科疾病中的临床应用

妇人由于其经、带、胎、产的生理特殊性，攻下法往往被列为经期、妊产期等特殊时期的用药禁忌，使本法在妇科领域中的治疗价值不能得以充分发挥。通腑攻下法在妇科临床中应用广泛，对妇科急腹症、血证、发热、咳嗽、不孕、宫外孕、闭经、胎盘滞留等病症，有较好的治疗作用。但攻下法亦有其适应证和禁忌证，用之得当，每起沉疴，用之不当，亦可变证接踵，不可孟浪从事。妇科病人由于体质、年龄、虚实及兼证的不同，因此采用泻下法治病时宜辨证用药，兼气虚者加黄芪、党参、白术等，兼血虚者加当归、乌豆衣等，兼血病者加丹参、三七等，兼寒凝邪闭者加桂枝、附子等，兼湿郁者加薏苡仁、忍冬藤等。切勿不顾病情，一味泻下以引发他病。应用泻下药时忌加滋腻药物，以免滞气，影响效果。手术后病人运用泻下法，只求达到开结塞、通腑气，恢复胃肠功能即可。

病案：

吴某，女，38岁。初诊时间：2010年8月5日。

患者带下赤白，少腹胀痛不适3月余，伴腰酸乏力，经医院诊断为慢性盆腔炎，曾服中西药多种，无效。近几日，腰酸腹痛加重，带下黏稠，红白相兼，大便干结，食欲不振，观其面黄消瘦，触之腹部胀满，脉滑数，舌红苔黄，辨证认为下焦气滞，湿热壅结之故，方用调胃承气汤加减，治当祛湿泻浊。处方：大黄10g，厚朴9g，枳壳9g，芒硝6g，木香6g，炒薏苡仁15g，黄柏10g，甘草6g。3剂，水煎服，日1剂。二诊：服药后泻下烂便2次，腥臭，且矢气连连，腹胀痛明显减轻，带下减少，饮食增进，舌红苔薄黄，脉濡弱，下焦积滞已去，当健脾祛湿以调气血治带下，治以五味异功散加减：党参15g，焦白术18g，茯苓12g，陈皮6g，炒山药24g，炒薏苡仁15g，炒扁豆12g，车前子12g，泽泻9g，海螵蛸10g，苍术6g，黄柏9g，甘草5g。5剂，水煎服，日1剂。药后再诊，带下减少，无腹痛，精神饮食转佳，继以原方加生黄芪15g，砂仁6g。5剂，水煎服，日1剂，体渐康复。

四、下法在儿科疾病中的临床应用

因小儿为“纯阳之体”，具“稚阴稚阳”的特点，且过食肥甘厚味，致胃肠积滞，脏腑功能失调等在临床上屡见不鲜，所以下法在儿科临床中较为常用，用之得当更能取捷效。凡小儿实热证必使其下，下则给邪以出路，祛邪以存正；如不下或下不及时，则必伤其阴，阴伤则热更盛，所谓急下以存阴。明代吴又可在《温疫论》中提出：逐邪为扶正之本，逐邪以导出为贵，逐邪不妨矫枉过正的逐邪三法。可见下法绝不能单纯看作是为了通畅大便，更重要的是为了祛除病邪，尽快纠正机体的失常状态。运用下法，临床上必以大便干结，伴烦急易怒、夜寐不安、蹬被翻滚为辨证要点，且舌红、苔黄厚腻，脉弦尤以两关为甚，此皆为滞热之征。由于小儿实热多源于胃、大肠，治疗时必清其热而缓其势。故临证时常以生石膏、焦山楂、焦神曲、焦大麦芽、制大黄为首选，其用量当根据患儿体质、年龄、病程、舌脉而定。临证之时，不但认证要准，且药量宜大，方能取效。

病案：

张某，女，5岁。初诊日期：2011年5月25日。

患儿因过食羊肉而致午后低热1月余，体温37.3~38.2℃；两颧红赤，纳差，烦急，时呃逆，夜寐不安，磨牙，但头汗出；大便呈球状，难解出，甚则二三日一行；舌红、苔黄厚腻，脉弦。曾做多项检查，均未见异常。辨证认为食滞中阻，热郁阳明所致。治以消食导滞、泻胃除热。处方：生石膏 30g，焦山楂、焦神曲、焦大麦芽各 30g，枳实 10g，厚朴 10g，莱菔子 10g，炒栀子 10g，赤芍药 10g，牡丹皮 10g，钩藤 15g，白蒺藜 10g，制大黄 6g。5 剂。每日 1 剂，水煎，分 3 次饭后服。服药 2 剂后体温为 36.8~37.2℃，余症均有明显减轻。服 5 剂后而愈。按儿童低热与成人低热不同。成人多为阴虚所致，而儿童则以滞热内停者较为多见，其发热起伏不大，亦无“寒热往来”之证，故清泻阳明为常用治法。此患儿大便呈球样，提示肠中燥结，属阳明实热证；烦急易怒、夜寐不安、蹬被翻滚亦为热证的常见表现。热盛宜泄热，热除则体温恢复正常。

下法广泛运用于中医临床各科，无论温热病、肛肠疾病、儿科疾病、妇科疾病，用之得当，不仅疗效显著，且能转危为安。下法可通降阳明腑实，直折火邪之炽盛；借泻下之功上病下取，引邪热下行，使浊阴得降、清阳上升；借硝、黄之力推陈出新，使痰火、水饮、瘀积之邪外出有路，可急下存阴。运用下法当注重药物用法：急下者大黄宜生用、后下；缓下者大黄应熟用；逐离经之血，大黄炒炭用为宜；芒硝入煎剂应融化（冲服）。总之，运用下法讲究临床经验，明确辨证，遵其法度则疗效显著。

何　华（河南省中医院）

下法是通过泻下、荡涤、攻逐等作用，使停留于胃肠的宿食、燥屎、冷积、瘀血、结痰、停水等从下窍而出，以祛邪除病的一类治法。凡邪在肠胃而致大便不通、燥屎内结，或热结旁流，以及停痰留饮、瘀血积水等形症俱实之证，均可使用下法。由于病情有寒热、正气有虚实、病邪有兼夹，所以下法又有寒下、温下、润下、逐水、攻补兼施之别，并与其他治法结合运用。随着临床对下法的运用与研究，下法已超出了原有通便泄热、逐邪下行的局限范围。通腑法属于“下法”之范畴，为祛邪之要法。笔者在临床实践中观察到，通腑法与开窍、息风、化痰、活血、泄热、滋阴等诸法合用，可使腑气通畅、气机运转、风阳内潜、阳热下降、上焦壅塞之势得缓，具有“釜底抽薪”之功、“治下助上”之妙，对于中风病的抢救、治疗、康复具有重要意义，尤其是在中风病急性期的治疗中取得了良好的效果。兹对通腑法在中风病急性期的具体应用阐述如下。

一、通腑法的含义及其治疗中风病的源流

1. 通腑法的含义

《说文解字》云：“通，达也。”《易·系辞上》曰：“往来不穷谓之通。”此谓有畅通、通达之意。腑，有广义和狭义之分。广义的腑，在中医学中包括六腑和奇恒之腑；狭义的腑，则专指大肠腑。大肠为六腑之下极，传统认为，传导糟粕、排泄大便是大肠的主要生理功能。《素问·灵兰秘典论》云：“大肠者，传道之官，变化出焉。”所谓传道，并不局限于排出大便，更重要的功能是疏调五脏六腑气机。周仲瑛教授明确提出通腑三要诀：下燥热、下瘀热、下痰火。

2. 通腑法治疗中风病的渊源

下法是中医攻逐病邪的主要手段之一。中医用通腑法治疗中风，源远流长。早在《素问·阴阳应象大论》中就提出了“其下者，引而竭之；中满者，泻之于内”等治则，《素问·至真要大论》亦云：“留者攻之。”东汉末年张仲景的《金匮要略·中风历节病脉证并治》中有“风引汤，除热瘫痫”的记载，风引汤组成中大黄为主药。华佗《中藏经·论治中风偏枯之法》云：“人病中风偏枯，在中则泻之……泻，谓通其塞也。”金元时期，张从正首先明确提出中腑用三化汤（大黄、枳实、厚朴、羌活）通下论治。

其所创的三化汤为治中风腑实便秘的代表方。明·王肯堂在《证治准绳》中云："中风便秘，牙关紧急，浆粥不入，急以三一承气汤（大承气汤加甘草、生姜）。"又云："或舌蹇不语者，转舌膏或活命金丹以治之。"活命金丹方中大黄（一两半）用量最大，是主药。清·沈金鳌《杂病源流犀烛》云："中脏者病在里，多滞九窍……如唇缓、二便闭……邪之中较深，治宜下之（宜三化汤、麻仁丸……）中腑者病在表，多着四肢，其症半身不遂……然目犹能视，口犹能言，二便不秘，邪之中犹浅。"此以便秘与否来判断中风病势的深浅。近代医家张锡纯在《医学衷中参西录》中谈及中风时云："其人之血随气而行，气上升不已，血随之上升不已……是以治此证者以通大便为要务。"并提出："初服建瓴汤一两剂时，可酌加大黄数钱。"以上说明，历代医家已初步认识到用通腑法治疗中风的临床意义，这为其治疗中风急症的现代应用奠定了一定的基础。

二、通腑法治疗中风病急性期的作用机制

1. 中风病急性期病机特点

中风病急性期是在脏腑功能紊乱、阴阳气血失调的基础上，产生痰、火、瘀、虚，导致窍闭、肝风、腑实证的发生。腑气不通，则火热、痰浊、瘀血之邪无下走之出路，可使实邪肆虐更甚，骤然出现大壅大实之象。或原有阴虚，因腑气不通，而致火热之邪更耗真阴，从而加重病情。如火升阳亢之势加剧，煽动浊邪上逆，蒙蔽清窍，则致神昏加重；中焦气机受阻，有碍气血之输布流通，则肢体功能难以恢复；邪盛壅结，腑实不通，邪出无门，又可致惊厥、烦躁、气急等变症迭出，病情更为复杂。腑实既可作为中风后的一种诱发因素，又可作为一种病理状态持续存在于中风病病程中，在急性期腑实尤为常见。临床所见，脑卒中并发颅内压增高时，由于迷走神经兴奋性增强，胃肠张力障碍或卧床少动，胃肠蠕动减弱皆可致便秘；加之治疗中常采用脱水剂降低颅内压，使大量体液由肾脏通过尿液排出，因而更易发生便秘。此时单用息风、豁痰、化瘀、滋阴、开窍等法，恐有缓不济急之感，唯有通腑泻下法可以"釜底抽薪"，达到腑气通畅、气血调和而通痹达络，偏瘫等症及时恢复，克服气血逆乱防内闭之目的。可见通腑泻下法是抢救中风急重症的重要手段。

2. 通腑法的作用机理

通腑法治疗中风病急性期的作用机理主要表现在以下几个方面：一是借硝、黄通降阳明胃腑之势，引气血下行，直折肝阳暴亢，令亢阳下潜而气复返。二是借硝、黄通腑，达泻火除热之目的，即釜底抽薪，使火热从下而出。三是清除阻滞于胃肠的痰热积滞。使痰热或痰浊之邪不得上扰神明，达到防闭防脱或启闭开窍之目的。四是通畅腑气，祛瘀达络，敷布气血，使瘀热从下而除，不得上扰神明。五是急下存阴，使被火热煎灼将竭之真阴得以保存，以防阴劫于内，阳脱于外。

现代研究证明，通腑法与西医脱水疗法疗效相当，具有减轻脑水肿及脑细胞损伤等作用。通腑法治疗急性期中风病可改善机体的新陈代谢，清除肠道内的有害物质，排除毒素；增加胃肠活动，降低机体应激状态；调整自主神经紊乱，稳定血压；降低颅内压，减轻脑水肿；促进血肿吸收，增强脑供氧；调整血管通透性，改善微循环；预防和减轻应激性溃疡和肺部感染；减轻意识障碍，有利于神经功能恢复，减轻后遗症，提高患者生存质量。

三、通腑法在中风病急性期的临床应用

1. 辨证通腑

中风病急性期病机复杂，痰、热、风、火、瘀等多种因素常与腑实同时存在，故通腑法不可一味下之，须根据兼夹证与正气的盛衰，灵活配用他法，辨证施治，才会取得理想的效果。临床治疗中风病急性期常用的通腑法如下。

（1）通腑化痰法：此法适用于痰热夹风，横窜经络，甚则内闭清窍者。症见发热，口气秽浊，喘息气粗，喉中痰鸣，咯痰黄稠，大便秘结，舌质红或绛，苔黄腻，脉弦滑。治当化痰息风、泄热通腑。方用星蒌承气汤加减。

（2）通腑开窍法：此法适用于中风病急性期属闭证者。患者突然昏倒，不省人事，牙关紧闭，口噤不开，两手握固，大小便闭，肢体强痉，常伴烦躁不安、腹胀口臭、便秘、苔黄腻、脉弦等症。此乃痰火壅盛，闭阻清窍，心神被扰所致。证属阳闭腑实，当辛凉开窍、苦寒泻下为法，以开窍醒神，急下存阴。方用安宫牛黄丸合涤痰汤及承气汤类方加减。属阴闭者常伴壅塞气粗、神昏不语、苔白、脉迟等症。此乃寒痰内盛，闭塞气机，蒙蔽神明所致。此证虽腑实不明显，但因通下可助上，仍用通腑法，法应开窍化痰、温通泻下。方用苏和香丸合温胆汤及承气汤类方加减。

（3）通腑活血法：此法适用于血瘀兼有腑实之中风者。临床多见半身不遂，口舌歪斜，偏身麻木，眩晕头痛，或有身热，口干不欲饮，或有胸闷心悸，或有脘腹作痛，大便秘结，或大便色黑，或伴呕血，舌质暗红或有瘀点瘀斑，脉弦或弦数。通腑法的运用，不仅可泻腑实、畅气机，且有利于瘀血的消散及吸收，增强疗效。张仲景治瘀大黄是其主药，如桃核承气汤、大黄牡丹汤、大黄䗪虫丸等，皆为瘀实同治、推陈致新之法。有实则泻，无实则活血，两法合用，相得益彰。方用桃核承气汤加减。

（4）通腑息风法：此法适用于中风阳亢风动之证，多因情志过极，引起肝阳暴亢或心火暴盛，风火相煽，上冲犯脑而卒发中风。症见半身不遂，舌强语謇，或口舌歪斜，头目眩晕，耳鸣，或烦躁不安，手足抽搐，尿赤，大便秘结，舌红或绛，脉数。治宜息风潜阳、通腑泄热，使上亢之风阳引入于下。方用增液承气汤合镇肝息风汤加减。

（5）通腑泄热法：此法适用于中风病急性期，阳火亢盛，消灼津液，致胃肠燥结，腑气不通，风阳痰火上蒙犯脑而发中风。症见体热，或胸腹灼热，大便秘结不通，面红目赤，鼻鼾痰鸣，口中浊气熏人，舌红，苔黄腻，脉弦数或弦滑。治宜通腑泄热存阴，导热下行，急存阴液，借以平肝息风，即可“釜底抽薪”，断其热源而达“热去风自消”的目的。方用大承气汤加鲜竹沥、胆南星、栀子等。

（6）滋阴通腑法：此法适用于年老体衰，精血不足，肝肾阴虚，水不涵木，阴虚风动者。此即《临证指南医案·中风》“肝血肾液内枯，阳扰风旋乘窍”之说。症见半身不遂，口舌歪斜，言语謇涩或失语，偏身麻木，眩晕耳鸣，烦躁失眠，手足心热，便干或便秘，舌质红绛或暗红、少苔或无苔，脉细弦或细数。治宜滋阴通腑、潜阳息风。方用增液承气汤合镇肝息风汤加减。

2. 中风病急性期通腑法的应用原则

王永炎院士明确提出了应用通腑法的三大指征，即大便干或便秘、舌苔黄腻、脉弦滑而大。除此之外，还应掌握泻下的时机。根据中风急性期痰瘀互结，腑气不通的病机特点，笔者认为通腑法适用于中风病的各阶段，甚至未见腑证或腑证不明显，亦可加用通腑药。如在中络、中经时，于辨证方药中加用通腑药，可防病势向中腑发展；在中脏时运用通腑法，可减轻或防止中风之变证如厥脱、呃逆、吐血、便血等。还要适当早用通腑法，其适应证也应扩充，不仅腑实可用，腑气不顺不降也可适当应用，其早期应用指征为苔黄、腹胀、烦躁，因苔黄为内有热象；腹胀、烦躁是腑气不通、热扰神明的早期征兆。汪氏描述为“中风痰火盛者，清火化痰难以速效，唯釜底抽薪可立竿见影，大便不通也可以应用”。但亦应注意通腑法毕竟为攻实之法，虚证明显者应配伍补虚之品或慎用下法，勿犯“虚虚实实”之戒。

3. 中风病急性期应用通腑法的注意事项

运用通腑法治疗中风，应注意以下几点：

（1）通腑法为治标之法，以祛邪为务，中病即止，谨防过下伤正，切不可用于脱证。

（2）通腑的主药是大黄，其用量用法应因人因证制宜。古人云：“大黄，生者气锐而先行，熟者气钝而后缓。”量大、后下、短时入煎则泻下，量小、久煎、酒制则活血。

（3）脑病病机复杂，故应用时须始终不离辨证论治体系，注意与他法配合，以提高疗效。

（4）应根据患者病情灵活运用口服、鼻饲、灌肠等多种方法，急下宜汤剂顿服，体虚应以丸剂缓下，呕吐者应频服，昏迷者可采用鼻饲、保留灌汤或肠道滴注法。

四、结语

古人云：“凡治病，总宜使邪有出路。”经曰：“其实者，散而泻之。”中风病急性期恰当通腑泻下，可畅通枢纽，借阳明胃腑之势引血气下行，直折肝气暴逆，给痰瘀热邪以出路，对于迅速截断病源，阻止病情恶化，扭转病势，有着重要意义，有助于降低病残率和死亡率，改善预后，可收到事半功倍之效。该疗法总属中医“治病求本”之法，体现了中医学“整体观念”“辨证论治”的基本特点，以及中医“治未病”中既病防变的先进理念。中风病病位在脑，通腑法治在胃肠，上病下治；且通腑立法除单纯通利外，尚与泄热、开窍、化痰、活血、息风、滋阴等他法配伍，此为对中风病中医药传统疗法的创新与发展，丰富了中医学“下法”的内容，拓宽了通腑泻下法治疗中风的运用范围，为进一步开展中医药治疗中风病的临床研究提供了宝贵经验。

通腑法作为中医药防治中风的重要方法之一，已于临床广泛应用，并取得了一定成效。目前临床用药以单味、复方和辨证为多，剂型多样，给药途径较广，且以联合用药为主流；临床研究也日渐重视设立对照组进行比较，研究水平较以往也有明显提高，总体成就可喜。

但通腑法的研究目前还存在一些问题。如给药途径临床大多采用消化道给药，从而使通腑法的应用受到一定限制。因此，首先应尽快研制高效、速效、安全的新制剂，改革剂型及寻找最佳给药途径，以更利于临床急救的需要。其次，通腑法的适应证和禁忌证应进一步规范化、标准化，从而为其更合理的使用提供可靠依据。最后，目前对通腑法治疗中风病的认识仍局限于理论推理和宏观观察水平，对其治疗的机理尚须进一步研究。相信以此为切入点，对提高中医药治疗中风急症的疗效及研究开发新药将具有重要的意义。

参考文献

[1] 周仲瑛. 中国百年百名中医临床家丛书·周仲英[M]. 北京：中国中医药出版社，2004.

[2] 常凯，魏霞. 通腑法治疗中风临床体会[J]. 现代中西医结合杂志，2006，15(19)：2679.

[3] 王永炎. 百病中医自我疗养丛书·脑血管病[M]. 北京：人民卫生出版社，1983.

郭　朋（中国中医科学院西苑医院）

下法即通过荡涤肠胃，使积聚体内的有形实邪排出体外的一种治疗方法，乃中医治病八法之一，临床应用甚广，但主为里实证祛邪而立，力猛效宏，特别是对于某些危重急症及专科专病的治疗屡建殊功，是中医不可或缺的方法之一。但由于泻下药多峻烈之品，因此，临证时须准确把握适应证及禁忌证，根据病邪种类、病性寒热、体质强弱、病势缓急等，区以寒下、温下、润下、逐痰、逐水、逐瘀以及攻补兼施、解表攻里、和解攻里、清热通下等之别，谨慎选用。结合历代医家经验和现代临床知识，将下法更有效更安全地应用于临床，是本文的主要目的。

一、经籍中下法的运用

“下法”最早的理论依据是《素问·至真要大论》中的“其下者，引而竭之”“中满者，泻之于内”“留者攻之”。在此基础上，张仲景创立诸多方剂，按方药性质可分为寒下与温下；按作用则可分为峻下、缓下、和下、润下与导下；按目的又可分为通腑实、泻热结、逐水邪与破瘀血等。而张从正扩大了下法的治疗范围，将下法广泛应用于临床，如滞结脘下、热毒上蒸、伤寒汗后劳复、杂病腹满拒按、黄疸、食劳以及落马、坠井等外伤科疾患。吴鞠通等温病学派诸医家师仲景之法探讨了下法在温热病中的应用，即“祛邪存阴”，目的在于逐邪热、下燥屎、保津液，是病邪入里、里结阳明阶段驱邪外达的重要治疗方法。

（一）《伤寒论》下法的运用

《伤寒论》中有 113 条提及下法，计 18 方。运用上以下法为主，兼合用他法。

1. 下法为主

（1）攻下法：主要用于阳明腑实证，治以承气汤。“太阳病三日，发汗不解，蒸蒸发热者，属胃也，调胃承气汤主之”，燥实重而痞满轻，症见腹胀满、心烦等症者，治用调胃承气汤。“阳明病，其人多汗，以津液外出，胃中燥，大便必硬，硬则谵语，小承气汤主之”，症见痞满重而燥实轻者，治用小承气汤。“二阳并病，太阳证罢，但发潮热，手足漐漐汗出，大便难而谵语者，下之则愈，宜大承气汤”，乃痞满燥坚重证，治用大承气汤。

（2）润导法："趺阳脉浮而涩，浮则胃气强，涩则小便数，浮涩相搏，大便则硬，其脾为约，麻子仁丸主之"，此为胃中燥热，脾之转输功能受约，脾不能为胃行其津液，致使小便数、大便硬之"脾约证"。此证属肠道津亏而致便结，治用麻子仁丸。"阳明病，自汗出，若发汗，小便自利者，此为津液内竭，虽硬不可攻之，当须自欲大便，宜蜜煎导而攻之"，此为津液亏耗，硬便近于肛门，欲解不得出者，取蜜煎方、猪胆汁方、土瓜根方等。

2. 下法兼用他法

（1）下法合用和解少阳："太阳病，过经十余日，柴胡证仍在，先与小柴胡汤，呕不止，心下急，郁郁微烦者，与大柴胡汤下之则愈"，此为少阳兼阳明里实之证，用小柴胡汤去参、草，加大黄、枳实合而使少阳、里实双解。"伤寒十三日不解，胸胁满而呕，日晡所发潮热，已而微利……先宜服小柴胡汤以解外，后以柴胡加芒硝汤主之"，此为少阳兼里实误用丸药攻下，续见微利者，是肠道虽通而燥热结实未除，治用小柴胡汤和解少阳，若病证不愈，继以柴胡加芒硝汤于和解中兼通下里实。

（2）下法与活血化瘀同用：主要用于太阳蓄血证。在临证时，根据邪结的程度与病势缓急分治之。若属蓄血轻证而热重于瘀者，其人发狂而少腹急结，治以桃仁承气汤活血化瘀；若属蓄血重证而瘀重于热，但病势较急者，其人发狂而少腹硬满者，治以抵当汤破血逐瘀；若虽属蓄血重证，但病势相对较缓者，又须抵当丸破血逐瘀，峻药缓攻。

（3）下法与逐水化痰同用：主要用于邪与痰水互结之结胸证或饮停胸胁之悬饮证。症见"……短气燥烦，心中懊憹……心下痛，按之石硬，甚则从心下至少腹硬满而痛不可近者……大陷胸汤主之""……项亦强，如柔痉状者，下之则和，宜大陷胸丸"，若属热实结胸证中之大结胸证，须大陷胸汤（或丸）泄热逐水；若病人属寒实结胸者，则须三物白散温下寒实；若属水饮停聚胸胁之悬饮证，症见心下痞硬而胀满，咳唾引胸胁痛，干呕气短，脉沉弦者，予十枣汤攻逐水饮兼以顾护正气，使邪去而不伤正。

（4）下法与利胆退黄同用："阳明病，发热，汗出，此为热越，不能发黄也。但头汗出，身无汗，齐颈而还，小便不利，渴引水浆者，此为瘀热在里，身必发黄，茵陈蒿汤主之。"阳明热郁，湿阻中焦而为黄疸。方中茵陈、栀子合用以利湿退黄，大黄清热泻火，使湿热之邪尽从大小便而去。

3. 禁忌

在《伤寒论》中，下列情况禁用下法：腑实未成者，脾胃虚寒者，营血衰少者，津亏便秘者，心肾虚衰者。

（二）张子和下法的运用

张氏主张"治病当用药攻"，视袪邪为治病的一种积极手段，具"陈腐去而肠胃洁，癥瘕尽而荣卫昌”的功效，无论“寒湿固冷，热客于下焦，在下之病，可泄而出之”。

1. 下法的临床范畴

张氏所谓下法，包含从下而行的诸多治疗方法，即“催生、下乳、磨积、逐水、破经、泄气，凡下行者皆下法也”，大凡邪滞宿食蕴结肠胃，杂病腹满拒按，黄疸食劳及寒湿痼冷，热客下焦，痰饮食滞，里热未尽，瘀血积滞而致中下焦之里实证（经血不调、小便不利、腰胯痛及外伤疾病等），皆可随证下之。

2. 下法的临床特色

张氏主张“下法即是补法”，攻邪也不废弃补正，邪积未去之人应“以攻药居其先”“邪去而元气自复”。无病勿补，“无邪无积”之“脉脱下虚”者可补。且补养正气尤为重视食补及顾护胃气，认为“养生当论食补”“善用药者，使病者而进五谷者，真得补之道也”。同时慎用攻邪药，应“中病即止，不必尽剂”。

在临床各科应用上根据病情的变化，张氏提出了“皆可下之”“犹宜当下之”“当再下之”“故可下之”“皆以急下之”等6种下法。如“宿食在胃脘，皆可下之”，如下后“心下按之而硬满者，犹宜再下之”；“伤寒大汗之后，重复劳发而为病者，盖下之后热气不尽故也，当再下之”；杂病腹中满痛，拒按者为内实证，可下之。其他如目黄、九疸、食劳可用茵陈蒿汤或导水丸、禹功散；腰脚胯痛可用甘遂粉下之；落马、坠井、打仆、损折等外伤引起肿痛剧烈者，可用通圣散或导水丸峻泻三四十行，即“痛止肿消”。

在方药选用上，寒下药首选调胃承气汤，以及大、小及桃仁承气汤，陷胸汤，大柴胡汤。“八正散泄热兼利小便，洗心散泄热兼治头目，黄连解毒散治内外上下蓄热而下泄者，神芎丸解上下蓄热而泄者，四物汤凉血而行经者”；温下方有无忧散、十枣汤、黄芡丸、缠金丸；调中缓下方有神功丸。倡导“急则用汤，缓则用丸，或以汤丸”。

张氏总结了30味常用攻下药物，其中寒凉药有23味，认为牵牛、大戟、芫花等有小毒，巴豆、甘遂等有大毒，当慎用，如用之不当，使人“他病转生”。

3. 下法的临床禁忌

洞泄寒中、伤寒脉浮、表里俱虚、厥而纯青、手足冷内寒者，小儿慢惊、小儿两目直视、鱼口出气者以及十二经败证均不宜用下法。

（三）温病学派下法的运用

对下法的运用，温病学派诸家论说甚详，均宗仲景之法、方，并有很大发展，用药精当，辨证细致，从而进一步扩充了下法的应用范围，且用法方义又与《伤寒论》

略有不同。主要内容如下：

1. 下法的作用

温病学派下法意为逐邪。吴又可明确指出“因邪热而致燥结，非燥屎而致邪热”，邪热为本，结粪为标，故通大便是手段，目的在攻逐邪热。且“承气本为逐邪而设，非专为结粪而设”“逐邪勿拘结粪”，故使用下法不必以结粪为辨证要点。

2. 运用下法的时机

下法在温疫的治疗中应遵循不迟用的原则。温疫起病急骤，变化迅速，“一日之间，而有三变”，病程中易耗伤阴液，“邪不去则病不瘳”，故其治疗“以逐邪为第一要务”，强调“客邪贵乎早逐”，用药宜早。“温疫可下者，约三十余证，不必悉具”，故温疫的早下，是指不待燥屎形成，邪有自膜原入里之势时即可用下法，以免邪热久羁，耗伤正气。里结阳明，必用下法，热病过程中，脘腹胀满、疼痛，舌见有根之黄苔可作为里结阳明的辨证要点，在临床上，应再结合脉象和兼症，全面考虑运用通下法。温疫之早下是对《伤寒论》急下存阴思想的继承和发展。同时下法在应用时“但要谅人之虚实，度邪之轻重，察病之缓急”“投药无太过不及之弊”，切忌妄下否则利少弊多，轻则延误病机，重则暴脱致死。因此必须掌握急下、当下、可下，以及下法的禁忌证等，然后根据病情缓急、病邪性质、正气强弱等区别运用，方能达到祛邪保津的目的。

3. 下法的次数

“急症急攻”，吴又可用下法常反复攻下，主张“凡下，不以数计，有是证则投是药”，必要时应根据证情采用“下之”“再下之”“更下之”“更宜下之”等因证数攻之法，只要邪未尽，则用下法祛邪，即有邪必除，逐邪务尽。而对湿邪所致的一类温病，需运用下法时，叶天士指出“此多湿邪内搏，下之宜轻”，轻法频下。另设小陷胸汤、泻心汤等方为苦泄之法，亦有轻下之意。频下的前提是轻法。如湿温后期，肠道不行，仅以瓜蒌仁、麻子仁丸等润肠之品，若有便意而欲下不下，再辅以蜜导。

4. 下法的辨证方药

温病下法的运用指征，除证与脉的辨证外，同时还强调舌诊的重要性，如《温疫论》“舌变黄色，随现胸膈满痛”“邪毒传胃也，前方加大黄下之”，对可下与不可下，从舌诊变化作鉴别。《温热论》论可下的舌苔有六条之多，如验之于舌，或黄甚，或如沉香色，或如灰黄色，皆当下之。吴鞠通观舌苔来判断邪热内结的轻重，作为运用通下法的依据，如“脉沉数有力，甚则脉体反小而实者，大承气汤主之，下后数日，热不退……舌苔干黑或金黄色，脉沉而有力者，护胃承气汤微和之”。可见舌诊在运用通下法的辨证中，具有一定的临床意义。

温病学对于下法应用注意正气强弱及津液盈亏，攻补兼施。吴又可沿用陶氏黄龙汤，吴鞠通又发展为新加黄龙汤，方有调胃承气汤之攻下，又有增液汤加人参、当归、海参之益气增液，既扶正，又攻邪。吴氏从温病易于化燥伤阴的特点出发，认为热结液干的大实之证用大承气汤，热结而液不干者用调胃承气汤，液涸热结微者则用增液承气汤。其增水行舟一法，阴液足则结粪自行。在用药配伍上，慎避厚朴等辛香燥烈之品，而常用鲜生地、玄参、生何首乌等增水润下，或取蜜导法，通下兼顾阴液。

温病学派根据不同病机，发展了承气汤的应用，如宣白承气汤、牛黄承气汤、导赤承气汤、增液承气汤、承气养荣汤、护胃承气汤等。宣白承气汤有降气涤痰之功，适用于肺气不降兼里实之证；牛黄承气汤可开窍通腑，适用于邪闭心包，兼有阳明腑实之证；导赤承气汤可通利二便，适用于肠腑不通、小溲涓滴且痛、大便秘结等症；护胃承气汤、增液承气汤、承气养荣汤等均为增液润燥、清热通下之剂。凉膈散、当归承气汤等方亦是承气汤加味而成。

二、下法在现代临床中的应用

（一）下法在肝胆病中的应用

历代医家对于下法治疗肝胆病论述颇多，如《伤寒论》中下法与利胆退黄同用的茵陈蒿汤，方中利湿退黄之茵陈、栀子合用清热泻火的大黄治疗黄疸。张从正亦用茵陈蒿汤或导水丸、禹功散治疗目黄、九疸、食劳。

现代医家结合《内经》及“六腑以通为用”和“逐邪勿拘结粪”的理论，将中医下法与肝肠循环理论结合应用于肝病治疗，下法能通腑实、祛毒邪，使毒性物质从肠道排出，切断肝肠循环，减轻或控制肝病的发展。故在临床肝胆病治疗中，下法尤为重要。

肝病患者肝脏的解毒、代谢等生理功能均有不同程度的损害，易造成体内有毒物质积聚，不仅加重了肝脏负担，不利于肝脏功能的恢复，而且容易诱发其他疾病。下法可以改善胃肠道血液循环，降低毛细血管的通透性，以防止衰竭和毒素进入血液循环；亦可使胃肠道邻近脏器充血，产生诱导作用，以治疗其他部位的充血；还可以增加胆汁分泌，促进胆囊收缩，从而增强肝脏的解毒作用。通过使用承气类中药汤剂以通利泻下，使体内毒物从二便而解，从而达到调节胃肠功能、消除肠道炎症及内毒素血症、预防和治疗肝病的目的。

西医学诸多理论阐述了利胆退黄与胆红素代谢，通因通用与肠道炎症、肝肠循环，内伤发热、泻下排毒与内毒素血症，急下阳明与肝性脑病的关系及其作用机理，这些理论都可以更好地指导下法应用于临床。

1. 临床辨证施药

刘铁军在治疗慢性肝病时，如遇到阳明腑实等实证表现时，方选大承气汤加减急攻其实，祛邪防传；慢性肝病日久虚瘀而致内伤发热，阴液耗伤程度与病情轻重关系密切，立法通里攻下、泄热排毒，方选增液承气汤；慢性肝病出现肝肾阴虚腑实证时，方选一贯煎加减补肝肾以治本，加大黄、黄连、马齿苋清毒泻实以治其标，亦通亦补，扶正而不留邪，祛邪而不伤正。

2. 临床常用方药

（1）经典方剂及加减：中医治疗肝胆病经方犹验，现代多有用茵陈蒿汤及其加味方、茵陈五苓散、大柴胡汤等方剂治疗病毒性肝炎、酒精性肝病等的相关研究。有研究表明，茵陈蒿汤、茵陈五苓散和大柴胡汤均能有效改善ANIT所诱发肝内胆汁淤积大鼠模型病理组织学改变，干预组胆管上皮细胞或小胆管明显减少，肝细胞相对变多，胶原纤维增生减少，肝组织纤维化程度减轻，尤以茵陈蒿汤效优。

茵陈蒿汤及其加减方治疗肝胆病在临床上尤为多用，如陈亚平用茵陈蒿汤治疗急性病毒性肝炎75例，除西医保肝解毒以及支持治疗外，中医辨证论治以清热利胆利湿为主，以解毒降酶为辅，随症加减临床治愈68例，显效7例。13例乙肝表面抗原阳性者中，转阴性者6例，滴度明显下降7例。41例黄疸型肝炎患者中，30天内黄疸指数正常者35例，40天恢复正常者6例。15例患者治疗前ALT为100~250U，30天内恢复正常者61例，45天恢复正常者14例。

马力等观察茵陈蒿汤加味（茵陈20g，栀子10g，紫花地丁20g，土茯苓20g，葛根15g，丹参20g，山楂15g，郁金15g，泽泻15g，地鳖虫15g。其中便干者加大黄6g；ALT升高者加虎杖20g；血瘀肝脾肿大者加醋鳖甲15g，海藻、生牡蛎各30g；痰湿重者加苍术、藿香各10g；脾胃气虚者加黄芪20g；久病肝肾阴虚者加山茱萸15g，白芍15g）治疗酒精性肝病的临床疗效。将88例酒精性肝病患者，分为茵陈蒿汤加味治疗组（45例），口服水飞蓟素胶囊对照组（43例），比较两组疗效及生理实验指标水平等的改善情况。结果：治疗组有效率81.92%，对照组有效率74.81%，治疗组的有效率高于对照组（$P<0.05$）。证明茵陈蒿汤加味联合水飞蓟素胶囊治疗酒精性肝病的疗效好，值得推广。

（2）化裁通下方：如郭峰坤采用中药方剂（黄芪、丹参、穿心莲、茯苓、茜草、甘草）水煎服及中药大黄泡水服用，配合人血白蛋白，中西医结合治疗慢性肝病内毒素血症，治疗本病78例，平均有效率60%。提示本方法有抗菌、拮抗和灭活内毒素的功效。

陈军梅等观察中西医结合治疗肝性脑病的疗效。将66例肝性脑病患者分为治疗组36例、对照组30例。两组均采用西医治疗，治疗组同时予通下解毒中药（生大黄、厚朴、乌梅、郁金等）口服或高位保留灌肠。结果：治疗组总有效率为91.7%，明显高于对照组（70%）；治疗组患者精神、智力及脑电图改善时间明显缩短，肝功能显著改善，血氨、血清GABA含量均显著低于对照组（$P<0.05$）。提示本方法对本病具有降血氨、GABA，改善肝功能、脑电图，降低死亡率的功效。

（3）大黄：大量文献显示，不论经典方剂或化裁通下方，大黄在肝胆病治疗中具有特殊的地位，其药性“走而不守”，功擅通下，可调节肠道菌群，使排便正常、规律，为肝胆病下法应用之首选药。在病毒性肝炎、肝硬化及肝性脑病等诸多肝胆病的不同病程均有应用。

如慢性肝病并发外感热证或肺卫表证时，通过大黄清通脏腑、祛瘀泄浊可改善胃肠道血液循环，降低毛细血管通透性，排出坏死组织细胞。浊降则清升，肺复宣发。上病下治，外感热证或肺卫表证能够治愈，慢性肝病病情自然可以减轻。同时在辨证的基础上可重用大黄治疗重症肝炎并发的肝性脑病，实现“清肠毒、降血氨、泻宿便、减少肠道内毒素吸收、降低肝损害及防治肝性脑病”的目的。

李玉梅曾观察大黄汤保留灌肠在肝昏迷治疗中的作用，对112例肝昏迷患者进行随机分组，在相同基础治疗下，治疗组以大黄汤200mL保留灌肠，每日两次。对照组以食用白醋200mL保留灌肠，8小时一次。针对不同神志状况患者在苏醒时间上进行对照。两组在昏迷前期、昏睡期、昏迷期苏醒时间比较具有显著差异，治疗组在促醒时间上短于对照组（$P < 0.05$）。从而得出结论：大黄汤保留灌肠在肝昏迷治疗中的清热解毒等作用，明显优于食醋保留灌肠。

（二）下法在中风病中的应用

中风一证属本虚标实，患中风后腑气不通，多有便秘，气机不得升降，上蒙之清窍亦不得开。若清肝息风、豁痰开窍与通腑泄浊之下法并用，使邪从下泄，上攻之风阳痰火必衰，可起釜底抽薪、扶土抑木之效。在常规治疗基础上，以通腑法为组方依据，能提高出血性中风治疗有效率，增加血肿吸收和改善神经功能缺损的作用。

临床诸多应用实例，如通腑醒脑汤（大黄后下20g，厚朴20g，菖蒲20g，木香后下10g，芒硝冲10g，枳实30g，冰片冲3g）保留灌肠，应用于中风昏迷患者促醒；加味承气汤（生大黄后下12g，芒硝后下6g，炙甘草6g，枳壳12g，厚朴12g，生地黄15g，玄参15g，胆南星18g，瓜蒌30g）直肠滴注，治疗脑卒中急性期；亦可见大黄粉单用，名为通导散，使患者大便保持通畅，预防中风再发。

（三）下法在温热病中的应用

治疗急性热病，如乙脑、伤寒、菌痢、流行性出血热等急性热病，来势急暴，传变迅速，宜先发制病、早用攻下。

如治疗乙脑，凡温邪已渐入里，无明显的表证，而出现高热神昏、躁狂风动，或有腹满便结者，均宜通利，“急下存阴”，使邪有出路，使邪热速降，这是直接关系到预后好坏的关键问题。

治疗麻疹时，下不嫌早，中病即止，麻疹未出前，忌泄泻。见疹后，则宜泄泻，疹出后如大便溏或带黏液者，常采用通因通用法，在清热解毒方中少加大黄、枳实等，轻轻涤荡余毒，其泄自止。

治疗伤寒时，疏通积滞，清泄解毒，朱良春采用聂氏以杨栗山《寒温条辨》之“升降散”（生大黄、僵蚕、蝉蜕、姜黄）为主而制订的“表里和解丹”和“葛苦三黄丹”，治疗伤寒等温热病，疗效较著，疗程多在3~10天，剂量小，服用方便，无任何不良反应。肖俊逸主张大黄可以一直服用，直至热退苔化，早期服用，可防止肠出血，尚能早日退热，缩短病程。

治疗流行性出血热时应早用频用通下之法，截断病邪，涤荡邪热，祛邪务尽，中病即止。

（四）下法在危重急症中的应用

在治疗如肝昏迷、中风、急性热病、外伤等危重急症时，下法均有特殊的疗效跟地位，值得临床推广。

例如曹国章观察临床脑外伤性硬膜下血肿急性期除血瘀证更为突出外，大多兼有不同程度的腑实证，故应用活血化瘀、通腑泻下法治疗脑外伤硬膜下血肿20例，用大黄通腑泄热，又能活血化瘀，上病治下，通过泄其热，使瘀血散、邪热除、痰浊化、元神复明，临证时准确辨证，结合应用，疗效肯定。

三、小结

“下法”历经历代医家完善，理有《内经》开源，张仲景奠基，张从正发展，温病学派扩充；法有寒下、温下、润下、逐痰、逐水、逐瘀以及攻补兼施、解表攻里、和解攻里、清热通下等之别；方有调胃承气汤，以及大、小、桃仁承气汤，陷胸汤，大柴胡汤，八正散，洗心散，黄连解毒散，神芎丸，四物汤，无忧散，十枣汤，黄芡丸，缠金丸，神功丸，茵陈蒿汤，导水丸等诸多方剂；药有诸如张氏总结的30味常用攻下药物，牵牛、大戟、芫花、巴豆、甘遂、大黄等，临床理论及运用丰富。

结合传统中医药理论与现代临床知识，下法已经发挥了越来越重要的作用，广泛应用于各种疾病，如治疗肝胆病（常用茵陈蒿汤），温热病诸如乙脑、麻疹、流行性出血热等，外伤、中风等危急重症，均有肯定疗效。

在诸多下法治疗的文献中，大黄为应用之首药，药性“走而不守”、功擅通下，在治疗肝胆病时，清肠毒、降血氨、泻宿便、减少肠道内毒素吸收、降低肝损害及防治肝性脑病；在治疗中风病时，可使患者大便保持通畅，改善及预防中风再发；治疗温热病时，可使热退苔化，早期服用尚能缩短病程；治疗危重急症时，大黄可通腑泄热、活血化瘀，上病治下，元神复明。

临证时若能准确把握下法适应证及禁忌证，谨慎辨病施治，同时善用大黄等药，将辨证与辨病有机结合，见微防渐，先证而治，早用通利，在辨证论治、整体观察的同时，通权达变，才能取得更好的疗效，发挥中医中药用下法治疗疾病的应有作用。

参考文献

[1] 谢明. 方剂学 [M]. 北京：人民卫生出版社，2002.
[2] 李永清，聂耀，高美先. 对《伤寒论》下法的探讨 [J]. 内蒙古医科大学学报，1997，19 (3)：33.
[3] 魏大燕. 温病学中的通下法 [J]. 长春中医药大学学报，2010，26 (3)：462.
[4] 龚举君.《伤寒论》下法运用探析 [J]. 中国中医药现代远程教育，2011，9 (14)：4.
[5] 何云峰，何云长. 对张子和下法的探讨 [J]. 中国中医基础医学杂志，2002，8 (8)：77.
[6] 李娜. 浅谈《温疫论》与《伤寒论》应用下法之不同 [J]. 内蒙古中医药，2010，29 (10)：120.
[7] 刘铁军. 中医下法治疗肝病体会 [J]. 吉林医药杂志，2007，27 (1)：11.
[8] 刘铁军，张景洲. 肝病内伤发热与肠源性内毒素血症的相关研究 [C]. 世界中医药学会联合会肝病专业委员会成立大会暨第一次学术会议论文集，2005，10：121.
[9] 刘铁军，侯丽颖，周志益. 通因通用与肠肝循环的关系及在治疗慢性肝病泻泄证中的应用 [C]. 第十三次全国中西医结合肝病学术会议论文汇编，2003，9：74.
[10] 刘铁军，王立颖，李敏，等. 下法与肠肝循环的关系及在肝性脑病中的应用 [J]. 中西医结合肝病杂志，2001，12 (3)：186.
[11] 刘铁军，王立颖，贾桂枝，等. 通里攻下法为主治疗Ⅱ期肝性脑病 68 例 [J]. 中西医结合肝病杂志，2002，12 (6)：369.
[12] 贾桂芝，李敏，王立颖. 刘铁军教授治疗肝病学术思想概要 [J]. 长春中医学院学报，2001，17 (2)：8.
[13] 张景洲，霍丹丹，张莹. 刘铁军教授运用中医下法治疗肝病的经验探讨 [J]. 时珍国医国药，2007，18 (1)：248.
[14] 朱平生，龙爱华，王兵. 不同经典方剂对肝内胆汁淤积大鼠病理组织学的影响 [J]. 中国实验方剂学杂志，2011，(4)：184.
[15] 陈亚平. 中西医结合治疗急性病毒性肝炎 75 例 [J]. 辽宁中医药大学学报，2009 (8).
[16] 马力，马军梅. 茵陈蒿汤加味治疗酒精性肝病的临床观察 [J]. 宁夏医学杂志，2009，31 (10).
[17] 郭峰坤. 中西医结合治疗慢性肝病内毒素血症 78 例 [J]. 陕西中医，2002，23 (1)：197.
[18] 陈军梅，魏玮，陈军喜，等. 中西医结合治疗肝性脑病 36 例 [J]. 陕西中医，

2005，26（6）：54.
［19］李玉梅．大黄汤保留灌肠在肝昏迷治疗中的应用［J］．陕西中药，2010，（6）：202.
［20］李雪莹，蔡业峰．通腑法治疗出血性中风急性期随机对照试验的Meta分析［J］．陕西中药，2011，（6）：264.
［21］林沛．通腑醒脑汤保留灌肠对中风昏迷患者促醒作用的观察［J］．陕西中药，2011，32（3）：56.
［22］盖海云，聂亚娥，宁亚利．加味承气汤直肠滴注在治疗脑卒中急性期的应用［J］．陕西中药，2011，32（6）：364.
［23］张立千．下法在中风治疗中的应用［J］．实用中医内科杂志，2006，20（2）：202.
［24］万方，吕文良，陈兰羽．通权达变 早用通利——温病运用攻下之变法论述［J］．辽宁中医药大学学报，2011，13（3）：89.
［25］朱良春．先发制病，早用通利［J］．中国社区医师，2003，18（1）：24.
［26］魏兴，魏晓华．两清排毒汤治疗流行性出血热120例［J］．陕西中医，2005，26（8）：784.
［27］徐德先．温病的治验体会［J］．四川中医，1989（7）：18.
［28］周仲瑛．从“泻下通瘀”法治疗流行性出血热少尿期——谈蓄血、蓄水与阴伤［J］．新中医，1983（11）：1.
［29］张珍玉，李培生，杜怀棠，等．下法的临床运用和体会（续）［J］．中医杂志，1990，31（5）：7.
［30］曹国章．活血化瘀通腑泻下法治疗脑外伤硬膜下血肿20例［J］．黑龙江中医药，2003，（01）：97.

张燕平（贵州中医药大学第二附属医院）

下法是中医治疗八法（汗、吐、下、和、温、清、补、消）之一，它具有攻积导泻、逐水攻饮、退热存阴、消瘀化癥等作用，自《内经》始而迄今的2000多年的中医临床实践中，积累了丰富的经验。但由于下法本身给患者带来的副作用，也限制了其更广泛的应用。余在读经典、跟名师、做临床的学习中，对百家应用下法的经验颇有感悟，结合自己之临证体会，管见如下。

一、什么叫“下法”？

所谓下法，就是应用某些特定的药物或方剂，使患者出现人为“腹泻”从而治疗疾病的一种治疗方法。这类药物我们叫作“泻下药”，这类方剂我们叫作“泻下剂”；这种腹泻我们叫它“人为腹泻”，它区别于疾病自然演变过程中出现的腹泻，它是出于治疗目的而有意导致的腹泻，也是可以控制的腹泻。

中医的“下法”，最早可以追溯到2000多年前的《黄帝内经》，在《素问·阴阳应象大论》中就有“因其重而减之……其下者，引而决之；中满者，泻之于内……其实者，散而泻之”的记载。另外，《素问·热论》曰：“其满三日者，可泻而已。”《素问·至真要大论》曰“下者不以偶”“酸苦涌泄为阴”“咸味涌泄为阴”。认为，下法的适应证为“中满里实证”和“已满三日”的热病，药物以苦咸味药物为主，制方以奇方为主。

到汉代医圣张仲景撰《伤寒杂病论》，创制泻下方30余首，有峻下、轻下、缓下、润下之别，进一步完善了下法。

金元时期，著名的金元四大家中的刘完素就善用“下法”，他提出，不论“内外诸物所伤，有汗无汗”，只要有“可下之证”，就应下之。并创制了“双解散”“凉膈散”“三一承气汤”等新方，发展了下法。

私淑刘完素的张从正，亦金元四大家之一，他秉承刘完素重视下法的思想，在治疗上以祛邪为主。他认为，“《内经》一书，唯以气血流通为贵”，下法能使“陈莝去而肠胃洁，癥瘕尽而荣卫昌，不补之中有真补者存焉”。张氏是善用汗、吐、下之法的大师，他在临床实践中，广泛应用下法治疗各类疾病，诸如伤寒、杂病、黄疸、食劳、跌仆损伤、烫火烧伤、车祸创伤等，皆“下之而愈”。具体应用时，又提出“急则用汤、缓则用丸，或以汤送丸，量病之微甚，中病则止，不必尽剂，过而生愆”。这些具体方法，对我们今天应用下法，仍有指导作用。

明代瘟疫大家吴有性，著有《温疫论》一书，提出瘟疫的病因非风非寒非暑非湿，而是一种传染性极强的非时之气——疫气，治疗瘟疫当“先里后表，里通表和”，所以“温病下不厌早”。还指出“瘟疫可下者，约三十余证，不必悉具，但见舌黄、心腹痞满，便于达原饮加大黄下之”。

清代温病大师叶桂、吴塘，秉承吴有性“温病下不厌早”的思想，又提出“急下存阴”“增液行舟”等治法，丰富了下法的内容并扩大了它的应用范围。

新中国成立以来，下法的临床应用和研究得到了很大的发展。20 世纪 70 年代以来，天津市南开医院等单位以《内经》“六腑以通为用”的思想为指导，应用中西医结合的方法，研究用下法治疗急腹症取得成功，并开展了多项针对下法作用机理的实验研究，也取得了实质性的进展，扩大了“下法”的应用范围。“下法”的基础研究和临床应用，正在迈向一个新的更高的阶段。

二、下法的分类

下法是用药物通泄大便、荡涤肠胃、排除积滞、攻邪去实、治疗疾病的方法，它的主要特点就是通泄大便，部分药物尚有一定通利小便的作用。根据泻下药物的性质和作用的强弱可分为：①寒下法：是以苦寒泻火通便药物为主；②温下法：是以温里通泄药物为主；③峻下法：是以泻下作用峻猛药物为主；④缓下法：是以泻下作用轻缓药物为主；⑤润下法：是以润肠通便药物为主；⑥逐水法：是以峻下药物为主，具有通利大便兼利小便的作用；⑦攻痰法：是将泻下药与祛痰药同用；⑧逐瘀法：是将泻下药与活血化瘀药同用；⑨驱虫法：是将泻下药与驱虫、杀虫药同用。

三、下法的代表药物与方剂

（一）代表药物

具有泻下作用的药物有大黄、芒硝、番泻叶、芦荟、巴豆、火麻仁、郁李仁、蜂蜜、香油、大戟、芫花、甘遂、牵牛、商陆、续随子等。

1. 按药物的寒热性质分

（1）寒凉药物：大黄、芒硝、番泻叶、芦荟、甘遂、大戟、牵牛、商陆、蜂蜜、香油。

（2）平性药物：火麻仁、郁李仁。

（3）温热药物：巴豆、芫花、续随子。

2. 按药物的作用强弱分

（1）峻下泻下药：如大黄、芒硝、番泻叶、芦荟、巴豆。

（2）峻下逐水药：如甘遂、大戟、芫花、续随子、牵牛、商陆。

（3）缓下（润下）药：如火麻仁、郁李仁。

在下法的药物中，最具代表性的药物为大黄。大黄，属蓼科蓼属草本植物，药用其根，性味苦寒，归脾、胃、大肠、肝、心包经。主要药理作用：①泻下作用：其中番泻苷和大黄酚苷，能刺激肠壁引起收缩增强、分泌增多而致泻。②抑菌作用：大黄酚、大黄素、芦荟大黄素等有较强的抑菌作用，且抑菌普较广。③抗病毒作用：对多种病毒如肝炎病毒等有杀灭作用。④抗癌作用：大黄素等能抑制细胞增殖，具有免疫抑制作用。⑤其他：大黄还具有降温退热、止血、活血化瘀、双向调节血压等作用。

（二）代表方剂

具有泻下作用的方剂很多，有泻下药与理气药组成的方剂如承气汤类；有泻下药与活血药组成的方剂，如大黄牡丹汤类；有泻下药与理气活血药组成的方剂如肠粘连缓解汤；有泻下药与清热药组成的方剂如凉膈散类；有泻下药与温里药组成的方剂如大黄附子汤类；有泻下药与祛痰药组成的方剂如控涎丹类；有泻下药与利湿药组成的方剂如疏凿饮子类；有泻下药与补益药组成的方剂如黄龙汤类；有泻下药与驱虫药组成的方剂如胆蛔 1 号方类；有泻下药与安神药组成的方剂如更衣丸类等。其中，最具代表性的方剂是大承气汤。

大承气汤，来源于《伤寒论》，由大黄、厚朴、枳实、芒硝组成，具有峻下热结、荡涤肠胃之功。主治：①阳明腑实证；②伤寒热结旁流证；③里热实证的热厥、痉病、狂证等。近年对大承气汤临床应用与实验研究表明，大承气汤对免疫功能、肠源性内毒素、胃肠功能等都具有一定影响，对治疗肠梗阻、胃结石、肾病、破伤风以及帮助手术后的恢复等都有显著作用。

四、下法的临床应用体会

下法的适应证主要是里实证，《素问·通评虚实论》言“邪气盛则实”，实证邪气强盛，同时病人的正气亦旺，抗病能力较强，正邪相争形成实证。里实证在脏有肺实证、脾实证、心实证、肝实证等，在腑有阳明腑实证、胆实证、膀胱实证等。具体到临床上，下法在各科皆有应用。

（一）外科急腹症的治疗

在中医“六腑以通为用”“痛随利减”的理论指导下，“攻里通下”已成为中西医结合治疗急腹症的主要方法之一。导泻成功已成为急腹症由恶化转向稳定或好转的拐点。以清胰汤（生大黄、芒硝、厚朴、木香、延胡索、栀子、丹皮、赤芍）为主治疗急性胰腺炎；以胆道排石汤（大黄、虎杖、金钱草、木香、枳壳、川楝子、黄芩）治疗胆囊炎胆石症；以胆道驱蛔汤（大黄、槟榔、苦楝子、使君子、厚朴、延胡索）为主治疗胆道蛔虫症；以大黄牡丹汤（大黄、芒硝、丹皮、桃仁、冬瓜仁）为主治疗急性阑尾炎；以复方大承气汤（大黄、芒硝、厚朴、枳实、莱菔子、桃仁、赤芍）为主治疗单纯性肠梗阻等均取得较好的疗效，提高了非手术治疗外科急腹症的成功率。

（二）急性传染性疾病的治疗

1. 治疗急性菌痢、暴发性菌痢

以小承气汤合白头翁汤治疗急性菌痢、暴发性菌痢，使病人排便次数增加，肠腔的细菌和毒素迅速排出体外，里急后重消失，热度迅速下降，脑水肿迅速减轻，可控制昏迷、抽搐、呼吸循环衰竭的发生。有报道称，使用该方治疗比使用抗生素能更快控制病情，经临床观察，多数患者 1 日内病情即明显好转。

2. 治疗黄疸型肝炎

《金匮要略》的茵陈蒿汤、大黄硝石汤、栀子大黄汤均为治疗黄疸型病毒性肝炎的经典方，该类方剂具有泻下作用、退黄作用及抗病毒和抗菌作用。临床观察，使用该类方可大大缩短退黄时间及治愈时间。

3. 治疗流行性乙型脑炎

“流脑”属中医温病范畴，按温病大家吴有性“温病下不厌早”的观点，只要有便结等可下之证，及时应用“白虎承气汤”一类方剂，往往可“腑通便下，腠开汗出”，热退神清、止痛止搐，病情迅速好转。

（三）内科疾病的治疗

1. 治疗肝硬化腹水

以十枣汤（芫花、大戟、甘遂各等份）研末装胶囊，每服 0.5~1g，每日 1 次，十枚大枣煎汤送服；或生甘遂末装胶囊，每服 1~1.5g，每日 1 次，晨起顿服。得利后，食粥养之或人参煎汤代茶饮等方法治疗肝硬化性腹水或血吸虫性腹水，能较快地消胀消水。

2. 治疗渗出性胸膜炎

渗出性胸膜炎类似《金匮要略》的“悬饮”，用十枣汤、控涎丹等治疗，在强烈泻下的同时，体内水液的分布发生了改变，促进了胸腔积液的吸收。临床观察表明，胸腔积液吸收的快慢与用药后大小便次数的多少有关，腹泻次数越多，小便次数越多，胸腔积液吸收越快。

3. 治疗脑血管意外

脑血管意外后，由于卧床时间长，常会发生便秘、泌尿系感染、吸入性肺炎等并发症，因此，及时应用泻下剂或在“平肝息风”“醒脑开窍”药中加入芒硝、大黄等泻下药，可通便泄热，排毒降颅内压，对急性脑卒中患者，可帮助其安全度过危险期；对慢性脑卒中患者，可减少并发症，促使患者早日康复。

（四）治疗精神病

躁狂型精神分裂症，往往属“痰迷心窍”。应用泻下药与祛痰逐饮药组成的方剂如礞石滚痰丸（大黄、礞石、黄芩、沉香）、治狂1号方（大黄、芒硝、枳实、青皮、桃仁、郁金、柴胡、菖蒲、生石膏）、牛黄妙应丹（甘遂、大戟、白芥子、朱砂、牛黄、冰片）等泻下燥屎顽痰，患者可较快地神清气爽，精神恢复正常。

（五）治疗妇科疾病

以大黄、芒硝等泻下药配合活血化瘀药组成的方剂如下瘀血汤、桃核承气汤等治疗妇人闭经、胎死腹中等病，常取得良好疗效。

（六）治疗五官科疾病

五官皆属上窍，位于机体上部，按照中医传统理论“上病下治”的原则，选用泻下药配合活血药、止血药、清热药等治疗急性闭角型青光眼、细菌性角膜炎、眼睑丹毒、头面疖痈、鼻衄、口疮、牙周炎、牙髓炎、龋齿等五官科疾病，只要有“便结”等可下之证，则往往用泻下药“一下了之”，热清痛止，病情迅速缓解。

五、下法治病的作用机理

下法应用范围很广，可以治疗多种不同疾病。据目前研究显示，下法具有以下作用：

1. 泻下作用

泻下药可以刺激肠壁，促进肠管蠕动，增加肠容积，增加大便次数，排除肠道宿便和毒素。

2. 调节体液分布作用

通过泻下大量水分，使机体人为失水，通过机体自然调节，使身体其他部分的积液加快吸收，恢复机体水平衡，从而治疗病理性积液。

3. 诱导作用

泻下药可引起肠壁充血和盆腔器官充血，降低血压，降低颅内压，从而治疗头面充血、出血性疾病。

4. 抗菌作用

实验证明，大黄等泻下药具有抗菌消炎作用，可治疗感染性疾病。

5. 活血破瘀作用

大黄等泻下药有活血破血、化瘀化癥的作用，故可以治疗闭经、蓄血、死胎滞留、胎盘滞留等。

六、下法应用的注意事项

（1）下法属于攻法、祛邪法，适用于里实证，一般适于大便干结或便秘者。但下法易伤正气，非里实证者不宜使用。

（2）泻下药多伴有恶心、呕吐的副作用，可采取胶囊剂或减少药量或加用止吐剂、镇静剂来解决。

（3）泻下剂亦可致腹痛，如有腹痛可加用理气止痛药或温里止痛药。

（4）注意控制大便次数，泻下剂的使用通常是“中病即止”，如《伤寒论》中大承气汤后有“得下，余勿服”，小承气汤后有“若更衣者，勿服之”之嘱。温热病者，泻后热退身凉则无须后服；若热退后又复起者，仍需再服。有腹水、胸水或水肿病者，用逐水剂则大便次数应适当增多，日数利或十数利皆可，为防止伤正，可间歇使用或加用补益剂。治疗急腹症，每日泻下大便次数宜控制在4~6次，并要注意观察下利后的病情变化，若下利后，“痛随利减”“热退身凉”为病情好转。下利后“热不退痛不减”则病有加剧之势。

（5）若大便次数过多不可控制，引起脱水昏迷并发症者，要立即停用泻下药，即时输液，纠正水、电解质及酸碱平衡紊乱，以抗休克。

七、结语

下法是中医治疗疾病的方法之一，其用广，其效杂，为祛邪之利器，临证遇里实之证，皆可酌用之。纵观古今，详审内涵，继承创新，验证临床，使下法在临床的应用与实验研究等方面都取得了较大的进展，无论是在急腹症、疔疮痈疖，还是临床各科其他急危重症等的治疗中皆发挥着重要的不可替代的作用。临证应扬其效，而避其害，用之当则为愈疾之良药，用之失则变证丛生。

参考文献

[1] 徐翔. 大黄的研究进展[J]. 上海中医杂志，2003：4：97.

[2] 王继弟. 大承气汤研究进展[J]. 山东中医杂志，2004，9：202.

[3] 姜民，赵坚. 清胰汤治疗急性胆源性胰腺炎疗效观察 [J]. 中华现代中医学杂志，2008，5：364.
[4] 刘likely勋. 伤寒三字经 [M]. 太原：山西科学技术出版社，2010.
[5] 王春芳，李妍怡. 中医下法的现代作用机理研究进展 [J]. 甘肃科技纵横，2008，1：54.

邹 勇（烟台毓璜顶医院）

“下法”是中医学的“汗、吐、下、和、清、温、补、消”八法之一，是通过荡涤胃肠，运用具有泻下作用的药物，通泻大便，使停留于胃肠的燥屎、实热、宿食、冷积、瘀血、痰结、水饮等从下窍而出，以祛除病邪的一种治疗方法。又称泻法、泻下法、攻里法。有通导大便、排除胃肠积滞、荡涤实热、攻逐水饮和寒积、祛瘀的作用。常适用于胃肠实热内结或寒积、宿食积滞、水饮、痰湿、瘀血等停留体内的里实证。由于里实证的病机有热结、寒结、燥结和水结的不同，以及患者的体质有虚实的差异，因此下法的运用相应又分为寒下、温下、润下和逐水等法。由于里实证的病情有轻重缓急之别，下法又有峻下、缓下之分。

早在《内经》中就有许多关于下法的记载，《素问·至真要大论》有“其下者，引而竭之”“留者攻之”“中满者，泻之于内”等论述。《素问·阴阳应象大论》谓：“其实者，散而泻之。”《素问·热论》云：“其满三日者，可泄而已。”这些论述为“下法”提出了理论基础，开下法之先河。

下法作为一个基本大法独立出现，并成功运用于临床，则是张仲景的功劳。《伤寒论》在创立六经辨证论治的同时，将下法具体实践，广泛应用于多种病证的治疗，用药精当、功效卓著。在《伤寒论》中运用下法主要以泄热祛实为主，其中不乏攻下、泄热、逐水、破血、消积之品。仲景的《伤寒论》和《金匮要略》有关下法的方剂有30多首，尤其在阳明病中，下法应用更加广泛。下法方药也不限于苦寒攻下一类，如寒下治疗阳明腑实证的三承气汤，温下的大黄附子汤，峻下的十枣汤，缓下治疗肠燥津伤之脾约证的麻子仁汤，以桃仁承气汤、抵当汤为代表治疗蓄血证的攻逐瘀血法等。

《伤寒论》中“下法”用以治疗阳明腑实证，凡是具有阳明腑实表现者，均可用“下法”治疗。

248条：“太阳病三日，发汗不解，蒸蒸发热者，属胃也，调胃承气汤主之。”

213条：“阳明病，其人多汗，以津液外出，胃中燥，大便必硬，硬而谵语，小承气汤主之。”

220条：“二阳并病，太阳证罢，但发潮热，手足汗出，大便难而谵语者，下之则愈，宜大承气汤。”

仲景临证时对于邪传阳明，积滞化热，燥屎内结或宿食停滞胃肠，腑气不通，表现为腹满腹痛、大便秘结、呕吐烦躁的病症即用下法，外邪入里化热，与肠中糟粕相结，形成阳明腑实证，采用“三承气汤”。主要治疗燥、实、痞、满的阳明腑实证。证候：潮热、谵语、大便不通或热结旁流，腹部胀满硬痛或绕脐疼痛，拒按，手足汗出，甚者喘息不得卧，神昏谵语不止，或目睛不和，视物不清，循衣摸床，烦躁不安，舌苔老黄或焦躁起刺，脉沉迟有力。阳明燥热内结，伴有腹胀满、心烦等症，为阳明腑实燥实重而痞满轻者，用调胃承气汤泄热和胃、润燥软坚。阳明病汗出过多，津液外泄，胃肠干燥结实，形成阳明腑实痞满重而燥实轻者，用小承气汤泄热通便、消滞除满。邪热内入阳明与肠中糟粕相结，形成阳明腑实燥实痞满重证，用大承气汤攻下实热、荡涤燥结。大承气汤由大黄、芒硝、枳实、厚朴组成，所主痞满燥实四证，宜峻下热结。方中重用枳实、厚朴破其壅滞，复以硝黄攻其热结。小承气汤所主以痞满为主，邪气未至大结、大满，减枳实、厚朴，厚朴用量仅为大黄之半，燥实不甚去芒硝。调胃承气汤所主之证以燥实为主，而无痞满之证，故芒硝倍于大黄，泄热软坚润燥，不用枳实、厚朴，而用甘草，润燥和胃气。三承气之用，调胃承气汤用于燥热在胃，小承气汤用于痞满实在小肠，大承气汤用于痞满燥实坚在大肠。

《金匮要略》大、小承气汤之运用同《伤寒论》，但有所发挥，泻下热结以大承气汤为其代表方剂。“痉为病，胸满口禁，卧不着席，脚挛急，必龂齿，可与大承气汤。”用于诸热性病，病由表传里，热结阳明，里热盛而胸腹胀满，热盛烁津，津伤筋脉失濡，形成角弓反张而卧不着席，四肢挛急，口禁龂齿。病为热极生风，阳明里热不除，津液难存，用大承气汤通腑泄热，以解其痉。

张仲景在《伤寒论》《金匮要略》中不仅发挥了《内经》理论，还把下法理论与实践融为一体，针对各种应下之证，将理法方药有机贯通，具体而实用。临床有上述提到的寒下，还有温下、峻下、缓下、汗下并用的不同，疗效可靠，一直被历代医家重视和沿用。

金元时期，攻下派张子和认为，攻邪有汗、吐、下之别，主张“积聚陈莝于中、留结寒热于内”都可用下法，举出泻下药30种，下法禁忌7条，明确了下法运用的原则。

张子和在治法上专主攻邪，总结了《内经》《伤寒论》下法的经验，理顺了祛邪扶正的关系，在临床实践中，善用汗、吐、下三法治疗各种外感内伤病证，把握了下法的尺度，所著《儒门事亲》中下法所用中药30味，自拟攻下之方33首，分别采用寒下、凉下、温下、热下、调中攻下之剂，具备“通便、逐水、泻实、下积”等不同功效的方剂。张子和认为病乃邪气侵犯机体所致，祛邪为治疗第一要务。主张“先论攻邪，邪去而元气自复也”。

张子和将下法广泛应用于临床，丰富了下法的内容，扩大了下法的治疗范围，在《儒门事亲》中指出对于“积聚陈莝于中，留结寒热于内”，宜用下法。下法能使“陈莝去而胃肠洁，癥瘕尽而荣卫昌”。运用下法的指征不仅是阳明里实之有无，而且注重邪气导致的气血郁滞的病理状态之有无。把凡能通达气血、祛除邪气，使之从下而行的多种治法均纳入下法之列，张子和不但继承了“急下存阴”的观点，他还将下法广泛应用于风水、水肿、泄泻、胃痛、风搐、身热、吐血、牙痛、杖疮、血晕、中暑、砂石淋等各种危急重症的治疗中，提出了痛随利减的概念。大凡邪滞宿食蕴结肠胃，杂病腹满拒按，黄疸食劳及寒湿痼冷，热客下焦，痰饮食滞，里热未尽，瘀血积滞而致中下焦之里实证，皆可用下法。“盖有毒之药，能上涌下泄，可以夺病之大势。”张子和运用下法治疗疑难病症，尤其是湿邪、积聚等病程较长、不易速愈的疾病，主张反复多次攻下。他还把催生下乳、磨积逐水、破经泄气，归纳为下法，“凡下行者，皆下法也”。提出“寒湿固冷，热客下焦”皆可用下法。张子和认为下法并非简单的“下”，而是有法、有方、有质、有先、有后、有缓、有急之分，“急则用汤，缓则用丸，或以汤送丸，量病之微甚，中病即止，不必尽剂，过则生愆”。在下法的运用时强调用何药、何剂型、何剂量需要根据患者虚实的状况来决定，认为不同社会地位的人其体质、发病有异，同样用下法也要有所区别，对邪实正不虚者，可峻下三四十行，对体弱年老者则“重者减之”，逐渐祛邪，他指出：“若人年老衰弱，有虚中积聚者，止可五日一服万病无忧散，故凡积年之患，岂可一药而愈？即可减而去之。”甚至可以采用食疗的方法。备急丸只可用于辛苦劳力，不可用于富贵城郭之人。张子和对下法的发展是系统完整的理法方药体系，很值得探讨、学习和弘扬。

清代温病学家冲破了以往下法适应证中“必待燥屎”“腹症悉具”等条文的束缚，提出了通下需以祛邪为第一要义，扩展了下法在外感热病中的应用，通常认为下法的作用在于通下燥屎，其实通下大便只是一个表面的现象，通下法的作用远不止于此。吴又可著《温疫论》，认为下法不仅泻实，还可泄热，倡导“温病下不厌早”之说，提出“邪为本，热为标，结粪又其标也”，下法“非专为结粪而设”“勿拘下不厌迟”“邪未尽可频下”，主张“注意逐邪，勿拘结粪”。对热病提出了“不必悉具，但见舌黄、心腹痞满”便予下法的见解，并创立了承气养荣汤、黄龙汤等方剂，为攻下法推广应用奠定了基础，根据不同的病机、病位加减变换，扩展了承气汤在温病中的应用，对攻下法的推广应用奠定了理论基础。

吴鞠通的《温病条辨》对温病学说理论的建立和临床疗效的提高具有划时代的意义，他继承了《伤寒论》中大、小承气汤及调胃承气汤的运用方法，创立了一系列以承气汤为基础的类方，《温病条辨》对承气汤的运用，充分体现了温病学派下法的特色，以《温病条辨》11 个承气汤方为代表的温病承气下法继承了《伤寒论》的理论精神，在扶正祛邪、护固津液等方面有了深入的阐述，祛除邪热是使用下法的目的，也是下法在温病治疗中的主要作用。攻下即可祛邪，邪去则热退，燥结便无从内生。温病学派冲破了以往下法适应证中“必待燥屎”“腹症悉具”等束缚，提出通下需以祛邪为第一要义，扩展了下法在外感热病中的应用，更寓逐邪除热、存阴保津于通下之中，若能把好气分关，及早通腑，截断病势发展，扭转病情，是其他方法不能比拟的。《温病条辨》17 条提出 5 方：“阳明温病，下之不通，其证有五，应下失下，正虚不能运药，不运药者死，新加黄龙汤主之。喘促不宁，痰涎壅滞，右寸实大，肺气不降者，宜白承气汤主之。左尺牢坚，小便赤痛，时烦渴甚，导赤承气汤主之。邪闭心包，神昏舌短，内窍不通，饮不解渴者，牛黄承气汤主之。津液不足，无水舟停者，间服增液，再不下者，增液承气汤主之。”21条谓：“少腹坚满，小便自利，夜热昼凉，大便闭，脉沉实者，蓄血也，桃仁承气汤主之。”这是活用仲景承气汤的典范，提升了下法在急性热病治疗中的地位，并且对于下后出现的其他症状也给出了精辟的分析。《温病条辨》继承完善了传统的攻下法，贯穿温病治疗过程中无不以救阴为关键，所谓“留得一分津液，便有一分生机”。提供了下法具体应用和辨证思路上的宝贵经验。

现代中医对下法的应用更有进一步发展，作为重要的治疗法则，下法被广泛应用于急性脑梗死、脑出血、急性胰腺炎、急性肠梗阻、阑尾炎、肺心病急性呼吸衰竭等多种危急病症中，对尿毒症、肝硬化腹水、前列腺炎、慢性溃疡性结肠炎、肿瘤等疑难病症，儿科高热惊厥、积滞、肺炎喘嗽，妇科急性炎症、感染性肿块、异位妊娠、月经妊产等都广泛应用下法。现代药理研究证实，下法能增强胃肠道推进功能，改善胆道运动功能，促进机体新陈代谢，改善微循环，有抑菌抗菌、利尿、抗肿瘤等作用。

由于“下法”是攻逐体内病邪的方法，有去菀陈莝、推陈致新的作用，“下法”能通腑实、祛毒邪，对肝硬化腹水患者，能使毒性物质从肠道排出，切断肝肠循环，减轻或控制肝脏疾病的发展。患者多两胁胀痛，或隐隐作痛，腹大如鼓，胸闷气促，口淡纳少，四肢疲乏无力，小便短少，是肝脏气化功能受损的表现，属于中医鼓胀的范畴。《灵枢·水胀》曰：“鼓胀何如？岐伯曰：腹胀，身皆大，大与肤胀等也。色黄，腹筋起，此其候也。”我们在扶正固本的基础上运用下法治疗本病，临床取得了较为满意的效果。再如急性肾功能不全、尿毒症是由于多种原因导致肾实质损害、氮质潴留而产生的综合症候群，属于中医“关格”“肾衰”的范畴，多有呕吐、便秘、纳差、乏力等症状，病机属于浊毒内生，脾胃失和，气血不足，腑气不通，脏腑升降失调，清浊逆乱，我们以通下泄浊、升降气机、补气和血为法，临床收到明显疗效。

总之，“下法”最早可追溯至《内经》，奠基于《伤寒论》，拓展于金元刘元素、张从正，完善于明清温病学派诸家，发展于当今，形成了完整、系统的临床理论体系，作为临床大法被深入研究、广泛应用，下法成为临床不可缺少的重要治疗法则，许多疑难杂症，如辨证准确，下法应用得当，可效如桴鼓，妙手回春。

刘金民评按

中医治病重视因势利导，给邪以出路，令药气至其病所。《素问·至真要大论》指出："气有高下，病有远近，证有中外，治有轻重，适其治所为故也。"历代医家据此总结出诸多治法，后经清代医家程钟龄归类总结出我们目前所熟知的"医门八法"，下法是其中非常重要且有中医学科特色的治疗方法，其理论和实践源流悠久，为历代医家所推崇发扬。下法在临床上应用极为普遍，而且屡起沉疴，常常能见到很多急危重症，一下而病机即转的现象。但是下法虽妙，如用之不慎，妄下、迟下、误下，徒伤正气，变证四起，古往今来不乏孟浪者。因此设此"策问"实是临证思辨、集思广益之举，有益于学术之传承和发展。

在《黄帝内经》中就有许多关于用攻下法治疗留者、中满者、实者等的描述，仲景在《伤寒论》和《金匮要略》中将下法的理法方药有机结合。其寒下、温下、缓下、峻下、祛瘀、逐水以及汗下并用等不同选择，皆随证施法，依法遣方，堪为后世效法。特别是金元医家刘完素、张从正对于"下法"的推动起到了突破创新的重要作用。明清温病学家扩展了"下法"在外感热病中的应用，倡导温病下不厌早，主张注意逐邪，勿拘结粪，在扶正祛邪、固护津液等方面有了更深入的阐述。

诸笔者策论，侧重不同，各有发微，确系作者的经验之谈。他们通过研究《黄帝内经》《伤寒论》《小儿药证直诀》《儒门事亲》《温疫论》等经典古籍，旁参近世诸家之论，引经据典，旁征博引，据此看出作者们中医功底之深厚。

如白彦萍从"脏腑表里相关"入手，重视气机升降变化，明辨正邪虚实轻重，采用泻下宣肺、泻下清肝、泻下健脾的治法，治疗诸多皮肤疾病，总结出一套针对皮肤疾病的组方用药，且进一步归结了煎药和服药宜忌，有观点新颖之处。董桂英总结了下法在心脑血管疾病中的应用，认为"高血压眩晕无论风、痰、瘀、虚，只要合并大便秘结、腑气不通证，均应先行通腑下法，腑气通则五脏气机通畅，颇具己见，并阐述大黄不能久用之因，进一步引出所谓的"泻剂结肠"，此论尚需从复方制剂的角度研究。熊之焰所举数案，均系下法在临床上的经典应用，提出"手术后病人运用泻下法，只求达到开结塞、腑气通，恢复胃肠功能即可"，体现了"无使过之，伤其正也"的思想。檀金川认为"肝病患者保持消化系统的通畅状态，解除机体最大的排毒管道的不通是治疗过程中应该十分注意的环节""采用通腑降浊法增加腹腔脏器血流量，促进新陈代谢，排除毒物减低腹内压，进而降低颅内压及高血压"等，均体现了攻下法的具体内涵，对临床确有指导意义。何华总结了王永炎院士应用通腑法的三大指征，据此大胆应用于中风病各阶段，并观察到可延缓病势发展及减轻或防止中风之变证。所论中风急性期通腑法的注意事项乃经验之谈。郭朋总结了攻下首选之药大黄的相关文献，充分地阐述了大黄“走而不守”，功擅通下、调节肠道菌群等作用，值得进一步深究。张燕平所论下法适应证主要是里实证，认识到里实证有在脏在腑之分，确有卓见，若能进一步分享脏腑攻下法的不同，则会更感丰满。邹勇重点研究了攻下派张子和，张氏将“催生下乳、磨积逐水、破经泄气”归纳为下法，提出“凡下行者，皆下法也”，是对下法的延伸理解，符合临床，颇具深意。

综上，多数作者认为，凡有“邪”者，均可攻之，都可名曰“下法”。究其“法”者，包括寒下、温下、润下、攻水、下瘀等，用之“时”者，既要及时，又要得当，不忘顾护正气、留存津液，方能切中病情，有功而无过。下法源自《内经》，历久而弥新，但应把握好度，正如《素问·至真要大论》所言当“以平为期”。

诸论对下法在急危重症的临床应用，以及“下行皆下法”如下气法在临床中应用等着墨不够，内容稍显单薄，应当积极发挥总结。

论《伤寒论》寒热并用法及临床应用

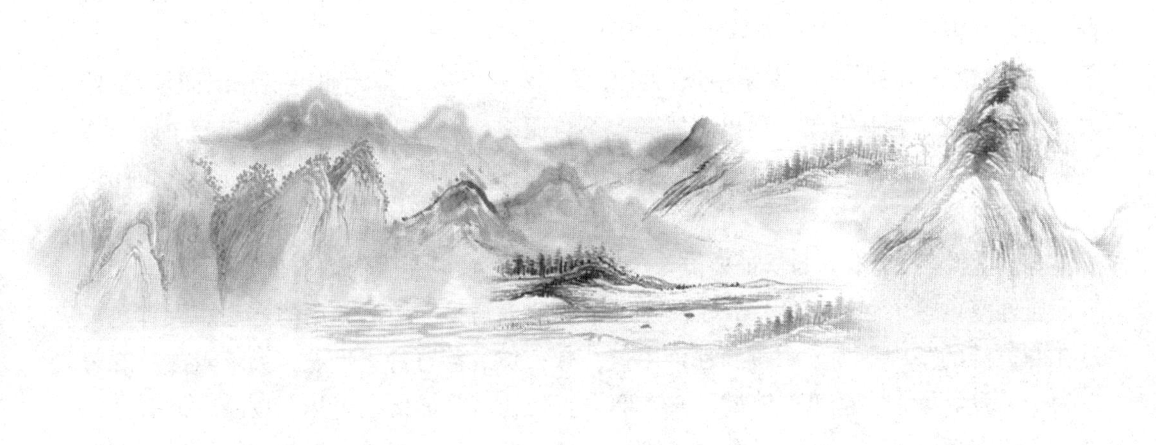

李　浩（中国中医科学院西苑医院）

“寒者热之，热者寒之”是中医学辨证处方用药的重要指导原则，此论用于但寒但热之理，医者临证无不皆治。但临床上往往证情复杂多变，并非单一的寒证或热证，往往是兼夹而患，或寒热错杂，或寒热格拒等，若单用寒凉药或温热药治疗则顾此失彼。清·何梦瑶《医碥》：“又有寒热并用者，因其人寒热之邪夹杂于内，不得不用寒热夹杂之剂。古人每多如此。”如此寒热两者并存之证，不得不施以寒热并举之法，否则很难取效。

仲师在《伤寒论》中巧妙地运用了寒热并用的配伍方法，温清两法并投，或表里双解，或清上温下，或和解少阳，或阴阳并补，或制性存用，而涉及寒热并用的方剂很多，有大青龙汤、桂枝二越婢一汤、干姜黄芩黄连人参汤、半夏泻心汤、生姜泻心汤、甘草泻心汤、附子泻心汤、栀子干姜汤、黄连汤、柴胡桂枝干姜汤、麻黄升麻汤、乌梅丸、白通加猪胆汁汤、通脉四逆加猪胆汁汤等。体现了仲师辨证的准确、严谨与灵活。尤其在太阳病变证中的痞证、上热下寒证以及厥阴病寒热错杂证等部分，辨证用药准确而微妙，笔者反复研读，并在临床反复验证，虽有所感悟而仍感未尽其意，遂不揣鄙陋，试就《伤寒论》中运用该法的部分方剂，结合临证体验进行探讨，以供交流。

一、表寒内热，寒热同用而轻重有异

外寒内热证为外感寒邪，内有热证，仲师治疗以辛温发散、辛寒清热为法，以大青龙汤、麻杏石甘汤和桂枝二越婢一汤为代表方剂。

《伤寒论》第38条：“太阳中风，脉浮紧，发热恶寒，身疼痛，不汗出而烦躁者，大青龙汤主之。若脉微弱，汗出恶风者，不可服之，服之则厥逆，筋惕肉瞤，此为逆也。”第39条：“伤寒，脉浮缓，身不疼，但重，乍有轻时，无少阴证者，大青龙汤发之。”本证见脉浮紧或浮缓，发热恶寒，身疼痛或身重，不汗出，为寒邪束表，卫阳失于温养。“烦躁”是本方的辨证要点。为何会出现烦躁，是因为内有郁热，邪无出路。本证属外寒内热，寒热并见，故在治疗上采取解表清里、寒热并用的方法。大青龙汤是在麻黄汤的基础上加大麻黄、甘草用量，减杏仁，益石膏、生姜、大枣组成，麻黄汤为辛温发汗峻剂，能迅速消散风寒表邪；石膏能清除郁伏之内热。故除一派表证之外，又兼有烦躁不安，烦躁虽为内热扰心之象，但与无汗有关，如此取麻桂之峻而发汗，配以石膏清热除烦，共奏辛温发散、辛寒清热、解表清里之功，重在辛温发散。因其发汗之功强大如同龙兴云雨，故名大青龙汤。

《伤寒论》第 63 条：“发汗后，不可更行桂枝汤，汗出而喘，无大热者，可与麻黄杏仁甘草石膏汤。”第 162 条：“下后，不可更行桂枝汤，若汗出而喘，无大热者，可与麻黄杏仁甘草石膏汤。”本证是由于发汗或下后，表证已罢，邪传入里，化热壅肺，致肺失宣降而出现的喘证。其治疗，若施以苦寒之芩、连则有凉遏之虞，故选辛甘大寒之石膏，于清热之中又有辛散之意，更以辛散之麻黄助其散邪宣肺。本方与大青龙汤均为麻黄与石膏相配，但本方石膏倍于麻黄，故其功用是以清泄里热为主。

《伤寒论》第 28 条：“太阳病，发热恶寒，热多寒少，脉微弱者，此无阳也，不可更汗，宜桂枝二越婢一汤方。”本证属表郁里热证治，“脉微弱”是与脉浮紧相对而言已略有减势，“无阳”此乃已无伤寒表实而言。应遵成无已所注“表郁而生热之轻证”。方剂乃由桂枝汤加麻黄、石膏并制小其剂而成。用桂枝汤加麻黄辛温开郁，加石膏清阳郁之里热。

《伤寒论》第 262 条：“伤寒，瘀热在里，身必黄，麻黄连翘赤小豆汤主之。”伤寒表邪不解，必有恶寒、无汗等症，同时郁热在里，与湿相合，而成湿热。用麻黄、杏仁、生姜来辛温发表，用连翘、赤小豆、生梓白皮辛寒或苦寒清热除湿退黄，寒热并用，达到解表清里之功。

同属表寒内热，但或热多寒少，或寒多热少，或寒热俱轻，或寒热并重。虽药以寒热并用，仍遵“观其脉症，知犯何逆，随证治之”而法以临证为主。因此，大青龙汤用麻黄六两，桂枝二两，石膏鸡子大一枚，属热少寒多而重在解散表寒，兼清里热之剂。麻杏甘石汤中麻黄四两，石膏两倍于麻黄取八两，属寒重热轻而重在清里热之剂。桂枝二越婢一汤用麻黄、桂枝各十八铢，石膏二十四铢，量小而轻，属寒热俱轻之剂。可见，虽同为表寒里热，寒热同用，但因其证之寒热轻重不同而寒热用药轻重亦异。

二、寒热交结，辛开苦降以除痞满

痞证为中焦气机不利，升降失常所致，其病因单纯者治之尚易，寒者桂枝人参汤，热者大黄黄连泻心汤。但对寒热交结于中焦者，仲景常以姜、附之辛热开其结、除其寒，以芩、连之苦寒降其滞、清其热，制成大寒配大热之剂，如半夏泻心汤、生姜泻心汤、甘草泻心汤以及附子泻心汤等。

《伤寒论》第 154 条：“伤寒五六日，呕而发热者，柴胡汤证具，而以他药下之，柴胡证仍在者，复与柴胡汤，此虽已下之，不为逆，必蒸蒸而振，却发热汗出而解。若心下满而硬痛者，此为结胸也，大陷胸汤主之。但满而不痛者，此为痞，柴胡不中与之，宜半夏泻心汤。”此条与《金匮要略·呕吐哕下利病脉证治》中“呕而肠鸣，心下痞者，半夏泻心汤主之”相参照。说明半夏泻心汤证应有呕吐、肠鸣、心下痞满诸症。此乃伤寒病误用下法，损伤脾胃，导致中焦寒热错杂交结，脾胃升降失司而致心下痞满。本方组成：半夏半升（洗）、黄芩、干姜、人参、甘草（炙）各三两，黄连一两，大枣十二枚（擘）。方中以半夏、干姜辛温燥湿，治中焦之寒；黄芩、黄连苦寒降泄，清中焦之热；党参、大枣、甘草甘温疗中焦之虚。如此寒热并用，辛开苦降，攻补兼施，则脾升胃降，痞满自除，成为中医治疗痞满之圭臬。

《伤寒论》第157条："伤寒汗出解之后，胃不中和，心下痞硬，干噫食臭，胁下有水气，腹中雷鸣，下利者，生姜泻心汤主之。"此证是由于脾胃气虚，水气内停与入里之邪互结而致，故不仅心下痞硬，肠鸣下利，而兼见食滞之干噫食臭，腹中雷鸣。所用半夏泻心汤减干姜之量（由三两减到一两），加生姜四两，温胃止呕而散水气，用于治疗寒热互结，脾胃虚弱，夹食停饮之痞，使水寒散，邪热去，脾胃复健，则下利止而干噫除。

《伤寒论》第158条："伤寒中风，医反下之，其人下利日数十行，谷不化，腹中雷鸣，心下痞硬而满，干呕，心烦不得安。医见心下痞，谓病不尽，复下之，其痞益甚，此非结热，但以胃中虚，客气上逆，故使硬也，甘草泻心汤主之。"甘草泻心汤即半夏泻心汤重加炙甘草（由三两增至四两）而成，本方较半夏泻心汤增强了补中益气之功，主治下后脾胃进一步虚损，寒热错杂，痞利俱盛者。此三方实为同一治法的三种加减，以针对寒热互结、上下痞塞之病机。

附子泻心汤见于《伤寒论》第155条："心下痞，而复恶寒汗出者，附子泻心汤主之。"此证是心下痞兼阳虚，治疗宜泄热消痞、扶阳固表，用附子泻心汤。尤在泾在《伤寒贯珠集·太阳救逆法》中曰："此证邪热有余而正阳不足，设治邪而遗正，则恶寒益甚，或补阳而遗热，则痞满愈增，此方寒热补泻并投互治，诚不得已之苦心，然使无法以制之，鲜不混而无功矣。"

综上可见，寒热交结，寒药与热药并用，其法虽相同，但药之性味归经各异而配方之功效亦异。芩、连之苦寒配姜、夏之辛温，有寒有温，有升有降，有开有泄，其药性与作用相反相约，又相互协同，相互依赖，斡旋中焦，调理气机，升清降浊而收辛开苦降、散结除满之功效。充分体现病之属性、部位不同，寒热有异，药性归经有别，而决定了组方药物配伍的巧妙。

三、上热下寒，寒热相伍以清上温下

上热下寒是临床较为常见的寒热错杂证，《伤寒论》中的论述和所涉及的方剂较多，如栀子干姜汤、黄连汤、乌梅丸、麻黄升麻汤以及干姜黄芩黄连人参汤等。

《伤寒论》第80条："伤寒，医以丸药大下之，身热不去，微烦者，栀子干姜汤主之。"此乃表证误下，邪热内陷胸膈，又大下之误必伤中阳而脾虚下利，以苦寒之栀子清胸膈之热以除烦，辛热之干姜温中焦之阳而散寒。二药一清一温，一治上一治下，各司其职，且有相互监制之妙，既不使栀子之苦寒更伤中阳，也不令干姜之辛热更增郁热。

《伤寒论》第178条："伤寒胸中有热，胃中有邪气，腹中痛欲呕吐者，黄连汤主之。"胸中有热，定位在上焦而指邪热偏上；胃中有邪气，定位在中焦而脾胃阳虚有寒，故出现腹中痛。本方病机为上热下寒，故治以清上温下，黄连汤主之。黄连汤由黄连、甘草、干姜、桂枝、人参、半夏、大枣组成，可以看成半夏泻心汤去黄芩，增量黄连，以增强治心烦腹痛的作用，复加桂枝助干姜温中，又助半夏平冲降逆，使上下和谐、寒热平调。

《伤寒论》第338条："伤寒脉微而厥，至七八日肤冷，其人躁无暂安时者，此为脏厥，非蛔厥也。蛔厥者，其人当吐蛔。今病者静，而复时烦者，此为脏寒。蛔上入膈，故烦，须臾复止，得食而呕，又烦者，蛔闻食臭出，其人常自吐蛔。蛔厥者，乌梅丸主之，又主久利。"蛔虫喜温恶寒，扰动不安，证明膈胃有热，脾肠有寒，即上热下寒，用蜀椒、桂枝、干姜、附子、细辛，温下寒且辛能制蛔，黄连、黄柏，苦寒清上热，且苦能驱蛔。当归、人参调补气血。重用乌梅，且用苦酒（即米醋）浸泡，酸以制蛔。

《伤寒论》第357条："伤寒六七日，大下后，寸脉沉而迟，手足厥逆，下部脉不至，喉咽不利，唾脓血，泄利不止者，为难治，麻黄升麻汤主之。"此证为伤寒本应发汗而误下，以致邪热闭郁于胸肺，又因误下伤阳导致脾阳受伤，阳陷入里而见寒象，而致成的上热下寒证。热邪郁滞于上，故寸脉沉迟。上热下寒，阴阳气不相顺接，故手足厥逆。脾肠阳虚而寒，故下部脉不至。喉咽不利唾脓血，是因为热闭于肺，邪伤肺络。脾虚肠寒，故泄利不止。本证寒热错杂，虚实相兼，气血同病，故为难治。若单纯治热则脾肠愈寒，单纯治寒则胸肺愈热，补脾虚则碍实，泄实热则愈虚，这是此证治疗的难点。麻黄升麻汤正是从寒热并用出发，清上温下，发越郁阳。升麻、麻黄为君，升散郁阳；当归为臣，温润补血。其余药物分为两组，一组清热滋阴，治疗肺热喉肿，如知母、黄芩、石膏、天冬、玉竹等寒凉药；另一组温补脾阳，主治泄利不止，如桂枝、干姜、茯苓、白术、甘草等。药物虽多，但杂而不乱；寒热并用，却主次分明；攻补兼施，且井然有序，与阳郁邪陷，上热下寒，虚实夹杂的病机正相适宜。

《伤寒论》第359条："伤寒本自寒下，医复吐下之，寒格，更逆吐下；若食入口即吐，干姜黄连黄芩人参汤主之。"本条论述素有寒热错杂，吐下误治之后，导致寒热相格、胃热脾寒的证治。本来有虚寒下利，误用吐下之后，使表热内陷，脾阳损伤，形成上热与下寒相格拒。因胃中有热，胃气上逆故食入口即吐，阳虚失运，则下利更重。本方与黄连汤均治脾胃寒热格拒，上热下寒之证。黄连汤以欲吐和腹痛为主症，未经误治，故可缓治；本方病情急骤，故需急治，黄芩、黄连清胃热，干姜温脾寒，人参补虚扶正且防芩、连苦寒伤中。此方只煎一次，使药性轻清，各行其是，消除格拒。

因此，同是寒热并用，但寒热有上下部位不同，则用药辛温、苦寒亦分部相施。栀子干姜汤取栀子清胸膈之热，干姜则温中下之寒；黄连汤重用黄连清上焦热而干姜温下焦之寒；乌梅丸黄连、黄柏之苦寒清膈胃有热，蜀椒、桂枝、干姜之辛热除脾肠寒；麻黄升麻汤又从表里及上下部之寒热不同而遣药分图之。体现药之性味归经有异，虽药同入一体，则各行其道，各展其职。

四、阴阳两虚，寒温兼施以调和

《伤寒论》第177条："伤寒，脉结代，心动悸，炙甘草汤主之。"本证是由伤寒汗、吐、下或失血后，导致阳气不振，阴血不足所致。阴血不足，血脉无以充盈，加之阳气不振，无力鼓动血脉，脉气不相接续，故脉结代；阴血不足，心体失养，或心阳虚弱，不能温养心脉，故心动悸。治宜益心气、温心阳、滋心阴、养心血，以复脉定悸。炙甘草汤方中重用炙甘草补益心气为君，配伍人参、大枣益心气、补脾气，以资气血生化之源；生地黄、阿胶、麦冬、麻仁滋心阴、养心血、充血脉，共为臣药。佐以桂枝、生姜辛行温通，温心阳、通血脉，诸厚味滋腻之品得姜、桂则滋而不腻。用法中加清酒煎服，以清酒辛热，可温通血脉，以行药力，是为使药。诸药合用，温而不燥，滋而不腻，使气血充足，阴阳调和，则心动悸与脉结代，皆得其平，故此方亦称为寒热并用之剂。

炙甘草汤虽以炙甘草四两为君，但投大量甘寒之生地黄（用量达0.5kg）合麦冬以滋阴，非辛散之品制约则滋腻碍脾，酿腹胀泄下之弊，桂、姜辛温益阳，非甘寒辅制则辛散耗阳，增心悸益甚之虑。在气血阴阳的补益调和中，结合气血阴阳的互生互长、互根消长，遵循合理权衡，寒温兼施，寒热并举的遣方思路，临证每收良效。

五、寒热并用，遣方用药寓意多

经曰"间者并行，甚者独行"，这也是寒热错杂证的处方用药原则。在学习研究《伤寒论》时，对仲师用药的性味归经和药量轻重要仔细揣摩，如何配伍才能使寒温得调，寓有深意。如麻黄辛温，走表又宣肺，石膏甘寒清热，走于肺胃，故有麻黄石膏寒热配之麻黄杏仁甘草石膏汤既清肺又解表。其次在煎服方法上，各方也不尽相同，如黄连汤昼三夜二服，意在少量频服，使药性持久，调和脾胃阴阳。而半夏泻心汤则要"去滓再煎"，以使药性更加调和，更加切中病机，和解之剂也应以和法煎药。附子泻心汤的煎法为大黄、黄连、黄芩三药以沸水浸渍一会儿后，滤去沉渣，与水煮附子的药液相合。三药浸渍以取其轻清宣泄之气，宣达胃中无形邪热。正如尤在泾所说："方以麻沸汤渍寒药，别煮附子取汁，和合与服，则寒热异其气，生熟异其性，药虽同行，而功则各奏，乃先圣之妙用也。"

六、寒热并用法的临床应用案例

1. 太阳少阳并病，寒温并用

何某，女，48 岁。2011 年 12 月 29 日初诊。

烘热汗出，继背项恶风似寒（间隔 40 分，持续 5 分钟），急躁烦热，心慌心悸，眠差易醒，甚则彻夜不寐，腰腿凉甚，腿酸沉重，疲倦乏力，月经不调，晨起口苦，舌体胖大，质淡苔白。证属太阳受风，少阳郁热，治以和少阳、调营卫，方用柴胡桂枝汤化裁。

处方：柴胡 12g，黄芩 10g，清半夏 10g，党参 15g，桂枝 12g，白芍 12g，生姜 10g，大枣 20g，煅龙骨、煅牡蛎各 40g（先煎），川牛膝 20g，木瓜 12g，炒枣仁 40g，生地黄 15g，巴戟天 12g，生黄芪 30g，陈皮 12g。

14 剂后，病人诸症好转，急躁好转，能夜寐 6 个小时。继服上剂增减调理月余而愈。

按语：本案患者烘热汗出，继之似寒，如此往来，心烦急躁，口苦较为明显，为少阳郁热，有无形之邪郁滞于内。背项恶风，汗出属太阳营卫不和。患者怕热的同时又有腰背下肢恶寒、舌体胖大质淡苔白等虚寒的表现，本病重在属太阳少阳并病，治以寒温并用之法。根据《素问・标本病传论》“间者并行，甚者独行”的原则，不能单纯顾及一个方面，故用柴胡桂枝汤加减，用小柴汤以和解少阳，桂枝汤调和营卫、固表祛风，收到了良好的效果。

2. 寒热并用，辛开苦降

案 1：高某，女，83 岁。2012 年 1 月 5 日初诊。

自述前胸后背发热如烙，心下痞满，小腹冒凉，腹泻频作，下肢发凉如冰，头晕乏力，心烦纳差，口苦恶心，舌红苔黄腻，脉弦大。证属寒热交结，阻于中焦，上下阴阳不得交通。治以寒热并用，辛开苦降，交通阴阳。方用半夏泻心汤加减。

处方：姜半夏 12g，黄芩 10g，黄连 12g，干姜 10g，党参 20g，炙甘草 6g，延胡索 12g，桂枝 12g，白芍 12g，生姜 10g，小茴香 10g，乌药 10g，苍术 10g，苏梗 15g，茯苓 30g，焦三仙 60g。

7 剂后复诊，下肢小腹发凉减轻，心烦亦减，已无口苦，嘱其继服 7 剂。痞消热清，下肢复温而愈。

按语：本患者年岁已高，口苦心烦，头晕恶心，胸背热甚，且心下痞满，腰腿发凉，小腹冒凉，腹泻频作，乃寒热并存，交结中焦，热郁于上，寒凝于下之象。处以半夏泻心汤，加入小茴香、乌药等温经散寒之品以加重温下散寒之功，用桂枝可交通上下阴阳。共奏寒热平调、辛开苦降、散结消痞之功而收效。

案2：常某，女，51岁。2011年6月7日初诊。

患者口腔溃疡1月余，腰痛20余年。产后出现怕冷，双下肢关节怕风，入夜下肢挛急，后背怕冷，时有干咳，心下痞满，口苦纳呆，睡眠较差，头目不清，二便调，舌体胖质红苔黄腻，脉弦细，尺脉弱。证属湿热交结，阻于中焦，下焦肾阳不足，治以辛开苦降，寒热并用，清热燥湿，温补元阳。

处方：生薏苡仁30g，生甘草梢12g，黄连10g，竹叶10g，当归15g，生地黄15g，白芍40g，炙甘草10g，炒白术12g，制附子12g（先煎），干姜10g，桂枝10g，威灵仙12g，姜黄10g，7剂。

二诊：服药后口腔溃疡痊愈，痞满口苦得消，近1周下肢挛急未作，但腰痛无明显改善，仍感腰以下冷。以肾着汤加减，用药1周后诉怕冷症状明显改善。

按语：《素问·气厥论》说："膀胱移热于小肠……上为口糜。"口疮多因膀胱水湿泛溢和胃肠积热，脾经湿热，日久湿热蕴结，化为热毒，循经上行，熏蒸口舌，腐蚀肌膜。甘草泻心汤对口疮有一定的效验，尤其是湿热郁久，蕴滞不消，经久不愈，缠绵反复者，服此方清热解毒、辛开苦降，并有健脾和发散郁热之功。本例患者产后失养，阴寒内盛，全身阳气运化不足。取甘草泻心汤组方之意，寒热并用，辛开苦降，祛湿热之邪，温下之肾阳，恢复脾胃功能，使后天气血旺盛，周身活畅，则诸痛症消失。附子辛甘大热，走而不守，有斩关夺将之能，通行十二经，温肾回阳，能升能降，内达外散，为补助元阳之主药。干姜辛而大热，守而不走，散脾胃之寒，为温暖中焦，通脉之主药。如陶节庵所云："温经用附子，无干姜不热。"二者同用起到良好的协同作用。服药1周后，口疮已愈，但仍有腰痛，《证治准绳》将腰痛病机分为"有风、有湿、有寒、有热、有挫闪、有瘀血、有气滞……"，腰为肾之府，肾为脏腑藏精之宅，肾之气血运化不畅，会累及腰，出现腰痛。患者腰痛仍以冷痛为主，寒湿未除，故以肾着汤温化寒湿善后。

3. 上热下寒宜清温

邱某，女，67岁。2011年11月29日初诊。

自诉腹泻时作，稍有纳凉则便不成形，食凉则腹胀，心烦梦多，足跟发凉，背痛，头晕，腰腿发凉，舌淡红苔黄腻，脉弦滑。证属上热下寒，治以清上温下，寒热并用，方用乌梅丸加减。

处方：乌梅10g，黄连9g，黄柏6g，细辛4g，川椒4g，干姜9g，桂枝10g，当归12g，制附子9g（先煎），川厚朴14g，茯苓20g，炒白术12g，生姜10g，焦三仙30g，党参20g，炒薏苡仁25g，服药7剂。大便已成形，背痛不甚，可少食凉，腹胀好转，偶在下午出现。仍心烦、恶寒。舌红苔黄微腻，脉弦。因积滞腹胀，故加槟榔6g，继服7剂后，基本痊愈。

按语：乌梅丸除了治疗脏厥和蛔厥外，还可以治疗久利，长期泄利，导致阴阳紊乱，寒热错杂。乌梅味酸能收能涩，蜀椒、细辛、干姜、附子、桂枝等热性药温阳散寒以止泻；黄连、黄柏等寒性药清热厚肠以止利；当归、党参气血双补，扶正祛邪。全方清、温、补、涩俱全，故能涩肠止泻，切中病机。秦伯未谓此方可用于“肝脏正气虚弱而寒热错杂之证”。乌梅丸酸、甘、辛、苦兼备，且能调补助益，统厥阴体用而并治，则土木无忤。

七、结语

张仲景《伤寒杂病论》中寒热并用之法已显成熟，其通过辨寒热部位、寒热主次、寒热真假等，或施以清上温下，或表里双解，或和解权变，或阴阳双补，或寒热反佐，从多方面给后学树立了寒热并用之典范。

归纳《伤寒论》寒热并用法特点，注重利用药物各自特有功效，针对病证分别治之。药物有寒热之不同，病之寒热有上下、表里的差异；药性有归经、升降浮沉的不同，病位有脏腑经络的不同，药性与病性相匹配，决定药物的不同配伍。寒热并用之法结合寒热错杂的特点，利用药物温凉属性之间的相互对立、相互统一规律，充分发挥药物的最佳疗效，并非寒热两种性味、功用相反药物的随意堆砌。《伤寒论》中涉及寒热并用的方剂和理论众多，限于篇幅、研学与临证深度之局限，本文仅做部分讨论而不能概全。但其中有很大一部分方剂在临床中使用尚少，如何将寒热错杂理论和临床实践相结合，是目前需要进一步研究的课题。

孙　冰（济宁医学院附属医院）

《伤寒论》为开创中医辨证论治方法经典之作，被后世誉为“经方之祖”，所创治法殊多，其用药配伍亦多神妙，其制方遣药方法常被视为规矩准绳，其中根据辨证而取寒性与热性药物合并使用，即寒热并用法，形成了仲景相反相成独具特色之用药风格。现今，寒热并用法已成为中医学不可或缺之配伍用药法则，笔者验之临床，每获良效，叹医圣神功妙法！

一、寒热并用法溯源

（一）寒热并用理论起源于《内经》

《内经》“寒者热之，热者寒之”乃寒证、热证之正治法则，此为立法、遣方、用药之基本法则。而应寒热兼夹病情所需，便孕育出诸法合用思维，如《素问·至真要大论》曰：“逆者正治，从者反治，从少从多，观其事也。”“奇之不去则偶之是谓重方；偶之不去则反佐以取之，所谓寒热温凉，反从其病也。”《素问·标本病传论》则曰：“谨察间甚，以意调之。间者并行，甚者独行。”清·高士宗《医学真传》释曰：“并行者，补泻兼施，寒热互用也。”可见，寒热并用思维肇始于《内经》，为寒热并用法奠定了理论基础。

（二）寒热并用方药首创于仲景

寒热并用配伍施之于临床，首见于《伤寒论》，乃仲景针对寒热错杂等复杂病证，圆机活法，对《内经》寒热并用理论之创造性发挥，亦为仲景“观其脉证，知犯何逆，随证治之”辨证论治思想之重要体现。项平统计《伤寒论》中用到寒热药配伍者有57方；钟瑜等统计《金匮要略》方中含寒热并用者有98首之多。可见，寒热并用法仲景用之已炉火纯青，成为后世用药之典范。

二、《伤寒论》寒热并用法分析

疾病之寒热，有单纯为寒或单纯为热者，应治以“寒者热之，热者寒之”之正治之法。而对于寒热错杂之复杂病证，则须详辨寒热病机以分治。仲景详辨病机，创殊多寒热并用之方，实为“逆者正治，从者反治，从少从多，观其事也”之灵活变通。

笔者以为寒热错杂病机可归纳为以下几种：寒热分踞上下或内外；寒热互结或在半表半里或在半上半下（中焦）；寒热斗争而相互格拒。另外，许多疾病并非均以寒热而论，凡多种病因损伤机体，必致脏腑气机升降失司，变生沉疴痼疾，此时绝非单用治寒以热、治热以寒所能为也。气机升降出入乃机体生命活动之基本形式，气机和调则生生不已，气机废则生命已。愚观仲景寒热并用之法，实则重在调气，如半夏泻心之辛开苦降，正是调节中焦脾胃气机之升降，当属于“和”法范畴。正如《素问·至真要大论》所言：“气调而得者何如？岐伯曰：逆之从之，逆而从之，从而逆之，疏气令调，则其道也。”后世医家继承仲景之法且多有发挥，寒热并用成为平寒热、理气机、调阴阳之相反相成用药常法。如明代李时珍谓“一冷一热，一阴一阳，阴阳相济，最得制方之妙”（《本草纲目》）；清代戴北山更是视之为调和人体之常规用法，言：“寒热并用谓之和，补泻合剂谓之和，表里双解谓之和，平其亢厉谓之和。”（《广温热论》）。

现就《伤寒论》寒热并用方法做一粗浅归纳。

（一）上热下寒用药法

针对上热下寒病证，仲景组方用药举例如下：

1. 黄连汤

主治上热下寒之腹痛欲呕证（173 条）。以黄连苦寒清在上之热，干姜、半夏、桂枝辛热温胃中之寒，人参、炙甘草、大枣甘温益气和中，全方寒温并用，辛开苦降，清上温下，有平调寒热、和胃降逆、升降阴阳之功。现常用于肠炎、痢疾、盆腔炎、子宫内膜炎等。

2. 栀子干姜汤

主治胸中有热又兼误下、中阳受损之上焦有热、中焦虚寒证（80 条）。以栀子苦寒清胸膈烦热，干姜辛热祛中焦之寒，清上温中，分建其功。现代常加味用于慢性胃肠炎、胆囊炎等。

3. 干姜黄芩黄连人参汤

主治胃热在上、肠寒在下寒热相格之证（359 条）。方中黄芩、黄连苦寒以清胃热，干姜辛热以温脾散寒，人参甘温以益气补中，全方辛开苦降，清上温下，调和胃肠，则寒热格拒得除。现代多用于胃肠疾病。

4. 麻黄升麻汤

主治病机为阳郁不伸，肺热脾寒，寒热错杂，虚实并见（357 条）。单治寒则遗其热，单治热则碍其寒，补虚则助其实，泻实则碍其虚，故称“难治”。治以发越郁阳为主，兼顾清上温下、滋阴和阳。药物组成涉及桂枝汤、黄芩汤、理中汤、白虎汤、越婢汤等方，融散、补、清、温于一体。现用于治疗呼吸、消化等系统疾病证属上热下寒者。此组方思路启发后学，复合方剂不断涌现，以适应多重复杂病机。

5. 乌梅丸

主治病机为膈间有热，胃肠有寒（338 条）。方中黄连、黄柏苦寒清上热；干姜、附子、细辛、蜀椒、桂枝辛热祛下寒；人参、当归益气养血；乌梅酸甘敛阴、生津止渴；米饭、蜂蜜和胃缓急。本方寒温攻补兼施，虽病杂药杂，然杂而有序，值得深刻体味。郝万山指出，本方治疗厥阴病阴阳两伤，木火内炽，上热下寒，后世医家灵活化裁，可用于治疗多种外感及内伤杂病。现代主要用于虚实寒热错杂、气血阴阳失调之胃肠疾病、自主神经功能紊乱等。

（二）外寒内热用药法

1. 麻黄连翘赤小豆汤

主治湿热兼表发黄证（262 条）。以麻黄、杏仁、生姜辛温发散在表之寒，连翘、生梓白皮、赤小豆苦寒清利在里之热。此方适用于湿热发黄之早期，腠理闭塞而无汗，三焦不通而小便不利者。

2. 大青龙汤

主治伤寒表实兼阳热内郁之表寒里热、表里俱实之证（38 条）。乃寒热并用、表里双解之剂，其中以麻黄汤倍麻黄加生姜，峻猛发汗以散表寒，开郁闭之表；生石膏辛甘大寒清郁闭之里；麻、石相配，寒热互制，又各行其道；炙甘草、生姜、大枣和中以资汗源。现代临床多用于感冒发热、肺炎、汗腺闭塞症、空调病等。

3. 附子泻心汤

治疗热痞兼见表阳不固、恶寒汗出之证（155 条）。方中以苦寒之大黄、黄连、黄芩配伍辛热之附子。尤在泾释曰："方以麻沸汤渍寒药，另煮附子取汁，合和与服，则寒热异其气，生熟异其性，药虽同行而功则各奏，乃先圣之妙用也。"（《伤寒贯珠集》）。现代可用于多种胃肠疾病。

（三）寒热互结用药法

《伤寒论》治疗寒热互结之证，当首推三泻心汤，即半夏泻心汤、生姜泻心汤、甘草泻心汤（149 条、157 条、158 条）。三者均为治疗伤寒下后，邪热与无形之气结于中焦，致脾胃不和，升降失司，寒热错杂互结，气机痞塞之心下痞证。均以黄芩、黄连苦寒清泄中焦之热，干姜、半夏辛温宣散中焦之寒，人参、甘草、大枣甘温补益脾胃之气，全方寒温并用、辛开苦降、和胃消痞。刘渡舟云："脾胃的阴阳之气，脾属阴，胃属阳，脾胃的升降之气失调了，它的病变反应是在心下，半夏泻心汤、生姜泻心汤、甘草泻心汤这三个方子都叫和解之法。""给治疗胃病开了一个阀门，一个治疗的方法。"

可以说辛开苦降、寒热并用法乃仲景治疗脾胃相关疾病特色之一。现代临床常用于各种胃炎、反流性食管炎、消化性溃疡、胃肠功能紊乱、口腔溃疡等。

（四）寒热格拒用药法

《素问·五常政大论》云："治热以寒，温而行之，治寒以热，凉而行之。"此有"甚者从之"之意，主要用于正治不效，或服药格拒，或出现寒热真假等特殊阶段。《伤寒论》具体运用此法的，当属治疗阳亡阴竭兼见寒热格拒之白通加猪胆汁汤及通脉四逆加猪胆汁汤条文（315 条、390 条）。二者均以干姜、附子破阴回阳，反佐苦寒之猪胆汁（前方尚有辛热之葱白与咸寒之人尿），顺从疾病阴寒之性而治之，因势利导，引阳药入阴以解阴阳格拒之势。

（五）寒热相伍"去性取用"法

《伤寒论》中亦常采用相反药性互相制约，去其性而留其用之法。如麻黄杏仁甘草石膏汤、桂枝二越婢一汤等，麻黄得石膏，去其辛温之性，存其平喘之用，宣肺而无助热之弊。再如 279 条治太阴病腹痛证之大实痛者，用桂枝加大黄汤以温通脾阳、活血泻实，其中大黄仅取其泻实活血导秽之用，其寒凉之性已失。

笔者临证体会，当今临床许多慢性病、疑难病病情复杂，仲景寒热并用、调阴和阳之方值得深入领会并发扬光大。然西医学发展迅速，对疾病的认识与诊断较之中医更加详尽，故病证结合、一方多能亦为目前中医学处理疾病、组方遣药、保证疗效之重要前提。因此，吾辈应用经方尚须注意辨病辨证相结合，灵活加减，以提高经方疗效。

三、寒热并用法实践与体会

（一）寒热并用治疗糖尿病周围神经病变

典型病例：宋某，女，69 岁。2011 年 10 月 29 日初诊。有糖尿病病史 30 年，双下肢沉重、发胀、麻木、发凉 2 年。伴握拳困难，周身乏力，眠差，多梦。察其舌暗红，舌下静脉瘀滞，苔腻微黄，脉沉细。诊为消渴、血痹，治以黄芪桂枝五物汤合黄芪赤风汤加味。处方：黄芪 30g，桂枝 10g，赤芍 15g，白芍 15g，防风 10g，鸡血藤 30g，首乌藤 30g，白僵蚕 10g，全蝎 6g，木瓜 15g，地龙 10g，枳壳 10g。14 剂，水煎服，每日 1 剂，分 2 次服；嘱其药渣再煎，控制水温在 35~40℃，每晚泡脚外洗 10~15 分钟。药后患者自述诸症减轻约 50%。

体会：糖尿病周围神经病变以肢体疼痛、麻木为主要表现，中医相关病名如"痹证""痿证""麻木""不仁""血痹"等。依"久病必虚""久病必瘀"，以及"营气虚则不仁，卫气虚则不用，营卫俱虚则不仁且不用"（《素问·逆调论》）和"麻则病痰病虚，木则全属湿痰死血”（《张氏医通·麻木》）等论述，笔者认为其病机多为气阴两虚兼痰瘀阻络，故宗《内经》“血实宜决之，气虚宜掣引之”之旨，治宜益气养阴、化痰祛瘀，喜用寒热并用之黄芪桂枝五物汤合黄芪赤风汤加味，常获良效。因故该患者主要病机为气血不足兼痰瘀阻络，遂以仲景黄芪桂枝五物汤与王清任黄芪赤风汤，另加鸡血藤、首乌藤、白僵蚕、全蝎等养血活血、解痉通络之品，共达补气养血调营、化痰活血通络之功。

（二）寒热并用治疗反流性食管炎

典型病例：刘某，男，60岁。2011年7月2日初诊。上腹部疼痛并向右上方及右肩部放射，伴泛酸、嗳气10余年。西医诊断为反流性食管炎，中西药治疗效差。察其舌暗红，苔薄黄腻，脉弦细右沉。中医诊为食管痹，治以小柴胡汤合左金丸加减。处方：柴胡12g，黄芩10g，半夏10g，茯苓15g，党参20g，陈皮10g，黄连5g，吴茱萸2g，沉香6g，厚朴10g，桔梗10g，枳壳10g，牡蛎30g，炙甘草6g，生姜4片，大枣5枚，6剂，水煎服。7月9日二诊：上腹痛及放射痛明显减轻，嗳气亦减，仍泛酸。舌暗红，苔薄黄腻，脉弦细。上方去厚朴、桔梗、枳壳，加蒲黄10g，五灵脂10g，乌贼骨10g，龙骨20g。6剂后上腹痛及放射痛消失，偶有泛酸、嗳气，又守上方继服6剂，疾病告愈。

体会：反流性食管炎，常见胸痛或胃痛、嗳气、吞酸、脘痞、呕吐等症，中医称为“食管痹”，相关病名尚有胸痹、痞满、呕吐等，病机多为寒热夹杂、胃失和降，笔者常以寒温相伍之小柴胡汤合左金丸加减治之而获效。本例患者辨证为肝胃郁热，胃失和降，故以小柴胡汤为主和解枢机；左金丸以黄连与吴茱萸相伍，与仲景“辛开苦降”有异曲同工之妙；加枳壳、桔梗、陈皮、沉香、茯苓以理气消痰。方中病机，故诸症自除。

（三）寒热并用治疗弱精症

典型病例：黄某，男，31岁。2010年12月11日初诊。结婚6年未育，4年前发现精子活力低，伴性功能低下。曾用中西药治疗效差。察其形体偏瘦，舌暗红，舌下静脉瘀滞，苔白腻，脉沉细。精液常规示：精子活力A级11.1%，B级26.4%。诊为弱精症（不育症），治以五子衍宗丸合二仙汤加减。处方：枸杞子15g，菟丝子15g，覆盆子15g，五味子6g，车前子9g，淫羊藿20g，仙茅10g，巴戟天20g，土茯苓30g，黄柏10g，知母12g，玄参20g，木香6g，乌药15g，川牛膝20g，水煎服，14剂。12月28日复诊：述性功能较前改善，复查精液常规：A级精子增至26.5%。后又以本方加减治疗20余剂，患者于2个月后电话告知其妻已孕。

体会：弱精症是指男性精子活力低下，乃男性不育主要原因之一。其病机多复杂，以肾虚夹痰湿或湿热瘀毒者多见，余常以寒热并用之五子衍宗丸合二仙汤治疗，效多卓著。五子衍宗丸出自《摄生众妙方》，乃补肾益精、种子之名方；二仙汤由仙茅、淫羊藿、巴戟天、当归、黄柏、知母组成，为当今张伯讷教授针对肾精不足、相火偏旺之证所创之方。二方合用，阴阳并调，补而不滞，涩中兼通。据该患者病史及脉证，符合肾气不足、气化无力、痰瘀内阻之病机，故上方治之获效甚佳。

四、结语

寒温并用法是治疗复杂疾病的一种方法，有深厚的理论渊源，寒热并用思维肇始于《内经》，寒热并用方药首创于《伤寒论》，为后世树立了典范。概而言之，寒热并用法充分体现了仲景紧扣病机、辨证用药之妙，寒热药物相伍，互制又互补，相反又相成，其中奥妙，值得深入探究。现今吾辈学习仲景用药方法，应继承其谨守病机、辨证为先之学术思想，深刻领会寒热并用之精髓，在诊治疑难复杂性疾病时，拓展思路，大胆创新，提高疗效。

参考文献

[1] 项平.《伤寒论》寒温配伍“对药”举隅 [J]. 辽宁中医杂志，1983 (5)：24.
[2] 钟瑜，董艺，朱妤. 由《金匮要略》方看“寒热并用”的临床意义 [J]. 浙江中医学院学报，2004，28 (3)：10.
[3] 钟月圆.《伤寒论》寒热并用方药配伍研究 [D]. 山东中医药大学，2011.
[4] 吕景山. 施今墨对药 [M]. 3 版. 北京：人民军医出版社，2005.
[5] 郝万山. 郝万山伤寒论讲稿 [M]. 北京：人民卫生出版社，2008.
[6] 黄煌. 经方使用手册 [M]. 北京：中国中医药出版社，2010.
[7] 刘渡舟. 刘渡舟伤寒论讲稿 [M]. 北京：人民卫生出版社，2008.

司国民（山东省立医院）

寒热并用法是《伤寒论》的伟大创举之一，具有很高的理论和实践价值。所谓寒热并用，是指将寒热异性的药物合并起来应用，在八法中属温清两法范畴，故亦称温清并用。《素问·至真要大论》曰：治寒以热，治热以寒，方士不能废绳墨而更其道也。这是中医学的基本治疗原则，为单纯的热证或寒证指出了明确的治疗方法，然而临床所见并非全为单纯的寒热证，寒热错杂之证亦非鲜见，用寒易损阳生寒，用热易伤阴助火，唯有施以寒热并投之法，方能切合病情，药到病除。深入学习研究并在实践中探索《伤寒论》寒热并用法，不仅可为深入研究中医经典著作提供有益参考，而且对中医临床实践亦有重要的指导意义。

一、《伤寒论》寒热并用法的根本目的

《伤寒论》寒热并用者32方。计痞证5方，少阳证6方，上热下（中）寒证（包括蛔厥证）5方，热扰胸膈证4方（其中栀子干姜汤既属上热中寒证又属热扰胸膈证），表寒里热证3方，以及治疗格阳证、戴阳证、小结胸证、蓄血证、太阴大实痛、心阴心阳两虚证、黄疸病余热未清兼气液两伤证、脾约证、太少合病热利兼呕证等各1方。从32方的适用病证来看，既有表里寒热错杂，也有上下寒热错杂，还有先后寒热错杂，既有三阳病，也有三阴病，还有合并病。可见，寒热并用法并非仅为治寒以热，治热以寒的简单组合。温热药属阳，能散寒、温阳、发散、宣通、引阴药以入阳；寒凉药属阴，能清解通降、沉敛下行、引阳药而入阴。故寒热并用既可平寒热之失衡，更可理气机之失序、阴阳之失调。因此，寒热并施的根本目的在于双向调节、平衡协调，利用药物之性去纠正诸病证之偏，从而恢复阴平阳秘的和谐状态，而非单纯除寒治热，调脏治腑。正如《素问·至真要大论》所说：谨察阴阳所在而调之，以平为期。气机调畅、阴阳平秘是为和。张仲景寒热并用，诚为和之大法。

二、《伤寒论》寒热并用法的使用依据

1. 辨证候施法

《伤寒论》第38条：太阳中风，脉浮紧，发热，恶寒，身疼痛，不汗出而烦躁者，

大青龙汤主之。第 27 条：太阳病，发热恶寒，热多寒少，脉微弱者，此无阳也，不可发热，宜桂枝二越婢一汤。此二者虽病因不同，但外寒里热的病理机制，也就是说证候类型是一致的，因此异病同治，皆用麻黄、桂枝辛温解表，生石膏辛寒以清里热，寒热并用，使表邪得解、里热得清，共奏表里双解之功。

2. 审病症施法

《伤寒论》149 条：伤寒五六日，呕而发热者，柴胡汤证具，而以他药下之，柴胡汤证仍在者，复与柴胡汤。此虽已下之，不为逆，必蒸蒸而振，却发热汗出而解，若心下满而硬痛者，此为结胸也，大陷胸汤主之；但满而不痛者，此为痞，柴胡不中与之，宜半夏泻心汤。

《伤寒论》154 条：伤寒汗出，解之后，胃中不和，心下痞硬，干噫食臭，胁下有水气，腹中雷鸣下利者，生姜泻心汤主之。

《伤寒论》158 条：伤寒中风，医反下之，其人下利日数十行，谷不化，腹中雷鸣，心下痞硬而满，干呕，心烦不得安。医见心下痞，谓病不尽，复下之，其痞益甚，此非结热，但以胃中虚，客气上逆，故使硬也，甘草泻心汤主之。

由此三条可见，《伤寒论》对于寒热错杂、升降失常之痞证，常用辛开苦降之法，同时还要审其具体症状之不同，对方药灵活加减。以心下痞、呕逆为主，应用半夏泻心汤，和胃降逆；以干嗳食臭为主，则半夏泻心汤加生姜四两，减干姜二两，意在宣散水气；而对于脾胃虚弱较著者，则半夏泻心汤增炙甘草四两为君，重在补中和胃。

3. 察方药施法

《伤寒论》315 条：少阴病，下利，脉微者，与白通汤；利不止，厥逆无脉，干呕，烦者，白通加猪胆汁汤主之。观此条文，可见病本阴盛阳衰，投以辛热甘温，乃正治之法，即寒者热之，然药性之温热源自外来，并非自身之阳气，药物必与机体阳气相合，方能发挥回阳作用，若阴气极盛而阳极衰，热药下咽，或不能与阳合而罔效，或入口即吐。对于此种情况，仲圣创白通加猪胆汁汤、通脉四逆加猪胆汁汤，均以辛热之附子、干姜为主破阴回阳，佐以苦寒之猪胆汁引姜附入阴，防止格拒。显然，此一条寒热并施之法是因方药而定，后世以此方为准绳创许多不朽名方，或于大热之中佐苦寒，或于大寒剂中佐辛热，均以甚者从之为反佐配伍的理论依据。

三、《伤寒论》实现寒热并用法的途径

1. 药味配伍

方剂是由药物组成的，药物是决定方剂功用的主要因素。故方剂中药味的增减，必然使方剂的功效发生变化。药味配伍是《伤寒论》实现寒热并用的主要途径。寒、

热药物相互配伍后由于药性的不同而使其能够各循其道、各显其效。如大青龙汤中麻黄辛温发汗走卫表，石膏辛寒泻火清里热，麻黄与石膏相配，寒热并用，各行其道，共奏外散风寒、内清郁热之功。半夏泻心汤中半夏、干姜辛温，黄连、黄芩苦寒；辛温则散寒消痞，苦寒则清降泄热。辛温之半夏、干姜与苦寒之黄连、黄芩同用，分别取其寒热之性味，使其能够各自发挥作用。

2. 药物剂量

不同的配伍剂量往往影响着方药的寒热偏性和功效的发挥，《伤寒论》常通过药物剂量的控制，达到寒热并施的真正目的。如治伤寒胸中有热，胃中有邪气的黄连汤，主要运用了苦寒之黄连与辛热之干姜的配伍，原方中黄连用三两以清胸中之热，干姜用三两以温胃肠之寒，两者寒热并用、剂量相等，以平调寒热、清上温中。再如大黄附子汤，方中附子、细辛性质辛热，温阳祛寒；大黄开闭泻结，通便攻积。其中大黄苦寒之性似与病机不符。原方中大黄只用二两，而附子用三枚且有辛温之细辛二两为助；大黄寒凉之性在大剂量辛温之剂下被遏制，此方通过控制剂量，达到了用附子、细辛之热制大黄之寒，但取其通下之用的目的，使全方共奏温里散寒、通便止痛之效。

3. 煎煮方法

不同的煎煮方法影响着方剂的整体效用，《伤寒论》方剂的煎煮方法是非常严谨的，但临床上我们却经常忽视煎煮方法这一重要细节。通过分析可以看出，《伤寒论》寒热并用方常用去滓再煎的药物煎煮法。如治疗寒热错杂痞证的半夏泻心汤、生姜泻心汤、甘草泻心汤；去滓再煎使半夏、干姜之温和与黄芩、黄连之清解寒温相济，药效相合，共达和中降逆消痞之功。治疗往来寒热、邪犯少阳的小柴胡汤；治疗少阳病兼水饮内结的柴胡桂枝干姜汤等也都运用了去滓再煎的方法。正如清代医家徐灵胎《伤寒类方》中有云：再煎则药性和合，能使经气相容，不复往来出入。在寒热并用方药中，寒、热药物性味相反、药效有别，通过再煎则可使药效相济、药性协调。

四、《伤寒论》寒热并用法的临床运用

自张仲景创立寒热并用法之后，对后世影响很大。后世医家用其法创立了很多名方，如银翘散（荆芥与薄荷）、温脾汤（附子与大黄）、左金丸（黄连与吴茱萸）、香连丸（黄连与木香）、虎潜丸（黄柏与锁阳）、二妙散（黄柏与苍术）、六味地黄丸（山萸肉与丹皮）等，不胜枚举。“寒热并用”作为中医的一种重要的治疗疾病法则，迄今为止，仍有效地指导着中医临床实践。笔者近些年在临证过程中，常用“寒热并用”之法，得益匪浅，体会如下：

1. 治疗脾胃病

脾胃病中易于见到寒热错杂之证，有寒热互结，气机壅塞之痞、胃脘痛；有湿热留连，中阳已损之泄泻、痢疾、腹痛、黄疸等。临床常用半夏泻心汤、乌梅丸、黄连汤、干姜黄芩黄连人参汤等加减治疗食管炎、食管反流、慢性胃炎、胃溃疡、慢性胆囊炎、慢性肝炎、慢性肠炎等，疗效显著。

以慢性胃炎为例，由于个体差异，上、中、下三焦的寒热偏向有所不同，临床表现的主症也有所差别：或见既有口干口苦，舌红泛酸，又见大便溏薄易通，甚或完谷不化，小便清长的上热下寒证；或见既有清涎自涌或呕吐清水、口淡，又见大便黏腻不爽，小便短赤的上寒下热证；或间杂痰湿而表现为胸闷、脘痞、腹满、小便不利，舌红，苔厚腻，脉濡数等湿重于热，或热重于湿，或湿热均重之证。用药均宜寒热并用，辛开苦降，务求其平。常用方剂如半夏泻心汤合左金丸、金铃子散之类，常用药物有黄芩配半夏、干姜配黄连、吴茱萸配黄连、延胡索配公英等。湿热或痰热困阻较重则可用柴胡陷胸汤之类清热化痰、疏肝和胃。针对三焦脏腑寒热的不同以及湿热的偏重，又可随证加减。既要考虑热邪与寒邪孰轻孰重，确定苦寒与辛热药物之比例，又要注意剂量不可太过，以免苦燥伤阴，尤其注重配伍人参、甘草、大枣甘温益气，既减轻副作用，还可斡旋中焦气机，在寒热并用、辛开苦降中具有不可忽视的协调作用。

2. 治疗痹证

“风寒湿三气杂至，合而为痹”乃痹证重要发病原因，寒热错杂为痹证的多发证型，一为三邪痹阻久而化热，二为人体禀赋有阴阳的偏盛偏衰，感邪有风寒湿热的不同，二者相互影响，可形成寒热错杂证；三为过用辛温苦燥之剂，而致寒热错杂之势。故治痹当“疏风勿燥血，散寒勿助火，化湿不劫阴”，治痹亦要因势利导，临床常用寒热并用之法。

寒热并用治疗痹证在中医治疗学中被广泛应用，体现了辨证论治的灵活性及多样性。如桂枝芍药知母汤治“诸肢节疼痛，身体魁羸，脚肿如脱，头眩短气，温温欲吐”之“中风历节病”，《丹溪心法》二妙散等方配以姜制南星、白芷、桂枝等，皆为治痹寒热并用之经典方。临床中常在治风寒湿痹中以温热药配以芍药、防己、秦艽、滑石、青蒿、黄芩、黄柏、地龙、薏苡仁、金银花、桑枝等寒凉药；也有在治风湿热痹中以寒凉药配以羌活、独活、细辛、草乌、川乌、附子、干姜、桂枝等温热药。亦可用有辛温、苦寒性味的对药加减应用，如石膏、细辛，苍术、黄柏，土茯苓、桂枝，附子、芍药，芍药、木瓜等寒热性味各异的对药，且在辨证论治中分清寒热的孰轻孰重，来调配药物的用量或药对。

3. 治疗失眠

临床常用交泰丸加减治疗失眠证，方中黄连苦寒，入少阴心经，降心火，不使其炎上，并能清里热、泻火毒、燥内湿；肉桂辛热，入少阴肾经，暖水脏，不使其润下，并能温营血、通血脉、散寒凝、补命火。二药合用，寒热并用，相辅相成，交通心肾，使水火既济，故对心肾不交的失眠有良好的治疗作用。方中用肉桂，为同气相求法，引上亢之虚阳下归入肾，后世对下元亏虚，虚火上炎所致的上热下虚或者上热下寒之证，如虚火喉痹、虚烦失眠等常以此法治之，谓之引火归元，具体用法是在滋肾清上的基础上，少用肉桂、附子，使上炎之虚火下潜至肾，如龙归大海。近代二仙汤主治更年期烘热汗出，汗后畏寒，或者时寒时热之更年期阴阳两虚，虚热外亢之证，其组方机理与之类似，功在温肾清火、引阳入阴。

4. 治疗疑难病症

中医历来有“怪病多痰”“久病多瘀”之说，强调了痰瘀在疑难病症致病中的作用及从痰瘀治疗的重要性，当代名医姜春华教授云：“所谓疑难杂症，顾名思义，其本质往往是蕴伏着寒与热、虚与实、阴与阳的双向性病理差异。”认为寒热错杂是疑难病症的重要病理因素之一，治疗上倡温补与清泄同用的双向调节法。疑难杂证的治疗除了从痰、从瘀考虑外，从寒热错杂、寒热并用来治疗也应当是我们的思路。

此外，临床有许多慢性炎症，经西医抗菌消炎、中医苦寒清化治疗久治不愈，或者愈后反复发作，中医采用温清法，或者中西医结合，在西药抗感染的基础上加用温阳药的方法常能提高疗效。这在治疗慢性支气管炎、慢性前列腺炎、慢性肠炎、慢性肾炎等疾病的临床报道中屡屡见到。这是因为病久伤正，通过温药鼓舞阳气提高机体的抗病能力，与寒性的清化药相合，最终达到正胜邪退、疾病向愈的目的。

总之，寒热并用法在我们临床组方中是比较普遍的，除以上所述，还可广泛应用于哮喘、胸痹、消渴、癃闭等内科疾病的治疗，它既保留了药物固有四性及功用优势，又通过合理的组合搭配，抑制了各自在治疗中的弊端，解决了临证中许多疑难问题，从而获得更好的疗效。但在临床实践中，尤其是治疗疑难病症时要辨证准确，恰当用方却并非易事，在辨证论治遣药组方时，能全面有效地利用药物性与用，寒热、温凉合理配伍，有机结合，将可大大扩展该法运用范围。

王琦评按

寒热并用法是将寒凉药与温热药同用的一种配伍方法。《伤寒论》中寒热并用之法，不能简单理解为温清二法并用，其应用大抵有以下几种：一是针对病证而寒热并用：除表寒里热、上热下寒、寒热错杂等寒热二证同见外，尚有针对单纯热证或寒证而寒药热药并用者，如主治热郁胸膈的栀子豉汤中用苦寒之栀子、辛温之豆豉以轻清宣透胸膈郁热；针对阴寒极盛而有格拒热药之象的白通加猪胆汁汤亦为寒热并用之方。二是制性存用而寒热并用：如针对邪热壅肺而设的麻杏甘石汤中辛甘大寒之石膏两倍于辛温之麻黄，则不悖辛凉清宣之旨。三是调控药用方向而寒热并用：如治疗下焦蓄血的桃核承气汤中苦寒的大黄用量两倍于辛温的桂枝，“则桂枝不得不从大黄下行，而不能升散走表；大黄得桂枝之辛甘而不直下，庶使随入血脉以攻邪也”(《医门棒喝》)。四是寒热并用而药量有异：如麻黄与石膏，在麻杏甘石汤中用于邪热壅肺咳喘者，用量配比为4∶8，意在宣肺清热平喘；而在越婢汤（《金匮要略》）中用治风水夹热者，用量配比则为6∶8，取其发汗利水兼清郁热。仲景寒热并用法的精义由此可见。

司国民主任医师对本命题的射策建立在对《伤寒论》寒热并用方的统计数据基础上，指出寒热并用法并非仅为治寒以热、治热以寒的简单组合，其根本目的在于双向调节、平衡协调，利用药物之性去纠正病证之偏，从而恢复阴平阳秘的和谐状态，而非单纯除寒治热，调脏治腑。对策、论策从《伤寒论》寒热并用法的使用依据（辨证候施法、审病症施法、察方药施法）、实现途径（药味配伍、药物剂量、煎煮方法）、临床运用要领展开，言之有理，理必有据，陈述扼要，堪称策论之佳作。难能可贵的是，作者以开放姿态，主张对于临床上许多慢性炎症经西医抗菌消炎、中医苦寒清化治疗久治不愈，或者愈后反复发作，采用中医温清法，或者中西医结合，在西药抗感染的基础上加用温阳药的方法常能提高疗效。

孙冰主任医师射策于寒热并用法的理论源流，对策、论策则从上热下寒、外寒内热、寒热互结、寒热格拒等角度论证《伤寒论》寒热并用法，文后介绍3则医案谈应用体会，可资临证参考。

其他作者主要从病证、治法、病证结合治法、临证医案等视角进行论策，具有一定的参考价值。

论《伤寒论》“观其脉证，知犯何逆，随证治之”的临床应用

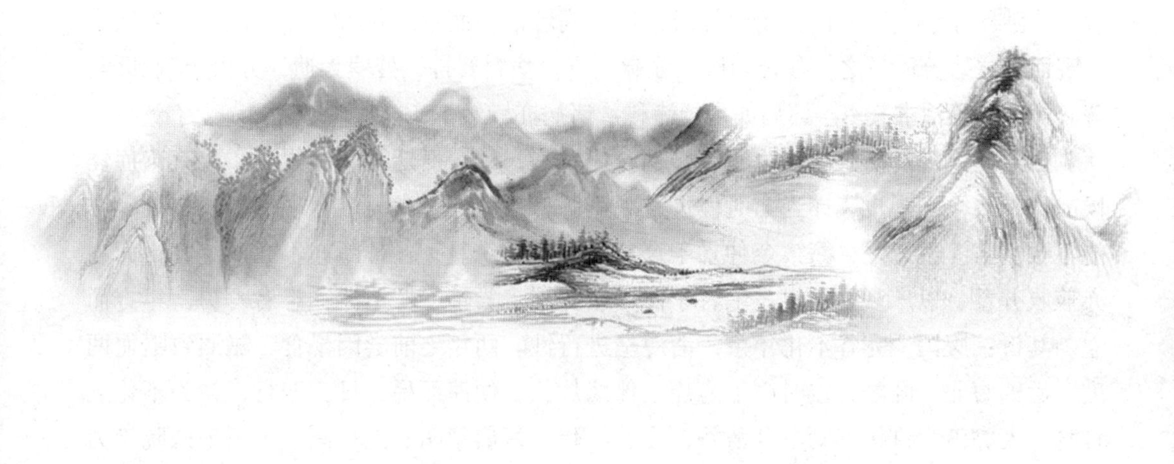

黄志华（南阳市张仲景国医院）

《伤寒论》16条：“太阳病三日，已发汗，若吐、若下、若温针，仍不解者，此为坏病，桂枝不中与之也。观其脉证，知犯何逆，随证治之。”

明矣！若分是条为二，则前者定其义，概其念，示何为坏病，并明其因、指其殊；后者，“观其脉证，知犯何逆，随证治之”则教以治则。下此以降，历代诸家以至于今，皆引申之、发挥之、拓展之、广大之，咸以此“十二字则”不独专因坏病而设，乃伤寒全书之精、之神、之髓、之魂也，且于内、外、妇、儿诸科诸病之辨、治，皆堪谓圭臬、准绳，靡不赅括。

证诸临床，验诸应用，洵如是也。

笔者读经典、做临床、拜名师，温习文献，参合实践，推敲琢磨，窃以此十二字则犹可复加浓之、缩之，谓“观、知、治”三字也。兹谨就管见并参以临床，不揣浅陋，略论如次。

一、观

观者，观察、诊察也。

首要之务，观之何？何以观？

仲景明示：观其脉证。唯以坏病而言，其变复，其化杂，证候端绪颇多，所变何证，殊难逆料。然其殊、其异者三：本始证候已然变化，抑或不复存现，一也；非属传经之变，未可以六经证候名之，二也；证情纷繁复杂，变数莫握，三也。且所谓坏病，非独干于误治，而由失治，抑或禀质、病邪诸因而致恶化者。详至观也，务须一心观而察之，分而析之，参合四诊，证脉并举，病料要件，搜罗无遗，方可供判其因，解其机，以臻治求其本。坏病如是，诸科、诸病亦皆然。

至若何以观？窃以为，斗转星移，时代发展，社会变迁，病谱频变，况有奇症怪候哉。是故今之观也，亦当与时俱进，观其脉，察其证，尚需结合现代器仪之观，方能不致责事。试思之，籍第令仲景于今，科技仪验纷呈，仲师断亦不弃而绝之，而当亦兼收并蓄，以广观之域界。笔者于此体会深焉。尝治一“飧泄”患者，男，年方而立。其诉：腹泻、完谷不化年余，消瘦呈进行性。两年之前尝因暴食、酗酒致呕血两度，后即腹胀、吐酸，馁时心下隐痛，伴感灼热，便溏而稀，日三四行，初为不化之食物，夹黏液少许，继则下利清谷，完谷不化，每晨黎明必然一泻。于属地医院诊为溃疡病、胃肠炎、五更泻、黎明泻，药以抗生素、制酸剂及补中益气、人参健脾、四神丸等，中药汤剂二百余服，初而稍减，继而无效，身重锐减二十余斤，劳力丧失。刻诊：面萎而黄，形瘦骨立，下利清谷，完谷不化。查其舌淡，苔薄而白，脉沉细弱。因思经云"清气在下，则生飧泄"，此莫非"釜底无火"之候，毅然予健脾升清、益火温肾之剂投之。越五日，依旧寸效不收。乃邀会诊，旋经消化道造影，终诊：十二指肠球部溃疡合并十二指肠结肠瘘形成，并经手术确诊。其果可谓不药而痊。诚然，是例属罕见之候，而究其惑目者，乃症情典型，与"飧泄"合若符节。然久治不效，则当详观细察，求变于常。反之，若胶柱鼓瑟，徒劳无获矣。

二、知

知之何？如何知？何为知？

十二字则谓：知犯何逆。逆者，不顺也。所谓犯逆，有误治而致，有未经误治而致。举一反三，引申之，拓展之，当赅括诸病之发、展、变、转之根本，亦即阴阳不衡之本源所在。诚然，此必基于观其脉证，由表入里，由此及彼，去其粗，取其精，去其伪，存其真，分而析之，研而究之，综合之，归纳之，方能臻"知"。

不唯如是。为医者尚需求达"真知"之境，所谓实事求是、客观精诚是也。孔子曰："知之为知之，不知为不知，是知也。"于综析症情演变之中，尤以辨析复杂而难疑之候，不独寻查他误及罔效主因，要在善于且勇于自否，不讳己过。如名家岳美中老，众皆奉之楷模焉。岳老非独经典深邃，功底坚实，尤属践行专研、融会贯通之经方大家。其于十二字则理解之透之彻，岂止于认与识，尤精于贯诸实践。如岳老尝治一患儿，流行性乙型脑炎，其脉洪数，口渴而不多饮，舌黄而润，汗出，便溏，高热40℃。其初以白虎汤为治，投药两剂，而热不稍减。"病家焦急，我亦忧劳"，虑之再四，拟邀会诊。当是时，岳老忽心境一开，悟前此之辨误矣。亟至病室语与同人：是儿非阳明经之白虎汤证，诊之误矣，故两日未痊。同人曰：何以辨之？曰：白虎证，当脉洪而不数，渴而引饮，舌黄而燥，大便不作泻。此儿乃太阳病协热下利者，宜葛根黄芩黄连汤。遂投一剂，热即见退，二剂热平泻止焉。岳老叹曰："倘执迷不悟，则症终不愈，且将演为坏症。所谓差之毫厘，谬以千里。"俗谓纠人误易，纠己误则未必。透视是例，吾等汗颜矣。岳老者，医中巨擘也。其"知之为知之，不知为不知"，犹然虚怀若谷，不饰己非，其风之高，其节之亮，跃然纸上，若在目前。

三、治

何以治？治至何？乃结局也，关键也。

基于观其脉证，知犯何逆，仲景教以"随证治之"。随证治之者，质其实，乃本于辨证之无误，守准之病机，参以临证实践之经验，言以理，明以法，处以方，投以药。至若治臻何果？窃以为，非特坏病，即令诸科各病，咸悉须遵“谨守病机，各司其属，有者求之，无者求之”，因时、因地、因人制宜。换言之，务须谨遵病症情势之规、之律而从事之。荀子曰：“天行有常，不为尧存，不为桀亡，应之以治则治，应之以乱则凶。”天如是，病亦如是。规者，律也；规律者，规律也。唯其规律，可认、可识、可掌、可握，而不可变之。鉴此，理明甚矣。唯有熟识其规，巧应其律而为医者，乃能冀于达上工之境。及至临证，亦可望收佳良之效焉。

吾师张磊老，河南中医药大学教授，“十五”国家科技攻关计划之“名老中医学术思想经验传承研究”课题名老中医也。张老幼上私塾，诵读经史，受儒学熏陶，宿尚致中和平，深谙于此。其精于“十二字则”之解，用诸临证之活，出神也，入化焉，辄于平淡间树建奇功。如治某老年女患。该女文化层次颇高，文化素养、政治素养悉备，且喜画国画。突有丧偶之痛，遂整日郁郁寡欢。求治于张老。明乎前述，于书有药处方毕，张老遂赋赠其诗一首，诗曰：“雪里梅花雪后松，冷香高洁耐寒冬，一枝画笔重挥洒，何计歪斜与淡浓。”该患喜甚，情性为之一动，精神为之一振，果然复操画笔，渐次复其常态。然张老专嘱，“无药处方”岂可率意，要在灵而活，恰且当，有针对，忌庸俗，否则适得其反。人皆乐生而恶死。于此等特质患，且复熟识者，入情入理，其法得当，患者自会乐于受之者。是例也，张老巧握其特质殊遇，洞悉其逆之所在，“有药处方”与“无药处方”兼而施之，药攻其病，诗攻其心，自然反侧得消，佳效旋收。

老子曰：“天地不仁，以万物为刍狗。”人亦万物之一，赖五谷杂粮以生。生长壮老已，生老病死之律，律于人人，靡不为赅。既罹病疾，医为司命，权、责可谓其大。笔者尝竭力向学，辄感“书到用时方恨少，术到临证每嫌乏”。比及“十二字则”，深悟其于临床之犹如北斗，何止“坏病”一端。亦尝治一老年女患，76岁。月前无由而现夜间小便频数，每夜六至九次不等，虽无尿痛、尿急及灼热之感，然几不能寐，殊以为苦，亦未施治。五日前夜间小便，突发小腹拘急坠胀，欲解而不能，点滴不通。在当地留置尿管，治按“尿路感染”，药用抗生素及八正散煎之服之，治既三日，管去而仍不得排，点滴皆无。详询既往，尝患哮喘已历十余年，每遇天气变冷即作。本次恰值冬月，病起致哮喘发而剧，纳谷锐减。验其尿液，脓细胞（+++），X线、B超未见结石诸恙。刻诊：小腹坠胀，腰膝酸软，哮喘痰鸣，少气且懒言。其舌暗淡，苔薄白腻。脉则沉细无力，两尺尤甚。当其时，唯思“炎症”突出，正欲取法清热通利、泻火解毒，且方既拟就。忽悟是患高年而肾气衰惫，命门火少，气化不及膀胱，亦前医用八正无效之由。因虑《素问·宣明五气》：“膀胱不利为癃，不约为遗溺。”癃乃闭之渐，尿频则为遗溺之前奏，而气化无权之病机则无二。遂急易方以温阳化气，方以八味丸方化裁，日一剂半，服三次。药用一剂，腹温而肠鸣，欲解而无力，小便点滴而出，溺湿衣裤。再剂肠鸣辘辘，小腹热胀。待去除尿管，热敷脐下并取坐位，少顷，排尿畅利。继而守方六剂，小便复常，夜尿频数止，哮喘亦从之而息。是例之治，初则泥于常法，及“炎症多热”之惯思，径投寒凉之剂，无效乃为必然。笔者其时亦昧于所犯何逆，几欲覆辙重蹈。岂知肾虚火衰为本，复被寒凉所遏，雪上加霜，犹微火泼水，火损而气化无源，意欲收“决闭”之功而其闭如故也。

综之，“观其脉证，知犯何逆，随证治之”，十二字则，书之于纸，可谓简矣；然其中深意，引而发之，推而广之，拓而展之，临床应用之，谈何容易。要在医者、学者，心领之，神会之。

《礼记·中庸》曰：“博学之，审问之，慎思之，明辨之，笃行之，有弗学，学之弗能，弗措也；有弗问，问之弗知，弗措也；有弗思，思之弗得，弗措也；有弗辨，辨之弗明，弗措也；有弗行，行之弗笃，弗措也。人一能之，己百之；人十能之，己千之。果能此道焉，虽愚必明，虽柔必强。”

笔者，愚者也。志在弗措也。

参考文献

[1] 黄志华. 经验集腋诚可贵 教训得来弥足珍 [J]. 中医杂志，2010，51（3）：211.

[2] 中医研究院西苑医院. 岳美中医话集 [M]. 北京：中医古籍出版社，1981.

[3] 张磊. 张磊临证心得集 [M]. 北京：人民军医出版社，2008.

[4] 黄志华. 癃闭辨治一得 [J]. 四川中医，1987（5）：21.

赵　玲（广东省中医院）

“观其脉证，知犯何逆，随证治之”出自宋版《伤寒论》第16条：“太阳病三日，已发汗，若吐、若下、若温针，仍不解者，此为坏病，桂枝不中与之也，观其脉证，知犯何逆，随证治之。”金代成无已《注解伤寒论》云：“审观脉证，知犯何逆而治之。逆者，随所而救之。”清代柯韵伯《伤寒来苏集》云：“坏病者，即变症也。若误汗则有遂漏不止，心下悸、脐下悸等症，妄下则有结胸痞硬、协热下利、胀满清谷等症，火逆则有发黄圊血、亡阳奔豚等症。是桂枝证已罢，故不可更行桂枝汤也……下文皆随症治逆法。”故在此是论述太阳病误用汗、吐、下等法发生坏病的证治，言及误治之后出现的坏病也有虚有实，有寒有热，有在气分有在血分，所以当详辨病性，根据病变的性质不同而施治。但综观《伤寒杂病论》全书及后世中医学的发展，“观其脉证，知犯何逆，随证治之”已不局限于太阳病误治后坏病的治疗，此寥寥十二个字，高度概括了中医临床辨证论治的精髓所在，已成为指导中医医生临床实践的不二法门。

本句言简意赅地概括了中医诊治疾病的严谨过程，其中“观其脉证”代表了四诊，即望、闻、问、切。观，《说文解字》曰：“谛视也。”清代段玉裁《说文解字注》云：“常事曰视，非常曰观。”故观在古义当为详细的审视，也即相当于现在全面的望诊。之所以字面上只有“观（望）”而无闻、问、切，是取字意之对仗工整，以一诊而代四诊之用。文中的“脉证”当为患者四诊信息的整合，即证候之意象。如《难经·六十一难》云：“望而知之谓之神，闻而知之谓之圣，问而知之谓之工，切脉而知之谓之巧。”又云：“望而知之者，望见其五色以知其病。闻而知之者，闻其五音以别其病。问而知之者，问其所欲五味，以知其病所起所在也。切脉而知之者，诊其寸口，视其虚实，以知其病，病在何脏腑也。”可见古代先贤早就认识到四诊在中医诊治疾病中的重要性，可谓缺一不可，而现代一些疾病的理化检查内容应是中医诊治疾病过程中的四诊的一种延伸和扩展。所以观其脉证当为通过望、闻、问、切等诊法，把患者表现于外的症状、体征、舌象、脉象等信息收集起来，并做出细致的归纳总结。

另外从“观其脉证”数字也可看出，仲景在《伤寒论》中重视切脉在临床中的作用，如各篇首的“……病脉证并治”，均为脉在证前，仲景对脉诊在临床中的重视可见一斑，在《伤寒论》中很多条文均论及了脉象对诊治疾病和判断预后的作用，如《伤寒论》的前三条：“太阳之为病，脉浮，头项强痛而恶寒。太阳病，发热，汗出，恶风，脉缓者，名为中风。太阳病，或已发热，或未发热，必恶寒，体痛，呕逆，脉阴阳俱紧者，名曰伤寒。”体现了脉诊在诊断和鉴别诊断中的作用。第4条：“伤寒一日，太阳受之，脉若静者为不传；颇欲吐，若躁烦，脉数急者，为传也。"第132条又说："结胸证，其脉浮大者，不可下，下之则死。"说明可根据脉象判断患者的传经及预后。再如太阳病篇第135条云："伤寒六七日，结胸热实，脉沉而紧，心下痛，按之石硬者，大陷胸汤主之。"也强调了脉诊在诊断和指导临床用药方面的作用。中医脉学的历史可谓源远流长，如到《黄帝内经》时代，已对脉象有了相当程度的认识，在《黄帝内经》一书中不但有关于诊法的论述，如《素问·脉要精微论》的"诊法常以平旦""持脉有道，虚静为保"。也有关于正常人（平人）与病人的脉象异同，如《素问·平人气象论》曰："人一呼脉再动，一吸脉亦再动，呼吸定息脉五动，闰以太息，命曰平人。人一呼脉一动，一吸脉一动，曰少气。人一呼脉三动，一吸脉三动而躁，尺热曰病温，尺不热、脉滑曰病风，脉涩曰痹……"更有关于预后的记载，如《素问·大奇论》曰："脉至浮合，浮合如数，一息十至以上，是经气予不足也，微见九十日死。"后世历代医家对脉诊有了更深入的研究，如王叔和的《脉经》、李时珍的《濒湖脉学》、黄宫绣的《脉理求真》、周学霆的《三指禅》、张山雷的《脉学正义》等对脉学均有专门的阐述，也从不同角度对脉诊有了进一步的发微。现代个别中医虽对脉诊在临床上的指导作用略有微词，但脉诊在整个中医学术界及临床中的地位仍是稳固而不可撼动的。

"观其脉证"另一含义是临床上一定要做到脉证相参。不能凭借某一片面的证据推断疾病的性质，有时当舍脉从证，而有时又当舍证从脉，如何取舍则需要坚实的中医基本功，也即辨寒热虚实真假的功夫。如少阴病以"脉微细，但欲寐"为提纲，但少阴病又分少阴寒化证和少阴热化证两大类型，少阴寒化证表现为心肾阳虚而呈现虚寒之象即少阴证的本证，而少阴热化证则因阳气被阴寒格拒而见不恶寒而反恶热、面赤、烦躁等真寒假热之象，这时当把握少阴病脉微细、但欲寐的提纲，而不被其假热之象所迷惑，此即舍证从脉。

笔者在临床曾有一印象深刻的舍证从脉的病例：有一位36岁刘姓女性，自述反复腹泻便血1年余，泻下物为黏液脓血便，血色鲜红，曾先后用过抗生素、黄连素及以清热止泻、凉血止血为主的中药汤剂，但仍反复腹泻，便血量渐多，且患者日渐消瘦，已不能进行正常的劳作。至当地省级医院就诊，查肠镜示溃疡性直肠炎伴自发性出血，经采用灌肠等方法治疗1个月效果不显，故再次求治于中医。来诊时症见形体消瘦，面色无华，神态疲惫，大便每日七八次，质烂，夹黏液脓血便，血色鲜红，便后仍有少许滴血，无腹痛，时有里急后重感，纳可，小便正常，眠差，舌质红，苔薄黄，脉伏。因思《诊家正眼》云"伏为隐伏，更下于沉；推筋着骨，始得其形。主病：伏脉为阴，受病入深"；《濒湖脉学》亦有"伏脉推筋着骨寻，指间裁动隐然深，伤寒欲汗阳将解，厥逆脐疼证属阴"之谓。可见伏为深沉与伏匿之象，比沉脉更深，须重按至骨始得，主病为阳微阴盛，多为病情深重的表象。再联系患者既往的用药史，多为苦寒伤阳之品，且病久伤正，故致里虚而阴盛，虽舌红苔黄，已不属病之本质，而为阴盛阳气浮越于上的表现，为上虚热而下实寒，故诊断为便血（脾阳不足）。《金匮要略·惊悸吐衄下血胸满瘀血病脉证治》中有文“下血，先便后血，此远血也，黄土汤主之”，故选温阳健脾止血的黄土汤加减治疗。7剂后患者腹泻次数明显减少，每日大便已减为2~3次，仍有少许黏液血便，继服7剂，黏液脓血便消失，大便每日1~2次，便质正常，用药1个月患者体重增加2kg，面色渐转红润，已能下田劳作。因患者腹泻日久，脾虚较甚，因此建议患者再服药2个月以巩固疗效，但患者因已无不适而自行停药，后随访半年未再复发。因此，临床诊病一定细辨病人的寒热真假。

再论舍脉从证，在辨证过程中，当医者认为症状反映了疾病本质时，即当以症状作为治疗的依据，也即舍脉从证。如《医宗必读·脉法心参》：“脉浮为表，治宜汗之，此其常也，而亦有宜下者焉；仲景云，若脉浮大，心下硬，有热，属脏者攻之，不令发汗是也……脉迟为寒，常用干姜、附子温之矣；若阳明脉迟，不恶寒，身体濈濈汗出，则用大承气汤，此又非迟为阴寒之脉矣。四者皆从证不从脉也。”如临床尝见一病人，脉象很微细，但病人大渴而欲饮冷水，不恶寒反恶热，小便色黄，因思“伤者恶之”“……水液混浊，多属于热”。故辨证热证，以清热法治疗而取效。其实医生在临证中每天都面对着病证的从舍、脉证的从舍的问题，故每当详细思辨、慎之又慎，这样才能药至病所，效如桴鼓，切莫执一而偏，不尔，小则浪费了病人钱财，大则妄害了病人性命。

所以临床时应详究患者既往的病史、用药经过，问其所苦，再结合望、闻、切等诊法，判断病情是否脉证相符，如脉证不符当从脉抑或从证。这就需要多读书——从古人处学得知识，多临证——从患者身上求得学识，唯有这样，才能在临证时做出正确的判断，给出恰当的治疗，收获良好的疗效。

再言“知犯何逆，随证治之”。知者，知道也；犯者，发生也；逆者，反常之变化；知犯何逆，原意是指辨明发生了什么样的变证，因太阳病的变证病变原因不一，或因过汗，或因过下，所引起的证候也很难归入六经的任一经辨证中，故有了“随证治之”之说。后世将此句引申为发生了什么样的疾病及病机，只有明确了病变的部位、病邪的寒热温凉等性质，才能“谨察阴阳所在而调之”，或采取“寒者热之、热者寒之”之法，或采用“诸寒之而热者取之阴，诸热之而寒者取之阳”“所谓求其属也”。

故作为一个临床医生临证时一定要望、闻、问、切四诊合参，全面分析临床四诊结果，综合判断疾病的病因病机、病变的寒热虚实属性，从而制定出切中病机的治疗方案，真正做到“观其脉证，知犯何逆，随证治之”。

王永炎评按

张仲景《伤寒论》序指出"撰用素问九卷……阴阳大论"，展示中医学理论基础以象为主体本体、五行五运为关系本体，重视太虚原象，经旨天道自然一体，观天地阴阳之象、万物生灵之象、疾病健康之象，观是范畴，符合当今高概念特征。观象论病、以证统病的具象，舌象、脉象、证象、以象为素、以素为候、以候为证、据证言病、病证结合、方证相应体现动态时空的天道而人道顺天道，气机出入升降，气禀清、静、明，道与术、理与法、证候与复方法于阴阳，和（合）于术数，象、数、易、气（器）、神五位和合顺其自然合规律性维护生命健康。

本命题"观其脉证，知犯何逆，随证治之"确系临床诊疗之总则，堪称中医学之公理，当奉为圭臬，于学人读之用之、慎思明辨之，培育医者悟性明理、思维思考，设此"策问"以求答。作者黄志华主任医师，任职于医圣仲师之故里。文以观、知、治为纲，对策论策精详准确，言之有理，理必有据，陈述简明并以验案佐证求真求实示读者以规矩，可称策论之佳作。其文射策先述坏病之由来定其义而指其殊，赞叙"观其脉证，知犯何逆，随证治之"教以治则，历代诸家至今拓展发挥，咸以"十二字则"不独专因坏病而设，乃伤寒论全书之精髓、神魂，对内外妇儿诸科诸病之辨治均为准绳。观其脉证唯以坏病言，其异有三：本始证候已经不复存在一也；非属传经之变，未可用六经证候名之二也；证情纷繁复杂，变数难以把握谓之坏病，当参合四诊脉证并举分析病因病机，以臻治求其本。作者秉持开放姿态主张东学西学兼收并蓄，据验案以效临床。知犯何逆应重视诸病之发、展、变、传为本，力在求"真知"，以实例援引岳美中老先生言传"岂止止于认与识，尤精于贯诸实践"。论策言治，随证治之辨证谨守病机，理法方药一致，切合国学哲理，顺自然合规律性以求真，合目的性造福民生以共识疗效储善，求真储善和谐统一即是以美立命。

赵玲主任医师论策重点在"观其脉证"，文指"观"是范畴，"常事曰视，非常曰观"，发皇古义"观"乃详细审视，取其立象尽意即四诊合参。文中的"脉证"当是四诊信息的整合。仲景在《伤寒论》中重视切诊的临床应用，各篇首言"某某病脉证并治"。作者指出一定要脉证相参。确因寒热真假的鉴别，以实例分析病机有舍证从脉，也有舍脉从证的情况，总以证候本质为核心。"观其脉证，知犯何逆，随证治之"十二个字不仅局限于太阳病误治后坏病的治疗，还高度概括了中医临床辨证论治的精髓和总则。

试从理、法、方、药，剂、工、质、效诸方面论述《伤寒论》干姜附子汤方证的临床意义

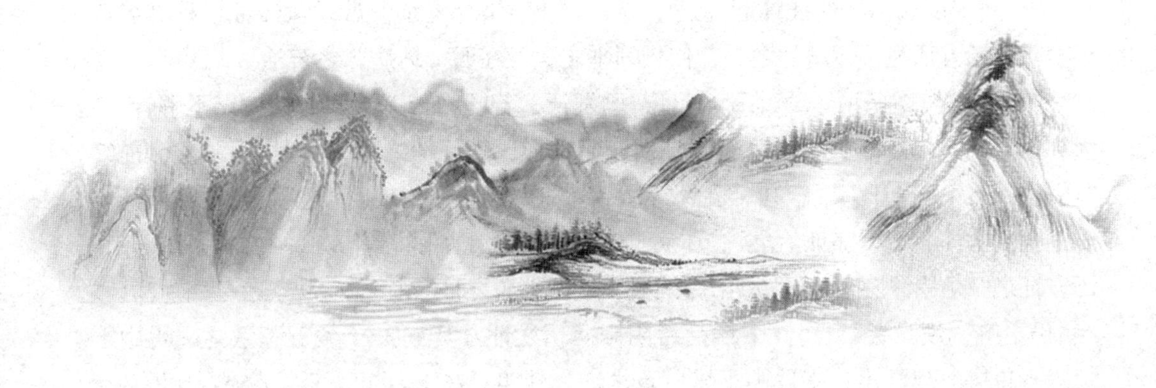

章浩军（龙岩市中医院）

《伤寒论》第61条云："下之后，复发汗，昼日烦躁不得眠，夜而安静，不呕，不渴，无表证，脉沉微，身无大热者，干姜附子汤主之。干姜附子汤方：干姜一两，附子一枚，生用，去皮，切片，上二味，以水三升，煮取一升，去滓，顿服。"仲景以大辛大热之品，顿服，取效，充分体现了其"重阳气"的学术思想，对后世医家多有启迪，结合经典学习，本人试从理、法、方、药、剂、工、质、效八个方面论述《伤寒论》干姜附子汤方证的临床意义。

一、析干姜附子汤方证之理以明坏病之治

干姜附子汤证为阳虚阴盛，虚阳欲脱之烦躁证。仲景分析此证之理应用以下几种方法。其一，抓主症辨证法：主症为"烦躁""脉沉微"。汗下误治，阳气骤虚，阳虚阴盛，昼日虚阳得天阳之助，妄与阴邪相争，故昼日烦躁不得眠。所谓"夜而安静"，犹如"但欲寐"，缘夜间阳气随天阳的潜敛，而显更加虚乏。脉沉微，为阳虚阴盛，虚阳欲脱之象。其二，排除法："不呕，不渴，无表证"。不呕，病不在少阳；不渴，不在阳明；无表证，不在太阳，故可除三阳病。"身无大热"，示阴寒内盛，虚阳外越之象。故诸"不""无"之症，均有类证鉴别意义。其三，时相辨证法：据病情增减与时令相关，因时辨证，"烦躁昼甚夜轻"，以昼与夜、烦躁与安静论亡阳急证之救治，本条的意义在用烦躁与安静相悖，以明正气存否对病证的影响，烦躁虽病态，却明正气尚存之机；安静虽平和，却为正衰之征。

"坏病"因误治，变证蜂起，病情变坏，证候错综复杂，难以六经证候称其名者。干姜附子汤方证为"坏病"之一，仲景列举之，意在明"坏病"之辨治。

《伤寒论》37条谓："太阳病三日，已发汗，若吐，若下，若温针，仍不解者，此为坏病，桂枝汤不可与也。观其脉证，知犯何逆，随证治之。"为"坏病"证治提纲。"坏病"之因为误汗、下、吐、温针等所致。"观其脉证，知犯何逆"，分析临床证候，辨明病变本质，后"随证治之"。坏病见有"烦"或"烦躁"者：其一，本条干姜附子汤方证之"烦躁昼甚夜轻"，属阳虚阴盛，虚阳欲脱之证。其二，69条茯苓四逆汤证之"病仍不解，烦躁者"，属汗下误治后阴阳两伤之证。其三，71条五苓散之"胃中干，烦躁不得卧"属汗出过多胃中干燥所致之证。其四，76条汗吐下后，余热未尽，留扰胸膈而见"虚烦不得眠"之栀子豉汤证。

故学仲景辨析干姜附子汤方证之理，有助于提升《伤寒论》误治坏病的诊治水平。

二、辨干姜附子汤方证之法谈重阳之得失

《素问·生气通天论》云："阳气者，若天与日，失其所则折寿而不彰。""凡阴阳之要，阳密乃固。"古代医家重视阳气，以阳为维护人体阴阳平衡之重要环节。辨干姜附子汤方证看仲景以大辛大热之品急救回阳之法可知：仲景遵经，重视温阳，以阳气为重之经旨，贯通于《伤寒论》全书。后世医家受之启发，清末伤寒大家郑钦安临证特别强调真阳气机在六经辨治中的重要性，治病立法，首重扶阳，被尊为"火神派"之鼻祖。云南卢氏在重阳理论的指导下，进一步提出"阳主阴从"，以及"人身立命，在于以火立极；治病立法，在于以火消阴""病在阳者，用阳化阴；病在阴者，扶阳抑阴"等学术思想，并在此论指导下，姜、桂、附得到广泛应用，成就了卢门数代"火神"之名。当今，善重温阳者首推李可名老中医，其大剂附子为主之方，一剂附子量可大至数百克，救治急危重证，屡试不爽。

然"物极必反"，若过分强调阳而忽略阴，则失之偏颇。仲景急救回阳方之干姜附子汤仅"顿服"一次，既止后服，且需加甘草成四逆汤来善后，正可明证之。故《素问·至真要大论》曰："谨察阴阳所在而调之，以平为期。""平"为人体阴阳和谐平衡，任何强调阳重或阴重的观点，到最后还是必须承认这个"平"。

三、从干姜附子汤方证之方谈附子干姜配对意义

干姜附子汤，仅附子与干姜二味组成，按《素问·至真要大论》所说"君一臣二，制之小也……"，属小方。《素问·标本病传论》又言"甚者独行"。故是方发挥"小方""药专力宏""独行"，治阳衰欲脱之"甚者"。考本草，附子本就大辛大热，功擅回阳救逆、补火助阳，缘何还需干姜来助热？仲景如此配伍意义为何？

考《伤寒论》仲景用生附子与干姜相配共有干姜附子汤等八方，其临床意义有二。

其一，附子无干姜不热。附子辛温大热，《本草经读》称之"味辛气温，火性迅发，无所不到，故为回阳救逆第一品药"；干姜辛温，清代黄宫绣在《本草求真》中谓："干姜，大热无毒，守而不走，凡胃中虚冷，元阳欲绝，合以附子同用，则能回阳立效，故书有'附子无干姜不热'之句。"附子尽管补火助阳，解散寒凝，有"推墙倒壁之功"，其性走而不守，上下内外无处不到，且生用更为峻烈。但若病至少阴，真阳早已衰微，骤用火热走窜之品，恐反动其微阳，此时伍以辛热守中的干姜，二药相须为用，使回阳救逆，温中安寒的作用大增，且生附子走窜之性随干姜内敛，直入内脏，扶其弱阳，而成其回阳救急、力挽狂澜之功。

其二，附姜相配温养先后天。肾为先天之本，肾阳为一身阳气之根本；脾为后天

之本，脾阳为水谷运化之动力。脾阳根于肾阳，且脾之运化水谷精微又不断充养肾阳，若肾之真阳虚衰，脾阳必然受损，故资助先天之本，以固真元之时，勿忘补益后天之本，方可存得生机，先天后天兼顾，才能使二者相互滋生，成其回阳救逆之功。伤寒大师郝万山以蛙心实验谈及干姜附子汤与四逆汤的区别："灌有干姜附子汤的蛙心收缩频率快、幅度大，但持续时间短，并出现心衰现象，不抢救就停跳；而干姜附子汤加上甘草后，实验发现出现效应时间延后，心收缩频率变快，幅度变大，但这种变化是温和的而不是剧烈的，持续时间很长，随后不伴心衰现象。"此正可为干姜附子汤治阳气虚衰欲脱之急证、重证、危证，且阳回后，需加甘草以善后，提供了现代药理学依据。

四、以干姜附子汤方证之药谈附子的应用

附子，大辛、大热，有毒，入心、脾、肾，而善通十二经，始见于《神农本草经》。恽铁樵称："附子最有用，亦最难用。"所谓"最有用"即附子被称为回阳救逆第一品药。所谓"最难用"，一指附子证难辨识，危急之时错失良机，治不对证不见其功；二指附子有毒，用之不对证，不仅无效，且易中毒。从干姜附子汤方证之药谈附子的应用规律，有益于更好地指导附子的临床实践。

一者附子生熟而异，作用不同。《伤寒论》中用附子凡 36 见，涉及条文 34 条，仲景善用附子，上煦头项，下温元阳，外暖皮腠，内煦脏腑。附子生用，多与干姜相伍，用于回阳救脱者，共 8 方，生附借煎煮使毒性减少。入丸散宜炮用，其毒性大为降低，以炮附组方者，多具蠲痹止痛、温通心阳、扶阳解表、温阳利水等功效。

二者附子量差用异。《伤寒论》22 首方剂中用附子以 1~3 枚计之，其中茯苓四逆汤等 18 首方剂用 1 枚；附子汤和甘草附子汤 2 首方剂用 2 枚；桂枝附子汤和去桂加白术汤 2 首方剂用 3 枚。有学者研究认为，附子主治、功能不同，用量亦不相同，补阳宜用 5g，温阳宜用 10g，回阳宜用 15g，祛寒止痛宜用 15~20g。

三者附子配伍各别而用异。生用，伍干姜，回阳救逆，配甘草，甘草性平，具甘缓之性，起缓和作用，解附子之毒且不碍其温里；炮用，配白术，补火逐水、散寒止痛。

五、举干姜附子汤方证之剂言剂型之改

干姜附子汤，汤者，荡也，功在回阳救逆。考《伤寒论》中，伍附之剂型有汤剂、丸剂、散剂 3 种，其多为汤剂。现今中药剂型改革，通过提取、加工等将传统方药制成给药方便、利于携带、便于贮存，而疗效不变的剂型，扩大了中药的应用范围，临床意义重大。

中药成分提制成针剂，改变给药途径，药效确有提高。本人曾治疗一名外科结肠

癌根治手术患者，术中血压下降明显，急用参附注射液 40mL 静脉推注，5 分钟后血压升至正常，30 分钟后再次静脉注射参附注射液 20mL，终使手术顺利实施。中药针剂以其起效快、疗效好，在中医急证治疗领域大有作为。另有单味中药饮片提取之颗粒剂，替代传统煎煮中药，给患者带来方便。

但剂型改革又面临诸多问题需要解决。如未经煎煮的单味饮片提取剂，疗效与混合煎煮有无差别，尚未确认。青蒿素走出国门，为西医所认可，获医学大奖，可喜可贺，但其中药成分提取后，若不加辨证地使用，则可能失中医之精华，大有“废医存药”之忧。

当今剂型改革应既按中医理论辨治，又符合现代制药工艺，方可避免导致仅为西医多增一种“中药”的结果。

六、从干姜附子汤方证之工论医患相得

干姜附子汤方证之加工、煎煮、服法，交代精细，足见仲景对“工”之重视，当为医者榜样。“工”尚含医患相得，常不为医者重视，今且试加论之。

医者，工也。治病必涉及医患双方，医生之言谈举止均可影响病者。有病者必多有心理问题，有的病本身就由情志所致，故医者，医病需治心。《素问·汤液醪醴论》：“帝曰：形弊血尽而功不立者何？岐伯曰：神不使也。何谓神不使？岐伯曰：针石，道也。精神不进，志意不治，故病不可愈……”可见“神机”决定疗效，神机使则病可治，神机不使则病不可治。患者精神状态与疾病发生发展、预后及疗效密切相关，而医者态度、责任心、言语及治疗措施，都会影响患者精神状态。故《素问·汤液醪醴论》又言：“病为本，工为标，标本不得，邪气不服。”“标本相得，邪气乃服。”孙思邈提出“大医精诚”，认为凡大医者，必怀大慈恻隐之心，誓愿普救含灵之苦，不问贵贱贫富，皆如至亲之想。“医患相得”，要求医者如孙氏所言之“大医精诚”，术宜精，心应诚，方为大医。医者有扶困济苍的高尚品质，才能有高度责任心，再加治心神之技巧，才可做到“医患相得”而“邪气乃服”而有效。

此论于当今之世，尤须重视。

七、从干姜附子汤方证之质谈病质与药质相应

质，既指药品之质，又指患者之体质。从仲景干姜附子汤方证之质看，药品之质多以地道药材论之，附子大辛大热大毒，首要重视其品质优劣直接影响临床疗效外，还应不忘患者之质。

仲景附子用量依据患者体质、病情缓急灵活运用，因人制宜。如去桂加白术汤之“附子三枚，恐多也，虚弱家及产妇，宜减服之”，四逆汤证之“强人可大附子一枚”

（323 条）等。再如“酒客病，不可与桂枝汤”及“淋家”“疮家”“衄家”“亡血家”“汗家”等特质者患太阳伤寒也不可用麻黄汤发汗等。以上可见仲景用药重患者之质，“因质用药”是其特色疗法之一，早在汉代就有中药用药规范化和个体化的学术思想萌芽，为后世留下了宝贵经验。

从干姜附子汤方证之质得以启示，临床用附子之剂，应首先了解其产地、炮制之况以详附子药之质；再据患者体质不同，或用大剂直捣病所，或以小剂起用，若效不佳，再渐加量。

八、由干姜附子汤方证之效论医存之本

医存之本在于效，国医大师朱春良认为：“中医是科学的，中医是有实效的，理论来自临床实践，而临床实践的检测在于疗效。中医延续几千年昌盛而不衰，就是因为有卓越的疗效。”仲景妙用干姜附子汤方证而获佳效，为后世医家治急危重证树立典范。

历代医家用干姜附子汤，从《肘后备急方》“亦治卒中急风，治卒心痛”，到《千金要方》“治痰冷癖气，胸满短气，呕沫，头痛，饮食不消化”，再到《济阳纲目》“治中寒霍乱，吐泻转筋，手足厥冷多汗”。有学者总结“方小、药精、效宏”为仲景方的三大特点，清代医家陈修园称“其效如神”，且“愈用愈神奇”。

本人治胃肠急痛用干姜附子汤，体会颇深。曾治一男性患者，呕吐不能食，腹中痛，上冲皮起有头足，上下痛不可触近，舌苔白，脉沉紧。症与大建中汤相似，初投大建中未效，后思其当以阴盛为主，急温阳散寒，用干姜附子汤一剂，顿服，未至一时所，即呕止、痛失而愈。后，常遇此类腹痛急甚且证属寒盛阳虚者，即投干姜附子汤多获效，再以建中或理中善其后。

中医治病：对急证者应求速效；对危重者当取高效；对慢病者又应有长效；对病已愈者还当防复。故为医者，当须勤读经典、多做临床、善于总结，不断提高，其可谓道远矣。

九、结语

研学干姜附子汤方证，方知仲景在辨病证之理、之法、之处方用药上，用意颇深；在剂、工、质、效诸方面，对临床亦有较大启发。本人试析其理知仲景辨证之法可阐明坏病的证治规律；从其方证之法看扶阳理论之用药得失；由其方证之方来论附子干姜配伍之意义；从其方证之药探寻附子应用之规律；从其方证之剂谈现今之剂型改革对中医发展之利弊；从其方证之工论医患相得的重要性；从其方证之质论患者之体质与用药相应；终以其方证之效来谈中医生存、发展关键在于疗效。

边文贵（石河子大学医学院一附院）

干姜附子汤方证反映了中医辨证之精华与用药之精髓，提示了一种诊断思维方法，创立了应用小方的典范。现在就从医和药两大方面谈一点自己的拙见。

一、仲景医理之精华

《伤寒论》第61条云："下之后，复发汗，昼日烦躁不得眠，夜而安静，不呕，不渴，无表证，脉沉微，身无大热者，干姜附子汤主之。"经文行文简练，蕴含着中医药学的理、法、方、药、剂、工、质、效等诸方面内容。

干姜附子汤由干姜、附子两药组成，主治发汗、下之后，昼日烦躁不得眠，夜而安静，不呕不渴（无少阳、阳明证），无表证，脉沉微，身无大热者。为阳虚阴盛、阴来迫阳的烦躁证，其主要症状为"昼日烦躁不得眠，夜而安静"。太阳伤寒，先下后汗，阳气重伤，阳虚而阴盛，虚阳被阴寒所迫，欲争无力，欲罢不甘。昼日阳旺，虚阳得天阳之助，能与阴争，故昼日烦躁不得眠。入夜则阳气衰，阴气盛，虚阳无力与阴相争，故夜而安静。

成无己：下之虚里，汗之虚表，既下又汗，则表里俱虚。阳王于昼，阳欲复，虚不盛邪，正邪交争，故昼夜烦躁不得眠。夜阴为主，阳虚不能与争，是夜则安静，不呕不吐者，里无热也。身无大热者，表无热也，又无表征，而脉沉微，知阳气大虚也，阴寒气胜，于干姜附子汤，退阴复阳。

程应旄：故昼夜烦躁不得眠，虚阳扰乱，外见假热也。夜而安静，不呕不渴，无表证，脉沉微，身无大热，阴气独治，内系真寒也。宜干姜附子汤，直从阴中回阳，不当于昼日烦躁一假证狐疑也。

柯琴：身无大热，表阳将去矣，幸此微热未除，烦躁不宁之际，独任干姜生附，以急回其阳，此四逆之变剂也。

魏荔彤：身无大热，非太阳发热，并非阳明大热也。洵是阳虚于内，露假乱真耳。案昼间虽烦躁，亦不呕不渴，更明呕者有寒逆，而渴不容假，渴亦有阴逼阳浮，面赤口燥之渴，但与水不能饮，则真寒立见矣。

现代北京名医孔伯华谓：按今之甲子，运行后天，湿土主事，四序反常，阳亢阴虚，湿热彰盛，故辛温滋腻之品，实用之在所必慎；至中元甲子，后四十年，阴阳始能渐次互转；下元甲子，虽主阳虚，而辛腻之味仍需审慎酌裁。

从历代医家之论，阳虚阴盛是其主要病机，病因是下后发汗，伤津进而伤气伤阳。从这个意义上讲，这里也有津气的虚损。阳气虚损的程度远远大于津伤，故没有出现不渴。可见中医诊治疾病，需要做到“化不可代，时不可违”，与时运相应，才可能取得理想疗效，正如《灵枢·顺气一日分为四时》所云：“顺天之时，而病可与期。顺者为工，逆者为粗。”这就是从干姜附子汤方证之“理”。

干姜附子汤证原文云：“不呕，不渴，无表证。”其中“不呕”知无少阳证，“不渴”知无阳明证，“无表证”知无太阳证，三阳证排除，则病在三阴可知。治疗既要温扶阳气。昼日烦躁不得眠是假证，要去伪存真。寒者热之，热者寒之。这里体现了治疗的大“法”，就是温阳。

二、仲景用药之精髓

干姜附子汤方

干姜一两，附子一枚，生用，去皮，切片。上二味，以水三升，煮取一升，去滓，顿服。

干姜附子汤由干姜、附子两药组成。附子、干姜皆是辛热药，同有回阳温寒作用。生附子回阳救逆、温肾助阳、祛寒止痛，归心、肾、脾经。干姜回阳、温中、温肺化痰，归心、肺、脾、胃经。两药相比较则生附子以温肾寒、壮肾阳为主，干姜则归肺脾二经以温中为主。干姜附子汤证属阴证、里证、虚证、寒证。凡有少阴病见证，其烦燥一症昼甚夜安较为特殊者，适用本方。

此方为少阴阳微、虚阳外扰，昼日烦燥较甚，不得安眠，入夜则较安，病情较急者设。此方证之所以不用四逆汤，而用生附子、干姜浓煎一次顿服，因病情较急，故去甘草甘缓守中，俾回阳救急之药力单直入，药性较四逆汤更峻。对照治少阴下利、厥逆无脉之危症用白通汤及白通加猪胆汁汤，亦均不用炙甘草，则可得到印证。

《古方选注》：干姜附子汤，救太阳坏病转属少阴者，由于下后复汗，一误再误，而亡其阳，致阴躁而见于昼日，是阳亡在顷刻矣。当急用生干姜助生附子，纯用辛热走窜，透入阴经，比四逆之势力尤峻，复涣散其阳，若犹豫未决，必致阳亡而后已。

《伤寒瘟疫条辨》：此即四逆减去甘寒之甘草，为回阳重剂。若加增药味，反牵制其雄悍之力，必致迂缓无功矣。干姜辛以润燥散烦，和表里之误伤；附子热以温中固表，调阴阳于既济，阳回即可用平补之药。盖阳既安堵，即宜休养其阴，切勿误用辛热太过之药，转化他患也，审之慎之。

《本经疏证》云：有姜无附，难收斩将夺旗之功；有附无姜，难取坚壁不动之效。

干姜附子汤、甘草干姜汤皆是四逆汤减味方。干姜附子汤用附子、干姜两药，其中附子是主药，干姜为辅，以温肾阳为主，是少阴病方。

附子：仲景用附子，分生用、炮用两种用法。生用多用于回阳救逆温寒。其大剂量为“大者一枚”，如通脉四逆汤及通脉四逆加猪胆汁汤；一般剂量为“一枚”，如干姜附子汤、四逆汤、白通汤、白通加猪胆汁汤、四逆人参汤、茯苓四逆汤等方。视病情之危险程度而定。炮用多用于阳虚及风寒湿痹。大剂量为三枚，一般为一枚。治阳虚宜轻用，治风寒湿痹、镇痛宜重用。如桂枝加附子汤治发汗后阳虚、漏汗不止，真武汤治阳虚夹水，芍药甘草附子汤治风湿相搏，骨节烦痛，用炮附子二枚。桂枝附子汤治风湿相搏，身体痛烦，用炮附子三枚。除麻黄附子甘草汤、附子泻心汤等少数方外，仲景用附子，多与干姜、生姜相配伍。笔者体会：附子与生姜或干姜同用，有减少其毒性的作用。生姜散而不守，凡宜温经、散寒、发汗、行水之剂，宜生姜伍炮附子，如桂枝附子汤治风寒湿痹，真武汤治阳虚夹水之证。干姜守而不走，无泄邪、发汗、行水作用，故治亡阳者，多用于干姜伍生附子。

干姜：仲景用干姜与生附子相配伍之方有干姜附子汤、四逆汤类等方。干姜与炙甘草相伍之方，除上述之甘草干姜汤外，还有治中阳不足，脾失健运，症见腹痛、便溏、呕吐等的太阴病主方理中汤。又如《金匮要略》甘姜苓术汤，为甘草、干姜加茯苓、白术，旨在暖脾燥湿祛寒水，治“肾着”腰以下冷痛，如坐水中，腰如缠带重物。另外，干姜与苦寒之芩、连相配伍，如黄连汤之干姜、黄连并用，再加桂枝、参、草、枣，治胸中热，胃中有邪气，腹中痛，欲呕吐者。如半夏、生姜、甘草泻心汤三方，既用干姜，亦用生姜，复用苦寒之芩、连，辛开苦降并用，治干噫食臭、心下痞硬、腹中雷鸣、下利者。此类证候，皆宜健胃、导热、开结、安中，寒热补泻并用。

《儒门事亲·卷一》：“治心肺及在上而近者，宜分两微而少服而频之小方，徐徐而呷之是病无兼证，邪气专，可一二味而治者，宜君一臣二之小方。”干姜附子汤证属阳虚阴盛证，“病无兼证，邪气专”，故张仲景用干姜、附子两味药组成的小方，直温阳气，为后世应用小方治病树立了典范。

总之，仲景用药遣方精髓之一：仲景制方，有大方如鳖甲煎丸多达23味药，有小方如一物瓜蒂散仅1味药，是因证制方。《伤寒论》用干姜、附子两味药治疗危急重证。药少功专，直达病灶，单一靶点，起效快，药与药之间没有互相制约。

干姜附子汤煎煮时，加水三升，煮取一升，煎出量为原加水量的1/3。清代医家徐大椿《医学源流论》说：“煎药之法最宜深究，药之效不效，全在乎此。这里煎药是时间有多久，还待探索，是不是附子一定要久煎煮。仲景也有生用附子的方。如通脉四逆汤及通脉四逆加猪胆汁汤。这就提示我们一定要按药的药性去煎药。一定要在药物的煎煮上下功夫。不能小视煎药的过程。煎药机煎药，不分先煎与后下，不别武火与文火，没有标准的操作规范，更难保证所煎之药的药性和药效了。

仲景原方“干姜一两，附子一枚，生用，去皮，切片”。卢祖常续易简方曰：干姜一两，附子一枚，生，去皮脐。然附子，纵重一两，去皮脐，已不等分。况有不重一两者乎？兼其方，载干姜，既为治主之君，在附子之上，已知其不责附子之等分也。仲景在强调药物的量及加工方法，与疗效息息相关。“干姜一两，附子一枚”，一枚一两是强调量，量关系到能否达到目的，体现了量效关系。“生用，去皮，切片”，这是仲景用药之精髓，仲景113方，用附子21方，熟用13方，生用8方，要根据病人情况合理应用。“去皮，切片”，是对药物的加工方法，保证药物充分发挥疗效，不生用，疗效会下降，不去皮不切片，不能煎煮出药物的有效成分，也不能发挥作用。

顿服是服用药物的方法，要保证疗效，就要有足够的药量，一次服用，和分次服用是完全不同的概念，从另一个方面强调了量效关系，

综合来看，药物的量、炮制、煎药的方法和时间、服用药物的量，这些因素都与疗效有很大的关系，仲景给后代医家一个很好的启示。

总之，干姜附子汤方证条文涉及中医与中药的理、法、方、药、剂、工、质、效等多个方面，具有重要意义，干姜附子汤方证其理深奥，反映了仲景辨证之精华与用药之精髓，树立了应用小方的典范。认真学习干姜附子汤方证，是继承仲景学术思想的需要，也是发扬仲景学术思想的根本。

孙塑伦评按

针对《伤寒论》第61条，策论命题为“试从理、法、方、药、剂、工质、效诸方面论述《伤寒论》干姜附子汤方证的临床意义”。福建省龙岩市中医院章浩军医师围绕策论主题，首从“析干姜附子汤方证之理以明坏病之治”分析仲景辨病识证之方法。其一，抓主症辨证法，主症为“烦躁”“脉沉微”；其二，排除法，“不呕，不渴，无表证”“身无大热”，排除少阳、阳明、太阳三阳病，有类证鉴别意义；其三，时相辨证法，因时辨证，“昼而烦躁”“夜而安静”，昼夜不同时间，烦躁与安静相悖，乃汗下误治，阳气骤虚，阳虚阴盛所致。不同方法的综合使用，能使证候诊断更准确。作者再从本证治疗中分析附子干姜配伍使用的作用和意义，附子配干姜，二药相须为用，“小方”“药专力宏”，增强了回阳救逆、温中散寒的作用。作者还结合对《伤寒论》中附子干姜相配伍的其他方剂所治病证的分析，说明干姜附子相配，具有温养先后天，“先天后天兼顾”“二者相互滋生，成其回阳救逆之功”，是治疗阳气虚衰欲脱之急危重症的主要方药。“方证用药、加工、煎煮、服法交代精细”“当为医者榜样”。至于效，原文未有记载，作者引用《肘后备急方》等文献中使用干姜附子汤治疗的病证及本人临证验案，说明干姜附子汤临床疗效和特点。作者通过研学干姜附子汤证，学习仲景辨病证之理、之法、之处方用药，在剂、工、质、效诸方面，对临床亦有较大启发。

新疆生产建设兵团石河子大学医学院一附院边文贵医师，从仲景医理之精华、仲景用药之精髓两个方面以求答。先述坏病之因乃“下之后，复发汗”，审证求因，先下后汗，“下之虚里，汗之虚表，既下又汗，表里俱虚”，阳虚阴盛是其主要病机，温阳为其大法。方选干姜附子汤，用干姜、附子两味药治疗危急重症，药少功专。特别是附子的用法用量、煎药方法与时间、服用方法与证候关联密切，与疗效息息相关。生用，去皮，切片，以水三升，煮取一升，去滓，顿服。方证相应，保证疗效，这是仲景用药的精髓。

辨证论治是中医临床诊疗的基本模式，既体现了中医共性的临床思维方法，又包含了医生个体临床诊疗的实践经验。辨证论治是中医临床医生的基本功，是跟师学习的入门课。读经典、跟名师，既要从经典中学习古代医家辨证论治的思维方法，也要在跟师学习中学习老师辨证论治的诊疗经验。学习辨证论治，其中最难掌握的是如何从繁杂的临床四诊信息中抓住证候的核心要素，如何透过表象看到本质，如何进行类证鉴别诊断。本方证中，审察病因、抓住主证、排除类证、明确诊断是仲景辨证的精华；药少方精、功专力宏、煎煮服法精细是仲景论治的精髓。

两位作者的策论，揭示了干姜附子汤证的临床意义，对我们研习《伤寒论》中仲景辨证论治的学术思想具有重要的指导意义。

论《金匮要略》中痰饮病的证治

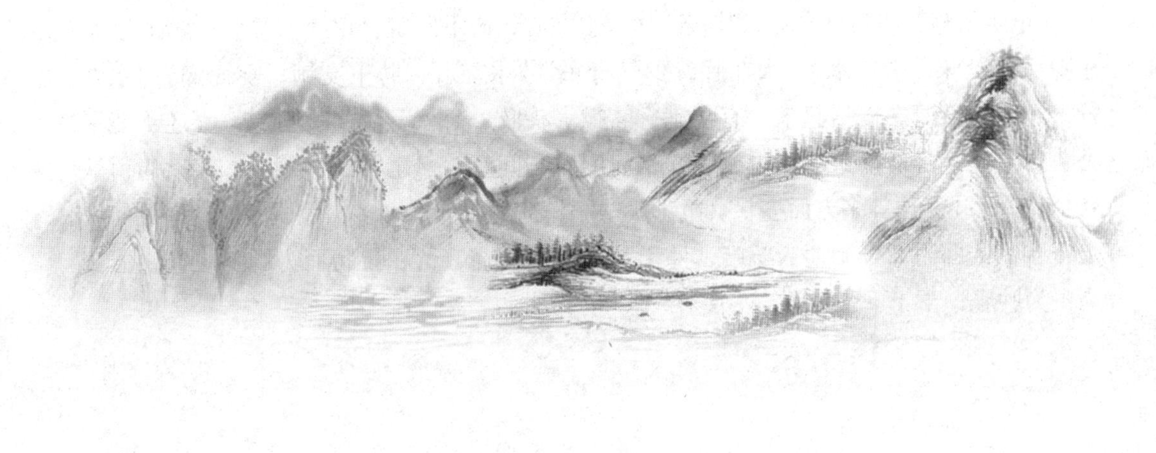

徐凤芹（中国中医科学院西苑医院）

《金匮要略·痰饮咳嗽病脉证并治》是论述痰饮病的专篇，篇中的痰饮病又可分为痰饮、悬饮、溢饮、支饮，治疗原则为“病痰饮者，当以温药和之”，对痰饮证病因病机、诊断、治疗原则、方药等形成一系列理论，为痰饮学说奠定了基础。

一、《金匮要略》痰饮的含义及分类

“痰饮”病名始见于《金匮要略》，《内经》未曾言及痰饮，仅有“饮”“水饮”“积饮”等名。汉晋唐时期，“痰”字与“淡”“澹”相通。《说文解字》曰：“澹，水摇也。”用以说明水液动荡之貌。《脉经》与《千金翼方》中均作“淡饮”。至宋代杨仁斋《直指方》才将黏稠浓浊的水津称为“痰”，清稀的水津谓之“饮”。《金匮要略》虽统称痰饮，实则以讲饮为主，且偏于寒饮，及痰者少。《金匮要略》根据水饮停积与侵袭的部位不同分为痰饮（狭义）、悬饮、溢饮、支饮 4 类，又以长期留而不行的为留饮、伏而不去的为伏饮，实际仍属四饮范围。篇名所称的痰饮是指广义的痰饮而言，病机是因阳气虚衰导致水饮停聚体内局部脏腑经络而致病。而狭义痰饮是指其分类的四饮之一，为饮停心下、胃肠的病变。如《金匮要略·痰饮咳嗽病脉证并治》开篇提出“夫饮有四，何谓也？师曰：有痰饮，有悬饮，有溢饮，有支饮。”“四饮何以为异？师曰：其人素盛今瘦，水走肠间，沥沥有声，谓之痰饮。饮后水流在胁下，咳唾引痛，谓之悬饮。饮水流行，归于四肢，当汗出而不汗出，身体疼重，谓之溢饮。咳逆倚息，短气不得卧，其形如肿，谓之支饮”，明确了四饮的病机及主要症状。

《金匮要略》言痰饮之症状甚多，如“水在心，心下坚筑，短气，恶水不欲饮”“水在肺，吐涎沫，欲饮水”“水在脾，少气身重”“水在肝，胁下支满，嚏而痛”“水在肾，心下悸”等。概括起来，有喘满、咳嗽、头眩、心悸、短气、胁痛、气逆不能平卧、历节痛，身体疼重、口干或思饮、痞闷、肠间有声、水肿、背寒冷、咳嗽痛引缺盆、目泣、吐涎沫等多方面症状。至于痰饮病见症何以如此之多，盖饮停何处即见何处之证，如饮邪阻滞于肺而为咳喘，停于胸胁而为满痛，留积胃肠而为肠鸣腹痛，溢于周身为肿胀，蓄于下焦变证为小便难，等等。

二、痰饮的病因病机

痰饮病是指人体脏腑功能失调，津液代谢失常，水液停蓄于体内某一局部所导致的一种疾病。本质为阳虚阴盛、本虚标实。具体脏腑上，主要和脾、肺、肾相关，尤以脾为主。《素问·经脉别论》所言："饮入于胃，游溢精气，上输于脾，脾气散精，上归于肺，通调水道，下输膀胱，水精四布，五经并行。"这是人体水液正常的输布与代谢过程，是肺、脾、肾、三焦、膀胱等脏腑相互协调配合的结果。肺气的宣化，可以通调水道；脾气的运化，可使津液上行，濡养心肺，水湿下行，渗入膀胱；肾气的温化，既可助脾运化水湿，又可加强膀胱气化功能。若阳气衰微，肺不能通调水道、脾不能运化水湿、肾不能温化水液，水湿停留于局部则形成痰饮病。故痰饮病的形成多由脾肾阳气素虚，复加外感寒湿、饮食劳倦之伤，以致脏腑功能失调，水液在体内不得输化，停聚或流注于某一部位所致。饮停胃肠者为痰饮，水流胁下者为悬饮，饮溢肢体者为溢饮，侵犯胸肺者为支饮。其病机性质总属阳虚阴盛。同时，痰饮本身也是致病因素，痰饮为有形之阴邪，无处不到，其性湿浊黏滞，病势缠绵，病证繁杂，易伤阳气，易于阻滞气机，影响经脉气血运行，从而引起多种病理变化，产生了一系列临床症状。

三、痰饮的治则治法

在治则治法上，仲景提出的"病痰饮者，当以温药和之"当是总的治疗大法。《金匮要略》痰饮主要指阳虚阴盛所致的饮证，"饮为阴饮，非阳不运，非温不化"。从温药的作用来看，温药既能振奋阳气（温肺、健脾、补肾）以扶正助阳，又能开发腠理、通调水道以祛邪除饮；饮为阴邪，得温始开，得阳始运，而温药恰有振奋阳气、开发腠理、通行水道之作用。

（一）从"温"论治

1."温上"以复宣发通调之职

饮盛于表，伤于胸膈，营卫之气被遏，表里气郁不宣，可从汗解，当发其汗。选用辛温药物，发越阳气，开腠理，通调水道，即通过发汗利水作用的一类药物，针对表实给邪以出路，达到宣散水湿，通利水饮的目的。发汗是治疗溢饮的大法。如《金匮要略》言"病溢饮者，当发其汗，大青龙汤主之；小青龙汤亦主之"。对于外寒内饮之证，若不疏表而徒治其饮，则表邪难解；不化饮而专散表邪，则水饮不除。治宜解表与化饮配合，一举而表里双解。其中大青龙汤用麻黄、桂枝、杏仁发汗宣肺散水饮；

小青龙汤用麻黄、桂枝发汗宣肺，用干姜、细辛、半夏温中化饮。均体现了温上以复宣发通调之职。

2.“温中”则精微能运化输布

脾胃为后天之本，居于中焦，运化四方，中阳不运，饮停于胃，气机不畅，清阳不升，浊阴不降，故当温中化气、健脾除饮。温中，一是温胃阳，选用甘温药物，能补、能和、能缓，针对本虚阳不化气，可达到温阳化饮之目的；二是燥脾土，选用苦温药物，能燥湿，能助阳化湿，针对脾湿饮盛，使之“得温则行”。如《金匮要略》所言之“心下有痰饮，胸胁支满，目眩，苓桂术甘汤主之”“夫短气有微饮，当从小便去之，苓桂术甘汤主之；肾气丸亦主之”。苓桂术甘汤是狭义痰饮的代表方，也是仲景治疗饮病“温药和之”的代表，魏荔彤在《金匮要略方论本义》中言“痰饮之在胃……主之以苓桂术甘汤。灶土生阳，导水补胃，化痰驱饮之第一法也。胃寒痰生，胃暖则痰消。脾湿饮留，胃燥则饮祛也。”苓桂术甘汤方中用桂枝辛温通阳、化气利水；白术、茯苓健脾化湿，甘草益气和中，使中阳得运，三焦通畅，饮邪消散。另外，适用于痰饮轻证之泽泻汤，饮停于胃之小半夏汤、小半夏加茯苓汤等，均是温中化饮的体现。

3.“温下”则阳气得振，气化水行

《黄帝内经》言：“阳气者，若天与日，失其所则折寿而不彰。”《济生方·痰饮》云：“肾能摄水，肾水温和，则水液运下。”均指出下阳温煦，气化如常，三焦通利，水精四布，五经并行，痰饮自然得消，阳气得复，饮不复聚，则病证自愈。如《金匮要略》中“假令瘦人脐下有悸，吐涎沫而癫眩，此水也，五苓散主之”，还有肾阳不足，失其蒸化之微饮的肾气丸，均是温肾蠲饮、化气利水的代表方。

故此“温”是针对饮邪性质所提出的治则，是求本之法，是对本虚而创。

（二）从“和之”论治

“和之”有3层含义，一则从邪正而言，即扶正祛邪兼顾，单纯温补以扶阳治本，则易碍邪；单纯温散或温燥以祛饮治标，则易伤正。二则从阴阳而言，即调和阴阳，饮邪不去则阴阳不和，而欲去饮必假以出路，所以用药当寓有行消开导之效，通过消导去饮而调和阴阳。三则指用药平和，温散固可汗而散饮，但太过又可伤阳；燥固可化饮，但太过又可使胃中燥热，而应用药平和，多用蠲化之品。“和”是要在“温”的基础上和，“温”要以“和”为度。“和之”指出治疗痰饮应以调和为原则，强调痰饮为治，不能专事温之，还应配伍行、消、开、导之品（行者行其气也，消者消其痰也，开者开其阳也，导者导邪从大小便出也）。此即魏念庭《金匮要略方论本义》说：“言和之，则不专事温补，即有行消之品，亦概其义理于温补之中，方谓之和之，而不可谓之补之益之也。”

盖痰饮之邪，因虚而成，而痰亦实物，必有开导使邪有出路。温药和之，即用温药、补益药治其本而消生痰之源，散其饮；用攻逐、降逆、利小便、宣散解表等治其标而给邪以出路，因势利导。如湿困脾阳，饮停肠间，用己椒苈黄丸苦辛宣泄，运中导水，前后分消；痰饮实证而兼下利者，用甘遂半夏汤攻下逐饮；悬饮实证，用十枣汤攻逐水饮等。

四、陈可冀院士从痰饮辨治冠心病的临床经验

吾师陈可冀院士认为，痰饮源于体内水液代谢的紊乱，水、湿、痰、饮同出一源，名异实同；而血瘀是血液运行失常的病理产物。前贤曾云“百病皆生于痰”“百病皆生于瘀”，“怪病多痰”“怪病多瘀”，津血同源，痰、瘀均为正常体液的病理产物，同时又是体内重要的致病因子。两者虽异，但有相似之处，故痰饮致病多夹瘀。临证之时每每可见痰、瘀两方面的临床表现，或以痰证的临床表现为主，或以瘀证的证候、体征为要。故治疗时，多善用活血化瘀，痰瘀并治。

陈老师认为冠心病多合并高脂血症、痛风、糖尿病及肥胖等病，多属中医学之湿浊偏盛型体质，通过临床观察发现本类患者冠状动脉病变特点多表现多支病变，接受冠脉介入术后亦容易出现再狭窄。湿浊久之变生痰浊，留滞经络，血流受阻，而致痰瘀互结。从中医角度讲，冠心病多为肥胖痰湿偏重之人，痰湿阻于脉络，致气血运行失畅，血液瘀滞，痰瘀互阻致心脉不畅，发为“胸痹”。

现代研究认为，活血化瘀药物具有改善血液循环、微循环及血液流变性的作用，而化痰降浊的药物亦具有降低血液黏稠度及改善血液流变性的功效。从另外一个侧面说明了“痰瘀同源”，故而化痰与活血可起到异曲同工之妙。陈老师常用的痰瘀并治的药物为大黄、胆星、菖蒲、郁金、香附、川芎、蒲黄、水蛭、益母草、泽兰、薤白、旋覆花、海风藤、王不留行子等。本类病患形体肥胖，阵作胸闷疼、舌暗、苔腻、脉弦，正为一派痰瘀互阻之象，常用方剂为瓜蒌薤白汤系列与血府逐瘀汤或冠心Ⅱ号方加减。瓜蒌薤白汤系列主要包括瓜蒌薤白半夏汤、枳实薤白桂枝汤、瓜蒌薤白白酒汤三方。瓜蒌薤白白酒汤通阳散结、祛痰宽胸，为治疗胸阳不振、痰阻气滞之胸痹痰浊较轻者。瓜蒌薤白半夏汤则在上方的基础上加用半夏以图加强祛痰散结之功，用于治疗胸痹痰浊较重者。枳实薤白桂枝汤为瓜蒌薤白白酒汤减白酒，加枳实、厚朴、桂枝等通阳散结化痰降逆，用于治疗胸痹痰气交滞、气结较甚者。

同时吾师在临床实践中发现，急性心肌梗死急性期患者多有大便秘结、口气臭秽、舌苔黄腻或厚腻、脉弦滑或滑数等症状、体征，认为其病机为痰瘀互阻加气虚，创制了化痰浊、通腑气、益气活血的经验方“愈梗通瘀汤”。本方由广藿香12~18g，佩兰10~15g，陈皮10g，半夏10g，生大黄6~10g，生晒人参10~15g，生黄芪15g，紫丹参15g，全当归10g，延胡索10g，川芎10g组成。方中藿香、佩兰、陈皮、半夏针对“痰

浊”，芳香化湿祛浊、健脾理气化痰；配伍大黄，活血解毒通腑气；人参、黄芪扶正益气生肌；当归、丹参、延胡索、川芎针对“瘀”，活血理气定痛、化瘀抗栓通脉。标本并治、通补兼施，用于心肌梗死急性期及恢复期。药理研究证实，该方能增加冠状动脉血流量、改善心肌缺血、修复损伤心肌、缩小梗死面积。小样本临床观察证实，在西医常规治疗基础上，采用此方治疗急性心肌梗死（AMI）患者，可降低AMI住院患者的病死率，减少早期并发症，改善心功能。

五、本人从痰饮论治心力衰竭经验

心力衰竭是各种心脏病的终末阶段，病死率高。中医没有“心力衰竭”的病名，但从临床表现看，当属中医“喘证”“心水”等病证。《金匮要略·痰饮咳嗽病脉证并治》言：“夫病人饮水多，必暴喘满。凡食少饮多，水停心下，甚者则悸，微者短气。”“膈间支饮，其人喘满，心下痞坚，面色黧黑，其脉沉紧……”“咳逆倚息，短气不得卧，其形如肿，为之支饮。”都非常形象地描述了心力衰竭的症状，如喘憋不能平卧、双下肢水肿、咳嗽、咯痰、心慌心悸、气短等。

本人认为心力衰竭的本质是心气虚、心阳虚，早期主要是心气心阳亏虚，兼可出现肺气不足，随着病情进展，心阳亏虚致运血无力，瘀血内停；中期脾阳受损，脾虚失运，加肺气亏虚，不能通调水道，水湿内停；后期，阳损及肾，肾阳虚衰，膀胱气化不利，水饮泛滥，凌心射肺。治疗方面，当以益气温阳化饮为主。结合西医临床，因心力衰竭是一个慢性渐进性疾病，多伴有肺淤血等症状，临证时亦发现，在心衰的早、中、晚期均伴有瘀血表现，故治疗时，往往加用活血化瘀利水之品。

在心衰早期，即NYHA心功能Ⅰ、Ⅱ级时，患者仅会有运动耐力下降，表现为胸闷气短、心悸，动则尤甚，无喘憋、水肿等症状，即如《金匮要略·胸痹心痛短气病脉证治》言：“胸痹，胸中气塞，短气，茯苓杏仁甘草汤主之。”当以宣肺化饮为主，方用茯苓杏仁甘草汤或保元汤，同时加用活血药丹参、赤芍、川芎等。如若饮阻胸膈，痰涎壅盛，肺气不降，咳喘胸满，呼吸困难，小便短少者，多用五苓散合葶苈大枣泻肺汤加减，五苓散温阳化饮利水，葶苈子泻肺气、破水逐饮；大枣益气安中。同时加用泽兰、益母草等活血利水不伤阴之品。

在心衰中期，即NYHA心功能分级Ⅱ~Ⅲ级时，肺淤血肺水肿较前加重，部分心衰进展到右心功能不全致体循环瘀血，累及心脾，致心脾阳虚兼有水饮，会出现除肺淤血所致喘憋、咳嗽、气短、胸闷症状外，还出现饮停中焦，清阳不升、浊阴不降之头晕目眩，胃气上逆之呕吐，腹满等症状。此期则多用泽泻汤、小半夏汤、苓桂术甘汤等。诚如《金匮要略·痰饮咳嗽病脉证并治》所言之“心下有支饮，其人苦冒眩，泽泻汤主之”“呕家本渴，渴者为欲解，今反不渴，心下有支饮故也，小半夏汤主之”“心下有痰饮，胸胁支满，目眩，苓桂术甘汤主之”。动则气喘或合并心绞痛者加用人参、生黄芪；肺淤血明显或肺水肿者加葶苈子、苏子；胃肠道瘀血心下痞满，干呕或呕吐明显者加用姜半夏、砂仁、陈皮、藿香、佩兰等；肝脾肿大者加鳖甲、三棱、莪术、苏木；水肿明显者加猪苓、泽泻、冬瓜皮、抽葫芦等。

在心衰晚期，即NYHA心功能分级Ⅲ～Ⅳ级时，此时为全心功能不全或心源性休克阶段，病情危重，病变累及心、脾、肾、肺，数脏为患。此期患者动则气促，喘憋不能平卧，小便不利，双下肢及身体下垂部位水肿，四肢沉重，双肺可闻及湿啰音，甚至出现胸腔积液、少许心包积液等。此期多用真武汤、肾气丸等温阳利水。少尿或无尿，加用车前草、泽泻、猪苓、葫芦、泽兰、益母草等；伴有肺淤血、肺水肿咯血者，加用大小蓟、侧柏叶、旋覆花，加三七粉冲服；伴有腹水者加用己椒苈黄丸；心悸明显，临床表现为房颤、频发室早者，加用元胡粉或琥珀粉冲服。同时因心衰，长期服用利尿剂，患者常有阴虚表现，可加用生地黄、玄参、花粉等养阴；当出现心源性休克时可静脉应用参附注射液或生脉注射液。

总之，“痰饮病”与西医学中许多疾病相关，治疗上，仲景提出的“病痰饮者，当以温药和之”治疗大法仍有临床指导意义。但临证时，一要分清标本缓急、表里寒热虚实的不同，以及病程长短和痰浊凝聚部位不同遣方用药，在表宜温散发汗，在里宜温化利水，正虚宜补，邪实宜攻，如邪实正虚则攻补兼施，寒热夹杂又须温凉并用；二要注意配伍行、消、开、导之品，攻逐、降逆、利小便、宣散解表等给邪以出路；三要注意梳理气机，朱丹溪说：“善治痰者，不治痰而治气，气顺则一身津液随之而顺矣。”痰湿阻于脉络，易致气血运行失畅，血液瘀滞，临证时注意有无痰瘀互阻，加用活血化瘀药，尤其是使用痰瘀并治的药物，可取得良好的临床疗效。

马丽佳（辽宁中医药大学附属医院）

《金匮要略》东汉张仲景所撰。书中载有《痰饮咳嗽病脉证并治》，全面论述了痰饮的病症与治疗，在理论和实践上都极具指导意义和实用价值。笔者通过跟师、临证，对仲景辨治痰饮之意有所领会，今写点滴感悟，以飨同道。

一、痰饮病的分类与四饮的主证

本篇言痰饮病有广义与狭义之分。广义的痰饮分为痰饮、悬饮、溢饮和支饮四种，是四饮的总称。而四饮中的“痰饮”则为狭义之痰饮，指饮停肠胃的疾病。

四饮由于病机不同，饮停部位不同，主证各有不同。痰饮（狭义）病由于脾胃阳虚，水液运化失常，致饮邪下流肠间出现“水走肠间，沥沥有声”，由于精微不能输布运化，郁滞为饮，不养肌肉，致使其人“素盛今瘦”。悬饮由于肝失疏泄，肺气不利，致“水流在胁下”，肺失肃降上逆为“咳唾”，咳则肝肺相引而“引痛”。溢饮由于脾失健运，肺失宣降，饮溢肌肤，阳气被遏，出现“身体疼重”，又由于肺气失宣，失汗孔开合之职，出现“当汗出而不汗出”，留于四肢的水饮不能外散的情况。支饮为伏邪迫肺，肺失宣降，气道阻塞，出现“咳逆倚息，短气不得卧”，气机不宣，肌肤失冲而“其形如肿”。

二、痰饮病的病因病机

有关人体水液的代谢过程，《素问·经脉别论》言：“饮入于胃，游溢精气，上输于脾。脾气散精，上归于肺，通调水道，下输膀胱。水精四布，五经并行。”《素问·灵兰秘典论》言：“三焦者，决渎之官，水道出焉。膀胱者，州都之官，津液藏焉，气化则能出矣。”由此可见，水液的输布排泄依靠脾的散精、肺的通调水道、肾的气化功能，以三焦为通道而实现。本篇仲景提出“食少饮多，必暴喘满”为广义痰饮病的主要病因，强调了脾胃运化失常在痰饮病形成中的重要性。若病人饮水多，水湿大量停聚于胃，不能运化输布，则上犯于肺，阻遏气机，肺失肃降，致突然喘促发作。若长期“饮多”，胃失受纳而“食少”，脾失健运而“饮停心下”，脾胃的输送布散作用失常，形成痰饮之病，轻微者短气，重者水气凌心而心悸。可见，仲景认为痰饮形成的主要原因是脾胃运化失常。

三、痰饮病的治则治法

针对痰饮为阴邪，乘人体阳气衰微而饮停不化，留滞各处，总以脾肾阳虚为本之病机，仲景确立了“病痰饮者，当以温药和之”的治疗痰饮的总原则。其中“温药”是治病用药的原则，治疗上以“温药”振奋阳气，使饮邪得阳而化，遇温而行，饮邪消散，疾病得除。“和之”则是治疗痰饮病的大法，治疗方法上以“和”为度。运用行、消、开、导等各种方法，以恢复人体阳气、消散痰饮之邪，使机体协调平和，以恢复阴平阳秘之状态。

（一）药用宜温

1. 温服药物

《金匮要略·痰饮咳嗽病脉证并治》中所有方剂之服法均注明为温服，意在温阳化饮。《金匮要略·痰饮咳嗽病脉证并治》：“夫病人饮水多，必暴喘满，凡食少饮多，水停心下，甚者则悸，微者短气，脉双弦者寒也，皆大下后善虚；脉偏弦者，饮也。”痰饮之骤发，由于病人饮水过多，水湿不及运化，停于胃，上逆于肺，肺失宣降所致。痰饮由渐而得，由于病人中焦阳虚，脾不健运，水停心下而致。饮为阴邪，质地清稀，轻则阻遏阳气，重则伤人阳气。遇寒则凝则聚，得温则行则化。《素问·至真要大论》云：“诸病水液，澄清清冷，皆属于寒。”《素问·至真要大论》：“寒者热之。”饮邪本质属寒，理当温化，故《金匮要略·痰饮咳嗽病脉证并治》中所有方剂之服法均注明为温服，意在温阳化饮。

2. 方药药性宜温

治疗痰饮病，药用性味宜温和。如《金匮要略·痰饮咳嗽病脉证并治》：“夫短气有微饮，当从小便去之，苓桂术甘汤主之，肾气丸亦主之。”即用苓桂术甘汤温阳健脾，利水除饮，温而不燥，利而不峻；肾气丸水中补火，补阳兼益阴，补火不燥，滋水不寒，脾气得运，肾气得温，“大气一转，其气乃散”。《素问·阴阳应象大论》：“壮火之气衰，少火之气壮，壮火食气，气食少火，壮火散气，少火生气。”即药食气味之纯阳作用，易化壮火，令正气虚衰，易耗散人体元气；药食气味之温和作用，易化为少火，令正气盛壮，补益人体之元气。即宜用药食气味温和之品治疗痰饮疾病。扶阳时，不可刚燥伤阴，益阴时切勿滋腻遏阳；扶正与逐邪把握好度，以五脏温暖，阳气布达，饮邪逐出为度。

温药暖肺，可通调水道，布津散饮；温药暖脾，可健运水湿，饮不易聚；温药暖肾，可温阳化气，水循常道蒸腾排泄。肺脾肾常规履职，则水饮不停不聚，痰饮无由而生。

3. 温发其汗

《金匮要略·痰饮咳嗽病脉证并治》曰："病溢饮者，当发其汗，大青龙汤主之；小青龙汤亦主之。"此言"当发其汗"。但从其方剂组成看则体现的是温发其汗而非峻汗。大青龙汤用麻黄、桂枝辛温发汗，伍以重镇辛寒之石膏，既清郁热，又变峻汗为温发其汗。若汗出过多者，用温粉粉之。小青龙汤虽用麻黄、桂枝、干姜、细辛、半夏辛温发散之品，但又配芍药、五味子、甘草等酸甘化阴之品以制之。故两方体现的思想均为通过温发其汗，使表里和合，散邪而不伤正，从而痊愈疾病。

4. 顺时乘势服药，提高药效

《金匮要略·痰饮咳嗽病脉证并治》中十枣汤之方后注云："平旦温服之。"意在顺时乘势服药，提高药效。《灵枢·岁露论》："人与天地相参，与日月相应也。"《素问·生气通天论》曰："平旦人气生。"平旦乃阳气生发之时，此时乘势温服药物，得自然阳气之助，有利于水饮之祛除，提高药效。"温药"作用于人体，可振奋阳气，令阳气舒展布达，从而使肺得以宣发布散，肃降通调；脾得以转输运化；肾得以气化并升降开合有序。故治疗痰饮"当以温药"，温化饮邪，调顺水液代谢，杜绝痰饮滋生之源。

（二）"和之"用药

"和之"在《说文解字》中谓："和，相应也。""和"有调和、缓和、平和之意。

1. 调和药性，防矫枉过正

宣肺散饮之小青龙汤的药物组成，即体现了这一思想。方中麻黄、桂枝发汗解表散饮，细辛、干姜、半夏温化寒饮，药性为热。因热药散饮的同时易耗散阳气，伤津耗液，故仲景于方中配以芍药、五味子、甘草酸收敛阴，酸甘化阴，既防止了麻、桂、姜、夏、辛之辛温发散太过，又避免了辛温之品，温燥伤津耗液之弊。通过药物配伍，调和药物性质，防止矫枉过正。

2. 缓和药性，防峻猛烈药损伤正气

如治悬饮之十枣汤的药物组成，即体现了攻邪勿损正之思想。悬饮为"饮癖结积在内"，非猛力"蠲饮破癖"之剂不能获效。尤在泾说："十枣汤蠲饮破癖，其力颇猛。"十枣汤方中甘遂善行经隧水湿；大戟善泄脏腑水湿；芫花善攻胸胁癖饮，三药均药性猛烈，易损伤正气，故配以大枣健脾扶正，使之峻下而不伤正。其煎服法要求，以肥大枣十枚煎汁，然后纳芫花、甘遂、大戟之药末。原文曰："强人服一钱匕，羸人服半钱，平旦温服之；不下者，明日更加半钱，得快下后，糜粥自养。"此为逐邪扶正、固护正气之意。方剂取名"十枣汤"，其意义有二：一是强调大枣之用量必须足够，既要选用大者，又要用足十枚，否则难担扶正之重任。二是强调大枣在本方中有安中益脾利水之作用，能缓和甘遂、大戟、芫花三药峻猛伤正之烈性。故应用峻药逐水，既要关注峻药之用量、用法，又要因人、因时制宜，中病即止，更要重视扶助正气。攻邪逐饮勿损正乃仲景治疗痰饮之重要思想。

3. 平和药性，减低毒性

如治留饮之甘遂半夏汤的药物组成，体现了平和药性，减低毒性之治疗思想。其方中甘遂、甘草同用，取其相反相成之意，俾激发留饮得以尽去；芍药、白蜜酸收甘缓以安中，能平和药性，缓和甘遂之毒性。其煎服法："以水二升，煮取半升，去滓，以蜜半升，和药汁煎取八合，顿服之。"即甘遂、半夏、芍药、甘草四味药煎后加蜜合煎，其意重在平和药性，减低毒性。"顿服"寓中病即止，不可久服、过服，以免伤正。

（三）"和之"辨证施治

张仲景治疗痰饮病，主张应用"温药"的同时，也主张"和之"之策略，既不专事温补，又不过于刚燥，以免其碍邪伤正。针对痰饮产生的病机，辨证施药，掌握法度。如张介宾所言："和方之剂，和其不和者也。凡病兼虚者，补而和之；兼滞者，行而和之；兼寒者，温而和之；兼热者，凉而和之，和之为义广矣。""和之"之法其意深广，在《金匮要略》中具体体现如下：

1. 解表化饮以和表里

《金匮要略·痰饮咳嗽病脉证并治》曰："病溢饮者，当发其汗，大青龙汤主之；小青龙汤亦主之。"风寒外邪侵袭肌表，郁闭肺气，当汗出而不汗出，邪因肌表郁闭而不出，使饮邪漫溢四肢肌表，常见发热恶寒、身体疼重、脉浮紧等证候。法当因势利导，驱除饮邪。《素问·至真要大论》曰："其在皮者，汗而发之。"故对于兼见烦躁等内有郁热证者，用大青龙汤解表发汗，清泄郁热；对于兼见咳喘脘闷，痰稀量多等内有寒饮者，用小青龙汤解表发汗，温化里饮。此即体现了解表化饮以和表里、散饮邪之治疗思想。

2. 祛邪扶正以和虚实

《金匮要略·痰饮咳嗽病脉证并治》曰："膈间支饮，其人喘渴，心下痞坚，面色黧黑，其脉沉紧，得之数十日，医吐下之不愈，木防己汤主之。虚者即愈；实者三日复发，复与不愈者，宜木防己汤去石膏加茯苓芒硝汤主之。"此乃水饮停留心肺胃脘。饮邪上逆迫肺，则气喘胸满；饮停心下，则心下痞坚；饮聚胸膈，营卫运行不利，则面色黧黑；饮伏于里则脉沉紧。本证特点是病程长，病情重，虚实夹杂。故用木防己行膈间水饮；石膏镇上逆之饮邪；桂枝通阳利水降逆；人参扶正补虚。服后痞坚变成虚软，是水去气行的标志，疾病即愈。若痞坚坚硬者，是水停气阻，坚结成实之标志，此时木防己汤已不胜任，故宜在原方中去石膏之辛凉，加茯苓淡渗利水，助防己、桂枝行水，加芒硝咸寒软坚消积以除其实，继用人参益气补虚。此体现了祛邪扶正以和虚实之治疗思想。

3. 寒温并用以和寒热

《金匮要略·痰饮咳嗽病脉证并治》曰："咳逆倚息不得卧，小青龙汤主之。""若面热如醉，以为胃热上冲熏其面，加大黄以利之。"用苓甘五味加姜辛半杏大黄汤。此言支饮，当用小青龙汤主治。若支饮未尽，兼见肾热上冲之证，即咳嗽、胸满、眩冒、呕吐、形肿诸症悉具，兼见面热如醉之症状。当温肺散寒化饮并清泄胃热。茯苓、甘草通阳化饮，平冲利尿，引逆气下行；五味子敛气归原；干姜、细辛、半夏散寒化饮泄满；杏仁辛开苦降，宣利肺气，令气降水行，寒饮得散而身肿自消，杏仁能行气顺气；气动则饮动而易消矣。大黄苦寒消导胃热从下而行，则胃热消胃气顺降，共奏寒温并用，寒消热清饮除之效。

《素问·至真要大论》指出"寒者热之，热者寒之""治寒以热，治热以寒"。温热药属阳，能散寒、温阳、发散、宣通、引阴药入阳；寒凉药属阴，能清解通降，沉敛下行，引阳药入阴。故凡寒热错杂之证，宜寒热同治，通过寒温并用，以理气机之失序；平和寒热之失衡，从而使阴阳平衡协调、阴平阳秘，则疾病痊愈。正如《素问·至真要大论》云："谨察阴阳所在而调之，以平为期。"

《金匮要略·痰饮咳嗽病脉证并治》辨治痰饮疾病，细审脏腑气血阴阳之盛衰，补偏救弊，补虚泻实，通过解表化饮以和表里；扶正祛邪以和虚实；寒温并用以和寒热，从而调理气机之失序，调整阴阳之失衡，达到阴平阳秘，此即为"和"。

四、"温药和之"在肺系疾病的应用

《金匮要略》将痰饮与咳嗽并为一篇，说明痰饮和肺密切相关，肺主气、司呼吸、外合皮毛、朝会百脉。外邪袭体，常首先犯肺。《素问·咳论》云："皮毛者，肺之合也，皮毛先受邪气。邪气以从其合也，其寒饮食入胃，从肺脉上至于肺，肺则寒，肺寒则外内合邪，因而客之，则为肺咳。"

"肺胀"在急性发病阶段可表现为支饮证候；"咳嗽""喘证"之肺寒、痰浊两个证型，亦常具支饮特点；哮证之发作期类同伏饮。痰饮伏肺是慢性肺系统疾病的"宿根"，因此我在临证治疗肺系统疾病则宗"病痰饮者，当以温药和之"之旨进行辨证施治。

（一）温补肺脾肾之气以化饮

《素问·经脉别论》云："饮入于胃，游溢精气，上输于脾，脾气散精，上归于肺，通调水道，下输膀胱，水津四布，五经并行。"肺为气主，主宣发肃降，通调水道；脾为气枢，主升清，主运化水湿；肾为气根，主水，主纳气。肺脾肾功能正常，则水津输布及排泄正常；肺脾肾功能异常，则水津之输布排泄亦异常而积于体内，聚为痰饮，滋生咳嗽、喘证、肺胀等各种疾病。

《金匮要略·痰饮咳嗽病脉证并治》曰："夫短气有微饮，当从小便去之，苓桂术甘汤主之，肾气丸亦主之。"

若临床症见：咳嗽，喘促气短，咳白沫痰，神疲乏力，畏寒肢冷，便溏，舌质淡，舌体胖大，边有齿痕，脉沉细。乃肺脾气虚之候，治以温补脾肺、温阳化饮之法，方用苓桂术甘汤加味治之。

若临床症见：喘促气短，动则尤甚，咳白痰，腰膝酸软，尿少，双下肢浮肿，舌质暗红，苔白，脉沉细。乃肺肾气虚所致，治以温补肺肾、温阳利水之法，肾气丸加减治之。

《素问·生气通天论》曰："阳气者，若天与日，失其所则折寿而不彰。"即寓人身之阳气如自然界的"天与日"那样重要，是人体生命的根本。大自然依赖太阳有规律地运行不息才光明爽朗，化生万物；而人体也须依赖阳气之旺盛及运行通畅才能健康无病。张介宾在《类经附翼·求正录·大宝论》中说："天之大宝，只此一丸红日；人之大宝，只此一息真阳。"受经典思想之启发，因此我在临床上治疗痰饮疾病，注重温补肺脾肾之气以化饮。

（二）行、消、开、导除痰法

魏念庭《金匮要略方论本义》言："言和之，不专事温补，即有行消之品，亦概其义理于温补之中，方谓之和之，而不可谓之补之益之也。盖痰饮之邪，因虚而成，而痰亦实物，必可有开导。总不出温药和之四字，其法尽矣。"此意为痰饮之病属本虚标实之证，既不能独用温补，也不能独用行消。需补正与行消并用，乃为"和之"。

行者，行其气也；消者，消其饮也；升者，升其阳也；导者，导二便也。

慢性肺系疾病晚期，患者多见喘促气短，倚息不能平卧，胸胁胀满，咳白沫痰，呕吐，心悸，头眩，面色晦暗，唇甲紫暗，尿少，肢体浮肿，便秘，舌质淡暗，苔腻，脉细等证候。由于机体抵抗力之降低，又每因感受六淫邪气，致表气郁闭而发热、恶寒、无汗、肢体疼重。此证候属广义痰饮范畴。其病机特点为正虚邪实，正虚以肺脾肾虚衰为主，邪实以湿、痰、瘀、毒积滞为主。

我在临床上，注重辨治其病因，把握其病机，"有者求之""无者求之""盛者责之""虚者责之"，辨明其病位，辨清其阴阳、表里、寒热、虚实。采用"虚者补之，实者泻之，寒者热之，热者寒之，客者除之，留者攻之"之治疗方法。气虚者，用党参、黄芪以益气；气滞者，用香附、郁金以理气；血瘀者，用当归、川芎活血化瘀；痰盛者，用瓜蒌、半夏消痰饮；表气郁闭者，用麻黄、桂枝解表散饮；还常用茯苓、泽泻、猪苓淡渗利水；石膏、大黄泄热通便，从而使饮邪从二便排出（即前后分消）。在应用温药治疗痰饮的总则的基础上，严谨辨证，酌情伍用行气、消痰、升阳、导二便之法进行施治，临床每获良效。

慢性肺系疾病治疗较为棘手，尤其在慢性肺源性心脏病晚期，由于脏腑功能衰竭，湿、痰、瘀、毒积于体内，常出现类似痰饮的临床表现，痰浊阻肺则喘促，胸腹胀闷，恶心，食少；水气凌心则心悸；水湿泛溢肌肤则颜面及四肢浮肿，甚则出现胸水、腹水；痰浊瘀毒上蒙清窍则神识昏蒙、抽搐。临床多以阳虚阴盛为其主要病机，因此《金匮要略方论》之"以温药和之"之法则，适合于慢性肺系疾病的中医治疗。大青龙汤、小青龙汤、苓桂术甘汤、肾气丸、葶苈大枣泻肺汤、五苓散、厚朴大黄汤等经方均在肺系疾病的临床上被广泛应用，并且取得了非常好的疗效。

五、结语

"痰饮"之名始于张仲景，是指体内水液运化输布失常，停积于某些部位的一类病证。《金匮要略·痰饮咳嗽病脉证并治》全面系统地论述了痰饮有广义与狭义之分，强调脾胃运化失常在痰饮形成中的重要性。阳虚阴盛，本虚标实为痰饮之致病特点。"病痰饮者，当以温药和之"为治疗痰饮的总原则。应用药性温和之药，温法服用，以温暖五脏六腑，使机体之表里、寒热、虚实协调合和，则痰饮消散，津液布达，而致阴平阳秘，而致和平，从而痰饮痊愈。

仲景关于痰饮证治的思想对后世产生了深远的影响，不仅指导肺系疾病的辨治，而且对临床各科疾病，尤其重大疑难疾病，如恶性肿瘤、血液病、心脑血管疾病、糖尿病、肾病等皆具有重要的指导意义。因为痰饮致病具有广泛性、复杂性、严重性，临床不易诊断，治疗困难，所以应深入研究探讨痰饮致病的特点及规律，重视它对人体的危害。进一步发掘和整理中医古代医家治疗痰饮的经验和辨证施治的规律，借助西医学各学科的研究手段，深入研究痰饮的病理机制和证治规律，必将能更好地指导临床实践。

参考文献

[1] 范永升. 金匮要略 [M]. 北京：中国中医药出版社，2003.
[2] 王庆其. 内经选读 [M]. 北京：中国中医药出版社，2003.

饶克瑯（江西省中医院）

关于痰饮的论述，一般将稠厚者叫痰，清稀者叫饮，合称为“痰饮”。古有“久病多痰”“顽疾多痰”“百病多由痰作祟”等论述。笔者认为西医学的许多肾系疾病，特别是各种肾系疾病发展到晚期尿毒症的临床表现与《金匮要略》四种痰饮病证的证候表现非常相似，还常常是数饮并病或合病的证候表现，故均可按《金匮要略》的痰饮病证进行辨证论治，经临床观察疗效满意。现从以下几个方面谈谈对痰饮病证的认识及慢性肾功能衰竭从痰饮论治的临床应用特点。

一、痰饮病证的概况

痰饮理论最早见于《黄帝内经》，只有“水饮”“积饮”的记载，但无“痰”的描述。汉代张仲景在《金匮要略·痰饮咳嗽病脉证并治》首次明确提出了“痰饮”的名称，予以专篇论述。“痰”古作“淡”字，淡与澹通，澹者，水动也。说明水饮具有运行流动之特性。《金匮要略》根据水饮流动停积的部位分为痰饮、悬饮、溢饮、支饮四类。又以长期留而不行的为留饮、伏而不去的为伏饮，实际仍属四饮范围。《金匮要略》中论痰饮其实也是以论饮证为主，痰只是修饰“饮”而已。与现今所述“稠浊者为痰，清稀者为饮”的概念不同。痰饮有广义和狭义之分，本文所论是指广义的痰饮而言，病机是因脾肾阳虚导致水饮停聚体内局部脏腑经络而致病。而狭义痰饮是指《金匮要略》中痰饮分类的四饮之一，为饮停心下、胃肠的病变，即“……水流肠间，沥沥有声，谓之痰饮”。痰与饮均是津液在体内不能正常运化的产物，正如《素问·经脉别论》曰：“饮入于胃，游溢精气，上输于脾。脾气散精，上归于肺，通调水道，下输膀胱。水精四布，五经并行。”痰饮的病因在明代以前则基本上责之于脾的营运失司和肺的气化失常。明·王节斋首先提出了肾与痰的关系，并将肾生痰的病因放在了主要地位，认为“痰之本水也，原于肾”。故痰饮形成机理主要责之于肺、脾、肾三脏功能失调。只有当人体的肺、脾、肾功能失常，影响津液的生化、输布和排泄，才会凝聚而成痰饮。此外，痰的形成也与六淫、七情、饮食等因素均有关系。痰饮的病理特性可概括为：① 痰饮为阴邪，轻则阻遏阳气，重则伤人阳气。②其性善于流动，可停留于人体局部。③病机要点责之于肺、脾（胃）、肾。④ 痰饮之邪“得温则行，得寒则聚”。痰饮的形成虽与肺脾肾三脏气化功能失调有关，而脾胃则为病变中心。痰饮常有症状以呕、咳、喘、满、痛、肿、悸、眩八类为主。

二、《金匮要略》中痰饮病证的治则及治法特点

《金匮要略·痰饮咳嗽病脉证并治》第 15 条明确提出“病痰饮者，当以温药和之”。因为痰饮为阴邪，易困遏阳气，损伤阳气。温，指振奋阳气、开发腠理、通行水道之义；和，指温之不可太过，应以调和为原则，寓有行、消、开、导之义，从而使温而不燥，温而不腻，水有出路。根据痰饮之盛衰、标本之缓急，急则治其标，随痰饮之所处因其势而利导之；缓则治其本，因脾肾之不同而采用不同的治法；标本俱急则同治，或温或和或和而用温。温则振奋阳气，通调水道，化气行水，而重在脾肾治本。治本之法：中阳不运，胃有停饮者，用温阳蠲饮、健脾利水之苓桂术甘汤主之；下焦阳虚，不能化水饮者，以温肾化饮之肾气丸主之。和则“去菀陈莝，开鬼门，洁净府”，随证用药，权宜之计以治标，冀其阳气得复，水饮得蠲，阴阳调和，气以水行。行者，行其气也；消者，消其饮也；开者，开其阳也；导者，通导二便也。正如《金匮要略本义》曰：“言和之则不专事温补，即有行消之品。”充分体现了中医辨证论治的原则性和灵活性。从标本的角度来说，“温药和之”是痰饮总的治疗原则，是一种标本兼治的方法。一方面，治本以温行的方法消除痰饮，温药可以调和脏腑，恢复气化，体现了治本的原则性；另一方面，治标以开泄的方法导邪外出，针对不同病情予以行消开导，祛除饮邪，反映了治标的灵活性。

三、慢性肾功能衰竭从痰饮论治

1. 慢性肾衰与痰饮病证证候分析

慢性肾功能衰竭（CRF）是西医学的病名，既是肾病的功能诊断，亦指各种原发和继发性慢性肾病持续进展、肾功能渐进性地不可逆减退，最终出现以代谢废物潴留，水、电解质、酸碱平衡紊乱，肾脏内分泌功能障碍为主要表现的临床综合征。中医文献对 CRF 不同病期的表现，如尿浊、水肿、虚劳、关格、溺毒等，与《金匮要略·痰饮咳嗽病脉证并治》所指的痰饮病证相似。《金匮要略·痰饮咳嗽病脉证并治》谓“其人素盛今瘦，水走肠间，沥沥有声，谓之痰饮；饮后水流胁下，咳唾引痛，谓之悬饮；饮水流行，归于四肢，当汗出而不汗出，身体疼重，谓之溢饮；咳逆倚息，短气不得卧，其形如肿，谓之支饮”“其人喘满，心下痞坚”“腹满，口舌干燥，此肠间有水气”“卒呕吐，心下痞，膈间有水”。《金匮要略·水气病脉证并治》指出：“寸口脉弦而紧，弦则卫气不行，既恶寒，水不沾流，走于肠间。少阴脉紧而沉，紧则为痛，沉则为水，小便即难。”指出了肺失宣肃，肾气不化而形成水气病。然水气与痰饮乃同源异流，肺脾肾功能障碍，引起水液代谢异常，若水液泛溢周身，则为水肿，若停留于

局部则为痰饮，二者可互相转化，相兼为病。慢性肾功能衰竭期常呈现消化系统、血液系统、心血管系统、水钠代谢和酸碱平衡明显紊乱，以及各种神经系统并发症等全身多系统症状。临床多见面色萎黄或黧黑，表情呆滞，甚则嗜睡，头晕乏力，视物模糊，颜面、四肢浮肿，尿量减少，身体沉重，胸闷，纳呆，恶心呕吐。舌质淡白青紫，舌苔白腻、白滑或黄腻，脉细或细弦。结合西医学检查：有的腹部胀满，B 超提示腹水；有的胸胁胀满，肋间饱满，X 片提示胸腔积液；有的咳嗽胸闷、心悸、气短不能平卧，心脏彩超提示心包积液。慢性肾衰晚期的临床表现与前面所列痰饮病的大部分症状、体征确有许多相同相近之处，且是数饮并病或合病的证候表现。

2. 慢性肾衰与痰饮病证的病因病机及发病特点探析

慢性肾衰是由多种病因综合作用后形成的，其后期由于脾肾功能衰败，脾虚无力运化水湿，肾虚无力蒸腾气化，体内津液代谢异常；脾失统摄，肾失封藏，精微漏泄，精气血化生不足，五脏失于濡养和温煦，功能衰退；脾虚不能升清，胃虚失于和降，气机升降不利，清浊不分，当泄不泄，当藏不藏，致痰瘀秽浊留滞，阻遏气机，闭塞三焦，衍生变症，危及生命；上焦壅滞则咳嗽、喘促气逼，或心悸气短；中焦气逆则恶心呕吐、纳呆、口中尿臊味；下焦不通则二便俱闭，甚至浊毒上泛蒙闭清窍，出现神识昏蒙、呆痴，或引动肝风而发作抽搐、惊厥，或入内扰乱营血而发生衄血、便血等证候。

其致病特点具有痰饮病证的发病规律：

（1）痰饮郁闭，气滞血瘀：痰饮阻滞则易影响气血运行，形成痰气交阻及痰饮夹瘀的病变。笔者认为西医学慢性肾病逐渐肾组织纤维化及肾小球硬化发展为肾功能衰竭的变化过程，完全符合痰饮病证由气病到血病，最终导致痰浊瘀血内阻的病理过程。

（2）痰饮流动，致病广泛，证候多端：痰随气行，无处不到，变化多端，症状百出。从临床观察慢性肾衰尿毒症期临床症状复杂多样，除常见内科多系统、多脏器的病变外，还常并发眼科尿毒症眼底病变、皮肤科尿毒症性皮炎、骨科的肾性骨病等病变。

（3）痰饮留伏，病程绵长：痰饮由体内津液代谢障碍积聚形成，具有湿性重浊黏滞的致病特点而表现为病势缠绵，病程漫长。肾系疾病皆具有反复发作的特点，并且缠绵难愈，治疗困难，逐渐加重发展为肾功能衰竭。

（4）痰随气升，易扰神明：痰饮内停，随气上升，阻遏清阳则可内闭清窍、扰乱神明，出现一系列神志失常的病证。而在肾脏疾病的终末期（尿毒症），由于体内毒素的刺激，形成尿毒症性脑病，也常可表现为精神、神志病变，甚至在进行肾脏替代（血液透析）治疗过程中出现的透析失衡综合征也常以精神、神志病变为主要临床表现。从肾功能衰竭的症状与体征说明慢性肾衰晚期主要表现为湿浊邪毒滞留，或浊阴上逆，或浊邪热化，久则浊聚气滞血瘀。其病机表现是正虚邪实，正虚包括肺脾肾亏损，气血不足等；邪实包括湿浊瘀毒停积。慢性肾衰晚期的总病机可概括为“虚、湿、痰、毒、瘀”，其中湿、痰、毒邪可统称为浊邪。

3. 慢性肾衰与痰饮病证的证治探析

痰饮病证的治疗原则，张仲景在《金匮要略》中云“当以温药和之”，清·陈修园谓六字为金针之度，“所以然者，人之气血，得温则宣流”。慢性肾衰总的病机主要为脾肾亏虚、浊瘀内停。脾肾气血亏虚，阳气不足为本。浊、瘀为标。笔者认为，治疗慢性肾衰也强调一个“温”字，治本重在温养脾肾，治标重在温化浊邪、温通血脉，但温之不可太过。慢性肾衰治宜标本兼顾，主张在温养脾肾治本的同时重视祛痰浊行瘀血，常加用祛痰浊行瘀血药物。常用的祛痰化浊药有藿梗、苏梗、法半夏、竹茹、南星、白术、陈皮、紫菀等。另外本地区（南方）气候潮湿，夏季炎热，致使邪浊易化热，故治宜清化湿浊，方药常选苏连饮或黄连温胆汤化裁，必要时可加用泄浊之品如大黄、六月雪、积雪草、蛇舌草等。但即使是邪从热化，转化为浊热证者，在清热泄浊的同时，也要佐以温药，如方中加苏叶、苏梗、法半夏、陈皮、白术等药温化浊邪。另在治本方中常加入巴戟天、淫羊藿、肉苁蓉等温润之品，但少用温燥留守之品。浊邪得温则化，临床观察更有利于浊邪消退。慢性肾衰患者阳气已虚，邪实以湿浊水饮壅盛停积为主，饮为阴邪，得温则行，所以无论是中药内服还是外用（灌肠、熏蒸、泡足）等都不能过于苦寒，否则浊邪难化，又败胃生痰浊。西医学认为肾单位高滤过与肾小球硬化及进行性肾功能下降有密切关系，而寒冷又是加重单个肾单位高滤过的因素之一。因此临床上强调“以温药和之”完全适用于慢性肾功能衰竭的中医治疗。《金匮要略》中用于治疗痰饮病证的方剂均被作为治疗慢性肾衰的常用方，常常是数方联合运用。如尿毒症性心包积液或胸腔积液，咳嗽、胸闷气逼常用葶苈大枣泻肺汤加味；腹水、腹胀、便闭常用已椒苈黄丸加味；眩晕、呕吐常苓桂术甘汤、泽泻汤和小半夏汤三方合用加减；排尿困难、尿少及水肿常用肾气丸合五苓散加减治疗等。笔者还认为此期治疗应遵循《素问·标本病传论》所述：“谨察间甚，以意调之，间者并行，甚者独行。”病情稳定则标本同治，以健脾益肾、泄浊化瘀；病情重则先治标，以药力专一，起效快，控制病势。如在尿毒症晚期频繁呕吐，药食不能进，病情日趋恶化。此时药食格阻，治疗应以和胃降浊为要，脾胃调和，水谷渐进，药液能进，才能充分发挥药物的治疗作用，故和胃降浊也是慢性肾衰疾病过程中的一个重要治法。临床上痰浊上逆者，宜化痰降浊，方多选小半夏加茯苓汤加减；属痰浊化热者，宜清化痰浊，方选苏连饮或黄连温胆汤化裁。此时药味要少而专，量要大，汤药应存温少量频服，可取得和胃止呕之效。胃和呕止，药食能进，则有生机。

四、结语

近年在现代肾病领域中引入中医痰饮学说，此为中医药治疗肾脏疾病提出的新的治肾理论。慢性肾功能衰竭是顽疾、重疾，临床治疗非常困难的疾病，古有“久病多痰”“怪病多痰”，尤其在尿毒症期出现诸多与中医痰饮证相类似的表现。因此，在治疗方面均可以参照中医痰饮的证治方法，常是《金匮要略·痰饮咳嗽病脉证并治》篇所述的痰饮病证治的数法数方合用，重在化饮利水泄浊排毒。治疗痰饮病证当“以温药和之”，经长期临床观察，认为尿毒症期即使是浊邪化热，同样须适当配以温药治之，以助化浊排毒之功。同时根据患者的标本缓急、虚实寒热，权衡补泻。病情稳定则标本兼顾，以健脾益肾、泄浊解毒化瘀为法。因浊毒贯穿慢性肾衰疾病的始终，故化饮利水泄浊排毒之法，也必须贯彻慢性肾功能衰竭中医治疗的全过程。

严世芸评按

《金匮要略方论》中的痰饮病是中医学者耳熟能详的一个疾病。然而，在痰饮病内涵、外延的界定及治则治法的把握方面，尚有诸多值得探讨的问题。

首先，痰饮病是一种病证。“痰”又作“谈”，与“澹”相通，似水之流荡；“饮”者水之谓，故有“谈饮”“流饮”之称。“饮”作为病证名，始见于《素问·至真要大论》“湿淫所盛……民病积饮……”到宋、元时期，“痰”才别出“痰饮”而成为一种致病因素。但是，当今常有学者把“痰饮”与“痰”混为一谈，或把“痰饮”引申为“痰”。纵然，“痰”与“饮”都是津液代谢异常的病理产物，一般而言，“痰”稠浊，“饮”清稀，而且，“痰”更是一种病因病机的表述，不作为一种单独的病证，而且有有形、无形之分，无形之痰，随气升降，无处不到，广泛涉及各种病证，如眩晕、头痛、癫狂、昏厥、瘰疬、痰核、胸痹、历节等，均与“痰饮”概念迥异，必须区别开来。

其二，痰饮病作为一种病证，又可分为四种“饮”，引起的病机皆据《素问·经脉别论》有关水精代谢敷布的理论来论述痰饮形成的病理机制，已成共识。但是，不能忽视的是这种病理机制是由多种复杂的原因，从不同方向和环节影响肺、脾、肾，使其生理功能发生变化而产生的，包括外邪、饮食、劳欲、脏腑病传等外因、内因、不内外因多种因素。此外，四种饮病其病因病机也多有不同。所以，分析痰饮病的病机时，必须结合这些始动因素，综合考虑，否则不能对临床治疗具有实际意义。

其三，病因病机复杂，治则治法用药也应灵活应对。《金匮要略·痰饮咳嗽病脉证并治》中提出：“病痰饮者，当以温药和之。”对这一治则，我们应有正确的理解和把握。分析仲景治痰饮四种饮病的方药，不难看出其随病机变化而选方用药的特点。就痰饮病的基本病机而言，是阳气亏虚，水精停聚而成饮，探其治法，当宜温化，然随病情、病位、病性变化，又当灵活组方用药：主以温药而择用寒凉；重视扶正而同伍消导；顾护阳气而不避通透；用药平和而不弃攻逐，等等，不一而足，其“和”之义，显而易见。正如张景岳所言：“和方之剂，和其不和者也。凡病兼虚者，补而和之；兼滞者，行而和之；兼寒者，温而和之；兼热者，凉而和之；和之为义广矣。亦犹土兼四气，其补泻温凉之用无所不及，务在调平元气，不失中和贵也。”程国彭《医学心悟》中曰：“有消而和者，有温而和者，有补而和者，有燥而和者，有润而和者，有兼表而和者，有兼攻而和者，和元义则一，和之法变化无穷矣。”戴天章《广瘟疫论》亦曰：“寒热并用谓之和，补泻合剂谓之和，表里双解谓之和，平其亢厉谓之和。”由此可见，所谓“以温药和之”，即是据其证候的复杂病机变化，选择共用几种相关的治则治法和不同药性效果的药物，相反相成，协调使用，祛邪扶正，调平元气。也就是据证析机，按机定法，依法定方择药。这就是仲景所说的“有是证，用是方”，也可谓是“圆机活法，法无定法”。

从痰饮病的证治分析，其临床辨证思维及组方用药法则，亦可适用于其他诸多病证。

徐凤芹学员在回答“论痰饮病的证治”的策问中，对痰饮的词义、病名的经典出处、痰饮的概念等表述清晰恰当。从理论和临床角度正确区分了痰与饮、广义痰饮与狭义痰饮的不同。对痰饮病的病因病机总结为“阳气衰微，肺不能通调水道，脾不能运化水湿，肾不能温化水液，水湿停留于局部则形成痰饮病，并强调病机性质总属阳虚阴盛”，简洁明了。对痰饮病的治则治法，以仲景的“当以温药和之”展开论证，指出温药既能振奋阳气，又能开发腠理，通调水道以祛邪除饮；并对“从温论治”和从“和之”论治展开讨论，提出“温上”“温中”“温下”及扶正祛邪兼顾，用药当寓有行、消、开、导之法，指出治疗痰饮病应以调和为原则等观点，可谓的切。作者于论文最后结合其本人从痰饮论治心衰的经验，活化了痰饮病治则治法在当今临床的应用，给人以启迪。然作者于论文中把痰饮病引申为“痰”，把它作为致病因素，将“百病皆生于痰”“怪病多痰”“肥胖痰湿偏重”作为根据，总结陈可冀院士从痰饮辨治冠心病的临床经验，似可商榷，前已谈及，不再赘述。

马丽佳学员在“论痰饮病的证治”策论中，对痰饮病的治则治法有所发挥，特别是“和之”用药方面，提出了以下观点：调和药性，防矫枉过正；缓和药性，防峻猛烈药损伤正气；平和药性，减低毒性。作者还提出了“和之”辨证施治，包括：解表化饮以和表里，祛邪扶正以和虚实，寒温并用以和寒热等，诠释了“和”之义。作者最后结合自身经验，对“温药和之”在慢性肺系疾病的应用做了介绍，指出以温补肺脾肾之气以化饮，提出行、消、开、导除痰浊等治则治法方药，并强调仲景关于痰饮证治的思想，对临床多科疾病，尤其是重大疑难疾病具有重要指导意义，是很有见地的。然而，作者提出痰饮形成的主要原因是脾胃运化失常，以及把“温药”演绎为“温服药物”“顺时乘势服药”等，尚需商榷。

本命题尚有饶克瑯学员的策论文章，供读者赏析。

论《金匮要略》对黄疸病的论治

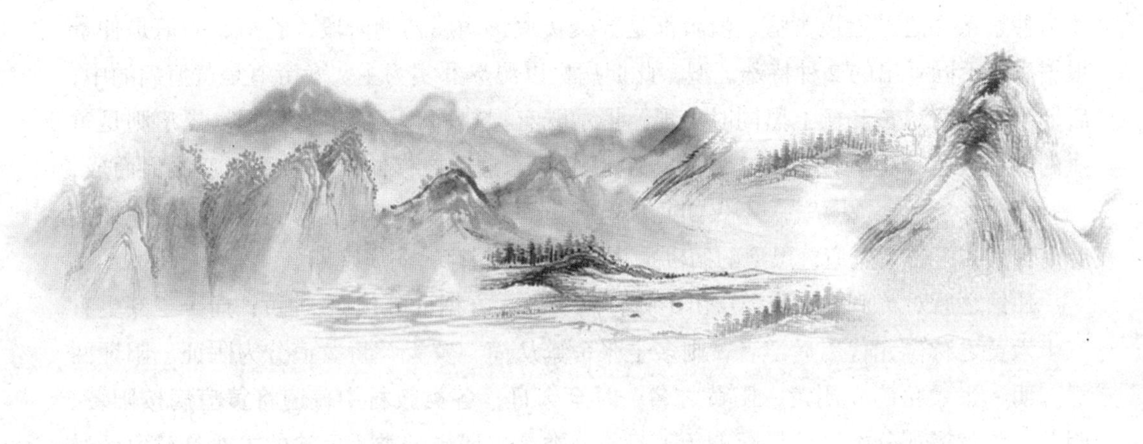

王邦才（宁波市中医院）

《金匮要略》是我国现存最早的内科杂病学专著。黄疸病名虽始见于《内经》，但确立黄疸病辨证论治体系，追其渊薮，当首推仲景。黄疸病在《伤寒论》中有散在论述，《金匮要略》则立专篇讨论。全篇论述黄疸22条，出方10首。历代医家对仲景有关黄疸诊治理论，多有研究阐发，但对黄疸的分类、病机、病位、治疗立法的理解，能真正全面符合仲师本意者盖寡。笔者多年来从事肝病的临床实践，浸馈于仲景之学，深有领悟，现阐述于下。

一、辨分类，循名责实

黄疸亦称黄瘅，是以面、目、身肤发黄，小便黄赤为主要临床表现的一类疾病。其名首见于《内经》。仲景论述黄疸非指一病一证，在其《伤寒论》《金匮要略》中有黄疸、黄家、诸黄、发黄、疸、瘅等不同的命名。仔细研判仲景论黄疸其义有广义与狭义之分，狭义的黄疸，指因湿热诸邪导致的身黄、目黄、小便黄的黄疸，有时简称“疸”，篇中所论的谷疸、酒疸、女劳疸、黑疸等皆归属之。广义的黄疸包括狭义的黄疸和发黄证，其篇名中的黄疸是广义的。

仲景在《金匮要略》中设立黄疸专篇，非常清晰地认识到黄疸病是一类疾病而不是一个疾病，并且完成了黄疸病基本分类。从病因病机角度将黄疸病分为黄疸、酒疸、谷疸、女劳疸、黑疸5种，即后世所称的“五疸”。从这个分类方法去研究，实际上仲景已揭示了黄疸病的病因病机及疾病演变规律，结合黄疸病现代临床病机特点，笔者认为仲景条文之首冠以黄疸、疸者都是狭义黄疸，病属初期阶段，谷疸、酒疸是仲景根据病因不同列出的2种特殊证型，此期病机以湿热邪实为主。女劳疸是黄疸病的中、后期阶段，身尽黄和额上黑同时出现，揭示既有湿热内存又有肝肾虚损。黑疸则是黄疸的晚期，临床上晚期肝癌、肝硬化、胆囊癌等常见之，仲景认为系酒疸误治而成，“酒疸下之，久久为黑疸”。不仅如此，但凡黄疸经久，皆有转变为黑疸的可能，如女劳疸日久亦可转为黑疸，黑疸的病机是热、瘀、虚同存，病属晚期。

仲景之后对黄疸病的分类层出不穷，隋·巢元方据证分作28种黄；唐·王焘更有三十六黄之称。元代以后学者，则多主张舍繁从简，罗天益将黄疸分为阴证、阳证两类。明·张景岳确立阴黄、阳黄之名。时至今日，各类教材中普遍将黄疸病按阳黄、阴黄、急黄辨证分类。但是阳黄、阴黄的分类是按证候分类，反映的主要是黄疸证候阶段的特征，不能够揭示黄疸病的病理变化的本质，也不能反映黄疸病的病理演变过程，实际上在临床诊治过程中许多病人也很难明确区分是阳黄、阴黄。因此，我认为仲景对黄疸病的分类明确了黄疸病的病邪性质、病机重点、传变规律及治疗预后，较后世单用阴、阳的证候归纳法，更具有临床指导价值。

二、阐病因，责之于湿

仲景论及黄疸之因有感受外邪、酒食不节、脾胃虚寒、瘀热内结、房劳伤肾等。但其致病主因则责之于湿，认为湿邪是黄疸的基本因素，其云："病黄疸，发热烦喘，胸满口燥者，以病发时火劫其汗，两热所得。然黄家所得，从湿得之。"讲述湿热内侵，久郁化热，湿热滋生黄疸。仲景在《伤寒论·辨阳明病脉证并治》中进一步将湿邪所致发黄，分为湿热和寒湿两大类，"伤寒发汗已，身目为黄，所以然者，以寒湿在里不解故也"。若湿不得下泄，热不得外越，则湿与热合，发为湿热黄疸；湿从寒化，脾胃受损，则成寒湿发黄。可见湿热、寒湿均可致黄疸。湿之由来，温病学家吴鞠通曾做高度概括："内不能运水谷之湿，外复感时令之湿。"湿可由脾不健运而生，亦可外感湿邪所致。"湿"乃黄疸致病之主因。

三、明病位，脾胃中焦

《金匮要略·黄疸病脉证并治》首条就云："寸口脉浮而缓，浮则为风，缓则为痹，痹非中风，四肢苦烦，脾色必黄，瘀热以行。"一句"脾色必黄，瘀热以行"，明确了黄疸的基本病变脏腑在脾胃。

仲景明言"脾色必黄"，而不言"肝色必黄"，可见按仲景本意，黄疸的病变中心应该在脾胃，与现代将本病归于肝胆病变，认为是肝胆失于疏泄，胆汁外溢所致有别。仲景宗《素问·阴阳应象大论》之"中央生湿，湿生土，土生甘，甘生脾，在色为黄"及《灵枢·经脉》"是主脾所生病者……溏瘕泻，水闭，黄疸"的理论，认为黄疸多为胃热脾湿相互熏蒸而致。《金匮要略·黄疸病脉证并治》云："趺阳脉紧而数，数则为热，热则消谷；紧则为寒，食即为满。尺脉浮为伤肾，趺阳脉紧为伤脾。风寒相搏，食谷即眩，谷气不消，胃中苦浊，浊气下流，小便不通，阴被其寒，热流膀胱，身体尽黄，名曰谷疸。"虽然病因多端，然其病位则归于脾胃失和。通观全篇，不论是谷疸、酒疸、女劳疸；也不论其病因是湿热、寒湿、饮食所致，其终皆在于中焦脾胃受损而发病。而黄疸之疾，见黄之外，临床上患者常出现倦怠乏力、纳谷不香、脘胀腹满、恶心呕吐、厌食油腻、四肢苦烦等脾胃受损的症状。故其病位关键在于脾胃中焦。治疗上一直行之有效的方剂，如茵陈蒿汤、茵陈五苓散以及后世的茵陈术附汤等都是从太阴脾或阳明胃论治的。仲景论治黄疸侧重脾胃的思想对后世影响深远。清·黄元御在

《四圣心源》“黄疸根源”一节中认为黄疸，“其病起于湿土而成于风木”，虽意识到黄疸的病变与肝胆相关，但仍把病变之本归属于脾胃。

细读仲景原文，我们还注意到仲景在对黄疸辨治强调脾胃为病变中心的同时，也注意到其他脏腑所起到的作用与影响，因为脾胃属中焦，属土为万物所归，为后天之本，脾胃的病变，常可影响他脏，既可旁涉肝胆，又可上及于心，下达于肾。如“尺脉浮为伤肾，趺阳脉紧为伤脾”，示人病有脾、肾之分。对于病变影响及心者，仲景亦有论述，如瘀热扰心，血脉痹阻，可出现“其人如狂”的证候，见《伤寒论》太阳病蓄血发黄证；若湿热内蕴，上蒸于心，心神被扰，出现“心中懊侬而烦”或“心中如啖蒜齑状”者，可用栀子大黄汤清心除烦。上述证治，蕴含着黄疸病可从心从肾而治的思想，确具有现实指导意义。

四、述病机，瘀而不通

黄疸其病位在中焦脾胃，致其发病之机，仲景提出了“瘀热以行”“瘀热在里”。一个“瘀”字真正值得玩味。从语言文字角度看“瘀”字有二义：其一为积血。许慎《说文解字》中明确指出：“瘀，积血也。”另一义为郁结，闭而不通。考仲景论述黄疸病机，一句“瘀热以行”包含两层意思：一者瘀而不通，邪无出路。《伤寒论》236条：“阳明病……但头汗出，身无汗，齐颈而还，小便不利，渴饮水浆者，此为瘀热在里，身必发黄，茵陈蒿汤主之。”此条明述，湿热郁于中焦，营卫之源壅塞不利，邪郁于内而症见于外之黄疸。262条“伤寒瘀热在里，身必黄，麻黄连翘赤小豆汤主之”，此为伤寒表邪不解，湿热郁结于里之黄疸。且从仲景表述黄疸病症状时均反复提到“无汗”“小便不利”“小便必难”。即湿热之邪郁结于里，玄府不通，外不得以汗而解，内不得从二便而去，瘀而不通，邪无出路，身必发黄。叶天士在《临证指南医案》中指出：“阳黄之作，湿从火化，瘀热在里，胆热液泄，与胃之浊气共并，上不得越，下不得泄，熏蒸遏郁，侵于肺则身目俱黄，热流膀胱，溺色为之变赤，黄如橘子色。”近《伤寒论选读》亦认为：“瘀热，瘀与郁可通用，即邪热郁滞在里之意。”二者血分瘀滞。不少学者认为“瘀热在里”明示黄疸病入血分，其病机关键是在血分的瘀滞。唐容川在《金匮要略笺注补正》中指出：“瘀热以行，一个瘀字，便见其黄皆发于血分，凡气分之热不得称瘀，小便黄赤短涩而不发黄者多矣。”“故必血分湿热乃发黄也。”张璐在《张氏医通》中则谓：“诸黄虽多湿热，然经脉久病，无不瘀血阻滞”，进一步就久病入络，深入血分而致瘀血发黄的病机加以辨析。实际上仲景对黄疸血分证的论述亦颇为精湛，他认为黄疸之患，病有在气在血，证则有实有虚，或虚实夹杂。血分之证多由气分之邪传变而来：一是太阳病不解，邪热随经入腑，瘀热互结而成，如《伤寒论》第109条、第129条所论；二是由误治伤正，邪热深入营血所致，如《金匮要略·黄疸病脉证并治》第7条所论，辨证方法主要通过皮肤面目色泽、腹部体征、二便及神志来判断，认为凡身黄而黑，或目黄黑带青，腹部硬满急痛，大便泻下黑色，小便自利，其人如狂或喜忘者，应考虑黄疸病在血分，且治疗上有硝石矾石散、抵当汤二方之立。

上述论述可见仲景“瘀热以行”一句，既明确表述了黄疸发病的病机特点，又告诫人们黄疸之辨须分气血，他的这一精神对后世的影响和启发是深远的。当代著名肝病专家关幼波先生指出：黄疸是由于湿热胶固之邪入于血分，阻滞百脉，逼迫胆液外溢，浸淫于肌肤所致。

五、论治则，通利立法

仲景在总结前人经验基础上，结合临床实践，确立了黄疸病辨证论治体系，他明察秋毫，不但提出了“诸病黄家，但利其小便”“当以汗解之”“当下之”“于寒湿中求之”等治疗原则，而且临证运用灵活，汗、吐、下、清、温、和、消、补八法俱见。是以后人论治黄疸多宗仲圣之法，惯使仲景之方。笔者细研仲景治黄要旨，认为仲景辨治黄疸的最大特色在于“通利”立法，给邪以出路。无汗，小便不利，邪无出路，湿热瘀郁不解是产生黄疸的根本原因。是以仲景论治黄疸虽八法皆备，但其要旨在于“通利”。以中焦脾胃为病变中心，根据病势上下不同、表里之别，仲景细察明辨，条分缕析，因势利导，给邪以出路，务使湿热瘀结之邪得以从汗及二便而解。“诸病黄家，但利其小便，假令脉浮，当以汗解之……”“酒黄疸者，或无热，靖言了了，腹满欲吐，鼻燥；其脉浮者，先吐之；沉弦者，先下之。”表明了病有表里上下之分，治应因势利导，给邪以出路的辨治思想。如病变趋表者，表实用麻黄连翘赤小豆汤宣通玄府，解表去黄；表虚用桂枝加黄芪汤通阳益气解表。病在胃及胸膈之上者，“酒黄疸，心中热，欲吐者，吐之愈”，用瓜蒂散涌吐退黄。若湿热蕴蒸脾胃而涉及肝胆，外不能从汗而解，内不能从小便而出，逼迫胆液不循常道，溢于肌肤而发为黄疸，仲景以茵陈蒿汤、栀子大黄汤清热祛湿，两方皆用大黄通下泄热，使邪热从下而出以退黄。若病在中下，湿热壅结阳明腑实，使胃失通降，肠失传化，仲景更以大黄硝石汤通里攻下。若湿重于热，则用茵陈五苓散通尿利湿、除热退黄。对湿热黄疸仲景喜用茵陈、山栀、大黄三味。茵陈清热利湿，疏肝利胆，清而能通；山栀清泄三焦，通调水道，使湿热从小便而去；大黄通腑泄热，又能入血祛瘀，正合黄疸“瘀热在里”之机，是以仲景治黄之剂用大黄者最多。而仲景治黄疸“通利”立法中又一特点是将活血祛瘀贯穿整个治疗黄疸的过程。故仲景治疗黄疸诸方中多加入活血化瘀药物，如赤小豆、大黄、桂枝、山栀等。而且用“硝石矾石散”消瘀利湿治女劳疸有瘀血者。用抵当汤逐瘀破结、凉血散血治蓄血发黄。王津慧总结仲景治黄活血表现为清热利湿退黄，必当活血；发汗利湿退黄，兼有活血；攻泻里热退黄，势必活血；温化寒湿退黄，不忘活血。据此著名肝病大家关幼波更是提出了“治黄必治血，血行黄易却”的治疗思想。当今已有大量临床研究报道治疗黄疸时加入活血化瘀的药物比单纯用清热利湿解毒药疗效好。

六、用临床，求实创新

综上所述，仲景对黄疸病的论治，在分类上循名责实，揭示了黄疸病的演变规律；论病因：以湿为主，兼夹他邪；病变部位：重在脾胃中焦，兼涉肝胆、心肾；病机特点：瘀而不通，邪无出路，深入血分；治疗原则：通利立法，给邪以出路，贯穿祛瘀；所立之方，仍是当今治疗黄疸最有效可靠之剂。内容系统全面，丝丝入扣，翔实可依，为诊治黄疸病提供指南。

黄疸，仲景作为一个独立的病证加以论述，西医学中它又是许多疾病的临床表现之一。临床上许多疾病如病毒性肝炎、淤胆型肝炎、各类肝硬化、胆结石、胆囊炎、肝胆胰肿瘤等均可出现黄疸见症，但总的来说可分为溶血性黄疸、肝细胞性黄疸、阻塞性黄疸、胆红素代谢功能缺陷性黄疸四类。仲景论治黄疸给我们最大的启示有四：确立辨证施治，重视病证结合；重视湿邪致病，强调脾胃中焦；明确病机特点，瘀而不通，邪无出路，深入血分；通利立法，因势利导，给邪以出路，贯穿活血。在临床实践中，我治黄疸宗仲景之法，兼参古今名家之论，结合当代研究成果，中西医结合。临床上在确定黄疸之后，必须进一步明确黄疸的类型并探讨其病因，明确黄疸发生的原发病灶；仔细观察黄疸色泽的变化，研判病情的进退；辨证与辨病结合，辨清证候性质与邪正盛衰；重视中医证型与黄疸生化、病理指标之间的关系。治疗上要充分发挥中医药优势，根据黄疸病机特点，既要准确运用仲景创立的治疗思路及有效名方，又要不断探索新的治疗方法及有效方药。如病毒性肝炎引发黄疸，以清化湿热、解毒和营为主，重在调治气分，结合疏肝理脾，因势利导，给邪以出路。避免过于苦寒，戕伐脾土。淤胆型肝炎所致重度黄疸，参 302 医院汪承柏教授所立之法，以大剂量赤芍 30~90g，大黄 30g 为主加味，凉血活血、通利解毒。病毒性肝炎所致肝硬化引起的黄疸，当重“瘀热”，辨清寒热虚实，以凉血和营、解毒祛瘀为要，兼顾肝脾之损。酒精性肝硬化引起黄疸以清化瘀毒为主，用自拟清化瘀毒方，由桃仁、大黄、地鳖虫、炙鳖甲、赤小豆、莪术、生地黄等组成。胆囊炎、胆结石所致黄疸则重在清化通利，通腑散结以退黄，习用大柴胡汤合茵陈蒿汤出入。肿瘤或结石引起阻塞性黄疸，重在通利解毒消结，自拟通瘀散结汤，由茵陈、郁金、穿山甲、刘寄奴、大黄、地鳖虫、鸡内金、赤小豆、莪术、白术组成，可据寒热虚实适当予以增损，并必须重视患者的体质状态。当今，黄疸病中医药诊治虽然积累了丰富的经验，取得了进展，但临床上尚有许多难点和问题有待我们去研究、探索。

田在泉（聊城市人民医院）

《金匮要略》是论治内科杂病最早的专书，有黄疸病专篇，对黄疸病分类、发病机制、诊疗用药做了全面论述，对后世临床治疗黄疸病意义较大，所以，有必要深入探讨挖掘整理，彰明其意，览其精旨，服务临床。

一、黄疸分类

《金匮要略》将黄疸分为黄疸、谷疸、酒疸、女劳疸、黑疸，即为“五疸”。除此之外，还包括其他一些发黄的疾病，如虚劳发黄、燥结发黄等。兹分述如下。

1. 黄疸

此指五疸之一的黄疸，或称狭义黄疸。《金匮要略·黄疸病脉证并治》共22条，直接冠黄疸病名的条文仅4条，如18条：“黄疸病，茵陈五苓散主之。”19条曰：“黄疸腹满，小便不利而赤，自汗出，此为表和里实，当下之，宜大黄硝石汤。”均论湿热黄疸，病变与脾胃大肠关系密切。

2. 谷疸

谷疸是以脾胃病变为主症，基本证候有湿热与寒湿两型，如“谷疸之为病，寒热不食，食即头眩，心胸不安，久久发黄为谷疸，茵陈蒿汤主之”，从方证推之即湿热谷疸；“阳明病，脉迟者，食难用饱，饱则发烦头眩，小便必难，此欲作谷疸”，即寒湿谷疸。谷疸与狭义黄疸从其临床表现看尚无明显区别，均以脾胃症状为主。

3. 酒疸

酒疸是以心脾病变为主症，如“心中懊侬而热，不能食，时欲吐，名曰酒疸”“酒黄疸，心中懊侬或热痛，栀子大黄汤主之”。由此可知，酒疸以心脾瘀热、火毒炽盛为特征，类似西医学的急性或亚急性重型肝炎，临床表现为黄疸急剧加深，并见高热烦躁，甚至出血、昏迷等症。

4. 女劳疸

女劳疸是以肾虚为主症，如“额上黑，微汗出，手足中热，薄暮即发，膀胱急，小便自利，名曰女劳疸”，该病为黄疸久病，其色由黄变黑，小便由不利变为自利，病变由脾及肾，并突出表现为肾之气阴两虚。相当于西医学的慢性乙型肝炎、丙型肝炎、肝硬化等。

5. 黑疸

黑疸是以血脉瘀阻为主症，如“酒疸下之，久久为黑疸，目青面黑……大便正黑，皮肤爪之不仁，其脉浮弱，虽黑微黄，故知之”。依据原文推测黑疸病情复杂，病变与肝、脾、心、肾都有关系，目青面黑与大便正黑是黑疸的主要特征，其病情变化快，较险恶。相当于西医学的肝硬化合并消化道出血、肝癌等。

另外，《金匮要略·黄疸病脉证并治》中，虚劳发黄，为气血营卫俱虚，包括西医学的溶血性黄疸、再生障碍性贫血、恶性贫血等。

二、黄疸治法与方药运用

《金匮要略》论黄疸之治，八法均有运用，如“诸病黄家，但当利其小便，假令脉浮，当以汗解之”“吐之”“吐之愈”“先下之”“当下之”等。有些原文虽未明确提治法，但其法寓于方中，如柴胡汤为和法，硝石矾石散为消法，小建中汤为温补法，茵陈蒿汤为清利法等。治疗总原则不外“补不足，损有余”，但侧重祛邪。按治法与方药功用分类，可将其治疗黄疸的方药归为八大类。

1. 解表祛邪法

该法用于黄疸初期有寒热表证者。《伤寒论》麻黄连翘赤小豆汤即内有湿热兼有表寒者证治；《金匮要略》桂枝加黄芪汤即寒湿发黄兼有表虚者证治。此两方是黄疸病早期伴有外邪的用方。麻黄、桂枝可祛邪外出，黄芪可托邪从肌表外出。此法临床虽应用较少，但也是不可或缺的。

2. 清热利湿法

该法用于湿热蕴结阳黄证。此类方有茵陈蒿汤、茵陈五苓散、栀子大黄汤、栀子柏皮汤。都具有清热解毒利湿、通利二便的作用，使湿热毒邪从二便出。

3. 温阳除湿法

该法用于寒湿发黄。原文只提到寒湿黄疸误用除热法致哕逆者，方用小半夏汤。后世多主张用四逆辈加茵陈，可补其不足。

4. 泻下逐瘀法

该法用于胃肠瘀血湿热或瘀血内结者。如黄疸里热成实，腹满痛，大便干结者，方用大黄硝石汤攻除湿热瘀滞，以及下焦蓄血发黄者用抵当汤，均是典型的活血逐瘀退黄之证治。

5. 调和肝脾法

该法适用于黄疸病肝脾不调，肝胆郁滞者，方用柴胡汤，柴胡汤可以使肝气疏泄调达，脾气充实，升降出入有序，肝胆湿热得除，黄疸病愈。

6. 消瘀活血法

该法用于血脉瘀阻之黄疸，多用于黑疸。如女劳疸变为黑疸夹有瘀血湿热者，用硝石矾石散止血化湿，畅通血瘀，消除瘀毒。若瘀血较重者可选大黄䗪虫丸或下瘀血汤随证化裁。

7. 扶正祛邪法

该法用于正气亏虚之发黄。如健脾扶正祛邪用小建中汤，黄芪建中汤治疗虚劳发黄，此两方调和阴阳，建立中气。

8. 润燥逐瘀法

该法用于津亏瘀燥之发黄。猪膏发煎为补消兼施之方，是治疗胃肠津亏血瘀燥屎结滞方。

另外“见肝之病，知肝传脾，当先实脾”成为肝病治疗的至理名言。肝脾部位相近，生理相关，病理相承，治肝实脾，或肝脾同治，成为肝病一大特色治法，在临床上得到了广泛应用。实践证明，该法能明显改善临床症状和肝功能，提高机体免疫力。

三、临证心悟

黄疸，西医称为体征之一，中医则认为是独立的一个病症。仲景将黄疸分为五疸，后世医家认为其分类过于繁杂，不易掌握。明代医家张景岳将黄疸分为阳黄与阴黄两大类，比较切合临床实际，便于掌握，现代临床基本沿用该分类法。从现实临床情况看，中医黄疸包括西医的急性黄疸型肝炎、急性胆囊炎、阻塞性黄疸、肝癌等以黄疸为主症的疾病。西医诊断虽不同，中医则依据舌脉症，进行辨证施治。

（一）阳黄病机

阳黄的发生，多为湿热相搏所致。依据临床表现，可分为以下 2 型。

1. 湿热瘀阻型

湿热之邪停于气分，弥漫上、中、下三焦。虽有恶心、纳呆、腹胀、胁痛发热等症，但一般不会出现黄疸。而湿热瘀阻血分才会出现黄疸，正如仲景所云“瘀热在里，身必发黄”。湿热蕴结，肝胆失于疏泄，胆汁不循常道而行外，瘀热入于血分，阻滞百脉逼迫胆液外溢浸渍于肌肤，才能出现黄疸。正如肝病大家关幼波所云“治黄必治血，血活黄易却”。汪承柏教授治疗黄疸型肝炎时喜重用赤芍、茜草、丹参等是有力证明。

2. 湿热蕴毒型

湿热与毒邪互相影响，湿得热益深，热因湿愈炽，湿热夹毒，则热势弛张，缠绵胶固的湿热之邪，得热更易凝滞瘀阻百脉，则血热沸腾，胆汁奔流横溢，除黄疸日益加深外，还会出现呕血、赤缕等症，如现代急重型肝炎等。

（二）阳黄辨证施治

《金匮要略·黄疸病脉证并治》充分体现辨证施治的特点。若阳黄湿热偏盛者用茵陈蒿汤，热盛里实者用大黄硝石汤，湿盛于热者用茵陈五苓散，给后世治疗黄疸以很大的启示。

1. 首辨湿热轻重，确定施治要点

阳黄患者，首先要辨湿热孰轻孰重。湿重于热者，多为黄疸较轻，伴有恶心，呕吐，腹胀倦怠，大便稀，苔白腻，脉缓滑。热重于湿者，多为黄疸较重，发热，口干苦，小便黄赤，大便干，苔黄腻，脉弦滑数。湿热并重者，多为黄疸较重，心胸烦闷，纳呆，乏力，苔黄腻，脉弦滑。同时湿热之邪，也是相互对立而又相互影响的两种致病因素。在一定条件下可以互相转化，湿郁则可生热，热郁则可生湿，湿热相助，热炽湿深，日益胶固。

2. 依据病邪停留部位不同，确定祛邪途径

从病位分析可归纳为：①湿热偏于中上焦；②偏于中下焦；③弥漫三焦等。黄疸病偏于中上焦者，兼见头晕、心烦、腹胀、呕吐、胃胀等；偏于中下焦，多兼见小便黄赤、小腹胀、大便黏滞不爽；若湿热弥漫三焦，则上述症状交替出现，病情较重，严重时湿热蒙闭心包，可见高热、神昏、谵语等症。仲景云：“诸病黄家，但利其小便……”临床上如重视利小便，则黄疸消退较快。

3. 阳黄治疗须配清热解毒药物

因为黄疸病多为湿热毒邪瘀结，故治疗时多配以清热解毒之品。若不加用解毒药物，则湿热难以化散，黄疸不易消退，所以根据病情需要，在清热祛湿基础上加用解毒药物。化湿解毒时常用药物有野菊花、藿香、黄芩、黄连等；凉血解毒时药物有金银花、蒲公英、草河车、板蓝根、石见穿等；通下解毒时常用药物有大黄、黄柏、马齿苋等。

（三）阴黄辨治要点

黄疸病，阳黄居多，阴黄较少，阴黄发生多为寒湿凝滞所致。或为寒湿困脾，或

阳黄感受湿邪后，湿以寒化，困阻中州，或阳黄在治疗时，过用苦寒解毒药物，致使脾阳日衰，湿以寒化，以致寒湿凝滞，瘀阻血脉，胆汁外溢，浸渍肌腹。阴黄多表现为肤色暗黄，面色晦暗无泽，身倦怕冷，纳呆，口干不渴，腹胀便溏，苔薄白或灰暗，脉沉缓等，治宜温化寒湿退黄，常用茵陈术附汤加减调治。

四、体会

黄疸病初期，多为正盛邪实阶段，应以祛邪为主，兼有表症者（如恶寒、发热、咽干），则应重用清热解表，佐以祛湿，使之在表之邪迅速透达，以免缠绵久羁，深侵入里。

勿忘扶正：中医认为“邪之所凑，其气必虚”“正气内存，邪不可干”。没有内虚，外邪不能独伤人。黄疸肝病初期，以祛邪为主，但是邪势稍减即应佐以扶正，以助祛邪之力，正气复外邪才能彻底被清除，否则易犯“虚虚实实”之戒。

治黄不忘利胆：发黄由湿热或寒湿之邪困阻中焦，阻滞肝胆，胆汁不循常道，外溢肌肤所致。由于肝胆互为表里，肝病常移于胆，或胆病移于肝，胆藏精汁，肝主疏泄。故临床常兼顾运用。如疏肝用四逆散，利胆用金钱草、鸡内金、郁金，海金沙等。

慎长期使用苦寒之品：清热解毒作为常用治法，但必须用于湿热盛、体质强、病初起，或病急者。若不辨证而长期服用苦寒药，损伤中焦致阳证转阴，病邪迁延难已。

注意定期检查，动态观察：肝病易反复发作，迁延难愈，非一朝一夕而收功，尤其易演变为肝硬化或肝癌。同时由于肝病的特殊性，宜少用药，以防加重肝损害，故定期检查、早期诊断与治疗十分重要。

加强心理疏导，忌滥用药物：由于肝病病程长，具有一定的传染性，且与肝硬化、肝癌密切相关，目前尚无特效药物，同时发病呈年轻化趋势，患者多面临就业、升学、婚育的压力，常情绪低落，进一步干扰体内环境，降低免疫力，同时病急乱投医，也加重了治疗的难度。给予心理疏导，解除压力十分必要。

高转氨酶忌用滋补：高转氨酶常见于湿热内蕴者。若早用滋补，势必助邪恋湿，致病情迁延。故记叶氏“恐炉烟虽熄，灰中有火”之训，祛邪务尽。

慎外感，防复发：湿热之邪缠绵、重浊、黏滞难解，日久邪入肝络，迁延难解，且具有一定隐蔽性。由于风为百病之长，肝为风脏，一遇外邪侵袭，内外相引，常致病情波动。慎防外感，也是减少复发的关键因素。

吴朝晖（铅山县中医院）

黄疸作为病名始于岐黄，而善于仲景，张仲景在《伤寒杂病论》中首次系统地论述了黄疸病的证治，其中《金匮要略》首列黄疸专篇，对黄疸病的论述详尽，理法方药俱全，开创了中医黄疸病辨证论治的先河，为后世临床医学的发展奠定了基础。

一、黄疸概念与分类

黄疸是以身黄、目黄、小便黄为特征的疾患。黄疸之名首见于《素问·平人气象论》，曰："溺黄赤卧者，黄疸……目黄者曰黄疸。"仲景《伤寒杂病论》所论黄疸是广义的，可以概括为伤寒之黄和杂病之黄。伤寒之黄是在伤寒病的过程中出现"发黄"伤寒病，而《金匮要略·黄疸病脉证并治》中诸如"黄家""诸病黄家""诸黄""男子黄"等病证都属于黄疸病所见，为杂病之黄，按病因分类，将其分为谷疸、酒疸、女劳疸及黑疸；按病机分类，将其分为湿热黄疸、寒湿黄疸、瘀血发黄、火劫发黄及女劳发黄等。

二、黄疸的病因病机

1. 湿邪

关于黄疸的病因病机，张仲景明确指出黄从湿得。《金匮要略·黄疸病脉证并治》："病黄疸，发热烦喘，胸满口燥者，以病发时火劫其汗，两热相得。然黄家所得，从湿得之。"阐述了湿热内侵，久郁化热，湿热滋生黄疸。仲景在《伤寒论》中进一步将湿邪所致发黄，分成寒湿与湿热两大类："伤寒发汗已，身目为黄，所以然者，以寒湿在里不解故也。""阳明病，发热汗出，此为热越，不能解黄。"若湿不得下泄，热不得外越，则湿与热合，发为湿热黄疸。"但头汗出，齐颈而还，余处无汗，小便不利，身必发黄。""阳明病，无汗，小便不利，心中懊侬者，身必发黄。"

2. 风邪

《金匮要略·黄疸病脉证并治》详细阐述了风邪夹湿致黄的病机："寸口脉浮而缓，浮则为风，缓则为痹，痹非中风，四肢苦烦，脾色必黄，瘀热以行。"

3. 瘀热

瘀热是仲景明确指出的黄疸病因之一。《伤寒论》："阳明病，发热汗出者，此为热越，不能发黄也，但头汗出，身无汗，齐颈而还，小便不利，渴饮水浆者，此为瘀热在里，身必发黄，茵陈蒿汤主之。"又"伤寒，瘀热在里，身必黄，麻黄连翘赤小豆汤。"《金匮要略·黄疸病脉证并治》："寸口脉浮而缓，浮则为风，缓则为痹，痹非中风，四肢苦烦，脾色必黄，瘀热以行。"上述条文都说明瘀热在里，不能发越，所以郁遏于脾从而引起发黄。

4. 火劫

火劫致黄在《伤寒论》中多处论及，如"太阳病……若被火者，微发黄色，再逆促命期"，又"太阳病中风，以火劫发汗，邪风被火热，两阳相熏灼，其身发黄"，又"阳明病，被火，额上微汗出，而小便不利者，必发黄"，又"伤寒若熏之……则身必发黄……"，又"病黄疸，发热烦喘，胸满口燥者，以病发时火劫其汗，两热相得"。

5. 蓄血

《伤寒论》中还提出了蓄血致黄的病机："太阳病身黄，脉沉结，少腹硬，小便不利者，为无血也。小便自利，其人如狂者，血证谛也，抵当汤主之。"

6. 酒食不节

《金匮要略·黄疸病脉证并治》还论述了酒食不节致黄的病机："趺阳脉紧为伤脾。风寒相搏，食谷即眩，谷气不消，胃中苦浊，浊气下流，小便不通……身体尽黄，名曰谷疸。"又"心中懊憹而热，不能食，时欲吐，名曰酒疸"。仲景指出，饮食不节或饮酒过度，损伤脾胃，水谷酝酿湿热而发黄，故为谷疸、酒疸。

总之，张仲景对黄疸病因病机的认识可高度概括为"黄家所得，从湿得之"和"脾色必黄，瘀热以行"两句话。

三、黄疸的治疗

张仲景在治疗黄疸时，强调辨证论治，伤寒病中出现黄疸时，一般都是按伤寒辨证论治，在杂病黄疸过程中出现兼证时，仲景也是辨证予以治疗，并非拘泥治疸的基本方药。将汗、吐、下、和、温、清、补及消八法贯穿于其治疗中，法法俱全，充分体现了中医的整体观、辨证施治的精髓，这些精细的立法和选方，一直为后世治疗黄疸的医家所尊崇。

（一）汗法——解表退黄

1. 清热发汗法

适用于阳明湿热蕴结，表邪未解的发黄证。《伤寒论》云："伤寒瘀热在里，身必黄，麻黄连翘赤小豆汤主之。"治以麻黄连翘赤小豆汤外而解表散邪，内则清热利湿。太阳阳明合病，表邪未解，使邪热与湿相合，郁而发黄。方中麻黄、杏仁、生姜辛散表邪，提肺气以利水湿；连翘、赤小豆、生梓白皮清热利湿；甘草、大枣调和脾胃。诸药协同，表里宣通，湿热外泄，则黄退身和。

2. 益气发汗法

适用于表虚证。《金匮要略·黄疸病脉证并治》："诸病黄家，但利其小便，假令脉浮，当以汗解之，宜桂枝加黄芪汤主之。"用桂枝汤调和营卫以解表，加黄芪扶正以祛水湿。

（二）吐法——催吐退黄

适用于酒疸病位在上脘者，《金匮要略·黄疸病脉证并治》："酒黄疸者，或无热，靖言了了，腹满欲吐，鼻燥，其脉浮者，先吐之。""酒疸，心中热，欲吐者，吐之愈。"附方中有记载："瓜蒂汤：治诸黄。"酒疸因嗜酒过度，湿热内蕴而致。取瓜蒂苦寒之性，能吐能下，使酒食湿热上下分消而愈。

（三）下法——通腑退黄

1. 寒下

适用于湿热黄疸而兼见阳明腑实证者。《金匮要略·黄疸病脉证并治》："黄疸腹满，小便不利而赤，自汗出，此为表和里实，当下之，宜大黄硝石汤。"属表和里实证，选大黄硝石汤方，以奏清热通便、利湿除黄之功。

2. 润下

适用于胃肠燥结血瘀之黄疸者。《金匮要略·黄疸病脉证并治》："诸黄，猪膏发煎主之。"此为黄疸经久不愈，湿热结于肠胃，煎熬津液，引起胃肠燥结，兼血瘀所致，用猪膏润肠通便，乱发消瘀、利水道，使大便通利，湿热从大、小便而出。

（四）和法——和解退黄

适用于少阳阳明郁热发黄者。《伤寒论》："阳明中风，脉弦浮大而短气，腹满，胁下及心痛，久按之气不通，鼻干不得汗，嗜卧，一身及目悉黄，小便难，有潮热，时时哕，耳前后肿，刺之小差，外不解，病过十日，脉续浮者，与小柴胡汤。"《金匮要略·黄疸病脉证并治》："诸黄，腹痛而呕者，宜柴胡汤。"若兼有潮热、大便秘结者，宜选用大柴胡汤，若无潮热者，宜选用小柴胡汤。

（五）温法——温化退黄

适用于太阴寒湿发黄。《伤寒论》"伤寒发汗已，身目为黄，所以然者，以寒湿在里不解故也。以为不可下也，于寒湿中求之。"原文虽未提及方药，但据"于寒湿中求之"，意在温中散寒、除湿退黄，可选用《医学心悟》中茵陈术附汤随证治之。

（六）清法——清泄退黄

适用于阳明病变证之湿热发黄。《伤寒论》："阳明病无汗，小便不利，心中懊侬者，身必发黄。"由此可见无汗与小便不利为黄疸成因之关键，治当清其热、利其湿，选方有茵陈蒿汤、栀子柏皮汤、栀子大黄汤、茵陈五苓散等，其中以茵陈蒿汤最具代表性。方中重用茵陈，清热利湿，为退黄之要药，大黄通便，栀子清热泻火，引热下行，三药合用，前后分消，湿热从二便而出。

（七）消法——消瘀退黄

适用于病在血分，血热互结所致发黄者。《伤寒论》："太阳病身黄，脉沉结，少腹硬，小便不利者，为无血也。小便自利，其人如狂者，血证谛也，抵当汤主之。"太阳表邪不解，深入下焦，入血化热，血热互结而发黄。方用抵当汤破血逐瘀，使气血通畅而黄自退。《金匮要略·黄疸病脉证并治》："黄家日晡所发热，而反恶寒，此为女劳得之。膀胱急，少腹满，身尽黄，额上黑，足下热，因作黑疸。其腹胀如水状，大便色黑，时溏，此女劳之病，非水也。腹满者难治。硝石矾石散主之。"湿热蕴蒸，伤阴耗气，内有瘀血，乃用硝石矾石散消瘀化湿，使瘀热从大便而下，湿浊从小便而利，则黄疸自退。

（八）补法——建中退黄

适用于气血不足所致虚黄者。《金匮要略·黄疸病脉证并治》："男子黄，小便自利，当与虚劳小建中汤。"尤在泾做了很好的阐释："小便利者，不能发黄，以热从小便去也。今小便利而黄不去，知非热病，乃土虚之色外现，宜补中而不可除热也。"小建中汤甘温建中，黄色自退。

四、体会

仲景创立了治黄八法，使后世有法可循，但随着西医学的发展，人们对黄疸病的认识越来越深入，治法更趋完善，疗效更加可靠。笔者体会：

1. 治黄需识急黄

急黄是由于大范围的肝细胞坏死或急遽严重的肝功能破坏所致的凶险的临床综合征，是一切肝脏疾病重症化的共同结局。其发病机理错综复杂，临床表现变化多端，治疗难度极大，其病情凶险，病死率高，为临床危重病症。故临证时需加以识别，才能做到早诊断、早治疗，以降低死亡率。急黄病，仲景未曾阐释。隋·巢元方首先提出“急黄”这一概念，其在《诸病源候论·黄病诸候》中指出：“脾胃有热，谷气郁蒸，因为热毒所加，故卒然发黄，心满气喘，命在顷刻，故云急黄也。有得病即身体面目发黄者，有初不知是黄，死后乃身面黄者，其候得病但发热心战者，是急黄也。”对急黄的治疗应遵循四条原则：①抓三早（早发现、早去诱因、早治疗）；②重三防（防出血、防高热、防神昏）；③促三利（利胆、利尿、利便）；④用三法（清热解毒、清营凉血、通腑涤毒）。重在清热解毒，加强中药保留灌肠，防止闭窍昏迷。辨证使用瘟病三宝。加强使用中药的静脉制剂（清开灵、茵栀黄），注意中西医结合。客观而言，在治疗重型肝炎中，中医无疑是配合西医治疗，单靠中药是不能解决问题的。那么在二者结合的过程中，中药的应用应针对西医的薄弱环节，比如预防肝肾综合征、防治肝性脑病及改善凝血功能等。

2. 调肝与理脾并重

黄疸的发病，从脏腑病位来看，仲景认为病在脾，治疗上多从脾胃入手，重视理脾。而后世医家逐渐认识到黄疸的发病与肝胆关系密切，如明代张景岳首次提出黄疸和胆汁外泄的关系，其在“胆黄证”中指出“盖胆伤则胆气败而胆液泄，故为此证”。西医学一般将黄疸病归于肝胆病范畴，将黄疸分为溶血性黄疸、肝细胞性黄疸、阻塞性黄疸、先天性非溶血性黄疸，治疗多从肝胆入手，重视调肝，从而丰富了黄疸病治法内容。笔者认为临证时应调肝与理脾并重，辨证与辨病结合。在辨证论治的基础上，选加经现代药理实验及临床研究证实能加强胆红素结合，减少肝肠循环，消炎利尿确有功效的药物。以期降低血清总胆红素水平，缩短高胆红素血症时期。

（1）溶血性黄疸：在辨证论治的基础上加鸡血藤、阿胶等以改善红细胞脆性，阻断红细胞凋亡破坏；加山茱萸、生地黄、鹿衔草等以增强体质，提高免疫功能、自我调节和修复能力。

（2）肝细胞性黄疸：在辨证论治的基础上选用叶下珠、虎杖、田基黄、土茯苓等抑制和清除病毒；加黄芪、灵芝、当归等调节免疫力；北五味、鸡骨草、垂盆草等阻断肝细胞坏死，恢复肝脏代谢功能；加丹参、赤芍、三七等改善肝脏微循环，阻断纤维化；加白花蛇舌草、半枝莲、鳖甲等抗脂质过氧化损伤，阻断肝细胞癌变。

（3）阻塞性黄疸：在辨证论治的基础上加茵陈、生大黄、赤芍、丹皮等消除内毒素血症，防治弥漫性血管内凝血；加干姜、附片、白矾等以疏通毛细胆管通道，促进胆汁排泄。

3. 扶正与祛邪共施

仲景提出的“瘀热以行”“从湿得之”的理论，以及肝病大家关幼波提出的“治黄必治血，血行黄易却”“治黄需解毒，毒解黄易除”“治黄要治痰，痰化黄易散”“辨湿热轻重，寻退黄途径”等一系列治疗黄疸大法，这些祛邪治黄法则常被人津津乐道，争相引用及效仿，然其祛邪不忘扶正的理念，常被人忽视和遗忘。关氏认为在肝病的辨治中，要正确处理祛邪与扶正的关系，并注意以下三个原则：

（1）邪实正不虚阶段当以祛邪为主：肝病初期，人体正气未衰，故运用解表、利尿、通下、清热、解毒、活血、化痰等祛邪之法，祛邪即是扶正。

（2）邪实正虚阶段当攻补兼施：一般来讲，正虚的原因有两种，一是素体虚弱，二是因病致虚。正虚是导致外邪深入机体的内在因素。如果内侵之邪过盛，就形成正虚邪实的证型，此时往往病情较重，治疗起来也较困难。在这种情况下，一定要牢记“祛邪不忘扶正，扶正勿忘祛邪的原则”。

（3）正虚邪衰则当以扶正为主：正气虚弱，除上述两种原因外，还有在治疗过程中因过用泄热、通利、攻下以及破气、破血之剂，病邪虽减，正气大伤，此乃因治疗不当而致虚。在正虚为主的情况下，或体内尚有少量余邪，或复感少量外邪，形成虚多邪少证型，主要以扶正固本为治法，辅佐一些祛邪之品，这样可达到正复邪尽的目的。

补法实为仲景治黄的一大法则，应加以重视和深入研究。仲景在《金匮要略·黄疸病脉证并治》中云：“男子黄，小便自利，当与虚劳小建中汤。”对这一条的理解，多数医家都认可萎黄之说。然笔者赞成尤在泾的观点，认为属于黄疸的虚黄，如临床上常见的慢性肝病出现的黄疸、溶血性黄疸以及残留黄疸，都表现为虚实夹杂的证候，治疗上多以补虚为主，仲景在黄疸篇末特设小建中汤十分精妙，值得后世加以发挥和认真研究。

总之，仲景对黄疸病因病机的认识十分详尽，思路清晰，治疗手段丰富有效，使后世治黄有法可循。然随着人类疾病谱的变化，人们对黄疸病认识的不断深入，中医在对诸如重症肝炎之黄疸、肝硬化之黄疸等的治疗上，仍缺乏有效的手段，这是摆在我辈面前的一道难题，需我辈深入研究，加以攻克。今天我辈学仲景，是学仲景的创新精神，是学仲景“观其脉证，知犯何逆，随证治之”的辨证思维，只有这样才能深得仲景之魂，才能解决我们面前的一道道医学难题。

参考文献

[1] 阎小燕. 黄疸证治沿革文献研究 [J]. 山东中医药大学学报，2007，31（5）：409.

[2] 周晓玲. 辨证与辨病相结合治疗顽固性黄疸 [J]. 广西中医学院学报，2002，5（3）：67.

白玉盛（新疆维吾尔自治区中医医院）

黄疸病是以“一身面目尽黄”为主要临床表现的病证。古今就黄疸病的认识而言，有着极其相似之处，西医学中胆汁淤积性、肝细胞性和溶血性黄疸虽然发病机制上有着显著差异，都可从中医“黄疸病”辨证论治。而且中医辨证治疗的方法和方剂是非常丰富的。追溯张仲景在《金匮要略》中对黄疸病的论述，无论是对病因病机、证候特征的认识，还是方证治疗等，对后世医家辨证论治的思路都产生了积极而深远的影响。

第一，奠定了黄疸病病因病机认识的基础。《金匮要略》中将黄疸病分为谷疸、酒疸、女劳疸三大类。已经从病名上就阐明了饮食、饮酒和房劳因素是引发黄疸的基本病因，因“食谷即眩”“心中懊侬而热”“手足中热，薄暮即发”等临床表现，区分了三者的证候特征，并且可以清晰地辨别病因的性质属热。“寸口脉浮而缓，浮则为风，缓则为痹……四肢苦烦，脾色必黄，瘀热以行”，进一步提出了湿邪是引发黄疸的重要因素。同时也说明了湿热熏蒸是黄疸的主要病机。而“阳明病，脉迟者，食难用饱”这一脉证就很难用湿热解释，“脉迟者”属脾阳虚，脾虚寒不能消磨水谷，宿食不化壅滞于中，气逆于上则头眩，下流于膀胱则小便不利。说明除了湿热，寒湿也是引发谷疸的病因病机之一。“瘀热以行”阐发了湿热侵犯血分而成瘀热的病机。基于以湿为主要因素，与热、寒相搏结而成湿热、寒湿，形成了黄疸病的主要病机，侵犯及血分而有瘀热，因此，就形成了“诸病黄家，但利其小便”的基本治疗原则。

第二，治则与治法的恰当应用。就其治疗的论述可以见微知著，举一反三，虽然分别论述了谷疸、酒疸、女劳疸的方证，但从字里行间凸显了具体的治疗方法。因病发时火劫其汗，两热所得，“黄家所得，从湿得之。一身尽发热而黄，肚热，热在里，当下之”，通过泄其热而救其阴，提出了“下”法的治疗；对黄疸伴有表虚而内热不重者“假令脉浮，当以汗解之，宜桂枝加黄芪汤主之”，提出“汗法”治疗黄疸病在表而不在里，发汗使湿邪从汗而解。因“腹满，舌萎黄，躁不得睡，属黄家”结合临床辨证属寒湿发黄，提出了温阳化湿的治法，“温”法的提出为后世阴黄的治疗提供了思路。而“诸黄，腹痛而呕者，宜柴胡汤”在黄疸的兼证治疗中恰当地应用了“和”法。“酒疸，心中热，欲吐者，吐之愈”其病邪向上而用“吐法”。“酒黄疸，心中懊侬或热痛，栀子大黄汤主之”蕴含了通过消食导滞、消解酒毒和宿食达到退黄的目的。分析汗、吐、下、和、温、清、消之法的应用，虽未穷尽八法，已经隐含了黄疸病本病治疗仍然以清利湿热、温化寒湿为主法，随着不同兼夹证的出现，应该遵循“观其脉证，知犯何逆，随证治之”的原则，恰当地运用适宜治法，才能取得满意的疗效。

第三，仲景在《金匮要略》中论述治疗黄疸病的方剂虽只有6首，但是，对后世医家的影响和启发是无限的。

茵陈蒿汤是早期用于谷疸治疗的方剂。“谷疸之为病，寒热不食，食即头眩，心胸不安，久久发黄为谷疸，茵陈蒿汤主之”，针对因饮食失节，运化失常，湿热内蕴而形成的黄疸，而且是适用于湿热并重的证型。从四诊资料的分析判明属湿热并重，从药物的组成茵陈蒿、山栀子、大黄的功效可以进一步测证。蕴含了湿热并重黄疸治疗的基本模式：清热和利湿并重而达退黄的目的。湿重于热、热重于湿的情况应该如何治疗呢？湿重于热的情况仲景对此进一步进行了阐释，“黄疸病，茵陈五苓散主之”，言简意赅，虽寥寥数字以方测证可以发现，在原茵陈蒿汤的基础上加入了化气利水的五苓散，加强了利湿退黄的力量。仍然不失“诸病黄家，但利其小便”的治疗原则。

栀子大黄汤是最早用于治疗酒黄疸的方剂。“酒黄疸，心中懊侬或热痛，栀子大黄汤主之”，因饮酒过量，湿热蕴结中焦，所以以“心中懊侬或热痛”为典型特征。分析方药的组成发现，枳实、栀子、豆豉三者的组合，恰似《伤寒论》中枳实栀子豉汤的组成药物，栀子和豆豉能够清热和胃；枳实消痞，有增强运化而消食的作用；再加大黄以助清热。综合分析此方实为消食清热的处方，用于消解酒毒和宿食，而没有直接利湿的治疗，实为黄疸治本思想的具体体现。

硝石矾石散是用于治疗女劳疸出现瘀血表现的方剂。“黄家，日晡所发热，而反恶寒，此为女劳得之”，由于房劳过度，肾阴阳俱虚，阴虚而生内热，阳虚而生外寒，因此，黄疸病患者，除了身黄、目黄外，出现畏寒、发热的表现，要能够鉴别。除了上述表现，“膀胱急、少腹满，身尽黄，额上黑，足下热，因作黑疸。腹胀如水状……非水也，腹满者难治，硝石矾石散主之”，女劳疸腹如水状，不是腹水，而是瘀血所致；腹满预示着除了肾阴阳两虚外，同时伴有脾土之气衰败，土不能制水。从黄疸的演变过程看，硝石矾石散是从瘀血论治而治标的方剂，而不是治本。硝石，《神农本草经》记载其“味苦寒”能入于血分，消瘀活血；矾石性味酸寒，能够祛湿，二者配伍可消瘀逐浊，随大小便排出体外。提出了瘀黄的思想，对现今溶血性黄疸的治疗有着积极的意义。

大黄硝石汤是用于治疗黄疸里热和积滞并存的方剂。“黄疸腹满”说明患者有里热而伴有积滞；“小便不利而赤”进一步说明有里热。“自汗出，此为表和里实，当下之，宜大黄硝石汤”，里实用下法，从组方分析，本方由大黄、黄柏、栀子和硝石组成。大黄和硝石的配伍有承气之意，泻实润燥；栀子有利小便之功；黄柏苦寒清热。综合体现了清热通便、利湿退黄之功。因此，如果临床中患者出现里热重，有腹满、大便秘结、小便不利而赤等特征，就可以选用大黄硝石汤进行治疗。

除了上述治疗黄疸的主方外，还有猪膏发煎、桂枝加黄芪汤、小半夏汤和柴胡汤等，提出了黄疸与萎黄的鉴别诊断和辨证治疗，应该区别对待。

《金匮要略》对黄疸病的论治，综合体现了理法方药一脉相承的思想。病因具体论述了饮食、饮酒、房劳等因素；病机重点突出了“湿”的特点，而进一步分析了湿热、寒湿的临床表现；治则和治法明确提出了“当利其小便”的原则，具体运用了八法的治疗，发展了《内经》治疗水湿采用“开鬼门，洁净腑，去菀陈痤”的思想。同时也启发了“退黄，不利小便非其治也”的思路。具体论述了湿热黄疸的方证，并且区分了湿热并重、热重于湿和湿重于热分别采用茵陈蒿汤、茵陈五苓散的治疗；提出了“黄疸病，小便色不变，欲自利”为寒湿阻滞引发黄疸的主要病机，虽然未提出具体方剂，但是引发了后世医家提出理中汤加茵陈、茵陈术附汤治疗阴黄的思路和方法。也为后世建立黄疸的规范辨证提出“阳黄”“阴黄”证型名称奠定了基础。

黄疸病的治疗不仅仅限于从“湿”论治，在疾病的演化过程中，出现瘀热时，针对瘀热拟清热化瘀之法，采用硝石矾石散；内热兼有积滞时，采用大黄硝石汤的治疗都说明了疾病的主法、主方是本病的基本原则，如果疾病发生了演变，出现兼证或变证，就应该按照“观其脉证，知犯何逆，随证治之”的原则辨证治疗。

《金匮要略》关于黄疸的论述，对于西医学血液系统疾病中的溶血性黄疸的辨证治疗也有很大的启发。但是仔细分析溶血性贫血患者的临床特征，与所列的黄疸病证特征存在着一定的差异，除了有黄疸的表现外，还有与之不同的表现，如气血的亏虚，小便往往并无不利，舌脉也无湿热或寒湿的表现。因此，这一阶段采用“但利其小便”的治法就略显不妥，《金匮要略》从瘀热发黄辨证的观点为本病的辨证治疗提供了新的思路，虽没有详细论述，但已初见端倪，与临床中自身免疫性溶血性贫血的患者容易发生血栓的表现有相似之处。而严重的患者又出现了肾功能衰竭而导致小便不利，因此，在辨证方面认清病机，是瘀热在先引发黄疸，还是湿热、寒湿所致；对治疗策略的选择有着积极的意义。

《金匮要略》所提及的治疗方法是建立在湿热、寒湿导致黄疸的同时，入于血分成瘀的阶段，治疗应截断病势，先予化瘀清热，以兼有利湿的硝石矾石散治疗，未离开湿邪为患的病机主线。而自身免疫性溶血性贫血是邪气直接入于血分而形成了一系列的临床表现。因此，化瘀清热的治疗，就是这一阶段的主要治法，既能截断病势，又同时兼顾了补虚的治疗，与《内经》“去菀陈痤”之法达利湿目标的治疗如出一辙。

总之，《金匮要略》论治黄疸的方法和方药为后世的辨证治疗提供了坚实的基础，自身形成了基本的思想，具有丰富的内容。同时对现代以“黄疸”为主要表现的疾病，运用中医药辨证治疗具有深远的指导意义。

蒋开平（佛山市中医院）

《金匮要略》是医圣张仲景《伤寒杂病论》之杂病部分，是我国现存最早的一部杂病治疗学专书，理论价值高，临床指导意义大，堪称方书之祖、治杂病之宗，是著名的中医四大经典之一。其中，一病成篇的“黄疸病脉证并治第十五”，通过22条原文、7首方剂，详细阐释了黄疸病的病因、病机、分类、证治及预后，内容丰富，为中医学论治黄疸病留下了宝贵财富。

一、以“湿”为重心，论黄疸病病因病机

《金匮要略》对黄疸病病因病机的论述，以湿热发黄为主，而重心则体现为“湿”。篇中“黄家所得，从湿得之”一语中的，阐明黄疸的发生与“湿”密切相关，后世医家在此基础上，得出了“无湿不作疸”的结论。而“脾色必黄，瘀热以行”的点睛之笔，则进一步强调黄疸的发生与脾湿和血瘀的密切关系，指出了黄疸病因病机的演变路径为：湿热困脾→血行不畅→湿热瘀蒸→脾色外现→黄疸。其中，“脾色必黄，瘀热以行”与《伤寒论》“瘀热在里，身必发黄”互为衬托，高度概括了黄疸的病因病机，深刻影响着后世对黄疸病立法处方的探究。后世医家治疗黄疸，除以“湿”为的而遵循仲景“诸病黄家但当利其小便”的治疗大法外，还着眼于“瘀”，开拓了活血化瘀疗法治疗黄疸的新路径。清代医家唐容川“一个瘀字，便见黄疸皆发于血分……脾为太阴湿土，主统血，热陷血分，脾湿郁遏，乃发为黄”的高论及现代中医肝病专家关幼波先生“治黄必活血，血活黄自却”的至理名言、汪承伯教授重用赤芍治疗瘀胆型肝炎的攻关研究、钱英教授和血法治疗高黄疸重症肝炎的临床经验等，极大地丰富了中医学论治黄疸的特色。

二、以病因病机为依据，论黄疸病分类

《素问·平人气象论》“溺黄赤，安卧者，黄疸……目黄者，曰黄疸”及《灵枢·论疾诊尺》“寒热身痛而色微黄，齿垢黄，爪甲上黄，黄疸也”是中医学有关黄疸病名的最早记载，虽勾勒了黄疸病身黄、目黄、尿黄的临床特征，却无黄疸病的临床分类。《金匮要略》则以病因、病机为依据，开黄疸病分类之先河，分类范围不仅涵盖身黄、目黄、尿黄之狭义黄疸，还涉及燥结发黄、虚劳萎黄等皮肤发黄类疾患，即狭义黄疸、

广义黄疸皆有之。

1. 病因分类

以病因为依据，《金匮要略》将黄疸分为谷疸、酒疸、女劳疸三种类型。谷疸，乃饮食不节（洁）使然，其“寒热不食，食即头眩，心胸不安”“小便不通”“身体尽黄”的临床特征，与西医学的黄疸型肝炎相吻合。酒疸，为嗜酒过度所致，“心中懊侬而热，不能食，时欲吐”的临床特征，与西医学的酒精性肝病相吻合。女劳疸，因房劳过度而发，“额上黑，微汗出，手足中热，薄暮即发，膀胱急，小便自利”的临床特征，虽非真正的黄疸病，却可归属虚劳发黄范围，类似于西医学慢性肾上腺皮质功能减退症之色素沉着。谷疸、酒疸、女劳疸病久不愈，邪入血分，瘀血内阻，皆可转变为“目青面黑，心中如啖蒜齑状，大便正黑，皮肤爪之不仁，其脉浮弱，虽黑微黄”之黑疸。上述病因分类法，对临床防治黄疸类疾患有着重要指导价值。20 世纪 80 年代，以黄疸为主要表现的甲型病毒性肝炎大流行（上海），即因饮食不洁（食用毛蚶）而引发，通过健康饮食文化的大力倡导，近 30 年来我国再未出现过大面积甲型病毒性肝炎流行。近年来，国人酒文化繁荣，其中因嗜酒过度而引发肝损伤性黄疸者不时现身，如何倡导健康的酒文化，任重而道远。临床上，因房劳过度而引发女劳疸者虽不多见，但面部色素沉着的女性病例却不乏其人，其中部分患者因追求养颜美容效果而长期服用含类固醇激素保健品而出现肾虚浮热之候，此与女劳疸之房劳伤肾相去不远，亦应予以关注。

2. 病机分类

以病机为依据，《金匮要略》将黄疸分为六类：湿热发黄、寒湿发黄、火劫发黄、燥结发黄、女劳发黄、中虚发黄。

湿热发黄：湿热发黄是《金匮要略方论》论治黄疸的主要类型，可能与仲景勤求古训于《素问·六元正纪大论》“湿热相搏，民病黄疸”的记载有关。以“脾色必黄，瘀热以行”的病机路径为导向，脉证特点为“脉沉，渴欲饮水，小便不利，发黄”的湿热发黄，可分解为湿热俱盛而见“寒热不食，食即头眩，心胸不安”的茵陈蒿汤证、湿重于热的茵陈五苓散证、热盛里实而见“黄疸腹满，小便不利而赤，自汗出”的大黄消石汤证及酒疸热盛而见“心中懊侬或热痛”的栀子大黄汤证。湿热发黄的病机分类成就了后世黄疸阳黄证的划分。

寒湿发黄：寒湿发黄乃脾胃寒湿内盛、湿郁脾色外现而致，脉证特点为“食难用饱，饱则发烦头眩，小便必难”“腹满”“脉迟”。该病机分类，成为后世阴黄证的主体内容。

火劫发黄：火劫发黄的脉证特点为“发热烦喘，胸满口燥。一身尽发热而黄，肚热，热在里”，乃误用火劫致使热邪壅盛，湿从燥化而成里热壅盛之候。本证病情急剧，与西医学重症肝病并发自发性腹膜炎的临床特征十分相近。

燥结发黄：燥结发黄的病机为津枯血瘀、胃肠燥结，乃针对萎黄而言，而非身黄、目黄、尿黄的黄疸病。

女劳发黄：女劳发黄即“女劳疸”,《金匮要略》首先将其纳入病因分类，强调房劳伤肾的内在病因，其综合病机为房劳伤肾、阴虚热浮，兼湿热瘀血，并可转变为黑疸。

中虚发黄：中虚发黄乃脾胃虚弱、气血亏虚所致，以“男子黄，小便自利”为脉证特点，与湿无关，属于广义黄疸的虚黄证、萎黄证范畴。

三、以清热利湿为引领，八法兼备，论黄疸病治疗

《金匮要略》“诸病黄家，但利其小便”的论述，揭示了黄疸病的治疗当清热利湿为引领，如此则可切中“黄家所得，从湿得之”“脾色必黄，瘀热以行”的病因病机关键。然而黄疸之成因非湿热一端，故仲景根据表、里、寒、热、虚、实之不同，以清热利湿为主，汗、吐、下、和、温、清、补、消八法兼备，详尽论述了黄疸病的治疗。

1. 汗法

黄疸病篇“诸病黄家，但利其小便，假令脉浮，当以汗解之，宜桂枝加黄芪汤主之”的论断，体现了汗法在黄疸病治疗中的应用。通利小便虽为黄疸病的正治法，但若黄疸初起，有恶寒发热、脉浮自汗的表虚证，而非内热影响者，则当汗解，宜用桂枝汤调和营卫以解表，加黄芪扶正以祛邪。此汗法为变法，治疗黄疸的大法仍为利小便。然而，桂枝加黄芪汤终为补虚固表之方，只适用于表虚而湿热不重的黄疸病患者。若为表实而湿热内郁的黄疸病患者，则需问道《伤寒论》“伤寒瘀热在里，身必发黄，麻黄连翘赤小豆汤主之”。如此则表虚表实各一方，黄疸病兼表虚者用桂枝加黄芪汤，黄疸病兼表实者用麻黄连翘赤小豆汤，尽仲景黄疸病汗法之变。

2. 吐法

《金匮要略》运用吐法论治黄疸病，仅见于酒疸病且病位在上脘者，原文论曰：“酒黄疸者，或无热靖言，小腹满，欲吐，鼻燥，其脉浮者，先吐之。”“酒疸，心中热，欲吐者，吐之愈。”此乃嗜酒过度，湿热内蕴而致；脉浮、欲呕，病在上脘有上涌之势，可因而越之，采用吐法。由此，可管窥仲景对《素问·阴阳应象大论》中“其高者，因而越之”经典理论的深刻解析和应用。至于方药，则可宗篇后附方“瓜蒂汤治诸黄”，方用瓜蒂水煎顿服催吐，使邪从上解。直接应用吐法治疗黄疸病，目前临床虽较少应用，但有研究报道证实，甜瓜蒂经鼻黏膜给药治疗顽固性黄疸有效；此外，瓜蒂中的活性成分——葫芦素，因有护肝、抗肝纤维化的作用而应用于慢性肝病的治疗，可谓中医经典继承与现代创新的例证，亦可理解为吐法论治黄疸病的异曲同工。

3. 下法

《金匮要略》运用下法论治黄疸病，见于黄疸病篇 19 条：“黄疸腹满，小便不利而赤，自汗出，此为表和里实，当下之，宜大黄硝石汤。”其中，“黄疸腹满，小便不利而赤”一语，可测知黄疸病中湿热结滞之盛实、阳明腑实之“成熟”；而“此为表和里实”一句，则知此类黄疸病的论治无须徘徊于外有表邪误下而致外邪内陷之患，只需专注于里实即可。既然如此，何不当机立断？“当下之，宜大黄硝石汤”，腑热得泄，湿随热除，则黄疸可退。此大黄硝石汤之下法可谓治疗黄疸病真正意义上的“下法”，因其主要功用在于荡涤胃肠积滞之湿热之实；而其他治疗黄疸病含有大黄的方剂诸如茵陈蒿汤、栀子大黄汤等，虽有大黄之“下”，但其主要功用则专注于釜底抽薪之清热解毒，属“清”法范畴，临床应用不可不知。

4. 和法

《金匮要略·黄疸病脉证并治》21 条“诸黄，腹痛而呕者，宜柴胡汤”，暗藏玄机，直指黄疸病的又一论治方法——和法。从病机分析，黄疸病“腹痛而呕”，乃少阳枢机不利、肝木犯胃使然，取和法解枢机不利、调肝木横逆，理直气壮。从方药辨析，“宜柴胡汤”则衬映和法，因柴胡之辈，乃和解之品。其柴胡汤之用，可遵仲景“观其脉证，知犯何逆，随证治之”之训，或予和解少阳之小柴胡汤，或予两解少阳阳明同病之大柴胡汤，甚则调和肝脾之四逆散、逍遥散等柴胡类方剂，亦不犯古。目前，“柴胡汤”类方剂已广泛应用于易发生黄疸的肝胆胰等专科疾患的治疗，临床疗效可圈可点，此为师古不泥古、继承当发扬的最好诠释。

5. 温法

寻觅《金匮要略·黄疸病脉证并治》，但见温法之理，原文论曰：“阳明病，脉迟者，食难用饱，饱则发烦头眩，小便必难，此欲作谷疸。虽下之，腹满如故，所以然者，脉迟故也。”其中，“脉迟”二字最为关键，寓寒湿蕴脾“欲作谷疸”之理，仅此而已，无法无方。然而，读《金匮》岂能忘《伤寒》？《伤寒论》“伤寒发汗已，身目为黄，所以然者，以寒湿在里不解故也。以为不可下也，于寒湿中求之”一论，精妙渐露，“于寒湿中求之”，何法堪当？温法是也。原文虽未提及方药，但后世据此演绎了当今临床广泛应用的“阴黄”的黄疸分类，厘定了温化寒湿的治法及仲景理中汤、四逆汤等加茵陈的方药，影响深远。

6. 清法

清法即清热利湿法，为《金匮要略》论治黄疸的“重头戏”，是治疗黄疸病的主要方法。纵观仲景所论黄疸病之诸多证型，以湿热发黄最为多见，临证时要辨别湿盛、热盛或湿热两盛之不同，并在“诸病黄家，但利其小便”总原则的指导下，随证治之。湿热俱盛者，用茵陈蒿汤，此即原文之“谷疸之为病，寒热不食，食即头眩，心胸不安，久久发黄，为谷疸，茵陈蒿汤主之"，或《伤寒论》之"此为瘀热在里，身必发黄，茵陈蒿汤主之""伤寒七八日，身黄如橘子色，小便不利，腹微满者，茵陈蒿汤主之"；热偏盛者，用栀子大黄汤或《伤寒论》之栀子柏皮汤，此即原文之"酒黄疸，心中懊憹或热痛，栀子大黄汤主之""伤寒身黄发热，栀子柏皮汤主之"；湿偏盛者，用茵陈五苓散，此即原文之"黄疸病，茵陈五苓散主之"，此为以方测证。其中，茵陈蒿汤可谓治黄之第一方，在此基础上运用现代科技手段开发的茵栀黄注射液、茵栀黄颗粒等新型制剂，则更是当今治疗黄疸类疾患不可或缺的重要品种。

7. 补法

《金匮要略》论治黄疸病之补法，似乎仅为气血不足之虚黄（萎黄）而设，因原文论曰："男子黄，小便自利，当与虚劳小建中汤。"但若深度玩味，则未必尽然。身黄、目黄、尿黄之黄疸病，若病情迁延不愈，则气血精微亏虚之候在所难免。诸如部分顽固性慢性乙型肝炎、肝硬化患者，每可察见黄疸缠绵不退的征象，临床上此类患者在进行中医病名诊断时或可冠以"虚劳病"病名；部分手术治疗的阻塞性黄疸患者，术后黄疸残留，亦可显现气血亏虚之象，等等。凡此种种，以小建中汤为主方，略配清淡之清热利湿之品，或可柳暗花明。因此，该补法既适用于虚黄（萎黄）证，还可灵活应用于身目黄染的黄疸病。此外，仅适用于津枯血瘀、胃肠燥结、肌肤失养之萎黄证的猪膏发煎，因具有补虚润燥、滑肠通便的效用，故亦可纳入补法范畴。

8. 消法

《金匮要略》论治黄疸病消法之用，当推硝石矾石散证。硝石矾石散具有消瘀散结、清热化湿之功，专为瘀血内阻之黑疸而设，方中石类药物易伤胃气，需用大麦粥顾护脾胃，故不适用于脾肾两伤之腹满证。由于黑疸是由女劳疸转变而来，因此若要治疗女劳疸本证，则需针对女劳疸肾虚的病机要点而施以补肾方药，临证必须仔细甄别。

四、勿忘本病之标，论黄疸病误治变证

《金匮要略》"黄疸病，小便色不变，欲自利，腹满而喘，不可除热，热除必哕。哕者，小半夏汤主之"论述了寒湿黄疸误用清法后变生呃逆的证治。其小半夏汤之用，乃针对黄疸误治变证之标——"哕"，属治标之法，而非黄疸病正治之方，"哕"证消除后，则仍需专注于黄疸病本证的治疗。临床上，寒湿黄疸病误用清法致"哕"尚可辨别，而湿热黄疸重用、过用清法致"哕"难免疏略。湿热黄疸用清法施治，属正治治本之法，但重用、过用苦寒清解之品，则留苦寒伤阳之弊，若有"哕"变，小半夏汤亦可。尚须识此，勿令误也。

五、以病程、病位及伴随症状为着眼点，论黄疸病预后

1. 根据病程论预后

“黄疸之病，当以十八日为期，治之十日以上瘥，反剧为难治”，是《金匮要略》根据病程判断黄疸病预后的名言。其中，“十八日为期”乃土旺之期，因土无定位，寄望于四季之末各十八日，与《金匮要略·脏腑经络先后病脉证第一》篇首“见肝之病，知肝传脾，当先实脾，四季脾旺不受邪，即勿补之”“故实脾，则肝自愈”等警句，前后呼应，蕴含了中医学丰富的治未病学术思想。而“治之十日以上瘥，反剧为难治”，则与西医学对黄疸型肝炎肝衰竭发生时限的界定十分吻合，足见仲景之圣。因此，临床上对于黄疸病应早期施治，并最大限度缩短自然病程，避免病情恶化。

2. 根据病位论预后

“……发于阴部，其人必呕；阳部，其人振寒而发热也”，是《金匮要略》根据病位判断黄疸病预后的论述。其中，“阴部”是为脾胃之里、“阳部”则指营卫之表，阴部之“呕”、阳部之“振寒而发热”分别指示了黄疸病病位之深浅，病位深者难医，病位浅者可治。

3. 根据伴随症状论预后

根据伴随症状判断黄疸病的预后，是《金匮要略》论治黄疸病的又一特点。“女劳疸，腹如水状不治”“黄家日晡所发热…… 因作黑疸…… 腹满者难治”“疸而渴者，其疸难治；疸而不渴者，其疸可治”。

综上所述，《金匮要略》论治黄疸病，理、法、方、药体系完备，不仅涵盖了西医学之肝细胞性黄疸、阻塞性黄疸、溶血性黄疸等黄疸类疾患，还涉猎了类似于西医学营养不良、各种贫血等萎黄类疾患及肾上腺皮质功能减退而色素沉着之女劳疸，若再呼应以《伤寒论》脉证中黄疸的相关字节，则可曲尽仲景黄疸病论治之精妙，吾辈“未尝不慨然叹其才秀也”，继承、发扬、创新，责无旁贷。

叶　柏（江苏省中医院）

黄疸是以目黄、身黄、小便黄为主症的一种病证。《黄帝内经》对黄疸给出了明确的定义。《素问·平人气象论》云："溺黄赤，安卧者，黄疸……目黄者，黄疸。"提出了目黄是诊断黄疸的主要标准，而小便黄，还必须有"安卧"症状，这里的"安卧"应理解为行动乏力，卧床不起的意思，这与我们所见的黄疸型肝炎病人是比较吻合的。仲景在前人的基础上，将黄疸分为五疸，开黄疸分类先河，提出"从湿得之"和"瘀热以行"的致病观，认为病位在脾胃肝胆，病久可以及肾，在治疗上，巧用八法，利湿退黄，制定了判断黄疸难治、不治的三条标准，《金匮要略·黄疸病脉证并治》是全书中最为精彩的论著之一，笔者就读书所得，结合临证体会，呈管见于下。

一、开黄疸分类先河，重酒食体虚致病

《金匮要略》将黄疸分为黄疸、谷疸、酒疸、女劳疸、黑疸五类。这是对黄疸的首次分类，所以较《内经》又进了一步，它对黄疸的分类主要是从病因和黄疸颜色进行区分，仲景在这里已经认识到黄疸与饮酒、饮食不节以及体虚密切相关，而且观察到黄疸日久可以出现皮肤发黑的表现，这与我们今天的观点近似，虽然这种分类方法还有很大局限性，不尽合理，但毕竟是开始。后世韩祇和将黄疸分为阴黄、阳黄，张介宾提出了"胆黄"，沈金鳌有了"瘟黄"的论述，使黄疸的分类逐渐完善、适用。

二、病理因素为"湿""瘀"，两者不可偏废

1. 黄家所得，从湿得之

这是黄疸病篇中最为著名的一句论断。湿邪既可从外感，如夏秋时节，暑湿当令，湿热偏盛，由表入里，湿郁热蒸，不得泄越而发病，若夹时邪疫毒伤人，则病势尤为暴急，具有传染性；湿邪也可由内受，长期嗜酒无度，或过食肥甘厚腻，或饮食污染不洁，脾胃损伤，运化失职，湿浊内生，郁而化热，熏蒸肝胆，胆汁外溢发为黄疸；或饥饱失常，恣食生冷，劳倦太过损伤脾阳，寒湿内生，困遏中焦，壅塞肝胆，胆液不循常道。张仲景特别强调黄疸的发与不发，关键在于小便通利与否和汗出是否通畅，也就是湿邪有无出路。如《伤寒论·辨阳明病脉证并治》"阳明病，发热汗出者，此为

热越，不能发黄也”，又“阳明病，无汗，小便不利，心中懊憹者，身必发黄”；《伤寒论》第134条：“但头汗出，余处无汗，齐颈而还，小便不利，身必发黄。”如果这两条湿邪所出之路径受阻，则必然内蕴而发为黄疸。

2. 脾色必黄，瘀热以行

仲景在黄疸病篇第一条就提出了“瘀热以行”为黄疸病的致病因素，《伤寒论·辨阳明病脉证并治》中262条云：“伤寒瘀热在里，身必发黄，麻黄连翘赤小豆汤主之。”236条曰：“……但头汗出，身无汗，齐颈而还，小便不利，渴引水浆者，此为瘀热在里，身必发黄，茵陈蒿汤主之。”体现了仲景对瘀热在黄疸病中作用的重视。因为肝为藏血之脏，肝脏有病往往兼有瘀热，瘀热不仅可以导致胆汁排泄失常，出现黄疸，而且可以加重病情，出现急黄等危重症情，临床上很多黄疸病人可见瘀热症状，如舌暗红，鼻腔、齿龈出血，面部赤缕，大便色黑等，尤其重症肝炎和溶血性黄疸与瘀热关系更为密切，因此在治疗中不仅仅要重视中焦气分之湿，还应注意血分之瘀。正如《张氏医通》所言：“诸黄虽多湿热，然经脉久病，不无瘀血阻滞也。”近代名医关幼波老先生说：“治黄必治血，活血易退黄。”现代研究表明，血液流变学的改变在肝损伤的早期就已出现，提示临床上肝病患者只要发生血液流变学异常，即使在早期也可以应用活血化瘀类药物，不仅能够改善肝内微循环，也可以延缓肝纤维化的发生和发展。在黄疸的致病因素中，仲景是“湿”“瘀”并重，而我们现在的7版中医内科学却只提“湿”，不提“瘀”，值得商榷。

三、病位在脾胃肝胆，病久可以及肾

仲景在黄疸病篇第一条提出“脾色必黄”的观点，在《伤寒论》的阳明、太阴病篇中都有黄疸证治论述，所以后世很多医家认为黄疸病位在脾胃，如《丹溪心法·疸》里提出：“黄疸乃脾胃经有热所致。”《临证指南医案·疸》亦曰：“黄疸……病以湿得之，有阴有阳，在脏在腑。阳黄之作，湿从火化，瘀热在里……黄如橘子色，阳主明，治在胃。阴黄之作，湿寒化，脾阳不能化热，色如熏黄，阴主晦，治在脾。”及至清末西学东渐，中西汇通派代表张锡纯从西医学角度解释发黄机制，认为胆汁入血是黄疸病的发病机制，主张从肝胆论治，并提出清肝胆湿热的概念，对于以后黄疸的中医证治产生了重要的影响。就有了黄疸病位在脾胃、肝胆之争。其实我们只要仔细阅读《金匮要略》，就不难发现仲景对此早有明论，黄疸病第21条“诸黄，腹痛而呕者，宜柴胡汤”。柴胡汤用于治疗少阳胆病，在黄疸病中用柴胡汤，必然病位涉及肝胆，而且仲景早有“肝病传脾”之论，所以其病位不仅在脾胃，而且涉及肝胆。我们在临证中不可只执一端，学习中不可以偏概全。

仲景在黄疸病篇中有女劳疸、黑疸之说，两者皆与肾有关，女劳疸是由于房劳伤肾，肾阴虚损，出现额上黑，微汗出，手足中热，薄暮即发，膀胱急、少腹满、小便自利、尺脉浮。黑疸则是黄疸病久入络，湿热未尽，正气已虚的病理阶段，是黄疸病的一种转归，黑色是由于久病及肾，肾色外现，这是疾病的危重阶段，可以出现腹满或腹如水状等危候。

四、巧用八法，利湿退黄

1. 汗法

汗法是通过开泄腠理，促进发汗，使外感六淫之邪随汗而解的一种治法。《素问·阴阳应象大论》说："其在皮者，汗而发之。"汗法不仅能发汗，凡能祛邪于外，透邪于表，使气血通畅，营卫调和，皆是汗法的作用。黄疸病理因素为湿，《内经》治疗水湿有开鬼门、洁净腑方法，开鬼门即汗法，所以汗法本身就是治疗黄疸重要方法之一，仲景在论述黄疸病发与不发时也强调了汗不出是黄疸发病条件，对于黄疸病兼有表证可用发汗方法，使表里宣通，湿热得以外泄，无表证者亦可运用汗法以祛湿邪。

《伤寒论》262条："伤寒瘀热在里，身必发黄，麻黄连翘赤小豆汤主之。"《金匮要略·黄疸病脉证并治》16条："诸病黄家，但利其小便；假令脉浮，当以汗解之，宜桂枝加黄芪汤主之。"仲景将表证分为表实证和表虚证，表实证选用麻连翘赤小豆汤，解表散邪，清热利湿；表虚证选用桂枝加黄芪汤益气解表、调和营卫。

2. 吐法

吐法是通过催吐的方法，使停留于咽喉、胸膈、胃脘等部位的痰涎、宿食或毒物从口中排出的一种方法，《素问·至真要大论》谓"其高者，因而越之"，就是吐法的立论依据。

《金匮要略·黄疸病脉证并治》附方曰："瓜蒂汤，治诸黄。"《金匮要略·黄疸病脉证并治》5条："酒黄疸者，或无热，靖言了了，腹满欲吐，鼻燥；其脉浮者，先吐之……"《金匮要略·黄疸病脉证并治》6条："酒疸，心中热，欲呕者，吐之愈。"仲景在黄疸分类中就有谷疸、酒疸之分，宿食、饮酒是黄疸的重要病因，对于这种病位偏上，病在胃脘，如又有欲吐、脉浮、欲呕，病势有向上向外趋势者，就非常适宜用吐法，可以因势利导，通过吐法祛邪外出。瓜蒂散由瓜蒂、豆豉、赤小豆组成，方中瓜蒂味苦，赤小豆味酸，两者相合酸苦涌泄，豆豉开胃气，散郁结，助两者增强催吐作用，为仲景吐法常用方剂。

3. 下法

下法是通过荡涤肠胃，泻下大便或积水，使停留于肠胃的宿食、燥屎、实热、冷积、瘀血、痰积、水饮从下而出以解除疾病的一种方法。《素问·至真要大论》说："其下者，引而竭之，中满者，泻之于内。”就是下法的立论依据。

仲景治疗黄疸采用泻法主要用于热盛里实证，“实者泻之”，通过攻下，使邪有出路，而达到祛邪退黄目的。使用的有大黄硝石汤、栀子大黄汤、茵陈蒿汤、抵当汤、猪膏发煎。这5张方子法同治异，大黄硝石汤用于热重于湿，热结成实者，用大黄、硝石攻下瘀热，栀子、黄柏清里泄热；栀子大黄汤用于热重于湿，用栀子、豆豉清心中郁热，大黄、枳实除胃肠积热；茵陈蒿汤是治疗黄疸的代表方，用于湿热并重，方用茵陈、栀子清利湿热，大黄攻下积滞，使阳明胃肠瘀热从大小便排泄；抵当汤用于太阳病下焦蓄血证，瘀热互结，影响肝胆疏泄而致黄疸，所以用水蛭、虻虫破瘀散结，大黄、芒硝攻下泄热；猪膏发煎用于胃肠燥热，而兼瘀血所引起的黄疸，属虚实夹杂证，这是仲景用下法治黄疸中的唯一用于虚证的方剂，便秘由阴虚燥结引起，“燥者濡之”，所以用猪膏润燥通便，乱发活血化瘀，虚实兼顾，而不采用攻下通便方法，以防更伤正气。

4. 和法

和法是通过和解或调和作用，以达到消除病邪为目的的一种治法。和解者指和里解表之意，专用于治疗邪在半表半里的证候。调和是调和人体功能，使之归于平和之意。用于治疗脏腑气血不和或寒热失调、虚实夹杂证候。

《金匮要略·黄疸病脉证并治》21条：“诸黄，腹痛而呕者，宜柴胡汤。”19条：“黄疸病，小便色不变，欲自利，腹满而喘，不可除热，热除必哕。哕者，小半夏汤主之。”前条用于病在少阳，枢机不利，肝胆失疏，胆热犯胃，胃失和降，即“邪在胆，逆在胃”（《灵枢·四时气》），而出现黄疸、腹痛、呕吐，所以用小柴胡汤和解清热、利胆退黄，若兼见潮热、大便难，则可选用柴胡加芒硝汤或大柴胡汤和解攻下并施。后条黄疸，属寒湿发黄，所以用清热法更伤中阳，出现胃气上逆而哕，要用小半夏汤温中和胃降逆。

5. 温法

温法是通过温里、祛寒，或回阳等作用，使寒去阳复，用治里寒证的一种治法。《素问·至真要大论》说“寒者热之”“治寒以热”，是温法的立法依据。

《金匮要略·黄疸病脉证并治》3条：“阳明病，脉迟者，食难用饱，饱则发烦头眩，小便必难，此欲作谷疸虽下之，腹满如故，所以然者，脉迟故也。”《伤寒论》259条：“伤寒发汗已，身目为黄，所以然者，以寒湿在里不解故也。以为不可下也，于寒湿中求之。”这两条都是论述寒湿发黄，仲景提出了两条治疗原则，一是不可下，攻下更伤脾阳；二是“于寒湿中求之”，仲景未列方药，根据“寒湿中求之”之意，当为四逆辈，这是仲景治疗寒湿常用方剂。后世医家据此发微，创立了许多治疗阴黄的方剂，如罗天益的“茵陈四逆汤”，朱丹溪的“茵陈附子干姜汤”，程钟龄的“茵陈术附汤”等。丰富了仲景学说。临床上湿盛于寒者宜茵陈五苓散，寒盛于湿者宜茵陈术附汤或茵陈四逆汤。

6. 清法

清法是通过清解热邪的作用，以治里热证的一种治法。《素问·至真要大论》说“热者寒之”“治寒以热”，是清法的立法依据。

由于“黄家所得，从湿得之”，湿邪是黄疸病的主要致病因素，所以黄疸病的热证往往是湿热相兼，而热与湿合，则如油入面，胶结难解，治疗当“随其所得而攻之”（《金匮要略·脏腑经络病脉证并治》），不仅要清热，而且要利湿，使热无所附，则病易除，即仲景所谓“诸病黄家，但利其小便”。湿热发黄是《金匮要略·黄疸病脉证并治》的重点。仲景将湿热黄疸细分为湿热并重、热重于湿和湿重于热，分别施以不同治法。湿热并重选用茵陈蒿汤清热利湿退黄，茵陈蒿汤也是黄疸病篇最著名的方剂，方中茵陈清热利湿，为退黄君药，配伍栀子清利三焦湿热，大黄攻下积滞，使阳明（胃肠）之瘀热从大小便排泄，故方后云“尿如皂角汁状”“黄从小便去也”；若湿重于热，选用茵陈五苓散利湿退黄，方中有桂枝，重在化气利水；若热重于湿，病位在心下及胃肠，病邪不盛，腑气壅滞较轻者，用栀子柏皮汤清热利湿；热结成实，腑气不通，腹满便秘，用栀子大黄汤清热攻下，方中不仅用栀子、豆豉清热除烦，更用大黄、枳实行气通腑，是栀子豉汤和小承气汤的加减方，清热攻下作用较强。

7. 消法

消化是通过消导和散结的作用，使气、血、痰、食、水、虫等所结成的有形之邪渐消缓散的一种治法。《素问·至真要大论》说“结者散之”“坚者削之”，是消法的立法依据。

《金匮要略·黄疸病脉证并治》14 条：“黄家日晡所发热，而反恶寒，此为女劳得之。膀胱急，少腹满，身急尽黄，额上黑，足下热，因作黑疸，其腹胀如水状，大便必黑，时溏，此女劳之病……硝石矾石散主之。”本条论述女劳疸兼有瘀血的证治。用硝石矾石散除湿祛瘀。硝石味苦咸，能入血分消坚积，矾石入血分以胜湿。用大麦汁和服，意在护胃，以减少两药副作用。

8. 补法

补法是针对人体气血阴阳，或某一脏腑虚损，给以补养的一种治法。《素问·至真要大论》说“损者益之”，《素问·三部九候论》说“虚则补之”。

《金匮要略·黄疸病脉证并治》22 条：“男子黄，小便自利，当与虚劳小建中汤。”黄疸病小便不利多由湿热内蕴引起，今小便自利而黄，知非因湿热，而由脾胃气血不足，肌肤失荣所致，故用小建中汤再发生化之源，益气补血，适用黄疸病的后期，大邪已退，正气未复，正虚邪微的患者，以扶正祛邪。如为正虚邪实，则“兼者并行”（《素问·标本病传论》），如桂枝加黄芪汤为汗法和补法同用退黄。

仲景创立汗、吐、下、和、温、清、消、补八法治疗黄疸，由于病情的复杂性，在具体治疗中往往多法同用，如茵陈蒿汤为清法、下法合用，桂枝加黄芪汤为汗法和补法同用。正如《医学心悟》所说“一法之中，八法备焉，八法之中，百法备焉”，临证处方需针对病情，活用八法，才能提高疗效。

五、制定难治不治标准，准确推断黄疸预后

黄疸为病凶险，准确推断黄疸预后，不仅有助于治疗，而且便于和患者进行沟通，尽早告知病情，减少医疗纠纷发生。

仲景对黄疸预后的论述共有三条，《金匮要略·黄疸篇脉证并治》3 条“腹如水状不治”，13 条“腹满者难治”，11 条“黄疸之病，当以十八日为期，治之十日以上瘥，反剧为难治”。黄疸病出现腹满，为脾肾两虚，水湿内停，气机阻滞，扶其正，则易助湿生满，壅滞气机，祛其邪，则更伤正气，正虚不能运药，则“邪气不服”（《素问·汤液醪醴论》），治疗棘手，所以仲景谓之难治，预后不好。“腹如水状”为鼓胀重症患者，脾肾两败，气血水互阻，故曰不治。这与我们今天判断肝病预后所采用的 Child-Pugh 分级标准极为相似，而仲景能在 2000 多年前提出，确属不易。第 3 条提出了可以从发黄的时间上对预后做出判断，如 18 天病情不能缓解，预后不良；治疗 10 日病情能够好转，预后较好。“18 日”来自《金匮要略》第一篇，“四季脾旺不受邪”，四季中每季最后 18 日属脾，故以 18 日为期，临床上黄疸迁延时间长，邪盛正衰，脾虚受邪，预后不良，如能短期退黄，正气未损，则预后较好，这完全符合临床实际情况，是黄疸病篇中极为精彩的一笔。

《金匮要略·黄疸病脉证并治》著于 2000 多年前，而其学术思想在今天仍具有指导意义，是我们治疗黄疸病的瑰宝，值得我们深入学习，加以发掘、提高。

参考文献

[1] 柯礼业．黄疸的中医证治沿革 [J]. 中医学报，2010，3（2）：357.
[2] 杨菊．中医药治疗黄疸研究进展 [J]. 2010，2(30)：206.
[3] 杨雪姣．从瘀论治慢性重型肝炎黄疸概述 [J]. 中医药信息，2011，5（28）：105.
[4] 柯礼业．黄疸的中医证治沿革 [J]. 中医学报，2010，3（2）：358.

贾建伟（天津市传染病医院）

黄疸病首见于《素问·平人气象论》，曰："溺黄赤，安卧者，黄疸。""目黄者，曰黄疸。"在《伤寒论》中，张仲景就曾有散在论述，而在《金匮要略》中则著专篇论述，在理论和临床实践上都有较高的指导意义和实用价值，对后世黄疸治疗有着重大的指导意义。

一、从《金匮要略》探讨黄疸病因病机

张仲景在《金匮要略·黄疸病脉证并治》第1条云："寸口脉浮而缓，浮则为风，缓则为痹，痹非中风，四肢苦烦，脾色必黄，瘀热以行。"本条主要是从脉象上说明黄疸病的发病机理。脉浮而缓，在伤寒是外感表虚的脉象；在杂病浮则为风，"风"可作"外邪"理解，而缓为湿之征。"痹"有闭的意思，是指脾家蕴有湿热，并非风寒湿杂至之痹证，故文中插入"痹非中风"一句以示区别。从而阐明了黄疸病"湿""热""瘀"三大因素，且明确地指出了黄疸病位在脾。

湿邪为黄疸发病的第一要素。本条文中虽未明确地指出湿邪是黄疸病发病的第一要素，但通过分析却不难发现其中有着湿邪为致病因素的含义。风者说明邪从外来；痹者说明邪气痹阻于内。清·徐彬云："此总言黄疸，初时由风，兼夹寒湿，后则变热也。其先辨之寸口脉，若浮而缓，浮缓亦主专风，然浮风也，自黄者言之，缓则夹湿，故曰痹。然热为病情，风为病因，风热乃阳邪，阳邪入阳，四肢为诸阳之本，邪入而苦烦，烦者风热也。"清·沈明宗亦云："此辨风湿成疸也。寸口主气，气分受邪，其脉则浮。曰浮则为风，而缓脉为湿，此风多于湿，故脉浮而缓。风湿郁结，邪正为痹，痹者闭也，因风拒闭营卫为痹，非《内经》风寒湿三气之痹。谓痹非中风，但风入脾胃，风湿郁蒸，邪化为热而越于外。"另《素问·六元正纪大论》曰："溽暑湿热相薄……民病黄疸。"而《金匮要略》继承于《黄帝内经》，所以仲景本条文中表达的意思是：湿邪从外而来，湿邪痹阻于内，可见湿邪贯穿黄疸的发病，于是张仲景在《金匮要略·黄疸病脉证并治》经典地概括为："黄家所得，从湿得之"。可见湿邪是黄疸发病的第一要素。

"热"为黄疸发病的第二要素。在《诸病源候论·急黄候》中巢元方就记载了："脾胃有热，谷气郁蒸，因为热毒所加，故卒然发黄……"提出了热邪是黄疸的致病因素。《金匮要略·黄疸病脉证并治》在文中也有"瘀热以行""……一身尽发热而黄……""趺

阳脉紧而数，数则为热”“心中懊侬而热”“其候心中热”等论述，进一步总结了黄疸发病与热邪间的相关性。另外，《金匮要略·黄疸病脉证并治》中的方药，像茵陈蒿汤、栀子大黄汤、硝石矾石散、大黄硝石汤等，方中均有清热成分，也从另外一个角度论证了黄疸发病与热邪的重要相关性。

“瘀”是黄疸发病的重要因素。《金匮要略》与《伤寒论》中张仲景反复强调“瘀热”是湿热发黄的病机。唐容川在《金匮要略方论浅注补正》中注解到：“一个瘀字，便见黄皆发于血分也，凡气分之热不能称瘀……故必血分湿热乃发黄也。”另外还有人提出了瘀血发黄的学说。程钟龄在《医学心悟》中说：“瘀血发黄，亦湿热所致，瘀血与积热熏蒸，故见黄色也。”叶天士在《临证指南医案》中亦强调：“阳黄之作，湿从火化，瘀热在里，胆热液泄，与胃之浊气共并，上不得越，下不得泄，熏蒸遏郁，侵于肺则身目俱黄，热流膀胱，溺色为之变赤，黄如橘子色。”张璐在《张氏医通》中则谓：“诸黄虽多湿热，然经脉久病，无不瘀血阻滞。”补充了黄疸久病入络，深入血分的病机。著名肝病专家关幼波继承前人思想，分析道：“如果湿热瘀阻于气分，不一定出现黄疸，只有湿热瘀阻于血分，才能产生黄疸。”“黄疸一病，病在百脉。”在气为湿为热为郁，在血为滞为瘀而发黄。通过以上的诸多论述可知，黄疸发病病位深及血分，瘀血是重要因素。

黄疸的病变脏腑与脾胃密切相关。素体脾胃虚弱或饮食劳倦思虑，外感伤脾，致脾运不健而生湿，湿邪蕴阻于血分而发黄，故仲景曰“脾色必黄”。仲景黄疸病变在脾胃的思想，不论是诊察疾病还是处方用药都有所体现。如“趺阳脉紧而数，数则为热，热则消谷”，其辨脾胃，而“紧则为寒，食则为满”则是指病在脾，清·尤怡《金匮要略心典》释曰：“尺脉浮为伤肾者，风伤肾也，趺阳脉紧为伤脾者，寒伤脾也，肾得风而生热，脾得寒而生湿，又黄病之原也。”这就是仲景通过脉诊来辨别黄疸的病变在脾胃。仲景的这一理论对后世医家有着很重要的影响。朱丹溪就曾指出：“黄疸乃脾胃经有热所致。”明·戴思恭也指出：“脾土色也，脾脏多伤，故病见于外，必发身黄。”

二、《金匮要略》黄疸的分类探讨

仲景在《金匮要略·黄疸病脉证并治》中将黄疸分为四类，即谷疸、酒疸、女劳疸、黑疸。

1. 谷疸

“谷疸之为病，寒热不食，食即头眩，心胸不安，久久发黄，为谷疸”“风寒相搏，食谷即眩，谷气不消，胃中苦浊，浊气下流，小便不通，阴被其寒，热流旁观，身体尽黄，名曰谷疸”。文中指出，谷疸系脾湿胃热，脾不能升清，胃不能够降浊，清浊不分，不思饮食，或食入不化，湿热交争，如油裹面，久久郁蒸，发为黄疸，此乃湿热俱盛。

2. 酒疸

“心中懊侬而热，不能食，时欲吐，名曰酒疸”“夫病酒黄疸，必小便不利，其候心中热，足下热，是其证也”。《灵枢·论勇》曰：“酒者，水谷之精，熟谷之液也，其气慓悍……”《诸病源候论·恶酒候》曰：“酒者，水谷之精也，其气慓悍而有大毒，入于胃则酒胀气逆，上逆于胸，内熏于肝胆……”李东垣在《脾胃论》中也认为：“夫酒者，大热有毒，气味俱阳，乃无形之物也。”可见酒乃辛温大热之品，故嗜酒者酒毒无以宣泄，内伤脾胃，湿热内蕴，熏蒸于心，则心中懊侬；下注于足，则足下热，蕴于膀胱气化不利，则见小便不利。可见酒疸乃湿热内蕴之证。

3. 女劳疸

《金匮要略·黄疸病脉证并治》中云：“额上黑，微汗出，手足中热，薄暮即发，膀胱急，小便自利，名曰女劳疸。”“黄家日晡所发热，而反恶寒，此为女劳疸。”额上黑，微汗出，手足中热，薄暮即发，提示女劳疸乃肾虚内热。故《圣济总录·卷六十 黄疸门》中云：“论曰脾胃素有湿热，或缘大暑醉饱，房劳过度，引热归肾，湿气交攻，小水不利，少腹坚胀，湿毒流散于肌肉之中，则四肢身面发黄。故谓之女劳疸……”可见女劳疸乃是黄疸的后期，正所谓“五脏所伤，穷必及肾”。

4. 黑疸

《诸病源候论》卷十二中就有黑疸的记载，其曰：“黑疸之状，苦小腹满，身体尽黄，额上反黑，足下热，大便黑。是夫黄疸、酒疸、女劳疸，久久多变为黑疸。”提示黑疸多是黄疸、酒疸、女劳疸的变证。《金匮要略·黄疸病脉证并治》中又进行了详细论述，文中有“酒疸下之，久久为黑疸，目青面黑，心中如啖蒜齑状，大便正黑，皮肤爪之不仁，其脉浮弱，虽黑微黄，故知之”，介绍了酒疸变证为黄疸的表现；亦有“膀胱急，少腹满，身尽黄，额上黑，足下热，因作黑疸”，介绍了女劳疸变证为黑疸的表现。后世医家周学海在《黄疸黑疸辨》中也曾指出：“黑疸，乃女劳疸、谷疸、酒疸日久而成，是肾虚燥而脾湿热所致也。肾恶燥而脾恶湿，肾燥必急需他脏之水精以分润之，适值脾湿有余，遂直吸受之，而不觉并其湿热之毒，而亦吸入矣。脾肾浊气，淫溢经脉，逐日饮食之新精，亦皆为浊气所变乱，全无清气挹注，周身血管，不得吐故纳新，遂发为晦暗之黑色矣。”通过以上的论述可知黑疸乃系脾肾亏虚，湿热深入血分。

三、从《金匮要略》看治黄大法

《金匮要略·黄疸病脉证并治》明确指出的治黄大法是“诸病黄家，但利其小便”。但是其他治法如活血化瘀、通下祛邪等治法在方药中也均有涉及。

"治黄不利小便，非其治也"。利小便乃是治疗黄疸病的第一大法。黄疸发病以湿热为首要要素，两者常相兼出现，故在治疗上当清热利湿，使湿热从小便分消。《伤寒论》第236条："阳明病，发热汗出者，此为热越，不能发黄也。但头汗出，身无汗，齐颈而环，小便不利，渴引水浆者，此为瘀热在里，身必发黄，茵陈蒿汤主之。"《金匮要略·黄疸病脉证并治》："谷疸之为病……茵陈蒿汤主之。"仲景反复提示茵陈蒿汤为治疗的黄疸的重要方剂，方注云："小便当利，尿如皂荚汁状，色正赤，一宿腹减，黄从小便去。"此句明确地说明了小便通利与否是判断预后的重要依据，湿热之邪当从小便分消。另外"茵陈五苓散主之"用于湿重于热者，以淡渗利湿；"栀子柏皮汤主之"用于三焦湿热弥漫的热重于湿者，以通利水道，清泄三焦湿热。

"治黄必治血，血行黄易却"。瘀血是黄疸致病的重要因素，因此在黄疸治疗过程中，活血化瘀很重要。仲景在《金匮要略·黄疸病脉证并治》中运用了茵陈五苓散、栀子大黄汤、大黄硝石散、茵陈蒿汤、硝石矾石散五首方剂来治疗黄疸病。这五首方剂在药物组成上除有化湿利小便之品，亦佐有活血化瘀之品。如栀子大黄汤、大黄硝石散、茵陈蒿汤三首方剂均应用了大黄、栀子来清热活血化瘀。大黄者性味苦寒，不仅能峻下实热，还能气血并走，清泻血分之瘀积，如《神农本草经》中曰："下瘀血，血闭寒热……"《本草正义》曰："深入血分，无坚不破……破一切积聚。"《医学衷中参西录》亦记载大黄"能入血分，破一切瘀血"。栀子性味苦寒，除具有清湿热退黄疸的作用外，亦能入血分凉血止血，如《本草思辨录》曰："穷栀子之治，气血皆有，而血分为多……能解血分之郁热……"《药性论》亦云："利五淋……解五种黄病、明目。"再如硝石矾石散、大黄硝石散方中都运用了硝石，硝石性味苦咸寒，能入血分，具有消除瘀热之功，也体现了活血化瘀的治法。还有茵陈五苓散更是巧妙地应用了入营血分的桂枝，温通血脉而达到祛瘀活血作用。桂枝者，《长沙药解》中云："桂枝，入肝家而行血分、走经络而达荣郁。"《本草再新》曰："温中行血，健脾燥湿，消肿利湿。"综上所述，仲景在《金匮要略》中，将活血化瘀药用于各种黄疸病证的治疗，充分体现"治黄必治血，血行黄易却"的思想。

"治黄不忘脾"。仲景云"脾色必黄"，提示黄疸病位在脾。后世医家也都继承了这一观点。金·成无已在《伤寒明理论》中亦说："脾者色也，黄为土色，脾经为湿热蒸之，则色见于外，必身发黄。"清·蒋宝素在《问斋医案》中也说："疸虽有五，总是湿郁于脾。"可见黄疸病与脾胃关系密切。另脾脏喜燥恶湿，而黄疸乃湿热之邪致病，故黄疸易脾病，脾病则失健运，无以傍四方，脾胃相表里，则胃腑的腐熟、受纳功能受损，故治疗上虽然清热利湿是治疗黄疸的大法，调和脾胃也不能够忽视。

四、从《金匮要略》谈黄疸预后

在《金匮要略》中谈及黄疸预后的条文主要有4条，可以总结归纳出与黄疸预后相关的因素。

仲景曰："腹如水状不治""腹满者，难治"，尤怡在《金匮要略心典》中亦讲："若腹如水状，则不特阴伤，阳亦伤矣，故曰不治。"可见脾肾两伤，阴阳受损者，难治。

仲景曰："疸而渴者，其疸难治，疸而不渴者，其疸可治。"渴者，说明热方炽而湿且日增，有入里化燥的趋势，难治。不渴者说明热已减而湿亦自消，故可治。可见湿邪化热，热盛伤及津液者，难治。

仲景曰："黄疸当以十八日为期，治之十日以上瘥，反剧为难治。"黄疸病位在脾，脾属土，无定位，寄王于四季之末各十八日，故以十八日为期，判断黄疸病的预后。十日左右症状好转，则易治，若十八日以上，症状不缓解，则提示邪盛正衰，难治。正如尤怡所说："盖谓十八日脾气至而虚者当复，即实者亦当通也，治之十日以上瘥者，邪浅而正胜之则易治，否则邪反胜正而增剧，所谓病胜脏者也，故难治。"可见十八日系邪正交争的重要时期，临床当以此作为评价疗效的时间段。

五、从《金匮要略》谈难治性黄疸论治

目前黄疸常见于病毒性肝炎、肝硬化等胆红素升高者。在治疗上常以仲景方茵陈蒿汤为主方，清热利湿为主，多数能够在 1 个月内逐渐消退。但是亦有少数情况难以消退或持续出现超过半年以上，或消退后容易反复，我们称为难治性黄疸（或顽固性黄疸）。

难治性黄疸属于《金匮要略方论》中"难治""不治"的黄疸。笔者根据临床经验结合经典，认为治疗难治性黄疸首先要遵循清热利湿之法，但是以下几点也应当辨证分析，随证加减。

1. 热之极重用清热凉血解毒之品

黄疸难治者此湿从热化，热之极为毒，毒热耗伤气血，瘀热以成，难解难分。"急则治其标"，故临床见此证者，当重用清热凉血解毒之品，如犀角粉或浓缩的水牛角粉、赤芍等，使药直捣病灶，快速控制疾病的发展。著名肝病专家钱英教授的"截断逆挽法"和汪成柏的重用赤芍法正是在古人的基础上发展而成的。

2. 化瘀活血、通络化痰贯穿始终

①久病及血，瘀血阻滞肝络，肝失疏泄，胆汁瘀滞，泛溢肌肤，发为黄疸，正所谓"气血不利则发黄"。肝病名家关幼波教授说："黄疸一病，病在百脉。"②若湿热内蕴日久，慢慢燥化，转为热毒，必灼伤津液，成瘀成痰，正所谓"津凝血败，则成为痰水"。所以在临床治疗上要活血通络化痰，常用桃仁、土鳖虫、半夏、陈皮、川贝母等。

3. 温补脾肾之阳不可忽视

难治性黄疸多因久病，正如《金匮要略·黄疸病脉证并治》所说“久久为黑疸”，故本病多属于黑疸范畴。久病损及肝肾，肝肾之阴不足，阴阳同根，阴损及阳，脾肾阳虚也不容忽视，肾阳不足则可见面色黧黑，经云：“阳气者，若天与日，失其所则折寿而不彰也，故天运当以日光明。”从而强调人体阳气的重要性。若脾肾阳虚，寒湿何能祛除，故在治疗久病之黄疸，当以温阳与祛湿同步方能缓慢奏效，切不可急功近利。《证治准绳》曰：“治疸须分新久，新病初起，即当消导攻渗……久病又当变法也。脾胃受伤，日久则气血虚弱，当用补剂……使正气盛则邪气退，庶可收工。”所以多用附子、白术、茯苓等温阳利湿之品以振奋阳气，化湿健脾。

4. 茵陈先煎功不可没

要达到退黄的效果，茵陈的用量和煎煮方法非常重要。《伤寒论》原文中说：“……茵陈蒿汤方茵陈蒿六两，栀子十四枚擘，大黄二两去皮。上三味，以水一斗，先煮茵陈减六升，纳二味，煮取三升，去滓，分温三服，小便当利，尿如皂角汁，色正赤，一宿腹减，黄从小便去也。”张仲景已明确指出茵陈蒿汤中应重用茵陈，且当先煎。①方中茵陈六两远大于栀子和大黄的剂量，按照北京中医药大学郝万山教授的研究，汉代一两等于15.625g，茵陈蒿六两当为93.75g。②清·徐灵胎在《伤寒论类方》中云：“先煮茵陈……此秘法也。”《本草思辨录》曰：“茵陈发扬芳郁……善解肌表之湿热，欲其驱邪由小便而去，必得多煮，以厚其力。”其意义是去其轻扬外散之气，以厚其味，使其专于苦降，不达表而直入里，以利湿热从小便而出，则黄疸自去；另茵陈质轻而用量大，煎煮时多蓬松漂浮在药液之上，先煎可使其浸透令药力析出。

六、总结

《金匮要略》论述了黄疸病的病因病机、分类、治则、方药，对后世影响颇深。笔者详读此文，结合临床经验认为，黄疸顺证病因湿、热、瘀为主，治当清热利湿、活血化瘀为主，兼顾脾胃。黄疸难治者多是久病，病因湿、热、毒、瘀、虚为主，治疗上当在清热利湿、活血化瘀的基础上注意凉血解毒、清热化痰、温阳健脾，特别注意要重用茵陈、先煎茵陈。

蒋健评按

在《中医临证思辨录》中已有多位学子射策于“论《金匮要略方论》对黄疸病的论治”，本期又有多篇策对，各有发挥侧重，读后令人对黄疸因症脉治的认识更全面。

王邦才 目前教科书按阴黄、阳黄证候辨治黄疸存在不足之处，黄疸存在难以区分阴阳的“中间”状态及其他状态。另一方面，单以阴阳也难以揭示其不同的病因及其病机演变转化。黄疸、酒疸、谷疸、女劳疸、黑疸病因涉及外邪、酒食不节、脾胃虚寒、瘀热内结、房劳伤肾，主因在湿，邪郁而无出路，久之血分瘀滞。黄疸“其病起于湿土而成于风木（黄元御《四圣心源》)”，病位中心在脾胃，旁涉肝胆，及于心肾；八法皆治，当以通利为主。强调辨证应与辨病相结合，自拟清化瘀毒方、通瘀散结汤治疗黄疸。

田在泉 归纳张仲景治疗黄疸的八种原则及其方药：①解表祛邪法：麻黄连翘赤小豆汤适合湿热兼表寒者，桂枝加黄芪汤适合寒湿兼表虚者；②清热利湿法：茵陈蒿汤、茵陈五苓散、栀子大黄汤、栀子柏皮汤；③温阳除湿法：后世四逆辈加茵陈（或茵陈术附汤)；④泻下逐瘀法：大黄硝石汤、抵当汤；⑤调和肝脾法：柴胡汤；⑥消瘀活血法：硝石矾石散、大黄䗪虫丸、下瘀血汤；⑦扶正祛邪法：小建中汤、黄芪建中汤；⑧润燥逐瘀法：猪膏发煎。

吴朝晖 将张仲景治疗黄疸方药纳入八法范畴：①汗法解表退黄：麻黄连翘赤小豆汤；②吐法催吐退黄：瓜蒂汤；③下法通腑退黄：寒下大黄硝石汤，润下猪膏发煎；④和法和解退黄：大、小柴胡汤；⑤温法温化退黄：茵陈术附汤；⑥清法清泄退黄：茵陈蒿汤、栀子柏皮汤、栀子大黄汤、茵陈五苓散；⑦消法消瘀退黄：抵当汤、硝石矾石散；⑧补法建中退黄：小建中汤。

白玉盛 溶血性黄疸多有贫血气血亏虚，除了后期肾功能衰竭小便不利外，一般治疗并不适合“但利其小便”，因易发生血栓，或可参考《金匮要略》瘀热发黄化瘀清热方药进行治疗，以截断病势。

蒋开平 注意以病程、症状判断预后。治之十日以上反剧者，难治；女劳疸腹如水状难治；黄家日晡所发热，因作黑疸，腹满者难治；疸而渴者，难治。

叶柏 黄疸病位在脾胃肝胆，病久及肾。《金匮要略》提出“脾色必黄”,《伤寒论》在阳明、太阴病篇中都有黄疸证治内容；张仲景又提出“诸黄，腹痛而呕者，宜柴胡汤”及“肝病传脾”。由此可见，黄疸病位在脾胃而又涉及肝胆。女劳疸为房劳伤肾，黑疸为肾色外现，病久及肾所致。

贾建伟　茵陈的用量和煎煮方法关乎退黄疗效。茵陈蒿汤方中茵陈六两，据研究汉代一两等于15.625g，则六两当为93.75g。《伤寒论》指出以水一斗，先煮茵陈减六升，纳入栀子、大黄，煮取三升，分温三服。茵陈先煮的意义在于去其轻扬外散之气，以厚其味，使其专于苦降，不达表而入里，利湿热从小便而去，黄疸自退。茵陈质轻量大，蓬松漂浮药液之上，先煎可使其浸透令药力析出。

张仲景小柴胡汤运用发微

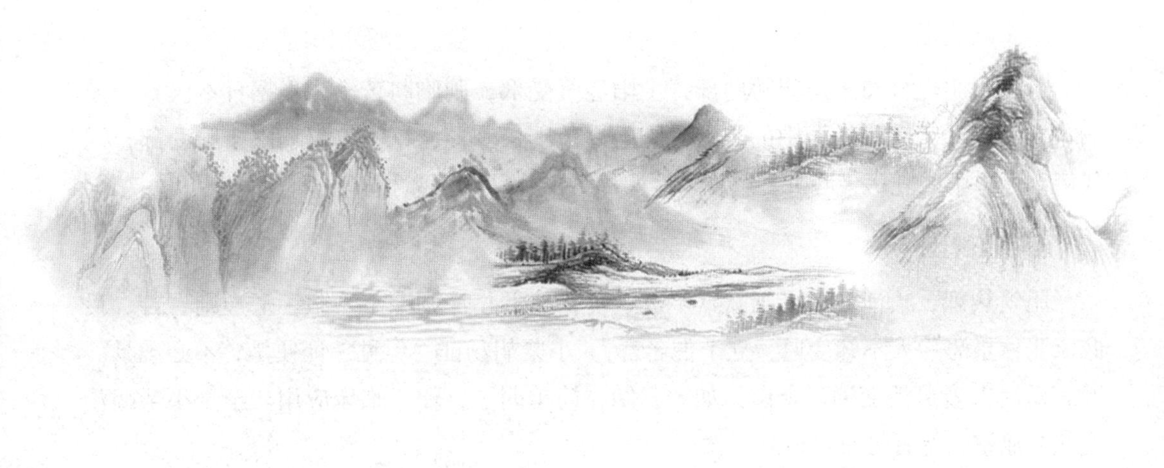

朱　莹（湖南中医药大学第二附属医院）

小柴胡汤出自医圣张仲景之《伤寒杂病论》，历代医家无不对其推崇备至，尊为和解少阳之第一方。余从医多年，运用小柴胡汤随证化裁，屡获良效，对其喜爱有加。今不揣愚陋，对小柴胡汤之个人见解及临床心得做一浅述。

一、小柴胡汤之主证分析

小柴胡汤之条文除少阳病本经分布外，散在分布于太阳病、阳明病、厥阴病以及《金匮要略》之杂病中。因其症状描述较多，分布较广，令初学者有无所适从之感。余参考历代名家注解，结合个人之见解，归纳出小柴胡汤证七大主症：往来寒热，胸胁苦满，嘿嘿不欲饮食，心烦喜呕，口苦，咽干，目眩。为方便理解记忆使用，按少阳经之特点又将七大主症归于三类。

1. 少阳热证

太阳病恶寒发热，阳明病但热不寒，少阴厥阴但寒不热，而少阳证热型是寒热往来。寒热往来与恶寒发热有何区别？恶寒发热乃两者同时发生，而寒热往来为恶寒时不发热，发热时不恶寒。民国医家陆渊雷先生在《伤寒论今释》中云："恶寒者，为患者自觉之主观感受，发热者，乃他人之触诊或体温计测量得知。"先生此论有助于我们对寒热往来之理解。在传染病之疟疾与小柴胡汤之寒热往来颇为相似，结合其临床表现有助于理解寒热往来。

2. 少阳经证

足少阳胆经分布于两侧胁肋部，少阳经气受邪，则胸胁苦满。根据日本汉方学家汤本求真在《皇汉医学》中的观点，胸胁之范围极其广泛，不仅仅局限于胁肋部，现代解剖标志中的乳房、心脏、肠胃、肝胆体现的症状都可囊括其中。

3. 少阳腑证

胆气热郁，疏泄失常，则默默不欲饮食，热邪伤津则咽干。胆气上逆则口苦、目眩。张仲景恐后人不知变通，立千古名言："小柴胡汤证，但见一证便是，不必悉具。"此言示后来者灵活变通。余以为如此归纳，简单明了，便于临床应用。至于小柴胡汤之热入血室，笔者另有论述。

二、小柴胡汤之方药分析

《伤寒论》中组成及剂量：柴胡半斤，黄芩、人参、甘草（炙）、生姜（切）各三两，大枣（擘）十二枚，半夏（洗）半升。上七味，以水一斗二升，煮取六升，去滓，再煎取三升，温服一升，日三服。

方中柴胡重用解表透邪，退往来之寒热，黄芩清里热，两药相合清表里之热；生姜、半夏化痰祛浊、降逆止呕；人参补虚和中；大枣、甘草调脾胃、和诸药。本方寒热平调，表里同治，攻补兼施，为仲景和解少阳之良方。余以为，此方乃中医阴阳互制、中庸思想的体现，以“和”为中心，代表中医之最高境界。

三、小柴胡汤之和法临证探微

“和”法是通过和解或调和的方法，使半表半里之邪，或脏腑、阴阳、表里失和之证得以解除的一类治法。狭义的和法即为和解少阳，广义的和法包括和解少阳、透达膜原、调和肝脾、疏肝和胃、分消上下、调和肠胃等。戴天章在《广瘟疫论》中云：“寒热并用之谓和，补泄和剂之谓和，表里双解之谓和，平其亢历之谓和。”小柴胡汤并非仅为和解少阳而设，如能用得恰当，从调和寒热，到调和脏腑，再到调和气血，最后上升到调和阴阳的高度，对于常见病及疑难杂症，无不应手取效，效如桴鼓，兹从以下四方面对小柴胡汤之和阐发个人之见解。

1. 调和寒热

小柴胡汤所主之往来寒热特点，前文已详细论述。然临证时，需仔细揣摩，从纷繁芜杂的症状中，提炼出典型的柴胡汤之寒热证。余 2011 年 12 月治一 11 岁女孩，因“反复咳嗽、咳痰、发热 8 个月”多方求治于省内各大西医院。经胸片、CT、核磁共振、支气管镜、肺部活检等多方检查，诊断众说纷纭，莫衷一是。有诊断肺部感染的，有诊断真菌感染的，有诊断肺结核的，有诊断间质性肺炎的，甚至有诊断胸腔恶性肿瘤的。西医按常规抗感染、抗真菌、抗结核治疗，未见明显效果。后大夫建议手术探查，家属考虑其年幼，风险太大，拒绝此手术，遂转诊至北京协和医院。经过相关专家会诊，确诊为支气管扩张，建议每天以手拍背等方式物理排痰，口服氯化铵、溴已新等祛痰药，定期服用抗生素，预防肺部感染导致周期性发热的发生。在经权威西医专家确诊后，患者希望配合中医调理。问其症状，归纳为：平素不发作时如常人，偶尔咳嗽，将要发热时，先咳嗽增加，痰量增多，饮食减少，口苦，两侧头痛，然后畏寒，之后觉发热，出汗后诸症缓解。大小便正常。舌体瘦小，色暗红，苔薄白，脉滑。本人考虑在繁杂的临床表现中，可以抓到寒热往来、口苦、少阳头痛的小柴胡汤证，此案乃痰浊阻于肺窍，郁而发热，故在和解少阳的同时，豁痰化浊亦十分重要，我采用小柴胡汤加远志 10g，猪牙皂 6g 和解少阳、豁痰开窍。同时嘱咐患者在将发作前服用 3 剂，观察其是否能截断病情，万一不能阻止其发作，发病后仍可服用。结果服药 3 剂后患者至今未再发作，结合西医物理排痰等调护方法，间断服用六君子汤加山药、薏苡仁健脾化痰，标本兼治，以期向愈。故对于小柴胡汤加减调和寒热之功，在周期性发热的各种疾病中，精心提炼，取舍得当，大有用武之地。

2. 调和脏腑

人之五脏六腑，皆通过经络气血而在病理生理上发生联系。张仲景立小柴胡汤，并非只为少阳证而设，消息化裁，六经皆可用之，如太阳少阳合并证，仲景立柴胡桂枝汤；太阳少阳太阴合并证，仲景立柴胡桂枝干姜汤；少阳阳明合并证，仲景立大柴胡汤、柴胡加芒硝汤等。

现以小柴胡汤之变方大柴胡汤为例，论述调和脏腑之功效。《伤寒论》原文曰："太阳病，过经十余日，反二三下之。后四五日，柴胡证仍在者，先与小柴胡。呕不止、心下急（一云呕止小安）、郁郁微烦者，为未解也，与大柴胡汤，下之则愈。"大柴胡汤是在小柴胡汤的基础上去掉甘草、人参，加枳实、芍药、大黄。余有一大柴胡汤治疗腹泻案：2008 年 7 月会诊我院 ICU 一 76 岁老年男性病人。患者因严重肺部感染收住入院。入院后予以双联抗生素抗感染、营养支持治疗，肺部感染基本缓解，血象恢复正常，但留有腹泻每日七八次，西医予以"黄连素""蒙脱石散剂""易蒙停"等对症止泻治疗，症状未见明显缓解。邀余诊治。症状：稀水样腹泻，日 5~6 次，伴腹胀、口苦、口干不欲饮、呕逆时作、纳差，小便可。体征：按之左少腹有抵抗感，并有轻微疼痛。舌暗红，苔黄腻，脉细滑。当时考虑患者虽为腹泻，但依据临床表现及舌脉，有湿热阻滞，糟粕内停之证，从六经方面分析，为少阳阳明合并证，予以大柴胡汤原方治疗。1 剂后，该患者排出大量块状宿便约半盆，口苦、纳呆诸症随之缓解，腹泻亦减少为 1 次，继服 3 剂，腹泻已止，予以参苓白术散调理出院。本案患者之腹泻乃真虚假实之证，治以通因通用，古人云"积岁沟渠，必多拥塞"，老年人慎用补法，然若用承气汤攻伐宜嫌峻猛，且有少阳郁热之象，故以大柴胡汤和解，药证对应，效如桴鼓。

再举柴胡桂枝干姜之调和脏腑法。《伤寒论》原文曰："伤寒五六日，已发汗而复下之，胸胁满微结、小便不利、渴而不呕、但头汗出、往来寒热心烦者，此为未解也，柴胡桂枝干姜汤主之。"此方乃医生误治，已发汗而复下之，有亡阳的表现，当然也有阴伤，见小便不利、口渴。又有脾阳虚的表现即大便溏，那么我们就可以用柴胡桂枝干姜汤和少阳、温太阳、补太阴。此方常用于慢性泄泻、慢性肝炎之太阳、少阳、太阴并见证，收效显著。兹举一例：余在 2012 年 1 月会诊一 64 岁老年女性病人。患者每日下午出现恶寒，继则发热，伴腹痛，喜温喜按，得热则舒，口干口苦，纳差，夜寐欠佳，大便溏泄。平素畏冷，容易感冒，性格急躁。当时考虑患者定时性寒热可视为小柴胡汤之寒热往来、腹痛口苦均为小柴胡汤证，大便溏、畏冷为太阴阳气虚衰，平日畏风容易感冒为太阳之固守不足，口干为阴液已伤，故为太阳少阳太阴之合并证，柴胡桂枝干姜汤为本病之的方也。用本方加合欢皮以加强疏肝解郁之功，结果3剂药之后，寒热症状消失，腹痛大为缓解，偶尔轻微腹痛，带药5副巩固疗效出院，随访至今，未再复发。此案寒热虚实错杂，较之单纯小柴胡汤，更加棘手，然仲师在此基础上灵活化裁柴胡桂枝干姜汤，三经同治，多脏平调，收效捷速。

3. 调和气血

人之生理基础，全赖全身之气血津液。气与血相伴相生，相辅相成。气能生血，气能行血，气能摄血，血能生气，血能载气。气血关系失常，病症百出。小柴胡汤为和解之剂，方中虽未有理血与调气之药，但通过和解作用，攻补兼施，可使气血畅达，对于某些气血失调之病症，可收到佳效。余于2009年10月曾在我院骨科会诊一45岁中年女性患者。患者因被学生骑电动车撞倒致头部摔伤，经头部CT检查未发现明显头骨骨折及颅内血肿，诊断为“轻度脑震荡”。收在骨科予以活血化瘀中成药静滴及口服通窍活血汤后，头痛未见明显缓解，邀余诊治。症见：头痛在颞侧，伴眩晕、乏力、口干口苦、饮水不多、纳差，二便调，寐可。体征：面色萎黄，语言低微，舌体瘦，舌色淡红，薄黄苔，脉弦细无力。余细思骨伤科医生从专科特点考虑，用活血理气之法，然患者平素体质虚弱，头部瘀血不甚，用之则耗散气血，气血失和，根据其头痛部位及兼症，为典型少阳头痛，虚实错杂且以虚为主要表现，故仍可予小柴胡汤治之，我即开小柴胡汤原方，加重白参用量，但未加一味活血药，3剂后头痛消失出院，考虑其素体气血不足，嘱其常服归脾丸调理。仲景之小柴胡汤虽非专为调理气血而设，然能攻补兼施、和解诸经，使气血畅达，诸症皆除。

4. 调理阴阳

如前所述，小柴胡汤之调理表里寒热、五脏六腑、气血津液之功，最终可以上升到调理阴阳的高度。人之所病，归根结底为阴阳失和。如《素问·生气通天论》曰：“阴阳之要，阳密乃固，两者不和，若春无秋，若冬无夏，因而和之，是谓圣度。”另《素问·至真要大论》曰：“谨察阴阳所在而调之，以平为期，正者正治，反者反治。”由此强调和阴阳之重要性。小柴胡汤及其系列变方调和阴阳非空泛之语，在临床上活用此法，常有意想不到之效果。

现就对于小柴胡汤之变方柴胡加龙骨牡蛎汤治疗心悸及不寐谈个人之浅见。《伤寒论》原文描述：“伤寒八九日，下之，胸满、烦惊、小便不利、谵语、一身尽重，不可转侧者，柴胡加龙骨牡蛎汤主之。”该方在小柴胡汤和解基础上加用龙骨、牡蛎加强收敛、潜降之功。现举一本方治疗心悸案：2008年5月，余收治一45岁中年女性患者，阵发性心慌心悸，发作时伴面部烘热、汗出、烦躁，持续约10分钟自行缓解。纳可，夜寐欠佳，二便调。心电图示：心率增快，频发室性早搏。教科书上对其病因病机从虚实论治，但未涉及阴阳失和。其阵发性，类似于小柴胡汤证之寒热往来，心之阴阳之气相互制衡、相互消长，阳盛阴虚则脉动加速，反之阴盛阳衰则脉动减少，此为阳盛阴衰，阴不敛阳，心阳外越，故治宜调和阴阳、潜降虚阳。时余用柴胡加龙骨牡蛎汤原方治之。服用该方 1 剂后症状明显缓解，继服 5 剂出院，出院后随访，偶因情志不畅复发，以本方照服，旋即缓解。

再者如不寐，即为失眠，由阴阳失调，阳不入阴引起。《内经》颇多论述。如《灵枢·邪客》云："卫气行于阳则阳气盛，阳气盛则阳跷满，不得入于阴，阴虚，故目不瞑。饮以半夏汤一剂，阴阳已通，其卧立至……此所谓决渎壅塞，经络大通，阴阳得和者也。"由此可知，不寐乃阴阳失和，阳不入阴所致，治宜调和阴阳、收摄浮阳，柴胡加龙骨牡蛎汤兼具二者特点，方中半夏还有化痰开窍、调和阴阳之功，符合《内经》之旨，故为治疗不寐之的方也。余 2010 年 5 月治一 64 岁老年妇女，严重失眠 40 年，最严重时彻夜不能合眼，长期依赖安定等帮助睡眠。夜间兴奋，白天觉乏力、头昏，记忆力逐渐降低，口干微苦，纳欠佳，二便调。形体瘦，面色黑，舌体瘦，色暗红，苔薄黄，双脉弦细。辨为阴阳失和，邪郁少阳，予以柴胡加龙骨牡蛎汤。1 剂后即有明显效果，当晚即能熟睡 5 小时，后逐渐减少安定用药直至停用安定，每晚睡眠能熟睡 5~8 小时，白天觉神清气爽，逐渐减少服药频率，嘱其加强摄养，基本停用，目前睡眠正常。该方调和阴阳，收摄浮阳，寒热平调，为治疗不寐之良方。

四、结语

小柴胡汤以"和"为中心，非仅为少阳证而设，广言之，其和解寒热、调和脏腑、调理气血、调整阴阳，诸法皆备。我等后学者若谨遵仲师之"知犯何逆，随证治之"之训，灵活加减变化，无论是常见病还是疑难病，无不应手取效。正如刘渡舟老师所言："唯此方之纵横开阖，升降出入，无所不包。苟能深入其所治之机，以穷小柴胡汤，则触类旁通，一隅三反，则又非以上数例所能尽也。"

诚然，对于小柴胡汤乃至经方之研究，可谓仁者见仁，智者见智，百花齐放，百家争鸣。本人水平有限，冒昧浅薄之处，恳请同道批评指正。寄期望于此文而广小柴胡汤之临床运用发微，若能为诸位抛砖引玉，则幸甚至哉！

顾　耘（上海中医药大学附属龙华医院）

我从事的是老年科，在临床上常常接触到各系统的疾病，经常碰到运用小柴胡汤治验的案例，因此对小柴胡汤产生了浓厚的兴趣。后遍查文献发现小柴胡汤广泛应用于临床各科，如内科、儿科、妇科、外科、骨伤科、肿瘤科；广泛应用于各系统疾病，如泌尿、免疫、循环、内分泌、神经、消化、呼吸系统、五官科疾病；病种更是数不胜数，如肾衰、IgA 肾病、血痹、中风、糖尿病、眩晕、偏头痛、失眠、抑郁、呃逆、反流性食管炎、病毒性肝炎、慢性胆囊炎、发热、咳嗽等。为什么小柴胡汤临床应用如此广泛值得探究。

小柴胡汤具和解少阳、通利三焦、疏肝利胆、调理枢机，融辛开苦降、寒温并用、补泻同施于一方，究其临床应用之广泛的原因正在于此。老年人的生理病理特点是脏腑功能减退，精血衰少，运化升降失常，一人多病，虚实夹杂，寒热交错。因此小柴胡汤在老年科的治疗中大有可为。

我体会，中医临床贵在圆机活法，以小柴胡汤为例，要学好、用好该方，首先要搞清它的组方机理、临床主证，只要药证相应，便能效若桴鼓，不必拘泥于一方治一病。笔者就以下小柴胡汤临床主证、组方机理、临床应用等方面进行论述。

一、小柴胡汤的临床主证

小柴胡汤出自张仲景之《伤寒杂病论》，乃少阳病主方。《伤寒论》第 96 条言：“伤寒五六日，中风，往来寒热，胸胁苦满，默默不欲饮食，心烦喜呕，或胸中烦而不呕，或渴，或腹中痛，或胁下痞硬，或心下悸、小便不利，或不渴、身有微热，或咳者，小柴胡汤主之。”更重要的是原文 101 条：“伤寒中风，有柴胡证，但见一证便是，不必悉具。”这就为临床提供了广阔的应用空间。小柴胡汤临床应用之广正如丹波元简《伤寒论辑义》所述：“伤寒诸方，唯小柴胡汤为用最多，而诸病屡称述之。”柯韵伯《伤寒附翼》更是精辟地总结说：“此为少阳枢机之剂，和解表里之总方也。”

究其用途广泛的原因，笔者认为和小柴胡汤的方义密不可分。小柴胡汤具有以下作用特点：和解少阳、通利三焦、疏肝利胆、调理枢机，融辛开苦降、寒温并用、补泻同施于一方。

1. 和解少阳

少阳病乃外邪入侵少阳，少阳被郁，郁而化火，枢机不运，经气不利。少阳为枢，通常解作介于太阳、阳明之间，主开合，它既是病邪由表及里，病情转变的一道门户，也是病变由重转轻的枢纽，病位“半在里半在外”，为独立病位。但也有人认为是表里兼有之证，小柴胡汤的应用以外证发热、里证呕哕、胸胁苦满等为主要特点。

少阳病治疗应以和解为主，《伤寒论》中并无明言小柴胡汤为“和解”之剂，只是成无已在《伤寒明理论》第一次提到小柴胡为和解表里之剂，程钟龄《医学心悟》在“医方八法”中论和法时说：“伤寒在表者可汗，在里者可下，其在半表半里者，唯有‘和’之一法焉，仲景用小柴胡加减是已。”若表寒不解、正虚邪陷少阳，宜太少两解，治以和而兼汗，方用柴胡桂枝汤。若少阳兼阳明腑实，则阳明少阳同治，治以和而兼下，方选大柴胡汤、柴胡加芒硝汤。若兼气分热，则治以和而兼清，方选柴胡白虎汤。

笔者具体运用小柴胡汤治疗邪在少阳之发热每每收到奇效，见下文之治疗无名高热案。其中柴胡的用量常较大，在 15g 以上。

2. 通利三焦

少阳包括手少阳三焦经。三焦主决渎，为水火气机运行的道路，三焦通畅，水火得以升降自如。升降出入是人体气机运动的基本形式，《素问·六微旨大论》曰：“出入废则神机化灭，升降息则气立孤危。故非出入，则无以生长壮老已；非升降，则无以生长化收藏。是以升降出入，无器不有。”气机调畅，人就健康或既病易愈，气机不通畅则水聚成痰、气郁化火、血凝为瘀，人就要生病或病后难愈。

笔者常用小柴胡汤治疗水液代谢异常之水肿，如学习陈以平老师取小柴胡汤方义，斡旋三焦治疗 IgA 肾病；此外，对于有气机郁滞病机的诸多症状也多采用此法，以期三焦通畅，水火得以升降自如。见下文之治疗顽固性咳嗽、泄泻案。

3. 疏肝利胆

少阳还包括足少阳胆经。胆附于肝，内藏精汁。胆腑清利则肝气条达，气机升降平衡。《素问·六节藏象论》曰：“凡十一脏，取决于胆也。”足少阳胆经与肝经相表里，脏腑相连，肝胆之病互相累及，肝胆失于疏泄，则气机失常变生他病。小柴胡汤在治疗肝胆系统疾病的同时还涉及多系统病变，《素问·灵兰秘典论》云：“胆者，中正之官，决断出焉。凡十一藏皆取决于胆。”因此兼涉他经之证间或有之，即涉及多系统疾病。如肝主藏血，肝气冲和条达则血海不扰，血脉得畅。血是神志活动的主要物质基础，血供给充足，则神志活动正常。《灵枢·营卫生会》云：“血者，神气也。”《灵枢·平人绝谷》曰：“血脉和利，精神乃居。”故小柴胡汤亦可调治精神神志方面的疾病。

笔者运用小柴胡汤加减治疗低血压、中风、眩晕、偏头痛、失眠、抑郁、呃逆、反流性食管炎、病毒性肝炎、慢性胆囊炎每有良效。略举下文之呕吐、耳鸣耳聋、眩晕案做一分析。

4. 虚实同治

《素问·刺法论》言："正气存内，邪不可干。"《素问·评热病论》曰："邪之所凑，其气必虚。"治疗时，应时时顾护正气，扶正而祛邪。而这一思想在小柴胡汤中也得到了体现。小柴胡汤在祛除半表半里之邪的同时，应用人参、甘草、大枣健脾补虚以扶助正气，含义有二：一是增强正气抗邪之力，从半表半里祛邪外出；二是治未病，先安未受邪之地——脾。正如《金匮要略·脏腑经络先后病脉证》所云"见肝之病，知肝传脾，当先实脾"。

小柴胡汤虚实并调，在预防、康复保健和术后调养中也有极其重要的运用价值。纵观老年病证，病情复杂，单纯之虚证、实证、寒证、热证极为罕见，多为虚实夹杂、寒热错杂之证。故此方适应证较多。如下文中的呕吐、眩晕、泄泻案均为虚实夹杂之证，虚实同治之小柴胡汤大有用武之地。

近年来研究结果证明，小柴胡汤还可以起到防癌、抗癌的作用。因其调理气机、调畅情志，促进五脏六腑的新陈代谢，提高人体的免疫机能，起到了扶助正气，预防邪气入侵的作用。五脏六腑新陈代谢正常，则不会生痰、生湿、生瘀，也就没有癌症生长的温床。

二、小柴胡汤的组方机理及用量、煎法之我见

小柴胡汤由柴胡八两，黄芩三两，人参三两，半夏半升，炙甘草三两，生姜三两，大枣十二枚组成。小柴胡汤将升发透达（柴胡、生姜）、清泄降浊（黄芩、半夏）、健脾益气（人参、大枣、炙甘草）三组药配伍成方而达到和解之功。

小柴胡汤中柴胡具有解表、疏肝、升举、清热等作用。原方柴芩之比为 8∶3，吾师林水淼教授认为治疗外感病多用大剂量柴胡，其用量多在 15g 以上，9~15g 多为疏肝作用，而 3~6g 多为升举作用。《神农本草经》谓柴胡"主心腹肠胃中结气，饮食积聚，寒热邪气，推陈致新"，说明其具有开郁畅气、通利六腑、推陈致新之功用。

张仲景设小柴胡汤用法："上七味，以水一斗二升，煮取六升，去滓。再煎取三升，温服一升，日三服。"研究表明，若煎煮小柴胡汤 30 分钟，其药理作用主要是解热、抗炎、抗菌；若煎煮 50 分钟，其药理作用除了具有解热、抗炎、抗菌外，还具有抗肿瘤、抗病毒、抗硬化、抗溃疡、抗自由基、抗精神失常、增强免疫能力，以及利胆保肝等作用。

三、小柴胡汤在老年科运用体会

老年人脏腑功能日衰，阴阳气血渐虚。往往多脏同病、寒热错杂、虚实并见，病机较为复杂。小柴胡汤之调达上下、宣通内外、疏利三焦、运转枢机之功正合老年病病机特点，现将临床运用小柴胡汤调治老年病案例进行剖析。

1. 呕吐案

刘某，女，83岁。呕吐2周，近1个月来因家中琐事郁闷不舒，2周前出现呕吐，2~3次/日，予服西药吗丁啉等，效果不佳，口苦，泛酸，偶有胁肋不舒，纳呆，寐差，舌红，苔白，脉弦。予小柴胡汤加味：炒柴胡12g，党参15g，黄芩炭9g，姜半夏12g，甘草6g，生姜6片，大枣3枚，橘红9g，佛手12g，瓦楞子30g。上方服7剂后，呕吐次数减少至1~2次/日，口苦减轻，偶见胁肋不舒，食欲欠佳。予原方加炒麦芽15g，炒谷芽15g，建曲15g，再进7剂，患者未再呕吐，食纳增进而告愈。

按：呕吐多由胃失和降，气逆于上所致。该患者由于家庭矛盾使情志不畅，肝气郁结，乘犯脾胃，胃失和降，故出现上述诸症。而小柴胡汤功可疏肝利胆、调和脾胃，使气机升降自如，故用之并酌情加味，呕吐即止。原方中人参，现大多由党参代替（下同）。

2. 耳鸣耳聋案

张某，男，85岁。主诉：耳鸣半年，听力下降，耳鸣时轻时重，有时如潮有时如蝉鸣，伴有疲乏、腰膝酸软、舌尖边红、苔薄白、脉弦数。治以小柴胡汤加味：柴胡12g，黄芩9g，半夏12g，太子参12g，炙甘草6g，栀子9g，生地黄24g，山萸肉12g，白蒺藜15g，女贞子15g，旱莲草30g，龟甲12g，大枣3枚。经治2周症状减轻，原法续进2个月，症状基本消退。

按：此患者耳鸣渐至耳聋，脉弦口微苦为少阳风火上扰、清窍郁闭所致。少阳之脉起于目锐眦，走于耳中，少阳郁闭则耳鸣耳聋；舌尖边红为阴虚有热之象；腰膝酸软为肝肾阴虚之象，故用柴胡疏利肝胆之郁火，与方中黄芩、栀子清热；生地黄、山萸肉、女贞子、旱莲草、龟甲滋补肾阴；白蒺藜平肝。诸药共奏和解清窍滋阴之效。原方中人参改为补气生津的太子参以合阴虚之证。

3. 眩晕案

韩某，女，84岁。入春发作头晕恶心，颈项肩背疼痛，面色苍白，神疲乏力，舌淡苔薄白，脉弦细。方用小柴胡汤加味：柴胡12g，半夏12g，党参15g，生姜6g，葛根30g，白芍30g，大枣4枚，炙甘草10g。经治1周得愈。

按：眩晕是老年科最常见症状之一，包括西医的低血压、颈椎病、梅尼埃病等各种原因引起的脑供血不足等病变。《素问·至真要大论》谓："诸风掉眩，皆属于肝。"肝属木，主春气之令，肝阳上扰则发眩晕；少阳胆经经过颈项及肩，枢机不利，经络不通，故颈项肩胛疼痛；此病主要在肝，涉及心脾，心脾亏损，则气血不足故面色苍白、神疲乏力，故用小柴胡汤以求肝气得疏、风阳得平。方中葛根是治疗颈项疼痛之引经药，用之则直达病所，再合补益气血之党参、白芍、大枣，诸药合用，风阳息则眩晕停，枢机利则颈痛止。原方中用黄芩，但本案热象不显，故不用。

4. 无名高热案

吴某，男，87岁。高热，体温38.5~39.5℃，持续2周，西医给予舒普深、美罗培南等高档抗生素后，热势不退，寒热交替，头晕目眩，咽干口苦，胸胁胀满，不欲饮食，舌红舌苔薄白而干，脉弦细数。方用小柴胡汤加减：柴胡18g，太子参12g，黄芩12g，半夏12g，甘草12g，生姜3片，大枣9g，连翘12g，青蒿30g，金银花15g，大青叶12g。嘱其日2剂，分4次服用，3日后体温降至37.8℃，5天余热尽退，而未复升。

按：本案寒热交替、头晕目眩、咽干口苦、胸胁胀满、不欲饮食、舌苔薄白、脉弦细数等系列症状符合少阳证症状，所以用小柴胡汤和解少阳，攻补兼施，疏利三焦气机，宣通内外，运行气血。故药到病除。舌红而干、脉细，为热盛伤阴之象，故改原方中人参为太子参以期补气生津。

5. 顽固性咳嗽案

王某，男，79岁。顽固性咳嗽3个月，经西医治疗，疗效不明显，有时反而加重，迁延难愈，病程缠绵。咳嗽，痰黄黏稠，昼轻夜重，伴口苦咽干，不思饮食，舌稍红苔白，脉弦细。予小柴胡汤合清热化痰药物加减。柴胡15g，黄芩12g，竹沥半夏12g，橘红12g，百合15g，百部12g，前胡12g，川贝12g，枇杷叶12g，瓜蒌15g，丹参15g，红花10g，鸡内金15g。服14剂后咳嗽、咯痰症状基本消失。后减黄芩、半夏，加用太子参15g益气养阴善后。

按：咳嗽久治不愈，常因慢性支气管炎所致。临床上以咳嗽、咯痰或伴有喘息并反复发作的慢性过程为特征。在咳、痰、喘三证中急性期尤以化痰为要，急则治标，先以祛邪外出为治疗的手段才能继而治愈咳喘症状。小柴胡汤能通调三焦水液、散郁火、升清降浊，配合清热化痰的药物一同治疗，临床上见效更著。

6. 泄泻案

王某，男，86岁。近日因贪食油腻之品后出现胃痛、腹胀、胁肋满闷不舒、恶心，时有反酸、呃逆，口苦，纳差，昨日大便3次不成形，舌红，苔腻，脉弦细。辨证属胆胃不和，治宜利胆和胃，方选小柴胡汤合平胃散加减：炒柴胡12g，黄芩炭12g，姜半夏15g，生姜8片，厚朴12g，佛手12g，瓦楞子30g，柿蒂9g，苍术12g，延胡索15g，煨木香6g，鸡内金15g，炒谷芽30g，陈皮9g，姜黄连6g。因患者苔腻，暂去原方中人参。3剂后患者口苦、呃逆消失，胃痛、腹胀、苔腻较前有所减轻，大便基本成形，仍食欲欠佳。予原方去柿蒂合六君子汤再进数剂而愈。

按：此患者肝胆气郁兼脾胃湿食痰邪郁滞，故而口苦、胃痛、腹胀、纳差，治用小柴胡汤合平胃散加减，平胃散化湿消食，小柴胡汤疏利三焦气机，两方合用，能使胃中湿化食消而脾胃升降正常，枢机开合有度则气机出入有序，故而见效。

四、结语

总之，小柴胡汤是一首配伍严谨、应用广泛的经方。小柴胡汤是少阳病的主方，“少阳为枢”，少阳之枢与气机升降关系密切。少阳包括手少阳三焦经、足少阳胆经。三焦乃气机运行的通路，肝胆的疏泄功能亦与气机密切相关，手足少阳经脉相互联系，三焦通利、肝胆疏泄正常则枢机运转。从外感而言，邪入少阳，居半表半里，有内传阳明、太阴之变。故在外感病中也是疾病传变的枢机。

用于治疗外感，重在和解少阳、疏散邪热；治疗内伤杂病则调达上下、宣通内外、疏利三焦、运转枢机。笔者通过对原文的再次学习，从临床应用中体会到小柴胡汤是一首运行水火气机的良方，凡是气机不利，水火运行不畅引起的病皆可用本方治疗。

临床应用首当“圆机”，要在纷繁的临床症状和体征中寻求致病的根本病机；其后才能“活法”，抓住病机灵活化裁方药，切不可按图索骥。只有做到圆机活法才能成为一名明医。

参考文献

[1] 任灵贤．小柴胡汤问题探讨［J］．河北中医，2011，33（3）：399.

[2] 韩桂香，冯俊志．小柴胡汤在肿瘤防治中的应用［J］．浙江中医杂志，2010，45（9）：687.

[3] 王付．学用小柴胡汤应重视的若干问题［J］．中医药通报·经典研究，2010，9（5）：369.

王泽颖（潍坊市中医院）

张仲景将小柴胡汤作为六经辨证中少阳之主方，因其有和枢机、解郁结、畅三焦的功效，张仲景称为“上焦得通，津液得下，胃气因和”，组方攻补兼施，寒热同调，配伍巧妙，相反相成，温而不燥，寒而不凝，补而不腻，故凡表里寒热虚实气血津液各种病症均可加减使用，随着临证化裁，其主治病症之多，远远超出了少阳病的范畴，且功效奇特，为历代医家推崇。

气机的升降出入是脏腑经络的主要活动形式，正如《素问·六微旨大论》所说：“升降出入，无器不有。”“非出入，则无以生长壮老已；非升降，则无以生长化收藏。”《内经》云：“凡十一脏皆取决于胆也。”三焦调节升降，为水火阴阳气血之道路，少阳以三焦为道路，内而脏腑，外而腠理，其生发活动，流通畅达，因此其核心在于肝胆与三焦气机畅达。少阳枢机不利，升降失司，常可致多种病变。正所谓“出入废则神机化灭，升降息则气立孤危”。小柴胡汤虽主治功效颇多，但和畅枢机当为其主要方义，章虚谷曰：“小柴胡汤升清降浊，通调经腑，是和其表里以转枢机，故为少阳之主方。”小柴胡汤擅开肝胆之郁，故能推动气机而使六腑通畅，五脏安和，阴阳平衡，气血调谐，故解郁之功甚捷，而其治又甚妙。而识其解郁功效者，唯推刘渡舟大师也。刘渡舟先生说：“小柴胡汤擅开肝胆之郁，故能推动气机而使六腑通畅，五脏安和，阴阳平衡，气血调谐，故其功甚捷，而其治又甚妙……所谓不迹其形，独治其因，郁开气活，其病可愈。”

一、和解枢机，宣畅少阳

抑郁症是各种原因引起的以心境低落为主要特征的情感性精神障碍，是一组以抑郁心境自我体验为中心的临床症候群或状态，临床表现为抑郁心境，思维迟钝，言语动作迟缓，并伴有纳呆、寐差等症状。中医古籍中无抑郁症病名，但对其病情描述可散见于郁证、癫证、百合病等文献中。《灵枢·癫狂》中有“喜怒，善忘，善恐者，得之忧饥”“先不乐，头身重，视举目赤，其作极已而烦心”的记载。张仲景在《金匮要略·百合狐惑阴阳毒脉证并治》提到百合病的症状为“意欲食复不能食，常默默，欲卧不能卧，欲行不能行，饮食或有美时，或有不闻食臭时，如寒无寒，如热无热”，这段文字概括了百合病的主要症状是精神、饮食、睡眠、行为、语言、感觉的失调，与西医学抑郁症的主要症状颇有相似之处。关于其病因病机，《景岳全书》中提出因病致郁和因郁致病："凡五气之郁，则诸病皆有，此因病而郁也。至若情志之郁，则总由乎心，此因郁而病也。"认为情志之郁可导致一些躯体症状的出现，即因郁而病，这与抑郁症的发病特点是比较符合的。《诸病源候论》认为气机郁结主要是忧思所生。亦有认为，相火失常是郁病发病的基础。朱丹溪曰："主闭藏者，肾也；司疏泄者，肝也。二脏皆有相火，而其系上属于心。心，君火也，为物所感则易动，心动则相火亦动，动则精自走，相火亦然而起，虽不交会，亦暗流而疏泄矣。所以圣贤只是教人收心养心，其旨深矣。"说明君火与相火彼此相互协调、相互依存，君火处于主导地位，相火是五脏及情志活动的动力源泉，然相火必接少阳之疏泄，才能释放于三焦，循行于机体内外。由于抑郁症病位在少阳，系由相火输布失常引起，所以治疗上遵循《内经》"木郁达之，火郁发之"的原则，以疏通郁滞为中心，使少阳转输之功得以恢复，三焦通畅，相火得以布散。综合历代医家所述，多以情志不舒、气机郁滞为抑郁症之因。

李某，女，20岁。初诊日期：2010年12月6日。患者于1个月前淋雨后又与人争吵，当时正值月经来潮，回家后即见经断发热、寒热往来。现症见：精神不振，食欲减退，少腹胀痛，胸闷嗳气，胁痛，失眠早醒，舌质淡，苔薄，脉弦细。查体：一般体格检查及神经系统检查无阳性体征出现。实验室检查：血常规、生化检查未见异常，B超妇科检查未见异常。家族史：母亲因精神刺激患有躁狂症10余年。西医诊断：抑郁症。按汉密顿抑郁量表评分为18分。中医诊断：郁证。治以和解少阳、祛瘀止痛。处方：柴胡10g，半夏6g，太子参10g，当归15g，黄芩10g，延胡索15g，甘草3g，生姜3片，大枣5枚。患者服药7剂后来诊，症状减轻，汉密顿抑郁量表评分为11分。继服前方，治疗30天后，症状基本消失，精神正常，月经再次来潮，量色质均正常，密汉顿抑郁量表评分小于7分。随诊2年未复发。

二、疏肝解郁，心病治肝

心、肝两脏在生理功能上紧密相连，相互影响，二者经脉相连，五行相生。心主血脉，肝主藏血；心主神志，肝主疏泄，调畅情志。两脏可相互资生、协同助长，尤其在维持气血流通上联系更为密切。具体可表现在以下五方面。

（1）肝能助心生血：因肝在五行中属木，禀春朝少阳生发之气，疏土助火，有助于脾与心的生血功能。《素问·六节藏象论》载："肝者……以生血气。"又如《本草秘录》中云："补肝血所以补心血也。"《血证论》亦云："食气入胃，全赖肝木之气疏泄，而水谷乃化。"

（2）肝能助心生气：肝为东方木，心为南方火，木能生火，故心为肝之子，肝为心之母。木火同气，心气源于肝气，正如《素问·玉机真脏论》言："肝受气于心。"《薛氏医案·求脏病》亦云："肝气通则心气和。"亦如王孟英所说："火非木不生，必循木以继之。"

（3）肝能助心行血：心主血脉指心血在心气心阳的推动下正常运行，流注全身，发挥濡养全身的用。心气心阳能正常鼓舞推动心血运行，有赖于肝主疏泄的功能正常，肝气调达，气机顺畅，血液才能得以随之正常运行。《血证论》言：“肝属木，木气冲和条达，不致遏郁，则血脉通畅。”又如《风劳鼓膈四大证治》言：“血随气行，周流不停。”

（4）肝能助心调血：心行血首先需要肝储藏有足量的血液，并能正常调节其在人体各部分的分布，即肝调血功能正常。故王冰曰：“肝藏血，心行之，人动则血运于诸经，人静则血归于肝脏。”

（5）肝能助心藏神：心藏神，肝藏魂；心主神明，肝主谋虑，神魂均赖气血温养，依赖于气血的正常运行，而肝为气血调节之枢，情志失调，气机不畅，可以伤脏。肝为气机调畅之枢，肝疏有度，气机顺畅，气血充盈，脉管通力，心络通畅，心体自得滋养、濡润。如果精神刺激过度，发生过度的兴奋和急躁，可导致阴阳平衡失调，气血不和，经络阻塞，脉络不利，气机不畅，而致气血瘀滞，或痰瘀交阻，宗气不运，心脉痹阻，不通则痛，而发胸痹心痛。《素问·举痛论》曰：“百病生于气也。”肝主疏泄，调畅气机，如七情太过伤肝，肝气郁结，气机不畅，助心生气，行血失职，心行血脉的功能下降，气虚运血无力，血行受阻，瘀阻心络而为病，畅达失司，心脉失调，筋脉拘急，血流不畅，则胸痹而痛。李中梓言：“肝虚则胸痛引背胁，肝实则胸痛不得转侧，此以胸属肝也。”说明心病可从肝治。在五行中肝为木，心为火，木生火，肝为心之母，母病及子，治疗可用调肝治疗心之疾病。小柴胡汤方出张仲景，为调肝治疗少阳病主方。

高某，男，61 岁。2010 年 3 月 25 日诊。患者心悸、胸闷 2 月余。心电图示 ST 段低平，各项检查确诊为冠心病。现症见心悸胸闷，伴乏力，活动后汗出甚。心前区疼痛，攻窜胁肋，近 1 周症状加重。心烦失眠，嗳气，舌淡苔薄腻，脉弦细。治以和解少阳、调气和胃、镇心安神。方用小柴胡汤加味：柴胡 15g，黄芩 15g，半夏 12g，党参 20g，甘草 12g，杭芍 45g，生龙骨、生牡蛎各 30g，浮小麦 30g，炒枳实 12g，夜交藤 30g，炙百合 20g，丹参 15g，干姜 15g，大枣 12 枚，水煎服，日 1 剂。服药 7 剂后胸闷明显减轻，心痛消失，余症皆好转。前方加炒枣仁 30g，继服 10 剂，复诊病情稳定，随访 4 个月未复发。

三、疏肝利胆，调和脾胃

小柴胡汤见于《伤寒论》第 96 条：“伤寒五六日中风，往来寒热，胸胁苦满，默默不欲饮食，心烦喜呕，或胸中烦而不呕，或渴，或腹中痛，或胁下痞硬，或心下悸、小便不利，或不渴、身有微热，或咳者，小柴胡汤主之。”纵观《伤寒杂病论》全书，仲景用之甚广，“阳明病，发潮热，大便溏，小便自可，胸胁满不去者，小柴胡汤主之”“阳明病，胁下硬满，不大便而呕，舌上白苔者，可与小柴胡汤，上焦得通，津液得下，胃气因和，身濈然汗出而解”“伤寒，阳脉涩，阴脉弦，发当腹中急痛，先与小建中汤，不差者，小柴胡汤主之”。且96条中，如果将本条中所有症状完全说成是少阳病，是不妥帖的，除本条中“往来寒热，胸胁苦满”为少阳病所统摄外，其他诸征就难以用少阳病来解释，“默默不欲饮食”，乃肝胆气郁不舒，木郁乘土，脾失健运之候，“心烦喜呕”乃肝气横逆于胃，胃失和降之征，这均是本条之主症，我们可以看出小柴胡汤对阳明病的诊治，《伤寒论》第97条指出：“脏腑相连，其痛必下，邪高痛下，故使呕也。”道出了本证原为肝胆脾胃诸脏相互影响之证候，大可说明小柴胡汤不但能和解少阳，且可疏肝利胆、调和脾胃。方中柴胡，透泄少阳之邪，并能疏泄气机之郁滞，人参、大枣、炙甘草益气健脾，半夏、生姜和胃降逆止呕，诸药合用，以和解少阳为主，兼补胃气，使邪气得解，枢机得利，胃气调和，则诸征自除。

余2011年曾治一例消化性溃疡患者：柯某，男，34岁。以胃脘胀痛1年于2011年5月26日就诊。述胃脘闷胀疼痛，嗳气，恶心欲吐，纳食不佳，腹中肠鸣，舌红苔薄黄，脉弦。半年前曾做胃镜，诊为“十二指肠球部溃疡－幽门不全梗阻，HP（+）”。中医辨证为肝胃不和，脾失健运。治以疏肝和胃、降逆健脾。方选小柴胡汤合左金丸加减：柴胡12g，党参30g，黄芩15g，生姜12g，半夏12g，甘草6g，厚朴15g，木香12g，砂仁12g（后下），黄连6g，吴茱萸6g，甘松12g，旋覆花15g，竹茹15g，神曲30g，谷芽30g。5剂而病减，续上方加减治疗。共服20剂，终得好转。本方中小柴胡汤起疏肝理气、调理脾胃作用；左金丸疏肝和胃；木香、砂仁、厚朴、甘松理气止痛；旋覆花、竹茹和胃降逆。以上诸药配合，并有疏通幽门梗阻之功效。再配伍神曲、谷芽以健脾消食，故收效良好。

综上所述，小柴胡汤之证治，不可仅局限于少阳病，涉及内、外、妇、儿各科，上可及头目，下可达血室、膀胱，外可解太阳之表，内可和阳明之里。虽其主治功效颇多，但和畅枢机为其主要方义，小柴胡汤和解少阳、斡旋枢机，表里出入，上下升降，气血和畅，助正达邪，诚如刘渡舟老师所言“唯小柴胡汤之治气郁，纵横开合，升降出入，无所不包。苟能深入其所治之机，以穷小柴胡汤之妙，则触类旁通，一隅三反，则又非以上数例所能尽也”。

参考文献

[1] 张怀亮. 从少阳论治抑郁症 [J]. 中医杂志，2008，49（9）：782.
[2] 陈家旭. 论肝为气血调节之枢 [J]. 中医杂志，1998，39（1）：9.

陈永灿（浙江省立同德医院）

张仲景创制小柴胡汤，药用柴胡、黄芩、人参、半夏、甘草、生姜和大枣，成为和解少阳的代表方剂。小柴胡汤作为千古名方，在临床各科得到广泛应用，若用之得法，常取意外之效。笔者在临证实践中，也喜用小柴胡汤，甚至治疗一些顽症怪病，获效良好。笔者体会，临证运用小柴胡汤，不能仅盯着小柴胡汤证的几个症状，而应研读《伤寒论》有关条文，结合“有柴胡证，但见一证便是”的精义，从更高的境界来解读仲景临证思维的内核，从更宽的视野来看待小柴胡汤的治疗作用，把小柴胡汤用深、用广、用活。

一、辨证思维指导运用

说到小柴胡汤的运用，首先要弄清其适应证，即小柴胡汤证。笔者认为，临床运用小柴胡汤，除了知晓《伤寒论》中有关“小柴胡汤主之”的条文，如96条云：“伤寒五六日中风，往来寒热，胸胁苦满，默默不欲饮食，心烦喜呕，或胸中烦而不呕，或渴，或腹中痛，或胁下痞硬，或心下悸，小便不利，或不渴，身有微热，或咳者，小柴胡汤主之。”尤要关注101条，其云：“伤寒中风，有柴胡证，但见一证便是，不必悉具。”一般认为，“有柴胡证”，言脉症病机属小柴胡汤证。“但见一证便是，不必悉具”，意谓在有柴胡证的前提下，只需主症之一或一部分，则不必再等其他脉症出现，即可按少阳证论治，及时予小柴胡汤。至于“但见一证便是”中“证”的具体脉症言何，各家说法不一。金代医家成无己主张“一证”是“或胸中烦而不呕，或渴”等的“或为之证”，他在《注解伤寒论》中说：“邪初入里，未有定处，则所传不一，故有或为之证。‘有柴胡证，但见一证便是’，即是此或为之证。”而现代有学者认为“一证”是指“往来寒热”等四主症中的一两种，王琦等在《经方应用》中评述：“小柴胡汤为和解少阳枢机之主方，以‘往来寒热，胸胁苦满，默默不欲饮食，心烦喜呕’为应用的主要指征，但以上四个主症，只要见到其中一二症，便可以本方加减施治，《伤寒论》所谓‘但见一证便是，不必悉具’即是此意。这是运用小柴胡汤首先应该注意的。”

对于“有柴胡证，但见一证便是”的理解，上述说法，并非有误。从临床小柴胡汤运用实践的角度看，仲景本条文虽言小柴胡汤证的辨治要领，但不能仅局限于“柴胡证”中的一症或数症，而应该从更高的境界来解读本条文对临床各种病症的指导意义。《伤寒论》16条云："太阳病三日，已发汗，若吐、若下、若温针，仍不解者，此为坏病，桂枝不中与之也。观其脉证，知犯何逆，随证治之。"其中"观其脉证，知犯何逆，随证治之"，意为脉证并举，四诊合参，了解引发"坏病"的原因，分析病情演变过程，在把握病变机制的基础上，提出有针对性的治疗措施。所言虽为太阳病坏病而立，但实质是仲景辨证论治精神的高度概括。笔者由此联想到，"伤寒中风，有柴胡证，但见一证便是，不必悉具"显然是仲景举小柴胡汤之例示人，给人启迪，强调临证要善于抓住辨证要点，准确分析判断病情，找出疾病病机本质，以迅速有效地给予施治用药。也体现出仲景辨证论治指导临床的思维内核。

如治赵某，女，65岁，退休职工。患者平时觉得身体怕冷、怕吹风，自开春以来，怕冷的症状加重已2月余，尤其是晚上肚皮特别怕冷，局部需盖三床薄被。患者早年患过胃病，近经系统检查，未发现阳性体征，纳食正常。诊见：怕冷处为剑突下肚脐上的脘腹部位，皮肤正常，腹部平软，无压痛。大便偏溏软，五更须泄泻一次。舌质偏红、苔薄黄，脉弦细。追问症状细节，患者诉说：因为晚上肚皮怕冷，就得多盖被子，盖了三床，睡了一阵子，心里又觉得烦热，接着头颈出汗，再掀被。掀了被子，又怕冷，再盖，又躁热，再掀。一个晚上，折腾不已，无法安睡。此为小柴胡汤证，兼有肝逆犯脾之象。治取和解少阳、疏木扶土。方拟小柴胡汤合白术芍药散治之。药用：柴胡10g，黄芩10g，制半夏10g，炙甘草10g，陈皮10g，防风10g，煨木香10g，煨诃子10g，党参30g，焦白术30g，怀山药30g，红枣30g，干姜5g，炒白芍20g。每日1剂。水煎温服。每日分2次服用。7剂。复诊时，患者告知服药3剂，腹部就暖和起来，同时躁热、出汗大为减轻，并试着减少被子。服完7剂，肚冷几近消失，且泄泻未作，大便转实，唯晨起脐周稍有隐痛。续守原治法，去煨诃子等收涩止泻之品，加延胡索等理气止痛。药用：柴胡10g，黄芩10g，制半夏10g，炙甘草10g，陈皮10g，防风10g，延胡索10g，制香附10g，白芷10g，党参30g，焦白术30g，炒白芍20g，干姜5g，小茴香5g。每日1剂。水煎温服。服药7剂后，诸症消失，安睡如常。

本案堪称怪病，患者入夜脘腹奇冷，且多方治之无效。辨证或气血亏虚，或中焦虚寒，或肾阳不足，然察舌把脉，并非全是虚寒之象，何况前医温阳益气、调和营卫均已涉及。如何立法投药，颇费一番思量。细问症状，发现患者不单是怕冷，还有热症，可谓"往来寒热"。考虑邪犯少阳，少阳枢机不利，邪正分争于半表半里，而致往来寒热，与小柴胡汤证颇为吻合。笔者认为，抓住"往来寒热"这一主症，已反映小柴胡汤证的病机特点，故径用小柴胡汤（柴胡、半夏、黄芩、党参、干姜、甘草、红枣）和解少阳以祛冷，兼取白术芍药散（白术、白芍、陈皮、防风）疏肝健脾以止泻，竟获意外之效。显然，结合"有柴胡证，但见一证便是"的精义，用仲景辨证思维指导小柴胡汤的临床运用，可以增强辨治能力，提高临床疗效。

二、圆机活法拓展运用

细读《伤寒论》，涉及小柴胡汤的条文，明确言邪入少阳者，只有266条，其云："本太阳病不解，转入少阳者，胁下硬满，干呕不能食，往来寒热，尚未吐下，脉沉紧者，与小柴胡汤。"其他则见于太阳病、阳明病、厥阴病、阴阳易瘥后劳复病等篇及《金匮要略》中，其中尤以涉及太阳病为多。可见小柴胡汤并非专为和解少阳表里之半所设。考虑到少阳所属的经络和脏腑的重要性，及其与人体各组织器官的广泛联系，由少阳病变引发的疾病更为复杂多样，如邪入少阳经脉，则局部气血郁滞；少阳枢机不利，则气机升降紊乱；肝胆疏泄不畅，则脾胃消化障碍；三焦决渎失调，则水液代谢失常；胆惊气失条达，则决断神识不安之类，脏腑气血失调，症状千变万化。小柴胡汤证绝非只有"四个主症"或"或为之证"，实际涉及的脉症则更多。因此，"有柴胡证，但见一证便是"中的"一证"，既可以是仲景为我们罗列的症状，也可以是后世新发现的病症，只要反映小柴胡汤证"失调"的病机本质，即可投予小柴胡汤"和调"之。这就是张仲景圆机活法治疗思想的精髓所在，也是在现代中医背景下运用小柴胡汤的优势所在。笔者在多年的临证实践中，临床运用小柴胡汤，每每从有关条文得到启发，努力去阐发仲景圆机活法的内涵，从小柴胡汤和解少阳的角度跳出来，以更宽广的范围来把握小柴胡汤证的病机特点，有是证，投是方，知常达变，从而拓展小柴胡汤的临床运用视野。

如治沈某，女，45岁，职工。患者反复咳嗽4月余。原有渗出性胸膜炎病史。经胸部X线摄片检查，提示除两肺纹理增粗外，余无殊。诊见：咳嗽痰少，时觉胸闷，两胁不适，口干微苦，夜寐欠安，经前乳胀，纳食尚可。舌边红、苔薄，脉弦细略数。此为肝胆气郁，枢机不畅，逆而犯肺。治取疏理肝胆，和解枢机。方拟小柴胡汤加味治之。药用：柴胡10g，炒黄芩10g，竹沥半夏10g，杏仁10g，党参20g，干姜3g，炙甘草5g，红枣20g，桔梗10g，全瓜蒌30g，远志5g，炒当归10g，合欢皮15g，炒枳壳10g，炙百部10g。每日1剂，水煎温服。每日分2次服用。服药10剂后，胸胁转舒，咳嗽亦瘥。

又治周某，女，30岁，农民。因不思饮食1周余前来就诊。诊见：神情呆滞，不欲言语，茶饭不思，稍食即止。午后时发低热（体温37.5℃）。舌淡胖、苔薄白，脉弦略数。询及发病缘起：1周前在乡村公路边行走时，突遇一小货车驶来面前，随即跌仆倒地，神识不清。路人以为发生车祸，急送患者到当地医院救治，随后转到某省级医院，并急诊留院观察1周。经血液生化、头颅CT等系统检查，既无皮毛外伤，也未发现体内脏器损伤，体检结果提示身体正常。此为小柴胡汤证。治取疏利胆气、醒脾和胃。方拟小柴胡汤治之。药用：柴胡12g，黄芩10g，制半夏10g，生甘草10g，生姜片6g，太子参30g，红枣30g，神曲30g。每日1剂。水煎温服。每日分2次服用。5剂。

但患者未来复诊。1个月后，其老乡前来就诊，才知患者服完上药，胃纳转馨，神情已活，心身恢复如前。

前案顽咳患者，乃肝胆气机郁滞，三焦升降失调，上逆于肺，从而影响肺的宣降功能，引发咳嗽不止。其基本病机是肝胆郁结，气机不畅，肺失宣降。取小柴胡汤宣透疏散、通达上焦，加杏仁、桔梗、瓜蒌、远志、当归、百部等，止咳化痰、宽胸理气。后案纳呆患者，笔者详析病史，了解到患者身体与汽车并无直接碰撞，突然跌仆，乃惊恐所致，实为西医所说的"创伤应激障碍"。中医学认为，胆怯易恐，惊则气乱。患者神情呆滞，系惊恐余绪未平，胆气受伤，病变部位应该是胆腑。联想到《伤寒论》96条中的"嘿（嘿同默）嘿不欲饮食""或不渴，身有微热"等症状描述，今患者默默然不思饮食，伴有午后低热，显然是小柴胡汤证的主要临床表现。胆泌胆汁，胆气受伤，则胃纳呆滞。患者已留院观察1周，亦曾使用帮助消化的中西药物。现不思饮食，定有他因。笔者从病史中辨别病位，识得胆腑为患是本案的病变基础，从而把握小柴胡汤证的病机本质，治疗以疏利胆气为主，试投以小柴胡汤原方，果取良效。两案以仲景圆机活法的治疗思想为指针，从识病机、辨病位出发，确定肝郁胆惊，气机紊乱，脏腑失调等病机变化，不管是渗出性胸膜炎后遗顽咳，还是创伤应激障碍致神呆，均能用小柴胡汤和调取效，拓宽了小柴胡汤临床运用范围。

三、结语

通过研读《伤寒论》有关条文和分析临证实践案例，笔者认为，临床运用小柴胡汤，要结合对"有柴胡证，但见一证便是"的理解，深入到张仲景辨证思维的内核，善于抓住辨证要点，从而提高辨证论治水平。二要认识到小柴胡汤并非专为和解少阳表里之半所设，而应努力阐发张仲景圆机活法治疗思想的内涵，临证分析病机既能进入少阳证，又能跳出少阳证，丰富延伸小柴胡汤和调治疗作用的外延，不断拓展其临床运用范围。

万文蓉（福建中医药大学附属厦门中医院）

小柴胡汤出自张仲景《伤寒论》一书。后世称其为“和剂之祖”，具有辛开苦降、补虚泻实的作用，在临床有着广泛的应用。现就小柴胡汤的临床运用阐释如下，供同道指正。

一、小柴胡汤组方缜密、寓意深远

小柴胡汤由柴胡半斤，黄芩、人参、炙甘草、生姜各三两，大枣十二枚，半夏半升七味组成。究其组方思路有三：一为柴胡配黄芩，柴胡味苦微寒，气质轻清，以疏少阳经中之邪热；黄芩苦寒，气味较重，可清少阳胆腑之郁火。《内经》曰：“热淫于内，以苦发之。”邪在半表半里，热气内传，攻之不可，则迎而夺之，必先散热，是以苦寒为主，故以柴胡为君、黄芩为臣，二药相合，经腑同治，清疏并行，使气郁得达，火郁得发，枢机通利，胆腑清和。二为半夏配生姜，一则以辛散之性佐柴胡、黄芩疏郁逐邪；二则调理胃气、降逆止呕；三则化痰消饮以利三焦畅达。三为人参、甘草、大枣相伍，一则扶正祛邪，因病入少阳，正气有衰，故益少阳正气，助正抗邪。其中人参味甘温，甘草甘平，邪气传里，则里气不治。甘以缓之，是以甘物为之助，故用人参、甘草为佐，以扶正气而复之也。二则防邪内入，因少阳为阳气之枢，正虚之时，外邪易入三阴，故遵“见肝之病，知肝传脾，当先实脾”之旨，预为固护，使邪气不得内传。其中生姜味辛温，大枣味甘温。《内经》曰“辛甘发散为阳”，表邪未已，迤逦内传，即未作实，宜当两解。其在外者，必以辛甘之物发散。故生姜、大枣为使辅柴胡以和表。三则抑柴、芩之苦寒，以防伤害脾胃之气。正如陈修园云：“少阳为枢，而所以运此枢者，胃也。小柴胡汤之参枣，是补胃中之正气以转枢。”如是寒热并用，攻补兼施，相辅相成。既能疏利少阳枢机，又能调畅气机升降，更使表里内外宣通，营卫气血通达，七物相合，而成和解之良方。可见小柴胡汤方药味虽少，但组方缜密，遣药灵巧，依据充分，寓意深远。

关于柴胡的用量，《伤寒论》中有大、中、小三种，如小柴胡汤、大柴胡汤、柴胡桂枝干姜汤用柴胡半斤；柴胡桂枝各半汤、柴胡加龙骨牡蛎汤用柴胡四两；柴胡加芒硝汤用柴胡二两十六铢。综合《伤寒论》本意，柴胡大量适用于小柴胡汤本证，即少阳证。其次是太阳病已传少阳，但太阳证未罢，而又较轻微，但兼有太阳或阳明里证。用小量是少阳病已解，尚有少阳余波未平。从临床来看，常规量多用 10~15g。这个用量符合张仲景的本意。

二、小柴胡汤临床运用指征

小柴胡汤本以治少阳病证为主。何谓少阳？《素问·阴阳离合论》曰："太阳为开，阳明为阖，少阳为枢。"吴崑说："太阳在表敷畅阳气，谓之开；阳明在里，受纳阳气，谓之阖；少阳在表里之间，转斡阳气，犹枢轴焉，故谓之枢。"《说文解字》云："枢，户枢也，户所以转动之枢机也。""机，木也。"故少阳如枢，出入内外，燮理开合之机。张仲景在《伤寒论·辨少阳病脉证并治》中以"口苦、咽干、目眩"作为少阳病证的提纲。口、咽、目均为人身之上窍，具开合之性，又都是少阳经脉所过之处，因少阳之气为相火，少阳位于半表半里，有"游部"之称，相火内寄于胆，游行于三焦，而胆为中精之腑，其性升发，三焦气化，主持诸气，司"决渎"，共同发挥少阳枢纽功能。如邪入少阳，则相火被郁，循窍道上炎则出现口苦、咽干；少阳主风主动，又少阳之脉起于目锐眦，且胆与肝合，肝开窍于目，少阳木火之气循经上扰清窍，则头目昏眩。所以口苦、咽干、目眩反映出少阳病的基本特征。正如《针灸甲乙经》所说："胆者中精之府，五脏六腑取决于胆，咽为之使，少阳起于目锐眦，少阳受邪，故口苦、咽干、目眩。"后《伤寒论》第96条曰："伤寒五六日，中风，往来寒热，胸胁苦满，嘿嘿不欲饮食，心烦喜呕，或胸中烦而不呕，或渴，或腹中痛，或胁下痞硬，或心下悸，小便不利，或不渴，身有微热，或咳者，小柴胡汤主之。"明确指出小柴胡汤主治的四主症和七或然症，因外感入侵使少阳经腑受邪，枢机不利而致。所以历代医家多认为"口苦、咽干、目眩、往来寒热、胸胁苦满、嘿嘿不欲饮食、心烦喜呕"七大症为小柴胡汤证的主症，实际在《伤寒论》其他条文中还散见有发热、呕吐、腹痛、大便不调、热入血室等均属于小柴胡汤的主治范畴。

然对小柴胡汤临床使用指征问题，因仲景有"但见一证便是，不必悉具"之示，长期以来，仁者见仁，智者见智，诸说不一，有的注家认为，只要见到"口苦，咽干，目眩"或"往来寒热，胸胁苦满，不欲饮食，心烦喜呕"的症状中任何一症，即可投以小柴胡汤治疗，似乎符合仲景之说，但这种见解从临床来看有失偏颇。因为只见一症，即用小柴胡汤，有其机械性和片面性的问题，如未能抓住病机实质，就割裂了小柴胡汤证的整体意义。刘渡舟教授认为："少阳病的提纲证，而以口苦在前，咽干、目眩在后，反映了口苦在辨证中的重要性。《内经》曰'火之味苦''胆足少阳之脉是动则病口苦'。然他经之火，甚少口苦，唯肝胆有火，则多见口苦，故口苦反映少阳的邪热有现实意义。"又"小柴胡汤，少阳病主方也。少阳诸证，以口苦为第一证。但见一证，当以口苦为先"。故从长期的临床实践总结，认为口苦、心烦或郁闷、舌边齿痕、苔薄腻、脉弦为少阳病的定有之征。

三、小柴胡汤临床运用发挥

1. 小柴胡汤开郁结以治郁证首当其冲

少阳为初升之阳，其气畏郁，肝胆为疏泄之脏腑，喜条达而恶抑郁，盖人身之气亦喜通达而忌抑郁不伸，所以肝胆之气疏泄调畅，则六腑之气通达无阻，正如《素问·六微旨大论》说："土疏泄，苍气达。"苍气者，木气也，达即通达，意谓土气（六腑之气）而能疏通排泄无阻，必在于木之气的通达不息，如是则升降出入之机而各行其是，六腑以时而何病之有？若肝胆之气疏泄不利，则六腑化物不畅，势必应生者不生，应化者不化，应排泄者不得排泄，正如《素问·六微旨大论》所说："出入废则神机化灭，升降息则气立孤危。"然脾居中州，而司升降；胆居于胁，而主出入。胆与脾，其气相通，互为影响。故出入不利，升降亦必不调，气机亦不利，则郁证因之而生。致郁原因：一是由于外邪侵入少阳，居于半表半里，少阳属胆，与肝相表里，邪入则肝胆受病，脏腑气机不和，故肝胆气郁；二是因情志所伤，肝气郁结，逐渐引起脏腑气机不和而致郁证。

郁证表现多端，因邪郁部位不同，所见症状迥异，如郁于少阳本经则胸胁苦满、耳聋；郁于胆腑则胁下痞硬；郁于上焦则咳，或悸或烦；郁于中焦则不欲饮食、呕逆、腹痛、大便不调；郁于下焦则小便不利，经水适断；邪斥三焦，胆汁弥漫，则目黄、身黄等。故其病机总不离"郁"，小柴胡汤以开少阳之郁为主旨，所以小柴胡汤临床诊治少阳郁证首当其冲。

如随着现代工作压力的加大，生活节奏的加快，抑郁症发病率越来越高，成为引起社会共同关注的一个问题，因此诊治抑郁症已经受到医学界的高度关注。中医辨治抑郁症有独特的优势。抑郁症属于中医"郁证"范畴，临床多从疏肝解郁入手，往往得效。验案举隅：王某，女，29 岁，2009 年 5 月 5 日初诊。抑郁症病史 3 年。平素情绪极易紧张，一直服用抗抑郁药（具体药物不详），曾不明原因晕厥多次，无法坚持工作，以致辞职在家休养近 3 个月。刻下：情绪悲观心烦，伴腹泻 1 个月，食生冷后明显，质稀，少腹疼痛 1 周，食纳欠佳，口干不欲饮，口苦，神疲乏力，寐差（平素如服安眠药物方可入睡，具体药物不详），舌边齿痕，苔薄，脉细。西医诊断：抑郁症。中医诊断：郁证。证属肝郁脾虚。治以疏肝解郁、健脾和中。方拟小柴胡汤合理中汤加味。药用：柴胡 15g，黄芩 15g，法半夏 10g，干姜 10g，党参 15g，大枣 6g，炙甘草 6g，炒白术 15g，夜交藤 30g。7 剂，水煎服，每日 1 剂，早晚温服。二诊：药后诸症明显好转，精神增进，情绪平和，舌边齿痕，苔薄，脉细。守方继服。7 剂，水煎服，每日 1 剂，早晚温服。患者经服上方出入 3 个月期间，未出现晕厥现象，情绪平和，症状基本消失，已参加工作。该病由情志不遂，久而郁滞，使少阳调畅生发之性被阻，故产生苦满、默默不欲饮食、心烦等气机阻滞之征象，治以小柴胡汤是为对证。

近代医家中识其解郁功效者，当推刘渡舟大师。刘老举小柴胡汤开郁通阳气治阳痿案：李某，男，32 岁，年壮而患阳痿，自以为肾虚，遍服各种补肾壮阳药罔效。刘老视其两目炯炯有神，体魄甚佳而无虚怯之象，切其脉弦而有力，视其舌苔白滑略厚，问知其胸胁苦满，追知因忧恚之事而生此病。辨为肝胆气滞，抑而不伸，阳气受阻，所谓“阳微结”者是也。气郁应疏之达之，而反饵补阳之品，则实其实，郁其郁，故病不愈也。为疏小柴胡汤加枳实、白芍而开少阳之郁，以疏通阳微之结，仅服 3 剂而瘥。是案诊为“阳微结”之证，而治从少阴篇之四逆散法，刘老认为：“少阳气郁不伸的‘阳微结’证，可以类似于少阴病‘纯阴结’证，临床观察该病可出现手足厥冷、阳痿与无性欲之征，但其病机是气郁而非阳虚，故治疗不能使用补肾温阳之品，应参考少阴篇四逆散的治法，则庶几近之。”精工确识之见，非道中高手，莫能臻此化境也。

纵观《伤寒论》治郁方法虽多，但皆就事论事而比较局限，唯小柴胡汤之治郁，纵横开合，升降出入，无所不包，苟能深入其所治之机，以穷小柴胡汤之妙，则触类旁通，一隅三反。因此，现代临床多用于治疗精神神经疾病、失眠、头痛头晕以及消化系统疾病等，不论症状如何繁杂，只要因郁而致，皆有奇效。所谓不迹其形，而独治其因，郁开气活，则五脏安和，六腑通畅，气血调谐，阴阳平衡，其病可愈。

2. 小柴胡汤和枢机以治杂症得心应手

少阳主枢，少阳枢机畅达，则太阳之气可升，阳明之气可降，表里内外气机通达。小柴胡汤通过和枢机达到辛开苦降、补虚泻实的作用，正如陈修园称其不愧为“左右逢源，左宜右有”之方。临床举凡以肝胆为中心，波及脾胃，影响肺气，累及心神，困扰三焦等所致的内伤杂症，皆可用小柴胡汤宣畅三焦，调理气机。这就是从横看表里、竖看三焦，外连肌表、内合脏腑，和少阳之枢，开合得宜，有收有散、有攻有补的作用看，全面整体地认识小柴胡汤方的原理，体现了同病异治、异病同治的原则性和灵活性，此乃小柴胡汤之所以能推广应用于临床治疗内伤杂症得心应手的真谛所在。

所谓内伤杂症，有外因亦有内因，但无论其邪气来路如何，临床多表现为表里内外失和、营卫气血不调、脏腑功能失调等阴阳不和的病机，诸如可见兼表之虚证、兼里之实证，夹痰夹饮、气滞兼瘀等表现为寒热错杂、虚实兼夹的病症。

如便秘是临床的常见病，辨证一般多从寒、热、虚、实诸端入手。但临床有一种便秘，病程长，多发生于久坐的办公白领族群，因现今生活节奏快，工作压力大，性多娇姿，情志偏亢，若因所欲未遂，易致肝疏不畅，久而疏泄失职，木郁土壅，脾胃气滞，纳运失调，而成本病。临证每见大便数日一行，或秘或干，食纳不香或纳差，心烦或情志抑郁，时口苦，渴而思饮，舌边齿痕，舌红衬紫，苔白或黄，脉来沉弦。察脉证，论病机，与小柴胡汤方证合拍。《伤寒论》第 230 条云：“阳明病，胁下硬满，不大便而呕，舌上白苔者，可与小柴胡汤，上焦得通，津液得下，胃气因和，身濈然汗出而解。”论中“上焦得通，津液得下，胃气因和”言小柴胡汤具有通达表里之功。小柴胡汤能和解少阳、运转枢机、通达三焦，上焦气机通畅，则津液得以布达下行，胃肠得以滋润，大便自调，里气因和；上焦气机调畅，则营卫之气得以布达，太阳表气得以敷布，在表之邪可随汗而解，以此治便秘，正是借其转运枢机之力而开脾胃气郁之功，是以上焦通，津液若雾露之溉，下泽中下以养脾体；疏泄畅，气机复升降出入以助脾用，不予补益而补尽在其中，使用时可酌情参入香附、郁金理气解郁，麦芽、陈皮疏肝和胃，薄荷宣郁升清，俟肝气疏泄畅达、脾胃升降和调，则病可愈。

四、结语

小柴胡汤以辛开苦降、补虚泻实为宗旨达到燮理少阳、调和枢机之目的，在临床上有着广泛的运用价值，取得满意的疗效。同时张仲景以小柴胡汤为中心，在临床上潜心钻研，细心体察，随症加减，因病择药，灵活化裁，创立了系列柴胡剂，如柴胡桂枝汤、大柴胡汤、柴胡加芒硝汤、柴胡桂枝干姜汤、柴胡加龙骨牡蛎汤等，扩大了小柴胡汤的运用范围，体现了小柴胡汤的奥妙。后世医家宗仲景之法，思古而不泥，以不变应万变，在临床中变通运用，使得小柴胡汤成为临床各科治疗疑难杂症不可或缺的良方。现代临床诸如发热性疾病，心血管系统、呼吸系统、消化系统、神经系统以及内分泌系统等的疾病，只要证属少阳枢机不利皆以小柴胡汤化裁运用，均可效如桴鼓，从而扩大了经方的应用范围，体现了中医辨证论治的优势。但现代药理学研究发现，小柴胡汤的有效成分复杂，作用于人体的确切机制仍不明确。故结合现代科研手段，进一步探讨小柴胡汤的有效成分、药理药效学作用的物质基础及组方关键药物、用量用法与疗效的关系，并结合循证医学的要求开展临床研究，将是十分必要的。这对于今后挖掘、整理、继承、发扬古方的优势特色和现代应用，具有积极的示范作用。

参考文献

[1] 田代华整理. 黄帝内经素问[M]. 北京：人民卫生出版社，2005.

[2]（清）陈修园撰；林慧光主编. 陈修园医学全书[M]. 北京：中国中医药出版社，1999.

[3]（明）吴崑注；孙国中，方向红点校. 黄帝内经素问吴注[M]. 北京：学苑出版社，2001.

[4]（汉）许慎撰；（宋）徐铉校订. 说文解字[M]. 北京：中华书局，1963.

[5] 王苹，纪立金. 小柴胡汤和法之探析[J]. 中国医药学报，2002，17（4）：202.

[6]（晋）皇甫谧编集；黄龙祥整理. 针灸甲乙经[M]. 北京：人民卫生出版社，2006.

[7]（汉）张仲景著；（晋）王叔和撰次；杨鹏举，杨延巍，曹丽静注释．伤寒论[M]．北京：学苑出版社，2007.
[8]陈瑞春．陈瑞春论伤寒[M]．长沙：湖南科学技术出版社，2002.
[9]刘渡舟．小柴胡汤解郁功效例举[J]．中医杂志，1985（5）：12.

徐比萍（海南省中医院）

小柴胡汤首见于张仲景的《伤寒杂病论》，曰："伤寒五六日，中风，往来寒热，胸胁苦满，嘿嘿不欲饮食，必烦喜呕……小柴胡汤主之。"它由柴胡、黄芩、半夏、生姜、人参、大枣、炙甘草七味药组成，方中柴胡舒达少阳之表邪，疏解气机的壅滞，黄芩清少阳之里热，二者相伍，外透内泄，柴胡量多而黄芩量少，故偏于透解宣达。解除寒热往来，口苦咽干，为本方中的主药；生姜、半夏和胃降逆，主治心烦喜呕，并助柴胡疏结胸胁郁结苦满；党参、甘草扶正和中，使邪气不得复转入里；大枣配生姜不但能助半夏和胃止呕，更有调和营卫，协助柴胡解表的作用。全方寒温合用，攻补兼施，升降协同，内外并举，可疏利三焦、宣通内外、调达上下、和畅气机。故曰小柴胡汤是和解少阳之代表方剂，然少阳之邪在表里之间，病势不定，故多见变证或兼证，小柴胡汤并不仅限于少阳病，仅从《伤寒论》来看，小柴胡汤的功效包括扶正祛邪、和解表里、疏利肝胆、调和脾胃、理血散结等。后世医家在通过疾病外在表现，把握其本质及其变化予以相应的治疗，即辨证论治运用小柴胡汤时也屡用屡效。笔者以小柴胡汤为例，略陈己见。

一、仲景运用

"伤寒中风，有柴胡证，但见一证便是，不必悉具。"（《伤寒论》101条）"呕而发热者，小柴胡汤主之。"(《伤寒论》379条)。小柴胡汤的治疗主证是口苦、咽干、目眩、往来寒热、胸胁苦满、默默不欲饮食、心烦喜呕、脉弦，但是临床证候常见错综复杂，典型的小柴胡汤证候不多，因此，张仲景认为临床上只要见到一部分主证，即可使用小柴胡汤治疗。

如"妇人中风，七八日续得寒热，发作有时，经水适断者，此为热入血室。其血必结，故使如疟状，发作有时，小柴胡汤主之。"（《伤寒论》第144条），本条论述热入血室证血热互结的证治，妇人中风，当发热恶寒，若七八日后，发热恶寒变为发作有时的往来寒热，当为太阳专属少阳。若伴妇人经水适断，则又为热入血室证。因为血室与肝胆关系密切，肝经走少腹，环绕阴器，主藏血且主疏泄，与妇人之月经关系十分密切，故有"女子以肝为先天"之说。正因为如此，热陷血室，血室之热，循经上扰，波及肝胆，胆气失和，枢机不利，故往来寒热。治当因势利导，主以小柴胡汤，枢转少阳，宣达血室之热。

“阳明中风……一身及目悉黄，小便难，有潮热，时时哕，耳前后肿……与小柴胡汤。”（《伤寒论》第231条），这是一个肝胆胃热与脾湿相合的湿热发黄的阳黄证。本证的临床表现与西医学中的“病毒性黄疸型肝炎”的临床表现——目黄身黄、乏力嗜卧、肝区痛胀、腹满腹胀、小便色黄而少等基本吻合。我们虽不能据此而认定本条的黄疸就是病毒性肝炎，但与其他论黄疸的汤证相比，本证与“黄疸型肝炎”的证情最为贴切，仲景以小柴胡汤治之，开拓了小柴胡汤治疗阳黄的途径。

“阳明病，胁下硬满，不大便而呕，舌上白苔者，可与小柴胡汤。”（《伤寒论》第230条）虽言其阳明病，但舌苔白而未黄，知里热腑实未成，仅仅是“不大便而呕”，只胁下硬满而无腹满腹胀痛，是肝胆气滞，阳明胃肠腑气不下所致气逆而呕和不大便。用小柴胡汤治之，功在调畅气机。其义即取230条服小柴胡汤后可使“上焦得通，津液得下，胃气因和”之义。可见大便秘结难出者，不仅有气虚无力运化、阳明里实热结、津亏便秘、寒实积滞等，尚有气郁便难出者。

综上所述，小柴胡汤以和解之功，上可及于头目，中可见于胸胁，下可达于血室，外可解太阳之表，内可和阳明之里，在临床上应用范围甚广，需随证加减变化，灵活应用。

二、现代应用

小柴胡汤是治少阳胆火内郁，枢机不利的主方，后世医家根据本方所主之病机病位特点，无论内伤或外感热病，凡与少阳病位相关，且以气郁或热化为特征者，皆可以本方化裁治之。更与西医学理论联系，大大扩展了其运用范围，并在长期临床实践中证明小柴胡汤在治疗各系统疾病中均取得疗效。

（一）治疗消化系统疾病

常用于治疗各种急慢性胃炎、急慢性肝炎、胆石症、胰腺炎、消化性溃疡、脂肪肝、肝硬化、消化系统肿瘤等，以胸胁心下痞满或疼痛、食欲减退、口苦脉弦为审证要点。

（二）治疗呼吸系统疾病

如各类感冒、扁桃体炎、支气管炎、肺炎、哮喘等，以咳喘、发热、胸胁胀闷、脉弦为运用依据。以小柴胡汤化裁（柴胡、半夏、黄芩、厚朴、杏仁，党参、仙鹤草、甘草、生姜、大枣）治之。

（三）治疗循环系统疾病

病毒性心肌炎、血压异常、冠心病、肺心病、风心病、心律失常、败血症、菌毒血证等，以心悸心烦、发热、口苦、脉弦为审证要点。以小柴胡汤加减治疗，基本方为柴胡、半夏，黄芩、生甘草、菖蒲、生姜，党参、丹参，甘松、莪术，大枣；并据证化裁，面红便干加龙胆草、夏枯草，心烦失眠加炒栀子、淡豆豉、茯神，纳差腹胀加苏梗、麦芽，乏力自汗加生黄芪、霜桑叶。

（四）治疗神经系统疾病

神经症、梅尼埃病、癫痫、顽固性失眠、坐骨神经痛、感觉障碍等均可运用，以神情默默、不欲饮食、口苦脉弦为运用依据。以本方治疗眩晕症，肾精不足加菟丝子、山萸肉、枸杞、杜仲；气血不足加黄芪、当归；脾虚加薏苡仁、白术、升麻；颈项不舒加葛根。

（五）肿瘤防治

实验研究表明，本方具有显著的调节免疫功能效应，故其在防治肿瘤方面有确切疗效。有临床报告将260例肝硬化患者分为小柴胡组和其他药物组，分别观察60个月，结果表明小柴胡汤组不仅累积肝癌发生率下降，而且可以提高长期生存率。

（六）调节免疫

本方在调节免疫方面也有确切疗效。由日本13家单位共同对HIV感染者56例进行临床观察，投与小柴胡汤或人参汤，停用其他BRM及抗病毒药物，结果表明，有维持或改善HIV感染导致免疫功能低下的作用。另外，对11例脾切除术后患者出现的不同程度发热、口苦咽干、倦怠、食欲不振等反应，以小柴胡汤加减治疗，疗效可靠，未出现腹膜炎体征，手术切口一期愈合。

（七）其他

本方还常用于泌尿生殖系统、内分泌系统、皮肤科、妇产科及五官科等多系统病症的治疗。

三、验案举隅

从小柴胡汤的广泛运用和可靠疗效来看，小柴胡汤并不仅限于少阳病。其有着一方多能的功效。仅从《伤寒论》来看，小柴胡汤的功效包括扶正祛邪、和解表里、疏利肝胆、调和脾胃、理血散结等。后世医家在运用小柴胡汤时也屡用屡效。本人运用小柴胡汤治疗亦多有疗效。

例1：陈某，男，36岁。主诉头痛2年，时轻时重，每因情志刺激而诱发。痛的部位以头之两侧为重，伴有胸满善太息、躁闷易怒。曾服过不少祛风止痛之剂及接受针灸治疗，效果欠佳。舌苔厚，脉稍数。给予小柴胡汤加当归、川芎、白芷，5剂后头痛减轻，再服5剂痊愈。

少阳经头痛，主要由外感风寒之邪，郁于少阳之经，久羁不解，致使经气阻遏，血脉不得畅行，因而作痛。其部位以头的两侧为主，严重时可以波及前额及颠顶部，或者兼有口苦、咽干、目眩的证候。据《冷庐医话》载："少阳头痛在两头角或颞部，用柴胡为引经药。"此病虽在头部，但在治疗方面，仍应当从整体观念出发，应以头痛的部位和兼症辨证，以清解少阳为主，止头痛为辅。以小柴胡汤为主方，再加入川芎、白芷之辛香通气活血之品，以助消散外邪、疏通经脉的作用。

运用本方治外感热病，是非常贴切的。从少阳的病机看，外可兼太阳，一般风寒感冒太阳、少阳合病者甚多，用小柴胡汤酌加防风、葛根之类透达即可。

例2：陆某，男，30岁。因外感服用"强力银翘片"两天，又服用解热镇痛药汗出热不退，恶寒欲衣被，身痛酸软，头疼紧束，口不渴，舌苔薄而白腻，脉浮弦数。体温38.6℃，血象正常。方用小柴胡汤加味：柴胡10g，党参15g，黄芩、法半夏各10g，防风10g，葛根15g，炙甘草5g，生姜3片，大枣3枚。

从临床实际看，时下市售的感冒药，大多数是辛凉药，有的还夹有西药发汗，如强力银翘片、复方感冒灵等。如外感初期即用上药治疗，一是发汗过甚，二是辛凉郁遏，如此治疗，若体质素虚者，必然导致在表之卫气损伤，在里之脾胃受累，其结果就是表里含混，寒热并存，虚实兼有。所以，唯取小柴胡汤才能调和寒热、透达外邪。

由少阳之邪引起的呕逆，必有心烦、胁下痛、发热等兼症，"但见一证便是，不必悉具"。

例3：黎某，女，26岁。患者中暑后热退，唯心烦不宁，呕逆频频，有声无物，欲吐不得，虽用中西止呕药品皆无效。诊断为胆气不得下降，引起胃气上逆，治以小柴胡汤加陈皮、竹茹，以和解少阳、清利胆经，3剂痊愈。

《伤寒论》第96条曰："伤寒五六日，中风，往来寒热，胸胁苦满，嘿嘿不欲饮食，心烦喜呕……小柴胡汤主之。"第97条曰："血弱气尽，腠理开，邪气因入，与正气相搏，结于胁下。邪正纷争，往来寒热，休作有时，嘿嘿不欲饮食，脏腑相连，其痛必下，邪高痛下，故使呕也，小柴胡汤主之。"又第379条曰："呕而发热者，小柴胡汤主之。"从以上3条中可以看出，不论是心烦喜呕，胁下痛而呕、呕而发热，多由于邪犯少阳，经气不利，气机不畅，升降失常，胆气影响于胃，故上逆而为呕。从表现的症状看来，似乎为胃的功能失调，但实际上是胆气不得下降所引起的。若单纯用和胃止呕的治法，未必能获效，需以小柴胡汤为主，和解胆经，或可加和胃理气的陈皮，重加清胃降逆的竹茹，即可治愈。

例4：李某，女，18岁，学生，成绩一贯优良。但因高考在即而不堪重负，逐渐精神萎靡，少言寡语，烦躁失眠，食纳少，大便不畅，脉弦实稍数，舌苔黄白厚腻。治以小柴胡汤加减疏利肝胆、理气解郁：柴胡10g，太子参15g，黄芩10g，川黄连3g，法半夏 10g，郁金 10g，茯苓 15g，枳壳 10g，竹茹 15g，陈皮 10g，菖蒲 6g，远志 6g，虎杖 15g，胆南星 6g，10 剂后，精神状态有明显好转，食纳增加，夜能安睡，临经前情绪波动减轻，遂守原方加合欢皮、夜交藤，或合甘麦大枣汤等，治疗近半年后症状明显改善，顺利高考。

此方即小柴胡汤去姜枣，合温胆汤（或黄连温胆汤）组合而成。柴胡温胆汤，用以治失眠、情绪紧张，或忧郁，不失为一剂良方。凡是胆胃湿热，痰热内扰的心悸、期前收缩、耳鸣以及神经系统病症，皆能取得较好的疗效。

四、结语

综上所述，无论是从仲景原文入手考证，还是结合后世应用和研究以及临床运用体会，小柴胡汤并不限于少阳病，其功效亦非和解少阳，而是多维的。将小柴胡汤限定于少阳病的使用范围，甚至将少阳病与小柴胡汤证等同的做法，都是不可取的。

郭琳琳（洛阳市中心医院）

小柴胡汤源于东汉·张仲景《伤寒论》，曰："伤寒五六日中风，往来寒热，胸胁苦满，默默不欲饮食，心烦喜呕，或胸中烦而不呕，或渴，或腹中痛，或胁下痞硬，或心下悸，小便不利，或不渴，身有微热，或咳者，小柴胡汤主之。"一般认为其为治疗伤寒邪入半表半里（少阳证）之主方。用之临床，疗效显著。故柯韵伯谓："此为少阳枢机之剂，和解表里之总方也。"然考《伤寒论》中有关小柴胡汤证条文共19条，仅2条在少阳病篇，其余17条均散见于其他篇中，如太阳病篇12条、阳明病篇3条、厥阴病篇及阴阳易瘥后劳复病篇各1条。而《金匮要略》中也有多篇提及，如黄疸病篇1条、呕吐哕下利病篇1条、妇人产后病篇1条及妇人杂病篇1条。小柴胡汤药仅七味，有和枢机、解郁结、畅三焦之功，用之胆腑调畅，阳明胃可降浊，太阴脾可升清，三焦气机条达，水升火降，气通津布，本方寒温并用，升降协调，扶正祛邪，有疏利三焦、条达上下、和畅气机的作用，而枢机畅利则脾胃安和，三焦疏达，内外宣通。仲景称为"上焦得通，津液得不，胃气因和"。该组方寒热同调，攻补兼施，温而不燥，寒而不凝，补而不腻，临床运用，绝非少阳病一证所属，但凡表里寒热虚实气血津液各种病证均可加减使用、临证化裁。故小柴胡汤在《伤寒论》113方中使用率最高，运用范围最广，更为历代医家所推崇。笔者从以下几个方面加以阐述：

一、少阳生理特点

少阳包括手少阳三焦、足少阳胆，并分别与手厥阴心包、足厥阴肝相表里，足少阳胆经之脉，起于目锐眦，上抵头角，下耳后，入耳中，至肩入缺盆，下胸贯膈，络肝属胆，行人身之侧，其经别入心。手少阳三焦经之脉，起于无名指末端，行上臂外侧，至肩入缺盆，布于胸中，散络心包，下贯膈属三焦。少阳与厥阴经络相连，脏腑相关。其生理功能特点可以概括为以下几点。

1. 阳气始生，正气偏弱

《素问·阴阳类论》本有太阳为三阳，阳明为二阳，少阳为一阳之说。故少阳又称"一阳"，然初生者阳气必少，其气尚微。又《素问·血气形志篇》云："夫人之常数，太阳多血少气，少阳少血多气，阳明常多气……此天之常数。"所以少阳阳气始生，气血不足，抗病能力较弱。

2. 疏利气机，通调水道

《素问·灵兰秘典论》云："胆者中正之官，决断出焉。""三焦者，决渎之官，水道出焉"是言胆性正直，善于决断，与人体情志有关。《素问·六节藏象论》："凡十一脏，取决于胆也。"李东垣解释云："胆者，少阳春生之气，春气生则万化安，故胆气春生，则余脏从之。"而三焦则疏通水道，三焦主持诸气，总司人体一身之气化。《中藏经》云："三焦者，人之三元之气也，号曰中清之腑，总领五脏六腑、荣卫经络、内外左右、上下之气也。三焦通则内外左右上下皆通也。其于周身灌体，和内调外，荣左养右，导上宣下，莫大于此者。"胆与三焦经脉相连，功能相关，胆腑疏泄正常，则枢机运转，三焦通畅，水火气机得以升降开合自如，可使上焦如雾、中焦如沤、下焦如渎，各有所司。太阳阳气得以敷布，太阴、阳明之气得以升降，故少阳主枢，不仅为表里之枢，也是阴阳之枢。

3. 三阳离合，少阳为枢

《素问·阴阳离合论》云："是故三阳离合也，太阳为开，阳明为阖，少阳为枢，不得相失……命为一阳。"是言三阳经的离合，太阳主表，是敷布阳气以卫外故为开；阳明主里，受纳阳气以支持内脏故为阖（合）；少阳居半表半里之间，转枢内外故为枢。这三经开阖（合）枢的作用，相互为用，调和统一而不能相失。所以少阳为枢，居半表半里之位，为人身阴阳气机升降出入开合的枢纽。

二、少阳病的病机

太阳为开，阳明为合，少阳为枢。伤寒大家刘渡舟指出："少阳胆腑依附于肝，其位也在胁下，与肝表里相连，其气也有疏泄作用，可通达表里内外。外可从太阳之开，内可从阳明之合，开则为阳，合则为阴，此即少阳为枢之意。"少阳枢机具有疏通、调节表里内外的作用，少阳既为表里之枢，又为阴阳之枢，其含义有二：其一谓凡邪气出入进退，如表邪入里，或阳邪入阴，莫不与少阳有关。如原文第96条云："伤寒四五日，身热恶风，颈项强，胁下满，手足温而渴者，小柴胡汤主之。"此三阳经证俱见，当治从少阳，用小柴胡汤和解表里、运转枢机，则太阳之邪得从外解，阳明之邪得从内清，何病之有？其二谓少阳受邪，必然导致开合枢机不利，气郁而化火，胆火上炎则伤津，可见口苦、咽干、目眩。正邪分争、进退于表里之间，则出现少阳病特有的证候，如正邪分争，各有胜负进退，故往来寒热，休作有时；经气不利则胸胁苦满；郁而不舒则神情默默；郁而化火则烦躁气急；进而可影响人体升降之枢（中焦脾胃）的功能，出现欲呕、不欲食，甚则频繁呕吐等。

三、少阳病的治疗

邪在太阳，宜发汗以祛邪；邪在阳明，宜泻下以祛实。邪在少阳，属于半表半里，内传有阳明、太阴之变，汗、下之法皆有所禁忌，唯有和解表里为正治法，小柴胡汤是其代表方。方中重用柴胡八两（约合现代24g），推陈致新，疏解少阳之经邪，条达肝胆之枢机，配以黄芩清泄胆热和郁火而除烦满，两药相伍外透内疏以解郁，又能化痰消饮、和胃降逆而止呕。佐以人参、甘草、大枣三药甘温健脾益气，一者助少阳正气而祛邪，以绝邪入阳明之路；二者补太阴正气，防止邪传太阴。全方寒温并用，攻补并行，升降相因，有疏利三焦、条达上下、宣通内外、和畅枢机之效机，均可在原方基础上加减化裁。仲景在《伤寒论》中论及小柴胡汤应用时，每言柴胡证，而不言少阳病，可知柴胡证义广而少阳病义狭，即如“伤寒中风，有柴胡证，但见一证便是，不必悉具”亦不过提示临床应用小柴胡汤须以辨证为第一要义，而不必拘泥于少阳病。

四、剖析小柴胡汤方义

小柴胡汤由柴胡、黄芩、半夏、生姜、人参、甘草、大枣7味药物组成，方中柴胡有疏畅气机、升发阳气、透邪达表、解除郁热之功，正如《神农本草经》所云“柴胡主心腹肠胃中结气，饮食积聚，寒热邪气，推陈出新”。刘渡舟教授提出柴胡治疗疾病三大特点：第一，开郁畅气，流利肝胆，疏通六腑，推陈致新，调整气机的出入升降。第二，木郁则达之，火郁则发之，结者则散之。第三，独具清热退烧功效。本方以此药透达少阳半表半里之邪，发泄气郁所化之热，疏畅三焦气郁之胀，升发郁结不伸之阳，作用全面而用量最重，自是方中主药。黄芩有清肺胃肝胆之功，与柴胡为偶，则柴胡能舒展阳气而消除发热之源，黄芩能清泄肝胆而专清已郁之热。半夏燥湿运脾，生姜温散水湿，三焦湿郁而独取中焦者，盖中焦为水液升降之轴也。人参、甘草、大枣扶正祛邪。成无己《伤寒明理论》言：“人参甘温，甘草甘平，邪气传里，则里气不治，甘以缓之，是以甘物为助，故用人参甘草为佐，以扶正气而复之也。另少阳者，稚阳也，阳气较弱，抗邪能力不如阳明、太阳，故用人参扶正祛邪。”防邪内人。《医宗金鉴》曰：“既以柴胡解少阳之表寒，黄芩解少阳在腑之里热，犹恐在里之太阴，正气一虚，在经之少阳，邪气乘之，故以姜枣人参和中而预壮里气，使里气不受邪而和。”同时可佐制苦寒，三味药甘温调中，共同佐制柴芩苦寒清降之性，也体现了仲景重视胃气、重阳气的思想。全方共奏和解表里、平调寒热、升清降浊、通利三焦、扶正祛邪之效，疏利三焦，条达上下，宣通内外，和畅气机融为一体。其可兼顾表、里、寒、热、虚、实、升、降、气、血、津、液等各个方面，由于胆降肝升，助脾胃之升清降浊，而三焦是联系表里上下、五脏六腑之枢，津气升降出入之路、气化之场所，而该方又系寒热并用、补泻兼施、表里同治、升降并调，故此方用于临床也就可表、可里、可温、可清、可升、可降、可补、可泻。如若从三焦论治，则该方可用于气郁、津凝、湿阻、痰结、血瘀等证。故用途之广、配伍之佳，古今名方，罕与其匹。

五、张仲景灵活运用小柴胡汤

后世一般认为小柴胡汤为少阳病的主方。纵观《伤寒杂病论》全书，仲景用之甚广。刘渡舟教授认为小柴胡汤不仅为治少阳证主方，其他如太阳、阳明、太阴、厥阴等病。凡病机涉及少阳枢机不利、气机郁滞者皆可用之。此观点与仲景原义同，下面用仲景之言说明之：①用于少阳兼太阳表邪："伤寒中风，有柴胡证，但见一证便是，不必悉具。"（101）②用于少阳阳明同病："阳明病发潮热，大便溏，小便自可，胸胁满不去者，小柴胡汤主之。"（229）"阳明病，胁下硬满，不大便而呕，舌上白苔者，可与小柴胡汤，上焦得通，津液得下，胃气因和，身濈然汗出而解。"（230）③用于三阳合病偏重少阳者："身热恶风，颈项强，胁下满，手足温而渴。"（99）④用于少阳不和兼太阴脾虚："伤寒，阳脉涩，阴脉弦，发当腹中急痛，先与小建中汤，不瘥者，小柴胡汤主之。"⑤用于伤寒瘥后更发热者："伤寒瘥以后，更发热，小柴胡汤主之。"（100）"脉浮者，以汗解之；脉沉实者，以下解之。"（394）⑥用于热入血室（胞宫）见寒热交作者："妇人中风，七八日续得寒热，发作有时，经水适断者，此为热入血室，其血必结，故使如疟状，发作有时，小柴胡汤主之。"（144）和《金匮要略·妇人杂病脉证并治》。⑦用于阳微结证："伤寒五六日，头汗出，微恶寒，手足冷，心下满，口不欲食，大便硬，脉细者，此为阳微结，必有表，复有里也。脉沉，亦在里也，汗出为阳微，假令纯阴结，不得复有外证，悉入在里，此为半在里半在外也。脉虽沉紧，不得为少阴病，所以然者，阴不得有汗，今头汗出，故知非少阴也，可与小柴胡汤。设不了了者，得屎而解。"⑧用于呕而发热者："呕而发热者，小柴胡汤主之。"⑨用于诸黄腹痛而呕者：见于《金匮要略·黄疸病脉证并治》，曰"诸黄，腹痛而呕者，宜柴胡汤。"⑩用于产后郁冒：见于《金匮要略·妇人产后病脉证治》。"产后郁冒，其脉微弱，不能食，大便反硬，但头汗出。所以然者，血虚而厥，厥而必冒。冒家欲解，必大汗出。以血虚下厥，孤阳上出，故头汗出。所以产妇喜汗出者，亡阴血虚，阳气独胜，故当汗出，阴阳乃复。大便坚，呕不能食，小柴胡汤主之。"

六、笔者临床运用小柴胡汤举例

1. 眩晕案

患者赵某，女，48岁，工人，2009年5月初诊。以发作性眩晕2年，每因生气或劳累后发作，曾查头颅CT未见明显异常，颈部X线片示：颈椎病，近10天来因生气劳累而诱发眩晕，发时天旋地转，畏光，不能睁眼及站立，伴头胀痛、恶心、呕吐、胸胁满闷，在外院经静滴盐酸倍他司汀，服西比灵等药无甚效，来我院就诊。查舌质淡，舌苔低略腻，脉弦滑，血压130/85mmHg。诊断：眩晕（胆不疏，痰浊上扰）。治以疏利肝胆、化痰开窍。药用：柴胡10g，半夏10g，黄芩10g，太子参10g，泽泻15g，白术10g，丹参10g，茅根10g，生姜10g，大枣5枚，服药3剂后眩晕减轻，能下床行走，再服4剂，症状消失。

《素问·至真要大论》云："诸风掉眩，皆属于肝。"仲景曰："心下有支饮，其人苦冒眩，泽泻汤主之。"丹溪倡"无痰不作眩"。《圣济总录·痰饮》云："三焦者，水谷之通道，气之所终始也……三焦气涩，脉道闭塞，则水饮停滞，不得宣行，聚成痰饮。"故用小柴胡汤疏肝利胆，畅达三焦，通调津液，调畅气机，泽泻、白术健脾利湿化痰，丹参畅血利气，茅根升发清阳、宣畅气机，诸药合用则获良效。

2. 胸痹案

患者张某，女，58岁，退休。2010年11月就诊。以胸闷痛2年，加重1周为主诉。近2年来劳累及生气后发作胸痛，口苦咽干，查心电图示心肌缺血，在外院诊断为心绞痛，服用鲁南欣康（单硝酸异山梨酯片）等药，病情时轻时重，近1周因生气诱发本病。查体：形体丰腴，表情抑郁，舌质淡，舌苔白腻，脉弦滑。诊断：胸痹（肝郁脾虚，停湿生饮）。治以疏肝健脾、化痰逐饮。药用：柴胡10g，黄芩10g，半夏10g，太子参10g，瓜蒌10g，茯苓1g，丹参1g，郁金10g，杏仁9g，甘草6g，大枣3枚，生姜3片，水煎服。服7剂后胸闷胸痛好转，现服7剂则诸症消散。

《素问·举痛论》曰"百病生于气也"，又《丹溪心法》言"气血冲和，万病不生，一有怫郁，诸病生焉"。患者平素性情抑郁，情志失调，气机不畅，因情绪波动较大，少阳枢机不利，肝胆失于疏泄，日久脾虚生湿，停湿为痰为饮，随遏气机，胸阳不振，气血闭阻发为本病。冠心病心绞痛发作有时，其病机与小柴胡汤证病机相同，故用小柴胡汤治之，加茯苓、杏仁、甘草以增健脾利湿之功，丹参化瘀畅血，郁金理气解郁，以增加小柴胡汤功效。

3. 咳嗽案

王某，男，35岁，2009年7月来诊。以咳嗽半年为主诉。近半年来时有咳嗽，以夜咳为甚，略吐清稀泡沫痰，曾拍胸部CT示"慢性支气管炎"，服止咳药无数，但病情无明显好转，甚则胸胁胀满，纳差，头晕，心烦，恶心欲呕，舌质淡，舌苔白，脉细眩。诊断：咳嗽（肺失宣降，肝胆三焦疏泄失常）。治以疏利三焦、温肺散饮。药用：柴胡10g，黄芩10g，半夏10g，人参6g，细辛6g，五味子6g，生姜6g，杏仁9g，桔梗10g，枳壳10g，甘草3g，服7剂咳嗽明显减轻，胸胁胀满改善，食欲好转，又进7剂，诸症全消。

《素问·咳论》："五脏六腑皆令人咳，非独肺也，五脏之久咳乃移于六腑……久咳不已，则三焦受之，三焦咳状，咳而腹满，不欲食饮。"本案之咳嗽，虽肺失宣降，但更与肝、胆、三焦之气机失调有关。肺主宣降，肝主疏泄，三焦司气机水火之升降，而肺之宣降，又赖肝的疏泄、胆气的升发、三焦的升降来调节。故若气机郁遏，升降失调，枢机不利，郁而化火，上干于咳，肺失宣降，发为咳嗽。故治以疏利三焦、清解肝胆、温肺化饮，如陈修园云："兼郁火，小柴清，姜细味，一齐烹。"本方取小柴胡汤和少阳、通水津、散郁结、升清降浊、补脾益气（欠咳耗气），桔梗调畅气机、升清降浊，杏仁降利肺气、使痰下行，清稀泡沫痰乃肺通调水道功能失常，故加细辛，配姜既能温化痰饮，又能通调水道，再用五味子之酸敛以防姜辛之辛散，同时又可敛肺气，且姜辛同用收散并举，共同发挥温肺化痰、敛肺止咳之功。

七、结语

小柴胡汤临床运用甚广，为历代医家所推崇，其原因有以下几方面：

（1）《伤寒论》第 96 条原有小柴胡汤的加减法 7 种，每种加减法可视为和解法中兼用某法。若再结合大柴胡汤等 5 个类方，就可见其变化之多。

（2）《伤寒论》中云："伤寒中风，有柴胡证，但见一证便是，不必悉具。"提示学者临证当识少阳为病的特殊性、广泛性、复杂性，在繁杂的临床见症中识得少阳病机，放手大胆运用小柴胡汤。

（3）第 230 条论述小柴胡汤的功效为"上焦得通，津液得下，胃气因和，身濈然汗出而解"，可见其功效甚广。

（4）小柴胡汤功效甚广，又能与他法相配，而衍生专方，是既宗本方之和解，又具他方之所长。如大柴胡汤是和而兼下；柴胡桂枝汤是和而兼汗；柴胡加龙骨牡蛎汤是和而兼通阳泄热、重镇安神；柴胡桂枝干姜汤是和而兼温化。诸方是仲景对小柴胡汤灵活运用之举隅，后世医家师仲景之法而创之，如柴胡陷胸汤、柴胡平胃散、柴胡温胆汤等名方不胜枚举。

这些均得益于小柴胡汤有寒温并用、攻补兼施、升降协调之效。外证得之，重在和解少阳、疏散邪热；内证得之，则疏利三焦、条达上下、宣通内外、运转枢机。

康进忠（安阳市中医院）

小柴胡汤首见于张仲景的《伤寒杂病论》，由柴胡、黄芩、半夏、生姜、人参、大枣、炙甘草七味药组成，该方当时是为邪在少阳半表半里而设。历代医家通过更加深入的认识研究，着眼点也从简单的半表半里转移到更广阔的八纲辨证上。因为少阳相火游行于三焦，遍布周身，故身体各部之病证都会或多或少地影响到少火的运行，大都会有不同程度的少阳病机存在，因此小柴胡汤也成为临床上使用频率非常高的一张处方。在《伤寒论》和《金匮要略》两本书中就有 23 条记载。据不完全统计，现代医家用小柴胡汤治疗的病种有 70 余种，涉及内、外、妇、儿、五官等科。那么如何将小柴胡汤更好地运用于临床呢？我们从《金匮要略·脏腑经络先后病脉证》中可受到启发。"脏腑经络"为发病的部位，"先后"指的是时间顺序，"病脉证"涵盖辨证的内容。故小柴胡汤的应用可一言以蔽之，即定位辨证审时。

一、定位

《伤寒论》以六经作为辨证施治的纲领，它是在《素问·热论》六经分证的基础上加入八纲、半表半里理论进一步发展起来的，因此要掌握《伤寒论》六经证、脏腑证的辨证治疗，必须熟读《灵枢·经脉》，把十二经脉的循行路线、脏腑络属及是动则病、是主所生病的内在联系辨析清楚，才能纲举目张。而经脉外达四肢百骸，内联脏腑，无所不到，故脏腑之病多兼有本经经气不利之病症，不可不知。从少阳病的病位而言，少阳包括足少阳胆和手少阳三焦二经二腑。胆是六腑之一，它还兼具有奇恒之腑的性用。《素问·六节藏象论》云："凡十一脏，取决于胆也。"《素问·灵兰秘典论》将胆封为"中正之官，决断出焉"。胆的主要生理功能是藏"精汁""主决断"。精汁注入肠中有促进食物消化的作用。所谓胆"主决断"，是说胆气与人的精神情志活动有关系，即胆气的盛衰与人的勇怯有关。三焦，为六腑之一，是上、中、下三焦的合称，上焦如雾、中焦如沤、下焦如渎。三焦具有运行元气、水谷与水液的功能。而足少阳胆和手少阳三焦二经的循行路线详见于《灵枢·经脉》："胆足少阳之脉，起于目锐眦……其支者，别跗上，入大指之间，循大指歧骨内，出其端，还贯爪甲，出三毛。"《灵枢·经脉》："三焦手少阳之脉，起于小指次指之端……其支者，从耳后入耳中，出走耳前，过客主人，前交颊，至目锐眦。"根据脏腑经络来定位是治疗疾病的捷径。如患者张某，男，42 岁，因双耳后疼痛 1 年，发作性昏厥 1 个月就诊，查耳后无红肿皮损。

1年前无明显诱因，双耳后出现疼痛，疼痛呈持续性，多为隐痛，但夜间则出现刺痛，不能入寐，寐后则痛醒。需服用止痛片。半年前曾服用镇脑宁有效，而服用汤剂活血类药未见改善。1个月前突然昏厥一次，3分钟后缓解，到郑州某医院就诊查血糖、头颅MRI、脑电图未见异常，胆固醇、甘油三酯偏高，血压140/90mmHg，给予得高宁、卡马西平、阿司匹林肠溶片、阿托伐他汀片口服未效。现症见：两耳后疼痛，晨轻暮重，夜间痛不欲生，印堂部憋胀，右大趾及次趾之间麻木，记忆力减退，头晕，口苦咽干，舌红苔薄黄，脉弦。处方：柴胡12g，黄芩9g，白芍12g，制半夏12g，党参10g，生姜6g，大枣5枚，钩藤10g（后下），石决明30g（先煎），代赭石15g（先煎），天麻12g，牛膝15g，菊花8g，龙胆草10g。上方服19剂后，除足大趾、次趾之间略感麻木外，诸症消失，上方加地龙继服10剂以善后。患者就诊时经检查后认为属少阳病。两耳后及右足大趾、次趾之间为少阳经及厥阴肝经所过之处，肝胆相表里。印堂为督脉所过，而督脉主一身之阳，究其原因乃为三焦失司，肝胆热盛上扰头目致口苦、咽干、头晕；《灵枢·经脉》：三焦手少阳之脉，其支者从膻中上出缺盆。上项，系耳后，直上出耳角……其支者从耳后入耳中，出走耳前。经络受阻，失其所养则两耳后疼痛，晨轻暮重，夜间痛不欲生，印堂部憋胀，右大趾及次趾之间麻木。久则耗伤阴液，脑髓失养致记忆力差。辨证为少阳失司，风阳上扰，经络痹阻。治宜和解少阳、平肝清热止痛。故以小柴胡汤疏理三焦、通达上下，宣通内外、和畅气机。菊花以清头风，龙胆草以泻肝火；天麻、钩藤、石决明平肝息风；代赭石、牛膝降逆平肝，引血下行。融和、清、泻、平于一身，使肝气条达，气血调和，疏泄功能正常而愈。

二、辨证

辨证应明确病、脉、证。少阳病提纲《伤寒论》263条："少阳之为病，口苦，咽干，目眩也。"少阳病的两脉，《伤寒论》265条曰："伤寒，脉弦细，头痛发热者，属少阳。"《伤寒论》266条曰："本太阳病不解，转入少阳者，胁下硬满，干呕不能食，往来寒热，尚未吐下，脉沉紧者，与小柴胡汤。"一个是弦细，一个是沉紧。少阳病在升达的过程中受到了压抑产生郁结，脉气就无法升浮条畅。或弦，或细，或沉，或紧便由此产生。关于少阳病本证，《伤寒论》96条曰："伤寒五六日中风，往来寒热，胸胁苦满，默默不欲饮食，心烦喜呕，或胸中烦而不呕，或渴……或咳者，小柴胡汤主之。"风邪挟少阳本经之火循经上煽所致少阳中风，《伤寒论》264条曰："少阳中风，两耳无所闻，目赤，胸中满而烦者，不可吐下，吐下则悸而惊。"察其病脉证，总属胃虚胆郁，三焦失枢。清代柯琴、唐容川等名家，提出了少阳证治关乎三焦之腑、柴胡之剂贵在转运机枢等独具匠心的观点。清·柯 琴《伤寒来苏集·伤寒附翼》："此为少阳枢机之剂，和解表里之总方也。少阳之气游行三焦，而司一身腠理之开合。血弱气虚，腠理开发，邪气因入与正气相搏，邪正分争，故往来寒热。与伤寒头疼发热而脉弦细、中风两无关者，皆是虚火游行于半表，故取柴胡之轻清微苦微寒者，以解表邪，即以人参之微甘微温者，预补其正气，使里气和而外邪勿得入也。其口苦咽干、目眩目赤、头汗心烦、舌苔等症，皆虚火游行于半里，故用黄芩之苦寒以清之，即用甘、枣之甘以缓之，亦以提防三阴之受邪也。太阳伤寒则呕逆，中风则干呕，此欲呕者，邪正相搏于半里，故欲呕而不逆。胁居一身之半，为少阳之枢，邪结于胁，则枢机不利，所以胸胁苦满、默默不欲食也。引用姜、半之辛散，一以佐柴、芩而逐邪，一以行甘、枣之泥滞。可以止呕者，即可以泄满矣。”清·唐宗海《血证论》：“此方乃达表和里、升清降浊之活剂。人身之表，腠理实营卫之机枢；人身之里，三焦实脏腑之总管；唯少阳内主三焦、外主腠理。论少阳之体，则为相火之气，根于脏腑；论少阳之用，则为清阳之气，寄在胃中。方取参枣甘草，以培养其胃，而用黄芩半夏，降其浊火，柴胡生姜，升其清阳。是以其气和畅，而腠理三焦，罔不调治。”三焦者，乃是“脏腑之外，躯体之内，包罗诸脏，一腔之大腑也。”（张景岳《类经》），故外邪侵犯少阳经界，手太阳三焦经首当其冲。因此，在小柴胡汤证的七大主症之中，除喜呕、不欲饮食能显示胆郁犯胃的机制之外，其余五症无一不与手经三焦有关。《伤寒论》96条在小柴胡汤证中列举的一系列或然症及其药物加减，正是对三焦之腑兼涉广泛、病机多样等特点的写照。故其治疗重在和解少阳、调畅气机、疏通三焦。《素问·六微旨大论》云：“非出入无以生长壮老已，非升降无以生长化收藏，故升降出入，无器不有。”如治疗患者王某，男，28岁，因玩电脑致头晕失眠，注意力不集中达3个月之久。曾服用谷维素、舒乐安定、朱砂安神丸、酸枣仁汤等药略效，痛苦万分，不能工作。现症见：头晕，昼夜不寐，心烦肢麻，视物昏花，口苦纳呆，舌红苔薄黄，脉弦细。处方如下：柴胡15g，黄芩12g，制半夏12g，党参10g，炙甘草5g，生姜6g，大枣5枚、当归10g，黄连6g，酸枣仁15g，鸡内金10g，枸杞子10g，服用半月而愈。本案乃沉迷于网络所致，虽停玩电脑3个月，仍苦不堪言。肝气的条达与畅通对机体的脏腑、经络、器官及气的升降出入有重要作用，其升发太过与不及都是病理现象。而手少阳三焦为水火气机运行之通道，胆附于肝，内藏精汁而主疏泄，胆腑清利则肝气条达。如胆气功能疏泄正常，则枢机运转，三焦通畅。患者长期玩电脑，会使人体的气机出现升降出入运行障碍，枢机不利，胆火上炎，故见口苦；胆火内郁，进而影响脾胃功能则纳呆；肝开窍于目，邪热循经上干空窍，不能滋养两目，则头晕、视物昏花；肝火扰动心神致心烦、昼夜不寐；肝血不能濡养肢体则肢麻。治以和解少阳、疏利肝胆。用小柴胡汤以和解少阳、调畅气机。加黄连、酸枣仁、枸杞子、当归、鸡内金以清心火、养肝阴、助安神、消胃积而收功。

三、审时

审时指详察时令定病位，分析时势判预后。《灵枢·营气》说：“黄帝曰：营气之道，内谷为宝……故气从太阴出注手阳明，上行注足阳明……合足厥阴，上行至肝，从肝上注肺。”根据以上的记载，后世的医家结合临床病例的观察，将其发展为十二时辰配属十二经脉的子午流注纳支法，当某时辰气血灌注到某经脉脏腑时，该经脉脏腑就处在功能最旺盛之时。其规律如下：寅时（3—5 时）手太阴肺经，卯时（5—7 时）手阳明大肠经，辰时（7—9 时）足阳明胃经……亥时（21—23 时）手少阳三焦经，子时（23—1 时）足少阳胆经，丑时（1—3 时）足厥阴肝经。如果某条经脉出现了问题，病证有可能在对应的时候发作。聂凤禔曾应用 B 型超声，以形态学方法，观测了正常人胆囊的昼夜节律。胆囊面积卯时＞午时＞酉、子时（$P < 0.01$）；丑末寅初比子时明显增大。20 例胸胁苦满患者于午、酉、子、卯、亥、巳时口服小柴胡汤后，胆囊的收缩率、扩张率表明：利胆作用在子与午时，酉与卯时，亥与巳时有明显差异（$P < 0.01$）；子、酉、亥时优于午、卯、巳时。为子午流注理论揭示肝胆功能的昼夜节律及其与治疗的相关性提供了一定的形态学实验证据。时间应用于临床以说明疾病的病理变化，帮助诊断、治疗、判断预后及调养，充分体现了中医学因时制宜的学术思想。如治疗一患儿，男，13 岁，频发室早 1 年，1 年前因军训劳累发烧后出现频发室早。住院按心肌炎治疗，给予慢心律、腺苷辅酶 B_{12}、复方丹参片等药口服，并静滴极化液、黄芪注射针等。治疗 1 个月后出院，长期服用上述药物，且慢心律逐渐加量，曾先后用炙甘草汤、天王补心丹、生脉散加减口服疗效不佳。就诊时患儿频发室早，日 15451 次，偶呈二联律，三联律 790 次，白天少，夜晚多，尤以凌晨 0 时 30 分至 3 时室早最多，如 0 时 33 分至 1 时 33 分室早达 2004 次。现症：夜寐不安，心惊胆怯，手足心热，急躁易怒，气短胸闷乏力，舌淡苔薄白，脉结。据此疏方：柴胡 9g，清半夏 10g，太子参 12g，炙甘草 15g，黄芩 9g，生姜 6g，大枣 4 枚，生龙牡各 24g（先煎），麦冬 10g，五味子 6g，桂枝 8g，白芍 12g。服上方后，精神转佳，生活质量提高，夜寐转安，夜间频发室早明显减少，并渐减西药，上方共服用 15 剂后转做水丸以善其后。患者来诊后，详问发病情况知患儿病源于军训夜间每 2~4 小时集合一次，惊恐不安，又因频发室早在凌晨 0 时 30 分至 3 时，此乃肝胆之主令，子时（23 时至 1 时），胆经最旺。肝之余气，泄于胆，聚而成精。胆为中正之官，五脏六腑取决于胆。气以壮胆，邪不能侵。胆气虚则怯，气短，谋虑而不能决断。胆汁需要新陈代谢，人在子时入眠，胆方能完成代谢。“胆有多清，脑有多清”。丑时（1 时至 3 时），肝经最旺。“肝藏血”，人的思维和行动要靠肝血的支持，废旧的血液需要淘汰，新鲜血液需要产生，这种代谢通常在肝经最旺的丑时完成。肝胆当令，正气较盛，与邪气交争则 0 时 30 分至 3 时频发室早，故以小柴胡汤疏肝清热、和解少阳，择桂枝甘草龙骨牡蛎汤调和阴阳，以镇敛神气，用生脉散以补益心之气阴，三方合用而收效。子丑之时室早明显减少是判断其预后转佳的依据。

四、结语

应用小柴胡汤的关键是在辨少阳病的基础上进行辨证，辨清少阳本证和少阳中风。结合少阳病的两脉（脉弦细、脉沉紧）、两腑（三焦、胆）、经络循行路线、发病时间进行分析综合，以判断病属何经、何脏、何腑，从而进一步确定发病原因、病变性质及其发展趋势。这样才能有的放矢，随机加减。当然，受历史的局限和科学技术水平所制约，某些经验的总结没有实验数据加以证明。如《伤寒论》272 条曰："少阳病，欲解时，从寅至辰上。"寅、卯、辰时正是天地阳气生发之时，人应之而少火流通畅达，故诸少火郁结之病变有向愈之机。但笔者认为气血经过亥时手少阳三焦经、子时足少阳胆经、丑时足厥阴肝经后，少阳正气旺盛。加以寅时手太阴肺经对气的吐故纳新，卯时手阳明大肠经排除糟粕，辰时足阳明胃经受纳、腐熟水谷。才有了向愈的基础。进一步指明了 21—5 时是休养生息的最佳时间，当然这只是管窥之见。又如休作有时：作有时，届时而发；休有时，至时而退，呈周期性变化。休作有时是对往来寒热的表现形式的描述，对于其产生机制，仲师指出是"正邪分争"。故表现为症状上的往来寒热、时间上的休作有时。但其产生的机理仍需做深入的探讨。总之，如何加强小柴胡汤所涵盖内容的研究，探寻其发病、欲解、服药的时间，因时而护，顺时养生，取其精华，去其糟粕，是摆在我们医药工作者面前的新的课题。

参考文献

[1] 聂凤禔，狄淑珍. 胆囊昼夜节律及小柴胡汤利胆作用的时间治疗学探讨［J］. 中华中医药杂志，1988（4）：21.

王兴臣（山东中医药大学第二附属医院）

张仲景《伤寒论》小柴胡汤为和解少阳之法而设，是和解少阳法的代表方。汤由柴胡、黄芩、人参、半夏、甘草、生姜、大枣7味组成，主治伤寒少阳病。根据《伤寒论》第96条、230条、263条、265条条文可知，小柴胡汤方证的主要见症为往来寒热、胸胁苦满、嘿嘿不欲饮食、心烦喜呕、口苦、咽干、目眩、舌苔白、脉弦细。分析小柴胡汤的主症，其中往来寒热为少阳病特有的热型；胸胁苦满为少阳经脉不利所致；嘿嘿不欲饮食是肝气郁结不舒，木郁乘土，脾气不振之候；心烦喜呕乃肝气犯胃，肝胃不和之证；口苦、咽干、目眩则为足少阳胆腑胆火内郁，枢机不利的病症。伤寒少阳病具有经腑同病的特点，即手少阳三焦经与足少阳胆腑同病，小柴胡汤的主证与少阳病经腑同病的特点相吻合，故小柴胡汤为少阳病的正治之法。所以《伤寒论》第101条对小柴胡汤的使用进行了高度概括："伤寒中风，有柴胡证，但见一证便是，不必悉具。"为临床使用小柴胡汤提供了指导原则。然而，条文中的"但见一证便是"究竟应当如何理解，后世医家各持异议。笔者通过对具体条文的研究及对《伤寒论》的深入学习，结合临床所见，提出对本条文粗浅的个人理解，详述如下。

一、少阳枢机不利是基本病机

小柴胡汤"但见一症便是"，这一症到底怎样理解？是一个症状还是一组症状？选择症状的依据是什么？它们之间的内在联系是什么？通过阅读第101条的上下文，我们可以发现，从第96条开始，一直到102条，论述的内容都与小柴胡汤有关。第96条是使用小柴胡汤的特异性指征，从第97条开始实际上要说明的是，在太阳表证的基础上，如果出现了一个或多个在第96条中提到的"柴胡证"，应当使用小柴胡汤，如果有阳明症状，则小柴胡汤"不中与也"。争议最多的是第101条。通过查阅文献，对此条文中"但见一证便是"的理解，历代医家众说纷纭，元代成无己认为当是"或然诸证"；清代陈修园认为"一证"即是少阳提纲证；日本《皇汉医学》引刘栋之说，认为"一证"即往来寒热、胸胁苦满、默默不欲饮食、心烦喜呕四证中的一证；现代医家恽铁樵等认为当以"往来寒热"为是。

笔者认为条文中少阳的经络布胁肋。胁肋属于半表半里，外与太阳相连，所以"伤寒五六日"，往往邪入胁下而出现少阳证。文中又提到"中风"，是说风性善行而数变，可能症状变化更快些，不一定是五六日。"有柴胡证"，既包括第96条提到的转属而来的少阳证“往来寒热，胸胁苦满，默默不欲饮食，心烦喜呕”，又包括自发的少阳提纲证“口苦，咽干，目眩”，这两种情况构成了小柴胡汤证的证候；“但见一证便是，不必悉具”，张仲景强调的重点在于后一句“不必悉具”，也就是说，在有少阳枢机不利的情况下，我们不必拘泥于专找某一个“证”，只要出现小柴胡汤证候中的一个或数个，都可以用小柴胡汤散热解郁，枢转少阳。推而广之，不仅仅是外感表证，其他杂病中，如出现小柴胡汤证候，符合少阳证枢机不利的病理机制特点，都可以考虑用小柴胡汤。

譬如在《伤寒论》第 96 条所书小柴胡汤主症之后，列有小柴胡汤的 7 个或然症：或胸中烦而不呕；或渴；或腹中痛；或胁下痞硬；或心下悸，小便不利；或不渴，身有微热；或咳者。探寻其或然症的病机，或邪热聚于胸膈，胃气尚未上逆；或木火内郁，津气受伤；或木邪犯土，脾络不和；或邪聚少阳之经，着而不去；或三焦不畅，水饮停聚，水气凌心；或病未深入，而兼表证未解；或肺中有寒，气逆而上。无论症状怎样变化，其基本病机仍然离不开“少阳病枢机不利”，所以治疗方法始终保持小柴胡汤为主的大格局不变，这就有了若胸中烦而不呕，去人参、半夏，加瓜蒌根；若腹中痛，去黄芩，加芍药；若胁下痞硬，去大枣，加牡蛎；若心下悸、小便不利，去黄芩，加茯苓；若不渴，外有微热，去人参，加桂枝；若咳者，去人参、大枣、生姜，加五味子、干姜。后面的第 102 条：“伤寒中风，有柴胡证，但见一症便是，不必悉具。凡柴胡汤病证而下之，若柴胡证不罢者，复与柴胡汤，必蒸蒸而振，却复发热汗出而解。”无论伤寒，还是中风，只要有小柴胡汤证就可以用小柴胡汤，即便是小柴胡汤证误下，症状没有发生变化，小柴胡汤证仍在仍然可以用小柴胡汤。此条的重点在于“柴胡证不罢者”，只要有是证便可投此方，这是仲景告诉我们正确使用小柴胡汤的原则和方法。

二、和解少阳防病传变寓治未病思想

凡伤寒中风出现柴胡证，都是正气欲祛邪外出而枢转不利，所以必借小柴胡汤助其枢转，故小柴胡汤由七味药组成，组方奥义重在三端——和解、祛邪、扶正：一是柴胡伍黄芩、半夏，柴胡味苦微寒疏解少阳经中邪热；黄芩苦寒清少阳胆腑之郁火；半夏辛温，与黄芩相配以苦辛通降、开痞散结；三者相配使气郁得达，火郁得发，枢机通利，胆腑清和，针对枢机不利的基本病机起到了和解祛邪的作用。生姜、大枣、甘草、人参调和胃气、扶助正气，以防止邪气内入，由少阳转阳明，符合仲景所讲“见肝之病，知肝传脾，当先实脾”之要旨，实存治未病之思想，所以小柴胡汤的应用在和解的基础上逐渐扩大。

《伤寒论》第 99 条：“伤寒四五日，身热恶风，颈项强，胁下满，手足温而渴者，小柴胡汤主之。”此为三阳同病，而以少阳病为主。因少阳为枢，手少阳三焦与太阳之表相关，足少阳胆与阳明之里相关，故三阳同病，治从少阳，柴胡汤主之。抓住了少阳枢机不利为疾病转化的核心，故三阳合病治疗以少阳为主，故用小柴胡汤。但这种情况下笔者体会临床使用小柴胡汤应当稍稍加重人参的用量，同时多饮些开水更有利于和解祛邪。

三、病案举隅

病案一：周某，男，45 岁。初诊（2009 年 7 月 5 日）：患者口苦约半年，未尝介意。半月前饮酒过多，口苦加重，夜卧尤甚，辗转不寐。前医曾以小柴胡汤加焦栀子、知母、夏枯草 3 剂，口苦稍减；又换服龙胆泻肝汤 3 剂，仍无显效。舌质红，苔薄黄，脉弦细略数。在多家三甲医院确诊为慢性胆囊炎。此为单纯性口苦，病名曰“胆瘅”。予小柴胡汤加味：柴胡 24g，炒黄芩、半夏各 12g，胆草 5g，生牡蛎 30g，人参、甘草各 6g，生姜 5 片，大枣 6 枚。水煎取汁 300mL，不拘时日，少量频服。复诊（2009 年 9 月 12 日）：服头煎后约 1 小时，口苦大减；服完 1 剂，口苦消失，夜寐亦安。1 个月后因饮酒啖辛辣，口苦复发，乃取上次所余之药煎服，亦尽剂而口苦消失。几年来口苦偶有复发，均照服本方 1~2 剂而安。

少阳提纲提到“口苦、咽干、目眩”主症，口苦作为一个常见症状，其病机为“少阳郁火循经上炎”之征象。《素问·奇病论》曾说：“有病口苦……病名曰胆瘅。夫肝者，中之将也，取决于胆，咽为之使。此人者，数谋虑不决，故胆虚气上溢而口为之苦。”《素问·痿论》又说：“肝气热则胆泄口苦。”《伤寒论》说：“少阳之为病，口苦咽干目眩也。”可见口苦的继发病位在胆，而原发病位在肝。因肝主谋虑，若“数谋虑不决”，则肝气郁结，郁久则化火，波及于胆，导致胆的功能失调，胆火上炎，或胆气上溢，则发口苦。小柴胡汤枢转气机，清散郁热为主；胆喜宁谧而宜降，胆草苦寒，沉阴下达，清降胆火；生牡蛎咸寒，“滋水涵木，敛辑胆火，则肝胆自得其养”（张锡纯语），所以效果明显。本例没有往来寒热、胸胁苦满，但口苦脉弦细，只此两症已经说明胆经郁火，少阳枢机不利的病理机转，所以用小柴胡汤加牡蛎、胆草而获效。前医选用小柴胡汤专注了主症，但加栀子、知母、夏枯草，此三者药性苦寒质重，重在清在里之大热，与本病证不适应，故效果不能巩固，此于细微处见显效。

病案二：车某，女性患者，48 岁。2011 年 7 月 22 日初诊。患者主诉咳嗽半月，加重 3 天，西医诊为急性支气管炎，给予头孢类抗生素治疗无明显效果。近 3 天患者诉咳嗽胸痛，咽痛，夜间加重，影响睡眠，痰不多，色白，不易咳出，体温略高（37.8℃）。诊时闻患者咳嗽频频，气急带喘，有痰鸣音。笔者拟宣肺清热化痰之法处方时，患者补充说其时感一阵冷一阵热，故询问患者月经情况，得知 3 天前行经。虑此为外感太阳表证后，月经来潮，表邪乘虚内陷少阳而致，此为热入血室证，病在半表半里，治以调和少阳，拟小柴胡汤加减：柴胡 24g，炒黄芩、半夏各 12g，甘草、桂枝各 9g，当归、橘红各 6g，生姜 5 片，大枣 6 枚。2 剂。服药当晚患者欣喜致电相告，已基本不咳，晚上寒热往来的现象仅发作 1 次。2 剂药后，月经干净，诸症痊愈。

该患者如若忽视忽冷忽热一症很容易误诊误治，表现出寒热往来的症状说明了少阳证已具备。遂遵仲景“但见一证便是，不必悉具”的明训，以小柴胡汤原方加减治疗，获得了满意疗效。

盛梅笑（江苏省中医院）

小柴胡汤是张仲景治疗“伤寒”或“中风”邪入少阳半表半里证所创和解法之代表方剂。该方攻补兼施，寒温并用，配伍严谨，相反相成，温而不燥，寒而不凝，补而不滞，能和枢机、解郁结、畅三焦、通达内外、运行气血，正所谓“左右逢源，左宜右有”。凡表里寒热虚实气血津液各种病证均可随证化裁，被后世医家广泛运用于各科疾病的治疗，远超出少阳病之范畴。兹就该方在慢性肾衰治疗中的运用谈谈个人体会。

一、小柴胡汤之组方

小柴胡汤由柴胡、黄芩、人参、半夏、甘草、生姜、大枣七味药组成。方中柴胡味苦性微寒，其气轻薄上升，入肝、胆、三焦、脾、肺诸经，最善升散疏达，可使病邪从阴出阳，推陈致新，解郁阳以化滞阴，利气机而和肝脾，是为“君”药；黄芩味苦性寒，气重而下行，入肝、胆、肺、胃及大肠诸经，善清泄胸腹之蕴热，祛肝胆大肠之积火，半夏味辛微温，入肺、脾、胃经，辛以散之，能开结气、降逆气、除痰饮，共为“臣”药；人参甘温，气醇和，入肺脾，走心肾，滋阴和阳，大补元气，甘草甘平，气端和，入十二经脉，走五脏六腑，补益中气以安五脏，滋阴养血而和六腑，大枣味甘性温，补养气血，共为“佐”药；生姜辛温气薄，走而不守，入肺与脾胃经，兼走十二经，能养胃和胃，降逆下气，温通气机，为“使”药。其中柴胡配黄芩，一升一降，一出一入，调畅气机，通达内外；半夏配生姜，和胃降逆止呕，功专下行；人参、甘草配大枣，益气补中，“脾胃者，后天之本，升降之枢也”，中气健旺，脾胃升降有常，气血生化有源，则有利于三焦畅达，枢机运转；生姜配大枣，辛甘发散，既助柴胡散邪，又能调和营卫。全方寒温并用，扶正祛邪，升清降浊，疏通内外，畅达气机，运行气血，宣上导下，疏利少阳，整体思路可概括为一个“和”字，旨在通过和解少阳枢机，使表与里和，气与血和，脏与腑和，阴与阳和，堪称八法中“和”法之代表方，故柯韵伯誉之“少阳机枢之剂，和解表里之总方也”。

二、小柴胡汤之适应证

在《伤寒论》中小柴胡汤是为邪犯少阳、胆火内郁、三焦枢机不运所设，病由

"血弱气尽，腠理闭，邪气因入，与正气相搏，结于胁下"所致，表现为口苦、咽干、目眩、往来寒热、胸胁苦满、嘿嘿不欲饮食、心烦喜呕、舌边尖红、苔白、脉弦等证候。小柴胡汤加减化裁尚可治疗下列或然证，若胸中烦而不呕，是邪热聚于胸胁，未犯胃腑，去半夏、人参，加栝楼实以清热除烦；若渴，是木火内郁，燥热伤津，去辛燥之半夏，加甘苦凉润之人参、栝楼根以清热生津；若腹中痛，是脾络不通，去苦寒凝敛之黄芩，加芍药破阴结；若胁下痞硬，是邪郁少阳，阻遏气机，去壅滞之大枣，加牡蛎软坚散结；心下悸、小便不利者，为三焦决渎失职，去黄芩，加茯苓以淡渗利湿；不渴、身有微热者，为表邪未尽，去人参，加桂枝解表散邪；咳者，为寒邪犯肺，去参、枣、姜，加干姜温肺散寒、五味子敛肺气。小柴胡汤还可用于少阳病兼太阳、阳明等经病变，冀枢机运转，上下宣通，内外畅达，则他经之邪随之而解。小柴胡汤尚可与其他方药组方为柴胡桂枝汤、大柴胡汤、柴胡加芒硝汤、柴胡桂枝干姜汤、柴胡加龙骨牡蛎汤等类方，用于治疗少阳病诸变证，使其临床应用的范围得以延伸。通过分析《伤寒论》涉及小柴胡汤的相关条文，可以发现凡小柴胡汤证的形成，总是以正气不足或正气受损为前提，因"血弱气尽，腠理闭"，邪正相搏，致气机升降出入逆乱，三焦不通，枢机不利。由于三焦上连心肺胸膈，下达肾、膀胱及大小肠，居"脏腑之外，躯体（躯壳）之内"，一旦发生病变，则出现多种临床证候。临床运用小柴胡汤既要遵循仲景"但见一症便是，不必悉具"之训，又当牢牢抓住三焦枢机不运这一关键病机，辨明机理，灵活变通。后世历代医家对此皆有发挥，如张洁古用小柴胡汤加桔梗，名柴胡桔梗汤，治春嗽；与平胃散合方，名柴平汤，治温疟、身痛身重。另有医家基于小柴胡汤的立法思想而组方，如《集验方》之温胆汤，治胆虚痰热不眠；丹溪之越鞠丸，治胸膈痞闷、吞酸、食不消；《局方发挥》之逍遥散，治血虚肝燥、肝胆郁火等，不一一赘述。

三、小柴胡汤治疗慢性肾衰之机制

1. 慢性肾衰之病机特点

慢性肾衰属中医学"关格""肾风""水肿""癃闭""溺毒""虚劳"等范畴。各种肾病迁延日久，脏腑功能受损，重点是脾肾亏虚，脾失运化，肾失开合，不能泌别清浊，水湿停聚，浊毒内潴，壅滞三焦，而发为本病。在正虚的基础上，湿浊蕴毒，壅滞于三焦，气血运行不畅，脏腑失调，而表现为各种临床证候。如肾阳虚衰，固摄无权，则畏寒怕冷、夜尿增多；肾失蒸化，水源匮乏，膀胱气化不利则少尿；水运失司，聚而成饮，溢于肌肤则水肿；水湿泛滥，充斥于三焦，凌心射肺，则心悸、胸闷、气促；浊阴上泛，脾胃升降失常，胃气上逆，则恶心呕吐、纳呆腹胀；湿浊困脾，脾运失健，气血生化乏源，则乏力、面色少华、心悸气短；肾虚水不涵木，肝阳上亢，则眩晕耳鸣；血虚生风，或肝风内动，则手足搐搦；浊毒上蒙神窍，内陷心包，则神识昏糊，甚者心阳欲脱，阴阳离决，是为尿毒症重症。综上所述，慢性肾衰为因虚致实、虚实夹杂、本虚标实之证，正虚包括阴阳气血及脏腑的虚损，病位主在脾肾两脏，涉及肝、心、肺、胃与三焦诸脏腑；邪实包括外感、水湿、湿热、瘀血、痰饮、浊毒、动风等。随疾病的进展，正愈虚而邪愈盛，三焦气化功能障碍，痰瘀蕴毒，浊毒内生，水湿泛溢，因实更虚，气损及阳，阳损及阴，逐渐步入劳损之途。

2. 慢性肾衰与少阳三焦病变

少阳统属手少阳三焦和足少阳胆两大经系，三焦为决渎之官，主运行水谷和水液，是元气升降出入的道路，人体气化活动的场所，主气机通畅。根据《内经》《难经》所述三焦的概念，三焦的病机分为两个方面：一是三焦为腑的功能，因其主司运行水液和通行元气，所以病机与气机升降失调、水液代谢功能障碍有关。如《灵枢·邪气脏腑病形》曰："三焦病者，腹气满，小腹尤坚，不得小便，窘急，溢则水，留即为胀。"《灵枢·五癃津液别》云："三焦不写，津液不化……留于下焦，不得渗膀胱，则下焦胀，水溢则为水胀。"《灵枢·本输》亦云："三焦者……实则癃闭。"《证治汇补》则指出："既关且格，必小便不通，旦夕之间，徒增呕恶，此因浊邪壅塞三焦，正气不得升降，所以关应下而小便闭，格应上而呕吐，阴阳闭绝，一日即死，最为危候。"二是三焦分部归属于各脏腑的功能，所以病机与其所属脏腑的功能失调有关。如肺、脾、肾、胃肠、膀胱功能失调，水液代谢障碍，则见水肿、尿少、腹胀满等症；三焦所属脏腑元气功能减弱，上焦（心、肺）气虚，则心悸、短气、懒言、语声低微；中焦（脾、胃）气虚，则食欲不振、腹胀便溏、四肢无力；下焦（肾、膀胱）气虚，则小便量多、遗尿、尿失禁；三焦所属脏腑功能失调，气机不利，在上焦则精气宣发输布失常，气机怫郁，可见发热等；在中焦则影响消化吸收，可见腹痛、肠鸣、腹泻或便秘等；在下焦则影响津液下渗，可见尿少、排尿不畅等。由此可理解慢性肾衰各种证候表现与三焦病变的关系。

3. 慢性肾衰治以和解法

前已述及慢性肾衰为本虚标实之证，病情进展至中后期则正虚邪盛，痰瘀阻络，浊毒弥漫三焦，脏腑气化功能障碍，水湿泛溢，因实更虚，阴阳俱损，寒热错杂，此时若一味攻伐恐伤正气，过于滋补易助湿敛邪，过于温通则动风动血，根据"治主当缓"、调和为先、以平为期的原则，治以调畅气机、燮理升降、通利三焦、和络渗湿，促肺之宣降、增脾之运化、助肾之开合，逐步调整和恢复脏腑功能与阴阳平衡，则水湿、浊毒、痰瘀等病理因素得以祛除。所以"和解法"不失为慢性肾衰病机错综时所采用的权宜之法，用之得当可收意外之效。小柴胡汤扶正祛邪，寒温并用，疏利少阳，运行气血，升清降浊，"上焦得通，津液得下，胃气因和"，正合慢性肾衰正虚邪盛、寒热错杂、三焦脏腑气机失调之病机，小柴胡汤证所表现的口苦、胸胁苦满、默默不欲饮食，心烦喜呕，苔白，或心下悸、小便不利等证候，亦为慢性肾衰患者所常见，故慢性肾衰治从和解首选小柴胡汤。

四、小柴胡汤化裁治疗慢性肾衰之临床应用举例

1. 和胃降逆治呕吐

呕吐是慢性肾衰常见的临床症状之一，由湿浊蕴滞、浊阴上泛、胃失和降所致。湿为阴邪，脾肾气阳不足，湿从寒化，则生寒湿；湿浊久蕴，又可酿生湿热，所以慢性肾衰之呕吐，其病机多寒热错杂，而中焦脾胃气机升降失调是关键。小柴胡汤方柴胡配黄芩，具有升降气机的作用；半夏配生姜，可和胃降逆止呕；人参、甘草配大枣，能益气和中，用于邪实正虚、枢机不利、胆热犯胃之呕吐，表现为"嘿嘿不欲饮食""心烦喜呕"。将小柴胡汤与平胃散，或黄连温胆汤合方，加入化湿泄浊和中之品，如苍术、茯苓、陈皮、苏梗、六月雪、土茯苓、玉米须等，用于慢性肾衰之呕吐，药证相合。湿热中阻者，加黄连、厚朴、薏苡仁以清泄中焦湿热，大便秘结者，加制军以通腑泄浊。

2. 疏利三焦治水肿

水肿在慢性肾衰中亦很常见，其发生与肺、脾、肾及三焦功能失调导致水液代谢障碍相关，而三焦主司运行水液和通行元气，肺、脾、肾又分属于三焦各部，所以三焦气机升降失调在人体水液代谢中的作用就显得尤为重要，疏利三焦可达到调整脏腑功能、通利水道、利水消肿的目的，可选小柴胡汤，或柴胡桂枝干姜汤加减治之。柴胡桂枝干姜汤为小柴胡汤类方，用于少阳病兼水饮内停证。《伤寒论》云："伤寒五六日，已发汗而复下之，胸胁下满微结，小便不利，渴而不呕，但头汗出，往来寒热，心烦者，此为未解也，柴胡桂枝干姜汤主之。"条文中"胸胁下满微结""小便不利""渴而不呕"即由水饮所致。具体应用中水邪壅盛者，去人参之壅补；水为阴邪，得寒则凝，故去黄芩之寒凝；不呕者，可去半夏之苦降。唯取柴胡升散疏达，生姜辛温气薄发散，配以五苓散渗利水湿，或桂枝通阳化气，则水肿得消。

3. 清泄胆火治神昏

慢性肾衰浊毒壅盛，上蒙神窍，内陷心包，可表现为神识昏糊，此为尿毒重症，属邪实正虚，愈虚愈实，治当扶正祛邪、清泄胆火、排除浊毒，可选用小柴胡汤、柴胡加龙骨牡蛎汤加减治之。柴胡加龙骨牡蛎汤亦为小柴胡汤类方，用于伤寒误下后，邪热内陷，弥漫三焦，表里俱病，虚实互见，而少阳枢机不利，心神被扰是主要病机。《伤寒论》云："伤寒八九日，下之，胸满烦惊，小便不利，谵语，一身尽重，不可转侧者，柴胡加龙骨牡蛎汤主之。""烦惊""谵语"是其所治病证的主要症状。方中柴胡、

桂枝达邪于外；龙骨、牡蛎、铅丹镇摄其内止烦惊；半夏化痰开窍；大黄通腑泄浊；茯苓淡渗利湿；人参、姜、枣益气、调和营卫，固本祛邪，如此表里虚实错杂散漫之邪庶可得解。

4. 调理肠腑治便结

下法是慢性肾衰常用治法，通过通降肠腑气机，使浊毒之邪从肠道而走，邪有出路。大柴胡汤、柴胡加芒硝汤在《伤寒论》中主要用于治疗少阳兼里实证，前者主治“热结在里”，正气未伤者；后者主治燥屎虽甚，“医以丸药下之”，正气已伤者。前方去参、草之补，加大黄、枳实以攻下热结；后方另加芒硝软坚泻下。两方均以小柴胡汤增损化裁，具有和解少阳，兼通里实的作用。对慢性肾衰患者，可以根据正气虚损的程度选用上述方剂，大便秘结者尤为适合，均可加减应用，在泻下的同时尚可调整脏腑气机，改善症状。

5. 扶正散邪治外感

临床上慢性肾衰患者一旦起居不慎，极易感受外邪，多属虚体感邪，由于正气亏虚，不能祛邪外出，致使外邪极易陷于半表半里，邪正相持，各无进退，留恋难去。对此治宜和解，汗、吐、下三法皆在所禁之列，可选小柴胡汤、柴胡桂枝汤治之。《伤寒论》中两方证均有“发热微恶寒、咳”等表证未罢，肺寒气逆，正虚不足的表现，正合慢性肾衰外感之特点，所以可用于肾衰患者感受外邪的治疗，临床运用每能获效。

五、小柴胡汤禁例

虽然仲景提出“但见一症便是，不必悉具”，但临床上对类似小柴胡汤的病证仍应结合病史、症状体征进行鉴别，如太阳表证兼里虚寒证误下后，症见不能食、胁下满痛、面目及身黄、颈项强、小便难、渴饮水而呕，其中胁下满痛、呕、黄疸，为土虚木郁所致，而非胆火内郁，故“柴胡不中与也”。另外，小柴胡汤虽有扶正达邪的作用，但究属寒凉之剂，所以脾阳虚者用之更伤其阳气，产生变端，亦属禁例。

六、小结

综上所述，慢性肾衰的病机特点是正虚邪实，三焦气化功能障碍，痰瘀蕴毒，浊毒内生，水湿泛溢，小柴胡汤攻补兼施，寒温并用，能畅三焦，通达内外，运行气血，为和解少阳枢机之剂，临床在辨证的前提下，对慢性肾衰由三焦气机失畅所致的各种病证用柴胡剂化裁治之，均可收到较好的疗效，值得进一步研究与探讨。

张光荣（江西省中医院）

小柴胡汤乃医圣张仲景所传之名方，不仅他自己在《伤寒杂病论》中应用多达20余处，是此书中出现频率高的方剂之一，而且经历代医家应用与发挥，成为当今临床最常用的经方，几乎见于临床各科。本文对其进行一次梳理，以欲达“发微”之目的。

一、《伤寒杂病论》有关小柴胡汤的论述

笔者通过学习《伤寒杂病论》，体会到张仲景运用小柴胡汤有以下情形：

1. 风寒郁滞少阳焦膜

见原文第37、96、97、101、103、149、263、266条（因限于篇幅，将原文删除，只保留条文号，下同）。

以上数条是述风寒之邪从太阳传入少阳或风寒直中少阳，致三焦功能失常。

2. 风寒郁滞少阳经脉

见原文第264、265条。

以上2条是述风寒之邪直犯少阳，主要导致少阳经脉失调。并告诫少阳病治疗禁忌及误治的后果。

3. 邪犯少阳胆腑

《金匮要略·黄疸病脉证并治》第21条：“诸黄，腹痛而呕者，宜柴胡汤。”

多数注家以方测证，认为“腹痛而呕者”病在少阳，今从其说。邪犯胆腑，胆汁疏泄不畅，不循常道，溢于肌肤，则发黄疸；胆胃不和，则呕吐；病涉中焦焦膜则腹痛即“邪高痛下”。

4. 阳明兼少阳，病偏少阳

见原文第229、230条。

这2条是述阳明兼少阳，阳明燥热未盛，未形成内结，病机偏于少阳枢机不利。

5. 太阳转少阳，风寒郁火致阳微结

见原文第148条。

6. 三阳并病，风寒郁热，里热未盛

见原文第 99 条。

7. 三阳并病，风湿郁热（瘀热）

见原文第 231 条。

8. 太阴虚寒，病涉少阳

见原文第 100 条。

本条述中焦虚寒较盛，治以温中补虚、缓急止痛。如腹痛仍然不瘥者，可能病涉少阳三焦，枢机不利，当改用小柴胡汤治之。

9. 少阳胆火犯阳明胃

见原文第 379 条

《金匮要略·呕吐哕下利病脉证并治》第 15 条："呕而发热者，小柴胡汤主之。"

379 条，列在厥阴病篇，故认为厥阴寒郁化热，或阳复太过，病转少阳，少阳胆火犯胃。《金匮要略》将该条放在"呕吐"篇，且与"呕而胸满者，吴茱萸汤主之""呕而肠鸣，心下痞者，半夏泻心汤主之"并列，说明"呕而发热者"是少阳邪热（胆火）犯胃。

10. 妇女经期、产后，血虚受风郁热

见原文第 144 条。

《金匮要略·妇人杂病脉证并治》第 1 条："妇人中风七八日，续来寒热，发作有时，经水适断，此为热入血室，其血必结，故使如疟状，发作有时，小柴胡汤主之。"

《金匮要略·妇人产后病脉证并治》第 2 条："产妇郁冒，其脉微弱，不能食，大便反坚，但头汗出。所以然者，血虚而厥，厥而必冒。冒家欲解，必大汗出。以血虚下厥，孤阳上出，故头汗出。所以产妇喜汗出者，亡阴血虚，阳气独盛，故当汗出，阴阳乃复。大便坚，呕不能食，小柴胡汤主之。"

前 2 条只"续"与"来"一字之差，但表达的意义不差。这 3 条是述妇人经期、产后易受外邪，类似少阳病的"血弱气尽，腠理开，邪气因入，与正气相搏"发病之机。

11. 瘥后发热，体虚邪恋

见原文第 394 条。

本条是述外感伤寒病刚愈之初，又出现发热，可能是摄生不慎，未尽余邪有卷土再来之势或病后体虚复感外邪，此时一般正气较虚而邪不太甚，因而举出具有扶正祛邪、和解表里、调节枢机作用的小柴胡汤为代表方治之。脉浮者，病偏于表，当结合汗法，以解之；脉沉实者，病偏于里，当结合下法，以解之。

从以上条方可知，仲景用小柴胡汤涉及六经中五经，但总以邪犯少阳为主。

二、小柴胡汤的组成及功效

小柴胡汤由柴胡半斤，黄芩三两，人参三两，半夏半升（洗），甘草（炙），生姜（切）各三两，大枣十二枚，七味药所组成。关于方中各药功用，《神农本草经》的记载：柴胡，气味苦平无毒，主心腹肠胃中结气，饮食积聚，寒热邪气，推陈致新；黄芩，气味苦寒无毒，主诸热黄疸，肠澼泄痢，逐水，下血闭，恶疮疽蚀火伤；半夏，气味辛平有毒，主伤寒寒热，心下坚，胸胀，咳逆，头眩，咽喉肿痛，肠鸣，下气，止汗；人参，气味甘微寒无毒，主补五脏，安精神，定魂魄，止惊悸，除邪气，明目开心益智；甘草，气味甘平无毒，主五脏六腑，寒热邪气，坚筋骨，长肌肉，倍气力；生姜，气味辛微温无毒，久服去臭气，通神明；大枣，气味甘平无毒，主心腹邪气，安中，养脾气，平胃气，通九窍，助十二经，补少气，少津液，身中不足，大惊，四肢重，和百药。仲景对小柴胡汤的功效做了“上焦得通，津液得下，胃气因和，身濈然汗出而解”的归纳。成无已曰：“小柴胡为和解表里之剂也……黄芩……人参……半夏……是三味佐柴胡以和里；生姜、大枣为使，辅柴胡以和表。七物相合，两解之剂当矣。”自此之后，历代医家把其作为“和剂”或“和法”的代表。柯琴谓“此为少阳枢机之剂，和解表里之总方”。唐容川盛赞此方为“达表和里，升清降浊之活剂”。《医方集解》对本方得解释是：“此足少阳药也。邪入本经，乃由表而将至里，当彻热发表，迎而夺之，勿令传太阴。柴胡味苦微寒，少阳主药，以升阳达表为君；黄芩苦寒，以养阴退热为臣；半夏辛温，能健脾和胃，以散邪气而止呕；人参、甘草，以补正气而和中，使邪不得复传入里为佐；邪在半表半里，则营卫争，故用姜枣之辛甘以和营卫，为使也。”刘渡舟教授认为：“小柴胡汤擅开肝胆之郁，故能推动气机而使六腑通畅，五脏安和，阴阳平衡，气血调谐，故其功甚捷，而其治又甚妙。故无麻桂而能发汗，无硝黄而能通便，无苓术而能利水，无常山、草果而能治疟。所谓不迹其形，而独治其因，郁开气活，其病可愈。”先师陈瑞春教授曾说：“小柴胡汤的组成有收有散、有攻有补……用其治疗杂病是不可多得的良方。举凡表里失和，营卫不谐，脾胃不和，肝胆不利，肺气失宣，胸阳不畅，阴阳失衡，气血不调等病机，所出现各脏腑的疾病，皆可用小柴胡汤宣畅三焦，运转气机。所以说，如能横看表里，竖看三焦，外连肌表，内合脏腑，全面整体地认识小柴胡汤方的原理，将其运用于临床治疗杂病，确可达到左右逢源的效果。这就是小柴胡汤之所以能推广应用于临床的真谛所在。”（《陈瑞春论伤寒》）综合观之，其功效是疏理三焦、调达升降、开合枢机、扶正祛邪。

三、小柴胡汤加减及类方

原方加减：若胸中烦而不呕者，去半夏、人参，加栝楼实一枚；若渴，去半夏加人参，合前成四两半，栝楼根四两；若腹中痛，去黄芩加芍药三两；若胁下痞硬，去大枣加牡蛎四两；若心下悸，小便不利者，去黄芩加茯苓四两；若不渴，外有微热者，去人参加桂枝三两；温覆微汗愈；若咳，去人参、大枣、生姜，加五味子半升，干姜二两。

尤在泾对其加减的理由做了较为贴切的说明：胸中烦而不呕者，邪聚于膈而不上逆也，热聚则不得以甘补，不逆则不必以辛散，故去人参、半夏，而加栝楼实之寒，以除热而荡实也。渴者，木火内烦而津虚气燥也，故去半夏之温燥，而加人参之甘润，栝楼根之凉苦，以彻热而生津也。腹中痛者，木邪伤土也，黄芩苦寒，不利脾阳，芍药酸寒，能于土中泻木，去邪气止腹痛也。胁下痞硬者，邪聚少阳之募，大枣甘能增满，牡蛎咸能软坚，好古云："牡蛎以柴胡引之，能去胁下痞也。"心下悸，小便不利者，水饮蓄而不行也，水饮得冷则停，得淡则利，故去黄芩加茯苓。不渴外有微热者，里和而表未解也，故不取人参之补里，而用桂枝之解外也。咳者，肺寒而气逆也，经曰："肺苦气上逆，急食酸以收之。"又曰："形寒饮冷则伤肺。"故加五味之酸，以收逆气，干姜之温，以却肺寒，参、枣甘壅，不利于逆，生姜之辛，亦恶其散耳。(《伤寒贯珠集》)

张仲景展示了在病机、主症不变的情况下，可以根据临床的某些或然症，对原方进行小的调整（或称加减），以切病情。不仅如此，而且以此为基础经过加减，创制了一系列与其有关的有效方剂，后世称为柴胡类方。如针对风寒外束，太阳少阳并病，用小柴胡汤合桂枝汤，创柴胡桂枝汤；针对少阳气郁，里气壅实，正气不虚的少阳阳明同病，用小柴胡汤去人参、甘草，加大黄、枳实、芍药，创大柴胡汤；针对少阳气郁，里热始结，正气已虚的少阳阳明同病，用小柴胡汤加芒硝，创柴胡加芒硝汤；针对少阳失疏，太阴失运，水饮郁热的少阳太阴同病，用小柴胡汤减半夏、生姜、人参、大枣，加桂枝、干姜、牡蛎、栝楼根，创柴胡桂枝干姜汤；针对少阳气郁、痰热内扰厥阴（心包、肝）的少阳厥阴同病，用小柴胡汤去甘草加桂枝、茯苓、大黄、龙骨、牡蛎、铅丹，创柴胡加龙骨牡蛎汤。

从以上论述可以看出：①小柴胡汤中的七味药，五味可以分别减去，唯柴胡、甘草不可去，而柴胡用量又独重，是当仁不让之主药；②少阳病、血虚受风郁热、瘥后体虚邪恋等，一般使用小柴胡汤原方；③柴胡证具备，有或然症者，以原方加减，变化不大；④柴胡证或少阳证具备，它经证也有相当比重，单用小柴胡汤或小柴胡汤稍加减难取效，则进行较大的加减，并更改方名，创制相应类方；⑤病情的变化或小或大，不是一成不变的，临证当"观其脉证，知犯何逆，随证治之"。

后世医家在张仲景的启发下，创造了许许多多的柴胡类方，并因其是和法的代表剂，与汗、吐、下、温、清、消、补七法相合，使小柴胡汤的运用有了进一步的推广，如合汗法的有小柴胡加桂枝汤（《类证活人书》）、柴胡羌防汤（《医方集解》）等；合吐法的有小柴胡加常山汤（《时方歌括》）等；合清法的有柴胡白虎汤（《明医指掌》）、柴胡清肝散（《校注妇人良方》）等；合下法的有小柴胡加大黄汤（《幼幼集成》）、小柴胡加芒硝大黄汤（《云歧子保命集》）等；合温法的有小柴胡加干姜陈皮汤（《温病条辨》）、柴平汤（《增补内经拾遗》）等；合消法的有柴苓汤（《丹溪心法附余》）、柴陈汤（《医学入门》）等；合补法的有柴胡六君汤（《济众新编》）、柴胡四物汤（《保命集》）等。以上举例而已，示人以法，临床实践更是丰富多彩，这类方的运用一方面注重了辨证论治，或透邪于外，或渗湿于下，或清，或温，或补，或消；另一方面是用小柴胡汤宣畅三焦，运转调节主持阴阳气血开合动静的枢机，开启机体的自主调节机制，以达扶正祛邪之功。

四、小柴胡汤与少阳病

少阳，是指少阳经与少阳腑。少阳经包括手少阳三焦经和足少阳胆经，少阳腑包括三焦腑与胆腑。少阳经脉在躯体所过介于太阳经与阳明经之间，三焦腑为“脏腑之外，躯体之内，包罗诸脏，一腔之大腑也”（《类经》）。“所谓半表半里，少阳所主之部位”（《伤寒论条辨》），胆附于肝之短叶间，既为六腑之一，又被列为奇恒之腑。由于“凡十一脏取决于胆”（《素问·六节藏象论》）、“凡脏腑十二经之气化，皆必借肝胆之气化以鼓舞之”（《读医随笔·平肝者舒肝也非伐肝也》）及“三焦者，原气之别使也，主通行三气，经历于五脏六腑”（《难经·六十六难》）、“三焦者……总领五脏六腑、营卫经络、内外左右上下之气也；三焦通，则内外左右上下皆通也。其于周身灌体，和内调外，荣左养右，导上宣下，莫大于此者也”（《中藏经》）。可见少阳在维护机体健康方面，起到了重要作用，故有学者认为“胆与三焦，同为少阳，经气相通，启枢运阳，决断应变，络通脏腑，枢路一体，二者共同参与阳气的旋运机制，并统气火水，而共同为少阳枢机。少阳枢机上述功能，对于维持人体内阴阳水火，脏腑机能的相济为用，脏腑反应的精确合度，内外出入，升降交通，均有其独特作用，是人体协调统一的关键因素之一”。小柴胡汤司出入、理升降，集辛苦甘于一体，寒热平调于一方，疏利气道运枢机，扶正祛邪达至和，正合少阳胆腑、三焦的生理调节机制，通过调节胆和三焦的功能而影响其他脏腑、气血、内外、表里，使气血出入流通，运行无阻，从而保持生命旺盛之机。

但我们仍须清楚地认识到，小柴胡汤是少阳病的常用主方，但不能将小柴胡汤定格为只治少阳病，原著中就有治疗热入血室、产后郁冒、瘥后发热等记载，后世的应用更广；同样，也不是少阳病都可用小柴胡汤，如少阳焦膜病变中“水结胸的十枣汤证”“水邪郁火的诸痞证”“水火交结的结胸证”，均非小柴胡汤所宜。

五、小柴胡汤证的“但见一证便是”

《伤寒论》原文 101 条：“伤寒中风，有柴胡证，但见一证便是，不必悉具。”由于没有指出这“一证”，是何证（症），此言一出，便给后世医家留下了很大的推测与想象空间，各抒己见，众说纷纭，至今仍然莫衷一是。金代成无己认为当是“或然诸证”；清代陈修园认为“一证”即是少阳提纲证；日本《皇汉医学》引刘栋之说，认为“一证”即往来寒热、胸胁苦满、默默不欲饮食、心烦喜呕之四证中的一证；恽铁樵等认为当以“往来寒热”为是。刘渡舟认为所谓“一证”，当是指能反映少阳受邪、火郁气壅病机特点的一两个主证，本论“胸胁满不去者”“胸满胁痛者”“呕而发热者”均是。我比较同意这种观点，但仍然要强调，应有感受风寒的前提，这在原文中处处可以体现，后世将小柴胡汤用于杂病，是对仲景的发展。

六、小柴胡汤运用之诫

小柴胡汤为和剂的代表方，和者，有调和、缓和之意，加之又有“但见一证便是”的明言，为小柴胡汤的广泛运用提供了有力的依据。中医用方是要讲求辨证的，即“观其脉证，随证治之”。不能因其缓和、适用范围广而滥用，为此，医圣仲景是有告诫与明示的，如原文第 96、97 条为小柴胡汤的运用，紧接着的 98 条就说：“得病六七日，脉迟浮弱、恶风寒、手足温，医二三下之，不能食而胁下满痛，面目及身黄，颈项强，小便难者，与柴胡汤，后必下重。本渴，饮水而呕者，柴胡汤不中与也，食谷者哕。”提示“得病六七日，脉迟浮弱、恶风寒、手足温”这是太阴表证（姚荷生认为），但误用下法，出现少阳的疑似证“不能食而胁下满痛，面目及身黄、颈项强、小便难者”，实际是脾胃阳伤，故不能食；土虚而肝木横逆，故胁下满痛；阳虚湿停，则面目及身黄、颈项强、小便难。小柴胡汤，柴胡、黄芩同用，毕竟是解热之剂，偏于苦寒，不适用于脾胃阳虚为主机的病证，故服后出现“必下重”的中气下陷的症状。原文中还交代了“本渴，饮水而呕者”的水饮证，柴胡汤不中与也。同样，在原文第 149 条提示小柴胡汤证误下后，出现虚实夹杂、寒热错杂、水饮内停的痞证，“柴胡不中与之，宜半夏泻心汤”。现代临床也有用小柴胡汤出现副作用的报道，如引起间质性肺炎、药物性膀胱炎。

《医宗金鉴》说得好：“邪传太阳、阳明，曰汗、曰吐、曰下，传少阳唯宜和解，汗、吐、下三法皆在所禁，以其邪在半表半里，而角于躯壳之内界。在半表者，是客邪为病也，在半里者，是主气受病也。邪正在两界之间，各无进退而相持，故立和解一法，既以柴胡解少阳在经之表寒，黄芩解少阳在腑之里热，犹恐在里之太阴，正气一虚，在经之少阳，邪气乖之，故以姜、枣、人参和中而预壮里气，使里不受邪而和，还表以作解也。世俗不审邪之所据，果在半表半里之间，与所以应否和解之宜，及阴阳疑似之辨，总以小柴胡为套剂。医家幸其自处无过，病者喜其药味平和，殊不知因循误人，实为不浅。故凡治病者，当识其未然，图机于早也。”（《订正仲景全书伤寒论注》）辨证论治是中医的精髓，有是证方用是药，证药不符，也成祸害。

七、小柴胡汤的煎煮法

原著小柴胡汤的煎煮法是“上七味，以水一斗二升，煮取六升，去滓，再煎取三升，温服一升，日三服”。陈修园《长沙方歌括》曰：“柴胡八两少阳凭，枣十二枚夏半升，三两姜参芩与草，去渣重煎有奇能。”对“去渣重煎”的理由没有说明。徐灵胎谓：“再煎则药性和合，能使经气相融，不复往来出入。”张锡纯认为：小柴胡汤证，原忌发汗，去滓再煎者，是减柴胡发表之力，欲其但上升而不外达也。王子接《绛雪园古方选注》云：“去渣再煎，恐刚柔不相济，有碍于和也。”与其相同“去滓，再煎”的方还有大柴胡汤、半夏泻心汤、生姜泻心汤、甘草泻心汤、旋覆代赭汤、柴胡桂枝干姜汤。浅田唯常的解释是：“大小柴胡、柴胡桂姜、三泻心汤、旋覆代赭诸方，去滓，再煎者，皆是和解之剂，去滓再煎则药性和合，刚柔相济，呕吐、噫等证，得之不逆，药与病无忤以奏效也，医圣用药之意，不徒入其妙，其煎煮之法，亦有精义如此。”去滓再煎法，起到浓缩药汁的作用是肯定的，是否起到“药性和合”“减柴胡发表之力，欲其但上升而不外达”“柔不相济”“有利于和”作用，达不到令人信服的效果，因为直接由十二升煎取三升，不是也能或更能收到以上的效果吗？我想医圣肯定另有深意，我们不得而知矣。我于临证用这几个方子，都遵“去滓再煎法”，以免违仲景意。

八、用小柴胡汤体会

笔者临证时经常使用小柴胡汤，用得好能取得意想不到的效果。下面举一病例说明之：

万某，男，60岁，工人。2009年4月30日初诊。

恶心呕吐反复发作20天。

初诊：患者因夜尿增多、恶心、呕吐，于2009年4月9日就诊于南昌大学第一附属医院，检查血肌酐为340μmol/L，低血钾，诊断为：肾小管酸中毒（Ⅱ型），慢性肾小球肾炎？肾功能不全失代偿期。经住院治疗病情略有好转，肌酐下降至290μmol/L，经口服补钾药（枸橼酸钾），血钾已基本正常。但仍然恶心呕吐，故来中医院就诊。现症见：恶心，呕吐，呕吐物味酸苦，头昏，乏力，精神差，口苦，口黏，口干，纳呆，睡眠尚可，大便日2次，色黑，质中，小便量少，色黄。望其舌质红，苔根部厚腻，切其脉浮弦。中医诊断为“呕吐”，证属胆热犯胃，胃失和降。治宜疏利少阳、和胃降逆。方选柴胡温胆汤加减。

处方：柴胡10g，黄芩10g，法半夏12g，党参10g，炙甘草6g，竹茹10g，枳壳10g，茯苓20g，陈皮10g，苏叶15g，砂仁6g（后下），天麻15g，生姜5片，4剂，水煎服，日1剂。

2009年5月4日复诊：服上药，呕吐大减，基本不呕，恶心已除，口苦减，纳增，眠可，精神好转，仍有头昏，大便稀，小便平。舌质红，苔根部厚腻，脉浮弦。少阳枢机转利，胆热亦减，胃气得以和降。治法不变。

处方：柴胡10g，黄芩10g，法半夏12g，党参10g，炙甘草6g，竹茹10g，枳壳10g，茯苓20g，陈皮10g，天麻15g，炒谷、麦芽各10g。7剂，水煎服，日1剂。

服上药后，呕吐止，头昏减，二便平。2009年8月5日随访，服完药后，呕吐未作、头昏除，无明显不适，肾功能已恢复正常。

按：患者恶心呕吐反复发作20天，故中医诊断为“呕吐”。根据恶心、呕吐、呕吐物味酸苦、口苦、口干等，考虑为胆热、少阳枢机不利；口黏、舌质红、苔根部厚腻为痰（湿）热中阻所致；脉浮弦提示病位以少阳为主。治以小柴胡汤疏利少阳，温胆汤清热和胃、化痰止呕，苏叶、砂仁加强和胃降逆，用天麻去痰息风治头昏。二诊时呕吐基本停止，去苏叶、砂仁，加炒谷麦芽和胃。

九、结语

小柴胡汤是古今医家非常常用的方剂之一，是少阳病的主方。由于“十一脏取决于胆”“三焦者，总领五脏六腑”，所以，少阳病涉及甚广，加之又可与其他七法合用，因而用之广而又广，用于临床各科，但它并非少阳病的唯一方，同样需要辨证施用，否则轻之延误病情，重之亦损机体。另有其煎煮之法，有待世人揭秘。

参考文献

[1] 周尔文.《伤寒论》少阳枢机问题的探讨 [J]. 中医药学报，1985，13（4）：21.
[2] 林士毅，吴修符. 小柴胡汤在柴胡类方中的作用机理探讨 [J]. 福建中医药，2007，38（4）：3.
[3] 姚荷生，姚梅龄，姚芷龄. 三焦辨证——焦膜病辨治 [J]. 江西中医药，2009，40（1）：5.
[4] 卢波，王钊红. 小柴胡汤的临床应用及其副作用探讨 [J]. 中国初级卫生保健，2008，22（8）：81.

常德贵（成都中医药大学附属医院）

小柴胡汤出自汉代名医张仲景《伤寒杂病论》一书，其临床运用广泛，功效卓著，为历代医家所推崇。此方由柴胡半斤，黄芩、人参、炙甘草、生姜各三两，大枣十二枚，半夏半升七味药物组成。其中重用柴胡为君，苦辛性凉，轻清升散，疏邪解郁，善于宣透，能疏散少阳郁滞，助少阳之气外达；黄芩苦寒为臣，苦寒泻火，能清胸腹蕴热，使少阳之火清于里，君臣相合，和解少阳之郁热；半夏、生姜调理脾胃，和胃而降逆止呕；人参、甘草、大枣益气和中、扶正达邪，共为佐使。诸药相合，寒温并用，升降协调，有疏利三焦、条达上下、宣通内外、和畅气机的作用。且方用去滓再煎之法，是取其气味醇和之意，共奏和解少阳、降逆止呕、扶正达邪之功。其症见：寒热往来，胸胁苦满，默默不欲饮食，心烦喜呕，口苦，咽干，目眩，舌苔薄白，脉弦；其功能和解少阳，实为少阳病之良方。自金代成无己注释《伤寒论》以来，小柴胡汤便成为少阳病和解剂的代表方。

然仲景运用小柴胡汤，非止于少阳，以原方出处《伤寒论》为例，书中有关小柴胡汤证治的条文主要有24条（包括化裁方），分布于太阳病、阳明病、厥阴病和阴阳易瘥后劳复病诸篇中，其中以太阳病篇占据绝大多数，直接使用小柴胡汤方的条文有18条，分别为第37、96、97、98、99、100、101、103、104、144、148、149、229、230、231、266、379、394条；另外还有4条有关小柴胡汤方的条文记录在《金匮要略》中，分别为《呕吐哕下利病脉证治》中第15条，《妇人产后病脉证治》中第2条和第12条，《妇人杂病脉证并治》中第1条。由此可见，小柴胡汤的功用极为广泛，实非少阳一病所能概括。何也？笔者以为，乃当小柴胡汤治理之所不局限于“少阳”，而为“半表半里”也。诚然，笔者对仲景《伤寒论》研究十余年，结合临床，获益匪浅，深感经方药少力宏，但少阳一证目前也有诸多问题乏陈，现笔者将小柴胡汤治疗病位在半表半里，有小柴胡汤证表现者，结合本人临床运用本方一得之见，呈于同道，谬误之处，敬请斧正。

一、辨少阳之证，识表里之位

当前中医各家，提及小柴胡汤、少阳病症，无不与“半表半里”相联系。半表半里，是伤寒学说中的一个重要概念，反映的是病邪深入程度的一种功能损伤定位，是疾病过程的中间环节。目前各家对小柴胡汤“半表半里”之病位理解不一，历来有两种观点：一种认为在太阳与阳明之间，另一种认为在阳明与太阴之间。

仲景在《伤寒论》原文中并无此一说，只是在148条言及“半在里半在外”，此应为“半表半里”之雏形。“半表半里”首见于成无己《注解伤寒论》中第148条注，言“与小柴胡汤以除半表半里之邪”，其“半表半里”之概念是用来解释第96条太阳病小柴胡汤证之病机的。《伤寒论》第148条原文为“伤寒五六日，头汗出，微恶寒，手足冷，心下满，口不欲食，大便硬，脉细者，此为阳微结，必有表，复有里也。脉沉，亦在里也，汗出为阳微，假令纯阴结，不得有外证，悉入在里，此为半在里半在外也。脉虽沉紧，不得为少阴病，所以然者，阴不得有汗，今头汗出，故知非少阴也，可与小柴胡汤”。这里的“脉虽沉紧”，当是“脉虽沉细”。“不得为少阴病”，是指汗出后，人体津液虚衰，可能由表阳证转为表阴证少阴病，但实际病已不在表，已往里传，但未传至里，处于“血弱、气尽、腠理开，邪气因入，与正气相搏，结于胁下”，邪入半表半里的状态。即是说，邪正交争之所并非一半表证，一半里证，而是不表不里，介于表里之间。这种不在表，也不在里的病位概念，乃为八纲概念，而非脏腑经络概念。

那么，半表半里到底是指哪里？笔者以为，当先弄清楚何为表、何为里，半表半里自然明了。《内经》有言：“外邪从皮毛而入，次入肌腠，入筋骨，入血脉，循经入脏腑。”这是外邪从表向里传变的过程，体现了外感病侵入人体时的一个由表及里、由浅入深的发展过程，因此，表证指外感病中相对轻浅阶段是有其理论基础的。《景岳全书·传忠录》说：“表证者，邪气之自外而入者也。凡风寒暑湿燥火，气有不正，皆是也……病必自表而入者，方得谓之表证。”尤在泾曰：“夫风寒中人无有常经，是以伤寒不必定自太阳病，中寒不必定自三阴。论中凡言阳明中风，阳明病若中寒及少阳中风，太阴少阴厥阴中风等语，皆是本经自受风寒之证，非从太阳传来者也。”说明表证非独太阳经，六经皆有表证。表里是辨别病变部位外内浅深的两个纲领，是相对的概念，当外邪留在肌表，未入脏腑时，表现出皮、肉、筋、骨、脉的不适症状，是狭义的表证。笔者以为，“表”当为浅深表里概念的“表”，与一般感冒之“表”不同，并非针对邪气所在的部位而言，而是指出现症状的病变部位，故凡是以肌表证候表现为主的病证都可归属于表证；里证乃是相对表证而言，是指病位已不在体表而在人体内部的脏腑、气血、经络等部位，因此，里证的范围要比表证更为广泛。由上文《内经》所言疾病传变规律及表证概念看，里证者当指病位深在脏腑、骨髓等部位的病变。当然，表里并非简单的解剖学划分，而应以病情表现为主要依据。因此，排除表证之皮肤、腠理、肌肉、筋膜、骨膜、骨骼，里证之脏腑、骨髓，余下表里之间之腔隙乃半表半里也。正如《医宗金鉴》所云：“少阳之邪，进可传太阴之里，退可还太阳之表，中处于半表半里之间。”

二、辨少阳之证，解诸证

仲景在《伤寒论·辨少阳病脉证并治》中以“口苦、咽干、目眩”作为少阳病证的提纲，后在《伤寒论·辨太阳病脉证并治》96条云：“伤寒五六日中风，往来寒热，胸胁苦满，默默不欲饮食，心烦喜呕，或胸中烦而不呕，或渴，或腹中痛，或胁下痞硬，或心下悸、小便不利，或不渴、身有微热，或咳者，小柴胡汤主之。”由上可见3个辨证纲领、4个主证、7个或然证组成小柴胡汤证候学病位特征，其4主证分别为往来寒热、胸胁苦满、默默不欲饮食、心烦喜呕；或然证为或犯胃则喜呕，或犯脾则不欲食，或伤津则口渴，或气机受阻则心下痞、心下悸，或气机不化则小便不利、腹中痛诸症。

“半表半里之腔隙”包裹诸脏腑，病邪郁结则往往影响某一脏腑，或某些脏腑，所以证情复杂多变，不似表证、里证为证单纯，故不似表证、里证那样可以提出简明的概括性提纲。如少阳病的提纲证“口苦、咽干、目眩”，因半表半里为五脏六腑和肌腠等所包裹的“腔隙”，邪无出路，常郁久化热，火热上炎，灼伤津液，故见口苦、咽干；脑髓乃属五脏六腑，亦然包裹于半表半里之“腔隙”之中，郁热之邪扰于空窍，故见头目昏眩。而“胸胁苦满”“默默不欲饮食”“心烦喜呕”当为半表半里“腔隙”内邪气郁而化热，热扰肝胆、胃腑，致气机逆乱所致。

其中邪入半表半里之腔隙后，正邪纷争，进退于阴阳表里之间，邪胜于正，由表里间腔隙内陷入里，由阳入阴，表现为恶寒，正胜于邪，推邪外出于表，邪气由阴出阳，表现为发热，正邪如此往复，形成“往来寒热”之象；正如方有执所言：“往来寒热者，邪入躯壳之里，脏腑之外，两夹界之隙地，所谓半表半里者，乃少阳所主之部位也。”其“躯壳之里”即表之内，“脏腑之外”即里之外，“两夹界之隙地”即半表半里之腔隙。经方大师胡希恕先生对“半表半里”也有认识：“半表半里是区别病之浅深程度，诊断病位和病变的发展阶段的代名词，是邪正分争、病势进退的一个转折点。”

除4主证外，还有7或然证，其根本病机在于“正邪分争”，其病变部位在于“少阳胁下”，即半表半里部位。

诚如成无已所言小柴胡汤证之病机：“病有在表者，有在里者，有在表里之间者。此邪气在表里之间，谓之半表半里证。五六日，邪气自表传里之时，中风或伤寒五六日也……邪在表则寒，邪在里则热，今邪在半表半里之间，未有定处，是以寒热往来也。邪在表则心腹不满，邪在里则心腹胀满，今只言胸胁苦满，知邪气在表里之间，未至于心腹满，言胸胁苦满，知邪气在表里也……邪在表则能食，邪在里则不能食，不欲食者，邪在表里之间，未至于必不能食也。邪在表则不烦不呕，邪在里则烦满而呕，烦喜呕者，邪在表方传里也。邪初入里，未有定处，则所传不一，故有一证便是，即是此或为之证。”其临床证候尽管复杂繁多，只要抓住病机病位之关键，掌握主证，就可运用自如。正如《伤寒论》101条云："伤寒中风，有柴胡证，但见一证便是，不必悉具。"

三、临床应用发微

钱某，男，49岁，会诊日期：2011年10月26日。患者因"浮肿、血尿3月余，加重7天"就诊。3个月前患者无明显诱因出现鲜红色小便如洗肉水样，头昏，眼睑面目轻微浮肿。在当地医院查小便常规：蛋白（+++），红、白细胞满视野。西医诊断为"急性肾小球肾炎"。经青霉素、止血敏、氟哌酸等治疗20余天，效果不明显，仍有浮肿、血尿、蛋白尿。7天前患者因感冒后出现头痛、目眩、发热、咽喉疼痛、口苦咽干欲饮、眼睑面目浮肿、鲜红色小便。经予西药、中药（具体治疗不详）治疗，症状未见改善，甚至呈进行性加重，于今日来我院门诊就诊。症见：头痛，目眩，发热，不恶寒，口干咽痛，渴欲饮水，大便偏干，尿痛，有鲜红色小便，舌质红，苔薄黄，脉弦细。T：39.1℃，小便常规：蛋白（+++），红、白细胞满视野。血常规：WBC 10.9×10^{12}/L，RBC 3.84×10^{12}/L，HGB 122g/L。西医诊断：急性肾小球肾炎。中医诊断：水肿、血尿。辨证为少阳阳明病，治法：和解少阳、利水消肿，兼以止血。方用：小柴胡汤加减。柴胡12g，黄芩12g，法半夏15g，生姜9g，党参30g，石膏30g，生薏苡仁30g，茯苓20g，仙鹤草30g，白茅根30g。5剂，水煎服，日服1剂。嘱低盐及富含维生素饮食，适量摄入蛋白，注意休息。5剂后，发热减轻，小便颜色淡红，咽痛止，体温降至正常，再服5剂患者症状基本消失，查小便：尿色清，白细胞少许，蛋白（-），红细胞（-）。

按语：该案患者，病程较长，初诊为急性肾小球肾炎，以浮肿、血尿、蛋白尿为特征，此乃脾虚不能运化水液，水湿停聚全身而致水肿；肾为水脏，久病伤阴，阴虚生内热，内热迫血妄行，可导致血尿；脾虚不能运化水谷精微营养全身而随小便出，导致蛋白尿。《伤寒论》第96条曰："伤寒五六月中风，往来寒热，胸胁苦满，嘿嘿不欲饮食，心烦喜呕，或胸中烦而不呕，或渴或腹中痛，或胁下痞满，或心下悸，小便不利，或不渴，身有微热，或咳者，小柴胡汤主之。"又云："柴胡证，但见一证便是，不必悉具。"第179条曰："少阳阳明者，发汗、利小便已，胃中燥烦实，大便难是也。"其根据患者头痛、目眩、口苦、咽干、咽痛辨证为少阳病，口干渴欲饮水，大便偏干辨证为阳明病，综合辨证为少阳阳明病。治法：和解少阳、利水消肿，兼以止血。《伤寒论》指出用小柴胡汤可使"上焦得通，津液得下，胃气因和，身濈然汗出而解"。故以小柴胡汤加减"和法"而取效。正如《伤寒论》第265条曰："伤寒，脉弦细，头痛发热者，属少阳。少阳不可发汗，发汗则谵语。"由这两条可知，少阳病（即半表半里阳证）的治疗是禁汗、下、吐，病邪在半表半里，邪无直接出路，其治则只能是和法，以小柴胡汤为代表，其方的主旨是扶正祛邪。

四、结语

小柴胡汤运用非少阳能概，究其因当属其所主非止于少阳，而涵盖整个半表半里之“腔隙”也，其外联诸表，内包脏腑，上可及头目、髓海、孔窍，中通胸腹，下达膀胱、血室，疏理三焦，联通内外，沟通上下。然辨证论治要抓主证，特别是反映病机的主证，尤其对使用经方更是如此，要抓住主证，主证反映病机，病机确立辨证类型，临床才能提纲挈领，起到事半功倍的效果。

肖　纯（新余市中医院）

通过四年来读经典、做临床，对张仲景《伤寒论》《金匮要略》有了进一步的了解。仲师在“勤求古训，博采众长”的基础上，论述了诊治疾病的六经辨证的方法，奠定了诊治疾病的思维——辨证论治。通过学习对其核心内容有了更为深入的认识。下面就对小柴胡汤的理解及临床应用谈谈本人的初浅体会。

小柴胡汤临床应用极广，小柴胡汤及其加减方或类方、合方等在临床上的运用可谓方剂第一，令人目不暇接，举不胜举。但如何准确地认识小柴胡汤的功效和方证特点，在临床上加以灵活应用的确比较困难，有探讨的必要。

一、小柴胡汤的原文论述

后世一般认为小柴胡汤为少阳病主方。研读仲景原文，书中论述小柴胡汤条文凡21条。（条文序号依据明·赵开美本，下同），从其条文位置分析太阳病篇最多共11条（37、96、97、99、100、101、103、104、144、148、149）、阳明病篇3条（29、230、231）、少阳病篇1条（266）、厥阴病篇1条（379）、辨阴阳易瘥后劳复病篇1条（394）；《金匮要略》中有关小柴胡汤证治的条文主要有4条，分别为黄疸病篇1条（21）、呕吐哕下利病篇1条（15）、妇人产后病篇1条（2）、妇人杂病篇1条（1）。

从原文归纳其证治：

1. 治少阳受邪，经气不和

见《伤寒论》96条：“伤寒五六日，中风，往来寒热，胸胁苦满，默默不欲饮食，心烦喜呕，或胸中烦而不呕，或渴，或腹中痛，或胁下痞硬，或心下悸、小便不利，或不渴、身有微热，或咳者，小柴胡汤主之。

2. 三阳同病，治从少阳

见《伤寒论》99条：“伤寒四五日，身热恶风，颈项强，胁下满，手足温而渴者，小柴胡汤主之。”

3. 少阳不和兼太阴脾虚

见《伤寒论》100条：“伤寒，阳脉涩，阴脉弦，法当腹中急痛者，先与小建中汤；不瘥者，小柴胡汤主之。”

4. 少阳不和兼太阳表证

见《伤寒论》101 条："伤寒中风，有柴胡证，但见一证便是，不必悉具。凡柴胡汤病证而下之，若柴胡证不罢者，复与柴胡汤，必蒸蒸而振，却发热汗出而解。"

5. 少阳不和兼阳明里热

见《伤寒论》229 条："阳明病，发潮热，大便溏，小便自可，胸胁满不去者，小柴胡汤主之。"230 条："阳明病，胁下硬满，不大便而呕，舌上白苔者，可与小柴胡汤。上焦得通，津液得下，胃气因和，身濈然汗出而解也。"

6. 瘥后复发热

见《伤寒论》394 条："伤寒瘥已后，更发热者，小柴胡汤主之。"

7. 热入血室

见《伤寒论》144 条："妇人中风七八日，续得寒热，发作有时，经水适断者，此为热入血室，其血必结，故使如疟状，发作有时，小柴胡汤主之。"

上述小柴胡汤条文情况足以说明无论太阳、阳明、少阳、厥阴病，还是各科杂症凡见小柴胡汤证皆可使用之，并非只为少阳一病而设。

二、小柴胡汤方义

小柴胡汤方：柴胡半斤（味苦，微寒），黄芩三两（味苦寒），人参三两（味甘温），甘草三两（味甘平），半夏半升（洗。味辛温），生姜三两（切。味辛温），大枣十三枚（掰。味甘温）。

上七味，以水一斗二升，煮取六升，去滓，再煎，取三升，温服一升，日三服。

后加减法：若胸中烦而不呕，去半夏、人参，加栝楼实一枚。若渴者，去半夏，加人参，合前成四两半，栝楼根四两。若腹中痛者，去黄芩，加芍药三两。若胁下痞硬，去大枣，加牡蛎四两。若心下悸、小便不利者，去黄芩，加茯苓四两。若不渴，外有微热者，去人参，加桂三两，温覆取微汗愈。若咳者，去人参、大枣、生姜，加五味子半升，干姜二两。

小柴胡汤方中有七味药，可分三组。一为柴胡、黄芩，是针对外邪侵袭半表半里或肝胆郁热而设，柴胡升散，和解表里、疏肝解郁；黄芩苦降，清热除烦利胆。二为生姜、半夏，是针对胆郁易生痰、胆胃气逆易呕吐而设，以上均为祛邪部分。三为人参、甘草、大枣，具有益气养血、健脾和中之功效，为方中扶正部分。三者结合，完整反映出少阳经气宜疏不宜郁，郁易生热、化痰、气机上逆，及"见肝之病当先实脾"的思想。本方通过寒温并用，攻补兼施，而达到调和表里、宣通内外、调和脾胃、助三焦气化的作用，这是一首重要的基础方。小柴胡汤有七个加减法，根据主证变化又有大柴胡汤等八个变方，在太阳病、阳明病、厥阴病中均有运用。仲景根据少阳证的基本病机，已经把小柴胡汤这个基本方演绎的变化多端而示人规矩。后世在此基础上进一步发挥，据《中医方剂大辞典》记载，小柴胡汤加减常用效方就有38首，广泛应用于内、妇、儿、五官、皮肤、神经、精神等各科杂病中，对我们拓宽柴胡汤的应用有很重要的启示。

正如唐容川言："此方乃达表和里、升清降浊之活剂。人身之表，腠理实营卫之枢机。人身之里，三焦实脏腑之总管。唯少阳内主三焦，外主腠理。论少阳之体，则为相火之气，根于胆腑；论少阳之用，则为清阳之气，寄在胃中。方取参、枣、甘草以培养其胃，而用黄芩、半夏降其浊火，柴胡、生姜升其清阳。是以其气和畅，而腠理三焦，罔不调治。其有太阳之气陷于胸前而不出者，亦用此方，以能清理和中，升达其气，则不结而外解矣。有肺经郁火，大小便不利，亦用此者，以其宣通上焦，则津液不结，自能下行。肝经郁火，而亦用此，以能引肝气使之上达，则木不郁，且其中兼有清降之品，故余火自除矣。其治热入血室诸病，则犹有深义……其灵妙有如此者。"唐氏此论，可谓深明经义，对于扩大小柴胡汤之使用范围很有借鉴价值。

聂惠氏教授认为小柴胡汤证之"胸胁苦满，或腹中痛，或胁下痞硬，或心下悸、小便不利"论述的病机变化，首先是肝胆气机郁结，继之气郁不散，则通行不利，进而导致水饮内停。气、血、水三者在病理机转上有着气郁－血滞－水停，层层相通的有机联系。

小柴胡汤的可变性较大。在热病中可清热；在六经病中可和解；在郁证中可理气解郁；在虚证中可扶正祛邪；若加入行气活血药，又可行气活血；加入生津养阴药，又可清热益气养阴；加入利水药，又可行气利尿；加入温阳药，又可益气通阳，其变万端。

三、小柴胡汤主证

对于《伤寒论》101条"但见一证便是"中的"一证"究竟为何，历代医家见解不尽一致。如以成无已为代表的医家认为是小柴胡汤"或然诸证"；程郊倩等则认为系指"口苦、咽干、目眩"之一；恽铁樵直接认为是指"往来寒热"一证；而以刘栋为代表的更多医家认为是指《伤寒论》原文96条所述的四大证之一。当代伤寒学家刘渡舟在《伤寒论诠解》中解释道："此条文旨在告诉读者临床辨证要善于抓主证。'但见一证便是'应当理解为一两个能确实无误反映少阳病变特点的主证。如见到往来寒热、胸胁苦满便可使用小柴胡汤。因为往来寒热、胸胁苦满是少阳病的特征性证候。"

小柴胡汤类方临床使用要点：临床上任何脏器及组织的疾病，从中医学的角度辨证遣方，凡具有以下指征均可应用小柴胡汤：①往来寒热（可以延伸见有各种时发时止症状的病变，都可以应用小柴胡汤。如时默默时心烦、时呕时不呕等）；②胸胁苦满；③口苦心烦情绪亢奋，或情绪抑郁如默默。三者“但见一证便是”。佐证：①脉沉弦，或脉见弦细而无力等；②颜面及舌色略暗或紫；③女子的月经情况有异常。在临床中，外感病也可见胸胁苦满，内伤湿热化火时也可见往来寒热，无论外感内伤有此二证时均可使用小柴胡汤。临床中只要抓住这两个基本证候，再见口苦、咽干、目眩、心烦喜呕、不欲饮食、脉弦时，才可以“但见一证便是”，确诊为小柴胡汤证。

从涉及的脏腑看小柴胡汤类方可以调整人体肝、心、脾、肺、肾五大系统疾病。如《伤寒论》柴胡桂枝汤治疗胆肺合病，柴胡桂枝干姜汤治疗肝脾疾患，柴胡加龙骨牡蛎汤治疗胆心系疾病，后世医家的柴苓汤治疗胆肾疾病等。从黄宝臣对《伤寒论》小柴胡汤的医理解释中，笔者也可以看出小柴胡汤对人体五大功能系统有调整治疗作用。“从小柴胡汤的组成有收有散、有攻有补的作用看，用其治疗杂病是不可多得的良方。举凡表里失和，营卫不谐，脾胃不和，肝胆不利，肺气失宣，胸阳不畅，阴阳失衡，气血不调等病机，所出现各脏腑的疾病，皆可用小柴胡汤宣畅三焦，运转气机。所以说，如能横看表里，竖看三焦，外连肌表，内合脏腑，全面整体地认识小柴胡汤方的原理，将其运用于临床治疗杂病，确可达到左右逢源的效果”（《陈瑞春论伤寒》）。

四、临床运用

案一：刘某，男，67岁，退休。

2012年2月18日初诊：患者因咳嗽、胸闷10余天来我院就诊。患者于半月前因受寒出现鼻塞、身重，随即出现咳嗽，经在门诊静滴抗生素治疗5天咳嗽无明显缓解，并伴胸闷，尔后开中药（方药不详）治疗至今。现症：无寒热，咳嗽，咽痒，胸闷甚，咳痰黄白相间，量多，咳出不爽，口苦，纳可，二便调和，舌质偏红，苔薄黄，脉弦。

处方：柴胡15g，化橘红10g，法半夏10g，党参10g，黄芩10g，瓜蒌皮10g，细辛3g，甘草3g，鱼腥草15g，干姜5g，桔梗10g，五味子10g，生姜3片。5剂，每天1剂，分2次温服。

2012年2月23日复查：咳嗽、胸闷明显减轻，咽痒消失，舌质偏红，苔薄黄，脉弦。继服4剂。

按：受寒后出现鼻塞、身重、咳嗽是风寒犯肺，肺失清肃，治当宣肺、散寒。方选麻黄汤、小青龙汤类方加减治疗，但患者急于静滴抗生素，失于表散，致病邪侵犯少阳，除咳嗽外，另增胸闷、口苦、舌质偏红、苔薄黄、脉弦等少阳病主证，故径选小柴胡汤以治之。因患者咳痰较多，遵仲景之法，加干姜、细辛以温肺化痰，故取效甚捷。

案二：李某，男，12岁，学生。

2011年5月4日初诊：患者4天前右侧腮部起一鸡蛋大小肿块，边界不清，坚硬疼痛，推之不移，曾经西医诊断为腮腺炎。用青霉素治疗未效，而改求中医治疗。

现症：右侧腮部肿大如前述，张口困难，妨碍进食，恶寒发热（38℃），心烦口苦，二便正常，舌苔黄质红，脉弦数。此为邪郁少阳，有化热内传阳明之象，治宜疏解少阳、泄阳明之热。方用小柴胡汤加味：柴胡 20g，黄芩 10g，法半夏 10g，生姜 3片，红枣 6 枚，太子参 20g，石膏 20g，甘草 6g，蒲公英 20g，僵蚕 10g。3 剂，水煎服。

复诊：患者服药 2 剂后热退，3 剂后肿渐消，而痛亦减。再进 3 剂，柴胡减为 12g，腮肿痛基本消失，觉口干、欲饮，精神稍差，此为气阴两伤，拟竹叶石膏汤善后。

按语：腮腺炎属中医痄腮，普济消毒饮为常用方剂，但余觉其过于寒凉，且两腮为少阳经脉循行之处，故对痄腮喜用小柴胡汤加石膏等治之，每获良效。

五、结语

综上所述，小柴胡汤的辨证运用及用方技巧充分体现了中医辨证论治的原则。辨证是理、法、方、药运用于临床的过程，为中医学术的基本特征。包括四诊、基本理论、辨证思维三个要素及辨证、论治两个步骤。小柴胡汤曾被制成成药在日本风行一时，因其显著的疗效及应用病证的广泛而备受好评，同时也引起了小柴胡汤的多用滥用，造成个别因服用小柴胡汤引起间质性肺炎甚至致死的案例。一时间人们对小柴胡汤的安全性提出了质疑。不可否认其中有药物不纯或其他一些不可避免的因素，但更重要的是没有运用中医辨证论治的原则对小柴胡汤进行正确而合理的运用。《伤寒论》第 317 条提出了“病皆与方相应者，乃服之”，即指出临床用方必须辨清其适应方证，即“有是证，用是方”。相信应用中医辨证论治的原则，对小柴胡汤的辨证运用及用方技巧会在不断探索中日臻完善。

张　军（唐山市中医医院）

小柴胡汤源于张仲景《伤寒杂病论》，首见于《伤寒论》第96条，为治疗少阳证的主方。然考《伤寒论》原著，有关小柴胡汤证的条文有19条之多，其中只有2条在少阳病篇，其余散见于其他篇中，如太阳病篇有12条，阳明病篇有3条，厥阴病篇及辨阴阳易瘥后劳复病篇各有1条；《金匮要略》中则有3条，分别为黄疸病篇1条、呕吐哕下利病篇1条、妇人产后病篇1条。由此可见，小柴胡汤虽为治疗少阳证的主方，但并不是治疗少阳病的专方，仲景论述小柴胡汤之功用甚广，非少阳一病所能赅，其他如太阳、阳明、太阴、厥阴以及妇科病、内伤杂病等，凡病机涉及少阳枢机不利者均可应用，正如仲景所言："伤寒中风，有柴胡证，但见一证便是，不必悉具。"余学习经典，借鉴同道，结合临床，对小柴胡汤及其运用做如下浅述。

一、小柴胡汤的组成和主证分析

（一）小柴胡汤的组成和功效

小柴胡汤由七味药物组成，即柴胡、黄芩、人参、半夏、甘草、生姜、大枣。方中有许多经典的配伍，可归纳为以下三方面：①柴胡配黄芩，柴胡味苦微寒，气质轻清，可透达少阳半表之邪，舒解气机之壅滞，为方中君药；黄芩苦寒，气味较重，可清少阳胆腑之郁热，为臣药。两药相合，经腑同治，清疏并行，使气郁得达，火郁得发，枢机通利，胆腑清和，以达和解清热之目的。②生姜配半夏，一则调理胃气，降逆止呕；一则佐柴芩以疏郁逐邪；一则行甘枣之泥滞；一则化痰消饮以利三焦之畅达。③人参、大枣、甘草配伍，其用有三：一是扶正祛邪，益少阳之正气，助正抗邪；二是防邪内入，使邪不得内传；三是抑柴芩之苦寒，以防伤害脾胃之气。方中七味药相辅相成，寒热并用，攻补兼施，既能疏利少阳枢机，又能条达气机升降，更使内外宣通，气血条达，而成和解之良剂。

（二）小柴胡汤的主证分析

综观《伤寒杂病论》使用小柴胡汤的条文，对其病因病机进行归纳总结，认为小柴胡汤证大致可分为以下几类：

1. 少阳病本证

少阳病的成因，乃人体气血虚弱，阳气失于卫外机能，腠理疏松，风寒外邪乘虚而入，邪气与正气相争于少阳半表半里部位所致。少阳病的主症：往来寒热，胸胁苦满，默默不欲饮食，心烦喜呕，口苦，咽干，目眩等。

2. 少阳阳明合病，病偏少阳证

少阳阳明同病，病偏少阳之排便异常，为邪在少阳，未尽入里，病机重心在少阳。主症：虽见潮热、不大便等阳明里证，但又见有胸胁满不去、胁下硬满、呕吐等少阳肝胆气滞证，舌苔白而不黄，或大便溏。对应条文，如《伤寒论》229 条："阳明病，发潮热，大便溏，小便自可，胸胁满不去者，与小柴胡汤。"《伤寒论》230 条："阳明病，胁下硬满，不大便而呕，舌上白苔者，可与小柴胡汤。上焦得通，津液得下，胃气因和，身濈然汗出而解。"《金匮要略·妇人产后病脉证并治》云："产后郁冒，其脉微弱，呕不能食，大便反坚，但头汗出……大便坚，呕不能食者，小柴胡汤主之。"

3. 三阳合病，病偏少阳证

太阳、阳明、少阳三阳同病，肺为娇脏，外邪侵袭首当其冲，卫阳被遏，营卫失和，正邪相争故身热恶风、颈项强，是太阳表证未解；胁为少阳经所过．少阳经脉处于半表半里，枢机不利则胁下满；手足温而渴是阳明里证有热灼伤津液．三阳证皆俱，其治汗之不可、下之不能，只宜用小柴胡汤来和解少阳之枢机，斡旋表里之气，使邪气得去，其病得解。

4. 肝热犯胃证

肝热犯胃致呕是少阳病主证之一。邪郁少阳，肝胆气郁，枢机不利，气郁化火，肝胃失和，肝热犯胃，胃失和降，胃气上逆而致心烦喜呕。对应《伤寒论》第 379 条："呕而发热者，小柴胡汤主之。"《伤寒论》第 149 条曰："伤寒五六日，呕而发热者，柴胡汤证具，而以他药下之，柴胡证仍在者，复与柴胡汤。此虽已下之，不为逆。"用小柴胡汤治之是取其疏肝清热、和胃止呕之功。

5. 湿热黄疸证

黄疸之因，乃中焦湿热蕴结不解，熏蒸肝胆，肝失疏泄，胆汁不循常道，溢于肌肤，发为黄疸。可知湿热蕴结不解是黄疸发病的主因。故治疗黄疸多以清热利湿为主，如茵陈蒿汤、茵陈五苓散之属，而从黄疸的病机看，应用小柴胡汤似乎更符合其病机。方中柴胡清热疏肝、理气解郁，治其湿热蕴结肝胆，疏泄不利；黄芩、半夏辛开苦降以泄中焦之湿热，恢复脾胃的升降功能；人参、甘草、大枣健脾和中运湿，使湿热无以产生。

6. 热入血室证

《伤寒论》144条与《金匮要略·妇人杂病脉证并治》第1条曰："妇人中风七八日，续得寒热，发作有时，经水适断者，此为热入血室，其血必结，故使疟状，发作有时，小柴胡汤主之。"此言妇人经期中风，因血室空虚，表邪乘虚内陷血室，热与血结，致肝胆气机不利，故而月经中断，往来寒热，休作有时，甚至精神失常，如见鬼状，治当用小柴胡汤解表里、散血结，气机得通则血结可散，而病可去矣。

二、仲景灵活运用小柴胡汤及其类方

（一）仲景灵活运用小柴胡汤，随症加减

仲景于小柴胡汤方后注文中，提到七个加减变化之法：

1. 胸中烦而不呕，为邪热聚于胸膈而胃气尚未上逆，故去降逆之半夏、益气之人参，加栝楼实以宽胸理气、化痰清热。

2. 渴为津气不足，为木火内郁，邪伤津气，故去辛燥耗津之半夏，加大养阴生津之人参的药量，并加栝楼根。

3. 腹中痛，为木邪犯脾土，故去苦寒之黄芩使不伤脾胃，加芍药柔肝益脾、缓急止痛。

4. 胁下痞硬，为邪聚少阳，经气滞塞，故去甘壅之大枣，加牡蛎软坚散结。

5. 心下悸、小便不利为三焦决渎失职，饮蓄而凌于上、停于下，去黄芩之苦寒因有碍于通阳利水，加茯苓宁心安神而利小便。

6、不渴、身有微热为邪热不甚，未入于里而兼表未解，故去补气之人参，加桂枝以解表散寒。

7. 咳为肺寒而气逆，故去人参、大枣、生姜之补脾和胃，加五味子敛肺止咳、干姜温散水气。

上述内容，体现了仲景以小柴胡汤为例，随症加减、左右逢源的灵活变通思想，给后世医者带来深刻的启示。

（二）创立小柴胡汤类方，进一步扩展了小柴胡汤的应用范围

由小柴胡汤加减变化而来的小柴胡汤类方，公认的有大柴胡汤、柴胡桂枝汤、柴胡桂枝干姜汤、柴胡加芒硝汤、柴胡加龙骨牡蛎汤等，分述如下。

1. 大柴胡汤

主治郁热内结，累及胃肠，呕不止，心下急，或不大便者，或心下满而痛者。本方是小柴胡汤去人参、甘草，加大黄、枳实、芍药而成。方中以柴胡、黄芩清肝胆郁

热，大黄、枳实、芍药清泄胃肠结热，半夏、生姜和胃止呕，大枣补脾生津、调和营卫。八药相配能解肝胃郁热内结成实之证，与小柴胡汤清解少阳郁热、和解表里相比，作用更强，实为少阳、阳明双解之剂。

2. 柴胡桂枝汤

主治外感发热，恶寒，肢节疼痛，风寒表证不解，内有郁热犯胃见微呕、心下支结者。本方乃小柴胡汤与桂枝汤之合方，予桂枝汤可祛风解表散邪，小柴胡汤可清解郁热，故具有表里同治、太少双解之功。本方既能调和营卫气血，又能调和肝胆脾胃气机；既可解表散邪，又可清解郁热。

3. 柴胡桂枝干姜汤

主治外感病汗下伤阳，郁热不解，胸胁满微结，小便不利，渴而不呕，但头汗出，往来寒热，心烦者。本方乃小柴胡汤去半夏、人参、生姜、大枣，加桂枝、干姜、牡蛎、天花粉组成。此属外感病汗下不解，阳气与津液受伤而外邪还在，所以用柴胡、黄芩等清解郁热，祛在表在里之邪；用桂枝、干姜、牡蛎、天花粉温阳散结、生津止渴、通阳利小便。

4. 柴胡加芒硝汤

主治少阳邪热不解，内逼胃肠，胃肠失于通降，胸胁满而呕，而发潮热，或不大便者。本方由小柴胡汤加芒硝而成，取小柴胡汤原剂量的 1/3，加重芒硝至二两。以小柴胡汤清解郁热，加芒硝咸寒以清泄胃肠之结热。

5. 柴胡加龙骨牡蛎汤

主治外感病下之后，邪热内陷，阳气受伤，胸满烦惊，谵语，小便不利，周身困重，转侧不能者。本方乃小柴胡汤加龙骨、牡蛎、铅丹、桂枝、大黄组成。柴胡、黄芩等清解郁热，大黄泄热开结，桂枝温阳化气，龙骨、牡蛎、铅丹等宁神镇惊。

三、临证发微，运用小柴胡汤治疗甲状腺疾病

（一）阐述小柴胡汤治疗甲状腺疾病的依据

当今社会关系复杂，生活节奏加快，人们的心理压力加大，容易导致情绪急躁、焦虑或抑郁、痛苦，因此由肝郁气滞引起的疾病大量增加。如甲状腺疾病，已占到内分泌门诊量的一半甚至更多，而这类疾病用西药大多效果不佳，中医药却有其独特优势。

虽然甲状腺疾病症状表现复杂多样，施补施泄均难以入手，但细研甲状腺疾病的病因病机，大多有气血失和、肝气郁结、郁而化火等特点。肝为风木，性喜条达，肝

木失调则产生气滞、血瘀、痰凝等病理产物，此乃发生甲状腺疾病的病机，正如《圣济总录》云："瘿瘤乃忧恚气结所生，且妇人多有之，盖忧恚甚于男子也。"从现代解剖学来看，甲状腺位于颈前环状软骨处，足少阳胆经及手厥阴肝经的经络循行均过于此，故甲状腺即可隶属于少阳胆经，又可隶属于厥阴肝经。因此，无论是胆腑郁热，还是肝气郁结均可循经影响甲状腺而发生疾病。从表里部位来看，甲状腺所处位置既在皮肤肌肉之内，又在食管之外，非表非里，归属于半表半里，当为少阳所主。因此治疗甲状腺疾病时，应以和解少阳、清肝利胆之小柴胡汤为基础方，随证进行加减化裁，以使气机疏利，内外宣通，气血条达而疾病向愈。

（二）和解少阳、清肝利咽治疗亚急性甲状腺炎

亚急性甲状腺炎是最常见的一种甲状腺炎性病变，多见于中青年女性，一般认为是由病毒感染诱发的变态反应性炎性病变，通常于上呼吸道感染后发病，临床主要表现为甲状腺肿痛及功能异常，兼发热、咽干咽痛、心烦易怒、心悸等全身症状，预后一般良好。此病当属于中医学"瘿病""痛瘿"范畴。《诸病源候论·瘿候》谓："瘿者由忧恚气结所生，亦曰饮沙水，沙随气入于脉，搏颈下而成之。"指出瘿病的病因主要是情志内伤及水土因素。《医宗金鉴瘿瘤》指出："瘿者如樱、络之状，瘿者随气留住故有是名也，多外感六邪，营卫气血凝郁，内因七情忧恚怒气，湿痰瘀滞，山岚水气而成，皆不痛痒。"余认为亚急性甲状腺炎病因为正气虚损，风邪乘虚外袭，循经入里化热而致。病位在咽颈部，少阳胆经及厥阴肝经均循行绕于此，故其病机初起为邪在少阳，枢机不利，日久致气郁痰凝，结于颈前。法当和解少阳、行气散结。选方以小柴胡汤为主和解少阳、疏利气机、清利湿热，加夏枯草、浙贝、玄参化痰散结，金银花、连翘、延胡索等清肝泻火、散结止痛；加牛蒡子、玉蝴蝶利咽消肿，再佐以生地黄补血凉血，并防内火伤阴，方证相对，可收桴鼓之效。

（三）条达气机，滋阴降火治疗甲亢

甲状腺功能亢进症，简称甲亢，是甲状腺激素分泌过多导致的高代谢和交感神经系统的兴奋性增加而出现的症候群。主要症状有颈前肿大、善饥消瘦、急躁心悸、畏热多汗、手颤、眼突等。甲亢属中医"瘿气""瘿瘤"等范畴，如《济生方·瘿病论治》曰："夫瘿瘤者，多由喜怒不节，忧思过度，而成斯疾焉。"所以，瘿气发病多由情志内伤所致。忧思过度则伤肝，肝失疏泄一则可致气机郁滞，血行不畅，二则可化火生热伤阴，三则可横逆犯脾致湿生痰，终致痰热瘀互结为患。结于颈前则为颈部肿大（甲状腺肿大）；内扰心神则为心悸易怒、怕热多汗；上犯肝窍则见突眼之症；热扰中焦则消谷善饥；壮火食气，肌肤失养则形体消瘦；火热伤阴、筋脉失养则见指舌颤抖。由此可见甲亢的临床症状涉及多个系统，表现复杂，但只要抓住气机失调，肝郁化火这一主要病机，遵仲景"但见一证便是，不必悉具"，拟"从肝论治"原则，以小

柴胡汤为主方加滋阴降火之品，如麦冬、五味子、生地黄、玄参、夏枯草等，佐以活血、化痰、散结之品，如丹参、当归、浙贝、黄药子等即可奏效。小柴胡汤能疏肝解郁、条达气机、通利三焦，用之后气机调畅，气血调和，阴平阳秘，则甲亢痊愈。

（四）疏肝解郁、理气散结治疗甲状腺结节

甲状腺结节又称结节性甲状腺肿，主要表现为颈前甲状腺肿大，肉眼可见或可扪及肿块，时有疼痛或堵塞感，严重者影响吞咽或呼吸。西医除手术外，无其他治疗方法，即便手术，也容易复发，而采用中药治疗此病，安全、有效。本病在中医学中也属于“瘿瘤”范畴，此乃七情郁结，气结痰凝而成。《外科正宗》云：“忧郁伤肝，思虑伤脾，积想在心。所愿不得志者，致经络痞涩，聚界成核，初如豆大，渐如棋子。”形象地阐明了本病的病因和病机。肝为风木之脏，性喜条达，忧思过度，木郁克土则产生气滞、痰凝、血瘀，循经胶结于颈前，聚而成核是发生结节性甲状腺肿的病理基础。故治疗应选用具有疏肝解郁、理气散结功效的小柴胡汤为主方，加夏枯草、土贝母、僵蚕、青皮、丹参、生龙牡等以清肝化痰、活血通络、软坚散结，诸药合用应以行气、解郁、祛痰、活血立法，使壅者通之、郁者达之、结者散之，则结节消退。

五、结语

小柴胡汤，其方简，其意明，其效佳，为历代医家所推崇，千百年来传承至今，广泛用于内、外、妇、儿、皮肤病、传染病等各个领域，临床运用之博大，非只言片语可尽。随着社会的不断发展，人类的疾病谱已经发生了明显的变化，遵仲景“观其脉证，知犯何逆，随证治之”的原则，谨守气机失调、枢机不利之病机，活用和解少阳、疏肝利胆之大法，圆三焦通利、气机条达之功效，以广小柴胡汤之应用。

参考文献

［1］洪慧娇．小柴胡汤方证研究及临床应用规律探讨［D］．北京：中国中医科学院，2010.

［2］国家中医药管理局．中医临证思辨录［M］．北京：中国中医药出版社，2008.

高建东（上海中医药大学附属曙光医院）

小柴胡汤为《伤寒杂病论》之经方，作为少阳病主方，小柴胡汤取柴胡、黄芩、半夏、人参、甘草、生姜、大枣等不同性味之品于一方，和解少阳，攻补兼施，升降并用，可调节阴阳、安和五脏。所以本方被广泛运用于治疗外感和内伤杂病，疗效确切。我们在治疗慢性肾炎病情胶着时，应用本方和解少阳往往会使病势逆转。

一、小柴胡汤治疗慢性肾炎的临床需要

我们在临床中观察到慢性肾炎患者因正虚易感外邪，《内经》提出“邪之所凑，其气必虚”。经解表配合西医抗感染治疗后表证虽除，但蛋白尿不易减轻。笔者认为此阶段表证虽无，但邪已因虚入里，应继续祛邪，而不应立即冒用补益之法，以免闭门留寇，或仍用解表祛邪无济于事，病情缠绵不减。因处于正虚邪恋的阶段，尿检往往蛋白尿、血尿加重，加速病情进展。患者常有咽部干燥疼痛、扁桃体红肿、咳嗽、纳差、腹胀等表现。《伤寒论》记载：“伤寒五六日，中风，往来寒热，胸胁苦满，嘿嘿不欲饮食，心烦喜呕，或胸中烦而不呕，或渴，或腹中痛，或胁下痞硬，或心下悸、小便不利，或不渴、身有微热，或咳者，小柴胡汤主之。”又曰：“伤寒中风，有柴胡证，但见一证便是，不必悉具……”“少阳之为病，口苦、咽干、目眩也。”我们认为慢性肾炎此阶段为外邪入里，稽留少阳。基于这一观点，我们采用小柴胡汤和解少阳、扶正祛邪、透邪外达，取得较满意疗效。若在临床中忽视这一点而应用健脾补肾方法则难以奏效，为此有必要对此阶段的治疗方法做一重新探讨。

我们曾采用流行病学现场调查的方法，收集了两家三甲医院500例慢性肾炎患者的人口学、中医证候学及实验室检查资料，探索其少阳病的患病情况及其与中医证候分布规律之间的关系。调查发现，慢性肾炎患者少阳病患病率为18.0%~21.6%；近期有外感者患病率为42.6%，无外感者为13.0%，二者有明显差异。脾肾气虚、气阴两虚证患者更易发病，不同本虚体质的患者少阳病患病率有明显差异。由此可见少阳病出现于慢性肾炎外感期或其慢性过程的后期，与近期外感有一定相关性。

二、小柴胡汤治疗慢性肾炎的理论依据

（一）少阳病的诊断

学术界并未提出明确的诊断标准，我们主要参考了宋本《伤寒论》中“少阳之为病，口苦、咽干、目眩也”（263），“少阳中风，两耳无所闻，目赤，胸中满而烦者，不可吐下，吐下则悸而惊”（264），“伤寒，脉弦细，头痛发热者，属少阳。少阳不可发汗，发汗则谵语，此属胃，胃和则愈，胃不和，则烦而悸”（265），“伤寒五六日，中风，往来寒热，胸胁苦满，嘿嘿不欲饮食，心烦喜呕，或胸中烦而不呕，或渴，或腹中痛，或胁下痞硬，或心下悸、小便不利，或不渴、身有微热，或咳者，小柴胡汤主之”（96），“伤寒中风，有柴胡证，但见一证便是，不必悉具”（101）等条文，文献上主要参考第六版教材《伤寒论选读》（柯雪帆主编）、第五版教材《伤寒论讲义》（李培生主编，刘渡舟副主编）及1959年由南京中医学院（现南京中医药大学）编著的《伤寒论教学参考资料》等资料。我们从抓主证、辨经络、参考既往史等方面入手，并综合鉴别诊断、排除法等方法，弥补了少阳病没有明确诊断标准可供参考的难题。

关于少阳病提纲，过去的《伤寒论》注家对于第263条提纲有所怀疑，有些人认为不能作为少阳病的提纲，因为阳明病也可见口苦、咽干等症，如阳明病篇第189条：“阳明中风，口苦咽干，腹满而喘……”，有些人认为可以作为提纲，而症状不够具备。虽然阳明病也可见口苦咽干，但“第一，阳明病有它一定的主证，口苦咽干，只是一种或然证，主证是恒存的，或然证就不一定出现，这就是两者的区别。第二，往来寒热等证，虽于少阳病每多见之，但与之俱来的，口苦、咽干、目眩等症确也是常见的现象，且病在太阳则口中不干，病入阳明则口燥渴饮，今少阳病口苦咽干，正说明病邪已离太阳之表而未入阳明之里”。

对于《伤寒论》第101条“伤寒中风，有柴胡证，但见一证便是，不必悉具”，其中但见之“一证”，历来注家意见不一，五版《伤寒论讲义》引用汪苓友的说法：“伤寒中风者，谓或伤寒，或中风，不必拘也。柴胡证者，谓邪入少阳，在半表半里之间也。但见一证，谓或口苦，或咽干目眩，或耳聋无闻，或胁下硬满，或呕不能食，往来寒热等，便宜与柴胡汤。故曰：呕而发热者，小柴胡汤主之，不必待其证候全具也。”认为是指少阳主证之一。通过上文“口苦咽干也可见于阳明”的讨论，我们认为这种说法值得商榷。《伤寒论教学参考资料》认为应指口苦、咽干、目眩基础上结合往来寒热等四大证之一，然第96条见于太阳病篇，与条文顺序不符。柯雪帆教授主编的《伤寒论选读》指出：“‘但见一证便是’是有前提的，应是指在太阳病伤寒中风证的转化过程中，而不是一切病证但见一证便是小柴胡汤证。”认为是指小柴胡汤的四大主证。我们综合各种意见，从文义、临床实际、原文顺序等各方面考虑，认为柯雪帆教授的说法更为恰当，借以诊断少阳病。

（二）少阳病的患病率探讨

1. 时令和地理因素对少阳病患病率影响的探讨

《伤寒论》第 272 条提出：少阳欲解时，从寅至辰上。从中医学的系统观点来看，季节、时令、地理等内外界因素对疾病的发病率都有很大的影响。刘力红教授在《思考中医》中提出："以日这个周期层次而言，它包括寅、卯、辰三个时辰，即凌晨 3 点至上午 9 点的这段区域属少阳病的欲解时……年的层次……就是寅、卯、辰三个月，即农历的正月、二月、三月。当然包括东方。"我们调查的时间为农历八月底至十月底，属秋季，非少阳病欲解时，故患病率应较高；但此次调查地处东方，为少阳欲解之地。如果要进一步探讨更大范围或其他时间少阳病的患病情况，应考虑以上因素的影响。而二者对少阳患病率的影响程度应通过大规模、长时间、广泛的流行病学调查才能进一步明确。

2. 不同本证与少阳病患病率的关系探讨

中医学不仅在治疗上强调因时、因地、因人制宜，在发病上也重视体质的影响。我们发现不同正虚证的慢性肾炎患者少阳病患病率不同，患病率高低依次为脾肾气虚、气阴两虚、肺肾气虚、脾肾阳虚、肝肾阴虚。同时，少阳病的标证以湿浊（水湿）最多，"邪之所凑，其气必虚""诸湿肿满，皆属于脾"，脾虚则易生水湿，这也说明脾虚在少阳病患者中比重较大。

3. 少阳病与近期外感病史的关系

我们的调查显示，近期外感的 115 名慢性肾炎患者中有 49 名患有少阳病，患病率为 42.6%；而无外感的患者中有 82 位诊为少阳病，患病率为 13.0%。虽然统计显示外感与少阳病的发病有显著相关性，但二者均占有很大的比重，我们仍可以看出少阳病并不局限于外感后的病例。少阳病有从表而来者，有自发于少阳者，亦有里病向外而从少阳疏解者，并不局限于由表向里的疾病发展趋势。伤寒大家胡希恕先生指出，须知少阳病证不只局限于柴胡汤证，而且也不局限于太阳病的转属，其自发的少阳病症反而更多，如前之黄芩汤、黄芩加半夏生姜汤等，均属少阳病的方剂。所以很多人发病前并无外感病史或太阳病的症状。

（三）少阳病的病机探讨

少阳包括手少阳经三焦与足少阳经胆腑。《素问·阴阳离合论》云："太阳为开，阳明为阖，少阳为枢。"《素问·六微旨大论》曰："出入废则神机化灭，升降息则气立孤危。故非出入，则无以生长壮老已；非升降，则无以生长化收藏。"开合的作用是由枢机的转动来维系的。因此，调节枢机便能调节开合，调节开合便能调节升降出入。

故枢机对于整个机体来说，可谓触一发而动万机。三焦主决渎而通调水道，故名“中渎之腑”,《素问·灵兰秘典论》封其“决渎之官，水道出焉”，为水火气机运行的道路；胆附于肝，内藏精汁而主疏泄，故名“中精之腑”,《素问·六节藏象论》云：“凡十一脏，取决于胆也。”《素问·灵兰秘典论》将胆封为“中正之官，决断出焉”，均言其枢纽的重要性。胆腑清利则肝气条达，脾胃自无贼邪之患，同时手足少阳经脉互有联系，故胆气功能疏泄正常，则枢机运转，三焦通畅，水火契机得以升降自如，故能上焦如雾、中焦如沤、下焦如渎，各有所司。

少阳枢机病变关乎开合，对太阳、阳明都有很大影响，枢机不利则水道通调失司、气机郁滞、邪气留恋，证变多端。外邪侵犯少阳，胆火上炎，枢机不运，经气不利，进而影响脾胃，出现口苦、咽干、目眩、往来寒热、胸胁苦满、默默不欲饮食、心烦喜呕、脉弦细、舌苔白等，称为少阳病。其病机为枢机被邪气郁滞而不利，正邪交争，本虚而标实。

（四）少阳病与慢性肾炎关系的探讨

慢性肾炎临床常表现为不同程度的水肿，长期持续性蛋白尿、血尿等。中医将本病多归入水肿范畴，属于水液代谢障碍，与肺、脾、肾三脏和三焦相关。肺失通调、脾失健运、肾失气化均可导致水肿，而三焦统调失司或胆经枢纽不利，也可导致水肿。手足少阳经本是一体，可相互影响，少阳枢机不利，胆火内郁，每可导致三焦决渎功能失常，故水饮留结于中则胸胁满微结；水道失于通调，阳气不得宣化，因而小便不利，为渴……但头汗出，亦是少阳枢机不利，水道不畅，阳郁不能宣达于全身，而反蒸腾于上部所致。少阳胆火不降，肝火不升，脾失健运，“中气不足，溲便为之变”，中气下陷，统摄无权，精微下注可见泡沫（蛋白）尿、血尿。同时，土不治水也可见水肿。许多医家在临床辨证运用小柴胡汤或和解少阳法治疗慢性肾炎，都收到理想的疗效，其收效的原因也在于此，日本各地也有相应的治疗经验。

有人认为少阳病属于伤寒，慢性肾炎属于杂病，二者似乎联系并不密切。其实刘渡舟教授早就指出：伤寒与杂病，本来是两种不同的发病形式，但张仲景将它们共糅于一书之中，而相提并论的理由是和几个问题有关的：①因伤寒单纯发病者少，而与杂病相兼者则多，故伤寒与杂病合论才能全面。②人分男女，体有强弱，感邪虽一，发病则异，而且内因是变化的依据，故辨证不明杂病、不明脏腑的寒热虚实，则不能明伤寒。所以，只论伤寒，不论杂病，则不能曲尽辨证之长。③有的病人先患他病，后感伤寒，内伤外感，病情杂沓，难求一致，无法用伤寒一种发病形式而统摄诸病。基于上述问题，柯韵伯对此深有体会地说：“伤寒之中最多杂病，虚实互显，故将伤寒、杂病合而参之，此扼要法也。”伤寒必须与杂病共论，方能显示六经辨证以统摄诸病的意义。所以，少阳病之见于慢性肾炎，正体现了“邪之所凑，其气必虚”的经旨及张仲景伤寒与杂病合论的本意。

因此，少阳病与慢性肾炎有许多联系：①在病机方面，慢性肾炎本虚而标实，少阳病枢机不利，正邪交争，也属本虚而标实；②二者均可出现水液代谢异常，少阳病为水肿的成因或诱发加重因素之一；③慢性肾炎患者病程日久，正气亏虚，一感外邪，最易涉及少阳，以致正邪分争，枢机不利，胆气内郁，出现少阳病，所谓“邪之所凑，其气必虚”，这与慢性肾炎患者本虚的体质有很大关系。所以，从慢性肾炎的疾病发展和少阳病的发病特点来看，少阳病可见于慢性肾炎外感期或急性发作期及其慢性过程的后期，并有很高的患病率，是慢性肾炎水肿的成因或诱发加重因素之一。

三、小柴胡汤治疗慢性肾炎的适应证

1. 小柴胡汤证。

2. 少阳病。

四、小柴胡汤治疗慢性肾炎的禁忌证

1. 脾胃虚寒证

《伤寒论》第98条云：“得病六七日，脉迟浮弱，恶风寒，手足温，医二三下之，不能食，而胁下满痛，面目及身黄，颈项强，小便难者，与柴胡汤，后必下重。本渴饮水而呕者，柴胡汤不中与也，食谷者哕。”临床若有面色白、纳差、便溏者则应忌用。

2. 太阴温病发斑、疹者

《温病条辨》第16条云：“太阴温病，不可发汗……发疹者……禁升麻、柴胡……三春柳。”临床若有动血征象，如皮疹者忌用、单纯血尿属热证者慎用。

五、结语

慢性肾炎存在少阳病阶段而不能忽视，此时仍应宗仲景之法和解少阳以提高疑难病的疗效。同时在治疗慢性肾炎时应注意适应证范围，不能滥用小柴胡汤，以免误治导致出现“坏病”。

王暴魁（北京中医药大学东方医院）

小柴胡汤为仲景名方，临床应用广泛，疗效确切。其见于《伤寒论》多处，主要适应证为：①伤寒少阳证：症见往来寒热，胸胁苦满，默默不欲饮食，心烦喜呕，口苦、咽干、目眩，舌苔薄白，脉弦者。②热入血室证：症见妇人伤寒，经水适断，寒热发作有时。③黄疸、疟疾以及内伤杂病而见少阳证者。

由于小柴胡汤功效确切，历代医家均对其做了不同的方解。或从六经辨证出发，或从五脏辨证出发，或从气血辨证出发。但从药证角度研究小柴胡汤的较少。故本人从药证角度研究柴胡在小柴胡汤中的作用及地位，分析如何从临床出发，根据临床症状变化灵活加减应用小柴胡汤，从而达到效如桴鼓的境界。

柴胡在小柴胡汤中占有重要的地位，首先药量重，柴胡为半斤，而黄芩、人参、甘草、生姜却各只有三两，药量比均为 8∶3。其次是小柴胡汤以柴胡为名。仲景各方以药名方者，均表示此药在此方占有极其重要的地位，如麻黄汤、桂枝汤、茵陈蒿汤等。

柴胡的作用，历代医家均有论述，《神农本草经》记载其“主心腹肠胃中结气，饮食积聚，寒热邪气，推陈致新”。《名医别录》指出：“除伤寒心下烦热，诸痰热结实，胸中邪逆，五脏间游气，大肠停积，水胀，及湿痹拘挛。亦可作浴汤。”《药性论》指出：“治热劳骨节烦疼，热气，肩背疼痛，宣畅血气，劳乏羸瘦；主下气消食，主时疾内外热不解，单煮服。”

分析可以得出，柴胡的功效主要有两个：一个是解热，另一个是通腑。

解热方面：《神农本草经》指出其“主寒热邪气”，《名医别录》指出其能“除伤寒心下烦热，诸痰热结实”，《药性论》指出其能“治热劳骨节烦疼，热气，主时疾内外热不解，单煮服”。解热也见于多种古代方书，如《本草纲目》转引《澹寮方》治疗虚劳发热之方：“柴胡、人参等分。每服三钱，姜、枣同水煎服。”《本草纲目》转引《圣济总录》治疗小儿骨热方：“十五岁以下，遍身如火，日渐黄瘦，盗汗，咳嗽烦渴。柴胡四两，丹砂三两，为末，猪胆汁拌和，饭上蒸熟，丸绿豆大。每服一丸，桃仁、乌梅汤下，日三服。”现代研究也表明，柴胡具有很好的解热作用。《中药大辞典》记载：“早年证明，大剂量的柴胡煎剂（5g 生药 /kg）或醇浸膏（2.5g 生药 /kg）对人工发热的家兔有解热作用。对用伤寒混合疫苗引起发热之家兔，口服煎剂或浸剂（2g/kg），也有轻度的降温作用。”

通腑方面：《神农本草经》指出：“主心腹肠胃中结气，饮食积聚，推陈致新。”《名医别录》指出："除胸中邪逆，五脏间游气，大肠停积。"《药性论》指出："主下气消食。"张锡纯在《医学衷中参西录》中记载："一人年过四旬，胁下掀疼，大便七八日未行，医者投以大承气汤，大便未通而胁下之疼转甚。其脉弦而有力，知系肝气胆火恣盛也，投以拙拟金铃泻肝汤加柴胡、龙胆草各四钱，服后须臾大便通下，胁疼顿愈。审是，则《神农本草经》谓'柴胡主肠胃中饮食积聚，推陈致新'者，诚非虚语也。"张景岳在《本草正》柴胡条下提示医者需注意柴胡通腑作用，他指出：柴胡"性滑，善通大便，凡溏泄脾薄者，当慎用之。热结不通者，用佐当归、黄芩，正所宜也。"近代医家章次公通过对古方医籍的研究后指出柴胡的作用有三，其中之一便是通腑泻下作用，他指出："至于柴胡之泄下作用，吾非根据日本近藤氏之研究而始知之也。宗人太炎先生亦尝诏予及此矣。先生之乡人有病经闭者，一老医传一方，令单煎柴胡半斤，分数次服，病人以一服二服，经犹不行，遂并其剩余者顿服之，泻血几殆，幸参汤得免。吾自闻先生之说，欲试诸实验，时红十字会来一病人，名吴敦仁者，患肾囊水肿，日服逐水之剂，如硝黄等，渐次退减。吾乃停止上药，令服柴胡二两，凡二日服之亦泻，但不如硝黄之多而已。"

柴胡的这两个作用在小柴胡汤中表现得非常突出。

《伤寒论》一书中，指明应用小柴胡汤的证治条文共有 17 条之多。

利用柴胡解热作用的有："伤寒五六日中风，往来寒热，胸胁苦满，默默不欲饮食，心烦喜呕，或胸中烦而不呕，或渴，或腹中痛，或胁下痞硬，或心下悸、小便不利，或不渴、身有微热，或咳者，小柴胡汤主之"条中的"往来寒热"。"血弱、气尽，腠理开，邪气因入，与正气相搏，结于胁下。正邪分争，往来寒热，休作有时，嘿嘿不欲饮食，脏腑相连，其痛必下，邪高痛下，故使呕也，小柴胡汤主之"条中的"往来寒热"。"伤寒四五日，身热、恶风、颈项强、胁下满、手足温而渴者，小柴胡汤主之"条中的"身热"。"伤寒十三日不解，胸胁满而呕，日晡所发潮热，已而微利。此本柴胡证，下之以不得利；今反利者，知医以丸药下之，此非其治也。潮热者，实也。先宜服小柴胡汤以解外，后以柴胡加芒硝汤主之"条中的"日晡所发潮热"。"妇人中风，七八日续得寒热，发作有时，经水适断者，此为热入血室，其血必结，故使如疟状发作有时，小柴胡汤主之"条中的"续得寒热"。"阳明病，发潮热，大便溏，小便自可，胸胁满不去者，与小柴胡汤"条中的"发潮热"。"阳明中风，脉弦浮大，而短气，腹都满，胁下及心痛，久按之气不通，鼻干，不得汗，嗜卧，一身及目悉黄，小便难，有潮热，时时哕，耳前后肿，刺之小瘥，外不解。病过十日，脉续浮者，与小柴胡汤"条中的"有潮热"。"本太阳病不解，转入少阳者，胁下硬满，干呕不能食，往来寒热，尚未吐下，脉沉紧者，与小柴胡汤"条中的"往来寒热"。"呕而发热者，小柴胡汤主之"条中的"发热"。"伤寒瘥以后更发热，小柴胡汤主之；脉浮者，以汗解之；脉沉实（一作紧）者，以下解之"条中的"更发热"。

利用柴胡通腑作用的有：在"太阳病，十日以去，脉浮细而嗜卧者，外已解也。

设胸满胁痛者，与小柴胡汤；脉但浮者，与麻黄汤”条中治疗“胸满”。“伤寒五六日中风，往来寒热，胸胁苦满，嘿嘿不欲饮食，心烦喜呕，或胸中烦而不呕，或渴，或腹中痛，或胁下痞硬，或心下悸、小便不利，或不渴、身有微热，或咳者，小柴胡汤主之”条中的“胸胁苦满”。“伤寒四五日，身热、恶风、颈项强、胁下满、手足温而渴者，小柴胡汤主之”条中的“胁下满”。“伤寒，阳脉涩，阴脉弦，法当腹中急痛，先与小建中汤；不瘥者，小柴胡汤主之”条中的“腹中急痛”。“伤寒十三日不解，胸胁满而呕，日晡所发潮热，已而微利。此本柴胡证，下之以不得利；今反利者，知医以丸药下之，此非其治也。潮热者，实也。先宜服小柴胡汤以解外，后以柴胡加芒硝汤主之”条中的“胸胁满”。“妇人中风，七八日续得寒热，发作有时，经水适断者，此为热入血室，其血必结，故使如疟状，发作有时，小柴胡汤主之”条中的“其血必结”。“伤寒五六日，头汗出，微恶寒，手足冷，心下满，口不欲食，大便硬，脉细者，此为阳微结，必有表，复有里也。脉沉，亦在里也。汗出，为阳微；假令纯阴结，不得复有外证，悉入在里，此为半在里半在外也。脉虽沉紧，不得为少阴病。所以然者，阴不得有汗，今头汗出，故知非少阴也，可与小柴胡汤；设不了了者，得屎而解”条中的“心下满，大便硬”。“阳明病，胁下硬满，不大便而呕，舌上白苔者，可与小柴胡汤。上焦得通，津液得下，胃气因和，身濈然汗出而解”条中的“胁下硬满，不大便”。“阳明中风，脉弦浮大，而短气，腹都满，胁下及心痛，久按之气不通，鼻干，不得汗，嗜卧，一身及目悉黄，小便难，有潮热，时时哕，耳前后肿，刺之小瘥，外不解。病过十日，脉续浮者，与小柴胡汤”条中的“腹都满”。“本太阳病不解，转入少阳者，胁下硬满，干呕不能食，往来寒热，尚未吐下，脉沉紧者，与小柴胡汤”条中的“胁下硬满”。“产妇郁冒，其脉微弱，呕不能食，大便反坚，但头汗出。所以然者，血虚而厥，厥而必冒。冒家欲解，必大汗出。以血虚下厥，孤阳上出，故头汗出。所以产妇喜汗出者，亡阴血虚，阳气独盛，故当汗出，阴阳乃复。大便坚，呕不能食，小柴胡汤主之”条中的“大便坚”。

由此看来，小柴胡汤正是利用了柴胡的解热和通腑的功效才在临床上发挥了重要的作用。所以我们在应用小柴胡汤时，当注重此两者作用，遇到发热或腑气不通的患者，首先想到小柴胡汤。

柴胡解热，用量需大，根据发热的轻重、病人体质的强弱，临床常用量以15~30g较为合适，用量过少，退热效果差，或者没有退热作用。近人章次公用大剂量（30~60g）柴胡治热病，谓其“退热通便，稳当无比”。另外，利用此方解热当随证加减，若风寒所致，则加入麻黄、桂枝、荆芥等解表药物；若为湿困，则加入砂仁、蔻仁、黄芩等燥湿清热之品；若兼腑气不通，则加入大黄、枳实、芒硝、番泻叶等药物；若兼食积，则加入焦三仙以消导；若为血虚所致，则加入当归、熟地黄、龙眼肉、鸡血藤等补血药物。

利用此方通腑也需随证加减。热秘津伤，可加生地黄、玄参、麦冬滋阴生津；若肺热气逆，咳喘便秘者，加栝楼仁、苏子、黄芩清肺降气以通便；兼郁怒伤肝，易怒目赤者，加服更衣丸清肝通便；若燥热不甚，或药后大便不爽者，可用青麟丸以通腑缓下，以免再秘；若兼痔疮、便血，可加槐花、地榆清肠止血；若热势较盛，痞满燥实坚者，用大承气汤急下存阴。腹部冷痛、手足不温者，加干姜、小茴香增强散寒之功。排便困难、腹部坠胀者，可合用补中益气汤升提阳气。

总之，小柴胡汤在治疗发热或腑气不痛方面具有很好的优势，这种优势与柴胡有着密切的联系。我们在临床应用时当随证加减。

参考文献

[1] 李时珍. 本草纲目 [M]. 北京：华夏出版社，2002.

[2] 江苏新医学院. 中药大辞典 [M]. 上海：上海科学技术出版社，1986.

[3] 张锡纯. 医学衷中参西录（下册）[M]. 石家庄：河北人民出版社，1957.

[4] 李志庸. 张景岳医学全书 [M]. 北京：中国中医药出版社，1999.

[5] 朱良春. 章次公医术经验集 [M]. 长沙：湖南科学技术出版社，2004.

[6] 陈敏时. 柴胡用量小议 [J]. 江苏中医，1996（2）：17.

刘文军（中国中医科学院广安门医院）

慢性肾衰竭（CRF）是指各种原发和继发性慢性肾脏病导致肾小球滤过率下降及与此相关的代谢紊乱和临床症状组成的综合征，是慢性肾脏病的中后期阶段，是临床常见病，是各种慢性肾脏疾病病变持续进展的最终结果，病死率高，并发症多，病情复杂，治疗棘手。属于中医学“水肿”“癃闭”“关格”“虚劳”等范畴。其病机复杂，寒热虚实，往来错杂，病情复杂多变，我们临床上应用张仲景小柴胡汤和解法为主治疗取得较好的疗效。

一、应用小柴胡汤和解法治疗慢性肾衰竭的理论基础

（一）小柴胡汤和解少阳的思想

1.“和解”法的概念及其主方

“和解”的本义：“和解”本义乃少阳病的治疗方法。“和解”一法首先用于少阳病。少阳介乎表里之间，即在太阳、阳明之间，属于“半表半里证”。邪气未尽，正气不足。在治法上当扶正祛邪、表里兼顾，此法就叫和解法。正如金代成无己在《伤寒明理论》中说：“伤寒邪气在表者，必渍形以为汗；邪气在里者，必荡涤以为利。其于不外不内，半表半里，既非发汗之所宜，又非吐下之所对，是当和解则可矣。”自《伤寒论》提出少阳为半表半里，应用小柴胡汤和解少阳以来，小柴胡汤被后世称为和解剂的主方。柯韵伯喻之为“少阳枢机之剂，和解表里之总方”。该方组方严谨，用药配伍精当。方中一寒一热，一表一里，一升一降，相互依存，相互制约，可达到和解少阳、疏畅气机、调节升降、宣通内外之目的。

“和解”含义的扩展：和解少阳法的理论被历代医家承认和不断完善。后世受少阳病用和解法的启发，将和解法扩展，清代名医戴北山认为：“寒热并用之谓和，补泻合剂之谓和，表里双解之谓和，平其亢厉之谓和。”这不仅扩展了对和解法的认识，而且在临床应用上取得了良好的效果。

2. 和解少阳法对人体的价值

人体处在不断的新陈代谢动态变化之中，生长壮老已，气血阴阳出入升降开合，维持生命活动状态，纯阴纯阳的状态只能是阴阳离决的结果，而半表半里、阴阳交接、上下沟通的状态正是生命活动的体现。人体多数情况在这些状态下也最容易受到邪气

的干扰，从而使脏腑气血阴阳功能失调，产生疾病。少阳为半表半里，乃人体阴阳、气血、脏腑平衡之关键。

少阳对人体的生理意义：阳之初生在少阳，控制着阳气的出入，手少阳属三焦，足少阳属胆。胆气主升发，三焦主气化，共为少阳枢机。胆主升发，则万物始生。十一脏的生理功能，清升浊降，表里出入，必基于胆气生发，枢机运转。《素问·六节藏象论》有“凡十一脏皆取决于胆”之说。三焦的生理功能主要是运行元气和水液，《素问·灵兰秘典论》云：“三焦者，决渎之官，水道出焉。”《难经·六十六难》云：“三焦者，原气之别使也，主通行三气，经历五脏六腑。”

少阳不利对人体的病理作用：少阳不利主要反映胆和三焦的病理变化。少阳枢郁，胆火内蕴，影响脾胃气机升降而导致呕吐纳呆、大便失调。运行水液和通行元气为三焦的主要功能，故其病理变化以水不得通而为肿、气不得行而为胀。

和解少阳法对疾病治疗的重要价值：枢机不利，病在半表半里、阴阳交接、上下沟通之地，既不可汗，又不可下，则用“调和”为治则，以恢复其枢机的作用。调和法适合于治疗一些寒热虚实并存的复杂证候，用途广泛。特别是机体阴阳气血耗伤并失衡、虚实夹杂之疾患，施方选药务须遵循调和为主、以平为期的原则，不妄投辛热、苦寒、阴凝之品，防温燥伤阴，寒凉遏阳，滋腻湿滞。和法体现了“整体平衡化”的治疗原则。临床辨证巧施和解少阳之法，缓慢地调整机体的阴阳失调、升降失常、气血失和之证，能够恢复人体正常状态，提高患者的生活质量。

3. 小柴胡汤和解少阳对肾脏病的意义

慢性肾脏病患者常见的症状可见食欲减退、腹胀呕吐等消化道症状及水液气化障碍引起的水肿胀满，究其原因离不开少阳胆的枢转不利，三焦运行水液和通行元气功能问题，水不得通而为肿、气不得行而为胀。至于慢性肾脏病的终末期，由于浊邪壅塞三焦，正气不得升降，则出现少尿、无尿、恶心、呕吐等“关格”危证的临床表现。

慢性肾衰竭症状表现多种多样，寒热虚实往来错杂，病情复杂多变，因此以和解少阳作为治疗原则，转运枢机，疏解郁滞，恢复枢机的动态平衡，就显得尤为重要，由于其病程迁延，脏腑功能紊乱或减退，机体阴阳气血耗伤并失衡，虚实夹杂，故当缓治。施方选药务须遵循调和为主、以平为期的原则，不妄投辛热、苦寒、阴凝之品，防温燥伤阴、寒凉遏阳、滋腻湿滞。临床应用和解少阳之法，调整机体的阴阳失调、升降失常、气血失和，小柴胡汤和解少阳，使胆气生发，增强三焦气化，运行气机，激发正气抗邪而祛病，具有安内攘外之功。可以延缓慢性肾脏病的进展过程，提高肾脏病患者的生活质量。

（二）小柴胡汤为主治疗慢性肾衰竭的思路形成

我们在长期临床实践中认识到随着慢性肾脏疾病的发展，病人不同程度地存在着少阳枢机不利，三焦气化受阻，脾胃升降乖逆，气血运行失畅，从而导致浊邪（水湿、瘀血）壅阻。三焦气化不利，水湿内停，清者不升而漏泄，浊者不降而内聚，清浊相干，久则蕴酿而为湿浊之患。湿浊困阻中焦，气机痞塞，则见恶心呕吐、纳呆厌食、便秘或腹胀便溏；若湿浊挟痰上扰清窍则出现烦躁不安、畏光嗜睡，甚或见惊厥抽搐；若湿浊化热，阻滞上中下三焦，寒热错杂，升降失宜，则上述症状更加严重，入营动血，则见神昏谵语，甚或鼻衄、齿衄、尿血等；尤其在素有内热或过用辛温燥烈之药、屡进清利之品时易发生，因此表现多是虚实寒热错杂，治疗较为棘手，如单用补法，一则虚不受补，二则有补而助邪之弊，易犯"实实"之忌；如单用清法、下法等，则有伤正之虑，易犯"虚虚"之戒。为了解决扶正与祛邪的矛盾，根据该病的病机特点，运用中医理论准确地辨证论治，选用和解法通过疏通调和的治法，来达到祛除病邪、扶助正气，从而达到延缓其病理进程的目的。认为采用寒热并用、补泻同剂的和解法更适合本病的病机特点。方剂如小柴胡汤加减，如此不仅可避免大补大攻致矫枉过正现象，还可更好地稳定肾功能，延缓肾劳（慢性肾衰竭）的病理进程，提高患者的生活质量。

二、应用小柴胡汤治疗慢性肾脏病的临床实践

我院根据慢性肾衰竭的病机特点，并结合患者的临床表现，在中医界最早提出应用和解法治疗慢性肾衰竭的思路和方法已30余年，在和解法治疗的基础上，采用寒热并用、补泻同剂的益气降浊胶囊（原清肾胶囊）。受清代名医戴北山观点"寒热并用之谓和，补泻合剂之谓和，表里双解之谓和，平其亢厉之谓和"，从中我们可以看到和解法具有扶正祛邪、调和脏腑偏盛偏衰的作用，尤以和中为优势，因此将和解法运用到慢性肾衰竭治疗中，临床取得了很好的疗效。

针对慢性肾衰竭脾肾虚衰、升清失司、寒热错杂的病机特点而拟定小柴胡汤为主结合基础治疗方法。组方：柴胡15g，黄芩10g，半夏9g，太子参15g，当归10g，赤芍、白芍各10g，川芎15g，焦大黄15g，土茯苓15g，半夏9g，陈皮10g等。本方紧紧抓住了慢性肾衰竭的病因病机进行治疗。药方配伍严谨，攻补兼施，虚实兼顾，寒热不偏，而有益气活血、升清降浊之功。

我们选择治疗1年以上的病例42例，应用益气活血、升清降浊法取得较好的疗效，现报告如下。

（一）临床资料

1. 病例选择

（1）纳入标准：西医诊断标准参照全国原发性肾小球疾病分型与治疗及诊断标准

专题座谈会拟定的《慢性肾功能衰竭诊断标准及分期》所载标准：①内生肌酐清除率（Ccr）小于 80mL/min；或②血肌酐（Scr）大于 133μmol/L；③患者有慢性肾功能衰竭临床症状和既往存在原发性或继发性慢性肾脏病史。中医辨证标准和症状分级量化标准：气虚（脾肾气虚）血瘀辨证标准参照 2002 年中药新药治疗慢性肾功能衰竭的临床研究指导原则，符合“气虚血瘀，湿浊中阻”的诊断标准；坚持治疗≥ 12 个月，病例资料完整，每 2~3 个月检测相关指标 1 次，有连续 6 次以上的 Scr 记录。

（2）排除标准：妊娠或哺乳期妇女；对饮食管理和中药治疗依从性差者；终末期肾衰竭或已透析的慢性肾衰竭患者；合并有严重的心、肺、肝脏和其他脏器疾病或严重功能损害者；感染、高血压、水电解质紊乱和酸碱平衡失调难以纠正者。

2. 研究对象

全部病例来源于我院门诊病人，符合纳入及排除标准，共 42 例。年龄 40~85 岁，平均年龄 61.67 ± 11.78 岁，＜ 65 岁的有 25 人，占 59.5%；≥ 65 岁的有 17 人，占 40.5%。其中男性 21 例，女性 21 例。疗程 13~78 个月，平均疗程 35 ± 16.73 个月。原发病病种构成：慢性肾小球肾炎 13 例，占 31.0%；高血压肾损害 9 例，占 21.4%；糖尿病肾病 4 例，占 9.5%；药物性肾损害 4 例，占 9.5%；其他 12 例（尿酸性肾病 2 例，多囊肾 1 例，肾癌肾切除 1 例，紫癜肾 1 例，慢性间质性肾炎 1 例，原因不明 5 例），占 28.6%。按进入治疗观察前的 Scr 水平分期（102.5~529μmol/L），属 CRF Ⅰ期 6 例，占 14.3%；CRF Ⅱ期 29 例，占 69.0%；CRF Ⅲ期 6 例，占 14.3%；CRF Ⅳ期 1 例，占 2.4%。

（二）方法

本研究为回顾性研究，对入选病例采取自身前后对照的方法进行临床观察。

1. 治疗方法

（1）一般治疗：保证足够的热量摄入，优质低蛋白低盐饮食；抗感染：避免使用有肾毒性的抗生素；纠正水、电解质紊乱；控制高血压：将血压控制在 130/80mmHg 以下。

（2）中药治疗：根据患者情况运用小柴胡汤为主结合基础治疗，每日 1 剂，早晚分服。柴胡 10g，焦大黄、川芎、黄芩、生杜仲各 15g，半夏、当归、赤芍、白芍各 10g，生黄芪 30g，太子参 15~30g，代赭石先煎 20g，丹参、土茯苓各 30g。随证加减：恶心、呕吐明显者，加旋覆花理气降逆止呕；腑气不通，腹胀便结者，加枳实或枳壳，焦大黄改生大黄通腹泻浊；血压高者加牛膝、防己引血下行；皮肤瘙痒者加生地黄、防风养血祛风止痒；治疗观察期间不服用其他中药汤剂，降压、纠正酸中毒等一般性治疗维持之前用药不变。

2. 观测指标

（1）疗效性观测指标：①肾功能（Scr、GFR），GFR 由 MDRD 公式计算得出：GFR（$mL/min/1.73m^2$）$=186\times Scr^{-1.154}\times Age^{-0.203}$；②中医治疗前后证候积分变化。

（2）临床疗效评定标准：参照《中药新药临床研究指导原则》。

（3）远期疗效评定标准：采用 Mitch 等创立的求连续的血清肌酐倒数（1/Scr）与时间（月）的直线回归方程之斜率 b 值的方法评估 CRF 进展速度。按肾功能衰竭的自然病程，应是不断恶化，故 b 值 =0 则肾功能稳定，如为负值表明肾功能恶化，反之为好转。

（4）统计方法：中医治疗前、后的各项症状评分总和、Scr、GFR 比较采用配对的 t 检验；不同年龄组 Scr 和 b 值比较采用成组 t 检验；不同原发病、肾功能 Scr 和 b 值比较采用方差分析；统计处理采用 SPSS 13.0 统计软件。

（三）治疗结果

1. 整体疗效结果

42 例中显效 5 例（11.9%），有效 19 例（45.2%），稳定 16 例（38.1%），无效 2 例（4.8%）。益气活血、升清降浊法在治疗 CRF 时具有良好的疗效，不仅提高了临床治疗的有效率，而且减缓了病人的肾功能衰竭的程度，减轻了病人的症状，改善了病人的生活质量，充分体现了中医治疗的优势。

2. 肾功能及临床症状改善情况

治疗后 SCr 下降，GFR 上升，有显著性差异（$P<0.05$），证候积分有显著差异（$P<0.001$），表明治疗可以稳定并延缓肾功能的进展，明显改善患者的临床症状，提高生活质量。见表 1。

表 1　治疗前后肾功能及症状积分变化情况比较（$\bar{X}\pm S$）

	例数	Scr（μmol/L）	GFR（mL\min）	症状积分
治疗前	42	197.2838 ± 100.81297	34.4067 ± 13.64431	10.64 ± 4.293
治疗后	42	161.6105 ± 89.00462*	43.5714 ± 17.60166*	2.83 ± 2.469*

*$P<0.01$。

3. 不同原发病、不同年龄组、不同肾功能 Scr（疗前 – 疗后）比较

益气活血、升清降浊法治疗不同原发病的 CRF 疗效无显著差异（$P>0.05$）；治疗老年组和非老年组的疗效无显著差异（$P>0.05$）；对于 CRF Ⅲ期的疗效显著优于Ⅰ期和Ⅱ期（$P<0.05$），而Ⅰ、Ⅱ期之间无显著差异（$P>0.05$）。见表 2、表 3。

表 2　不同原发病 Scr（疗前－疗后）比较（$\overline{X} \pm S$）

	原发病组				
	慢性肾炎	高血压肾损害	糖尿病肾病	药物性肾损害	其他
Scr（疗前－疗后）	27.56 ± 19.48	34.26 ± 33.44	28.91 ± 20.33	55.90 ± 39.18	37.68 ± 45.36

表 3　不同年龄组、不同肾功能 Scr（疗前－疗后）比较（$\overline{X} \pm S$）

	年龄组		病情分期		
	老年组	非老年组	Ⅰ期	Ⅱ期	Ⅲ期
Scr（疗前－疗后）	30.04 ± 27.54	39.50 ± 36.21	12.88 ± 17.24	33.31 ± 28.50	66.12 ± 47.57*

$^*P < 0.05$。

4. 血肌酐倒数回归分析

治疗后 b 值为 0.000 015 8 ± 0.000 029，虽然缺乏治疗前对照，但治疗后的 b 值＞0。表明经中药治疗后，可以明显延缓甚至抑制肾功能的进一步恶化。（图 1）

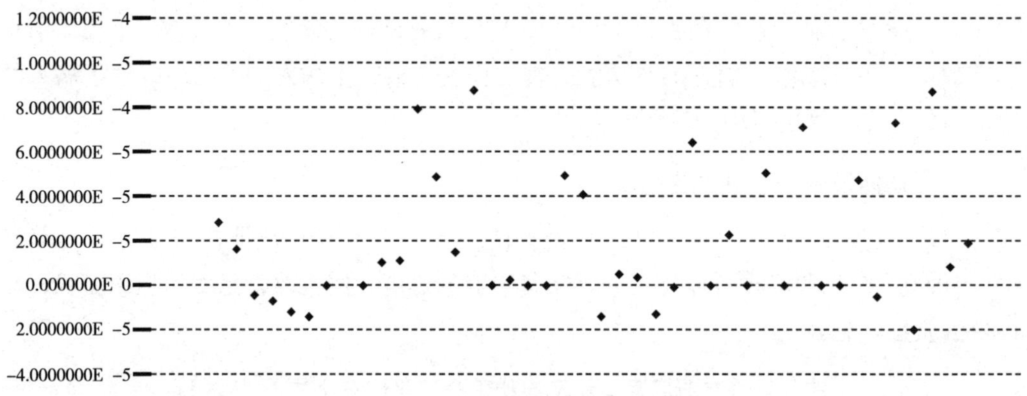

图 1　b 值散点图

结论：以小柴胡汤为主结合基础治疗对慢性肾功能衰竭具有良好的远期疗效，能使肾功能下降速度明显减慢，明显改善临床症状，明显提高患者的生活质量，有一定的临床应用价值。

三、小柴胡汤治疗慢性肾脏病的实验机制研究

我们在临床有效基础上又做了大量的实验研究，先后获得北京市自然科学基金及国家自然科学基金的资助，利用 UUO 模型为对象，采用免疫组化、定量 PCR mRNA 表达、WEstern 杂交分析等技术，研究和解法对肾脏纤维化 TGF-β/smads 信号转导通路的

影响，以寻找其防治肾纤维化的作用机制和具体靶点，结果发现其对肾脏纤维化具有较好的保护作用，其作用机制可能通过影响肾纤维化中 TGF-β/smads 信号转导通路和抗炎，并抑制肾小管上皮细胞转分化而起作用，为中医和解法治疗肾纤维化奠定较为坚实的理论基础。该研究发表论文 10 余篇，获 2008 年度中国中医科学院科技进步奖三等奖。

马文辉（山西中医药大学第二临床学院）

“柴胡剂”是指含有柴胡的一类方剂。《伤寒杂病论》中含柴胡的方剂分为三类：用量为半斤（八两）的大剂量类，如小柴胡汤、大柴胡汤、柴胡桂枝干姜汤、柴胡去半夏加栝楼根汤；用量为四两的中剂量类，如柴胡桂枝汤、柴胡加龙骨牡蛎汤；用量为二两的小剂量类，如柴胡加芒硝汤。“柴胡证”是指柴胡“药证”，而非小柴胡汤证，“柴胡证”包括小柴胡汤证。《伤寒论》中含柴胡的最小方剂是四逆散，由柴胡、枳实、芍药、甘草四药组成，由于叙证太简，无法明确柴胡证是什么。从小柴胡汤证中可以捋出“柴胡证”。

96条：“伤寒五六日，中风，往来寒热，胸胁苦满，默默不欲饮食，心烦喜呕，或胸中烦而不呕，或渴，或腹中痛，或胁下痞硬，或心下悸、小便不利，或不渴，身有微热，或咳者，小柴胡汤主之。”

柴胡半斤，黄芩三两，人参三两，半夏半升（洗），甘草（炙）、生姜各三两（切），大枣十二枚（擘）。

上七味，以水一斗二升，煮取六升，去滓，再煎取三升，温服一升，日三服。若胸中烦而不呕者，去半夏、人参，加栝楼实一枚。若渴，去半夏，加人参合前成四两半，栝楼根四两。若腹中痛者，去黄芩，加芍药三两。若胁下痞硬，去大枣，加牡蛎四两。若心下悸、小便不利者，去黄芩，加茯苓四两。若不渴，外有微热者，去人参，加桂枝三两，温覆微汗愈。若咳者，去人参、大枣、生姜，加五味子半升，干姜二两。

从96条可以看出，小柴胡汤中除柴胡、甘草两味药不能去掉外，其他药如黄芩、人参、生姜、半夏、大枣都可以去掉。小柴胡汤的四个主证“往来寒热、胸胁苦满、默默不欲饮食、心烦喜呕”，半夏、生姜治呕，黄芩除烦，人参、大枣主治默默不欲饮食。“往来寒热、胸胁苦满”应该是柴胡证。而且出现“往来寒热”用大量，仅见“胸胁苦满”用中、小量。

柴胡剂的煎服法：一斗二升，煮取六升，去渣，再煎取三升。温服一升，日三服。煮、煎、熬是不一样的。去渣再煎是浓缩法，充分调和，作用协调。

小柴胡汤在《伤寒论》中有37、96、97、98、99、100、101、103、144、148、149、229、230、231、394、397共计18条,《金匮要略》有2条：“诸黄，腹满而呕者，宜柴胡汤。”“产妇郁冒……大便坚，呕不能食，小柴胡汤主之。”

一、主证

1. 发热

发热特点是往来寒热。往来寒热与发热恶寒需要鉴别，发热恶寒是寒、热并见，齐作齐休，发热是他觉征，恶寒是自觉症，麻黄汤证的发热恶寒就是这种类型，寒热同时并见，病人自觉怕冷，别人摸着烫手；往来寒热是寒、热不同时出现，发热、恶寒都是自觉症状。临床上没有又发热又恶寒的自觉症状同时出现。西医学研究认为发热与恶寒往来出现的“间歇热”，多提示有“感染”。根据发热特点可以来区分不同的方证，我们都知道，有一些发热，用发汗退热解表的方法，虽然能暂时降温，旋即又起，特异性的发热特征是区分不同方证的重要依据。

2. 胃肠症状

食欲不振（默默不欲饮食）、恶心、呕吐（心烦喜呕，呕而发热，呕不能食）。需要与葛根汤（藿香正气散）、葛根加半夏汤、桂枝汤做鉴别。

3. 胸胁症状

胸胁苦满、胸闷、胁痛、胁下硬满。是一种全身性间叶系统免疫性炎症的表现。是“柴胡证”的特异性的指征。

4. 一般症状

口苦、咽干、目眩，手足温而渴。

5. 舌脉

脉弦数、弦细、沉紧、浮细、迟、浮、弱，舌苔薄白、薄黄。

二、禁忌

1. 98 条：“本渴，饮水而呕者，柴胡不准与之，食谷者哕。”此为五苓散证，不可用柴胡剂。

2. 267 条：“吐、下、发汗、温针，谵语，柴胡证罢，此为坏病，知犯何逆，以法治之。”阳明证以及三阴证不可使用柴胡剂。

三、对“但见一证便是”的理解

101 条：“伤寒中风，有柴胡证，但见一证便是，不必悉具。”“往来寒热”或“胸胁苦满”不是小柴胡汤证中“四证”之一。有“往来寒热”或“胸胁苦满”之一，就可使用“柴胡剂”，即含有柴胡的方剂。

从96、99、101、103、104、149、229、230、231、266等条可以看出，“一证”就是“柴胡证”的特异证“往来寒热”或“胸胁苦满”。既是主观症状，也是客观体征（腹诊）。不仅仅是小柴胡汤证，而是所有含柴胡的柴胡剂“药证”。

四、鉴别

1. 与葛根汤证鉴别

99条：身热，恶风，颈项强，胁下满，手足温而渴者，小柴胡汤主之。

2. 与五苓散证鉴别

98条：本渴，饮水而呕者，柴胡不准与之，食谷者哕。

3. 与调胃承气汤证鉴别

231条：阳明中风，脉弦浮大而短气，腹都满，胁下及心痛，久按之气不通，鼻干，不得汗，嗜卧，一身及目悉黄，小便难，有潮热，时时哕，耳前后肿，刺之小瘥。外不解，病过十日，脉续浮者，与小柴胡汤。

4. 桂枝汤证

12条“头痛、发热、汗出、恶风”，53、54“时发热、自汗出”，发热、恶寒都是自觉症状，但小柴胡汤证程度重，而且没有汗出。

五、小柴胡汤是否是“发汗剂”？与解表剂有什么不同？

101条：复与柴胡汤，必蒸蒸而振，却复发热汗出而解。

149条：复与柴胡汤……必蒸蒸而振，却发热汗出而解。

104条：先宜服小柴胡汤以解外。此处的“外”是否是“表”，为什么仲景不说“表”。

397条：伤寒瘥以后，更发热，小柴胡汤主之。

266条：本太阳病不解，转入少阳者，胁下硬满，干呕不能食，往来寒热，尚未吐下，脉沉紧者，与小柴胡汤。

桂枝和营解表，麻黄发汗解表，柴胡发汗解热。柴胡半斤（八两）即250g，有明显的发汗解热作用。白虎汤、承气汤都有解热作用，就连四逆汤、真武汤也有解热作用，由此，解热与解表是两个概念。发汗与解表同样不是一个概念，喝汤可以发汗，捂被子也可以发汗，但不是解表。发汗是方法，解热是功效，解表是治法。

251 条：得病二三日，脉弱，无太阳、柴胡证。

太阳、柴胡证并举说明柴胡证肯定不是太阳证，在仲景的概念里，太阳与表证是互用的。

六、小柴胡汤是否为“和解剂”？

1. “和解”一词的来历

“和解”始见于金人成无己《伤寒明理论》曰：“伤寒邪气在表者，必渍形以为汗，邪在里者，必荡涤以为利，其于不外不内，半表半里，既非发汗之所宜，又非吐下之所用，是当和解则可矣。”这是和解法和和解剂的最早含义。

2.《伤寒论》中的“和法”

387 条：“吐利止而身痛不休者，当消息和解其外，宜桂枝汤小和之。”并多次提到桂枝汤调和营卫。小柴胡汤之下从未言及“和解”，265 条“胃和则愈”，用调胃承气汤“和胃气”，29 条“胃气不和，谵语者，少与调胃承气汤”，70 条“当和胃气，与调胃承气汤”，208 条“若大满不通者，可与小承气汤微和胃气，勿令致大泄下”，209、250、251 条“小承气汤和之”，另外，“津液自和”“脉阴阳自和”。

3. 后世的“和法”

如戴北山在《广温疫论》中所说：“寒热并用之谓和，补泻合剂之谓和，表里双解之谓和，平其亢厉之谓和。”即寒热并用、补泻兼施、上下同治、升降共济，以调和错综复杂的矛盾，我们的“协调疗法”即取其意。

七、半表半里的概念

1. 少阳主半表半里

成无己《注解伤寒论》101 条说：“病有在表者，有在里者，有在表里之间者。此邪气在表里之间，为之半表半里证……今邪在半表半里之间，未有定处，是以寒热往来也。”半在里、半在外仅就小柴胡汤证而言。其他条文没有明确的表述，但有“表里证”的提法。成无己对 264 条少阳中风注解说“邪在少阳，为半表半里”，265 条少阳伤寒“邪客少阳，为半在表，半在里”，293 条“邪在表里之间”。成无己发展和丰富了《伤寒论》的病位观，提出了“半表半里”的概念，但把小柴胡汤、少阳病、半表半里三者进行“固化”，对等看待，也是有问题的。

2.《伤寒论》中的“半在里”指什么

可以肯定地说，指的就是“肝、胆、胰”等消化道外的，与胃肠道密切相关的脏腑器官；半在表又指什么呢？躯壳之内、脏腑之外的“焦膜”系统，相对于表而言，是里，相对于里而言，又是表，包裹在脏腑之外，所以称为半在表。《伤寒论》中这个部位具体叫作“少阳”。在2009年的“三部六病论坛”上，我发表的论文《〈伤寒论〉的三部六位体用观》一文中明确提出，《伤寒论》是三个部（系统）、六个位（子系统）的概念。

3.“枢”的概念

《内经》说：少阳为三阳之枢，少阴为三阴之枢。陈亦人说小柴胡汤“和解枢机”，病机是枢机不利。柴胡升清透邪，黄芩清热泻火，半夏、生姜降逆和胃，所谓“辛开苦降”，人参、甘草、大枣甘温益气养营血。小柴胡汤服药后有3种反应，发汗、利小便、通大便，但是，小柴胡汤既非发汗剂，又非利水剂，更非攻下剂。203条：“上焦得通，津液得下，胃气因和，身濈然汗出而解。”《内经》“开鬼门，洁净腑，去菀陈莝”，就是发汗、利小便、通大便。枢机包括水液代谢、淋巴循环、营养代谢诸多系统，古人把它称为“三焦”。刘渡舟说：“小柴胡汤擅开肝胆之郁，故能推动气机而使六腑通畅，五脏安和，阴阳平和，气血调谐，故其功甚捷，而其治又甚妙。故无麻、桂而能发汗，无硝、黄而能通便，无苓、术而能利水，无常山、草果而能治疟。所谓不遂其形，而独治其因，郁开气活，其病可愈。”所以说：半表半里部，又可称为枢部，负责机体的阴阳、气血、营卫、津液、痰水的升降出入。

4.“中”的概念

“中”在中医里是一个内涵明确、意义固定的概念。理中汤、建中汤、调中汤、补中益气汤等中的“中”，就是指中焦脾胃，如果重新定义容易造成混淆，故本人不主张用“中”来命名半表半里。

八、小柴胡汤证的形成机理

原文：血弱气尽，腠理开，邪气因入，与正气相搏，结于胁下，正邪分争，往来寒热，休作有时，默默不欲饮食，脏腑相连，其痛必下，邪高痛下，故使呕也，小柴胡汤主之。服柴胡汤已，渴者属阳明，以法治之。（97）

诠释：小柴胡汤证出现里部病证的机理。“默默不欲饮食，腹痛，呕吐”为脏腑相连，相互影响之故，皆为越部证。

九、小柴胡汤重证

原文：伤寒五六日，头汗出，微恶寒，手足冷，心下满，口不欲食，大便硬，脉细者，此为阳微结，必有表，复有里也。脉沉，亦在里也。汗出，为阳微，假令纯阴结，不得复有外证，悉入在里，此为半在里半在外也。脉虽沉紧，不得为少阴病，所以然者，阴不得有汗，今头汗出，故知非少阴也，可与小柴胡汤。设不了了者，得屎而解。（148）

诠释：本证从表现看，既表且里，又阴又阳。通过仲景详细辨证为：非表非里，非阴非阳。此为半在里半在外，寒热错杂，虚实并见。治疗采用协调疗法，方用小柴胡汤。阳微结就是少阳病"柴胡证"，包括小柴胡汤证、大柴胡汤证、柴胡桂枝干姜汤证、柴胡桂枝汤证等。"阳结"就是149条大陷胸汤的"结胸证"；阴结又叫"脏结"，病在少阴心肾。如130条"脏结无阳证，不往来寒热（但寒不热），其人反静，舌上苔滑者，不可攻也"，是指少阴病四逆汤证，如153条"表里俱虚，阴阳气并竭，无阳则独阴，复加烧针，因胸烦，面色青黄，肤润者，难治"，167条"病胁下素有痞，连在脐旁，痛引少腹，入阴筋者，此名脏结，死"。

十、小柴胡汤功用

原文：阳明病，胁下硬满，不大便而呕，舌上白苔者，可与小柴胡汤，上焦得通，津液得下，胃气因和，身濈然汗出而解。

诠释：小柴胡汤通过对半表半里的协调，能使上焦胸腔气机通畅，水道通调，津液下达，胃气调和，营卫和谐，从而起到对周身表里上下的协调。小柴胡汤的协调整体即源于此。

十一、服小柴胡汤后病欲解的途径

1. 濈然汗出而解

原文：凡柴胡汤病证而下之，若柴胡证不罢者，复与柴胡汤，必蒸蒸而振，却发热汗出而解。（101）

伤寒五六日，呕而发热者，柴胡汤证具。而以他药下之，柴胡证仍在者，复与柴胡汤。此虽已下之，不为逆，必蒸蒸而振，却发热汗出而解。（149）

诠释：邪在半表半里，服柴胡汤后，邪从表而解。

2. 得屎而解

原文：……可与小柴胡汤，设不了了者，得屎而解。（148）

伤寒十三日，不解，胸胁满而呕，日晡所发潮热，已而微利。此本柴胡证，下之以不得利，今反利者，知医以丸药下之，此非其治也。潮热者，实也，先宜服小柴胡汤以解外。后以柴胡加芒硝汤主之。（104）

诠释：小柴胡汤证，病势入里，而出现不大便等阳明病，服柴胡汤后，邪从里走，得屎而解。

3. 小便频数而解

原文：阳明中风，脉弦浮大而短气，腹都满，胁下及心痛，久按之气不通，鼻干，不得汗，嗜卧，一身及目悉黄，小便难，有潮热，时时哕，耳前后肿，刺之小瘥，外不解，病过十日，脉续浮者，与小柴胡汤。（231）

诠释：邪在半表半里，从小便而走。

十二、小柴胡汤的适应证

1. 三部证相合

原文：伤寒四五日，身热恶风，颈项强，胁下满，手足温而渴者，小柴胡汤主之。（99）

2. 热入血室

原文：妇人中风七八日，续得寒热，发作有时，经水适断者，此为热入血室，其血必结，故使如疟状，发作有时，小柴胡汤主之。（144）

3. 里部病证

原文：伤寒，阳脉涩，阴脉弦，法当腹中急痛，先与小建中汤；不瘥者，小柴胡汤主之。（100）

诠释："腹中急痛"多为平滑肌痉挛的小建中汤证，占 98%。小柴胡汤证为肠系膜淋巴结、乳糜池不通所致。

呕而发热者，小柴胡汤主之。

阳明病，胁下硬满，不大便而呕，舌上白苔者，可与小柴胡汤。（230）

本太阳病，不解，转入少阳者，胁下硬满，干呕不能食，往来寒热，尚未呕下，脉沉紧者，与小柴胡汤。（266）

伤寒十三日，不解，胸胁满而呕，日晡所发潮热……潮热者，实也，宜先服小柴胡汤以解外。（104）

4. 瘥后余邪未尽

原文：伤寒瘥以后，更发热，小柴胡汤主之。(394)

诠释：伤寒病后期，病不了了，80% 形成寒热错杂之小柴胡汤证，参 230、101、149 条，“脉浮者，以汗解之”“脉沉实者，以下解之”，为服小柴胡汤后的效应而非治法。

太阳病，十日已去，脉浮细而嗜卧者，外已解也；设胸满胁痛者，与小柴胡汤。(37)

十三、临床应用

1. 外感热病

凡病毒引起的流感、肺炎、腮腺炎等只要见到柴胡证即可用。

2. 小儿病

用于解热，《苏沈良方》提到往来寒热、伤寒瘥后更发热、身热、潮热。

3. 肝胆病

急慢性肝炎、肝硬化、肝硬化腹水、阿米巴性肝脓疡（加鸦胆子）。

4. 外科病

淋巴结核（加海藻、昆布、牡蛎）、乳疮（重者合小金丹，轻者合桃红四物汤）。

5. 妇科病

热入血室、情志不遂引起的胸胁胀满。

十四、“柴胡竭肝阴”说

叶天士提出温病忌发汗、利小便，提示肝阴虚的情况下禁用柴胡，并非肝胆疾病均不能用。《伤寒论求是》认为，即使是肝阴损伤，在用养肝阴方剂中少佐柴胡以调肝，不但不会竭肝阴，还可以提高疗效。竭肝阴说是针对发汗、利小便而言。现代研究证明，柴胡皂苷具有保护肝细胞膜、退黄的作用，可以提高小白鼠机体免疫系统。日本研究证明，可以促进蛋白质合成，增加糖原，改善高脂血症，调节抗体产生系统，促进肝细胞再生、抗炎症、抗变态反应、抑制实验性肝损害。

十五、小柴胡汤的副作用

日本的小柴胡汤事件，说明小柴胡汤可能会导致间质性肺炎、溶血等不良反应，遂全面禁止小柴胡汤的临床使用。这就进一步提醒我们，要重新审视小柴胡汤“只有诊断之误，而无治疗之错”的说法。

协调方：刘老创立的协调疗法，是在小柴胡汤的基础上进行改造，以苏子代半夏，用川椒换生姜，这样就解决了“协调基本方”的安全性问题。

在以后的工作中，把进一步研究和评估“协调方”的安全性作为重要方向。

杨秀炜（辽宁中医药大学附属第二医院）

小柴胡汤是东汉张仲景《伤寒杂病论》中的名方，为和解少阳的代表方剂，其用法属于八法中的和法。柯韵伯喻之为“少阳枢机之剂，和解表里之总方”。全方由柴胡、黄芩、人参、半夏、炙甘草、生姜、大枣七味药物组成，方中柴胡解热散郁、透达少阳之郁，黄芩泻肝胆火、清少阳之热，二者并用，为和解少阳的要药；半夏配生姜，健胃以止呕、下气以散饮，二者辛散可助柴、芩除寒热邪气；生姜配大枣，调和营卫、通行津液；人参、炙甘草、大枣，甘温，扶正护中，助柴、芩达邪，三者之甘能缓姜、夏之辛燥，而参、草、枣得姜、夏之辛散，则补而不滞。诸药寒热并用，升降协调，攻补兼施，有疏利三焦、宣通内外、和畅气机的作用。

少阳病是指足少阳胆和手少阳三焦两经病变而言，少阳的含义有三：一言阳气之多少,《素问·阴阳类论》云：“一阳为游部……一阳者，少阳也。”二言手少阳三焦和足少阳胆经之经脉；三言脏腑，指胆腑和三焦腑。概而言之，少阳是人体的阳气出入游行的场所，散于全身，温和煦养各部功能，以上下内外疏通畅行为宜，郁滞则为害；足少阳胆经属胆隶肝，肝胆相合主疏泄、调畅气机；手少阳三焦经从上向下，纵贯上、中、下三焦，为“水谷之道路，气之所终始”;《中藏经·论三焦虚实寒热生死顺逆脉证之法》云：“三焦者，人之三元之气也，号曰中清之腑，总领五脏、六腑、营卫、经络、内外、左右、上下之气也。三焦通，则内外、左右、上下皆通也。其于周身灌体，和调内外，营左养右，导上宣下，莫大于此也。三焦之气和则内外和，逆则内外逆。”三焦属少阳，具有通行原气和运行水液的作用，原气是人体生命活动的原动力，其源于肾，藏于丹田，必须以三焦为通道，故三焦是人体元气升降出入、通达脏腑、组织的道路；其源于肾，藏于丹田，必须以三焦为通道，故三焦是人体元气升降出入、通达脏腑、组织的道路；运行水液的作用是指三焦是水液运行的通路，肺、脾、肾三脏的功能协调亦要以三焦通调才能实现，“三焦者，决渎之官，水道出焉”；“上焦如雾……中焦如沤……下焦如渎……”。由此可见，少阳气机实为全身气机升降之枢纽，其在结构上外应腠理而通于肌肤，内连膈膜而包裹上下诸脏，在机能上主持枢机，协调诸脏之气及一身水火的升降出入。

少阳病有原发和继发两种，原发的少阳病为正气不足，邪气直中少阳，“血弱气尽，腠理开，邪气因入，与正气相搏，结于胁下。正邪交争，往来寒热……”；继发的少阳病为太阳病不解或从他经病变而来，“伤寒五六日中风，往来寒热，胸胁苦满，默默不欲饮食……”“本太阳病，不解，转入少阳者，胁下硬满……”。少阳病的证候分类为少阳经证、少阳腑证，少阳经证以耳聋、目赤、头晕头痛、胸胁苦满为主要临床表现，少阳腑证以往来寒热、口苦、心烦、喜呕、默默不欲饮食为主要临床表现，少阳病的经证、腑证在治疗上皆用小柴胡汤。小柴胡汤的应用原则为“伤寒、中风，有柴胡证，但见一证便是，不必悉具”。

小柴胡汤用法属八法中的和法。和法有和解及调和的意思，所谓“随其所而调之”。和法与汗、吐、下专事攻邪不同，是和解表里寒热虚实错杂的证候，调和脏腑阴阳气血的偏盛偏衰，以祛除病邪，解除疾病，和解少阳只是和法之例。正如戴北山所言：“寒热并用之谓和，补泻合剂之谓和，表里双解之谓和，平其亢厉之谓和。”和法应用广泛，伤寒邪客少阳、温病邪留三焦、瘟疫邪伏膜原、疟疾、肝脾不和、肝胃不和、营卫失调、气血不和等，都可以使用和法。和法种类很多，常用者如和解少阳、调和肝脾、调和肠胃、调和营卫等。和解少阳一法，其法清透并行，调和营卫，开通上焦，调理肝肺，平泻胆火，清散郁热，通行津液，和顺胃气，扶正祛邪，共奏和里解表之功。其药后向愈转机为“……与小柴胡汤，上焦得通，津液得下，胃气因和，身濈然汗出而解”。小柴胡汤树立了和解剂的典范，后世应用本方，每师其加减化裁，列小柴胡汤为和解剂之首。肾脏病多为正气不足，脏腑功能虚损，复感外邪，或外邪侵袭，入脏腑而致，符合少阳病正邪分争，血亏气弱或由他经病变传变而来的发病特点；肾脏病的病机特点多为本虚标实，少阳病枢机不利，正邪交争，也属本虚标实之证；少阳病与肾脏病的临床表现均可出现水液代谢异常及二便异常，少阳病为肾脏病的成因或诱发加重因素之一；慢性肾脏病在疾病发展过程中，病程日久，迁延不愈，正气亏虚，复感外邪，最易涉及少阳，以致正邪分争，枢机不利，胆气内郁，而出现少阳经证或少阳腑证临床表现。基于上述认识，小柴胡汤目前在肾脏病治疗领域应用广泛，具体应用如下。

一、慢性肾小球肾炎

本病病情迁延日久，反复发作，故多认为其病机为邪在少阳，属枢机不利，治在少阳。黄文政等以疏利少阳为中介，熔益气养阴、活血解毒、清热利湿于一炉，通过对 104 例慢性肾炎患者运用肾炎 3 号方（柴胡、黄芩、党参、黄芪、山萸肉等 16 味药物组成）进行治疗，结果表明，总有效率为 88.46%，并在消除水肿、减少感染等方面有明显作用。孙骏等收集 30 例 1 个月内因上感后蛋白尿加重，经解表等治疗后表证已除但蛋白尿不缓解的慢性肾炎患者，随机分为小柴胡汤治疗组和健脾补肾对照组，治疗前两组尿蛋白及 24 小时尿蛋白定量比较，无统计学意义（$P > 0.05$）；治疗后，上述两组指标比较，均有统计学意义（$P < 0.05$），说明小柴胡汤组疗效优于健脾补肾法。杨雪华等通过对 53 例慢性肾炎的临床观察表明，柴苓汤对治疗慢性肾炎有较满意的治疗效果，可减轻或缓解水肿，减少蛋白尿。从中医证型来看，对湿热证疗效最好，对

瘀血证与气阴两虚证疗效最差。

二、肾病综合征

周学萍等认为，难治性肾病综合征早期即有三焦枢机不利的病理表现，但尚轻微，治疗易于见效，如此时水湿之邪未除尽，一者变生瘀、热、毒，少阳三焦阻滞更甚，治疗不能一时奏效；二者虽一时暂无大碍，日久或外邪触动，必致旧病复发成为难治之证，故三焦不利可认为是难治性肾病综合征的主要病机变化所在，也是导致临床治疗棘手的重要因素。所以要提高疗效，减少复发，在补虚固本、化瘀利湿治疗时，不可忽略少阳三焦的疏利。疏利三焦法以小柴胡汤为主方，拨动表里出入，斡旋上下升降及阴阳虚实之枢机，和畅气血，助正达邪，利少阳三焦气机。马居里认为本病为脾肾阳虚，水湿内蕴，糖皮质激素为温阳燥热之品，长期大量服用，伤耗阴液，阴不制阳，则阳热之气相对偏旺而生内热，加之脾肾亏虚，水液运化失司，水湿停留，易生湿热，内扰胆腑而诸症丛生。胆腑郁热内扰是本病的主要症结，故使用小柴胡汤清泄胆热、益气和中常能有效改善症状。陈贤报道柴苓汤加一般剂量激素治疗肾病综合征50例，结果显示：完全缓解23例，基本缓解11例，部分缓解15例，无效1例，总有效率98%，有效病例蛋白平均消失时间35天。徐达良等观察柴苓汤合桃红四物汤对肾病综合征高脂血症的治疗作用，对照辛伐他汀组，结果显示：两组胆固醇和甘油三酯均明显降低，高密度脂蛋白均明显升高，但治疗组在降低甘油三酯和提高高密度脂蛋白方面优于对照组（$P < 0.05$）。

三、IgA肾病

陈以平教授认为综观IgA肾病的发病全程，无论是病变初起因肺系外感或肠道染毒等外邪致病；或是病中因复感诸邪而使病变加重；或病程中出现脾肾虚损、水湿泛滥及瘀血阻络等证；甚至病程迁延，浊毒纠结，直至出现肾阳虚衰、肝肾阴虚、阴阳两虚等危重证候，其病变机制总关上、中、下三焦功能紊乱，上下、内外邪毒弥漫，正邪、虚实交错混杂。根据这一病变机转，陈师指出，斡旋三焦，分消内外弥漫之邪毒；燮理水火，和解虚实一时之偏颇，是为解决IgA肾病，尤其是中重证IgA肾病之要道。并宗小柴胡汤本义，创制新方，冠名“肾和”，即是通过斡旋三焦，燮理水火，以期拨乱反正，重达新的阴阳对立统一的和谐关系。黄文政教授认为，IgA肾病既有脏腑功能的衰退，又有气、血、水等物质代谢的失调，同时还有湿热、瘀血等病理产物的蓄积，治疗以疏利少阳为主，融益气养阴、清热利湿、解毒泄浊、活血化瘀为一体，并创制肾络宁（柴胡、黄芩、女贞子、生黄芪等为主药）用于治疗IgA肾病，研究发现，其能明显降低IgA肾病大鼠尿蛋白，具有保护肾小管间质、调节细胞外基质代谢、抑制肾小球系膜细胞增生等作用。名中医彭培初教授在小柴胡汤基础上加减衍化出经验方——黏膜方（由柴胡、黄芩、党参、黄芪、玄参、大黄等组成），用于针对 IgA 肾病辨证以气阴两虚证为主兼有外感者，取得较好的临床疗效。

四、泌尿系感染

马居里认为本病为情志不舒，恼怒伤肝，肝气郁滞，久则化火，气火郁于下焦膀胱，膀胱气化失利而致。治疗以条达肝气、通利三焦为主，临床上多用小柴胡汤加当归芍药散加减治疗。吴士康应用小柴胡汤加味治疗慢性泌尿系感染 97 例，结果显示：治愈 73 例，显效 13 例，有效 6 例，总有效率 94.8%。查玉明对泌尿系感染属湿热蕴结型者以本方去参、枣加导赤散治疗；属脾肾两虚，遇劳而发，遇寒则复之劳淋者，运用本方加桂枝、黄芪治疗，均取得满意疗效。岛居彻对 18 例非感染性慢性前列腺炎患者，给予柴苓汤治疗，在 2~8 周内 11 例病例的自觉症状、前列腺触诊、前列腺压痛均得到改善，无症状恶化，3 例前列腺液检查中白细胞减少。

五、慢性肾衰竭

栾蕾认为本病为枢机不利，浊毒泛发五脏，若用吐、泻及利尿之法给邪以出路，虽暂时症状或许有所缓解，但正气耗伤，诸症百出，若用补法，又不能速见成效，三焦之气和则内外和，三焦属少阳，少阳治疗当用和法，调和诸脏，调和气机，才能使浊毒泛发五脏的病理进程减慢，延长患者的生命。戴希文认为慢性肾衰竭中后期可出现虚实并见，寒热错杂，尤其以浊邪弥漫最为突出，此时若一味攻伐恐伤正气，过于滋腻易助湿敛邪，过于温补会造成动风、动血，助湿化热，唯当以调畅气机、通利三焦为先。小柴胡汤为治疗湿热的基础方，而慢性肾衰竭患者多有枢机不利，三焦失司，湿热内郁蕴浊，而以“心烦喜呕，默默不欲饮食”为主要临床特征，治疗后，可使“上焦得通，津液得下，胃气因和”。陈以平治疗本病三焦气机失常型，症见面色萎黄、恶心呕吐、口苦咽干、腰酸乏力、夜尿多、苔薄白、脉细者，用小柴胡汤加减以疏利三焦、斡旋中运。杜雨茂以本方合五苓散加减组成“厥少浊毒两解饮”，调畅厥阴、少阳气机，兼利湿泄浊，辛开苦降，疏调三焦，治疗慢性肾衰竭中焦邪蕴明显者，屡屡奏效。

医案举例：

朱某，男，50 岁。就诊于辽宁中医药大学附属第二医院。

初诊（2010 年 11 月 2 日）：患者以周身浮肿 2 年余，加重 1 个月为主诉入院。既往患糖尿病 20 余年，血糖控制不理想，出现蛋白尿 7 年，未经系统治疗，现用胰岛素控制血糖，但血糖仍未达标，于两年前开始逐渐出现双下肢浮肿，时轻时重，未经治疗，浮肿逐渐加重至头面及双上肢，于1个月前加重至周身浮肿，有胸、腹水，曾在沈阳市红十字会医院就诊，诊断：糖尿病，糖尿病肾病，肾病综合征，高血压病3级。给予降糖、降压、利尿、补蛋白及温补脾肾之中药口服等治疗后症状无缓解，遂来诊。现症：四肢高度浮肿，甚至胸、腹壁高度浮肿，阴囊肿大如足球，胸闷气短，不能平卧，小便量少，大便秘结，腰酸乏力，面色晦暗，食欲不振，口苦，两胁胀满，舌淡红，苔薄白，脉细弱。尿常规：蛋白（+++），血浆白蛋白24g/L，肾功能正常，血糖12.1mmol/L，血压180/100mmHg，24小时尿蛋白量6.5g。四诊合参，证属少阳枢机不利，三焦瘀滞之水肿。治以和解少阳、疏达三焦、清利湿热。方用柴苓汤加减。

处方：

柴胡15g　黄芩15g　党参20g　法半夏15g
生姜15g　茯苓20g　猪苓15g　泽泻15g
石韦20g　土茯苓20g　白术15g　桂枝15g
益母草30g　生薏苡仁20g　葶苈子20g　大腹皮20g

7剂，水煎服，日1剂。

二诊（2010年11月9日）：服上药同时配合西药利尿、补蛋白等对症治疗后，尿量明显增加，最多时可达24小时3000~3500mL，胸壁、腹壁浮肿略有减轻，阴囊回缩明显，腹胀略有减轻，胸闷气短有所减轻，查：血压150/90mmHg，舌胖而暗，脉沉弦细。证属少阳枢机渐转，治当随之而变，宜健脾益肾、理气除湿、通达三焦为主，方用胃苓汤加减。

处方：

陈皮20g　厚朴15g　苍术15g　益母草40g
白术20g　桂枝10g　猪苓15g　茯苓20g
泽泻15g　丹参30g　砂仁10g　枳实10g
大腹皮15g　石韦20g　葶苈子10g　怀牛膝15g

28剂，水煎服，日一剂。

三诊（2010年12月9日）：服上药28剂后，浮肿明显减轻，胸、腹壁浮肿消失，胸闷气短明显减轻，可平卧睡眠2小时，体重下降达12kg，复查24小时尿蛋白定量为3.1g，血浆白蛋白30g/L，肾功能正常，血压基本控制在（140~150）/（85~95）mmHg，舌淡胖，有齿痕，苔薄白，脉弦滑。证属气阴两虚，夹湿夹瘀证。给予参芪地黄汤加减以益气养阴、活血利水。

处方：

太子参20g　黄芪50g　益母草40g　白术20g
熟地黄15g　山茱萸20g　茯苓20g　泽兰20g
山药20g　金樱子20g　丹参25g　川芎20g

菟丝子 20g　　鹿角霜 25g　　芡实 20g　　车前子 20g
怀牛膝 15g。

四诊（2011 年 1 月 20 日）：患者再服上方加减月余，仅有双下肢轻、中度浮肿，无胸闷气短等症，体重下降约 15kg，复查 24 小时尿蛋白定量 2.17g，血浆白蛋白 32g/L，肾功能正常，血压基本控制在（140~150）/（85~95）mmHg，已经可以半日工作，此后间断服用上方加减巩固治疗至今，日常生活如常，并能进行轻体力锻炼。

参考文献

［1］黄文政，曹式丽，何永生，等．疏利少阳标本同治法治疗慢性肾炎临床及实验研究［J］．天津中医，2000，17（1）：5.

［2］孙骏，高建东．小柴胡汤对外感后慢性肾炎蛋白尿加重的疗效观察［J］．辽宁中医杂志，2002，29（11）：665.

［3］杨雪华，冯松杰．柴苓汤治疗慢性肾小球肾炎 53 例［J］．辽宁中医学院学报，2005，7（1）：53.

［4］周学萍，章念伟．从少阳三焦论治难治性肾病综合征［J］．江苏中医药，2007，39（5）：28.

［5］张璇，向英歌．马居里应用小柴胡汤治疗泌尿系疾病经验［J］．中医药临床杂志，2008，20（5）：437.

［6］陈贤．柴苓汤合一般剂量激素治疗成人肾病综合征 50 例报告［G］．中华肾脏病学会第二届全国中西医结合专题学术会论文汇编，1991：126.

［7］徐达良，刘晨曦．柴苓汤合桃红四物汤治疗肾病综合征高脂血症的研究［J］．现代中西医结合杂志，2004，13（6）：722.

［8］王琳．陈以平教授诊治中重症 IgA 肾病学术思想研究［J］．中国中西医结合肾脏病杂志，2010，11（12）：1043.

［9］刘育军，王惠君，朱小棣，等．肾络宁对实验性 IgA 肾病模型大鼠肾小管超微病变的影响［J］．山东中医药大学学报，2003，27（1）：68.

［10］郭鹏，孔伟．和法的概念及其实质浅论［J］．山东中医药大学学报，2006，30（6）：436.

［11］吴士康．小柴胡汤加味治疗慢性泌尿系感染 97 例［J］．四川中医，1996，14（3）：110.

［12］查玉明．中国百年百名中医临床家丛书：查玉明［M］．北京：中国中医药出版社，2003.

［13］岛居彻．柴苓汤治疗慢性前列腺炎有效性的探讨［J］．国外医学·中医中药分册，1993，15（3）：48.

［14］栾蕾．慢性肾衰关乎少阳阳明［J］．辽宁中医杂志，2005，32（2）：112.

［15］郭旸，霍保民，饶向荣．戴希文运用经方治疗慢性肾脏病经验［J］．北京中医药，2010，29（6）：415.
［16］陈以平．肾病的辨证与辨病治疗［M］．北京：人民卫生出版社，2003.
［17］杜雨茂．中国百年百名中医临床家丛书：杜雨茂［M］．北京：中国中医药出版社，2003.

陈红风（上海中医药大学附属龙华医院）

小柴胡汤为仲景名方之一，皆知主治少阳病。少阳主枢，枢者枢纽之意，为气机枢转之要机，正邪分争之地，故治少阳病以和解法，使枢机和畅，三焦通利，病邪得除，正气得复，脏腑安和，疾病可愈。然外感病用和法是重在祛邪以和，内伤杂病用和法是指调和法，调的是肝胆、脾胃之不和。小柴胡汤不仅用于和解少阳半表半里之邪，而且在对太阳病、阳明病、厥阴病、内科杂病、妇科病、外科病等疾病的治疗中应用相当广泛。其关键是小柴胡汤具有开郁调气、以利升降出入之机的作用。

一、小柴胡汤的药物组成、配伍、煎煮法

张仲景所拟小柴胡汤由柴胡半斤，黄芩、人参、炙甘草、生姜各三两，半夏半升，大枣十二枚组成。方中柴胡气质轻清，苦味最薄，能疏少阳之郁滞。黄芩苦寒，气味较重，能清胸腹蕴热以除烦满。《本经》称柴胡推陈出新，黄芩主治诸热，柴、芩合用，一升一降，一外一内，能清解少阳经、腑之邪热，又能疏肝利胆，促进疏泄。半夏、生姜和胃止呕，能开能降，助柴胡之透达以散邪气。人参、炙甘草、大枣，益气和中，既扶正以祛邪，又实里以杜绝邪传太阴。全方寒温并用，升降协调，扶正祛邪，有疏利三焦、条达上下、和畅气机的作用。仲景在煎煮法中提出，“上七味，以水一斗二升，煮取六升，去渣，再煎取三升”。去渣再煎，也是取其气味醇和，和解少阳枢机之功。

二、小柴胡汤的适应证

《伤寒论》中共有17条原文涉及小柴胡汤：37、96、97、98、99、100、101、104、144、148、149、229、230、231、266、379、394。96条曰：“伤寒五六日，中风，往来寒热，胸胁苦满，默默不欲饮食，心烦喜呕，或胸中烦而不呕，或渴，或腹中痛，或胁下痞硬，或心下悸、小便不利，或不渴、身有微热，或咳者，小柴胡汤主之。”指出了小柴胡汤的四大主证和七个或然证。97条阐述了其机理，“血弱气尽，腠理开，邪气因入，与正气相搏，结于胁下。正邪分争，往来寒热，休作有时，默默不欲饮食，脏腑相连，其痛必下，邪高痛下，故使呕也，小柴胡汤主之。”《伤寒论》230条曰：“……可与小柴胡汤。上焦得通，津液得下，胃气因和，身濈然汗出而解也。”

张仲景在《伤寒论》中反复强调，根据患者病证，认真分析病因病机及病邪所

在，若符合少阳病证，即可以小柴胡汤治疗，而非一病一方。小柴胡汤证有7个或然证，方后注有7个加减法："若胸中烦而不呕者，去半夏、人参，加栝楼实一枚；若渴者，去半夏，加人参合前成四两半，栝楼根四两；若腹中痛者，去黄芩，加芍药三两；若胁下痞硬者，去大枣，加牡蛎四两；若心下悸、小便不利者，去黄芩，加茯苓四两；若不渴、外有微热者，去人参，加桂枝三两，温服微汗愈；若咳者，去人参、大枣、生姜，加五味子半升、干姜二两。"提示应当随证加减用之，不可拘泥于原方原量，故《伤寒论》中经常出现"随证治之""以法治之"等提示语。张仲景用小柴胡汤为基础加减还有五方：即大柴胡汤、柴胡桂枝汤、柴胡加芒硝汤、柴胡桂枝干姜汤和柴胡加龙骨牡蛎汤。"伤寒中风，有柴胡证，但见一证便是，不必悉具"。柴胡证是指"往来寒热，胸胁苦满，默默不欲饮食，心烦喜呕"四大证。刘渡舟认为"一证"和"不必悉具"应对照来体会，着眼点在于"不必悉具"，如呕而发热，或胁下痞硬，或往来寒热，但见少阳主证，使人确信不疑，便宜与柴胡汤，不必待其证候全见。或然证不仅可以反映寒热虚实表里的不同偏向，还可以在主证不足时，充当辅助性指标。

三、历代医家强调小柴胡汤的和解作用

《医宗金鉴·辨少阳病脉证并治》云："邪传太阳阳明，曰汗、曰吐、曰下。邪传少阳，唯宜和解，汗吐下三法，皆在所禁。以其邪在半表半里，而界于躯壳之内界。在半表者，是客邪为病也。在半里者，是主气受病也。邪正在两界之间，各无进退而相持，故立和解一法。既以柴胡解少阳在经之表寒，黄芩解少阳在腑之里热，犹恐在里之太阴正气一虚，在经之少阳邪气乘之。故以姜、枣、人参和中而预壮里气，使里不受邪而和，还表以作解也。"

柯琴："此为少阳枢机之剂，和解表里之总方也。少阳之气游行三焦，而司一身腠理之阖。血弱气尽，腠理开发，邪气因入，与正气相搏，邪正分争，故往来寒热。与伤寒头疼发热而脉弦细、中风两无关者，皆是虚火游行于半表，故取柴胡之轻清微苦微寒者以解表邪，即以人参之微甘微温者预补其正气，使里气和而外邪勿得入也。其口苦、咽干、目眩、目赤、头汗、心烦等证，皆虚火游行与半里，故用黄芩之苦寒以清之，即用甘、枣之甘以缓之，亦以提防三阴之受邪也。太阳伤寒则呕逆，中风则干呕，此欲呕者，邪正相搏于半里，故欲呕而不逆。胁居一身之半，为少阳之枢。邪结于胁，则枢机不利，所以胸胁苦满，默默不欲食也。引用姜、半之辛散，一以佐柴、芩而逐邪，一以行甘、枣之泥滞。可以止呕者即可以泄满矣。"

章楠："按仲景分六经病证，各有主治之方。如桂枝汤、小柴胡同为和剂，而桂枝专和营卫，为太阳主方；柴胡专和表里，为少阳主方；以其各有部位深浅不同也。小柴胡汤升清降浊、通调经腑，是和其表里以转枢机，故为少阳之主方。"

刘渡舟："小柴胡汤擅开肝胆之郁，故能推动气机而使六腑通畅，五脏安和，阴阳

平衡，气血调谐，故其功甚捷，而其治又甚妙。故无麻、桂而能发汗，无硝、黄而能通便，无苓、术而能利水，无常山、草果而能治疟。所谓不迹其行，而独治其因，郁开气活，其病可愈。”

唐容川《血证论》所说的“止血、消瘀、宁血、补血”四法，后世宗为治疗血证之大纲。唐氏治疗血证也十分推崇和法，认为和法乃治疗血证之活法。他认为出血之证，多与气机失调有关，气逆则血升，故治疗血证，当以调气为先，以和法最为允当，在其治疗出血证所倡止血、消瘀、宁血诸法中，亦贯穿了和法。失血者患其他病症，因有阴血损伤的基础，既是实证，亦不可攻，而以和为第一要义。小柴胡汤为和法之代表方，内调肝胆脾胃升降，外和营卫气血出入，调气活血祛瘀，降气止咳，止呕，升津止泻，可用于多种病症，故唐氏在血证及内伤杂病的治疗中将小柴胡汤运用得出神入化，值得后人借鉴。

四、应用小柴胡汤治疗乳房疾病的关键在于疏畅气机、调和气血

首先从乳房疾病病位、病因病机来看。乳房位于身体的半表半里、皮里膜外。“乳房，阳明所经；乳头，厥阴所属”，历代医家认为乳房疾病的发病多与肝胃二经相关，足厥阴肝经上膈，布胸胁绕乳头而行；足阳明胃经行贯乳中。患者多为女性，常见情志变化，郁怒伤肝，思虑伤脾，肝失疏泄，脾失健运，气滞、痰凝、血瘀、毒蕴，阻滞乳络而发病。《外证医案汇编》云：“乳症，皆云肝脾郁结，则为癖核；胃气壅滞，则为痈疽；脾胃土气，壅者为痈；肝胆木气，郁则为疽；正气虚则为岩；气虚不摄为漏；气散不收为悬；痰气凝结为癖为核；气阻络脉，乳汁不行，或气滞血少，涩而不行。”陈实功《外科正宗》认为乳岩乃“忧郁伤肝，思虑伤脾，积想在心，所愿不得者，致经络痞涩，结聚成核”而成，汪机以为乳岩“乃七情所伤，肝经血气枯槁之症，宜补气血、解郁结”。

肾为先天之本，肾气化生天癸而藏于肾，肾气虚则冲任亏；冲任为气血之海，脾胃为气血化生之源，冲任血海之盈亏与脾胃关系密切，脾胃虚损则气血化生乏源，不能温养肝肾、涵养冲任，而致冲任不足。肝藏血，主疏泄，可直接调节冲任血海之盈亏，肝为刚脏，体阴而用阳，主升，恶抑郁，“女子以肝为先天”，若忧思郁怒，抑郁不欢，气机失畅，气滞血瘀，而致冲任两脉失于条达，引起乳房疼痛、结块；肝郁日久化热化火，灼津成痰，痰、气、瘀互结而成乳房肿块。思虑伤脾，或肝郁气滞，横犯脾土，均可导致脾失健运，痰湿内生；肾阳不足，不能温煦脾阳，则津液不运而聚湿成痰；女子乳房为足阳明经所属，足阳明胃经多气多血，妇女气机多易抑郁，七情郁结日久则可化火化热。热毒也是乳岩发生发展的重要原因之一，尤其是在中后期，由于毒邪外侵，日久化热化火，热毒壅盛，毒邪蕴结乳中，结成坚硬的肿块，溃后渗

流臭污血水；火热迫津外溢或迫血妄行则表现为乳头溢液或溢血。乳癖患者若先天肾气不足或者后天劳损伤肾，肾气虚衰，不能充盈冲任二脉，则冲任无以上滋乳房，乳络凝滞闭阻，气血壅滞结聚成核，而经络阻滞又影响肝气疏泄条达，导致肝气郁结，若忧思恼怒，郁郁寡欢，肝气不舒，疏泄失常，不仅可因气滞而致血瘀，瘀阻乳腺而成肿块，而且肝之疏泄失常也可影响冲任气血的条达。因此，乳腺疾病种种，或热或寒，或痰或瘀，或虚或实，总由气机失调所致。

在乳房病的治疗中必须重视疏通气机。《素问·六微旨大论》曰："出入废则神机化灭，升降息则气立孤危。"《外证医案汇编》明确指出"治乳症，不出一气字足矣""若治乳从一气字著笔，无论虚实新久，温凉攻补，各方之中，夹理气疏络之品，使乳络舒通……自然壅者易通，郁者易达，结者易散，坚者易软"。

肝胆气机不能宣达，导致机体气血津液代谢失调，痰浊瘀湿等内生而滋生乳房疾病。治宜宣畅肝胆气机，鼓舞人体正气，常以小柴胡汤加减。临床常加陈皮理气醒脾；茯苓、薏苡仁渗湿和胃；太子参、白术强健脾之运化以绝生痰之源，共奏和胃健脾安中之功。若痰湿重者，可加苍术、厚朴、瓜蒌；肝胆气郁甚者，可加青皮、川楝子、枳壳；热盛者，去大枣、生姜，加蒲公英、栀子、生石膏等。总之，小柴胡汤体现了仲景重在调畅肝胆脾胃气机，顾护人体后天，扶正祛邪的治则。因此，大凡因肝胆枢机不利，脾胃升降失和所致的乳房疾病都可以用小柴胡汤为基本方加减进行治疗。例如，乳腺癌手术后患者，或因手术损失气血，或因化疗、放疗耗气伤津，表现为神疲乏力、心烦不爽、潮热易汗、手足不温等，理应补益扶正，但不一定皆获良效。此时除须明辨寒热虚实外，更应考虑到患者知晓病情后的精神创伤导致肝气郁结，一系列西医治疗又会加重气机的郁结或紊乱。因此，须先施以小柴胡汤开郁以调畅肝胆脾胃气机，否则可能诸症不减，反增胸闷、纳呆、便溏、苔腻等。

总之，学习运用小柴胡汤，要理解张仲景的组方意义，即使枢机和畅。"虽然治在肝胆，但又旁顾脾胃；虽然清解邪热，而又培养正气，不通过汗、吐、下方法，以达到去邪目的"。临证时不论病证如何复杂多样，必须细察病机关键，分清主次，施治有序，以求良效。

王 怡（岳阳中西医结合医院）

小柴胡汤乃汉代张仲景所创制，被后世称为和解剂的主方。柯韵伯喻之为“少阳机枢之剂，和解表里之总方”，由柴胡、黄芩、人参、甘草、生姜、大枣、半夏七味药物组成。该方组方严谨，用药配伍精当。方中一寒一热，一表一里，一升一降，相互依存，相互制约，达到和解少阳、疏畅气机、调节升降、宣通内外之目的。通过如此配伍，本方的作用特点可概括为五个方面：一是扶正祛邪，鼓邪外出；二是和解表里，清解半表半里之邪热；三是既能调和脾胃，又能疏利肝胆；四是调节人体气机的升降出入；五是一方面增强透邪外出之力，另一方面预防邪陷太阴之变。全方祛邪以扶正，扶正以祛邪，体现了辩证的统一。这些从本质上说即是阴阳的自和。正如仲景所云“阴阳自和必自愈”。在此基础上从古至今众多医家提出了小柴胡汤为和法代表方剂，后世医家又在这基础上各有延伸，扩张了和法的含义。

一、和解法的概念及其实质

《伤寒论》中虽未明确提出和解法，但少阳病篇中，已寓和解法内容。金·成无已在全面分析少阳病的基础上，悟得仲景用药之匠，倡言诸法之外，尚有和解一法，并将小柴胡汤定为和解主剂。《注解伤寒论》：“太阳转入少阳——邪在半表半里之间，与小柴胡汤以和解之。”《伤寒明理论》：“伤寒邪气在表者，必渍形以为汗，其于不外不内，半表半里，既非发汗之所宜，又非吐之所对，是当和解则可矣。小柴胡汤为和解表里之剂也。”

和解法适用于各种致病因素损及少阳，致使枢机不利而产生的一系列病证。《伤寒论》对少阳为病所产生的机理曾做精辟的概述：“血弱气尽，腠理开，邪气因入。与正气相搏，结于胁下。”正邪分争，血弱气尽，说明气血已虚，正气不足，其病势邪微正虚。邪微则不能胜正而深入里，正虚又不能胜邪而驱之出表，故病驻于半表半里。邪独胜时恶寒，正抗邪时则发热。故寒热往来，休作有时，仲景将这种邪正僵持之局概括为“正邪分争”。概而括之，少阳病证病机为正邪分争。病性介于虚实、寒热之间，病位介于表里之间。在此情况下，治疗既不可单清，又不可单温，既不能纯补，又不能纯泻。只有致力于少阳枢机不利，以和解为法。仲景以整体观念为指导，将少阳生理病理特性作为基础，紧紧把握少阳病证枢机失运之病变核心，创立小柴胡汤和解少阳，斡旋气机，使表里内外皆通，通过同步调节的作用达到整体的协调。

任何病证都是病理矛盾之反应，解决疾病的方法和手段各不相同，有针对矛盾的一方面加以解决者，有针对矛盾的两方面或多方面进行解决者，有的采取峻猛手段，有的采用和缓手段，如汗、吐、下法，大都是针对病邪，采用强有力手段治病的方法。而和解法不同于汗、吐、下等法专事攻邪。也异于祛痰法、化瘀法有明确的病理产物可除，更不同于补法从补益气血阴阳着手，而是针对“半表”与“半里”“寒”与“热”“邪”与“正”等矛盾双方，采用和缓手段治病。小柴胡汤方中阴药与阳药并用，表药与里药并用，寒药与热药并用，这种既对立又和缓的药物组方之法，体现了和解法实质在于它的和缓性和对立统一性。

二、和法在常见肾系疾病中的运用

1. 慢性肾功能衰竭

慢性肾功能衰竭是临床常见病，是各种慢性肾脏疾病病变持续进展的最终结果，因病死率高、并发症多、病情复杂、治疗棘手，所以众多医家都非常重视慢性肾衰竭的早、中期预防及治疗。慢性肾衰竭的早、中期，证多为本虚标实。本虚表现为脾肾气虚，或肝肾阴虚，或气阴两虚。但同时不同程度地存在着少阳枢机不利，三焦气化受阻，脾胃升降乖逆，气血运行失畅，从而导致浊邪（水湿、瘀血）壅阻。但欲补其虚，但虚不受补，补而助邪。若单用攻法，又易克伐正气，易犯“虚虚之戒”。为了解决扶正与祛邪的矛盾，根据该病的病机特点，运用中医理论准确地辨证论治，选用和法为治疗法则，通过疏通调和的治法，来达到祛除病邪，扶助正气，从而延缓其病理进程的目的。当今众多医家采用寒热并用、补泻同剂的和解法更适合本病的病机特点。如此不仅可避免大补大攻致矫枉过正现象，还可更好地稳定肾功能，延缓肾衰竭的病理进程，提高患者的生活质量。

于俊生在治疗慢性肾衰竭时以和解少阳、转运枢机为主，选用小柴胡汤加减。占永力等用和解法方剂（柴胡、黄芩、清半夏、陈皮、茯苓、黄连、生姜、焦大黄、益母草为主，每日 1 剂，水煎服）对 100 例慢性肾衰患者治疗 1 年（配合饮食疗法和西医常规治疗），结果表明其肾衰病程进展较未用和解法治疗前明显延缓，和解法治疗前后的回归系数差异非常显著。认为其机理在于和解法能影响慢性肾衰竭病程进展的诸因素，如高血压、蛋白尿、高脂血症、高凝血症和免疫损伤等。正如清代名医戴新山所云：“寒热兼备之谓和，补泻和剂之谓和，表里双解之谓和，平其亢厉之谓和。”从中我们可以看到和法具有扶正祛邪、调和脏腑偏盛偏衰的作用，尤以和中为优势，因此将和解法运用到慢性肾功能衰竭期或尿毒症期的治疗中，临床上具有缓解病情的效果。

2. IgA 肾病

IgA 肾病，肾活检免疫病理检查在肾小球系膜区有以 IgA 为主的颗粒样沉积，同时伴有系膜细胞增殖、基质增生，临床上以血尿、蛋白尿为主要表现的肾小球肾炎。目前医家比较一致地认为本病虚实夹杂、本虚标实为其病机特点。西医学认为 IgA 肾病发病多与呼吸道与胃肠道黏膜感染有关，来源于黏膜等部位IgA进入血循环、继而IgA-免疫复合物沉积到肾小球系膜区，其免疫学发病机理与中医学理论中外邪致病由表及里的过程极其相似，和解法也是本病十分重要的治法，把治疗的靶点从“里证”——肾脏的病理变化，转移至“半表半里”——血清中异常的IgA。

中医药对本病证治规律的研究被列为国家“十五”攻关项目，陈香梅等采用多中心流行病学现场调查的方法，收集了1016例IgA肾病患者资料，分析结果发现气阴两虚证最多，基本反映了IgA肾病本虚以气虚、阴虚为主，邪实以湿热和血瘀多见的分布特点。可见IgA肾病为本虚标实、虚实夹杂、表里同病的病证。既然IgA肾病的病机是本虚标实，那么在治疗时就不能只顾一端，而是应当谨守病机，照顾全面，斡旋气机，和解表里，疏解少阳，燮理升降，使表里内外皆通，通过同步作用达到整体的协调，避免大补大攻致矫枉过正，才能取得比较满意的临床疗效。和解法对组方有着很高的要求，配伍精当，制方严谨，最能体现中医治法的特色，重视和解法在IgA肾病中的应用，无疑对提高本病的临床疗效具有十分重要的意义。

黄文政教授认为IgA肾病既有脏腑功能的衰退，又有气、血、水等物质代谢的失调，同时还有湿热、瘀血等病理产物的蓄积，治疗以疏利少阳为主，融益气养阴、清热利湿、解毒泄浊、活血化瘀为一体，创制肾络宁，方用柴胡、黄芩、女贞子、生黄芪、山楂、侧柏叶、地锦草、蛇舌草治疗IgA肾病。研究发现肾络宁能明显降低IgA肾病大鼠降低尿蛋白，具有保护肾小管间质、调节细胞外基质代谢、抑制肾小球系膜细胞增生等作用，是治疗IgA肾病的有效方药。黏膜方是全国名老中医彭培初教授运用和解法，师其法而不泥其方，在小柴胡汤基础上加减衍化出的方剂。该方组成为柴胡、黄芩、党参、黄芪、玄参、知母、连翘、制大黄，具有和解清热的作用。动物实验和临床试验研究证实了该方能有效改善IgA肾病患者和IgA肾病实验小鼠尿蛋白和尿红细胞，并减轻实验动物肾组织中系膜细胞和系膜基质增生；能减轻SEB通过胃肠黏膜免疫途径诱发实验性IgA肾病模型小鼠的空肠黏膜炎症，抑制肾脏IgA沉积，说明其治疗IgA肾病机理可能通过保护肠道黏膜，减轻黏膜免疫炎症反应，抑制IgA免疫复合物沉积至肾小球系膜区，从而减轻了IgA免疫复合物与系膜细胞（MC）结合后触发的MC活化与增殖、系膜基质增生。

3. 泌尿系感染

泌尿系感染是临床常见病、多发病，陈亦工等以小柴胡汤加减治疗肾盂肾炎200例，临床收到满意效果。孔宪辉等认为肾盂肾炎多由湿热蕴结少阳，影响膀胱气化失司所致，用小柴胡汤合八正散加减治疗少阳郁热型肾盂肾炎，疗效确切。而对于中老年女性，泌尿系感染易反复发作，遇劳即发。中老年女性年届“七七”肾气渐衰，冲任亏损，经血不足，天癸将竭，人体调节阴阳平衡的功能减退，肾气不足易招致邪毒感染，湿热毒邪又损伤肾气，导致病情迁延难愈，反复发作。往往既有正虚又有邪实。

因此，肾虚易感，循环反复，是本病难以根治之症结所在。我们在治疗时应当谨守病机，照顾全面，通过同步扶正祛邪以达到整体和谐，从而充分体现中医和法的精妙之处。正如张景岳在治疗上以辨证论治为原则，指出"热者宜清，涩者宜利，下陷者宜升提，虚者补阳气，不固者宜温补命门"，充分体现了广义的"和"法。

和法的发展，是在长期医疗实践中，根据临床治疗的需要，不断发展完善起来的一个独特治法，对复杂疾病的治疗具有重要意义。如何进一步发掘中医"和"法的理论内涵，为中医临床应用和法治疗多种慢性病取得更好疗效，解决临床疑难病症治疗开辟新的途径，也为中医整体调节的特色和优势提供临床依据，将会有更积极的意义。

参考文献

[1] 达南. 小柴胡汤临床应用体会[J]. 新中医，1989（2）：19.

[2] 王停，王臻，荆鲁. 小柴胡汤组方机制探讨[J]. 河南中医药学刊，1999，14（5）：6.

[3] 李勇枝. 和解法析[J]. 甘肃中医学院学报，1990，7（4）：31.

[4] 于俊生. "和法"在慢性肾功能衰竭治疗中的应用[J]. 江苏中医药，2007，7（39）：6.

[4] 占永力，周静媛，霍保民. 和解法对延缓慢性肾功能衰竭病程进展的研究[J]. 中国中西医结合杂志，1995，2（15）：71.

[6] 顾向晨，王怡，卢嫣. 和解法在IgA肾病中应用的思考[J]. 上海中医药杂志，2008，42（11）：90.

[7] 陈香美，陈以平，谌贻璞，等. 286例IgA肾病中医辨证与肾脏病理关系的多中心前瞻性研究[J]. 中国中西医结合杂志，2004，24（2）：101.

[8] 刘育军，王惠君，朱小棣，等. 肾络宁对实验性IgA肾病模型大鼠肾小管超微病变的影响[J]. 山东中医药大学学报，2003，27（1）：68.

[9] 刘育军，彭文，王惠君，等. 肾络宁对IgA肾病大鼠肾间质细胞外基质代谢的影响[J]. 天津中医药，2006，23（2）：112.

[10] 王惠君，刘育军，朱小棣，等. 肾络宁对实验性IgA肾病大鼠IL-10及其mRNA表达的影响[J]. 湖北中医杂志，2004，26（7）：8.

[11] 须冰，卢嫣，刘育军，等. 黏膜方治疗IgA肾病的临床研究[J]. 上海中医药杂志，2009，43（10）：17.

[12] 卢嫣，岑洁，王怡. 黏膜方对IgA肾病小鼠免疫学机制的影响[J]. 中国中西医结合肾病杂志，2009，10（3）：207.

[13] 陈亦工，陈强，陈萌. 小柴胡汤治疗急性肾盂肾炎200例[J]. 国医论坛，2000，3（15）：9.

[14] 孔宪辉. 中医药治疗肾盂肾炎[J]. 长春中医药学报，1994，9（10）：22.

郝万山评按

第二批优才研修项目策论《张仲景小柴胡汤运用发微》的21篇论文，反映了优才学员把小柴胡汤及其类方用于治疗全身多系统多方面疾病的思考和验证，理论依据充分，实践验证翔实，可谓深得小柴胡汤及其类方应用的要旨。

湖南朱莹的论文，首先分析了小柴胡汤的主证，文献收集全面，分析有理有据。少阳病的发热特点，除往来寒热外，还有持续发热，如“头痛发热”“呕而发热”皆属持续发热，这是热郁胆腑所致，文中有所忽略。对小柴胡汤和法进行的临证探微，甚是精彩。引用戴天章所言“寒热并用之谓和，补泄和剂之谓和，表里双解之谓和，平其亢历之谓和”，来阐述广义和法的含义，并进而发挥，小柴胡汤并非仅为和解少阳而设，如能用得当，从调和寒热，到调和脏腑，再到调和气血，最后上升到调和阴阳的高度，对于常见病及疑难杂症，无不应手取效。用其调和寒热的作用，加减治疗反复咳嗽、咳痰、发热。用其调和脏腑的功能，选大柴胡汤治疗真实假虚之腹泻，选柴胡桂枝干姜汤治疗每日下午恶寒发热，伴腹痛、便溏。用其调和气血的功能，选小柴胡汤治疗外伤后头痛。用其调和阴阳的功能，选柴胡加龙骨牡蛎汤治疗心悸、不寐等。皆收到出奇制胜的效果。

上海顾耘的论文，首先查文献发现小柴胡汤广泛应用于临床各科和各系统疾病，所述小柴胡汤的作用具有“和解少阳、通利三焦、疏肝利胆、调理枢机，融辛开苦降、寒温并用、补泻同施于一方”，并分别阐述了这些作用的理论与临床依据，确切而精当。关于小柴胡汤煮后去滓再煎的作用，引用研究文献表明，煎煮30分钟其作用主要是解热、抗炎、抗菌；煎煮50分钟，除以上作用外，还具有抗肿瘤、抗病毒、抗硬化、抗溃疡、抗自由基、抗精神失常、增强免疫力，以及利胆保肝等作用。这对理解仲景要求煮后去滓再煎，有一定启发。用小柴胡汤加减治疗肝郁犯胃的呕吐案，少阳风火上扰的耳鸣耳聋案，肝阳上扰的眩晕案，寒热交替持续不退案，痰火犯肺的久咳案，肝胆气郁兼脾胃湿食痰郁滞的泄泻案，皆应手而愈。结语中关于用小柴胡汤“治疗外感，重在和解少阳、疏散邪热；治疗内伤杂病则条达上下、宣通内外、疏利三焦、运转枢机……小柴胡汤是一首运行水火气机的良方，凡是气机不利，水火运行不畅引起的病皆可用本方治疗”，可谓得其要领。

山东王泽颖的论文，从刘渡舟老师所言“小柴胡汤擅开肝胆之郁，故能推动气机而使六腑通畅，五脏安和，阴阳平衡，气血调谐”中受到启发，认为小柴胡汤主治功能虽多，但和畅枢机当为其主要方义，尤其擅开肝胆之郁，故解郁之功甚捷，并用于治疗多脏器的病症，皆获佳效。如用小柴胡汤和解枢机、宣畅少阳的作用，治疗抑郁症兼月经紊乱。用小柴胡汤疏肝解郁、疏木生火的功能，治疗冠心病、心前区疼痛，心悸、胸闷。用小柴胡汤疏肝利胆、调和脾胃的功能，治疗十二指肠球部溃疡伴幽门不全梗阻。并总结出小柴胡汤之证治，除少阳病之外，涉及内、外、妇、儿各科，上可及头目，下可达血室、膀胱，外可解太阳之表，内可和阳明之里。理解深刻，应用灵活。

浙江陈永灿的论文，开宗明义便提出：临证运用小柴胡汤，不能仅盯着小柴胡汤证的几个症状，而应通过研读《伤寒论》有关条文，从更高的境界来解读仲景临证思维的内核，从更宽的视野来看待小柴胡汤的治疗作用，把小柴胡汤用深、用广、用活。对于“伤寒中风，有柴胡证，但见一证便是，不必悉具”的解读，在引用了他人的辨析之后，认为这是“仲景举小柴胡汤之例示人，强调临证要善于抓住辨证要点，准确分析判断病情，找出疾病病机的本质，以迅速有效地给予施治用药，这体现出仲景辨证论治指导临床的思维内核”，可谓深得仲景学术的要领。举病人晚上肚皮怕冷，多盖被子，又觉烦热，再掀被子，掀了又冷，再盖，再热，再掀……如此折腾不已，并伴五更泻，久治无效。分析认为冷热交替类似往来寒热，此即但见一证，遂用小柴胡汤合白术芍药散和解少阳，疏木扶土，怪病霍然而愈。进一步强调，由于少阳经络和脏腑及其与人体各组织器官的广泛联系，由少阳病变引发的疾病更为复杂多样，如邪入少阳经脉，则局部气血郁滞；少阳枢机不利，则气机升降紊乱；肝胆疏泄不畅，则脾胃消化障碍；三焦决渎失调，则水液代谢失常；胆惊气失条达，则决断神识不安等，症状千变万化。小柴胡汤证绝非只有“四个主证”或“或为之证”。因此，“但见一证便是”的“一证”，既可以是仲景罗列的症状，也可以是后世新发现的病症，只要反映小柴胡汤证“失调”的病机本质，即可投小柴胡汤“和调”之。这就是张仲景圆机活法治疗思想的精髓所在。举渗出性胸膜炎后遗顽咳，创伤应激障碍所致神呆昏厥，均用小柴胡汤和调取效，拓宽了小柴胡汤临床运用范围，颇能启迪读者。

福建万文蓉的论文，对小柴胡汤方义的分析细致精当，对《伤寒论》关于小柴胡汤适应证的概括全面公允。用小柴胡汤开郁结、通阳气的功能治抑郁、治阳痿，用小柴胡汤和枢机的功能治疗诸多内伤杂症，皆有深刻体会。

海南徐比萍的论文，归纳了仲景运用小柴胡汤的范围，认为小柴胡汤以和解之功，上可及于头目，中可见于胸胁，下可达于血室，外可解太阳之表，内可和阳明之里，在临床上应用范围甚广。综述了现代应用小柴胡汤的范围涉及消化、呼吸、循环、神经、泌尿生殖、内分泌、皮肤、妇产、五官等多系统及多科的病症，对肿瘤防治、调节免疫皆有确切疗效。并举自己临床用小柴胡汤治疗顽固性头痛、呃逆、失眠、抑郁等说明其功效是多维的，将其限定于少阳病的使用范围，甚至将少阳病与小柴胡汤证等同的做法，都是不可取的，确有见地。

河南郭琳琳的论文，认为少阳的生理特点是阳气始生，正气偏弱；疏利气机，通调水道；三阳离合，少阳为枢。进而对《伤寒论》少阳病的病机、治法、小柴胡汤方义做了解析，随后论及张仲景运用此方的范围，皆平正公允。所举用小柴胡汤治疗眩晕案、胸痹案、咳嗽案，分析透彻，用药精当，出奇制胜。结语所论“小柴胡汤有寒温并用、攻补兼施、升降协调之效。外证得之，和解少阳，疏散邪热；内证得之，则疏利三焦，条达上下，宣通内外，运转枢机”，切中肯綮。

河南康进忠的论文，从定位、辨证、审时三个方面来分析小柴胡汤的应用。在定位方面，阐述了胆腑胆经、三焦三焦经的功能与循行，并举用小柴胡汤加减治疗双耳后疼痛案例，说明定位之重要。在辨证方面，强调要明确小柴胡汤适应证的脉证表现，并举头晕失眠、注意力不集中的案例作佐证。在审时方面，阐述了十二时辰配属十二经脉的子午流注纳支法，并举小柴胡汤治疗夜间频发室性早搏的案例，说明审时的重要。可谓别开生面。结语中对少阳病欲解时、六经病欲解时和子午流注纳支法的关系，提出了自己的见解，并提出值得继续深入研究的建议。

山东王兴臣的论文，对“但见一证便是，不必悉具”的解析认为，仲景强调的重点是“不必悉具”，就是说，在少阳枢机不利证的情况下，不必拘泥于某一个“证”，只要出现小柴胡汤证候中的一个或数个，就可以用小柴胡汤散热解郁，枢转少阳。推而广之，不仅仅是外感表证，其他杂病中，如出现柴胡汤证，符合少阳枢机不利的病机特点，都可以考虑用小柴胡汤。还认为生姜、大枣、甘草、人参调和胃气、扶助正气，以防止邪气内入，符合仲景所讲“见肝之病，知肝传脾，当先实脾”之要旨，实存治未病之思想。所举用小柴胡汤治疗顽固性口苦案，咳喘伴冷热交替案，皆体现了“但见一证便是”的灵活应用，临床功底深厚。

江苏盛梅笑的论文，分析了小柴胡汤的组成和方义，全面阐述了《伤寒论》中小柴胡汤的适应证，对小柴胡汤方后药物加减应用机理的解释细致入微。继而从慢性肾衰的病机特点、慢性肾衰与少阳三焦病变的关系、慢性肾衰治以和解法的原理三个方面论及小柴胡汤治疗慢性肾衰的机制，很有见地。随后又从和胃降逆治呕吐、疏利三焦治水肿、清泻胆火治神昏、调理肠腑治便结、扶正祛邪治外感五个方面，阐述了运用小柴胡汤化裁治疗慢性肾衰常见证候的临床应用，有理有据，疗效可靠，堪称佳作。

江西张光荣的论文，罗列了《伤寒杂病论》有关小柴胡汤的论述，分析了其组成和功效。随后在分析其加减和归纳其分类方面，高屋建瓴，把控全局。在谈及小柴胡汤和少阳病的关系时说，小柴胡汤是少阳病的常用主方，但不能将小柴胡汤定格只治少阳病，原著中就有治疗热入血室、产后郁冒、瘥后发热等，后世的应用更广；同样，也不是少阳病都可用小柴胡汤，如少阳焦膜病变中“水结胸的十枣汤证”“水邪郁火的诸痞证”“水火交结的结胸证”，均非小柴胡汤所能，思路清楚，泾渭分明。

四川常德贵的论文，从分析小柴胡汤在《伤寒杂病论》中应用的原文入手，认为小柴胡汤的功用极为广泛，实非少阳一病所能概，而为“半表半里”也。随后阐述了半表半里一词的起源和含义，认为邪正交争之所并非一半表证，一半里证，而是不表不里，介于表里之间，这种不在表也不在里的病位概念，乃为八纲概念，而非脏腑经络概念。排除表证之皮肤、腠理、肌肉、筋膜、骨膜、骨骼，里证之脏腑、骨髓，余下表里之间之腔隙乃半表半里也。进而用半表半里的概念解释了《伤寒论》中小柴胡汤适应证的病机，可谓别开生面，匠心独运。并用小柴胡汤治疗急性肾小球肾炎验案来佐证自己的观点。

江西肖纯的论文，在归纳解析了《伤寒论》应用小柴胡汤的原文后，认为无论太阳、阳明、少阳、厥阴，还是各科杂症，凡见小柴胡汤证皆可使用之，并非只为少阳一病而设。在分析过小柴胡汤的方义后，认为小柴胡汤在热病中可清热；在六经病中可和解；在郁证中可理气解郁；在虚证中可扶正祛邪；若加入行气活血药，又可行气活血；加入生津养阴药，又可清热益气养阴；加入利水药，又可行气利尿；加入温阳药，又可益气通阳。还认为小柴胡汤类方可以调整人体肝、心、脾、肺、肾等所有五大系统疾病。可谓见解深刻。用小柴胡汤加减治疗咳嗽胸闷案、腮腺炎案，体现了作者临证功底深厚。

河北张军的论文，对小柴胡汤的组成功效解析平正公允，对小柴胡汤在《伤寒杂病论》中应用主证进行了全面归纳，并对其病因病机进行了深入细致的阐释。对小柴胡汤方后加减法的分析及类方功效和应用的解读，准确恰当。运用小柴胡汤治疗甲状腺疾病是其亮点，在阐述本方治疗甲状腺疾病理论依据的基础上，运用和解少阳、清肝利咽法，治疗亚急性甲状腺炎；运用条达气机、滋阴降火法治疗甲亢；运用疏肝解郁、理气散结法治疗甲状腺结节。谨守气机失调、枢机不利之病机，活用和解少阳、疏肝利胆之大法，发挥三焦通利、气机条达之功效，从而扩展了小柴胡汤临床应用的范围。

上海高建东的论文，认为慢性肾炎在病情胶着时，应用小柴胡汤和解少阳，往往会使病势逆转。首先采用流行病学调查的方法，发现小柴胡汤治疗慢性肾炎为临床所需要。随后通过对《伤寒论》关于少阳病诊断依据的归纳，对时令、地理因素对慢性肾炎病人出现少阳病患病率影响的分析，对慢性肾炎不同本证与少阳病患病率关系的探讨，对少阳病与慢性肾炎近期外感病史关系的研究等，阐释了用小柴胡汤治疗慢性肾炎的理论依据，研究细致深入，匠心独运。继而对少阳病的病机和少阳病与慢性肾炎关系进行了探讨，见解独到。

北京王暴魁的论文，从药证角度研究柴胡在小柴胡汤中的作用及地位，分析如何从临床出发，灵活加减应用小柴胡汤。首先通过经典文献的记载，说明柴胡的功效一是解热，一是通腑。随后收集各家论述、实验研究、临床验证等资料，阐述柴胡这两个作用的确切存在。进而以《伤寒论》应用小柴胡汤的原文为依据，论证了柴胡的这两个作用在小柴胡汤中的体现，由此得出结论，小柴胡汤正是利用了柴胡的解热和通腑功效，才在临床上发挥了重要作用，所以当遇到发热或腑气不通的患者，首先要想到使用小柴胡汤，并进一步阐述了具体的加减应用。可谓别出心裁、另辟蹊径。

中医科学院刘文军的论文，论述用小柴胡汤为主治疗慢性肾衰竭。首先阐述了和解法的概念及其主方，和解少阳法对人体的价值，小柴胡汤和解少阳对肾脏病的意义，以此作为小柴胡汤和解法治疗肾衰竭的理论基础。进而阐述了小柴胡汤为主治疗慢性肾衰竭的思路，是在长期临床实践中逐渐形成的，随着慢性肾病的发展，病人不同程度地存在着少阳枢机不利，三焦气化受阻，脾胃升降乖逆，气血运行失畅，从而导致浊邪（水湿、瘀血）壅阻，正衰邪实，攻补两难。在这种情况下采用寒热并用、补泻同剂的和解法，更适合本病的病机特点。临床研究和实验研究部分，资料翔实，信而有征。

山西马文辉的论文，讨论了和小柴胡汤相关的15个问题，其中不乏众说纷纭，莫衷一是的疑难问题，引用文献翔实，并有独到见解。

辽宁杨秀炜的论文，在阐述了小柴胡汤的组成和方义、少阳的含义、少阳病的成因、和法的含义之后，运用文献综述的方式，记述了小柴胡汤治疗慢性肾小球肾炎、肾病综合征、IgA肾病、泌尿系感染、慢性肾衰竭等肾病的理论与实践，资料翔实。通过运用小柴胡汤加减治疗糖尿病肾病、肾病综合征的案例，说明小柴胡汤治疗肾病有效，信而有征。

上海陈红风的论文，在阐述了小柴胡汤的组成、方义、煎服法、在《伤寒论》中的应用，历代医家关于和解作用的认识后，重点阐述了小柴胡汤在治疗乳房疾病方面的应用，阐明了乳房多种疾病产生的机理，认为小柴胡汤治疗乳腺病的作用关键，是在于疏畅气机、调和气血，可谓思考深入。

上海王怡的论文，谈了和解法的概念及其实质，阐述了和法在治疗慢性肾功能衰竭、IgA肾病、泌尿系感染等肾系病中的应用，用心缜密。

综上所述，21篇策对论文皆能紧扣主题，以经典原文为依据、以中医理论为准绳、以临床实践检验为证据，充分论述了小柴胡汤的广泛运用，颇能启迪学者。

但我认为大家在理解少阳的含义、少阳胆腑及三焦的功能及其对整个人体的影响方面，尚欠一点点火候，所以在评按之后，不揣浅陋，冒昧地将个人的认识附后，以供参考。

一轮红日，把阳光洒满了大地，大地才有了生机盎然千姿百态的生命世界；一息真阳把热能充满了人体，人体才有了生机活泼健康快乐的百岁人生。因此阳气无价，阳气是生命之根，阳气是推动万物生机活跃的原动力。一部《伤寒论》讲的则是人体的阳气和外来的风寒邪气做斗争以及医生如何帮助人体的阳气战胜风寒邪气的历程。《黄帝内经》根据阳气量的多少和运动状态的不同，把阳气分为少阳、太阳和阳明。

春季阳光和煦，阳气弱小，《黄帝内经》称之为少阳、一阳。气温由低渐高，气的运动趋向为展发、展放（热胀效应），因此《素问·四气调神大论》说："春三月，此为发陈。"少阳之气的展发运动，支配着植物的营养向根梢和枝端输送，根须下扎，枝叶上展，这就叫春生。《黄帝内经》就将春季阳气的展发运动命名为木行、木气、木运。

夏季阳光强烈，阳气盛大，《黄帝内经》称之为太阳、三阳。气温持续炎热，气的运动趋向为上升，因此，《素问·四气调神大论》说："夏三月，此为蕃秀。"太阳之气的上升运动，支配着植物的营养向顶端输送，枝叶繁茂，而根须生长减缓，这就叫夏长。《黄帝内经》就将夏季阳气的上升运动命名为火行、火气、火运。

秋季阳光减弱，阳气渐少，《黄帝内经》称之为阳明、二阳。气温由高渐低，气的运动趋向为内收（冷缩效应），因此，《素问·四气调神大论》说："秋三月，此为容平。"阳明之气的内收运动，支配着植物的营养向种子、果实内贮藏，种子成熟，果实饱满，而根须和枝叶干枯，这就叫秋收。《黄帝内经》就将秋季阳气的内收运动命名为金行、金气、金运。

《灵枢·顺气一日分为四时》说："以一日分为四时，朝则为春，日中为夏，日入为秋，夜半为冬。"于是便把寅卯辰（3—9点）名为少阳，巳午未（9—15点）名为太阳，申酉戌（15—21点）名为阳明。

少阳、太阳、阳明这三者对激发万物的生机来说，何者最为重要？毫无疑问，春季的阳光启动了一年的生机，因此就有了"一年之计在于春"的谚语。清晨的太阳启动了一天的活跃，于是就有了"一天之计在于晨"的说法。可见少阳木气的展发对激发推动万物一年或一天生机的活跃最为重要。

《黄帝内经》将人体的胆和三焦命名为少阳，可否认为"一人之计在于胆和三焦"？舒达振奋胆和三焦，调畅其气机，能否促进全身生机的活跃，从而用于治疗全身的病痛呢？

足少阳胆腑附于肝，有藏精汁、主疏泄、主决断、寄相火四大功能，其阳气不亢不烈，如日初出，因此称少阳、一阳，后世医家甚至称其为小阳、稚阳、嫩阳、幼阳，温煦长养，激发推动全身的生机，应时于春三月和一天的寅卯辰。其藏精汁和主疏泄的功能正常，则胆汁的贮藏和排泄有规律，于是阳明胃气可降，太阴脾气可升，里气调畅。其主决断、主疏泄、寄相火的功能正常，则此人处事果断而少犹疑，精神愉快而少抑郁，身心放松而少焦虑，思维敏捷而少迟钝，这显然和人的精神情绪、心理状态、学习工作效率有密切关系。其主疏泄和寄相火的功能正常，则此人五脏六腑气机调畅，全身代谢旺盛。于是《素问·六节藏象论》说"凡十一脏取决于胆也"，五脏加六腑合起来为十一个脏器，十一脏各自有各自的生理功能和代谢特征，但它们的功能和代谢要活跃起来，必须依赖少阳胆腑一阳之气的激发、推动和促进。可见少阳胆腑的功能关乎五脏六腑生机的活泼、功能的活跃。

手少阳三焦为何物？三焦是水火气机的道路，是气化的场所，是元气之别使，内寄相火。在当代究竟应当如何理解古人这些话的含义？我们从研究"焦"字的本义入手。焦字的篆书有两种写法，一是上面一个"鸟"字，下面一个"火"字；二是上面三个"鸟"字，下面一个"火"字，就是用火烤鸟的意思，鸟被火烤熟了。所以"焦"字的本义就是烧烤、燃烧的过程，也就是氧化反应的过程。正如东汉·许慎《说文解字》说："焦，火所伤也。"元·戴侗《六书故》说："焦，燔之近炭也。"物体通过燃烧发出光和热，我们人体所需要的热能，则是通过体内营养物质的燃烧，就是氧化反应来获得。这种"燃烧"，这种氧化反应的过程就是"焦"的过程。这个"焦"的过程是在什么地方发生的呢？是在每一个细胞、每一块组织、每一个器官中发生的。而"三"有多的意思，所以就可以将"三焦"理解为人体多处具有物质代谢、热能交换、氧化反应的场所，当然也包括还原反应。因此就可以说，表里内外、上下左右皆有"焦"，人身处处是三焦，人身无处不三焦。当然"三"也可以指具体数字三。上焦如雾，宣五谷味，熏肤、泽毛、充身，若雾露之溉，是指上部心肺的代谢特征，布散水谷精微，就像布散雾露一样。中焦如沤，是指中部脾胃的代谢特征，就像发酵池一样，腐熟水谷，泌别清浊。下焦如渎，是指下部膀胱结肠的代谢特征，就像下水道、污物处理厂一样，排除废水，排泄污物。上中下三个部位的代谢特征合起来也叫"三焦"。可见三焦并不是一个局部的实体解剖学器官，而是物质代谢、氧化反应甚至包括还原反应在内的功能代称。所有的物质代谢都是以水为载体的，所以三焦必然是水的道路。在物质代谢、氧化反应的过程中，必然要释放出热能，也就是阳气，也称火、称元气，所以三焦是火的道路，是元气之别使，内寄相火。这些代谢和反应的过程古人用"气化"一词来概括，所以三焦便有了主持气化的功能。毫无疑问，三焦调畅，表里内外物质代谢、能量交换转化和输布、氧化还原反应皆畅达。

天气影响人的身心感受。当阳光明媚，空气清新，温度湿度适宜时，人则神清气爽，精力充沛，心情愉悦，思维敏捷。当乌云密布，雾霾弥漫，温度高湿度大时，人则呼吸不畅，心慌心悸，烦闷难耐，焦虑抑郁，疲乏无力，效率降低。当三焦气机不畅时，必然会出现水液代谢失调，进而就会导致痰饮水湿内生，这就像天地间乌云密布、雾霾弥漫一样，阳光很难照进大地，人的情绪就难以愉悦，人的身体就难以舒畅。所以三焦是人体自己的天空，三焦不畅，代谢障碍，就会导致全身不爽，精神不振，情绪不稳，心神不安。

至此我们就可以认识到，人体少阳木气（胆和三焦）的展发，对肝气的疏泄，脾胃的升降，心阳的振作，肺气的宣降，肾气的藏泄，表气的布达，里气的疏通，细胞的代谢，能量的合成、输布和利用，情绪的稳定和舒畅，乃至整个人体生机的活跃，都有着调节控制、激发推动作用。所以，《素问·阴阳离合论》说"少阳为枢"，犹如合页和轴承，主管着整个门扇的开合和车轮的转动。于是舒达少阳法就可以调控全身、治疗全身的病证，这就是治疗少阳病的主方小柴胡汤及其类方，可以广泛应用于治疗全身病证的原理所在。另外在大家的策论里，关于胆经和三焦经与人体的广泛联系，谈得都很到位，我这里就不再赘述了。

从《金匮要略》肾气丸的运用论异病同治

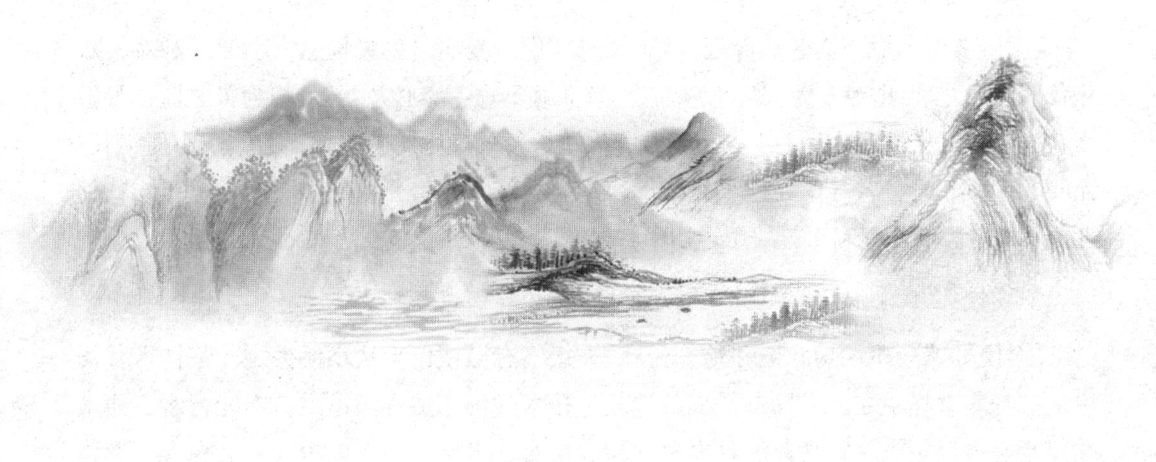

马鸿斌（甘肃中医药大学附属医院）

“异病同治”是指不同的疾病，若促使发病的病机相同，可用同一种方法治疗。例如，脾虚泄泻、脱肛、子宫脱垂等，就是不同的疾病，通过辨证，如果俱属中气下陷的，都可用补中益气的方法治疗。

笔者通过学习《金匮要略》发现，张仲景运用肾气丸治疗不同的疾病并不仅是指发病的病机相同，即可用同一种方法治疗，而是要方药均相同，包括药物的剂量搭配也应相同。兹浅论如下：

一、《金匮要略》肾气丸所治病证

1. 脚气

脚气是指病自脚起，以脚软弱，或脚肿、麻木，或不肿而麻木、酸软无力为主要表现的病症。多因血气虚弱，风寒湿邪或风湿热邪侵袭；或嗜食肥甘厚味，湿热内蕴所致。《诸病源候论·脚气肿满候》认为：“此由风湿毒气，搏于肾经，肾主于水，今为邪所搏，则肾气不能宣通水液……致水气壅溢腑脏，浸渍皮肤，故肿满也。”说明肾气虚也是脚气发病的原因之一。故对由此所致者当以肾气丸为主，温补肾气、化气利水。亦即《金匮要略·中风历节病脉证并治》所言：“崔氏八味丸：治脚气上入，少腹不仁。”

2. 虚劳腰痛

《金匮要略·血痹虚劳病脉证并治》云：“虚劳腰痛，少腹拘急，小便不利者，八味肾气丸主之。”虚劳多为久病不愈而发，“久病不愈，穷必及肾”，腰为肾之府，肾虚腰府失养，故见腰痛；肾主水，与膀胱相表里，肾气虚则膀胱气化无力，则小便不利；元阴元阳藏于肾，肾气虚元阳不足，虚寒中生，寒主收引，故见少腹拘急。八味肾气丸能补肾壮腰、化气利水，故用之切中肯綮。

3. 痰饮

《金匮要略·痰饮病脉证并治》云：“夫短气有微饮，当从小便去之，苓桂术甘汤主之；肾气丸亦主之。”丹波元简谓：“盖苓桂术甘汤，治胃阳不足，不能行水，而微饮停于心下以短气；肾气丸治肾虚而不能收摄水，水泛于心下以短气，必察人之形体脉状，而为施治，一证二方，各有所主，其别盖在于斯耶。”可见，肾气虚水无所主，停而为饮，治之之法当分别其病机属中阳不运或下焦阳气亏虚之不同，或温阳健脾、化气利水，或温肾蠲饮、化气利水，使饮邪从小便而去。

4. 消渴

《金匮要略·血痹虚劳病脉证并治》云：“男子消渴，小便反多，以饮一斗，小便一斗，肾气丸主之。”肾内寓真阴真阳，若摄生不慎，精气溢泻，肾气衰微，不能蒸腾气化，津不上承，故见消渴多饮；肾气虚不能固摄则小便反多。治之当以肾气丸补肾益精、化气生津，肾气复则蒸腾气化如常，消渴自止，小便自如。此虽名男子消渴，然对女子亦可如法施治，万不可拘泥于此而贻误病情。

5. 妇人转胞

《金匮要略·妇人杂病脉证并治》云：“问曰：妇人病饮食如故，烦热不得卧，而反倚息者，何也？师曰：此名转胞，不得溺也。以胞系了戾，故致此病。但利小便则愈，宜肾气丸主之。”饮食如故，说明病不在脾胃；肾气虚，膀胱气化不利，则小便不利；肾为气之根，下元亏虚，虚阳上越则烦热、倚息不得卧；肾气丸补肾气之不足，使浮越之虚阳归位，则诸证可消。

由上可看出，张仲景之所以运用肾气丸治疗脚气、虚劳腰痛、痰饮、消渴、妇人转胞，关键在于其病机均为肾气亏虚，气化不利，因此，不论其临床表现如何，关键在于把握其病机是否为肾气虚。

二、《金匮要略》肾气丸配伍特点

肾应北方坎卦，主藏精生髓，为先天之本、元气之根、水火之脏。火居水中，蒸腾气化，温煦脏腑，则五脏元真通畅，人即安和。因此，清代著名医家郑钦安说：“坎中一丝真阳乃人身立命之本。”然水则防其泛滥，火则防其炎上；若水盛则真火衰微而不能蒸腾气化；火炽则真水耗竭而不能固摄真阳；如此则肾不能主水、藏精生髓，五脏皆衰，元气亦消亡而生命不永。

肾气丸由干地黄八两，山药、山茱萸各四两，茯苓、牡丹皮、泽泻各三两，桂枝、附子（炮）各一两组成。全方阴药六而阳药仅二，诸药配伍，恰似坎卦一阳爻居两阴爻之中，取象于火涵水中，藏而不露，正符合阴平阳秘之象；如此则能使阴阳和合，生生不息，保身长全。其着眼点在于“少火生气”，正如柯琴所谓：“此肾气丸纳桂附于滋阴剂中十倍之一，意不在补火而微微生火，即生肾气也，故不曰温肾而名肾气。”

再从诸药来看，干地黄“禀太阴中土之专精，兼少阴寒水之气化”，用八两取“下焦如权，非重不沉”之意，直入下焦补肾水而固真火，壮水之主，以制阳光；山药“气味甘平，始出中岳，得中土之专精，乃补太阴脾土之药”，能厚土而伏火，防其炎上；山茱萸“禀厥阴少阳木火之气化”，补肝体而助肝用，肝气旺则五脏六腑皆春，生机盎然；茯苓“本松木之精华，借土气以结成，故其味甘平，有土位中央而枢机旋转之功”，泽泻“气味甘寒，能启水阴之气上滋中土”，如此则土不燥而能运化水谷精微；丹皮“气味辛寒，盖禀金水相生之气化”，犹如积雪坚冰覆于大地，使阳气潜藏于地下，来年能更好地生发，寓瑞雪兆丰年之意；桂枝“凌冬不凋，气味辛温，其色紫赤，水中所生之木火也”，附子“味辛性温，生于彰明赤水，是禀大热之气，而益太阳之标阳，助少阳之火热者也”，二药小其量而用之，补坎中一丝真阳，取“少火生气”之意。综观全方配伍，独具匠心，寒热适度，轻重得宜，使中土得运，肝气左升，肺气右降，心肾相交，恢复人体一气周流、气机升降之圆运动。

由此可见，仲景立法用药，不但重视切合病机，而且药物的选择、剂量的搭配也十分讲究。故张元素说：“仲景之药为万世法”。

三、后世对“异病同治”的认识

随着时代的发展和西医学理念的影响，后世对仲景方的使用完全违背了其宗旨。不仅用方不遵古方原量，对“异病同治”的理解也与经旨越离越远。如明代著名医家李时珍认为“古之一两，即今之一钱”，被后世医家奉为圭臬，从而使仲景方疗效大打折扣。近代有些人更是把经方拆得七零八落、支离破碎，我们往往可以看到诸如以小柴胡汤或桂枝汤等加减治疗多种疾病的报道，被冠之以“异病同治”，但仔细分析小柴胡汤加减方中只有柴胡、黄芩两味药，以桂枝汤加减方中也只有桂枝、芍药。再仔细分析全方功效，丝毫与此两方原功效无关。这样做的结果只有一个，那就是使中医在人们的概念中越来越不规范，无规律可循，不可重复，不科学。进而又导致诸多所谓的“有识之士”用西医学理论指导并验证中医，用小白鼠点头证明中医是否科学。这样做的结果，逐渐使中医从治病救人、救死扶伤的主战场沦落为西医的陪衬，被边缘化。

四、个人对“异病同治”的思考

张仲景被历代医家尊为医圣，其《伤寒杂病论》开创了中医辨证论治之先河，被历代推崇为方书之祖，孙奇等“谓活人者必仲景之书也”“施之于人，其效若神”。

笔者认为“异病同治”是指病名虽异，但只要发病的病机相同，即可采用同一种方法和方药治疗，包括药物的剂量搭配也应相同。或许有人认为单凭肾气丸一方不足以证明仲景原意，让我们再来看看小建中汤，本方由桂枝、生姜、炙甘草各三两，芍药六两，大枣十二枚，胶饴一升组成，具有建中培土、调和阴阳的功效，既可治“虚劳里急，悸，衄，腹中痛，梦失精，四肢酸痛，手足烦热，咽干口燥”之证，也可治疗妇人腹中痛属中焦虚寒者。同样，当归芍药散由当归三两，芍药一斤，川芎半斤，茯苓四两，白术四两，泽泻半斤组成，既可治疗“妇人怀妊，腹中痛”，也可治疗妇人杂病之腹中诸疾痛。所以然者，病机相同，故其理、法、方、药均一致。

那么，如果用同样的药物，剂量不同，能否起到同样的作用呢？从对肾气丸的分析可知，如果药物的剂量发生变化，其主治和功效亦随之变化。这一点，我们从张仲景其他方中也可见一端。如小承气汤、厚朴三物汤、厚朴大黄汤均由大黄、枳实、厚朴三味药组成，但方名不同，主治各异。但小承气汤大黄四两，枳实三枚，厚朴二尺，功效泄热导滞、通因通用，主治阳明实热，热结旁流而见下利谵语、潮热等；厚朴大黄汤厚朴八尺，枳实五枚，大黄四两，功效行气除满，泄热止痛，主治阳明热结，气滞不行而见腹痛、腹胀等；厚朴大黄汤大黄六两，枳实四枚，厚朴一尺，功效行气除满、荡涤结滞，主治饮热互结，腑气不通而见胸腹胀满等证。又如桂枝汤由桂枝、芍药、生姜各三两，大枣二十枚，炙甘草二两组成，具有解肌祛风、调和营卫的功效，主治太阳中风；原方加桂枝二两即为桂枝加桂汤，能温养心阳、平冲降逆，主治火针汗后心阳虚损，下焦寒气上冲所致之奔豚；原方加芍药至六两名桂枝加芍药汤，可疏通经脉、缓急止痛，治疗太阳病误下邪传太阴，气血失和而见腹满时时作痛者。

至于以某方加减治疗不同的疾病更不能称为“异病同治”。以小柴胡汤为例，其治疗少阳病经腑受邪，枢机不利证见往来寒热、默默不欲饮食、胸胁苦满、口苦、咽干、心烦喜呕等；柴胡桂枝汤治疗太阳表证未除，邪气又入少阳，并兼太阴表证而见发热微恶寒、支节烦疼、微呕、心下支结等；大柴胡汤治疗少阳不和兼阳明里实或少阳胆腑热实证而见呕不止、心下急，或心中痞硬、日晡所发潮热等；柴胡桂枝干姜汤治疗少阳病兼脾虚津伤而见往来寒热、胸胁满微结、小便不利、渴而不呕、但头汗出等；柴胡加龙骨牡蛎汤治疗少阳病兼表里三焦俱病而见胸满烦惊、小便不利、谵语、一身尽重、不可转侧者。所有这些方剂均为小柴胡汤加减之方，如果把它们看作“异病同治”，显然是不符合经旨的。

总之，张仲景通过对肾气丸的运用，为后世树立了“异病同治”的典范，我们在学习和临床实践中，要严格按照其宗旨辨证论治，立法处方用药，方能效如桴鼓。正如其在《伤寒论》自序中所言：“若能寻余所集，思过半矣！”

陈　慧（义乌市中医院）

东汉医家张仲景所撰《金匮要略》，不但创中医学内伤杂病辨证论治之体系，而且开方剂汤液异病同治之先河。其所创的千古名方肾气丸，充分体现了仲师论病辨证和制方遣药的严谨灵活。笔者重温经典，学习运用仲景方治疗各种疾病，往往应手而效，从而深刻体会到经方的魅力。下面谨就《金匮要略》肾气丸的临床运用，略谈我对“异病同治”的点滴体会，以期阐发仲景原意，灵活运用经方。

一、《金匮要略》肾气丸的作用要点

肾气丸为传世名方，首见于《金匮要略》，又称“金匮肾气丸”“八味肾气丸”“崔氏八味丸”。该方由干地黄（后世用熟地黄）、山药、山茱萸、丹皮、茯苓、泽泻、桂枝（后世用肉桂）、炮附子八味药物组成。其中干地黄八两为君，滋阴补肾，益先天之本；山药、山茱萸各四两为臣；山药味甘平，健脾益气，补后天之本；山茱萸味酸微温，补肝益肾，此即“三补”。泽泻、丹皮、茯苓各三两共为佐药；泽泻甘淡寒，利水渗湿以泻肾浊；丹皮苦辛微寒，以泻肝火；茯苓甘淡平，以燥脾湿，谓之“三泻”。少佐桂枝、炮附子辛散温通，助阳化气。此方补中有泻，泻中有补，但以补为主。全方配伍，寒热并用，水火兼补，燥中有润，补而不燥，滋而不腻，为平和之补剂。从其作用机理来看，滋阴药的数量超出助阳药之上，是寓“阴中求阳，阳中求阴”之意，而非温补肾阳，可见仲景立方本意不在对症治疗，也不在简单补肾回阳以扶阳之不足，而在于填精化气以复肾之气化，从滋阴以敛阳的角度，补纳肾中真阳之气，以恢复其气化功能。诚如清·吴谦《医宗金鉴·删补名医方论·卷二》转引柯琴所言“此肾气丸纳桂、附于滋阴剂中十倍之一，意不在补火，而在微微生火，即生肾气也”。故不曰温肾，而名肾气。正是《内经》所谓“少火生气”之旨，故全方以“肾气丸”名之。笔者认为张仲景立肾气丸的旨意，是调补肾阴、肾阳，以恢复肾气。故组方之意不在壮阳，而在助肾气。

二、肾气丸在《金匮要略》中的应用

仲景论肾气丸分别用于治疗虚劳腰痛、寒湿脚气、短气有微饮、男子消渴以及妇人转胞五种病证。

1. 虚劳腰痛

《金匮要略·血痹虚劳病脉证并治》云："虚劳腰痛，少腹拘急，小便不利者，八味肾气丸主之。"《素问·脉要精微论》云："腰者，肾之府，转摇不能，肾将惫矣。"故肾虚则腰痛。《素问·灵兰秘典论》云："膀胱者，州都之官，津液藏焉，气化则能出矣。"肾与膀胱有经脉相互络属，肾气不足，则膀胱气化失权，而见小便不利；肾经（分支）入少腹，肾之精气亏虚，经脉失养，而见少腹拘急。用八味肾气丸助阳之弱以化水，滋阴之虚以生气，使肾气振奋，则诸症自愈。

2. 寒湿脚气

《金匮要略·中风历节病脉证并治》云："崔氏八味丸（即肾气丸），治脚气上入，少腹不仁。"由于足少阴肾经起于足小趾之下……上肌肉……入脊内……从脊内分出一支，由会阴上行入腹，故肾气虚衰，寒湿脚气，循经上入，聚于少腹，以致少腹麻木不仁。既然肾气已虚，病已入腹，单用祛散寒湿之剂，是谓不治，故用肾气丸补肾中匮乏之气，以生阳化湿，寒湿得去，则经络通畅，肌肤得养则少腹不仁得除。清·尤在泾在《金匮要略心典》中言："肾之脉，起于足而入腹，肾气不治，寒湿之气，随经上入，聚于少腹，为之不仁，是非驱湿散寒之剂所可治者，须以肾气丸补肾中之气，以生阳化湿之用也。"

3. 短气有微饮

《金匮要略·痰饮咳嗽病脉证并治》云："夫短气有微饮，当从小便去之，苓桂术甘汤主之，肾气丸亦主之。"此论痰饮为患，阻碍脾肾气机，三焦决渎不利。病在脾者，健脾行水，方选苓桂术甘汤；病在肾者，温肾化气利水，方选八味肾气丸，以增强肾的气化功能，从而达到小便利、微饮去、短气平的目的。《素问·逆调论》云："肾者水脏，主津液。"肾气虚弱，气化失司，不能化水，则水泛心下而为短气；肾气不足，膀胱气化无权，则可见小便不利。"当从小便去之"，是说本证治法，宜化气利水，使气化得行，饮有出路，则短气自除。

4. 男子消渴

《金匮要略·消渴小便不利淋病脉证并治》云："男子消渴，小便反多，以饮一斗，小便一斗，肾气丸主之。"本条所论消渴属下消证治。消渴病日久，消耗人体精气，可致肾气亏虚，气化失常，不能蒸腾津液以上润，故渴而饮水；膀胱气化失司，开合无权，故"以饮一斗，小便一斗"。方选八味肾气丸补肾之气，滋阴兼以气化，以恢复其蒸津化气的生理功能，则消渴、小便多之下消诸症悉除。

5. 妇人转胞

《金匮要略·妇人杂病脉证并治》云："妇人病饮食如故，烦热不得卧，而反倚息者，何也？师曰：此名转胞不得溺也。以胞系了戾，故致此病，但利小便则愈，宜肾气丸主之。”此条所述妇人转胞之证的病机是肾气虚弱，膀胱气化不行。由于病不在胃，故饮食如故；病在膀胱，气化不行，故不得溺；水气不行，浊阴上逆，虚阳上扰，故烦热不得卧而反倚息。方选八味肾气丸以振奋肾气，恢复膀胱气化功能，使小便通利，则妇人转胞之证随之而解。

综上所述，仲景在《金匮要略》中，用肾气丸治疗虚劳腰痛、寒湿脚气、短气有微饮、男子消渴以及妇人转胞等五种疾病。上述病证的临床表现虽不尽相同，病种不一，但病位在肾，病性属虚，病机均为肾气虚弱，气化失司，开合不利，小便蓄泄无常。故均以八味肾气丸补益肾气、温阳化水，而取“异病同治”之效。在仲师经典中类似肾气丸这样一方治多病的例子还有很多。如五苓散可兼治脾虚水湿内停的水逆证，脐下动悸、吐涎沫而头眩之证及短气而咳的痰饮证等。虽所治之病不一，但病机相同，病证相同，故治法相同。一方而能治多种疾病，且效如桴鼓，方祖张仲景实乃为“异病同治”的典范。

三、从金匮肾气丸的临床运用论异病同治

“异病同治”是指在中医辨证论治原则指导下的一种治疗法则，是辨证论治的一种特殊形式。异病同治是几种不同的疾病，若促使发病的病机相同，可用同一种方法治疗。异病同治，既体现了辨病和辨证相结合的重要性，又揭示了不同疾病可存在相同或相似的病机变化。金匮肾气丸异病同治为后世“以方测证，证同治同”树立了典范。我通过学习仲景的中医辨证思维模式，灵活运用经方诊治疾病，临床收效甚佳，反复的实践探索证明，肾气丸除治疗原方之五大疾病外，其临床适用范围已得到了更为广泛的拓展。

1. 痿证（重症肌无力）

《素问·痿论》云：“治痿独取阳明。”痿证临床多用健脾补中法治之，但肾虚患者并不少见，主症多见四肢乏力、腰膝酸软、夜尿频多、舌质淡、苔薄白、脉沉细。辨证属于肾气不足，肾精亏虚，则方选金匮肾气丸补肾益气能取显效。笔者临床曾诊治一患者，王某，男性，62 岁，经商。主诉：眼睑下垂半年余，中西医多方求诊无效，经人介绍而转我处就诊。刻诊：双眼睑轻度下垂，劳则加剧，四肢无力，腰膝酸软，夜尿频多，舌质淡，苔白，脉沉。实验室检查未发现明显异常。西医诊断：重症肌无力。观以前所用中药多为补中益气汤加减。笔者辨为肾气不足，肾精亏虚之痿证。予金匮肾气丸加黄芪 60g，治疗 1 月余而诸证告愈。

2. 喘证（慢性支气管炎、肺气肿）

《灵枢·五阅五使》云：“故肺病者，喘息鼻张。”提示喘证以肺为主病之脏，临

床上多以治肺为主。《丹溪心法·喘》云："六淫七情之所感伤，饱食动作，脏气不和，呼吸之息，不得宣畅而为喘急。亦有脾肾俱虚，体弱之人，皆能发喘。"提出了喘证的病因，亦有肾虚致病。《类证治裁·喘症》则云："喘由外感者治肺，由内伤者治肾。"明确提出了喘证治肾。笔者认为喘病日久可由肺及肾，表现为肾不纳气，主症多见喘不得卧，咳痰稀白，呼多吸少，腰膝酸软，形寒肢冷，舌质淡胖，苔白，脉沉细者，用金匮肾气丸诊治可收显效。临床曾诊治一女性患者，罗某，72岁，务农，系患慢性支气管炎40余年，每于冬春季加剧，近1个月来因劳累诸症再发，西医抗生素输液7天无效而转中医治疗。刻诊：咳嗽气喘，动则加剧，喘不得卧，痰多稀白，腰酸乏力，畏寒肢冷，小便清利，舌质淡，苔白，脉沉细。实验室检查未发现明显异常，胸片示：支气管炎，肺气肿。西医诊断：慢性支气管炎，肺气肿。中医辨为年高体虚，肾气不足，肾不纳气之喘证，故予金匮肾气丸加五味子15g，蛤蚧2对为主方治疗半月余，诸症明显好转，此为补肾气以助摄纳，肾气得复，气喘得平。2个月后随访病情稳定。《类证治裁·喘症》云"肺为气之主，肾为气之根""肺主呼气，肾主纳气，阴阳相交，呼吸乃和"。

3. 水肿（慢性肾炎、肾病综合征）

水肿病以身体浮肿为主症。水不自行，赖气以动，故水肿一证，是全身气化功能障碍的一种表现，涉及的脏腑很多，但其病本在肾。方祖张仲景对水气病证治论述颇多，其治疗在继承《内经》"平治于权衡，去菀陈莝""开鬼门，洁净府"的基础上，进一步充实完善，如水肿症见腰膝酸软、神疲畏寒、面浮肢肿、尿浊、舌质淡、苔白、脉沉细者，用金匮肾气丸诊治收效甚佳。临床曾诊治一患者，邓某，男性，40岁，安徽人，面浮肢肿反复发作1年余。西医治疗诸症好转不明显，尿检异常，近因加班劳累，临床症状加重而转中医门诊。刻诊：面浮肢肿，腰膝酸软，面色不华，神疲畏寒，多汗，纳呆，大便溏薄，夜寐不安，舌质淡胖苔白，脉沉细。尿常规示：尿蛋白（++），红细胞（++）。西医诊断：慢性肾小球肾炎。中医辨为病延日久，脾肾两虚，阳不化气，精不内守，三焦决渎不利，膀胱气化失司，水湿内聚，泛于肌肤，则成水肿。方选金匮肾气丸加黄芪30g，莲须10g，陈皮8g，续进2月余而愈。《素问·六节藏象论》云："肾者主蛰，封藏之本，精之处也。"《素问·上古天真论》云："肾者主水，受五脏六腑之精而藏之。"肾气虚则精失于蛰藏，精不内守则外溢，而成尿浊。肾为水火之脏，缘阴阳互根之理，张景岳指出："善补阳者，必于阴中求阳，则阳得阴助而生化无穷。"金匮肾气丸调补阴阳，恢复肾气，利水消肿。肾气得复，肾精得摄则诸症痊愈。

4. 癃闭（产后尿潴留）

癃闭是指以小便量少，点滴而出，甚则小便闭塞不通为主症的一种疾病。在生理情况下，水液通过胃的受纳、脾的转输、肺的肃降，而下达于肾，再经过肾的气化功能，使清者上归于肺而布散周身，浊者下输膀胱而排出体外，从而维持人体正常的水液运化，若肾的气化功能失常，则关门开合不利，就可发生癃闭。临床曾诊治一患者，陈某，女性，29岁，经商。顺产后10余天，突然出现小便不畅，点滴而出，少腹拘急不舒，肢冷汗出，舌淡红，苔白，脉沉细。腹部及泌尿系彩超未见明显异常，尿常规正常。西医诊断：产后尿潴留。予抗生素输液3天后效不佳而转诊中医。笔者辨为肾虚气化功能失常之癃闭，予金匮肾气丸加黄芪30g，太子参15g，车前子20g，3剂而小便恢复正常。金匮肾气丸加味使肾气得振，膀胱气化得行，则小便自然通利。清·尤在泾在《金匮要略心典》中云："凡病涉水液由肾气虚者，用肾气丸，闭者能通，多者能约，积者能利，燥者能润。"由此推测金匮肾气丸也可治疗老年性尿失禁等病，只要临床辨证得当，也收显效。

以上诸证，虽病不同，但其病机、病证均为肾气亏虚，肾主水功能失调，通过金匮肾气丸温补肾阳、滋补肾阴以化生肾气，从而达到补肺、治脾、益肾之功效。诚如张景岳所言："肾气丸能使气化于精，即所以治肺也；补火生土，即所以治脾也；壮水利窍，即所以治肾也。"此也充分体现了中医的整体观。金匮肾气丸作为经典名方，为历代医家所推崇，其临床应用十分广泛，笔者在长期的临床实践中，效仿张仲景应用肾气丸治疗内、外、妇科的多种疾病及疑难杂症，只要辨证准确，均可收到预期的效果。

四、讨论

1."异病同治"关键在辨证

辨证论治是中医治疗学的精髓，"异病同治"是辨证论治的一种特殊形式，而方证对应是中医临床遣药用方的基本思维模式。由于多种不同的疾病在各自的发生、发展、变化过程中，因为病因、病机或病位相同，而表现出某种相同的证候，因此中医强调"异病同治"；针对不同种疾病的相同证候而施用同一处方，常常能收到令人满意的治疗结果，金匮肾气丸的临床应用恰恰证明了这一点。仲景在治疗杂病时细审病因，谨守病机，确定病位，把握证候，灵活辨证，在不同的疾病中应用八味肾气丸而收效，确实是"异病同治"的典范。学习经典，笔者认识到"异病同治"必须以准确辨证为前提，同证同理是用同一治法的重要基础，"证同治同"是"异病同治"的核心内容，证候是决定治疗的关键，而证候的核心则在病机。中医的"证候"是一种多系统、多靶点、多层次病理改变的综合状态。如何在不同的疾病中，找到相同的机理，进行正确的辨证，是"异病同治"的关键。

2."异病同治"贵在灵活权变

学习方祖张仲景"异病同治"的辨证模式，笔者认为还要学习仲景灵活权变的思维模式。通过灵活加减，将相同的药物通过不同的剂量组合，或者是药味的增删，运用于不同的病证，如此才更能体现中医辨证论治“异病同治”的特色。回顾古今验案可以看出，“异病同治”的“同治”也并非一成不变，还是要考虑病的差异性，关键是治则相同，亦属异病同治的范畴。既然为“异病”必有其病的特点和表现，其所构成的证候的主证、次证、兼证必然有所区别，其所能反映的证候本质的强度也各有不同。此时运用“异病同治”，用方之时应考虑药味的增删和剂量的加减，而不是断章取义，生搬硬套，以某一方不加改变地给予治疗。就金匮肾气丸而言，笔者认为如果临床是要遵从仲景原意用治肾气虚病证，则桂、附用量一定要轻，干地黄用量一定要大，具体用量如下：附子 5~10g，桂枝或肉桂 3~5g，干地黄 30g，山药 20~30g，山茱萸 15~20g，茯苓 20~30g，泽泻 15~20g，丹皮 10~15g；而若要将肾气丸变为补肾阳的方剂，用治肾阳虚衰，则桂、附用量一定要大，干地黄用量则要减少，具体用量如下：附子 15~30g，桂枝 15~20g（肉桂则可用至 10~12g），干地黄 15~20g，山药 15~20g，山茱萸 10~15g，茯苓 10~15g，泽泻 10~15g，丹皮 5~10g。以上用量仅供参考，临床尚可根据病机侧重酌加他药。值得一提的是：无论补肾气还是补肾阳，附子一定要先煎至不麻口为度。

作为后世研习仲景学说者，笔者认为运用金匮肾气丸“异病同治”时，绝不可忽略“病证结合”，应该既重视证的同一性，又了解病的差异性，把握好整体与局部、共性与个性的关系，灵活权变，这样才能在临床中取得良好的疗效。

3. 金匮肾气丸异病同治的现代研究

近年来，有关金匮肾气丸异病同治的临床报道甚多，其临床应用范围不断扩大。如刘瑞华等以金匮肾气丸（大蜜丸），每日 2 次，每次 9g，配合西药保肝疗法治疗慢性乙型肝炎，提示肾气丸可纠正慢性乙肝患者 T 淋巴细胞亚群紊乱，调节细胞免疫功能，促进乙肝患者的康复；杨学信用金匮肾气丸（汤）加味（金钱草、海金沙、鸡内金、郁金、牛膝）治疗复发性泌尿系结石 102 例；李珏琳以金匮肾气丸（汤）加味（生地黄、当归、葛根）治疗席汉综合征见效；顾文忠用金匮肾气丸（浓缩丸）治愈溢泪症伴阳痿；何清湖等用金匮肾气丸（浓缩丸）治疗男性不育症 38 例取效；寇建仁等用金匮肾气丸（汤）加桃红清痹汤治愈川崎病 1 例等。此外，金匮肾气丸作为补肾抗衰老剂的经典用方，常用于延缓衰老，疗效可靠。中医学认为肾气为人体主要的精微物质，肾气虚损，不足以滋养五脏六腑，可以影响人体内分泌、免疫等多个系统而出现不同的病症。因此，以补益肾气功能为主的金匮肾气丸才会在多系统、多病种的临床运用中表现出新的治疗作用。张家玮等报道，通过对实验动物的作用机理及治疗效果的观察，金匮肾气丸具有提高机体免疫功能、抗衰老、抗突变、抗辐射损伤、调节神经体液，以及改善心血管功能和血糖、血脂代谢等多方面的作用。这些研究为金匮肾气丸的临床新用提供了依据，也充分体现了《金匮要略》中肾气丸独具特色的“异病同治”法则的科学性。

五、结语

总而言之，“异病同治”的法则建立在中医辨证施治的基础上，是辨证论治的一种特殊形式。其根本原则是宗《素问·至真要大论》“谨守病机，各司其属，有者求之，无者求之，盛者责之，虚者责之，必先五胜，疏其血气，令其条达，而致和平”之旨。而《金匮要略》肾气丸治疗虚劳腰痛、寒湿脚气、短气有微饮、男子消渴以及妇人转胞五种疾病，实乃为“异病同治”的典范。学习方祖张仲景灵活权变的辨证思维模式，并以此指导我们的临床实践，确能挽危笃而愈重病。我通过对《金匮要略》的学习，认识到仲师论病辨证、制方遣药，结构严谨，理、法、方、药，步步紧扣，药随证变，同病异治，异病同治，屡起沉疴。通过金匮肾气丸的临床运用和现代研究，笔者认识到中医独特的异病同治方法蕴含着深刻的辩证法思想，也充分说明了“异病同治”的理论价值和实践意义，在今后的临床工作中值得我们进一步研究和探索。

参考文献

[1] 刘瑞华，李维苹，王恒相．温肾补阳法对慢性乙型肝炎患者外周血T淋巴细胞亚群的影响［J］．福建中医药，2000，31（4）：14.

[2] 杨学信．金匮肾气丸加味治疗复发性泌尿结石102例观察［J］．四川中医，2003，21（9）：51.

[3] 李珏琳．金匮肾气丸加味治疗席汉综合征［J］．河南中医，2003，23（8）：9.

[4] 顾文忠．金匮肾气丸治验三则［J］．实用中医药杂志，2003，19（6）：324.

[5] 何清湖，郑毅春，李朗远．金匮肾气丸治疗男性不育症临床观察［J］．天津中医药，2003，20（1）：18.

[6] 寇建仁，林小平，林宣雄，等．金匮肾气丸复方治验［J］．中医文献杂志，2003（1）：54.

[7] 陈可冀，李春生．抗衰老中药学［M］．北京：中医古籍出版社，1989.

[8] 欧阳真理，陈献春．中西医衰老学说之比较［J］．中华实用中西医杂志，2004，4（17）：1357.

[9] 张家玮，张爱林．金匮肾气丸药理研究进展［J］．浙江中医杂志，2001，36（9）：408.

李　捷（宁洱哈尼族彝族自治县中医医院）

八味肾气丸是一个配伍严谨、经久不衰的经方，而且，它还是最能体现中医“异病同治”辨证论治思想的典型代表方之一。因此，学习本方既要学习其配伍的原理，更要由此来探讨中医为什么能够“异病同治”“同病异治”，而且“异病同治”“同病异治”的原理何在？从而深刻地掌握中医辨证论治思想精髓，提高中医理论的学术修养水平，更好地用来指导临床实践。

很久以来，在中医学术界一部分学者对于“辨证论治”是否是中医学术的特色是有所疑问的，他们认为西医在临床治疗疾病时也是辨而治之，不独中医所有，还因为中医“证”的实质至今也无法弄清，为了遵循现代科学化的规则，就要采用西医学的检测手段来辅助中医诊疗疾病。更有甚者，一些学者在编撰中医内科学方面的著作时，干脆把中医的证取消，而是简单地把西医的病名和中医的方剂结合起来，就美其名曰是新的中医内科学了。这样的研究方法，这样的研究结果，是绝不会带来中医学术的发展，决不会对中医的临床实践有所裨益的。因为这些做法并没有遵循中医这一学科的内在规律。

也许，在今天的各种中医书籍中，我们对中医“证”的表述还未能充分揭示出“证”的本质所在，但是，数千年的中医临床实践，却已证明了“证”的客观存在、“证”对于临床治疗的有效指导作用。著名的天体物理学家霍金说过：“也许我们人类能够探究清楚宇宙的秘密，但我们却不能探究清楚我们人类自身。”人类的文明史有八千年，但对于数百万年的生命史来说，却很短暂。我们对待中医要本着历史唯物主义的观点，要合理“扬弃”。从这个角度出发，我们对于证的实质，在没有用今天的所谓科学原理彻底弄懂的时候，不能简单地就认为“证”是不应该存在的，而是要从中医传统的角度来看它对中医临床实践的指导作用。

下面我们就通过几个方面来谈谈如何通过学习八味肾气丸在《金匮要略》中所治的病证，并以此来探讨中医“异病同治”学术思想的精髓所在。

一、八味肾气丸沿革

“八味肾气丸”一方原载于东汉张仲景所著的《金匮要略》中的“中风历节病脉并治”，是其篇中的附方，名之曰崔氏八味丸，其药物组成：干地黄八两，山药四两，山茱萸四两，泽泻三两，茯苓三两，丹皮三两，桂枝一两，炮附子一两。上八味，末之，炼蜜和丸，梧子大，酒下十五丸，日再服。因篇中称其方为崔氏八味丸，后人据此有称其原方乃一崔姓之人所创。其实，吕志杰在《金匮要略注释》中记载："《辑义》：《外台》脚气不随门，载崔氏方，凡五条。第四条云：若脚气上入少腹不仁，即服张仲景八味丸。方用泽泻四两，附子二两，桂枝三两，山茱萸五两，余并用于本书。《旧唐书·经籍志》有载：《崔氏纂要方》十卷，崔知悌撰（《新唐书·艺文志》崔行功撰），所谓崔氏其人也。不知者或以为仲景收录崔氏之方，故详及之。"故其方之名冠为"崔氏八味丸"，并非此方为崔氏所创，从某种意义上来说。此方名仍以"八味肾气丸"为是，后世医家不应对其方名随意加以更改，因为这涉及后学者是否能够正确领悟并使用该方的问题。

二、对八味肾气丸功效的探讨

八味肾气丸方的功效是什么呢？这一问题是一个非常重要的问题，因为，要弄清楚该方的组方原理以及所治病证，这就是需要回答的问题。在该方漫长的流传过程中，有过许多不同的看法。尤其是近人对它的观点颇为值得思考。

《本草求真》称八味肾气丸为"补先天命门之火第一要剂"即温补肾阳之剂；而《医宗金鉴》曰："此肾气丸纳桂附于滋阴剂中十倍之一，意不在补火，而微微生火，即生肾气也。故不曰温肾，而名肾气。"即将肾气丸纳为补肾气之剂，非温补肾阳。但张介宾在《景岳全书·新方八阵》中说："善补阳者，必于阴中求阳，则阳得阴助而生化无穷。"之后一度将其纳为阴中求阳的典范、温补肾阳的总方。《方剂学》教材更是把肾气丸放在补肾阳的方剂中，明言肾气丸主治肾阳不足诸证，而用桂、附意在"阴中求阳"。然刘渡舟《伤寒论诠解》在诠释"虚劳腰痛，少腹拘急，小便不利者"时曰："方用八味肾气丸，补阴之虚以生气，助阳之弱以化阴，阳生阴化，气化乃行，则诸证自愈。"即肾气丸也可以作为阴阳双补之剂。陈修园谓："六味丸补肾水，八味丸补肾气，而妙在于利水。"柯韵伯也认为："此肾气丸纳桂附于滋阴剂中二倍之一，意不在补火，而在微微生火，即补肾气也。"《名医方论》指出："肾气丸意不在补火而在微微生火，即生肾气也，故不曰温肾，而名肾气。"此可谓是纠正肾气丸温补肾阳之误，实则定义为补肾气之方。阎氏从气与肾的生理病理的角度论证了肾气丸实为补气之方，既可以补阳，又可以补阴，阴中求阳，阳中求阴，"从阴引阳，从阳引阴"。现行七版《金匮要略》教材在解释"虚劳腰痛，少腹拘急，小便不利者"时将本条病机阐述为"肾气不足"，在方义分析中也明确了"治用八味肾气丸益气补肾"的功效。笔者经过潜心学习《金匮要略》一书，认为八味肾气丸功效在于滋补肾气，并非温补肾阳。正是如此才奠定了其异病同治的基础，这是仲景将其广泛运用于治疗脚气、转胞、消渴、虚劳、痰饮五证的关键所在。从肾与气的生理特点来说，肾气丸中虽未直接用补气之药，但全方用药却彰显了中医学阴阳互根互用、精气互化的基本理论，其中对肾、气生理病理的领悟是其创立肾气丸滋补肾气的立足点和出发点。

后世医家在此基础之上衍生出许多具有显著疗效的经典方剂，如钱乙的六味地黄丸，严永和的济生肾气丸，张介宾的右归饮、右归丸、左归饮、左归丸等。其阳中求阴、阴中求阳，阴阳相生、刚柔相济，十分符合肾命元气的生理病理，成为中医补肾的第一方，奠定了日后中医发展迅速且内容十分精彩的补肾学说的临床基础和理论基础。

三、八味肾气丸在《金匮要略》原文中异病同治思想应用分析

异病同治是中医学重要治疗法则之一。《内经》“西北之气，散而寒之；东南之气，收而温之，所谓同病异治也”提出了同病异治之法，但无“异病同治”一词的记载，而在张仲景所著《伤寒杂病论》中也并未明确提出“异病同治”，但是仲景所载肾气丸的有关条文中却暗含了“异病同治”的治疗思想。这可谓中医学异病同治思想的理论渊源，并为后世医家在治疗思想的丰富和发展开拓了思路。具体来说，八味肾气丸在《金匮要略》中的广泛运用就是该思想的典型代表。

探究《金匮要略》一书，其所治有脚气上入、肾虚腰痛、痰饮病、消渴病、女子转胞不得溺五种病症，虽其临床表现各异，有些甚至完全相反，如虚劳腰痛之小便不利与消渴之小便反多，但这些看似不能用相同治法的病证，在仲景的遣方用药中均可用“肾气丸主之”。其中的奥妙究竟是什么呢？肾气丸补肾气之旨而一方治五病正是为中医“异病同治”的最佳解释。具体来说：

（1）《金匮要略·中风历节病脉证并治》曰：“崔氏八味丸，治脚气上入，少腹不仁。”本条虽为附方，记载简略，但从后世医家的著述中我们可以探知，本病为肾气亏虚，膀胱气化不利，予肾气丸以滋补肾气、温化水湿。如尤在泾在《金匮要略心典》中云：“肾之脉起于足而入腹，肾气不治，寒湿之气随经上入，聚于少腹，为之不仁。是非驱湿散寒之剂所可治者，须以肾气丸补肾中之气，以生阳化湿之用也。”

（2）《金匮要略·血痹虚劳病脉证并治》曰：“虚劳腰痛，少腹拘急，小便不利者，八味肾气丸主之。”此条为肾之阴阳两虚之论治，如《金匮要略方论直解》云：“腰者肾之外候，肾虚则腰痛，肾与膀胱为表里，不得三焦之阳气以决渎，则小便不利而少腹拘急，州都之官亦失其气化之职，水中真阳已亏，肾间动气已损。是方益肾间之气，气强则便溺行而小腹拘急亦愈矣。”本条病机在于肾气亏虚，膀胱气化不利，治疗用补肾气之法以达到补肾之阴阳之实。

（3）《金匮要略·痰饮咳嗽病脉证并治》曰：“夫短气有微饮，当从小便去之，苓桂术甘汤主之，肾气丸亦主之。”本条为痰饮病的分型论治，可以看出痰饮之病证型不

同而治法各异，若微饮短气属脾阳不足，失于健运者当用苓桂术甘汤温阳健脾、利水祛邪，使邪饮从小便而去；若微饮短气在于肾气不足，不能化气行水者，当用肾气丸温肾化气，使气化水行，饮邪由小便而出。此条虽有温肾的作用，但仍然不离肾气化生阴阳的主导作用。

（4）《金匮要略·消渴小便不利淋病脉证并治》曰："男子消渴，小便反多，以饮一斗，小便一斗，肾气丸主之。"本条所论属消渴之下消证治，肾本藏精，为水火之脏，肾虚阳气衰微，气化失常，不能蒸腾津液以上润，又不能气化以摄水，水液下趋而成"以饮一斗，小便一斗"。此仍乃肾气失常，肾之阴阳化生不利，用肾气丸补纳肾气。

（5）《金匮要略·妇人杂病脉证并治》曰："问曰：妇人病饮食如故，烦热不得卧，而反倚息者，何也？师曰：此名转胞不得溺也，以胞系了戾，故致此病，但利小便则愈，宜肾气丸主之。"此条所述妇人转胞脐下急痛、小便不通，其病机是肾气虚弱，膀胱气化不行。正如《金匮要略心典》云："饮食如故，病不由中焦也。了戾与缭戾同，胞系缭戾而不顺，则胞为之转，胞转则不得溺也。由是下气上逆而倚息，上气不能下通而烦热不得卧。治以肾气者，下焦之气肾主之，肾气的理，庶缭者顺、戾者平，而闭乃通而。"治以肾气丸补肾化气、通利小便，使气化复常，小便通利，而诸证遂愈。

综上所述，五证之中其临床表现各有异同，但是脚气上入、肾虚腰痛、痰饮病、消渴病、女子转胞不得溺均由肾气亏虚之共同病机所引起，用八味肾气丸补益肾气仍然彰显出肾之气化阴阳的根本。简言之，仲景八味肾气丸异病同治思想的基础在于肾气亏虚的共同病机，故在临床运用中辨证属于肾气亏虚的病证，即可运用肾气丸加减化裁治疗，这是能够进行异病同治的基础，舍此，是不可能有如此范例的出现。

四、肾气之阴阳转化

现代中医基础理论认为气是指构成人体和维持人体生命活动的精微物质，具有推动、温煦、防御、固摄、气化等作用，有阴阳之分。肾精所化生之气为元气；五脏之真精源于肾中精气，其所化生之气亦有阴气阳气之分。其阴气乃五脏之阴，能促进五脏津液与血液的化生，促进滋润与宁静；其阳气乃五脏之阳，能促进脏腑之气的产生与代谢速度，促进五脏的活动、兴奋与温煦。五脏之气中，来源于肾中精气者，则对脏腑的代谢和功能起着重要的调节作用。简言之，肾之气可化生阴阳，具有温煦、气化、推动、促进脏腑的代谢与功能等作用，气的充足维持着肾之阴阳的平衡即"阴平阳秘"。同样，肾藏精，精化为气，通过三焦布散全身，肾的主要生理功能是促进机体的生长发育和生殖，以及调节人体的代谢和生理功能活动。《素问·上古天真论》曰："肾者主水，受五脏六腑之精而藏之。"《素问·六节藏象论》云："肾者主蛰，封藏之本，精之处也。”肾精与肾气是同一物质，其肾精是有形的，肾气是无形的。肾精散，则化为肾气；肾气聚则变为肾精。古人云：“肾为水火之宅，元气之根，精气之海，生死之窦。肾气强则高下相召，水火既济，金木和谐，升降不息，斡旋脾土，灌溉四旁。肾气常盛不衰，则康泰健壮，生命常驻。”又有“五脏之阴气，非此不能滋；五脏之阳气，非此不能发”之论。故仲景在《金匮要略》一书中研创八味肾气丸广泛运用于各种病证，其立足点正在于气与肾的密切关系。八味肾气丸的配伍中重用干地黄八两，干地黄滋补肾阴、益精填髓，散则化为肾气，聚则化为肾精；又用山萸肉四两，山茱萸补肾固精、收敛固涩，佐以山药四两、茯苓三两健脾益肾，以滋后天。诸药合用使肾气化生有源，为防止滋腻太重，化生乏力，加桂、附子各一两，温精化气。正如张景岳所言：“肾气丸能使气化于精，即所以治肺也；补火生土，即所以治脾也；壮水利窍，即所以治肾也。”

五、讨论

异病而同治，是一句简单的话语，但又是一句颇有深意的话语。毕竟，要能够实施异病而同治，必须医者要具有精湛的识病能力。犹如岳美中先生所说：余晚年主张识病在治疗之先。识病就意味着要把握疾病的本质，只要抓住疾病的本质，哪怕外表千变万化仍然不会影响对疾病治疗的效果。

总之，八味肾气丸是张仲景在《金匮要略》中所创立的用于治疗以肾气亏虚为主要病机的各种病证的主方，其运用不局限于治疗脚气、转胞、消渴、虚劳、痰饮等病证，后世医家在其立方思想上融会贯通，在临床上治疗各种疾病时加减化裁均获得了满意的效果。当然，由于后世对仲景研创该方的本意存在偏差，其认识也存在诸多误区。随着科研与实践的不断融合，究其本质、回归本源是我们活用经典、经方并进一步运用、发展的必经之路，深入探讨八味肾气丸作用的机理对指导临床实践始终有着重要的意义。

参考文献

[1] 吕志杰. 金匮要略注释 [M]. 北京：中医古籍出版社，2003.
[2] 黄宫绣. 本草求真 [M]. 北京：中国中医药出版社，1997.
[3] 吴谦. 医宗金鉴 [M]. 北京：人民卫生出版社，1963.
[4] 张景岳. 景岳全书 [M]. 上海：上海卫生出版社，1958.
[5] 邓中甲. 方剂学 [M]. 北京：中国中医药出版社，2008.
[6] 刘渡舟. 伤寒论诠解 [M]. 天津：天津科学技术出版社，1984.
[7] 阎菊. 金匮肾气丸补气说 [J]. 现代中医药，2003 (3)：46.
[8] 范永升. 金匮要略 [M]. 北京：中国中医药出版社，2003.

[9] 郑世琳．试论《金匮要略》中“异病同治”的运用［J］．江苏中医药，2003，24（11）：50.
[10] 尤怡．金匮要略心典［M］．北京：中国中医药出版社，1992.
[11] 黄仰模．金匮要略讲义［M］．北京：人民卫生出版社，2003.
[12] 吴敦序．中医基础理论［M］．上海：上海科学技术出版社，1994.

晁恩祥评按

异病同治是中医诊疗原则之一，这一原则的基础是中医辨证论治思想。辨证论治是中医学的精髓，异病同治就是辨证论治思想的具体应用。“同治”的关键是抓住病机，病机同则“证”同，“病”虽不同，但在其发展过程中只要出现了相同的“证候”，就可以相同的方法治之。因此，“异病同治”与“同病异治”一样，是具有中医独特思维方式的诊疗原则。

长久以来，对同治中“同”的认识多集中在治法上，而对选方遣药有所忽视，诸如法对而方不讲究，或方对而药不讲究，或药对而量不讲究的情形较为多见。究其原因，既有对“异病同治”内涵的理解不全面，也有诊疗思路与方法的粗疏，还有对先贤的相关论述研究不够，而后者也是前两者的原因之一。因此，认真学习先贤的论著，全面了解其学术思想，深入研究其诊疗思路，准确掌握其诊疗技术，是提高临床诊疗水平的重要途径。在浩如烟海的中医典籍中，《伤寒杂病论》是最为重要的临床指南，它为我们提供了诸多的诊疗思路与原则，“异病同治”的诊疗原则就是其一。《伤寒杂病论》中对许多疾病的治疗都体现了异病同治的诊疗原则，以下策论为全面正确深刻理解这一诊疗原则做了有益的探索。

马鸿斌主任医师以《金匮要略》肾气丸为例，详细论述了同病异治的内涵，其核心内容是：“只要病机相同，即可采用同一种方法及方药治疗，包括药物剂量的搭配也应相同。”策论列举了脚气、肾虚腰痛、痰饮、消渴和妇人转胞等5个肾气丸的适应病种，说明其之所以统以肾气丸治之，盖因其病机均为肾气亏虚气化不利。在此基础上，策论针对后世对“同病异治”的理解偏差提出了自己的见解，认为用方不遵古方原量违背了仲景的宗旨。并针对这种偏差以仲景原文为依据，抽丝剥茧地分析了几个药味相同而剂量不同的方剂所治疗的病证不同的情况，说明不仅药同，且剂量也相同才是真正的异病“同治”，这对厘清“同治”的确切内涵无疑有着重要的意义，也对指导临床有重要的参考价值。

陈慧主任医师以《金匮要略》肾气丸为例，在论述肾气丸作用特点的基础上，通过列举仲景将肾气丸用于不同疾病的治疗，包括虚劳腰痛、寒湿脚气、短气有微饮、男子消渴以及妇人转胞等五种病证，论证了虽临床表现不尽相同，病种不一，但其病位在肾，病性属虚，病机均为肾气虚弱，气化失司，而以肾气丸治疗，以取“异病同治”之效。阐释了异病同治“既体现了辨病和辨证相结合的重要性，又揭示了不同疾病可存在相同或相似的病机变化”。策论并通过其在临床实践中将金匮肾气丸，运用于痿证（重症肌无力）、喘证（慢性支气管炎、肺气肿）、水肿（慢性肾炎、肾病综合征）、癃闭（产后尿潴留）等病证的治疗举例，进一步明确虽病不同，但其病机、病证均为肾气亏虚，肾主水功能失调，故均可以“肾气丸”为主治疗。认为“异病同治”关键在辨证，“证同治同”是“异病同治”的核心内容，证候是决定治疗的关键，而证候的核心则在病机。同时也要认识到“异病同治”的“同治”也并非一成不变，还是要考虑病的差异性，治则相同，亦属异病同治的范畴。运用时，绝不可忽略“病证结合”，灵活权变，这样才能在临床中取得良好的疗效。

李捷主任医师对《金匮要略》中肾气丸的沿革、功效、在原文中异病同治思想应用进行了系统深入地分析后，确证八味肾气丸在于“滋补肾气，并非温补肾阳”，《金匮要略》中肾气丸异病同治思想的基础在于肾气亏虚的共同病机，而又详细阐述了肾气之阴阳转化是本方能够广泛用于肾气亏虚所致的各种病证的底层逻辑。

自汉代张仲景创制肾气丸以来，历代医家多有发展、创新，在众多类方中最具代表性的是北宋钱乙的六味地黄丸和南宋严用和的济生肾气丸，三个处方的来源及组成、功用、主治都是不相同的（表4）。然而，宋代之后医家对其多有混淆，其中不乏名医家，这无疑对于肾气丸的临床应用有很大影响。

本命题体现了中医学辨证论治的精髓，究其本质、回归本源是活用经典、经方的根本所在。《金匮要略》肾气丸证治体现了异病同治的治疗原则，这一原则的内涵是理法方药的一致性、相关性。理者，即通过四诊八纲（辨证）明确病因病机，更重要的是，综合合分析，得出证候，指导立法，而后处方用药。后世在这一原则指导下不断扩大了肾气丸的应用范围，至今在临床中应用广泛。其关键是准确把握其内涵，并能够灵活应用，这一原则在临床实践中，对于提高临床疗效具有十分重要的指导意义。

表4　肾气丸源流及演变

<table>
<tr><th>方名</th><th>别名</th><th>出处</th><th>药物组成</th><th>功用主治</th></tr>
<tr><td rowspan="3">金匮肾气丸</td><td rowspan="3">肾气丸、崔氏八味丸、八味都气丸</td><td rowspan="3">《金匮要略》</td><td>地黄八两（唐以前均用干地黄），山茱萸、薯蓣各四两，泽泻、茯苓，牡丹皮各三两，桂枝、炮附子各一两</td><td>重在补肾气，主治虚劳腰痛及男子消渴小便多、妇女转胞不得等</td></tr>
<tr><td>以熟地黄代替干地黄</td><td>唐之后才有熟地黄炮制之法，且主治功用重视补真阴</td></tr>
<tr><td>以肉桂代替桂枝</td><td>元明清医家受当时易水学派所创的肾病学说影响，强调肾中阳气的重要性，重在补肾阳</td></tr>
<tr><td>六味地黄丸</td><td>地黄丸</td><td>《小儿药证直诀》</td><td>熟地黄八钱，山萸肉、干山药各四钱，泽泻、牡丹皮、白茯苓去皮各三钱</td><td>真阴不足，治小儿肾怯失音、囟开不全、神不足、目中白睛多、面色㿠白等</td></tr>
<tr><td>济生肾气丸</td><td>加味肾气丸、牛车肾气丸（日本）</td><td>《济生方》</td><td>金匮肾气丸加牛膝、车前子</td><td>主治肾虚腰重、脚肿、小便不利等</td></tr>
</table>

天癸论

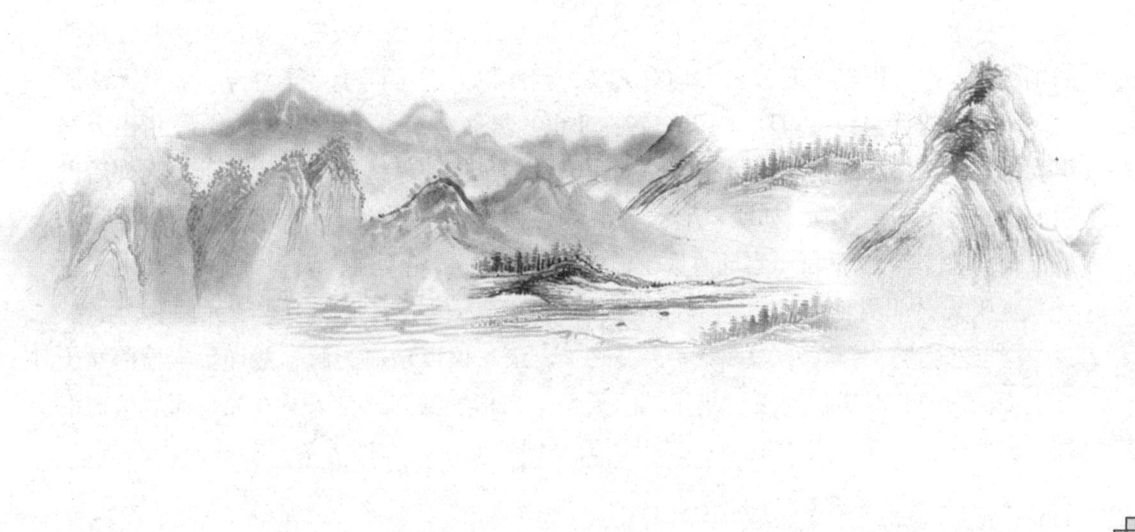

李亚平（浙江省立同德医院）

“天癸”一词，最早见于《素问·上古天真论》，曰：“（女子）二七而天癸至，任脉通，太冲脉盛，月事以时下，故有子……七七，任脉虚，太冲脉衰少，天癸竭，地道不通……（男子）二八，肾气盛，天癸至，精气溢泻……八八，天癸竭，精少，肾脏衰，形体皆极，则齿发去。”关于“天癸”的名实，《内经》未予明言，古今学者的认识也颇多分歧，致使后世对天癸学说未能加以完善和发展。近贤时有论及，或从理论角度加以阐释，或从临床应用角度加以发挥，或借助实验以求得到实证。新说纷纭，各有创见。

笔者认为，天癸之说，寓意深远；天癸价值，在于应用。唯其能指导实践，理论才有存在之意义，才有生命之活力。天癸学说是中医学理论体系的组成部分，具有重要的临床指导意义和应用价值，需要进一步研究挖掘，加以提升、丰富和完善。兹不揣简陋，略陈管见，就正于同道。

一、天癸释义

自《内经》以降，历代医家对“天癸”进行了多方面的探讨，不断加深认识，不断创立新说，可谓众说纷纭。历代各家对天癸的认识，从一开始就存在着歧义和误解。大致上看，各种解说争论的焦点在于天癸是否能与男女精血相等同。

赞成天癸即男精女血说者，或指天癸就是女子月水（月经），或认为不仅指月水，而且是指男女之精血。如明·龚廷贤《寿世保元》卷七曰：“室妇十四岁，经脉初动，名曰天癸水至。”认为天癸就是月水的代名词。古代还有用“天癸过期”作为月经过期的别称者。但《内经》明言男女均有天癸，因此以天癸等同于女子月经，显然无法成立。唐·王冰认为：“以月事为天癸者，非也。男女之精，皆可以天癸称。”指出天癸男女都有，泛指男女的精血。王冰是《内经》的早期注家，影响较为深远，因此后世主此说的医家不在少数。如明·万全《保命歌括》中说：“在男子为精，在女子则为血，皆曰天癸。”清·高世栻《素问直解》曰：“天癸者，男精女血，天一所生之癸水也。”

主张天癸非男精女血者，应以明代的张景岳为代表。张氏力主“元阴”“元气”说。《类经·卷三·藏象类》谓：“天癸之义，诸家俱以精血为解，然详玩本篇谓女子二七而天癸至，月事以时下；男子二八天癸至，精气溢泻，皆天癸在先，而后精血继之。分明先至后至，各有其意，焉得谓天癸即精血，精血即天癸？”诚如张氏所言，把天癸与男女精血混为一谈，是“本末混淆，殊失之矣”。那么天癸究竟为何物？张氏又谓：“天癸者，言天一之阴气耳。气化为水，因名天癸……其在人身，是为元阴，亦曰元气。人之未生，则此气蕴于父母，是为先天之元气；人之既生，则此气化于吾身，是为后天之元气。第气之初生，真阴甚微，及其既盛，精血乃王，故女必二七，男必二八，而后天癸至。天癸既至，在女子则月事以时下，在男子则精气溢泻，盖必阴气足而后精血化耳。”《景岳全书》也指出：“先天无形之阴阳，则阳曰元阳，阴曰元阴……元阴者，即无形之水，以长以立，强弱系之，天癸是也。”《质疑录》亦谓：“天癸者，天一所生之真水，在人身是谓元阴。”此说对于天癸物质性来讲，可以理解为“元阴”；对于天癸功能上的作用，可以理解为“元气”。从而明确了天癸是物质和功能的统一体。

除张景岳外，其他持非精血说观点的医家，也各有独到见解。如：隋・杨上善持“精气”说，《黄帝内经太素》卷二云：“天癸，精气也。”宋•陈自明持“天真气降”说，《妇人良方大全・调经门》说：“天谓天真之气降；癸谓壬癸，水名，故云天癸也。然冲为血海，任主胞胎，肾气全盛，二脉流通，经血渐盈，应时而下。”指出天癸至，然后冲任二脉充盛流通，故产生月事。《医宗金鉴》则认为天癸就是“肾间之动气”。所谓肾间动气，盖有类于《医学入门》所描述的“人两肾之间，白膜之内，一点动气，大如箸头”者。《难经集注》注曰：“夫气冲之脉者，起于两肾之间主气，古言肾间动气。”指出肾间动气即冲脉之气。该书又云：“肾间动气者，谓左为肾，右为命门。”言肾间动气为命门之气。但事实上，冲脉之气和命门之气都不是天癸。此外，还有沈尧封的“天癸是女精”，张山雷的“肾水为天癸”，马元台的“阴精为天癸”，都是“一若血与精之外，别有一物”（王孟英按《沈氏女科辑要》引俞东扶）。

综上，虽然众说异趣，莫衷一是。但古代诸家基本上还是达成了某些共识。首先，都承认“天癸”是某种物质，有其物质属性。其次，天癸与肾气关系密切；天癸与人体的生长发育和生殖功能存在着密切关系。就是说，“天癸”就是与人体生长发育和生殖功能密切相关的某种物质。

近代以来，又有许多学者对天癸进行了探讨，加深了对这一理论的认识。如：罗元恺先生指出：“天癸是肉眼看不见而在体内宏观存在的体液，它关系到人体生长发育、生殖和体质强弱，因此有人认为相当于垂体、卵巢、睾丸等性腺的内分泌激素的作用。”有学者认为，天癸从西医角度看，涉及调节人体生长发育、生殖的一整套神经内分泌系统，其中有许多西医学尚未明确的内容，似与脑垂体、松果体、性腺等重要腺器的活动密切相关。但又决不能与其中一种成分或一个环节等同。还有学者认为，天癸是“带有时间周期密码的生殖信息因子”“具有促进性腺发育成熟的类激素效应，包含着西医学的神经、内分泌等多种调节机能”。有人干脆断言，天癸就是垂体分泌的促性腺激素。这些学者试图从西医学的视角，参悟“天癸”的原义，有些方面看上去很接近，但实际上远不能一一对号入座。

从字义释天癸，“天”是天真、天然之意，即非人力所能为，亦即来自先天的意思。“癸”为天干第十位，五行属水，故“癸”可作为“水”的代名词。两个字合起来读，天癸似当为“先天之水”的意思。由于肾气主其盛衰，故天癸源自先天，藏之于肾。因此，从字面上看，“天癸”实即指来源于父母，先天所获之“水”。天癸有其物质属性，天癸与肾中精气以及人的生殖机能有着密切的关系。由此推论，“对号入座”，天癸似应属于内分泌体液和激素类物质。尽管这种解释比较合理，也容易被大多数人所接受，但“天癸”含义并没有真正解释清楚。这是颇值得再深研的问题。

总之，天癸的内涵实质，是指一种先天而生的物质，它藏于肾中，具有促进、调控生长发育和生殖功能的作用。有些情况下，可以指男女之肾精。天癸有类似性激素、促性腺激素的作用，是男女生殖机能盛衰的基础。天癸不能作为“月经”的代名词，因为两者不是一回事。

二、天癸特征

综合经典论述和各家解说，笔者认为，天癸作为一种物质，它具有以下特征：

第一，天癸是与生俱来的，属于先天元气的范畴。它禀受于父母，根植于肾，系于五脏，是决定人体生长、发育、生殖、衰老的基本物质、能力。

第二，天癸具有后天元气的属性。天癸在人出生以后，又有一个逐渐充盛的过程，需要有后天物质的滋养和补充，因而又为后天之元气。

第三，天癸随着人的生长壮老而呈现动态消长。经文中，“至”“竭”是两个非常重要的字词，必须加以正确理解。“至”是最、极的意思，《周易·坤卦》注：“至谓至极也。”可引申为至盛、充盈。“竭”，是衰之甚，乏竭的意思。《左传·庄公十年》曰：“再而衰，三而竭。”引申为耗竭、衰微。因此，天癸不是在“（女子）二七”“（男子）二八”时才出现，而是在这个生理阶段逐渐充盈到一定水平，足以使女子“月事以时下”、男子“精气溢泻”，如此时“阴阳和”，就能“有子”。同样，天癸也并非在“（女子）七七”“（男子）八八”时就枯竭、消失，而是说天癸的水平随着人体的衰老而逐渐下降，到了“七七”“八八”的阶段衰减到“临界线”以下，所以女子“地道不通”，男子“五脏皆衰”，而难以生子。

第四，天癸非精非血，但能调控精血，乃携带人体生命周期密码和生殖遗传信息的物质。《素问·上古天真论》所描述的关于天癸“至”“竭”及其与人（男子、女子）的生长壮老已的关系，与西医学关于生长发育的神经－内分泌调节机制是大致吻合的。天癸盛衰关乎肾，天癸至则女子月事以时下，男子精气溢泻，阴阳和合，故能有子。如天癸失序，则影响男精女血之泻藏规律，甚至影响生殖功能。

第五，也是非常重要的一点。天癸并非特指一种物质，而是多种相关物质的总称，是一种生理功能和机制的系统概括，是具有物质基础的功能范畴。

值得一提的是天癸的阴阳属性问题。天癸既非精血，亦非肾水，乃是一种催生或化生精血的物质。在实际应用中，天癸更多地是用来说明一种功能。因此，笔者认为，天癸的性质似乎应该属于阳、气。

从以上分析到的天癸的内在特征来看，天癸颇类似于西医学认识到的具有调节生长发育、生殖、衰老的神经内分泌系统及某些激素。如垂体前叶分泌的促性腺激素、促甲状腺激素、生长激素和泌乳素等。它似乎是对由下丘脑-垂体-性腺所构成的“生殖轴”上所有物质及其功能的理论概括。说明中医学至少早在2000多年前就已经认识到，人体除了精血以外，还存在某些具有促进或主宰人体生长、发育、生殖、衰老的物质。也就是《列子》所形容的“有生者，有生生者；有形者，有形形者”的自然现象。

“天癸”是在特定的历史条件下产生的一种概念，是对调节人体生长、发育、生殖、衰老整个过程的多种物质最原始的认识和最高度的概括。限于历史条件，古人不可能知道“脑垂体”“激素”“生殖轴”等概念，因而姑且名为“天癸”。这种认识方法，盖亦老子所谓“无名天地之始，有名万物之母”者也。不无遗憾的是，由于中医学在微观认识上没有随着时代发展而深化，对天癸的实质的认识，还是停留在原来的阶段，始终没有形成一种体系。然而，如果我们换一个角度去审视，就不难发现，天癸正是中医学理论体系模糊性、宏观性的典型例证。

三、天癸应用

中医理论必须与临床实践紧密结合，才具有合理性。评判一个假说或学说是否具有科学性，标准就是它能否有效地指导临床。天癸学说具有非常重要的科学价值，对临床具有很高的指导意义，应该加以发掘、整理、完善和提高，并在实际临床工作中加以应用。

在这方面，第二批全国老中医药专家学术经验继承工作指导老师陆拯主任中医师，就是一位将《内经》天癸学说发扬完善并应用于临床的医家。陆老师在长期的理论研究和临床实践中感悟到，人体除五脏六腑、气血精津液之外，“必还有其他特殊物质，担负着独特的调控和激发人体的作用”，而《内经》提出的“天癸”，就是一个例子。他有感于《素问·上古天真论》虽提出了天癸，但“言而未尽”，而历代医家对天癸的诠注，又“总不离乎肾中精气，囿于生殖之精”，乃潜心天癸研究五十余载，根据中医理论体系，系统探讨天癸的来源、种类、分布部位、具体功用等，继而全面、深入地研究天癸病证的特殊主症、临床表现、证候特点、治疗方法、专门药物等各个方面，创立了天癸理论体系。在此基础上，他将这套理论广泛应用于各科临床，反复验证，不断完善和提高，最后将系列研究成果写成了近四十万字的《天癸病论》（人民卫生出版社，2011年）一书。

陆拯老师的“天癸病论”，发皇古义，融汇新知，是对中医经典理论的继承发扬和再创新。陆师认为，天癸有至神天癸、至气天癸、至液天癸和至精天癸四大类，其功用各有不同。大致上，至神天癸为诸天癸的“总领”，既能主宰多种天癸的化生和调节，又能协调五脏六腑、气血百脉的功能。至气天癸善于升发，性偏于刚，能促进五脏六腑、四肢百骸有序保持健壮。至液天癸性尚柔和，善于促进气血不断化生，保持津液输布有序。至精天癸有阳精天癸与阴精天癸之分，阳精天癸促进男性生长发育，产生精子，并能振奋阳气，平衡阴精；阴精天癸促进女性生长发育，产生卵子，并能司管月经，平衡阳精。总结归纳出四类天癸病证的特殊主症，如至神天癸病可见反复烦躁、长期不寐、间歇嗜睡、记忆力锐减、神态呆滞、厌食经久等表现；至气天癸病可见自汗久作、盗汗频出、全身困乏、生长迟缓、反复瘾疹、顽固口疮等表现；至液天癸病可见特异水肿、尿液过多或过少、消瘦或肥胖、手足心热、口目顽燥、乳头溢液等表现。至精天癸病可见男性性欲减退、阳痿或阳强、精少或精冷、体毛增多、反复痤疮、女性性欲冷淡、月经不调、少带或多带、阴户干燥等表现。在药物研究方面，陆师反复研读历代本草，结合临床验证，总结了天癸病的治疗药物，如补气中药人参、黄芪除能补气外，还能补益至气、调至神、益至液、养至精；又如味咸者多为至精药，但至精有阳精、阴精之别，用药各异，巴戟天、肉苁蓉、菟丝子以补阳精为雄，补骨脂、紫河车、蛤蟆油以补阴精为胜。

陆拯老师创立的天癸病论，可以广泛地应用于内、妇、儿、男科及皮肤科等病证的辨证施治。以内科疾病为例，仅《天癸病论》书中所列，就有不寐、多寐、健忘、心悸、咳喘、眩晕、泄泻、耳鸣、耳聋、厌食、顽固口疮、反复瘾疹、肥胖、消瘦、水肿、多尿、少尿、口渴多饮、夜间口干、口目顽燥等20余种，均可从天癸论治而获得意想不到的佳效。笔者近年跟从陆师学习，侍诊过程中亲睹其应用天癸理论，从天癸论治各科疾病，取得神奇疗效。限于篇幅，不再赘言。

四、结语

综上所论，天癸是一种先天而生、动态消长的物质，它藏于肾中，具有促进生长发育和生殖功能的作用，乃男女生殖机能盛衰的基础。天癸的实质，非精非血，但能调控精血，乃携带人体生命周期密码和生殖遗传信息的物质。天癸并非特指一种物质，而是许多种物质的总称，是一种生理功能和机制的系统概括，是具有物质基础的功能范畴。笔者认为，天癸是在特定的历史条件下产生的一种概念，是对调节人体生长、发育、生殖、衰老整个过程的多种物质最原始的认识和高度的概括。天癸学说是中医学理论的重要组成部分，是中医学术宝库中有待发掘提高的精华之一。道之始者，其无名也，姑妄名之，是有道焉。后之学者，理应推而求之，发而明之，参而悟之，广而用之。此其学术发展之正道也。

钱　菁（江苏省中医院）

“天癸”一词最早见于《内经》,《素问·上古天真论》曰：“女子七岁肾气盛，齿更发长；二七而天癸至，任脉通，太冲脉盛，月事以时下，故有子；三七，肾气平均，故真牙生而长极；四七，筋骨坚，发长极，身体盛壮；五七，阳明脉衰，面始焦，发始堕；六七，三阳脉衰于上，面皆焦，发始白；七七任脉虚，太冲脉衰少，天癸竭地道不通，故形坏而无子也。”“天”是天真、天然、非人力所能为，亦即来自先天。“癸”原本是我国古代“干支纪年法”的序数之一，在天干的五行归属中，癸属水，因此，“癸”又可以作为“水”的代名词。“天癸”即“天水”，意为“先天之水”，即指来源于父母的、先天所得之“水”。此乃“天癸”二字的含义。

继《黄帝内经》后，历代医家对“天癸”的阐发颇多，可谓见解纷呈，莫衷一是。有认为天癸即月事者，如王冰说肾气全盛，冲任流通，经血渐盈，应时而下，天真之气降，与之从事，故云天癸也。又如《傅青主女科》中提出：“且经原非血也，乃天一之水，出自肾中，是至阴之精而有至阳之气，故其色赤红似血，而实非血，所以谓之天癸。”指经血乃是天癸。有认为天癸即精气者，如杨上善《黄帝内经太素·卷第二·摄身之二·限寿》注：“天癸，精气也。”有认为天癸即精血者，如明·万密斋在《保命歌括》中说：“在男子即为精，在女子则为血，皆曰天癸。”有认为天癸为真阴者，如明·张景岳在《质疑录》中说“天癸者，天一所生之真水，在人身是谓元阴。”亦有学者认为天癸为天真气降，如《妇人大全良方》说：所谓天真之气，癸谓壬癸之水，壬为阳水，癸为阴水，女子阴类，冲为血海，任主胞胎，二脉流通，经血渐盈，应时而下，天真气降，故曰天癸。然众说虽殊，却异中有同的是都承认天癸的物质属性，并认为天癸与肾气以及人的性、生殖机能有着十分密切的联系。笔者通过学习，认为天癸是一种源于先天、男女皆有、藏之于脑，是肾中精气蓄极，促进大脑发育成熟，由大脑产生的一种客观存在于血液中的微量体液，依靠先后天精气滋养，具有一定规律性、时相性、空间特异性，并能对遗传进行调控的物质。具有促进人体生长发育和生殖的功能。它仅限于生命的某一阶段，即在性发育期至性衰竭期发挥作用。现代中医学者多数认为，天癸是性激素的统称，也有认为天癸是性腺轴，或腺垂体分泌的促性腺激素等。罗元恺先生认为：“天癸是肉眼看不到而在体内客观存在的一种物质，其作用关系到人体的生长发育、体质的强弱和生殖能力的有无。因此，天癸相当于垂体、卵巢或睾丸的内分泌素。”即包括西医学的促性腺激素和性激素。人的生长发育直到衰老在很大程度上依靠神经内分泌系统的调节，如垂体前叶分泌的促性腺激素、促甲状腺素、生长激素和泌乳素等。其本质和作用可以从以下四个方面来探求：其一，天癸为先后天元气。天癸源于先天，根植于肾，是禀受于父母的一种决定人体生长发育的基本物质。《内经》在论述天癸的至与竭时，女子是以二七、七七为标准的，没有其他任何限制条件，说明这是决定人体生长发育所具有的普遍生理规律的一种重要物质，这种带有普遍规律密码的物质，只有通过先天遗传才能获取。从其至、竭所引起的重大生理变化看，它决定了人体生长发育的盛衰，当属先天元气无疑。其二，天癸是带有时间周期密码的生殖信息因子。女子非天癸至而不能经血通，月事以时下，形成规律的月经排泄，而具有正常的生育功能。由此可见，天癸虽非精非血，但却是决定精、血是否正常发生并应时而至的重要因素，是促进并决定人体生殖遗传的生殖信息类物质，具有维持生殖功能的重大生理作用。这种生殖信息的发生和终结，古人虽不能从微观物质结构上精确窥见，但却从月事时下、月事断绝、女子不孕、男子不育等宏观现象上深刻把握了这种特殊物质的存在。而且通过长期观察总结，还准确掌握到这种生殖信息的发生和终结是有特定时间周期的，即女子从二七到七七。其三，天癸至、竭与脾肾相关联。从《内经》所论看，天癸与主生殖的肾有着密不可分的关系，肾气的盛衰直接影响到天癸的至和竭，只有肾气充盛，才能天癸至；当肾气衰败时，天癸也随之而竭。其四，天癸近似西医学生殖轴内涵。生殖轴是下丘脑－垂体－性腺这三级结构形成的功能中心。中医学所论天癸，当是人体发育到一定阶段所产生的能促进性腺发育成熟并维持人体生殖机能的物质。既与西医学的促性腺激素、性激素或精子、卵子等生殖细胞紧密相连，又不完全等同。可谓是对生殖轴所涉及的多种物质的高度概括。功能上，它涵盖了人体内部对生殖功能的复杂的动力性调节。这就告诉我们，对天癸一词，不能理解为某种单一的具体物质或生理功能，而是与生殖相关的多种物质和功能的统一体。

正是因为天癸在女性一生不同年龄阶段所主导的作用不一样，所以说天癸在妇科的临床中有着重要的作用，以下从三个疾病来说明天癸在妇科疾病中的重要性。

一、多囊卵巢综合征（PCOS）

PCOS为女性青春期常见疾病，表现为月经稀发、闭经、不孕、多毛和肥胖，是机体内分泌代谢失调与生殖障碍相关的妇科病，其月经失调是天癸月节律失调的具体体现，其临床营养代谢障碍的体征符合中医“痰湿证候”的表现。中医学认为，天癸是推动月经来潮的物质基础。可见PCOS是天癸月节律延后或消失。从中医藏象理论认识PCOS的中医病机，得出天癸是生殖之象、胞宫是生殖之脏，“天癸失序，痰壅胞宫”导致PCOS生殖功能异常。从藏象学说看，多囊卵巢综合征属于中医学不孕、闭经、崩漏、癥瘕等范畴。古人认为本病是由于肥胖痰浊壅盛致气滞不行，痰瘀壅结不能成孕。根据临床实践，我们体会到该病病机为本虚标实，本虚为肾虚，癸水不充，标实乃痰湿瘀血壅塞胞宫而形成一系列的病理变化。肾藏精、主生殖，肾精不足，肾阳亏虚，癸水不充，卵子则不能成熟。正如我院夏桂成教授在临床上常说的“阴不足则精不熟”。冲任气血亏损，胞宫无血可下，可表现为闭经、月经后期；肾阳不足，胞宫虚寒，不能摄精成孕，则可表现为不孕。肾虚气化不利，或脾虚失运，痰湿内生，或肾虚肝郁，气滞血瘀而表现为一系列虚实夹杂的证候。PCOS 患者肾虚阴精不足，癸水不充，所以月经不调，经后期大多较漫长，故治疗时着重于经后期的治疗，滋阴养血提高癸水，养阴的目的在于滋养精卵，使卵子成熟，临床常用归芍地黄汤或滋肾生肝饮加减。伴心烦、寐欠安者，加入宁心降火之品，如莲子心、青龙齿、黄连或枣仁、合欢皮等，伴多脂肥胖、毛发偏多等，这是痰湿蕴阻的表现，加入少量的化痰湿药，如广郁金、茯苓等。因此，PCOS 的治疗要特别强调经后期的滋阴养血的奠基治疗，也就是阴长充分，癸水充足。患者阴精有了一定的基础，天癸癸水达到了一定的水平，白带增多或有拉丝状白带，表明阴精增长，阴长运动已达到较高水平，再转从经间期的补肾促排卵治疗，则收效甚佳。

二、卵巢早衰

卵巢早衰是指女性在青春期发育后至 40 岁前出现闭经，血雌激素水平低下、促性腺激素浓度过高。卵巢功能减退是指卵巢产生卵子的能力减弱，卵母细胞质量下降，导致生育能力下降。本病证在中医学中，常概括在闭经病证内，即《傅青主女科》所提出的“年未老经水断”。卵巢早衰患者常出现烘热出汗、烦躁寐差、神疲乏力等表现，故病机首先与肾有关，肾虚主要是阴虚。古人曾有人逾四十阴气自半之说，而早衰的内核在于天癸阴精的亏耗。肾阴天癸的衰少，既与先天禀赋遗传有关，亦与后天的保养不当、损伤过度有关，如房劳多产、手术创伤、劳累过度、长期紧张、生活无规律、失眠、感染等，均足以使肾阴天癸衰少。其次与心肝脾胃的长期失和亦有关，《傅青主女科·年未老经水断》中说：“经云：女子七七而天癸绝，有年未至七七而经水先断者，人以为血枯经闭也，谁知是心、肝、脾之气郁乎。”接着又阐明：“且经原非血也，乃天一之水，出自肾之中，是至阴之精而有至阳之气，故其色赤红似血，而实非血，所以谓之天癸……然则经水早断，似乎肾水衰涸，吾以为心、肝、脾气之郁者？盖以肾水之生，原不由于心、肝、脾，而肾水之化，实有关于心、肝、脾。”可见肾虚天癸绝是一面，而气郁肾虚又是一面，病机复杂，以虚为主，虚实相兼，反映出卵巢早衰的复杂病变。我们在长期的临床实践中深深体会到，治疗卵巢早衰要用滋肾宁心调周法，因为肾之阴阳处在一种运动状态中，与心火有着特别重要的关系，所谓心肾相交，水火既济，才能保障肾阴阳的提高和正常运动。即欲补肾者，先宁心，心神安定，则肾能充足，正如前人所提出的“静能生水”，故在调周方中都加入莲子心、合欢皮、炒枣仁等宁心安神之品，使其安定心神，保证在静的前提下较好地恢复肾阴。

经后期滋阴养血、补肾填精，提高天癸水平，促进卵泡发育，常用坎离既济汤加减。药用大生地、牡蛎、山药、山萸肉、怀牛膝、五味子、川断、菟丝子、丹皮、茯苓、酸枣仁、钩藤、莲子心。经间期补肾助阳、调气和血，使气顺血动，促发排卵，方选补肾促排卵汤加减。药用当归、赤白芍、枸杞子、山药、山萸肉、丹皮、茯苓、川断、菟丝子、紫石英、煨木香、五灵脂、钩藤、莲子心。经前期补肾助阳为主，健全黄体功能，右归饮和钩藤汤加减。药用熟地黄、赤白芍、山药、丹皮、丹参、茯苓、川断、钩藤、紫石英、合欢皮、莲子心等。

三、围绝经期综合征

《素问·上古天真论》曰："……七七任脉虚，太冲脉衰少，天癸竭，地道不通，故形坏而无子也。"更年期综合征是一个多脏器多功能失调的整体性病变。就中医的整体观来说，虽然本病的前提在于肾虚，天癸将竭，但却与和阴阳运动有关的天、地、人三个方面为大整体的阴阳运动有所失常的影响有关。患者年近七七，肾阴亏虚，不能涵养心肝，心肾水火失于交济，心火偏亢，上扰心神，因而夜寐欠安，或难以入睡或易惊醒，伴坐立不安、心烦易怒。肾为先天之本，脾为后天之本，先后天相互充养，脾赖肾阳的温煦，先天之精靠后天水谷之精的滋养，肾虚阳亦不足，火不暖土，致脾运失常，故产生痰浊郁火等证，形成围绝经期复杂和顽固的状态，如四肢麻木、胸闷心慌、纳谷欠香、口干不欲饮。故本病的根本，虽在于肾，在于肾阴癸水的不足，但发病时主要在于心，包括肝在内，心神心血的功能失常。故证属肾阴不足于下，心肝郁火痰湿阻于上，是以阴虚火旺、心肾失济为主，所以我们提出病发较剧时，以治心为主，清心安神为要，证候稳定后，以滋肾为主，养阴为要。我们临床常用夏桂成教授多年摸索改进的清心滋肾汤治疗本病，疗效显著。药用钩藤、莲子心、黄连、太子参、浮小麦、麦冬、沙参、广木香、陈皮、炙龟甲、青龙齿（先煎）、广郁金、茯苓、合欢皮等。

四、结语

综上所述，天癸对女性的一生，即青春期、育龄期和围绝经期在月经初潮、周期建立、子宫发育、妊养胎孕、带液质量、月经绝止、第二性征的出现和维持等方面起着重要的作用，可以说天癸具有与女性生理生殖相关的全部功能。天癸衰竭过早，则女子绝经期提前、乳房萎缩、性功能过早衰弱、生长发育停止，开始迅速衰老，各器官功能减退、衰竭。天癸衰竭过迟，可引起绝经期延长、避年、崩漏及乳房疾患等。天癸功能异常可导致女性月经先期、后期、闭经、崩漏、女性性早熟、卵巢功能早衰、多囊卵巢综合征、胎漏、胎动不安及不孕症等。

参考文献

[1] 叶一萍. 天癸论 [J]. 中华中医药学刊，2007，25 (9)：1808.

[2] 邓琳雯，魏国华，裴红鸽，等. 从基因组视角探讨“天癸”对遗传过程的调控机制——从分子遗传学入手研究中医遗传学理论 [J]. 中国中医基础医学杂志，2007，13 (5)：390.

[3] 陈梅，刘霞. 杨鉴冰教授对中医“天癸”生理作用的学术探讨 [J]. 陕西中医学院学报，2010，33 (1)：12.

[4] 张锁，郭晓媛，吴效科. 中西汇通浅谈天癸与不孕 [J]. 时珍国医国药，2008，19 (2)：501.

[5] 侯丽辉，王晓冰，吴效科. 从“痰壅胞宫”病机理论论多囊卵巢综合征排卵障碍 [J]. 中国中医基础医学杂志，2008，14(10)：725.

[6] 张锁，王波，吴效科，等. 天癸与脏腑功能调控 [J]. 中华中医药杂志，2010，25 (7)：1018.

莎 玫（内蒙古自治区医院）

天癸一词，始见于《素问·上古天真论》，之后《内经》再未提及，故引发后世医家对其不断探讨，各陈其词，可谓见仁见智，至今莫衷一是。余以为天癸源于先天，与生俱来，藏脑通肾，蓄极而发，主宰生殖，伴随终生；天癸养于后天，与五脏相关，盛衰有时，影响生长壮老；探求其本质和规律，对指导临床和养生意义重大。

一、天癸源于先天，与生俱来，藏脑通肾，蓄极而发，主宰生殖，伴随终生

1. 何谓天癸

“天癸”历代医家有言精气者、有言肾间动气者，也有曰男女之精者、天一之阴气者、元阴元气者、月水、肾水等。《说文解字》注：“天，颠也……颠者，人之顶也。”故天指人之头部，即脑也；亦有先天之意。癸者，为十天干中的水干，阳以丙为最，阴以癸为极，癸水之性至柔，但并非纯阴之死水，而是蕴含着阳气生发之机的水。余以为“天癸”本义可能是“脑内先天蕴含生机之水”。

2. 天癸源于先天，秉承父母

《医宗金鉴》曰：“天癸乃父母所赋，先天生身之真气也。”《灵枢·本神》亦曰：“生之来谓之精，两精相搏谓之神。”《灵枢·决气》又曰：“两神相搏，合而成形，常先身生，是谓精。”张景岳注：“人之生也，必合于阴阳之气，构父母之精，两精相搏，形神乃成。所谓天地合气，命之曰人也。”可见，天癸与生俱来，生命酝酿之初即有，是先于身形而生，父母的生殖之精是其产生之根源。

3. 天癸藏脑通肾，蓄极而发

唐容川在《医易汇通》中明确指出：“天癸在脑内。”《灵枢·海论》曰：“脑为髓之海。”《素问·阴阳应象大论》曰：“肾生骨髓。”故曰天癸藏于脑而通于肾。另外，《素问·上古天真论》曰：“女子……二七而天癸至……丈夫……二八，肾气盛，天癸至……故能有子……”其中“至”有两层意思。一为“极、最”也，指天癸成熟充盛之意。二为“从上到下”“到来，到达”之意。《说文解字》曰：“至，飞鸟从高下至地也。”寓有天癸是从人体最高之处——脑到下焦——肾与太冲脉发挥作用之意。经文既

言天癸“至”，不说天癸“生”，说明“天癸至”不仅有与生俱来之指，还有从脑通肾之示，更有天癸充盈、蓄极而发之意。

4. 天癸与肾共主生殖

明·马漪曰：“天癸者，阴精也。盖肾属水，癸亦属水，由先天之气蓄积而生，故谓阴精为天癸也。”可见，肾精是天癸的物质基础，天癸来源于肾之先天之精。《素问·灵兰秘典论》亦曰：“肾者，做强之官，伎巧出焉。”何谓做强？何谓伎巧？王洪图在《内经讲稿》中曰：“做强，即作用强大……为何说作用强大？是因为肾主生殖，具有生殖功能。出伎巧，两种解释：一为心灵手巧，二为生儿育女。”而《素问·上古天真论》曰：“女子七岁，肾气盛……二七天癸至，任脉通，太冲脉盛，月事以时下，故有子……七七，任脉虚，太冲脉衰少，天癸竭，地道不通，故形坏而无子也。丈夫……二八，肾气盛，天癸至，精气溢泻，阴阳和，故能有子……八八，天癸竭，精少，肾藏衰……天癸尽矣……而无子耳。”明示天癸“至”则“能有子”，天癸“竭”则“无子”。由此也证明，天癸虽藏脑但通于肾，二者共同主宰生殖。而且，肾气充盛是天癸至的前提条件，肾气盛衰决定天癸至竭。

5. 天癸从脑通肾之路径

唐容川《医易汇通》曰：“天癸在脑内……女子天癸至，是从前面交于心，合于离卦，故〈内经〉原文先言‘任脉通’；男子天癸至，是从背后交于肾，合乾坎卦，故〈内经〉先言‘肾气盛’。”《素问·奇病论》又曰：“胞脉者系于肾。”而《灵枢·经脉》曰：“督脉之别，名曰长强，挟膂上项，散头上……”《素问·骨空论》曰：“督脉者……其络循阴器……贯背属肾……此生病……其女子不孕。”故唐容川所言的“从背后交于肾”余以为即指督脉。《妇人大全良方》曰：“冲为血海，任为胞胎，二脉流通，则月经渐盈，应时而下。”《儒门事亲》又曰：“冲任督三脉，同起而异行，一源而三歧，皆络带脉。”故任脉、督脉是天癸从脑通往肾与太冲脉之路径。

6. 天癸与生俱来，伴随终生

余以为从生命孕育之始，天癸即由渐至盛，主导人之生长发育，赋予生命不息活力。女二七、男二八前，人体脏腑经络气血尚未充实，其能甚微；到女二七、男二八时，天癸在肾气充盛前提下，天癸达到一定量之积累，则蓄极而发，即《内经》所谓的“天癸至”；肾与天癸相互促进，任、督二脉气血渐盛，最终下合于太冲脉及胞宫，天癸由此汇集精血而下，故能有子。而后，天癸由盛至衰，到女七七、男八八“竭”，故“无子耳”。但“竭”非“尽”也。只是其能或大或小不同而已。《素问·上古天真论》曰：“道者，能却老而全形，身年虽寿，能生子。”可见，天癸是伴随终生的。只是后天维护之不同，决定了其衰竭之早晚。

二、天癸受后天滋养，与五脏相关，盛衰有时，影响生长壮老

1. 天癸强弱与五脏相关

《素问·上古天真论》曰："肾者主水，受五脏六腑之精而藏之，故五脏盛乃能泻，今五脏皆衰，筋骨解堕，天癸尽矣。"可见，天癸与肾密切相关，天癸之至竭主要决定于肾之盛衰，而肾之盛衰又决定于五脏之强弱，故天癸与五脏相关。

首先，肝肾"乙癸同源"，精血互化，相互滋生，共壮天癸之源，正如《诸病源候论》曰："肾藏精，精者，血之所成也。"其次，朱丹溪《格致余论》云："主闭藏者，肾也；主疏泄者，肝也。"肝肾二脏，一藏一泄，调节天癸，有利于冲任气血之畅达，可使精血藏泄有度。故《傅青主女科》曰："经水出诸肾，而肝为肾之子，肝郁则肾亦郁。"最后，肝主疏泄，调畅气机，肝气调达则脾气健运，气血旺盛则五脏得养，天癸自旺。还有，《傅青主女科》曰："肝乃肾之子心之母也，补肝则肝气往来于心肾之间，自然上引心而下入于肾，下引肾而上入于心。"故有"女子以肝为先天"之说。

脾胃乃仓廪之官、气血生化之源、后天之本。《医宗金鉴》曰："先天天癸始父母，后天精血水谷生。"《女科经纶》云："妇女经水与乳，俱由脾胃所生。"《医宗必读·肾为先天本脾为后天本论》曰："安谷则昌，绝谷则亡。犹兵家之有饷道也，饷道一绝，万众立散；胃气一败，百药难施。一有此身，先资谷气。谷入于胃，洒陈于六腑而气至，和调于五脏而血生，而人资之以为生者也，故曰后天之根本在脾。"故天癸"至""竭"，虽由肾气盛衰所主，但其强弱则由水谷精微滋养而定，得养才能如期而至，应期而衰；失养则后期而至，先期而竭。脾乃属土，土生万物，故五脏皆赖脾胃之土滋养也。而阳明胃乃多气多血之经，又"冲脉隶于阳阴"，故"谷气盛则血海满"。可见，天癸之强弱主要取决于后天滋养。其中尤与肝肾、脾胃密切相关。

2. 天癸盛衰有时，影响生长壮老

《素问·上古天真论》曰："天癸至……故有子……筋骨坚……面始焦……发始白……天癸竭……则齿发去。"记述了天癸由渐至盛，由盛至衰，生命呈现出生、长、壮、老的全过程。故天癸影响生长壮老。但余认为，天癸虽盛衰有时，但其盛之长短及衰之早晚，则取决于后天对肾之保养与五脏的调养。

三、天癸指导临床

1. 天癸之特殊生理特点，对临床具有特殊意义

《内经》表述的天癸从"至"到"竭"恰与西医学之青春期到更年期吻合。天癸的

功用类似于下丘脑－垂体－性腺轴及神经－内分泌－免疫网络（NIM）调节，但又不尽相同。因天癸独具时效性、节律性、复杂性，故对临床具有特殊意义。

天癸虽与生俱来，伴随终生，但又有其相对时限。即“二七、二八到七七、八八”时段显效，之前、其后则效微。故临床中调经、助孕、胎产要把握时限。

天癸有其特有节律，呈规律变化，如季节律、月节律、日节律等。女子以月节律为著，构成月经周期。《大生要旨》中说：“凡妇人一月行经一度，必有一日姻之候……则成胎矣。”所谓“姻之候”即排卵期。男子则以季及日节律为显。成年男子外周血睾酮在秋季最高、春季最低，一天中则在清晨最高、夜间最低。知此，则临床“种子”较易也。

天癸因携先天遗传密码，所以，能使胎儿继承父母之某些特质。自然关乎优生优育及遗传病。《褚氏遗书》曰：“合男女必当其年，男……必三十而后娶，女……必二十而嫁……则交而孕，孕而育，育而为子坚壮强寿。”《妇人大全良方·胎教篇》曰：“妊娠三月……欲子端正庄严，常口谈正言，身行正事。欲子能贤，宜看诗书。”故最佳受孕年龄及胎教是保证优生优育之重要因素，而对于某些遗传病临床可给予用药等恰当干预。

2. 天癸之常态与病态及其治疗

天癸若盛衰应时，至竭有序，则发育正常、生殖功能正常。女性表现为月经如期来潮，顺利有子，孕时胎儿健康发育，产后乳汁充足，平素白带正常，应时更年闭经；男子则发育和性功能正常。

天癸异常时则见：女子天癸当至不至，表现为月经初潮过晚，第二性征发育不良，以及原发性闭经、子宫发育不良、不孕症等；天癸不至而至，会出现月经初潮过早等；天癸竭而不竭，表现为年老经水复行、年老血崩等；天癸不竭而竭，则表现为卵巢早衰、绝经前后诸证、性早衰、乳房过早萎缩等。

男子则可出现生殖器官发育不良，无精、少精、弱精、遗精、早泄、阳痿、不孕等症。余认为，临床虽应根据天癸之各异，而行不同之辨证施治。但异中有同，即调理天癸当以补肾为先，兼顾肝脾等他法。余拜著名中医妇科专家罗颂平、张玉珍教授为师，二师均认为调理天癸当从补肾入手，处方时宜滋而不腻，温而不燥，济阴谐阳，常用药有菟丝子、枸杞子、山萸肉、熟地黄、女贞子、杜仲、淫羊藿、巴戟天、川断、桑寄生、白芍、何首乌等，但具体用药应视病证而定。

四、天癸与养生

因为天癸关系生、长、壮、老，所以，养生就是要养好天癸。而养天癸关键在养肾，养肾又关键在养五脏，所以，只有养好五脏才能身健寿长。《素问·上古天真论》

曰："法于阴阳，和于术数，饮食有节，起居有常，不妄作劳，故能形与神俱。""虚邪贼风，避之有时，恬惔虚无，真气从之，精神内守，病安从来。"唯有遵此，方可"阴平阳密，精神乃治"，五脏安康，天癸健运。欲得天癸健，需先养肾气，《元气论》曰："逐无涯之嗜欲，亦自毙之甚矣。"可见，欲得肾气盛，需先避房劳。《素问·阴阳应象大论》曰："喜怒伤气，寒暑伤形。"《素问·举痛论》曰："百病生于气。"《类经》亦曰："心为五脏六腑之大主而总统魂魄，兼赅志意，故忧动于心则肺应，思动于心则脾应，怒动于心则肝应，恐动于心则肾应，此所以五志为心所使也。"《养老论》曰："爽口作疾，厚味措毒。"可见，避六淫，调情志，养心神，节饮食，则脏腑健，天癸盛，人自寿。

五、结语

天癸者"脑内先天蕴含生机之水"也。其源于先天，秉承父母，与生俱来，藏于脑髓，随肾气之盛衰而至竭，蓄极而发，经任、督二脉下通于肾合于太冲、胞宫，主宰生殖，经、孕、胎、乳非它不可。天癸因五脏气血之盈亏而强弱，盛衰有时，伴随终生，影响生长壮老。生长发育强壮无它不行，优生优育、健康长寿与之密切相关。天癸何等重要，岂有不养之理？故当顺四时，慎起居，常锻炼，节饮食，避房劳，畅情志，怡心神；使五脏安和，气血调畅，自可天癸长盛，身健寿延。

参考文献

[1] 王洪图. 内经讲稿 [M]. 北京：人民卫生出版社，2008.
[2] 陈丽平."天癸"本质及其作用探讨 [J]. 河南中医，2003，23（6）：3.
[3] 罗颂平，梁国珍. 中西医结合生殖免疫与内分泌学 [M]. 北京：人民军医出版社，2004.

潘丽贞（南平市人民医院）

“天癸”是一个比较特殊的中医学名词术语，它源于中医经典《黄帝内经》，前贤命名“天癸”并未做明确的阐释，后世医家对此亦见解纷纭。“天癸”与女子的经、带、胎、产密切相关，主宰着女子一生中的生长、发育、生殖与衰老。因此，有必要正本澄源，进一步整理与发展天癸学说，体现其在中医生殖理论与临床实践中的地位具有重要的意义。

一、天癸学说溯源

“天癸”一词，首见于《素问·上古天真论》，曰：“女子七岁，肾气盛，齿更发长；二七而天癸至，任脉通，太冲脉盛，月事以时下，故有子；三七，肾气平均，故真牙生而长极；四七，筋骨坚，发长极，身体盛壮；五七，阳明脉衰，面始焦，发始堕；六七,三阳脉衰于上，面皆焦，发始白；七七，任脉虚，太冲脉衰少，天癸竭，地道不通，故形坏而无子也。”此段经文详细地论述了女子一生中生长、发育、生殖、衰老与“天癸”密切相关，可以说这是天癸学说的雏形。

继之，隋·杨上善《黄帝内经太素》曰：“天癸，精气也。”这是最早的注释。此后约有以下几种释义：①天真之气之说：唐·王冰补注《黄帝内经太素》：“癸为壬癸，北方水，干名也。”属“天真之气”。《女科经纶》：“天谓天真之气，癸谓壬癸之水，壬为阳水，癸为阴水，女子阴类，冲为血海，任主胞胎，二脉流通，经血渐盈，应时而下，天真气降，故曰天癸。”②阴气、元气、元阴、元精之说：张景岳在《类经·藏象类》详细地做了阐释：“天癸者，言天一之阴气耳，气化为水，因名天癸……其在人身，是为元阴，亦曰元气，人之未生，则此气蕴于父母，是为先天之元气……第气之初生，真阴甚微，及其既盛，精血乃旺，故女必二七……天癸至。天癸既至，在女子则月事以时下……盖必阴气足而后精血化耳。”在《景岳全书》中又说：“元阴者即无形之水，以长以立，天癸是也，强弱系之，故亦曰元精。”③男精女血之说：《保命歌括》认为“在男子为精，在女子则为血，皆曰天癸”。《黄帝内经素问直解》亦云：“天癸者，男精女血，天一所生之癸水也。”④女精之说：《沈氏女科辑要》云：“天癸是女精，由任脉而来，月事是经血，由太冲而来。”⑤非血非精之说：《沈氏女科辑要》王孟英引俞东扶云：“血与精之外，别有一物所谓天癸者。”⑥真阴、肾水、阴精之说：马莳释《内经》说：“天癸者，阴精也，盖肾属水，癸亦属水，由先天之气蓄极而生。”

《沈氏女科辑要笺正》曰："癸水为肾脏真阴。""谓天癸者，指肾水本体而言……肾为水脏，天一生水，故谓肾水为天癸。"⑦《医宗金鉴》认为天癸乃月经之源，受先天肾间动气资其始，又靠后天精血资其生。

综观各医家理解虽不尽一致，但天癸与肾相联属则成为共识，根据《内经》原文理解"肾气盛，天癸至"，可见天癸肾气并非一体，也不属男女媾孕之精，更非月经或精血之异名，从先贤命名分析，所以取名曰"天癸"，即在其源于肾（肾为先天，主水）而又有别于肾之意。

二、天癸的生理盛衰表象

天癸的盛衰有一定规律，天癸从泌至到成熟，到旺盛，到衰竭，形成一个单向发展的大同期，这在女子一生中表现最为明显。"一七"，即幼年期，肾气未盛，天癸未裕，为稚阳之体，待七岁后肾气初盛，天癸萌动，齿更发长，第二性征开始显露；"二七"，即青春期，肾气已盛，天癸泌至，任脉始通，太冲脉盛，月经初潮，第二性征发育成熟，显出女性特有体态；"三七"至"五七"，即生育期，肾气充足持久，天癸泌至有律，身体壮盛，精力充沛，性机能健全，月经来潮规律，生殖力旺盛；"六七"至"七七"，即更年期，三阳脉衰于上，天癸自旺盛期渐至衰退期，面容憔悴，发始白易脱，牙齿枯槁，月经稀发或紊乱；"七七"之后，即绝经期，肾气弱天癸竭，冲任空虚，月经自闭无子，生殖器渐萎缩，全身机能呈现衰退状态。

可见天癸之盛衰具有明显的时限性，与肾气的强弱密切相关，须肾气充盛蓄积，方可保全天癸成熟、充足、持久，并行使其正常的功能。然而天癸绝非肾气也，天癸竭则月事断，生命却未由此而终结，此即天癸既源于肾又有别于肾的绝好证据。

三、天癸与脏腑经络的关系

天癸，是古人长期动态观察人体生理现象所推断出的一种先天存在的物质，来源于先天肾气，即"人之未生，则此气蕴于父母……人之既生，则此气化于吾身"。肾的阴阳互相蒸腾肾气，天癸受肾气盛衰支配，随肾气的生理消长变化而变化，肾气初盛天癸亦微，肾气既盛，天癸蓄积而泌；肾气渐衰，天癸亦渐竭以至竭止。天癸的作用则直接关系到冲任的通盛、月经的潮止和生育能力的有无。正如张志聪言："女子之天癸溢于冲任，充肤热肉，为经水下行而妊子也。"（《黄帝内经素问集注》）。可见肾气受五脏六腑之精气而充盛，并资生天癸而主司生长、发育、调节月经、备妊育胎，所以，"肾主生殖"实际上是通过肾气资生天癸而发挥作用的。由此可说，肾为肾气之本、天癸之源，肾气资生并调控天癸，使之泌至有律，并由脉气、精、津、液、血携天癸冲任而发挥其正常的生理作用。

《素问·上古天真论》云："肾者主水，受五脏六腑之精而藏之，故五脏盛，乃能泻。今五脏皆衰……天癸尽矣……而无子耳。"说明五脏六腑之精气储藏于肾而为肾精，而先天之肾精，须赖后天水谷之精长养。强调了肾气对天癸的作用及其生化与脏腑的密切关系；强调了欲保肾气又不可忽视五脏六腑之精的培育。在临床上，对先天禀赋不足，天癸未裕，造成青春期迟缓等病症，常采用健脾补肾法，即补后天促先天的方法，可以说明其关系。然而天癸必须在肾气盛的前提下，在一定的年龄阶段才能发挥其作用，故有医家主张分年龄阶段论治妇科病即依据于此。

天癸的作用与奇经八脉、十二正经，特别是与冲任督带等有密切的关系。《灵枢·逆顺肥瘦》曰："夫冲脉者，五脏六腑之海也，五脏六腑皆禀焉……出于气街，循阴股内廉，并少阴之经……渗诸阳而滑肌肉。"气街属阳明胃经，冲脉通过水谷之海（胃）的连接得到后天水谷精微的给养，与肾经相并，使先后天之精相汇。任脉作为"阴脉之海"，主一身之阴，为妊养之本。故经云："天癸至，任脉通，太冲脉盛，月事以时下。"冲任二脉的充盈、蓄溢有赖于天癸生理的泌至规律，天癸是冲任二脉发挥正常生理功能的物质基础，而天癸对人体生长、发育及生殖机能的影响，则主要是通过冲、任二脉来表达的。正如《素问·奇病论》所云"胞脉者系于肾"，肾气旺盛，肾精充足，则天癸泌至，再凭借冲、任、督、带之通道而泌至于胞宫行使其职。

四、天癸对女性生殖功能的作用

人的性器官及副性征的发育均表现出明显的阶段性，在女子"二七"天癸至后，第二性征发育明显，天癸充盛，女性天癸作用冲任二脉的气血，化生为月经和生理带下；当肾气旺盛，天癸泌至，任脉通调，冲脉充盛，阴阳相合，方能有子；产育之后，又在冲脉之气的作用下充盈乳房，分泌乳汁；作用于肌肤，使其细腻滋润，毛发柔软，显露女性特有的妩柔之态。

月经是女性性生理的重要标志，月经的产生与断绝都和肾气的盛衰、天癸的至竭、任冲的盛衰有着直接的关系。月经的产生除了需要脏腑功能正常、气血旺盛、经络通畅等条件外，还依赖于天癸功能正常。女性幼年无月经，是因为肾气未盛，天癸未至之故；及至肾气日盛，天癸渐裕，但因其尚未全盛，故可出现经期无定轨、经量不规则等现象；只有天癸日臻成熟，泌之有常，月事方能如期而至。《医宗金鉴》曰："天癸，月经之源。"说明月经初潮、行经、绝经与天癸的盛衰密切相关，天癸功能未成熟则月经初潮延迟，天癸早衰则提前绝经；月经表现为居经、并月、暗经、避年等均与天癸泌行规律有关。

泌带液是天癸的性生理效应之一。生理带液又称阴水，是女性生殖道中起润滑滋养作用的液体。阴水的产生，大致与月经同步。天癸初至，月事初潮，阴水亦随即出现；随着肾气旺，天癸盛、月事有常，阴水保持阴部的润滑；经间期阴水分泌旺盛，是怀孕的最佳时刻。清·唐容川在《血证论》中说："而胞中之水清和，是以行经三日后，即有胞水，黄明如金，是肾中天癸之水……乃种子之的候。"此是最早的女性生殖道液与生殖有关的提示。此与现代生殖学中，排卵期见宫颈黏液栓时指导同房，可提高妊娠率的理论是相符的。七七之后天癸衰竭，阴水也日见干涸，阴部失去润滑，则出现阴道干涩等更年期症状。

五、天癸功能异常初探

天癸是由肾的阴阳互相转化之际（阴中有阳，阳中有阴）蒸腾的肾气所化（阳化气，阴成形）的一种先天精微物质，来源于肾，藏受于肾，施化于肾，由肾气化生调节。天癸作用之发挥，赖肾中精气盛衰的支配，需五脏六腑之精的补充与滋养，与冲任督带四脉密切相关。天癸至与竭的大周期（一生的各年龄阶段）生理中，主司人的生长、发育、成熟、生殖、衰老的全过程。在天癸的小周期（月周期）生理中调节月经依时来潮和受孕育胎。所以，天癸的功能异常可表现为天癸未裕，天癸早至，天癸失衡，天癸泌少或太过，天癸泌竭、天癸早竭或迟竭等病理变化。在临床上，则相应地表现为生长、发育、生殖功能异常的一系列症状。如天癸早竭：可早发绝经、性冷淡、性早衰、乳房萎缩、外阴营养不良等。天癸迟竭可见"妇人经断复来""经水过期仍来"等症，故《医宗金鉴·经闭门·妇人经断复来》云："妇人七七天癸竭，不断无疾血有余；已断复来审其故，邪病相干随证医。"

总之，天癸为病，常常是与肾气的强弱、冲任的盛衰、气血的盈亏、其他脏腑的虚实等互为因果的，因此，天癸为病，除天癸至竭外，与肾气的盛衰密切相关。临床中治疗除侧重肾之外，还须从整体观调理脏腑、气血、经络。后世根据该理论，创立了补肾气养精血以资天癸、滋肝肾理气血以调天癸、健脾胃营脑髓以养天癸、通血脉养心神以安天癸等方法，常选药物有淫羊藿、仙茅、巴戟天、冬虫夏草、海马、紫河车、黑大豆、黑芝麻、何首乌、玉竹、蜂王浆、黄芪、女贞子等。

六、近现代对生殖轴及天癸的研究

天癸首见于《黄帝内经》，历代医家对天癸的认识可谓仁者见仁、智者见智。近代中医学术界根据《内经》和历代的有关著述，对肾气、天癸、冲任、胞宫之间的关系进行了有关研究，逐渐形成了中医学的女性生殖轴新概念。罗元恺教授曾提出肾气盛－天癸至－任通冲盛－月经－受精妊娠；肾气衰－任虚冲少－天癸竭－绝经－无生育的两表式，概括了妇女从生长发育、生殖以至衰老的生理和病理过程。其在《肾气、天癸、冲任的探讨和对妇科的关系》一文中指出："肾气－天癸－冲任－胞宫构成一个轴，成为妇女性周期调节的核心，与西医学所言生殖内分泌激素相似。"后人亦有些提法，印会河等明确提出“天癸是一种促进性腺发育成熟的物质”；程泾则认为其类似于下丘脑分泌的促性腺激素释放激素和垂体分泌的促性腺激素；杨欣认为天癸的职能与西医学的下丘脑－垂体－性腺轴大致相当；金栋则认为天癸当为头脑中水液之类的物质，与西医的六种促性腺激素释放激素和垂体分泌的促性腺激素相似。

《素问·评热病论》云：“月事不来者，胞脉闭也。胞脉者，属心而络于胞中，今气上迫肺，心气不得下通，故月事不来也。”此处之心气，实乃脑之功能也，强调了心主神明、心肾相交，心气之下通，方可启动肾气，故月水有序而来。而肾主骨髓通脑，脑为元神之府，主宰人的生命活动。既然认为天癸来源于先天，禀赋于父母，关乎肾气，通于脑髓，凭借冲任督带下达胞宫，则有必要补充脑在生殖轴中的作用，故提出脏腑、气血、经络是人体的生理基础，脑－肾－天癸－冲任－胞宫为女子生殖轴，而天癸调节着生殖轴的功能运转。由于冲任两脉存在于体内是不分老幼的，其“通”其“盛”，天癸是决定因素。天癸是“肾气盛”的产物，冲任受天癸的促进而司月事，所以中医学所指的“天癸”与西医学所说的“性激素”性质相似，功能相同，实属同类。所谓“肾气盛则天癸至”，其实质是指卵巢发育成熟后，在垂体性激素的作用下，卵细胞开始发育，而产生排卵、月经、生殖机能；而“肾气衰则天癸竭”，即为卵巢功能衰退，生殖器官将失去性激素的支持而逐渐萎缩不用，其理相同。现代中药药理研究亦表明，按中医生殖轴理论，采用补肾药能调整垂体和肾上腺的功能，可使紊乱之神经、体液调节机能趋于正常，初步寻求到肾主生殖、天癸有类似“性激素”理论的科学依据。至此，是否可以说“天癸乃性激素之总称”？

纵观古今各医家观点，普遍认识到天癸的物质性，与肾气密切相关，对性与生殖具有重要影响。可见，肾中精气的盛衰与人体生长壮老过程直接相关，直接影响人的性与生殖功能。诚如姚止庵云：“男女之壮也，并始于肾气之盛实，其后（弱）也，亦由于肾气之衰微。人之盛衰，皆本源于肾。”由此可见，人欲维护健康、延缓衰老必须以保养肾气、资养天癸为首务。

李晓平（南通市中医院）

天癸究竟为何物？是指某种功能，还是确有其物质？一直以来是中医界尤其是中医妇科医生们特别想搞清楚的问题。本人通过学习经典著作及前人关于“天癸”的论述，查阅西医学文献，对天癸的意义有了更进一步的认识，现将自己的粗浅认识及其在妇科临床的应用体会整理如下，供同道参考。

一、《内经》对“天癸”的论述

《素问·上古天真论》在论述人体的阶段性发育时曰：“女子七岁，肾气盛，齿更发长；二七而天癸至，任脉通，太冲脉盛，月事以时下，故有子；三七……七七，任脉虚，太冲脉衰少，天癸竭，地道不通，故形坏而无子也。丈夫八岁，肾气实，发长齿更；二八，肾气盛，天癸至，精气溢泻，阴阳和，故能有子；三八……七八，肝气衰，筋不能动，天癸竭，精少，肾藏衰，形体皆极；八八，则齿发去。肾者主水，受五脏六腑之精而藏之，故五脏盛，乃能泻。今五脏皆衰，筋骨解堕，天癸尽矣。故发鬓白，身体重，行步不正，而无子耳。”从经文看“天癸”与肾密切相关，肾气盛而天癸至，肾气衰而天癸竭；而肾气的充盛、天癸的兴旺，全赖五脏六腑之精气的充养，“受五脏六腑之精而藏之，故五脏盛，乃能泻”；因而“天癸”是维持人体生殖和生长发育的重要物质，是阶段性发挥作用的，在人类生殖功能中起决定性作用，经言“天癸至”，而并不是说“天癸生”，说明“天癸”是原本就存在于体内的，只是到一定的年龄阶段随着肾气的充盛，女子二七、男子二八之年才开始发挥作用，而在完成了其对生长发育和生殖的促进和控制后，女子七七、男子七八之年就逐渐衰竭。

二、历代医家的解释

对天癸究竟为何物，历代医家对此也各有见解：有认为天癸即月事者，有认为天癸即精血者，有认为天癸是精气者，有认为天癸为真阴者，有认为天癸是肾气者，各有论据。但都不能全面解释和概括天癸的意义。

有认为天癸即月事者。如王冰说：“肾气全盛，冲任流通，经血渐盈，应时而下，天真之气降，与之从事，故云天癸也。”又如《妇人大全良方》亦有“天癸过期”之说，即指月经后期。然《内经》中明确指出“天癸至，任脉通，太冲脉盛，月事以时下”，且“丈夫……天癸至，精气溢泻，阴阳和，故能有子”，说明天癸男女皆有，而非月事，故天癸即月事之说较为牵强。

有认为天癸即精血者。如明·万密斋在《保命歌括》中说：“在男子即为精，在女子则为血，皆曰天癸。”而有医家提出不同的看法，如《医宗金鉴》认为“先天天癸始父母，后天精血水谷生，女子二七天癸至，任通冲盛月事行”，清·王孟英引俞东扶之言曰：“血与精之外，别有一物所谓天癸者。”

有认为天癸为真阴者。如明·张景岳在《质疑录》中说：“天癸者，天一所生之真水，在人身是谓元阴。”又《类经·藏象类》：“故天癸者……其在人身，是为元阴，亦曰元气。”

也有认为天癸是精气的别称。杨上善在《黄帝内经太素》中说：“天癸，精气也。”

以上各家论述各有论据，均有一定的道理，但都不能全面解释和概括天癸的意义。但有两点是共识：一是均承认天癸的物质性，二是都认为天癸与肾气密切相关。

三、天癸与西医学研究的“下丘脑－垂体－卵巢/睾丸”性腺轴的功能大体相当

第一，我们以《内经》中对天癸与月经、生育及绝经的描述，来看天癸的生理作用。“天癸至”则“月事以时下”或“精气溢泻”，“阴阳和，故能有子”；“天癸竭”则“地道不通，故形坏而无子也”。可见在生命过程的特定阶段中，天癸从“至”到“竭”，始终存在，它作用于人体的生殖系统，天癸的盛衰关系到生殖机能的盛衰。天癸维持并制约人体生殖机能的成熟与衰竭，参与生殖之精的化生以繁殖后代。对照西医学对女性生殖内分泌生理的认识：女性在一定年龄脑垂体开始分泌促性腺激素，卵巢亦开始分泌性激素，子宫开始发育，慢慢地，子宫发育成熟、卵巢储备卵子发育并至成熟而排卵，即具备了生殖能力。而到了围绝经期，卵巢分泌性激素下降，垂体促性腺激素反馈性增高，卵巢不能产生成熟卵子和排卵，子宫也由于性激素水平的下降而萎缩，不再具备生殖能力。女性的生殖内分泌是由下丘脑－垂体－卵巢这一生理生殖轴控制的。因此可见，天癸既不是某种性激素，也不是哪种促性腺激素，而是与西医学的下丘脑－垂体－卵巢轴功能相当。

第二，维持人体的正常生理功能，防止衰老及某些疾病的发生。据西医学研究，从青春期开始直至衰老，如果缺乏正常的性生理和性功能（认为属天癸功能不足），脑垂体前叶的促性腺功能下降，正常生殖器官卵巢或睾丸就逐渐萎缩，功能降低，女性雌激素与男性雄激素的分泌也随之减少，会导致人体过早衰老。近年对下丘脑－垂体－性腺轴与机体衰老关系的研究日益增多。动物实验研究也证实，当雌性动物摘除卵巢后，可以导致早衰发生，容易发生动脉粥样硬化，增加患冠心病的危险，易发生骨质疏松。男性衰老与男性激素下降（男天癸功能不足）密切相关，男性生殖功能降低即

标志着机体衰老已经开始。而如果人体的性生理和性功能正常，垂体前叶分泌的促性腺激素、促甲状腺素、生长激素和泌乳素等激素正常，即“天癸”功能正常，人体的生长发育就能维持正常，也不会出现早衰的现象。

第三，促进和维持第二性征。我们知道，女性卵巢功能衰退可表现为青春不再，皮肤出现皱纹、色斑、脂肪沉积；男性睾丸功能衰退，表现为男性魅力减退，勃起功能障碍，生殖器官萎缩等。《灵枢·五音五味》：“宦官去其宗筋（阴器，包括睾丸），伤冲脉，竭天癸，故不生须。”古代就认识到天癸对第二性征的保持起关键作用。所以说天癸在促进和维持人体的第二性征方面起着重要的作用。

由此可知，“天癸”是一个物质与功能的统一体，它不能单纯与西医学中的某一器官或组织相对应，也不能说它就是某种激素或某些物质的功能表现形式，它与人体中的内分泌、神经、免疫系统都有着密切的联系，其功能与调节人体生殖的下丘脑 - 垂体 - 卵巢 / 睾丸的性腺轴相当。

四、对天癸的基本认识：天癸是肾气在主导人类生殖方面的重要分支

笔者通过对经典著作的研读及对前人关于“天癸”的论述的学习，结合查阅西医学文献，形成对天癸的基本认识：天癸来源于男女之肾精（先天之精），受后天水谷精微的滋养而逐渐充盛，“天癸至”则“月事以时下”或“精气溢泻”“阴阳和，故能有子”；“天癸竭”则“地道不通，故形坏而无子也”“精少，肾藏衰，形体皆极”。即在生命过程的特定阶段中，天癸从“至”到“竭”，始终存在，它作用于人体的生殖系统，天癸的盛衰关系到生殖机能的盛衰。天癸是促进性发育和维持性功能（包括生殖机能）的一种精微物质，其职能是促进男女性征及生殖器官的发育和成熟；维持性功能；激发性欲和性冲动；参与生殖之精的化生以繁衍后代等。这一职能范畴，与肾气在“主生殖”方面的功能完全一致。而从天癸的物质性、精微性、活泼性、促动性而言，它亦完全具备中医学“气”的要素。因此我们有理由推论，天癸即是肾气在主导性与生殖方面的精微体系，它隶属于肾气范畴，又不等同于全部肾气，而是肾气在主导人类生殖方面的重要分支。所谓肾主生殖，即是通过天癸实现的。换言之，天癸是肾气在生命的育龄阶段产生的特殊内涵。此内涵，与西医学的下丘脑 - 垂体 - 卵巢 / 睾丸的生殖内分泌性腺轴的功能相当。

五、天癸理论在妇科临床的应用

笔者从事妇科临床工作近 30 年，通过对经典理论的学习，结合自己的临床实践，对“肾主生殖”，肾与天癸、肾与月经的关系有深刻的体会。

1. 生理上

女性天癸的“至”与“竭”直接影响到月经的潮与止，影响到生殖功能的强盛和衰退。《素问·上古天真论》曰：“女子七岁……二七而天癸至，任脉通，太冲脉盛，月事以时下，故有子……七七，任脉虚，太冲脉衰少，天癸竭，地道不通，故形坏而无子也。”此段论述说明：妇女，天癸至，则任脉所司的精、血、津液旺盛、充沛、通达，并使冲脉在其作用下广聚脏腑之血，冲任二脉相资，血海满溢，月经来潮。《血证论》曰：“故行经也，必天癸之水至于胞中，而后冲任之血应之，亦至胞中，于是月事乃下。”这就是目前中医认为的妇女的“肾气－天癸－冲任－胞宫”的生理生殖轴。而肾为天癸之源：在特定的年龄阶段内，肾气初盛，天癸尚微；肾气既盛，天癸蓄积至盛而泌至，月事以时下；此后随肾气的充盛，每月天癸泌至，并呈现消长盈亏的月节律，经调而可有子嗣；其后又随肾气得虚衰，天癸亦渐竭，经断而无子。

2. 病理上

天癸的不足和衰退直接引起各种妇科疾病的发生，贯穿女性从青春期至绝经期：青春期，此时是肾气盛天癸至，或因先天肾气不足，肾之精气充而未盛之时，天癸应至未至或初至而未盛，冲任未调，尚未形成正常的消长盈亏的月节律，易出现崩漏（青春期功血）、初潮迟至、月经先期、月经后期、月经先后无定期、月经过少、闭经等疾病；育龄期：肾气天癸的不足，可导致各种月经病如月经先期、月经后期、月经先后无定期、月经过少、闭经、崩漏、经间期出血、不孕等疾病；围绝经期，此时肾之精气已有衰退之势，天癸将要竭绝，冲任虚衰，子宫藏泻失常，出现或崩漏（更年期功血）或月经失调，或有未至七七而肾之精气先虚，天癸早竭，而致经闭——卵巢早衰。特别要指出的是，尤其在“天癸初至”的青春期和“天癸将竭”的围绝经期这两个阶段，天癸的变化最易导致妇科疾病。

3. 治疗上

因肾为天癸之源，天癸是肾气在主导人类生殖方面的重要分支，所以临床上在调治妇科疾病时无不考虑到“肾”，保持肾精肾气的充足，调整肾之阴阳平衡是临床治疗妇科疾病的首要原则。

（1）补肾益气：肾气不足会影响天癸的成熟、泌至和冲任的充盈、通畅，呈现功能不足或减退的状况，其原因或由先天禀赋不足或因肾阳不足不能蒸腾肾阴化生肾气，故治疗从调补肾阴肾阳着手，阳生阴长，肾气自可旺盛。常用方如归肾丸、肾气丸、寿胎丸、加减苁蓉菟丝子丸等，若先天不足，天癸不能至期成熟、泌至者，又当在补益肾气的方药中，佐以健脾益气养血之品，以强健后天之本，先后天共养之。

（2）补肾填精：癸者，癸水，马玄台注释《素问》时说：“天癸者，阴精也。盖肾属水，癸亦属水，由先天之气蓄极而生，故谓阴精为天癸也。”先天禀赋不足肾精未实，或房劳多产耗损肾精而致肾精亏虚，癸水不足，治疗当予补肾填精，以养癸水。常用左归丸、六味地黄丸、二至地黄丸等，并在此基础上配以紫河车、阿胶、鹿角胶、龟甲胶等血肉有情之品。

（3）温补肾阳：癸水虽是阴精的物质形式，但阴精是要靠阳气来化生的，若肾阳不足，不能蒸腾气化，则无以化生阴精，亦可导致“癸水不足”，出现月经不行或宫寒不孕等。因此肾阳不足，命门火衰，应予以温肾暖宫，补益命门之火，以助其化生阴精癸水。常用右归丸、右归饮、温胞饮、五子补肾丸等，药如附子、肉桂、巴戟天、肉苁蓉、仙茅、淫羊藿、菟丝子、鹿角霜、蛇床子等，但注意其性味辛热，不可过用。

总而言之，天癸来源于先天，藏之于肾，并受后天水谷精微的滋养，是肾气在主导性与生殖方面的精微体系，它隶属于肾气范畴，又不等同于全部肾气，而是肾气在主导人类生殖方面的重要分支。所谓肾主生殖，即是通过天癸实现的；它具有明显的时限性、节律性，还具有相对独立性、功能的多样性等特点；它维持并制约人体生殖机能的成熟与衰竭，参与生殖之精的化生以繁殖后代，在维持人体正常的生理功能、防止衰老和维持第二性征等方面起重要作用。将天癸理论运用于妇科临床，需从生理病理上深刻领会“肾主生殖”的含义，并在治疗妇科疾病时不忘保持肾精肾气的充足，调整肾之阴阳平衡这一重要原则。

参考文献

[1] 乐杰. 妇产科学 [M]. 7版. 北京：人民卫生出版社，2008.
[2] 向明珠，杨柳，李海平. 去势大鼠骨质疏松症的实验研究 [J]. 中国骨质疏松杂志，1998，4（4）：6.
[3] Johnson AD and Gomes WR. The Testis [J]. New York Academic Press，1977：547.

郑秋惠（青海省中医院）

“天癸”一词，最早见于《素问·上古天真论》。天癸是肾气充盈的产物，是肾精中一种促使生殖器官发育和繁衍后代的物质，非精非血，男女皆有。本文主要讨论女性天癸的作用。天癸源于先天，藏之于肾，受后天水谷精微的滋养影响妇女一生各阶段的生长壮老已的生理、病理变化，特别是在月经来潮和孕育方面具有重要作用。

一、天癸的实质

《素问·上古天真论》曰：“女子七岁，肾气盛，齿更发长，二七而天癸至，任脉通，太冲盛，月事以时下，故有子……七七任脉虚，太冲脉衰少，天癸竭，地道不通，故形坏而无子也……丈夫八岁，天癸至，精气溢泻，阴阳和，故能有子……”天癸源于先天之肾，是禀受于父母的一种决定人体生长发育的基本物质。《内经》在论天癸的“至”“竭”时，男子是以“二八”“八八”，女子是以“二七”“七七”为基数的，说明这是一种决定人体生长发育的具有普遍生理规律的一种重要物质，这种带有普遍规律密码的物质，只有先天遗传才能获取。但“天癸”所指究竟是何种物质，具有何种生理作用？历代医家颇多谈论，概括起来大致有以下几种。

1. 肾间动气说

《金匮要略》曰：“先天天癸，谓肾间之动气。”

2. 精气说

沈尧封《沈氏女科》曰：“天癸是女精，由任脉而来，月事是经血，由太冲而来。”杨上善注：“天癸，精气也。”

3. 经血说

陈良甫《妇人大全良方》曰：“天谓天真之气，癸谓壬癸之水，癸为阳水，女子阴类。冲为血海，任主胞胎，二脉流通，经血渐盈，应时而下，天真气降，故曰天癸。常以三旬一见，以象月盈亏，不失其期，故名曰月信。”王冰注：“癸谓壬癸，北方水干名也……肾气全盛，冲任流通，经血渐盛，应时而下，天真之气降，与之从事，故云天癸。”

4. 天一之阴气说

张景岳："天癸者，天之气也，谓女子二七天癸至，月事以时下；男子二八天癸至，精气溢泻，皆是天癸在先，而后经血继之，分明先至后至，各有义焉。夫癸者，天之水，干名也。故天癸者，言天一之阴气者耳，气化为水，曰名天癸。"

5. 男女之精说

王冰注："月事为天癸者，非也，男女之精，皆可以天癸称。"

6. 阴精说

马莳注："天癸者，阴精也，盖肾属水，癸亦属水，由先天之气蓄极而生，故谓阴精为天癸也。"

7. 非精与血说

俞东扶曰："血与精之外，别有一物谓天癸者。"

虽然对天癸的实质各家理解不一，但对天癸的性质有如下共识：天癸是指肾精中一种促使生殖器官发育和繁衍后代的物质，来自先天，与肾气关系密切，可由肾中精气化生，受肾气调节。随肾气的不断充盛而逐渐成熟，也可以说天癸的产生与衰竭和肾的盛衰有着直接的关系。天癸来源于先天肾气，靠后天水谷之气的滋养。得养者才能如期而至，如期而竭；失养者多后期而至，先期而竭。马莳说："天癸由先天之气蓄极而生。"说明天癸是由气、血、津、液所化生的，如果机体的脏腑功能和调，气血津液充沛，则天癸旺盛；反之，则天癸不足。

天癸的作用，直接促使女子"月事以时下"，男子"精气溢泻"；在发育上逐渐"身体盛壮""筋骨劲强"。故"天癸"对人的发育、生殖活动起着极为关键的作用，其不仅作用于人体生殖系统，促进性成熟和维持性及生殖机能，在女子二七至七七、男子二八至八八的生命阶段，还作用于机体的各个系统，维持机体的强壮。

二、天癸与肾精的关系

肾精即肾中所藏之精。包括先天之精及后天之精。先天之精即肾中之真阴，来源于先天，受自父母。《灵枢·决气》："两神相搏，合而成形，常先身生，是为精。"是谓生殖之精。后天之精系由后天水谷精微所化生。《素问·上古天真论》曰："肾主水，受五脏六腑之精而藏之。"故肾藏先后天之精。后天之精靠先天之精的温养才能不断生成，先天之精赖后天之精不断补充、资生，使之源源不绝，故有"先天生后天，后天养先天"之说。肾精可以化生肾气以施其用，肾气是肾精的机能体现，肾精足则肾气盛，肾精不足则气衰，是以精化气，气生精，精气互根，是人体生长发育和生殖的根本。

天癸是先天生殖之精在肾气的作用下所化生而成，是物质和功能的共同体现，并非生而即有。正如张景岳《类经》中所说："天癸者，言天一之阴气开，气化为水，因名天癸……人之未生，则此气蕴于父母，是为先天之元气，人之既生，则此气化于吾身，是为后天之元气。第气之初生，真阴甚微，及其既盛，经血乃旺，故女必二七，男必二八而后天癸至。"《沈氏女科辑要笺正》引徐亚枝说："女子二七，男子二八，肾气始盛，而肾水乃足，盖人身五脏，唯肾生最先，而肾足最迟，肾衰独早，故孩提能悲能喜，能怒能思，而绝无欲念……可见肾气未盛，癸水未足，则不生欲念也。适肾气衰，癸水绝，则欲念自泯矣。夫前阴二窍，溺之由水窍者无论矣，其由精窍者，皆源于天癸者也。"

因此，天癸存在时间的长短是由肾气的盛衰决定的。女子七岁以前，肾气未盛，天癸这种物质并未产生，生殖器官亦不发育，至肾气盛，天癸亦始形成，生殖器官开始发育；二七之时，天癸成熟，泌至，女子有月经产生，而具备生育的条件，及七七之后，肾气衰，天癸化源枯竭，月经停止来潮，已无生育能力。女子一生在二七至七七这段时间，天癸始终存在，并对胞宫发生作用。综上所述，可知天癸与肾精之关系非常密切，但又不能等同。肾精存在于人体生命活动的全过程，而天癸的存在仅有二七至七七的数十年。它是肾中精气发育的产物，非精非血，是专主性发育和生育的物质。

三、天癸与月经周期的关系

胞宫是产生月经和孕育胎儿的器官，而胞宫周期性的排出月经则是天癸作用的结果。天癸与月经的产生密切相关。天癸对女性生殖的作用，主要通过胞络及冲、任、督三脉的胞宫直接发生联系而表现出来。胞宫是女子的主要生殖器官，《景岳全书》说："胞者，子宫是也，此男女藏精之所，皆称为子宫，唯女子于此受孕，因名曰胞。"近代关于中医生理的研究认为，女子胞即子宫，从生理功能而言，应当包括子宫、卵巢、输卵管等内生殖器。胞宫又通过胞脉及冲、任、督三脉和脏腑（特别是肾、肝、脾三脏）发生联系，不断接受先天肾气与后天水谷之精气的滋养，以发挥其特殊生理作用。

天癸的"至"与"竭"与月经的初潮与停止、生殖机能的盛衰有着密切的关系。天癸藏于肾中，是月经产生的主要物质基础，胞宫与肾在经络上密切联系。"胞络者系于肾"，天癸可以通过胞络直达胞宫，使胞宫发育并维持其正常"藏""泻"功能，按月排出月经。

冲、任、督三脉下起胞宫，与十二经相连，通于脏腑并蓄存五脏六腑、十二经之气血，也是天癸通达胞宫的主要道路。"任脉通"实指天癸达于任脉，任脉在天癸的作用下，使它所司的精、血、津、液旺盛充沛："太冲脉盛"，是说天癸通于冲脉，冲脉在天癸的刺激下，发挥会聚脏腑之血的功能，使血海盛满。冲任二脉相资，血海按时满溢，流溢胞宫，并在胞宫与天癸相汇合，使精血化为经血，排出体外，即为月经。《医经精义》说："所谓任脉通者，盖任脉起于胞中，天一阳气所化癸水即从肾脉下入胞中，则后天任脉感阳气而通畅，其隶于任脉者，为太冲脉亦得天癸之阳，而所化之阴血更加盛满。于是阴血循冲、任脉下于胞宫，与癸水会和，则为月经。"说明冲任之盛，需在天癸的作用下，才能"通""盛"，使精血按时满溢于胞宫，月经以时下。

天癸并非女子独有，男子也有产生。无论男女，天癸至，就表示人体阴阳调和。精气充盈，故男女天癸同为生殖的主要物质基础。王冰说："男女有阴阳之质不同，天癸则精血之形亦异，阴静海满而去血，阳动应合而泄精，二者通和，故能有子。"《医宗金鉴》说："男子二八天癸至，属阳应曰精曰盈，女子二七天癸至，属阴应月血月通。"女子每月按时行经，即是天癸周期性作用于胞宫的外在表现。每一个月经周期，都应视为一个天癸的生殖周期，所谓"真机制"，也即是天癸成熟，泌至时，于此时男女交媾即构成胎孕。

以上说明中医学对天癸的认识，似与西医学内分泌有着密切的关系。西医学认为月经的产生和卵巢内分泌有关，和甲状腺、肾上腺的分泌都有一定关系。《内经》说的天癸至，相当于卵巢接受了垂体所分泌的促性腺激素的作用，已具备分泌和排卵功能，月经来潮表示女子的生殖机能已经逐渐成熟，并有生育能力。

四、补养天癸的临床意义

由于天癸在生殖生理上起着非常重要的作用，那么因为天癸不足，或因某些疾病而造成天癸的化生障碍，在妇女常可导致月经失调、闭经、不孕等疾病的发生。如席汉综合征，除闭经外，也会出现生殖器萎缩，乳汁分泌减少，阴毛、腋毛脱落，性欲淡漠；男子成年后可表现出女性体态，即似《内经》中所指的"天阉"；女子成年后则有闭经等。中医学认为是因肾气不足，天癸缺乏，冲任亏损所致，临床常用补肾填精的方法为主治疗。因这些药物具有调月经、助胞宫发育及恢复性功能的作用，如鹿茸、锁阳、淫羊藿、巴戟天、胡芦巴、海狗肾、阳起石、紫石英、紫河车、女贞子、川断等。

在月经产生的过程中，天癸虽起重要作用，但月经能否按月来潮及保持一定的经量，又与脏腑功能是否正常、气血是否旺盛有一定关系，因此在治疗各种月经失调的疾病时，除治脏腑、调气血外，应特别注意选用以上调冲任、补天癸的药物，尤应重视对"血肉有情"之品的选用。

五、小结

天癸是“先天之水”，是个体禀受于父母的遗传信息，其决定个体在后天的生长发育过程中要遵循某种既定的内在规律，呈现与亲代类似的遗传特征。天癸一物非生而即有，它是生殖之精化生的功能，既是物质基础，又有具体功能。女子自二七至七七，亦即天癸“至”与“竭”这一阶段，皆有天癸存在，它虽有类似垂体、卵巢、卵子的作用，但绝不能将天癸局限为某一部分的功能。在临床上凡因天癸产生或泌至障碍而导致的月经失调、闭经不孕等疾病，除注意从补肾药中选用直入冲、任、胞宫的药物外，尚须注意调整其他脏腑（肝、肾、脾）功能，才能使效果显著，疗效巩固。

徐竹梅（湖北省中医院）

“天癸”一词见于《素问·上古天真论》，其内涵历代医家均有阐释，观点各异。现代中医认为“天癸”是“男女皆有，肾精肾气充盛到一定程度时促进人体生长、发育和生殖的精微物质”，我们赞同此观点。论述如下。

一、历代医家论述

《素问·上古天真论》述：“女子七岁，肾气盛，齿更发长；二七而天癸至，任脉通，太冲脉盛，月事以时下，故有子……七七任脉虚，太冲脉衰少，天癸竭，地道不通，故形坏而无子也。丈夫八岁，肾气实，发长齿更；二八，肾气盛，天癸至，精气溢泻，阴阳和，故能有子……八八，天癸竭，精少，肾藏衰，形体皆极，则齿发去。肾者主水，受五脏六腑之精而藏之，故五脏盛，乃能泻。今五脏皆衰，筋骨解堕，天癸尽矣，故发鬓白，身体重，行步不正，而无子耳。”此段原文是说男、女的生殖功能都是在肾气盛的基础上，女子二七、男子二八之年，天癸泌至，女子月事以时下，男子精气溢泻，阴阳合和，故有子。而女子七七，冲任脉衰，男子八八之后，肾气衰少，天癸竭绝，女子月事不通，男子精少则无子。说明天癸在男女的生长、发育、生殖功能方面起重要作用。

对于天癸的认识，历代医家理解各不同。明·马玄台说：“天癸者，阴精也，盖肾属水，癸亦属水，由先天之气蓄积而生，故阴精为天癸也。”清·沈尧封《沈氏女科》说：“天癸是女精，由任脉而来，月事是经血，由太冲而来。”即认为天癸是女精，为女性所独有。王冰说：“以月事为天癸者非也，男女之精，皆可称天癸。”明·万密斋在《保命歌括》中认为“在男子为精，在女子则为血，皆曰天癸”。张介宾对《素问·上古天真论》的注解更为明确：“天癸者，天一之阴气耳。气化为水，因名天癸。是谓元阴，亦曰元气。人之未生，则此气蕴于父母，是为先天之元阴。人之既生，则此气化于吾身，是为后天之元气。第气之初生，真阴甚微，及其既盛，精血乃王。故女必二七，男必二八而后天癸至，天癸既至，在女则月事以时下，在男则精气溢泻，盖必阴气足而后精血化耳。然则，精生于气，而天癸者，其即天一之气乎。”说明天癸是化生精血之气，而非精血本身。又如杨上善《太素》云：“天癸，精气也。”张志聪说：“天癸，天一所生之癸水也。”说明天癸是属阴水的一种物质，乃人身的体液之一。张山雷在《沈氏女科辑要笺正》中引徐亚枝语说：“谓天癸者，指肾水本体而言。癸者水也，肾为水脏，天一生水，故谓肾水为天癸。”陈良甫的《妇人大全良方》说：“天谓天真之气，癸谓壬癸之水，壬为阳，癸为阴水，女子阴类，冲为血海，任主胞胎，二脉流通，经血渐盈，应时而下，天真气降，故曰天癸。”

医家对天癸见仁见智，众说纷纭，但异中有同，即都承认天癸的物质属性，并认为天癸的物质基础与肾气、精、血密切相关。

二、天癸的产生、特点、生理功能

1. 天癸的产生及运行

天癸源于先天，藏之于肾，受后天水谷精微的滋养。人体发育到一定时期，肾气旺盛，肾中真阴不断得到充实，天癸逐渐成熟。肾为先天之本、元气之根。肾藏精，其所藏之精包括“先天之精”和“后天之精”。先天之精是禀受于父母的生殖之精，与生俱来，是构成胚胎的原始物质，藏之于肾。后天之精为通过脾胃运化功能产生的水谷精气，先天之精必须得到后天之精的不断培育和濡养形成完整的天癸，才能发挥其生理功能。天癸在肾气盛的前提下，在特定的年龄阶段才能发挥其作用，它是肾中所藏精的一种，受肾气盛衰的直接影响，故天癸与肾的关系十分密切。

天癸的“至”与“竭”由肾气盛衰所主导，但其在后天的发育，仍有赖水谷精微（即后天之精）的滋养，得养者才能如期而至，如期而竭；失养者每多后期而至，先期而竭。这是因为肾气的盛衰也受以水谷精微为基础物质的气血的影响，脾胃为气血生化之源，因而脾胃的生理功能状态对天癸的“至”与“竭”也有着重大影响。

天癸对人体生长、发育及生殖机能的影响主要是通过冲任二脉来发挥作用的。天癸产生以后与冲任二脉的关系最为密切，冲任二脉同出于胞中（内生殖器），过宗筋（外生殖器），内属于肾，外则循行于躯体之间，与乳房、喉结、唇、口等第二性征区相连属。天癸产生以后，冲任二脉渐次充盛，内外生殖器及女子乳房、男子喉结及声音等方面开始呈现特异性变化，并有了生育能力。冲任二脉的作用是在天癸的作用下实现的，天癸通过冲任二脉及与其他经脉的联系达四肢百骸、五脏六腑，从而作用于全身。

2. 天癸的特点

天癸具有物质属性。“天”蕴含生生不息，生发万物的特性，为创生万物的根源，代表人的先天。“癸”在十天干最后一位，属水。“天癸”即指来源于父母，先天所获之“水”。由其命名可见，“天癸”是先天即有，与生俱来，具有生生之机，推动人的发育与生殖活动的一种物质，说明了天癸的物质属性。天癸的物质性即与雌激素、孕激素、雄激素、促性腺激素等有关的激素，但也不能机械地认为天癸的作用就是上述物质的总和。

天癸的至与竭具有时限性。天癸作为一种与生殖机能和性发育成熟密切相关的物质，具有一定的时间性，它的“至”与“竭”都是机体发育到一定阶段才产生和变化的，男女在初生后呈低水平蓄积，随着青春期的到来，肾气充盈到一定程度，天癸陡然上升，即原文之所谓“至”，表明其化生、发育已达到一定量的积累，并发挥其生理效应。但到一定年限，天癸亦会竭绝。

3. 天癸的生理功能

（1）促进人体生殖器官的发育成熟：当人体到了14~16岁时，肾中精气已充盈到一定程度，于是产生了天癸。天癸促进人体的生殖器官逐渐发育成熟，进入青春期。这时，女子出现按期排卵，“月事以时下”，男子则出现“精气溢泻”的排精现象，说明性器官已经成熟，具备了生殖功能。同时第二性征出现，女子乳房丰满，腋毛、阴毛生长，肩、胸、臀部皮下脂肪增加等，显现出女性特有的性征；男子则喉结增大，声音低沉，胡须、体毛生长。此时若阴阳合，便可以有子。若肾精亏虚，天癸不足，则会出现生殖器官发育不良，性成熟迟缓等。

（2）维持人体的生殖功能：肾中精气充盛，不断产生天癸，促进冲、任二脉充盈，使“任脉通，太冲脉盛”，具有维持人体生殖功能的作用，即：女子肾气盛－天癸至－任通冲盛，则“月事以时下”；而男子“精气溢泻”－受精－妊娠，而具有生殖能力。人至中年以后，肾中精气逐渐衰少，天癸亦随之衰减，以至停止产生。由于没有天癸的维持作用，人体的生殖机能逐渐衰退，生殖器官日趋萎缩。生殖功能旺盛阶段一般从18岁开始，持续30年左右，后即进入：女子肾衰－天癸竭－任虚－冲少－绝经，男子精少－不育，最后丧失生殖功能进入老年期。若肾精亏虚，天癸不足，则会出现性机能减退，不孕不育。

（3）促进机体的生长、发育：人体生长、发育、衰老是一个渐进的生理过程，天癸、肾气在此过程中起到了至关重要的作用。人体从出生，到生长、发育直至衰老，无不是受肾气、天癸的盛衰所主导。人从幼年开始，随着肾中精气的逐渐充盛，而出现“齿更”和“发长”等迅速生长的现象。以后又随着肾中精气不断充盈，产生“天癸”，而进入青春期。人至中年以后，肾中精气渐衰，天癸相应减少，最后，天癸涸竭，从而形成“形坏而无子”，进入老年状态。若肾精亏虚，天癸不足，则会出现小儿生长发育迟缓，中年人早衰，老年人则衰老得更快等。

三、天癸的临床意义

1. 天癸功能不足

分天癸萌发过迟和天癸衰少两类。天癸萌发过迟在女性可见月经初潮过晚、原发性闭经、月经不调、第二性征发育欠佳、幼稚子宫、子宫发育不良、不孕症等。天癸衰少可致月经先后不定期、月经过少、月经后期、闭经、崩漏、经行泄泻、不孕症、胎萎不长，也可有遗传性疾病或免疫方面机能减退。天癸衰少还可致性欲低下、带下病、阴挺下脱、滑胎、胎萎不长等。天癸衰竭过早，可见绝经期提前，过早引起经断前后诸证、性早衰、乳房过早萎缩、外阴疾病，以及脂质代谢紊乱、冠心病、骨质疏松症。男子则见少精、无精、遗精、畸形精子过多、阳痿、早泄、精子活力低、死精症。

2. 天癸功能亢进

分天癸萌发过早和天癸衰竭过迟两类，天癸萌发过早可见性早熟，如月经初潮过早、多乳房症等；天癸衰竭过迟，可见绝经期延长至老年经不断、经断前后诸证、崩漏和乳房疾病。

3. 天癸异常的治疗

在治疗天癸病时，应辨证施治，采用补肝肾、调冲任、和气血等治疗天癸功能不足。叶天士在《临床指南医案》中指出：紫河车、肉苁蓉、杜仲、巴戟天、附子入冲脉，龟甲、紫河车、覆盆子入任脉。近年来临床用补肾药及调补冲任药如龟甲、菟丝子、杜仲、淫羊藿、紫河车、续断、阿胶、枸杞子、仙茅、覆盆子等治疗肝肾亏损、肾阴不足、肾阳虚衰、肾阴阳两虚的经带胎产疾病，均收较好疗效。

天癸功能亢进的治疗多采用清泄肝肾相火方法，如用知柏地黄丸、丹栀逍遥散、大补阴丸等。

总之，天癸是与男女生长、发育、生殖相关的物质，其赖肾中精气的支配，需五脏六腑之精的补充与滋养，与冲任二脉关系密切，对男女生长、发育、生殖起重要作用。

参考文献

[1] 张玉珍. 中医妇科学 [M]. 北京：中国中医药出版社，2002.

[2] 齐丽晶，侯丽辉，吴效科. 天癸功能异常探讨 [J]. 时珍国医国药，2008，19（1）：222.

肖承悰评按

“天癸”一词，最早见于《素问·上古天真论》，曰：“女子七岁，肾气盛，齿更发长；二七而天癸至，任脉通，太冲脉盛，月事以时下，故有子……七七任脉虚，太冲脉衰少，天癸竭，地道不通，故形坏而无子也。”“天”即“先天”，“癸”即水，“天癸”是指来源于父母的、先天所得之水。“天癸”男女均有，其既具备物质属性又具备功能属性，与人体的生长、发育、生殖功能存在密切的关系。从物质属性来说，“天癸”可以理解为“元阴”，从功能属性来说，天癸可理解为“元气”。

我认为，就女性而言，“天癸”是促使女性生长发育的一种物质，它来源于先天肾气，依靠后天脾气的支援逐渐发育成熟（天癸至），随后又逐渐衰退（天癸竭）。根据《素问·上古天真论》这条经文所述，月经产生的环路为“肾气盛－天癸至－任通冲盛－月事以时下”。在这个环路中，“天癸至”是最关键的一步，天癸的到来，显示了肾精的亢盛，意味着生殖系统发育成熟，表现为初潮的到来及月经周期的建立，并具备了生育功能。因此，“天癸”与月经及生殖关系密切。

浙江省立同德医院的李亚平主任从“天癸”之释义、特征、应用三个方面，综合分析古、今医家对“天癸”的论述，结合个人的认识，详细剖析了“天癸”的内涵。在释义部分，以“天癸”是否等同于男女精血为分界，对各种观点进行解析。其相同之处在于：“天癸”是某种物质，与肾气密切相关，是一种催生或化生精血的物质。李亚平主任师从《天癸论》作者、全国著名中医家陆拯主任中医师，陆主任将天癸分为“至神天癸”“至气天癸”“至液天癸”“至精天癸”四大类，认为其功用各有不同，从而以“天癸病论”观点广泛应用于内、妇、儿等科。余赞同张景岳观点，天癸者是为元阴，亦曰元气，与人体生长、发育、生殖均密切相关，来源于先天肾气，又依赖后天脾气的支援而逐渐成熟。

江苏省中医院的钱菁主任论述了“天癸”在妇科临床中的重要作用，为“天癸”理论应用于妇科临床的佳作，论述精辟，临床应用价值颇高。策论以“天癸“的发源、历代医家的认识为开篇，钱主任认为，“天癸”藏于脑，是由大脑产生的一种客观存在于血液中的微量液体，依靠后天精气滋养，具有一定规律性、时相性、空间特异性。余以为，“天癸”来源于先天，与肾气关系密切，此为共识，但其究竟是否在大脑中存在，颇具争议。天癸的至与竭与先天之肾气、后天之脾气均有关系，可以与西医的性腺轴相对应，却无法完全对应，正如策论中举出的 3 种妇科常见疾病，根本病因为肾虚，而又有其他兼杂之证，故形成不同疾病。

莎玫主任认为“天癸“的盛衰与五脏相关，尤其与肝、脾、肾三脏关系密切。而天癸之“至”与“竭”主要取决于肾气盛衰，“天癸”虽盛衰有时，但其“盛”之长短及衰之早晚，则取决于后天对肾气的保养与五脏的调养。天癸的功能类似下丘脑-垂体-性腺轴，但又不尽相同，因天癸具有时效性、节律性、复杂性，故对临床有特殊意义。莎玫主任对天癸之病态进行分析，从“天癸当至不至”“天癸不至而至”“天癸竭而不竭”“天癸不竭而竭”进行分析，有一定的临床指导意义，最后又强调了天癸与养生的关系，有“治未病”之意。

潘丽贞主任着重策论了天癸与女性生理、病理的关系。在其对天癸学说的溯源中引用了大量的文献，达成天癸与肾相连属之观点，认为天癸之盛衰具有明显的时限性，与肾气的强弱密切相关，而欲保肾气又不可忽视对五脏六腑之精的培育，而天癸的作用与奇经八脉、十二正经，特别是与冲、任、督、带等有密切的关系。从而得出结论：天癸为病，常常是与肾气的强弱、冲任的盛衰、气血的盈亏、其他脏腑的虚实等互为因果的，因此，天癸为病，除天癸至竭外，与肾气的盛衰密切相关，同时还需从整体观调理脏腑、经络、气血。

李晓平主任认为，“天癸”是维持人体生殖和生长发育的重要物质，阶段性发挥作用，在人类生殖功能中起决定性作用，经言“天癸”至，而并非说“天癸生”，说明“天癸”是原本就存在体内的，只是到一定的年龄阶段随着肾气的充盛，女子二七、男子二八之年才能发挥作用，而在完成了其对生长发育和生殖的促进和控制后，女子七七、男子七八之年就逐渐衰竭。“天癸”是物质与功能的统一体，它不能单纯与西医学中的某个器官或组织相应，也不能说它就是某种激素或某些物质的功能表现形式。因“天癸”与肾的密切关系及天癸在妇女生理、病理的重要地位，保持肾气的充足，调整肾之阴阳平衡是治疗妇科疾病的首要原则。

郑秋素主任从“天癸”的实质、“天癸”与肾精的关系、“天癸”与月经周期的关系、补养天癸的临床意义四个方面策论。其对“天癸”的实质有如下认识：天癸是指肾精中一种促使生殖器官发育和繁衍后代的物质，来自先天，与肾气关系密切，可由肾中精气化生，受肾气调节。而天癸生存的长短是由肾气的盛衰所决定，天癸虽与肾精关系密切，却不能等同；天癸的“至”与“竭”与月经的初潮与停止、生殖机能的盛衰有密切的关系。在临床中，凡因“天癸”为病的疾病，除从补肾药入手之外，尚需调整其他脏腑（肝、肾、脾）。

徐竹梅主任首先对“天癸”的各家学说进行论述，认为“天癸”是男女皆有，肾精肾气充盛到一定程度时促进人体生长、发育和生殖的精微物质，其产生源于先天，藏之于肾，受后天水谷精微的滋养。“天癸”的“至”与“竭”由肾气盛衰所主导，但其在后天的发育，仍有赖于水谷精微的滋养，得养者才能如期而至，如期而竭；失养者每多后期而至，先期而竭。徐主任认为，“天癸”对人体生长、发育及生殖机能影响主要是通过冲、任二脉来发挥作用的；天癸具有物质属性，且具有时限性。同时，其认为“天癸”具有一定的临床意义，其功能低下或亢进都能引起一系列与月经、生殖相关的疾病。

论“救阴不在血，而在津与汗；通阳不在温，而在利小便”

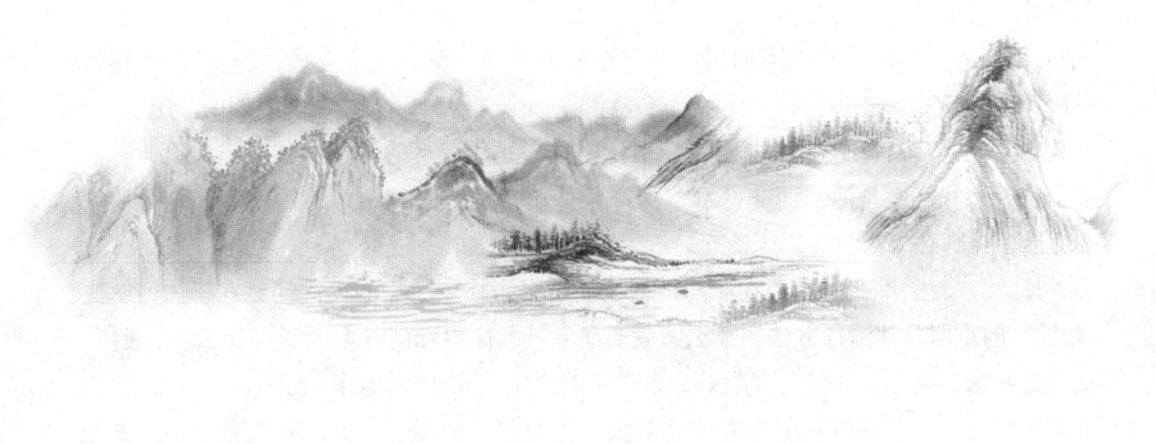

张　红（中国中医科学院广安门医院）

“救阴不在血，而在津与汗”语出清代温病四大家之首的叶天士，为温病临床诊疗大法。在大学本科学习期间，只记得叶师有此千古名句，毕业后，在临床工作中也未有深刻的认识，通过参加国家中医药管理局中医优秀临床人才研修项目的学习，特别是跟师学习和读经典之后，才加深了对此名句的认识，深刻体会到其意蕴深远，是解决中医临床疑难病的创新性之法与思路。

一、内涵诠释

描述、诠释（解释）、预测与控制是科学的四大功能。让人们更好地解释、理解科学知识并加以应用，这就是科学的诠释功能。“救阴不在血，而在津与汗”仅从字面上理解是不够的，当从此句文献的理论背景、研究目标、目的等方面加以分析，才能全面地理解并应用。

其一，“救阴不在血，而在津与汗”是叶师在论述外感热病时讲到的，是诊疗温病的一大原则。这句经典的出处据文献考证，其来源有二：一是1775年的“华本”，即华岫云整理的《温热论》；二是1792年的“唐本”，即唐大烈整理的《温证论治》。后世章楠的《医门棒喝》取材于唐本加以注释，题名为《叶氏温病论》；王孟英的《温热经纬》是以华本为主，参照唐本，并加“雄按”，题名为《叶香岩外感温热篇》。该篇的最大贡献在于区别了伤寒与温病的不同，且提出了系统的卫气营血辨证体系。这就提示我们叶师研究的是脱胎于伤寒的温病，是继承中的发展。医圣张仲景提出的温病概念是“太阳病，发热而渴，不恶寒者，为温病”（《伤寒论》第6条）。其发生是因为“中而即病者，名曰伤寒；不即病者，寒毒藏于肌肤，至春变为温病，至夏变为暑病。暑病者，热极重于温也”（《伤寒论·伤寒例》)。一个“渴”字，体现了温病的突出表征。究其本源，在于温病的病因是温热（伏寒化温），也就是邪气不同，传变自然也不一样了。正因为其病因是温邪而非寒邪，所以与传统伤寒体系的临床诊治就有了十分清晰的边界，否则必会影响其临床诊疗。

其二，“救阴不在血，而在津与汗”说明了温病临床治疗的关键问题在于如何解决“救阴”的难题及其治疗方法。那么，就要研究其临床目标的基本内涵是什么？“救阴”不单是补阴、滋阴、养阴、育阴等，且与杂病之不同在于“救阴”而不在“血”，突出了“津”与“汗”两端。阴为人体之阴液，为何要“救阴”？救，有抢救之义。其原因有三：一是温病为急症，“热变最速”。其主要的临床特征是变化快。若不及时用药治疗，必会造成更大的伤害。这其中涵盖了治疗温病的时间观念，与临床杂病是不同的。二是因为温病病因为温热、火热之阳邪，其伤及的多是“阴津”，即所谓“热之所过，其阴必伤”。《温热经纬》也说“盖热病未有不耗阴者”，所以治疗法当“救阴”。三是叶师有“热邪不燥胃津，必耗肾液”“务在先安未受邪之地”等论，说明“救阴”内涵是已有阴津之伤，但其程度不一，在治疗中始终要贯彻“救阴”的观念，也有其重视温病中既病防变，以预防为主的“治未病”学术思想。

其三，阴、津与汗的内涵。“阴”泛指体内的精、血、津、液。温病伤阴的特点是快速、多途、善变，它不同于杂病的慢性、长期、持续，故要“救”，才能抢占先机。津即津液，是机体一切正常水液的总称。其中性质清稀，流动性大，主要布散于体表皮肤、肌肉，并渗入血脉，起滋润作用的部分，称为“津”。汗是从身体的毛孔排泄出来的液体。故《灵枢·决气》说：“何谓津？岐伯曰：腠理发泄，汗出溱溱，是谓津。”可见，津与汗同体。在温病诊疗中，测汗是测“津”的有力表征和临床用药的依据。而非单指温病早期要忌辛温发汗。故唐本叶师之语为“救阴不在养血，而在养津与测汗”。章虚谷也注解说：“测汗者，测之以审津液之存亡，气机之通塞也。”

另一方面，“救阴”而非“治阴”，说明了其内涵旨在突出“救阴”的目的性而非单纯地理解为临床治疗的靶标——“阴”，这也就显示了其在临床应用中的灵活性。其重点还是强调了“津与汗”的重要性。同时，津也并非单指狭义的“津”而言，实为“津液”的泛指。即为叶师所说的“热邪不燥胃津，必耗肾液”“须要顾其津液”。近代医家吴锡璜在其《中西温热串解》中也说：“治温病宜刻顾其津液。”故温病理论中就有“存得一分津液，便有一分生机”之说。

二、临床应用

虽然叶师言“热病救阴尤易”，但其是与“通阳最难”相对比而言的。其实温病临床治疗的“救阴”法也十分复杂，使用得好也不容易，更要有一定的应用技法，方能取得良好的临床疗效。

（一）热病救阴的临床指征

救阴的临床指征是以津液水分的迅速丢失为其基本病理变化，与杂病之慢性耗阴有明显的不同，其临床标志有：

（1）来势急暴：温病病情常常在数小时、数日之内快速造成机体水分的急剧丢失。

（2）变化迅速：早期多为汗出，皮肤潮湿，口干舌燥，继则大汗或无汗，皮皱不泽，大渴引饮。若失治、误治则很快进入温病后期，多见口干反不欲饮，舌绛苔光，体瘦目陷，或舌卷萎缩，或四肢厥逆，精神昏愦。即由早、中期的肺胃津伤，发展至晚期的肝肾阴损。水津的严重丢失，可因亡津而亡阴，又可因亡阴而导致阴阳不相维系，继而出现津竭阳亡，或由亡津脱液而直接引起津竭阳亡，甚至阴阳离决而死。可见，其病情的发展演变是相当迅速的。

（3）临床上以出现唇红而干、咽干、口燥而渴、皮肤干燥，或口干不欲饮、小便短少、舌质红或红绛、舌苔少或光绛无苔、舌面干燥少津或无津、脉细数为主。重则体瘦目陷，或四肢厥逆、精神昏愦、舌卷萎缩、脉微细欲绝。

（二）基本治法

1. 泄热救阴

究其温病伤阴，实为温热邪气之故。无火热之病邪，焉有伤津耗阴之虑？故温病之救阴首当取泄热之途以祛除致病之本，即泄热以救阴。在温热病治疗中，泄热救阴的治法主要有透邪护津与清泄保津法两类。

透邪护津法，是指温病在手太阴肺之表证阶段，即卫分时，要使用辛凉清透之品使卫表之邪从表透泄而解的一种治法。使温热之邪消散，再无伤津损液之因而达护津之目的。代表方剂为辛凉平剂银翘散、辛凉轻剂桑菊饮、辛凉透泄的麻杏甘石汤。

清泄保津法，是指温病在气分时，当取寒凉清热之法以泄邪撤热从而达到保津护液之目的。清泄之法是温病治法中最为灵活的治法，也是温病临床最为繁杂的治法。论其祛邪之途径，从表可透、可清；从里可透、可下、可通、可移；其常用的方剂有很多，如白虎类方、清瘟类方、解毒类方、凉膈类方、活络类方、导赤类方等。

2. 护持胃津

叶师在《临证指南医案》中指出："热病液涸，急以救阴为务。若胃关得苏，所以冀安。"又说："救阴必扶持胃液。"在谈及热病伤阴的机理时，又说"热邪不燥胃津，必耗肾液"。这些论述充分体现了《黄帝内经》中"有胃气则生"的理念。人出生之后全赖脾胃后天的荣养，人有胃气则生，无胃气则死。倘若胃中的津气一败，则百药难施，必死无疑。可见，护持胃津在温病治疗中的重要地位。在温病过程中，护持胃津的治法主要有甘寒清养法和酸甘化阴法两类。

甘寒清养法，指用甘寒濡润之品，以甘味护持胃气，以寒性清泄热邪，从而保持中焦能够正常地运化水谷精微，化生津液气血。此法临床上应用广泛，代表性的方剂有：针对肺胃津伤的沙参麦冬汤；针对胃津伤的益胃汤、玉竹麦门冬汤等。常用的药物有沙参、麦冬、石斛、炙甘草、玉竹、天花粉、细生地等。

酸甘化阴法，是指用酸甘滋润之品，以甘味护持胃气，以酸性生化阴津，保证中焦脾胃能够正常地运化水谷精微，以生津充液。此法临床上应用亦较多，代表性的方剂如芍药甘草汤、生脉散等。常用的药物有白芍、五味子、石斛、炙甘草、玉竹、乌梅等。

3. 保护肾液

叶师有云"热邪不燥胃津，必耗肾液"。可见，"肾液"的损伤在温病过程中也是十分常见的。多数医家认为，温病之保护肾液当在病变涉及下焦时，有是证而用是药。笔者以为，温病的早期就当加强对肾液的保护。论其原因，一是温病属于急症，"急病及肾"已有相关的病理学研究。《景岳全书》也说："无论阴阳，凡病之极，皆所必至，总由其阴之败耳，然其阴所居，唯肾为主。"另一个原因是肾主水液，为人体阴津之本。《素问·上古天真论》有云："肾者主水，受五脏六腑之精而藏之。"《素问·逆调论》也说："肾者水脏，主津液。"由此可见，肾液是人体一身津液之本，只有保护好肾液，才能使人体水液的泉源不竭。在温病过程中，保护肾液的治法主要有涩津保阴法与复脉护液法。

涩津保阴法是指温病病变中伴有大便溏泄者，当用清余热、止肠泄、固阴液的药物以固护阴液的一种治法。吴鞠通在《温病条辨·下焦篇》中说："下后，大便溏甚，周十二时三四行，脉仍数者，未可与复脉汤，一甲煎主之。服一二日大便不溏者，可与一甲复脉汤。"吴氏注之云："下后当数日不大便，今反溏而频数，非其人真阳素虚，即下之不得其道，有亡阴之虑。"代表方剂是一甲煎与一甲复脉汤。一甲煎中，用生牡蛎一味。一甲复脉汤是加减复脉汤中加生牡蛎。临床表现主要为身热不甚，大便溏稀，倦怠无力，食欲不振，烦热，口干舌燥，渴欲饮水，舌红少苔，脉虚数。

复脉护液法是指针对温病伤津的病变特点，采用滋阴、通络之品以保护阴液的治疗方法。温病病变过程中伤阴问题人尽皆知，但其伤络、生瘀之机理则多不为大家所重视，故提出以供研讨。温病多伤阴津，阴伤则血行迟滞，脉络多见有瘀阻之变化。"急病伤络"是王永炎院士领导的团队率先提出的观点：急病入络是病络的一个重要特征，新感外邪迅即入于五体之络者，多病位浅、病情轻；新感外邪迅即入于五脏（六腑）之络者，多病位深、病情重；内生邪气渐生而隐病，一旦发病多骤作急起而病络；久病（病程长的疑难杂病）复感于邪多直中而入络。这种观点的中心思想在于强调救治急危重症，应当从治络入手。温病多见的营血分证，其病变多有络脉受伤这个机理。复脉类方为其代表；主药多为三甲（生龙骨、生牡蛎、生鳖甲）、五味子、白芍、生地黄、麦冬。临床表现主要为身热不甚，烦热，口干舌燥，神识不清，心中震震，或手指蠕动，舌绛少苔，脉结、代或涩。

（三）测津技法

温病治疗的关键在于"以救阴精为主"，诚如《景岳全书》所言："精盈则气盛，气盛则神全，神全则身健，身健则病少。"故叶师将温热病的治疗高度概括为"救阴不在血，而在津与汗"。临床上如何观测和掌握救阴的时机呢？笔者将其简要地概括为如下三个方面：

1. 测汗法

津汗同体，对于温病而言，汗为津之表征，可观测体内津液之状况。其病在卫表之时，多表现为身热无汗，或者汗出不畅。身热无汗说明表热之邪尚轻，津液未伤而输布已失常。个别之人已现口干、唇干、皮肤干热等表征可说明之。或见汗出不畅者，属于少数病人，一是因有湿邪，湿阻气机，达之不畅使然；二是表热转甚，逼汗外出以通表气，此时要关注阴津有无损伤。其病在气分，每多高热大汗，汗之热仍不解，或仅见高热而皮干无汗。气分热盛，内则消耗阴津，外则逼津汗出，以消耗阴津来对抗外在的温热病邪以自我调节的一种病理性反应，体现了机体的亢奋状态。由于里热亢盛，迫津外泄，故高热与大汗并见。津虽泄而高热仍炽，故虽有大汗而热仍不解。其无汗仅见高热者，多为素体阴津不足，或邪热独居于一脏，或热甚拒闭汗津之路。时汗出者，多为汗出热降，复而又热，多见于胸腹部位，为湿温病，是气分湿热郁蒸，气机失于条达的结果。战汗是指高热病人突发全身寒战，继而全身汗出的表现。是表征体内正邪交争的结果，多为气分时期邪气炽盛，正气不衰，二者交混而逼汗外达，调节机体气机的结果。战汗之后的转归有三：一是汗出身凉，正复邪退，脉和病愈；二是汗出不止，脉微欲绝，邪进正衰；三是反复发作，正邪未分胜负。

其病在营血者，多为无汗，或冷汗大出。究其无汗的原因，一是热入营血，直接消耗血中之阴津，津少则汗源不足，无以生汗；二是营血之病每多病及于络，汗络之路不畅者，无汗可知。冷汗大出的原因有二：一是气脱亡阳，温病热甚耗气，气脱则阳散，无力固护阴津则冷汗不止；二是脱液亡阴，汗出如油质黏。二者均为危重之症，当及时抢救。

2. 观舌法

辨舌质：阴津为营血的主要成分，病邪侵犯营血，其阴津必然耗伤。温病处于营血阶段时，其舌质多为隐青、红绛，甚或绛紫。病及于络者，则多见有瘀点、瘀斑或舌下络脉迂曲怒张。

辨舌苔：苔质干燥为津液耗伤。只要见有局部干燥者，也为津伤之佐证。

3. 验齿法

察齿龈：齿龈为阳明所主，查齿龈是温病验津的最为重要的诊查方法。齿龈觉干，或查之干燥者，提示阴津已伤。有痛者，多实、多火；无痛者，多虚。

验牙齿：牙齿及骨为肾之余，为肾气所主。验牙齿不仅可体察肾液的状况，更是温病早期审查津液之诊法。牙齿表面光燥如石，但不松动，是胃津耗伤；牙齿干燥如枯骨，多松动，是肾液损耗。诚如叶师所言：“若如枯骨色者，肾液枯也，为难治。”

三、结语

读经典是为临床应用服务的。所以，读经典必须要结合临床实践，以临床实践的检验为标准，这是临床医学的原则之一；同时，跟师学习也十分重要，老师的经验与教训是中医临床学者的最大宝库和成才的最佳捷径。

“救阴不在血，而在津与汗”为《叶香岩外感温热篇》中对温病诊疗的大法与规则。特别要注重在字面之外的内涵理解与诠释，从其理论背景、研究目标与目的、内涵主旨等方面加以分析，方为全面。

本策论的意蕴，是为解决中医临床疑难病的创新性之法与思路。如“汗”为“测汗”，其实已蕴含有“治未病”的预防医学思想和临床诊治的发散性思维。

参考文献

[1] 刘景源. 刘景源温病学讲稿 [M]. 北京：人民卫生出版社，2008.

[2] 匡调元. 人体新系猜想——匡调元医论 [M]. 上海：上海中医药大学出版社，2004.

[3] 陈培村. 叶氏“救阴不在血，而在津与汗”发挥 [J]. 辽宁中医杂志，1983（4）: 10.

[4] 宁显明，朱洪民，樊粤光. 热病“救阴不在血，而在津与汗”浅析 [J]. 江苏中医，2001，22（5）: 6.

[5] 郭治安. 温病“救阴不在血，而在津与汗”之我见 [J]. 吉林中医药，1991（5）: 46.

[6] 陈国华.“救阴不在血，而在津与汗”小识 [J]. 山东中医杂志，1985（2）: 39.

[7] 周燕萍. 温病救阴与滋阴刍议 [J]. 湖北中医学院学报，2006，8（4）: 37.

[8] 常富业，王永炎. 浅谈急病入络 [J]. 现代中西医结合杂志，2004（9）: 1.

董　波（辽宁中医药大学附属第二医院）

昔贤叶氏香岩有“救阴不在血，而在津与汗；通阳不在温，而在利小便”之语，概括了温热病“救阴”与湿热病“通阳”两大治则的具体运用。后世诸贤论广其法，代有创见，皆实践之所悟。今笔者经反复玩味原文，参以读书、临床之心得，不揣浅陋，发其蕴义，抒一己之见，并举治案二则以辅证之。

一、救阴不在血，而在津与汗

1. 救阴不厌早

温病是外感四时温热邪气所引起的，以发热为主要临床特征的多种急性热病的总称。《素问·阴阳应象大论》曰“阳胜则阴病”，吴鞠通亦说“温热阳邪也，阳盛伤人之阴也”，故而化燥伤阴是温病的最大临床特点，治疗当以“存阴”为首务。原文“救阴不在血”的“血”字，从辨证角度看，可理解为血分之意，实为提出了救阴的时机选择问题，血之与津有浅深之别，不能待热邪深入营血之分始言救阴，而是在温病的卫、气、营、血各个阶段中都应时刻顾护阴液，亦是《黄帝内经》治未病思想在温病治疗中的具体体现。

2. 救阴贵在救津

救阴贵在救津，首先是由致病邪气的特点所决定，因血与津同属于阴，虽源同而流异，其用实有不同。温与热最易耗伤津液，叶氏之所以有“温邪则热变最速”之语，也是缘于病程中短时间内即出现伤津的临床表现，故说“热变最速”。其次，温病各个阶段都存在着热与津的消长盛衰变化，治疗总以保津、生津为原则，即所谓“若留得一分津液，便有一分生机”，或泄热以保津，或甘寒以生津。这一点时刻体现在《叶香岩外感温热篇》全文的立法选药中：如“在卫”，用辛凉轻剂宣表透邪，而不妄用辛温。“到气”，方言清气，而不早投寒凉，以免寒凝腠理，邪不外达。“入营”，犹言转气，亦宜畅气机以透达营热。至于血分证之耗血和动血，因热邪入血，迫血妄行，耗伤血中之津，致津枯血燥，燥而生瘀，同时瘀血在热迫血溢基础上又加重出血。所以主以凉血散血，即凉其血之热、散其血之瘀，代表性地提出加入生地黄、阿胶滋阴养血生津，以缓津枯血燥之弊，佐赤芍、丹皮凉血活血化瘀，以奏瘀散血止之功，并不妄用补血、止血而使热邪内闭。

3. 测汗亦可救阴

考唐本《温证论治》，此句原文“汗”字上有“测”字，对此后世多持否定意见。如王士雄等认为“测”字与“救”字不贯，为“蛇足”之用。但唐本开篇小引即有“至先生立论之要旨，未敢稍增一字也”之语，前贤唯章虚谷有“测汗者，测之以审津液之存亡，气机之通塞也”的论断，且细细斟酌“测”字实有深意。因在温病的病程中，缘于病机的不同，可表现多种汗出形式，主要有无汗、时有汗出、大汗和战汗。无汗之因有三：一者邪在卫分，郁于肌表，腠理闭塞；二者热入营血，无作汗之源；三者热郁肝胆，气机不畅，津液不能外达，故而无汗。大汗即全身大量汗出，其因亦有三：一者为气分里实热证的蒸蒸汗出；二者可见亡阳虚脱的冷汗淋漓；三者为亡阴脱液之汗出如油。时有汗出是指汗随热势的起伏而时出，汗出热减，继而复热，乃湿热相蒸之汗。战汗者既是症状，又为病机，为邪气流连气分，邪正相搏，正气鼓邪外出而见战栗、汗出的表现。可见汗之异常既是温病过程中的主要症状，又是病机的外在体现。所以“救阴不在血，而在津与汗”一句之“汗”字，可以从“测汗”角度理解，即通过观察汗出的有无、多少、时间、部位及汗出时伴随症状，估计热邪轻重和津液存亡，以判断正邪盛衰和预后，虽不能涵盖所有，确有一定的指导意义。简言之，是从外测内，即测病，测病机之所在，针对病机而立法、处方、用药，做到依法遣方，调度药物。

二、通阳不在温，而在利小便

1. 湿热病为何通阳

湿热病属温病范畴，本易伤阴，治疗当以存阴为首务，保津为要旨。为何在此反言通阳，与温病治疗大旨相悖。此问实为湿热病治疗必须解决的前提，即通阳的目的何在？从致病邪气而论，究其因在一“湿”字。因湿邪具有重浊黏滞的致病特点，最易困遏阳气。阳气是人体脏腑功能活动的高度概括，湿遏阳气，即抑制脏腑功能活动，使脏腑不能充分发挥自身应有的功能，所以必须解决阳气的郁遏问题，以恢复人体脏腑正常功能活动，可使人体正气来复，有利于祛邪外出。正所谓“因其仍在气分，犹可望其战汗之门户，转疟之机括”意之所在，实是病位决定治法，因湿热之邪多流连气分，故有“通阳”一说。

2. 通阳难之所在

通阳既难在用药，又难在辨证。难在用药，陈光淞“然通阳之药不远于温，今温药既不可用，故曰‘通阳最难’”一语最为确切。难在辨证，缘于湿热之病，因地域不同、体质差异、环境居处有别，又有湿重于热、热重于湿、湿热并重的不同，此又为“通阳最难”之难之又难也，故而前贤何廉臣对于湿热病的治疗明言：“首要辨明湿与温之孰轻孰重，有无兼夹，然后对证发药，随机策应，庶可用药当而确收成效焉。”此理看似平淡，且世人皆知，但临证之时却不免彷徨，所以叶氏也有“面色白者，须要顾其阳气……不可过于寒凉，恐成功反弃……面色苍者，须要顾其津液……恐炉烟虽息，灰中有火也……在阳旺之躯，胃湿恒多；在阴盛之体，脾湿亦不少……”之谆谆告诫了。

3. 通阳重在畅气

湿热为病，热处湿中，湿热裹结，氤氲黏滞，壅遏气机。气机不畅则阳气不伸，阳郁则助热，热盛则湿邪更为黏滞难去，所以湿为病之因，阳郁乃病之果，其主要病理环节在于气机的壅遏。气机者即气的升、降、出、入运动形式。湿为阴邪，赖气以动，气化则湿化，而气机是气化的前提，必待气的升、降、出、入运动畅达无阻，方能气化湿去，而阳气得通，热邪自透。所以治疗总在“气机”之二字着眼。

4. 畅气不忘三焦

湿热病的最大特点，是湿热交蒸，热无由外达，热蒸湿动，最易弥漫表里，而充斥三焦。如上所述，若使湿去热透，重在气的升、降、出、入运动正常。而人体但凡表里之气，莫不由三焦升降出入，水道由三焦而行。因三焦者，六腑之一，如《素问·灵兰秘典论》云：“三焦者，决渎之官，水道出焉。”即是说三焦有疏通水道、运行水液的作用。进一步考《黄帝内经》关于人体的水液运行途径，《素问·经脉别论》有“饮入于胃，游溢精气，上输于脾，脾气散精，上归于肺，通调水道，下输膀胱，水精四布，五经并行”之语，可见人体全身水液的输布、代谢，是以三焦为通道的基础上，在肺、脾、肾、膀胱协同作用下完成的。又《难经·六十六难》说：“三焦者，原气之别使也，主通行三气，经历五脏六腑。”《难经·三十一难》说：“三焦者，水谷之道路，气之所终始也。”指出三焦是气的升、降、出、入的通道，人体之气通过三焦而输布五脏六腑，充沛全身。从以上之典籍所论，可知人体之三焦具有主持诸气、总司全身气机与气化，为水液运行的道路，两方面作用相辅相成，一病则俱病。随着后世从不同角度对三焦加以认识，将其概括为部位之三焦、脏腑之三焦、气化之三焦、辨证之三焦的不同。所以，若要达到畅气机、利三焦、疏水道而气化湿去者，就要充分理解中医三焦的含义，上、中、下兼顾，肺、脾、肾、三焦、膀胱同调，诸法并施，才能湿去、热透、阳伸。故而《临证指南医案·湿》华岫云按：“今观先生治法，若湿阻上焦者，用开肺气，佐淡渗，通膀胱……湿滞中焦者，用术、朴、姜、半之属以温运之，以苓、泽、腹皮、滑石等渗泄之……概以淡渗佐之……肺金清肃之气下降，膀胱之气化通调，自无湿火、湿热、暑湿诸证。”原文“利小便”仅提示我们祛湿通阳要畅达水道，但并不能以淡渗利湿一法而赅之，此等治法正如叶氏对邪留三焦所云，与伤寒少阳病的治法同中有异，彼则和解表里之半，以解枢机不利，此则分消上下之势，以复三焦气化之司。

三、临床应用

病案一：赵某，女，62岁，退休，门诊号：27417。初诊时间：2011年10月24日。

主诉：发热、咳嗽、咳痰1周。患者于1周前因感寒后出现发热，体温37.8℃，伴口鼻、咽喉干燥、涩痛、呛咳，自服解热镇痛止咳药无效，就诊于我院急诊。诊断为急性上呼吸道感染，予哌拉西林静点3天后，症状仍无好转，咳嗽加重，伴咳痰，痰少而黏，色灰白成块，不易咳出，每天入暮时即发热，体温为37.5℃~38.5℃，伴全身肌肉酸痛，继轻微寒战后汗出，汗后热退，但次日复作，如此反复至今。四诊所见：精神不振，口唇干燥、皲裂，口渴喜饮，倦怠乏力，时有心悸，舌质淡，边尖红，苔薄而干，脉右浮弦，左细软。

中医辨证为燥犯清窍，肺胃阴伤之咳嗽，治以清透燥热、甘寒生津之法。处方：连翘10g，薄荷10g，栀子皮10g，生甘草5g，桔梗10g，沙参15g，麦冬15g，玉竹10g，桑叶10g，扁豆5g，天花粉10g，地骨皮10g。

服上方3剂后，入暮发热、寒战后汗出，时有心悸症状消失，咳嗽顿减，口唇干燥、皲裂，口渴较前明显缓解，精神转佳，舌质淡、边尖不红，苔转润，两脉细软。原方去连翘、地骨皮、栀子皮，加百部10g，杏仁10g，紫菀10g，续服6剂，而诸症悉平。

按：此例患者根据四诊所见，初起本为燥邪侵犯肺卫，迁延日久，燥气化火犯清窍，并伤及肺胃之阴，而诸症悉见。《黄帝内经》提出“燥者濡之”的治疗原则，先贤有桑杏、翘荷、清燥救肺及沙参麦冬诸汤方可选，但主治各有不同，观此患者入暮则热，继寒战后汗出热退，但次日复作，实乃战汗。战汗乃邪气羁留气分，正邪交争使然。此患虽战汗多日而邪不解，是正气伤而未衰，邪气衰而未去，仍在气分流连，是以反复战汗，迁延不愈。所以此战汗才是审证之要点、病机之关键，治疗应扶正、达邪二者并举。缘其肺胃已伤，且燥邪上干，故宗《温病条辨》翘荷汤及沙参麦冬汤加减。二方虽皆从叶氏医案脱化而来，但于此证开郁达邪、清养肺胃确属正治。故服药后燥邪外透，肺津输布，而咳减热除，后方略加入清肃肺气之品而收全功。

病案二：吴某，女，67岁，退休，住院号：26667。入院日期：2011年12月15日。

主诉：周身浮肿、尿少，伴气短2周。患者既往慢性肾功能不全病史4年余，1年前明确诊断为尿毒症，近半年来每天以腹膜透析维持治疗。2周来出现食少、泛恶、尿少，继则眼睑、四肢浮肿，腹部逐渐胀大膨满，日常活动明显受限。四诊所见：面色晦暗，精神委顿，眼睑、四肢浮肿，双下肢为甚，按之没指，脘腹撑急、腹大坚满，皮肤光亮，伴喘促，动则尤甚，倚息不能平卧，口干而不喜饮，恶心，纳呆，寐差，身体困顿、乏力，尿少（每日约400mL），色赤，大便溏而不爽。舌体胖大边有齿痕，质淡红，苔白厚少津，脉沉滑。肾功能：BUN 22.3mmol/L、Cr 906μmol/L。

中医辨证湿热壅结、湿重于热之水肿，治以畅达三焦、分解湿热之法。处方：杏仁 10g，白蔻仁 10g，薏苡仁 30g，厚朴 15g，半夏 10g，竹叶 10g，通草 10g，滑石 20g，芦根 30g，黄连 5g，苍术 15g，砂仁 5g，大腹皮 15g，枇杷叶 10g，茯苓 30g，栀子 10g，豆豉 10g。7 剂，每日 1 剂，分 2 次口服。

服上方后，患者眼睑浮肿消失，四肢浮肿、腹部胀满明显减轻，喘促、气短大为缓解，可平卧，口干、恶心消失，食欲较前增加，夜寐转佳，尿量增至每日约 1000mL，大便成形。舌质淡、舌体胖大及舌边齿痕减轻，苔较前润泽，脉沉而软。原方去苍术、砂仁、栀子、豆豉、枇杷叶，加西洋参 15g，生黄芪 30g，连服 15 剂，诸症基本消失。

按：观此患者显系一派湿邪蕴久化热，湿热内阻，湿重于热，阳气内郁之象。水湿泛溢肌肤致肿，如《临证指南医案·肿胀》徐灵胎所说“胀满之为病，即使正虚，终属邪实，古人慎用补法。又，胀必有湿……”人体气机之升降权衡在于中气，中焦和则上下顺。此患初起湿邪壅滞中州，脾胃之枢机不利，则纳呆、泛恶、腹大坚满。传化失常则大便溏而不爽。久蕴化热，湿热内阻，津不上承则口干而不喜饮。上逆胸中则喘促、倚息不能卧。湿遏气机，阳气内郁，扰动心神则夜寐不佳。弥漫表里上下，三焦气化失职，泛溢肌肤则遍体浮肿。其症虽重，而脉不见弱，是正气未衰，治疗仿叶氏启上闸、开支河、佐淡渗之法。因湿热遍历三焦，故选三仁汤、连朴饮为底方，以辛宣芳化、辛开苦降为法，少佐芳香宣化、甘淡渗湿之品，调畅气机、畅达三焦水道，共奏宣上、畅中、渗下之功。此正是徐灵胎所谓“治湿不用燥热之品，皆以芳香淡渗之药，疏肺气而和膀胱，此为良法”。实为四两拨千斤，寓补于通之中。虑其久病，湿盛则阳微，故二诊加益气扶正、温而不燥之品以善后。

四、结语

叶氏“救阴不在血，而在津与汗；通阳不在温，而在利小便”之论，已不局限于温热病的“救阴”与湿热病的“通阳”，而是在内、外、妇、儿各科均有体现，其理论内涵对于临证的理、法、方、药各个层面均具有原则性指导意义。温病与伤寒、杂病所不同者在其治，治不同者在其法，法不同者在其药，其特色更多地体现在处方用药的选择上，此亦为“寒温之争”发起之肇端。“寒温之争”始于用药，而终于用药，恰如吴锡璜所言：“此先生之慎重用药也……二语直从《伤寒论》精研而出，特在温病门用药有不同耳。”故而伤寒大家用药多重，温病名家反走轻灵，昔日洄溪曰：“通伤寒之理，则万病皆通。”今日吾加一言“晓温病之治，则用药愈精”，至此始明《临证指南医案》传承不衰之理。

参考文献

[1] 刘景源．刘景源温病学讲稿［M］．北京：人民卫生出版社，2008.
[2] 吴鞠通原著，王孟英等评注．增补评注温病条辨［M］．上海：科技卫生出版社，1958.
[3] 王孟英著，鲁兆麟校．温热经纬［M］．沈阳：辽宁科学技术出版社，1994.
[4] 周鸿飞．温病学进阶三书［M］．北京：学苑出版社，2007.
[5] 唐笠山著，丁光迪校．吴医汇讲［M］．上海：上海科学技术出版社，1983.
[6] 何廉臣．全国名医验案类编［M］．上海：上海科学技术出版社，1982.
[7] 郭霭春，郭洪图．八十一难经集注［M］．天津：天津科学技术出版社，1984.
[8] 叶天士．临证指南医案［M］．上海：上海人民出版社，1976.
[9] 吴锡璜．中西温热串解［M］．福州：福建科学技术出版社，2006.

王　锋（章丘区中医医院）

“救阴不在血，而在津与汗”，语出清代著名温病学家叶天士《温热论》，其文曰：“热病救阴犹易，通阳最难。救阴不在血，而在津与汗；通阳不在温，而在利小便。然较之杂证，则有不同也。”叶天士以简练的语言高度概括了温病的治疗原则及与杂病治疗的不同。温病就性质而言，可分为温热病与湿热病，温热病的治疗原则是“救阴”，湿热病的治疗原则为“通阳”，但在救阴与通阳指导下的具体治法都与内伤杂病不同。

从医三十载，临证所察温邪致病伤阴之证最为多见，每于施治，或宗古方，或效今法，效验得失，各居其中，叹未得其奥妙也。今幸得近百位名家传道授业，尤其温病大家之耳提面命，又拜从名师，研读经典，勤于临证，思辨感悟，渐释疑惑。现不揣浅陋，就血与津液、汗之关系，谈谈对“救阴不在血，而在津与汗”之粗浅看法。

一、“救阴”贯穿于温病治疗之始终

温病缘何要把“救阴”作为治疗的原则？因温热病是外感温热邪气而发，温热为阳邪，它起病急、传变快、变化多，最易化燥而伤津耗液，其发生发展过程始终以温热伤阴为主要临床特点。温邪袭人，必致发热，热则伤阴，阴伤则水不制火，其热必炽，炽则灼烁其阴。如是者，两相因果，其病必剧。故治温病，必用清热养阴之法。清热者，辟温败毒以祛邪；养阴者，补充津液以扶正。虽然清热可以存阴，养阴可以退热，二者相辅相成，但尤以后者为重，因人体津液的存亡，直接关系到温病的发展与转归预后。故叶天士云：“津液不竭，其人必不死；其死，亡津液也。”所以治疗始终以泄热保津救阴为宗旨。

温热病多采用卫气营血辨证，无论热在卫分、气分、营分、血分，均以清泄邪热为手段，保存津液为目的，方虽不一，但目的则一。综观温热病之治法，无不体现了泄热存阴之意图，温热耗津，则须保津、生津。保津，以泄热为法；生津，则以甘寒凉润为主。温病初起，邪在卫分，耗伤肺津，治疗用辛凉清解法以宣透热邪以保津，热解则津液无以耗伤，同时可佐以甘寒生津之品，如银翘散中用芦根以生津。热入气分，耗伤胃津，治疗要用清气法以泄其热，泄热即所以保津，并佐以生津之品，如白虎汤中的知母，既泄热又生津。如果气分热炽，津液损伤严重而致肠燥腑实，燥屎内结，治疗要用苦寒攻下，急以保津存阴；如果燥屎不去而津亏液涸，则需滋阴与攻下并施，如增液汤中生地黄、麦冬、玄参与大黄、芒硝同用，有增水行舟作用。热入营分，耗伤血中津液，治疗要用清营养阴、透热转气法以保津、生津，如清营汤即为治疗营热阴伤之代表方。热入血分，耗血动血，治疗要用凉血散血法，凉血即可止血、保津，而散血也必然要用养阴生津的药物，如犀角地黄汤等。至于热入下焦血分，耗损真阴，其"救阴"之法，必须在甘寒生津之中加入咸寒药物以滋阴增液，代表方剂如大定风珠。以上治法均以泄热存阴为着眼点，足见"救阴"在温病治疗中的重要性，即所谓"存得一分津液，便有一分生机"。也应指出：所谓"救阴"，并非到了阴液枯涸时再去救阴，而是强调了温热病中始终贯穿着清热保津的治疗原则。在文字上，叶氏以"救"字浓墨重彩，渲染了温病"救阴"之宗旨，也是对当时一些只强调清热败毒，忽视固护津液的医者的批评。

二、"救阴"不在补血，而在养津

温病"救阴"，为正治之法，为人所共识，所以叶氏说"救阴尤易"，除与"通阳最难"比较而言外，也有本法属正治，易于理解运用之意。

虽言"救阴犹易"，但在叶天士时代之前，温病学说尚未形成，养津之法常与补血之法相混淆，每谈及阴，便涉及阴血，把热病与伤寒杂病混为一谈，把阴津与血液混为一谈，养阴就用熟地黄、当归、阿胶等补血，若以此治伤寒杂病固无不可，若用于救治温病之阴，则绝非所宜。因此，须将津与血之异同加以讨论。津液与血在性质上均属于阴，津液之生成来源于饮食水谷，主要由脾胃等有关脏腑化生而成，并输布全身。《素问・经脉别论》云："饮入于胃，游溢精气，上输于脾，脾气散精，上归于肺，通调水道，下输膀胱，水精四布，五经并行。"指出了津液生成及输布过程。血的生成亦来源于水谷精微，《灵枢・决气》曰："中焦受气取汁，变化而赤，是谓血。"《灵枢・痈疽》曰："肠胃受谷……中焦出气如露，上注溪谷而渗孙脉，津液和调，变化而赤为血。"可见，中焦化生的水谷精微，通过三焦蒸化而输布于脏腑及肌肉腠理之中即为津液，它由孙络渗入经脉，与经脉中的血液相结合，不断地补充血液使之得到充实。可以说，津液与血在生理上互相转化，同盛同衰，津液注入脉中化为血，血中之津液渗入脉外亦为津，津液的充盛及代谢正常是保持机体内部阴阳平衡的重要条件。正因津液与血生成之源相同，且彼此相互化生，故在叶氏之前人们常予混淆。然津与血虽属同源，但源同而流实异，补血与养津，治法毕竟不同。内伤杂病之阴虚，或由先天不足，或由情志所伤，或由饮食劳倦所致，多为肝肾阴虚亏耗，因为"乙癸同源"，肝血肾精可以相互化生，所以杂病的滋阴与补血往往同用。温热病主要是外感温热邪气为患，温热伤阴主要是耗伤津液，初为脉外津液耗伤，甚则血中津液耗损，从而脉内津液不足影响血之生成，此并非血虚。因此，临床治疗并不在于补血，而应以养阴保津为法，俟津液得复，其血液亦充。血非易生，阴液易复，王孟英释为："救阴须用充液之药，以血非易生之物，而汗需津液以化也。"此言极是，岂能只因血非易生之物，才不宜用补血之药，还因血药滋腻难散，有碍于邪，反于热病不利。故叶氏下文接着说："较之杂症，则有不同。"叶氏唯恐一提救阴，便用补血之药，故特别提出救阴不在补血，而在养津。

三、"救阴"与汗之关系

"救阴"与养津不难理解，然言及"救阴"与汗之关系，则有争议。一是认为汗是指治法上的忌发汗与泄热以止汗；二是认为汗即测汗，用以判定津液的得复。

1. 温热病的治疗要泄热以止汗，并要忌辛温发汗

温热病"救阴"与汗之关系，应从两方面分析。一方面要忌发汗，另一方面是要泄热以止汗。温热病初起，邪在卫分，不同于伤寒初起的表闭无汗，所以应该用辛凉清解法清透表热，而不能用辛温发汗，以防助热伤津，甚则邪热内陷发为昏厥变证。叶天士说"在卫汗之可也"，意在通过辛凉清解，使邪解而汗出，而不是用发汗解表治之。热入营分、血分，因为血中津液大伤，汗源匮乏，往往见身热无汗，治疗要清营凉血、养阴生津，更不可一见身热无汗，就投以辛温发汗之品，以防劫阴动血。因此"救阴"须忌辛温发汗，还须泄热止汗以防津液进一步耗伤。

2. 汗乃测汗，以审津液之存亡

"测汗"一词，首见于《吴医汇讲·温热论治篇》，其云："论救阴不在补血，而在养津与测汗。"王孟英不解其意，在《温热经纬》谓，于"血""津"上加"补""养"字，已属蛇足；于"汗"上加"测"字，则更与"救"字气不相贯，于是改为"救阴不在血，而在津与汗"。其实，"补""养"二字并非蛇足，汗上着一"测"字，正如章虚谷所说："测汗者，测之以审津液之存亡、气机之通塞也。"将测字删去，不仅湮没了叶氏测汗法这一重要学术思想，也使原文反而晦涩费解。由此考证，此处之"汗"应为"测汗"。

测汗在温热病治疗中具有重要临床价值，据以测病之汗乃指正汗。所谓正汗，其标准有四：微微汗出，通身皆见，持续不断，随汗出而热衰脉缓。四者相关，不可分割。正汗之机理有二：一是阳气的蒸化，二是阴微的敷布，此即"阳加于阴谓之汗"。卫分证因肺气怫郁，卫不宣，津不敷，故而无汗；热郁而伸时，又可迫津外泄而自汗。待予辛凉之剂清透后，正汗乃见。据此汗，可推知肺郁已解，气机畅达，郁热得透，阳施阴布，其病乃愈，此即温病忌汗又喜汗解之理。热结胃肠而壮热无汗，肢厥脉沉时，用承气汤逐其热结，往往可见脉起厥回而汗出。此乃热结已解，气机通畅，阳施阴布之结果，推此汗可知已里解表和矣。当热陷营血而灼热肢厥无汗时，清营凉血之后亦可见正汗；当阴液被耗而身热无汗时，养阴生津后，亦可见正汗，此为阴液来复之表现。正如金寿山所云："大多数温病由汗出而解……在气分时，清气分之热亦能汗

解；里气通，大便得下，亦常能汗出而解；甚至在营分、血分时，投以清营凉血之药，亦能通身大汗而解。”假如辛凉之剂因辛能散而涉发汗之嫌，那么承气汤、清营汤、清瘟败毒饮、加减复脉汤等，绝无发汗作用，服后反汗出，这正是邪退正复，气机通畅，阳施阴布之结果。

笔者认为，汗之含义无论是治疗上忌辛温发汗，还是泄热止汗保津，或测汗以判定病之预后，均有可取之处，临床实际工作中具有重大指导意义，确需注意运用，而不必过究孰是孰非。

四、临证体会

肾综合征出血热是本地区常见急症，属中医学“疫疹”“急性关格”等范畴。近年来用温病卫气营血辨证，宗“救阴不在血，而在津与汗”之法，治疗60余例，均获痊愈，现将辨证体会讨论如下。

本病临床特点是疫毒引起发热、发斑，并侵犯肾脏，西医学分为五期，笔者临证时采用现代分期与中医辨证相结合的方法。发热期：疫毒之邪，发病迅速，传变快，鲜有卫分证。多为热毒炽盛之气分证或气营两燔。症见持续发热，不恶寒，烦渴，头痛，腰痛，面红目赤，恶心，或肌肤斑疹隐隐，舌质红绛，苔黄，脉洪大而数。治以泻火解毒、清营凉血。予清瘟败毒饮加山药、益母草、白茅根。此方药味包括了白虎汤、清营汤、犀角地黄汤三方，为治疗气营两燔之重剂。有无皮肤斑疹是鉴别热在气分或气营两燔之要点，二者均用此方治疗，但用量有所不同，若热毒炽于气分则重用清热解毒之品，辅以清营之品，旨在防止深入营血。热邪入营或气营两燔，则重用清营凉血之品，佐以清气分热之药以“透热转气”。方中加山药意在养阴护胃，防苦寒败胃；加益母草、白茅根能凉血止血，对消除尿血、尿浊有良好效果。低血压休克期和少尿期：两期常重叠出现，以低血压及少尿为客观指标。患者热势转缓或消退，精神萎靡，体倦乏力，畏寒肢冷，恶心呕吐，尿少或无尿，口唇或四肢末梢苍白、发绀，舌质暗红，苔浊腻，脉细数无力。此为气阴两虚，肾气衰微，瘀浊内停。应扶正祛邪并举，治以益气养阴、清利泻浊，予生脉散加黄芪、大黄、益母草、地龙、白茅根、旱莲草、车前子。生脉散益气养阴生津，加黄芪补气利尿，大黄、益母草、地龙泻浊活血。白茅根、旱莲草、车前子凉血利尿。多尿期：尿量增多，口渴喜饮，或伴低热，腰膝酸软，舌红少津，脉细数，此为肾气亏耗，固摄失职，治以补肾固摄、兼清余热，予知柏地黄汤加味，方中用生地黄易熟地黄，以防滋腻恋邪。恢复期：尿量恢复正常，但乏力纳差，动则汗出气短，手足心热或午后低热，舌红少苔，脉沉细数，此为热病后气阴两伤，余热未清。治以清热生津、益气养胃，予竹叶石膏汤加减。综观本病之治疗，早期以泄热存阴为主，后期则以调养正气、清除余热为法，但顾护津液贯穿始终，养阴生津或以甘寒濡润，或咸寒增液，而不用补血滋腻恋邪之品。

五、结语

叶氏“救阴不在血，而在津与汗”的论断，把阴、血、津、汗统一来讨论。综合历代医家对热病阴伤的认识，强调顾护津与汗在热病阴伤治疗中的特殊性和重要性，并与杂病阴伤治疗相鉴别，提出热病救阴三法：增液救阴，泻火救阴，透汗清解以护阴。语言虽简，其意颇深，临证细酌，可知可辨，可谓掘隐匿而彰浮显，启幽微而展洞明，至今对温病的治疗具有重大的指导意义。

姜林芳（潍坊市中医院）

清代著名医学家叶天士指出：“热病救阴犹易，通阳最难。救阴不在血，而在津与汗；通阳不在温，而在利小便。然较之杂证，则有不同也。”这段话用高度概括的语言论述了温热病与湿热病的治疗原则。

叶天士提出了治疗温病的“救阴”与“通阳”两大法则。“救阴”，是针对温热病而言；“通阳”，是针对湿热病而言。温热病是外感温热邪气而发，在发生发展过程中始终以温热伤阴为主要临床特点。温热为阳邪，最易伤人津液，所以治疗应该始终以泄热存阴为宗旨。如：卫分证用辛凉清解法；气分证用清热法或攻下法；营分证用清营养阴、透热转气法；血分证用凉血散血法等。以上治法，都是以泄热存阴为着眼点。再进一步分析泄热与存阴二者之间的关系，可以说泄热是存阴的手段，而存阴才是根本目的，这就是通常所说的“存得一份津液，便有一份生机”。因此，叶天士特别强调治疗温热病必须着眼于“救阴”。湿热病是外感湿热邪气而发，在发生发展过程中始终以湿邪弥漫，阻滞气机，阳气不通为主要临床特点，所以治疗应始终以祛除湿浊、宣畅气机、通达阳气为宗旨。如：上焦湿热证用辛宣芳化法、中焦湿热证用辛开苦降法、下焦湿热证用淡渗利湿法等。治疗湿热病的开上、畅中、渗下诸法，都是以祛湿通阳为着眼点，湿邪一去，阳气通达，则热不独存。再进一步分析祛湿与通阳二者之间的关系，可以说祛湿是通阳的手段，而通阳才是根本目的。因此，叶天士在这里才特别强调治疗湿热病必须着眼于“通阳”。

“救阴不在血，而在津与汗；通阳不在温，而在利小便”这句话，是阐述“救阴”与“通阳”两大法则的具体运用。

一、救阴不在血，而在津与汗

血、精、津、液虽然都属阴，但毕竟又有所不同。在温热病中，温热伤阴主要是指耗伤津液，即使是营分证、血分证，也是以血中津液耗伤为主，而不是造成血虚。在温热病中由于高热蒸腾，也多见汗出，汗为津液所化，汗出就更伤津液。因此，叶天士特别提出“救阴不在血，而在津与汗”，以此来告诫学者，温热病的“救阴”，并不是指用温性柔腻的药物如当归、熟地黄、山萸肉等来补血，而是要着眼于“津与汗”。

1. 救阴与津

温热耗津，当然要保津、生津。保津，就应该以泄热法为主；生津，就应该以甘寒药物为主。温病初起，邪在卫分，耗伤肺津，治疗要用辛凉轻解法以宣透热邪而保津，热解则津不再伤，同时还可佐以甘寒生津之品，如银翘散中的芦根就有生津的作用。热邪到气分，耗损胃津，治疗要用清气法以泄其热，泄热即可保津，同时还可佐以生津之品，如白虎汤中的知母，既泄热又生津。如果气分热炽，津液损伤严重而导致肠燥腑实，燥屎内结，治疗要用苦寒攻下法，以急下而保津存阴；如果燥屎不去而津亏液涸，治疗就要滋阴与攻下并施，如增液承气汤中生地黄、麦冬、玄参与大黄、芒硝同用，就有增水行舟的作用。热入营分，耗伤血中津液，治疗要用清营养阴、透热转气法以保津、生津，如清营汤就是治疗营热津伤的代表方剂。热入血分，耗血动血，治疗要用凉血散血法，凉血就可以止血、保津，而散血也必然要用养阴生津的药物，这类方剂以犀角地黄汤为代表。至于热入下焦血分，耗损真阴，这类证候的“救阴”之法，就必须在甘寒生津之中加入咸寒的药物以滋阴增液，代表方剂如大定风珠。

2. 救阴与汗

温热病“救阴”与汗的关系，应该从两方面分析。一方面是要忌发汗，另一方面是要泄热以止汗。温热病初起，邪在卫分，不同于伤寒初起的表闭无汗，所以只能用辛凉轻解法清透表热而不能用辛温发汗，以防助热伤津，反而引邪深入导致内闭外脱的重证。热入营分、血分，因为血中津液大伤，汗源匮乏，往往见身热无汗，治疗要清营凉血、养阴生津，更不可一见身热无汗，就乱用辛温发汗之品，以防截阴动血。由此推而广之，热入营分、血分，由于津液大伤，也常见尿少或无尿，治疗要养阴生津，使津液恢复则小便自下，切忌用淡渗利尿之品，以防重伤津液。热到气分，或呈无形热盛，或呈有形热结，因为里热蒸腾，多见大汗不止，治疗要用清气法或攻下法以泄其热，热退则汗自止，不能用黄芪、白术、麻黄根、牡蛎之类的药物收敛止汗，以防闭门留寇。至于因高热大汗，伤津耗气而导致津气欲脱而出现身热骤退、冷汗淋漓、脉微细等见症，就应该急用补气生津、敛汗固脱的药物，使阳气得固，则汗不外泄，阴津内守，则阳气不脱。

二、通阳不在温，而在利小便

“通阳不在温，而在利小便”是叶氏提出的治疗湿温病与治伤寒不相同的一大法则。因湿邪腻浊，易于胶结，湿热之偏重，化寒化热，变证最多，用药较难，既不可率投温热药以助其热，又不可大剂寒凉以防冰伏。治疗原则唯以分解，选用淡渗之品通阳利湿，使湿去热孤则病易愈。叶氏提出“用芦根、滑石之流”“渗湿热于下，则热势必孤”。如吴鞠通之茯苓皮汤利其水湿，则热邪亦随小便而去。这是温病学家分解湿热的良法。湿热病中的阳气不通，是湿阻气机所致，如果使用了辛温通阳的药物，反而会鼓动湿邪，助长热邪。要使阳气通达，必须先祛除湿邪，所以叶天士指出了"通阳不在温，而在利小便"。这里所说的"利小便"，是为了强调祛湿就可以通阳。叶氏提出"此则分消上下之势，随证变法，如近时杏、朴、苓等类，或如温胆汤之走泄"。文中已经明确指出，祛湿应该用分消走泄之法，开上、畅中、渗下并施，使肺气宣畅，脾升胃降，水道通调，邪有出路，三焦弥漫之湿得以祛除，则气机畅达而阳气自通。此处以"利小便"为例，指出通阳必须祛湿。正如陈光淞所言："通利小便，使三焦弥漫之湿，得达膀胱以去，而阴霾湿浊之气既消，则热邪自透，阳气得通矣。"

"然较之杂证，则有不同也。"叶氏强调了温病与杂病治疗的不同。温热伤阴，主要是耗伤津液，并不是血虚，所以治疗原则是"救阴不在血，而在津与汗"。内伤杂病中的阴虚，多由先天不足，或情志所伤等内伤所致，多为肝肾阴虚，故杂病的滋阴与补血往往同用，如熟地黄、山茱萸等，而在温病中则绝不能用。湿热病阳气不通是湿阻气机所致，故通阳要用祛湿药，即"通阳不在温，而在利小便"。内伤杂病中的阳气不通多为阳虚寒凝，要用辛温通阳之品如桂枝、附子等。故曰："然较之杂证，则有不同也。"

笔者在学习了叶氏的"救阴不在血，而在津与汗；通阳不在温，而在利小便"后，通晓了温热伤阴与湿热阻滞阳气的治疗原则，体会到"救阴"与"通阳"虽是在温病治疗中提炼出来的，并认为较之杂病的治疗有所不同，但并非不能用于杂病。笔者通过临床实践发现，温病的治疗原则在杂病中应用，只要病机相同，辨证准确，同样能取得满意的疗效。

例1：赵某，女，78岁，2011年5月6日入院。主诉：背部发热感1月余，伴失眠、心烦、坐立不安，曾服黛力新及中药治疗效不佳。入院症见：双目有神，四肢活动自如，舌红苔少，脉细数。辨证为阴虚不能敛阳，虚阳上越。治法：益气敛阴，滋阴潜阳。方用：生脉散合三甲复脉汤加减。处方：太子参30g，麦冬15g，五味子10g，当归15g，生地黄20g，白芍15g，丹参15g，远志10g，酸枣仁30g，百合20g，知母12g，生龙牡各30g，鳖甲15g，龟甲12g，炙甘草12g。7剂，水煎服，日1剂。二诊（2011年5月13日）。背部发热感减轻，眠好转，心烦减轻，舌脉同前。效不更方，上方继服。共服用1个月后，背部发热感基本消失，眠好，舌淡红，苔薄白，脉细。嘱上方10剂共为蜜丸，9g/丸，1丸/次，日2次。巩固疗效。3个月随诊患者发热感消失。

按：患者自觉背部发热感，测体温并不高，伴失眠、心烦、坐立不安，西医诊为神经症，除给予抗焦虑抑郁及镇静安神药，别无特殊治疗。中医通过四诊合参认为，此为阴虚不能敛阳，虚阳上越，阴阳失去平衡所致，给予生脉散合三甲复脉汤加减，滋阴潜镇、养血安神。使虚阳归位，阴阳平衡，则诸症消失。体现了叶氏"救阴"原则。

例2：孟某，男，14岁，2011年9月5日初诊。主诉：失眠半年。患者为初中学生，在校住宿，16个人在一个宿舍，日久出现失眠，曾在西医院就诊，服用奥氮平、帕罗西汀治疗，无明显疗效。转至中医就诊。现仍失眠，入睡困难，甚则彻夜不眠，纳呆，便秘，舌淡红，苔白厚腻，脉细。辨证为湿阻中焦，上蒙清窍，神明失养。治法：芳香化湿，健脾和胃，开窍安神。方用藿朴夏苓汤加减。处方：陈皮15g，半夏12g，茯苓20g，藿香10g，厚朴12g，白豆蔻12g，枳实12g，生龙牡（先煎）各30g，珍珠母30g，合欢皮30g，远志10g，石菖蒲12g，郁金12g，谷芽、麦芽各30g，甘草6g。10剂，水煎服，日1剂。二诊（2011年9月16日）：纳可，大便调，仍失眠，舌苔薄白，脉细。嘱上方加炒枣仁30g，夜交藤30g，5剂。三诊（2011年9月23日）：能连续睡眠6小时，仍入睡困难，余无不适，舌淡红，苔薄白略腻。嘱上方加竹茹12g，天竺黄12g，5剂。四诊（2011年9月30日）：入睡好转，能连续睡眠6~7小时，继服上方5剂。五诊（2011年10月7日）：睡眠基本正常。要求上学，因汤剂不方便服用，改为藿香正气丸和解郁安神胶囊口服，以巩固疗效。随访1个月无复发。

按：《黄帝内经》云："壮者之气血盛，其肌肉滑，气道通，营卫之行，不失其常，故昼精而夜瞑。老者之气血衰，其肌肉枯，气道涩，五脏之气相搏，其营气衰少而卫气内伐，故昼不精，夜不瞑。"青少年失眠为临床少见。本例失眠，责之原因为湿阻中焦，上蒙清窍，神明失养。湿邪困脾，脾之运化失司，气血生化无源，致营卫运行失常，神明失养。故用藿朴夏苓汤加减化湿健脾，配伍石菖蒲、郁金、远志、夜交藤等开窍安神，配龙骨、牡蛎、珍珠母重镇安神，配竹茹、天竺黄祛痰安神，使湿气去，气道通，营卫行，故昼精而夜瞑。体现了叶氏祛湿的分消走泄治法。

综上所述，叶氏"救阴不在血，而在津与汗；通阳不在温，而在利小便"高度概括了温热病与湿热病的治疗原则。治疗温热病必须着眼于"救阴"，而温热病的"救阴"以保津、生津为主。治疗湿热病要着眼于祛湿，用分消走泄之法，开上、畅中、渗下并施，使邪有出路，三焦弥漫之湿得以祛除。虽然与杂病的治疗不同，但在病机和治法上并不矛盾。中医认为，津血同源，杂病的"救阴"可能要兼顾津血及肝肾之阴。而湿热证，虽有外感与内伤病因之不同，但其病机相同，所以祛湿的分消走泄治法相同。因内伤湿热证多有脾虚、气滞等因素，故在祛湿的同时往往兼用补气健脾、理气等治法，达到标本兼治的目的。

李小娟（辽宁中医药大学附属医院）

“救阴不在血，而在津与汗；通阳不在温，而在利小便”语出叶天士《温热论》，他用精辟的语言高度概括了温热病与湿热病的治疗原则。温热病是外感温热邪气而发，温热邪气的致病特点是伤阴，因而治疗就应泄热存阴，所以叶天士对于温热病提出“救阴”的治疗原则。湿热病是外感湿热邪气而发，湿热邪气致病特点为湿邪弥漫，阻滞气机，阳气不通，因而治疗应着眼于通阳，所以对湿热病提出“通阳”的治疗原则。“救阴不在血，而在津与汗；通阳不在温，而在利小便”则进一步阐述“救阴”“通阳”“两大治则的具体应用。叶氏提出的救阴在养津、通阳在利小便，不仅是他临床实践的总结，也是他对温病学说的一大贡献。章虚谷对此给予很高的评价，称赞叶氏此言是“发古未发之至理也”。

一、温热病“救阴”的治疗原则——“津与汗”

从有关阴、血、津、汗的关系来看，阴是人体血、津、液等物质的总称。血和津液均是构成人体、维持人体生命活动的基本物质。但血和津液毕竟不同，血流动于经脉之中，营养人体内外上下各部组织。《素问·五脏生成》曰：“故人卧血归于肝，肝受血而能视，足受血而能步，掌受血而能握，指受血而能摄。”由此可见血的作用。津液是人体一切正常水液的总称，有变血、补精、化气、濡养脏腑经脉和皮肤肌腠、滑利关节、濡润空窍等作用。正如《灵枢·五癃津液别》云：“津液各走其道，故三焦出气，以温分肉，充皮肤。”这说明了津液的作用。由上可以看出血和津液的区别，因而补血救阴与生津救阴是有区别的。

温邪致病具有热象重，迫津外泄，化燥化火，伤津耗液等特点。温热伤阴主要是指耗伤津液，即使是营分证、血分证，也是以耗伤血中津液为主，而不是血虚。汗乃津液之所化，汗出则津液耗伤，温热病高热蒸腾，热盛迫津外出而大汗津伤。补血药主要用于血虚证，多属温性，药性黏腻，对于热性病变，不可犯以温治热之错，所以叶天士对于温热病提出“救阴不在血，而在津与汗”。以此提醒学者，温热病救阴不是使用温性柔腻的药物如当归、熟地黄、山萸肉等补血药，而要着眼“津与汗”。所以，生津、止汗而救阴具有重要的临床意义。

温热病生津止汗救阴的具体方法如下：其一，清热保津。温病津耗因热盛，故泄热即可保津。其二，甘寒生津。热盛耗津，生津需用甘寒之品。而“救阴”与汗的关系，一则汗出因热盛，故止汗要泄热，热退汗自止，如非大汗津气欲脱，不可使用黄芪、白术、麻黄根、牡蛎等药物固表收敛止汗，以免闭门留寇。二则提示医者温病忌发汗，在温病治疗过程中，观察津液耗伤程度和汗出的多少，对于温热病的辨证治疗，病势传变、转归、预后，乃至恶化等都有特殊的临床意义。章虚谷说：测汗者，测之以津液之存亡。吴锡璜亦说：存得一分津液，便有一分生机。因此，生津液和防止汗出过多，可以说贯穿于温病治疗始终。温病初期卫分证时期，温热病邪邪在卫分，耗伤肺阴，温邪在表虽有风热、暑热、燥热、湿热等病因的不同，但是凡热邪伤人多有口渴、汗出、咽干等伤津耗液之象。治疗要用辛凉轻解法以宣透热邪以保津，同时佐以甘寒生津之品。多选用菊花、薄荷、金银花、桑叶等辛凉解表之药，同时，配伍沙参、麦冬、芦根等养阴生津之品，如银翘散中的芦根，桑杏汤中的沙参、梨皮等。热入气分，耗伤胃津。气分证是温热病过程中的重要环节，有效而及时地治疗气分病变，对于防止温病的传变和恶化十分关键。邪入气分，热毒炽盛，一是直接耗伤胃津，二是津液损伤严重而导致肠燥腑实，三是迫津外泄，而且热越盛，则汗泄越多，若汗出过多，甚至会发生阴竭阳脱之危候。气分证的治疗，当以清气泄热、生津护液为法，代表方如白虎汤，方中石膏既能直折气分热邪，又能生津止渴，知母苦寒质润和粳米养阴护津以资汗源。吴崑在《医方考》中说：知母味厚，用之以生津。气分热炽，津液损伤严重而导致肠燥腑实，燥屎内结，治疗要用苦寒攻下法，以急下存阴。燥屎不去而津亏液涸，治疗应攻下和滋阴并施，例如增液承气汤大黄、芒硝与生地黄、麦冬、玄参同用。热入营分，耗伤血中津液，治疗应以透热转气法保津，同时养阴生津。如清营汤中犀角（水牛角代）、黄连、竹叶、金银花、连翘、丹皮透热转气，玄参、生地黄、麦冬甘寒生津、是治疗营热津伤的代表方剂。热入血分，耗血动血，治疗用凉血散血法，凉血可以止血、保津，散血必须用养阴生津的药物，如犀角地黄汤。而热入下焦血分，耗伤真阴，或平素肝肾阴虚，复因热盛伤阴，甘寒中加入咸寒之品。

从救阴与汗的关系来看，一则是热盛迫津外泄则汗出，故泄热可止汗；二则热盛伤津者忌汗。卫分证只能辛凉轻解透表热，不可辛温发汗，以免助热伤津。热入气分，里热蒸腾，大汗不止，可用清气或攻下以泄热，热退汗止，不可收敛止汗，闭门留寇。热入营血，血中津伤，汗源匮乏，更忌发汗，以防劫阴动血。如高热大汗，津气欲脱，则急用补气生津、敛汗固脱。

温病中的救阴，要根据温病发生发展过程的病理变化，紧扣病机，立法处方，救阴强调津与汗，泄热保津止汗，忌发汗伤阴，并且提醒医者温病救阴并非使用温性滋腻的补血药，此点有别于杂病。

内伤杂病引起津液不足的原因很多，或由饮食劳倦伤脾，脾胃功能低下，气血生化乏源。或由先天不足，肝肾阴亏。或由五志化火伤阴，或津液丧失过多，常因邪热炽盛，伤津耗液，大汗久汗，吐泻伤津。通过学习我认为杂病救阴治疗中亦可以借鉴叶氏观点，养阴补血时注重津和汗。杂病津液不足如实热伤津，或五志化火伤阴等，即采用泄脏腑之热，热清而津存，法同温病。糖尿病治疗中亦常使用清热生津养阴法，如上消用清泄肺热、甘寒生津法；中消用清泄胃热、甘寒生津等，如沙参麦冬汤、白虎加人参汤、益胃汤等。阴虚热盛则治以滋阴清热为主，如心肺阴虚可取甘寒生津，肝肾阴亏可甘寒、咸寒同用。如饮食劳倦伤脾，脾胃功能低下，气血生化乏源血虚之证，当用熟地黄、阿胶、山萸肉等温补之品，而温病则忌用温补。

二、温热病通阳的治疗原则——“利小便”

通阳是治疗阳气受阴邪阻遏的一种方法，湿热病中的阳气不通，是湿阻气机所致。叶氏提出“通阳不在温而在利小便”，其通阳是专指湿热之邪阻遏阳气而言。湿热病的特点是湿热裹结，热处湿中，湿热交混，氤氲胶滞。治疗时如以温药除其湿，恐有助热之弊，如以寒凉清其热，又有冰伏湿邪之虑，若此势不开，则热无由达，湿无从泄，湿热不除，则气机不通。《黄帝内经》云：“必伏其所主，而先其所因。”无形之热邪每借有形之湿邪为依附，故湿为主体，湿邪得除，则热不独存。湿热得去，则阳气得通，故通阳不在温而在祛湿。小便是湿邪之出路，在内之湿，利小便是最好的途径和方法，故治湿热之证，叶天士提出“通阳不在温，而在利小便”。利小便使湿邪有出路，湿从膀胱而去，热邪无所凭借而自透，湿热俱清，阳气得通矣。

利小便通阳法非叶氏首创，其理论源于《黄帝内经》，云：“治湿不利小便，非其治也。”后世张仲景得“治湿不利小便，非其治也”之要，首创利小便以通阳之法。制五苓散方治疗下焦蓄水证，茯苓甘草汤治疗中焦蓄水证，制苓桂术甘汤治疗痰饮。诸方皆以茯苓、猪苓、白术、泽泻等药利小便，导水湿之邪从小便出，以通痹阻之阳气。其五苓散与苓桂术甘汤方中虽用桂枝，但其意不在温补，而在助气化以温通，增强利小便行水湿之力耳。叶天士提出“通阳不在温，而在利小便”。只是为了强调祛湿就可以通阳。

祛湿法多种多样，须按体质阴阳、病位高下、病性寒热，度势筹方。如上焦湿热宜辛香宣透之品芳化湿浊，中焦湿热宜辛开苦降之品燥化湿邪，下焦湿热宜甘淡渗利之品淡渗利湿。湿乃弥漫之邪，与热相合，热蒸湿动，蒙上流下，易致三焦湿热同病，因此除针对病变中心进行治疗以外，亦要适当兼顾其他部位，以疏通三焦，分消走泄。

叶氏在《温热论》第 7 条已经明确指出治疗湿热病要用分消走泄法，原文云：“此则分消上下之势，随证变法，如近时杏、朴、苓等类，或如温胆汤之走泄。”采用开上、畅中、渗下，使肺气宣畅，脾升胃降，水道通调，邪有出路，三焦弥漫之湿得以祛除，则气机畅达而阳气自通。因而“通阳不在温，而在利小便”之论不能局限地理解为祛湿通阳只有利小便一条途径，而是以“利小便”为例，指出通阳必须祛湿。

杂证中阳气为阴邪所遏而痹阻，其邪不仅是湿邪，包括痰、湿、瘀、寒、气滞之类也，而通阳总以祛邪为主。杂病的通阳法包括化痰通阳、活血化瘀通阳、化湿通阳、散寒通阳、行气通阳等。阳气痹阻要以温热阳药祛除阴邪，邪除则阳气自通。故杂病通阳之剂多偏温热，多为温通法。如胸痹之证，由阳微阴弦所致。阳微者，胸中之阳被邪痹阻而不展、不宣、不通也。阴弦者，阴邪盛也，邪即痰浊、湿、瘀之类。治疗胸痹之证，温补无效，必祛其邪，邪祛则阳通。方如枳实薤白桂枝汤、瓜蒌薤白白酒汤、瓜蒌薤白半夏汤等，皆为祛邪通阳之良剂也。其祛邪即是通阳，即在《黄帝内经》所谓“治病必求其本”也。杂病中如有湿热内生，同样可仿湿热病宣上、畅中、渗下法，利小便通阳以治内湿，是我们临床常用方法。中医的灵魂就是辨证论治，异病同治。

阳气痹阻与阳虚不同，阳虚者阳气衰微不足，治须温补阳气。阳气痹阻重点在于有邪气阻碍阳气运行，故强调通阳。而湿热病中湿热之邪痹阻，更是戒温通，故叶氏强调“通”而非“温”，实乃画龙点睛之笔。

牟大鹏（沈阳市中医院）

"救阴不在血，而在津与汗；通阳不在温，而在利小便"见于叶天士《温热经纬·叶香岩外感温热篇》。救阴者，急保津液也；通阳者，通畅气机也。温病分为温热、湿热两端，叶氏于此嘱吾辈治之大法：温热病贵在救阴，泄热保津为要；湿热病重在通阳，利尿祛湿为主。微言大义，诚辨证论治、治病求本者也。

一、温热病

1. 血、津、汗

血、津液、汗皆阴也，然则又有所异。《灵枢·营卫生会》曰："中焦亦并胃中，出上焦之后，此所受气者，泌糟粕，蒸津液，化其精微，上注于肺脉，乃化而为血。"《灵枢·决气》云："何谓血？岐伯曰：中焦受气取汁，变化而赤，是谓血。"血者，水谷精微与津液所化生耳。《灵枢·决气》云："何谓津？岐伯曰：腠理发泄，汗出溱溱，是为津。何谓液？岐伯曰：谷入气满，淖泽注于骨，骨属屈伸，泄泽补益脑髓，皮肤润泽，是谓液。"津液者，源于水谷，乃肌体水液之常者也，具濡养滋润之效。"汗为心之液"，汗乃津液所化生，《素问·阴阳别论》曰："阳加于阴谓之汗。"吴瑭于《温病条辨》亦谓："汗也者，合阳气阴精蒸化而出者也。"

故曰血乃水谷精微与津液化生而成，汗由津液所化，可谓"汗血同源"。《灵枢·营卫生会》有"夺血者无汗，夺汗者无血"之诫。血与津可互渗互化，汗乃津液蒸化出于体表而成。

2. 救阴

阴液乃人体之本，生之本也。《素问·阴阳应象大论》云："阳生阴长，阳杀阴藏，阳化气，阴成形。"温热之邪耗津，自始至终，如影随形。风热外袭，初起卫分，即已耗之。继则入里，遑论顺传阳明气分，抑或逆传心包营分，津液皆再耗损，终乃津枯液涸。深入下焦，消灼肝肾真阴，终至真阴耗损，甚则亡阴脱液，则殆矣。故云温热病"存得一分津液，便有一分生机"。是故温热病保津液乃第一要务。叶氏著一"救"字，其意极深，言其危殆，"温邪则热变最速"，刻不容缓，后学不可不察也。

3. 救阴与血、津、汗

（1）救阴与血：温热病所致者，津伤也，非血虚也，或病入营血，亦如是焉，故“救阴”者，非补血也，当归、熟地黄、山萸肉等温性滋腻之品，皆在所忌。若以之补血，一者温性易助热邪，二者滋腻之性易恋邪也。

（2）救阴与津：温热乃阳邪，故温热病必见津伤，吴瑭于《温病条辨》中云：“温病最善伤阴。”是故救阴，即以保津、生津为要也。

①保津：保津者，俾津液勿再伤也。而伤之者，温热之邪也。是故保津者，泄热也，釜底抽薪者也，乃寓保于泄中。《素问·阴阳应象大论》曰：“其实者，散而泻之。”《素问·至真要大论》云“热者寒之”“客者除之”。

温热病诸阶段，病机不一，则泄热之法各异。初起上焦卫分，乃风热外袭，卫阳被郁，卫外失司，肺失宣肃，法当辛凉解表、疏风清热，《温病条辨》之银翘散主之。继则顺传中焦阳明气分，乃温热入里，里热亢盛，法当清泄里热，白虎汤主之。继入营分，乃热邪入营，耗伤营阴，法当清营养阴、透热转气，《温病条辨》之清营汤主之。入血分则耗血动血，耗血者，耗伤血中津液也。若深至下焦血分，则耗损肝阴肾精，真阴耗损，水不涵木，虚风内动矣，法当滋阴养血、潜阳镇摄，《温病条辨》之复脉辈是也。动血者，热伤血络，迫血妄行，血不循经，溢出脉外也，法当凉血散血，犀角地黄汤主之。若逆传上焦心包营分，乃热邪内陷心包，耗伤营阴，痰热蒙蔽也，法当清营养阴、豁痰开窍，清营汤合安宫牛黄丸是也。

然温热病泄热，宜以甘寒、辛寒，慎予苦寒，如黄连、黄芩、黄柏，盖以苦味性燥，重伤津液也。吴瑭于《温病条辨》中云：“温病燥热，欲解燥者，先滋其干，不可纯用苦寒，服之反燥甚。”

②生津：温热病津既已伤，徒泄热保之，津仍不足，故不唯节流，故尚须开源，生津养液也。泄热保津与生津，二者缺一不可，只保而不生，则已伤者难复；徒生而不保，则津液再伤，生保相辅相成也。生津之法有三：

泄热并生津：邪在卫分，治以银翘散，其芦根则既清热复生津。邪在气分，治以白虎汤，其知母既清热复养阴。若肠燥腑实，予增液承气汤，其玄参、生地黄、麦冬则既清热复生津养阴。邪入营分，治以清营汤，则清营泄热复养阴。邪入血分，耗血动血，治以犀角地黄汤，既清热凉血复养阴。邪入下焦血分，耗损真阴，须“甘寒之中加入咸寒”，以滋肾固元，复脉辈是也。

胃津大伤，重予甘寒生津。如叶氏所云：“若斑出热不解者，胃津亡也，主以甘寒，重则如玉女煎，轻则如梨皮、蔗浆之类。”胃津大伤分轻重两端：轻者，予梨皮、蔗浆、藕汁、麦冬、鲜芦根汁之类甘寒濡润之品，养胃生津。重者，叶氏谓“如玉女煎”，实非玉女煎原方，其熟地黄、牛膝具温热之性，恐助热邪也。用《温病条辨》之玉女煎去牛膝熟地加细生地元参方，即后世所谓之加减玉女煎。

胃津大伤复兼肾水素亏者，滋肾固本。叶氏谓"必验之于舌"，即"其有虽绛而不鲜，干枯而痿者，肾阴涸也"。"如甘寒之中加入咸寒，务在先安未受邪之地，恐其陷入易易耳"，即加咸寒滋肾之品，如鳖甲之属，以充下元、固根本，绝邪热下陷之途，防患于未然也。

（3）救阴与汗：汗乃津液所化，津为汗之源，若要救阴保津，则务必要着眼于汗。

①切忌发汗：温热病者，温热之邪也，异于伤寒之寒邪。初起邪在卫分，风热外袭，卫外失司，卫阳被郁，肺失宣肃，只宜辛凉轻解、疏风清热。切忌辛温发汗，防其助热伤津，引邪深入，致内闭外脱矣。邪入营血，因津液大伤，汗源匮乏，或身热无汗，法当清营凉血、养阴生津。切忌一见身热无汗，即乱投辛温发汗之品，而致劫阴动血，险象环生矣。《温病条辨》云："温病忌汗，汗之不唯不解，反生它患……且汗为心液，心阳受伤，必有神明内乱，谵语癫狂，内闭外脱之变。再，误汗虽曰伤阳，汗乃五液之一，未始不伤阴也……温病最善伤阴，用药又复善伤阴，岂非为贼立帜乎？此古来用伤寒法治温病之大错也。"若温热病见尿少或无，亦因津液耗伤，化源不足所致，法当养阴生津，津充液足则尿自下，切忌淡渗而重伤津液，《温病条辨》曰："温病小便不利者，淡渗不可与也，忌五苓、八正辈。"由此推而广之，吐法亦所禁也，下法则慎勿伤津也。

②泄热止汗：温热之邪升散开泄，里热蒸腾，蒸津外出，则大汗不止，必伤津液。论其治，见汗休止汗，即如《素问·至真要大论》所说："必伏其所主，而先其所因。"法当清泄里热，釜底抽薪，热去汗自止矣。切忌见汗止汗，而予黄芪、白术、麻黄根、煅牡蛎之属，一者闭门留寇，二者甘温助热也。若高热大汗，伤津耗气，见津气欲脱甚至亡阳之危候者，如四肢厥冷，冷汗淋漓，脉微细欲绝，则速予益气生津，敛汗固脱，生脉饮、参附汤是也。

温热病乃温热伤津，故须处处勿忘泄热，时时顾护津液。

二、湿热病

1. 湿热之邪

湿为阴邪，重浊黏腻，易遏伤阳气，阻遏气机，而热为阳邪，湿与热合，侵袭人体，多胶结难解，故外感病中其传变慢、病程久、变化少、缠绵难愈。

2. 湿与气机、小便

湿邪重浊黏腻，必阻滞气机而致，其升降出入失常矣。

《素问·至真要大论》曰："膀胱者，州都之官，津液藏焉，气化则能出矣。"唐容川谓："人但知膀胱主溺，而不知水入膀胱，化气上行，则为津液；其所剩余质，乃下出而为溺。"故曰尿由气化而来。

盖湿阻于中，气机不畅，阳气不化，则小便不利。而小便不利，湿无出路，留滞体内，气机阻滞则愈重，循环往复焉。

3. 湿热病与通阳

湿热病者，湿热裹结，阻滞三焦，气机不通，升降出入失常也。人之生，即气机之升降出入者也，《素问·六微旨大论》曰："出入废，则神机化灭；升降息，则气立孤危。故非出入，则无以生长壮老已；非升降，则无以生长化收藏。是以升降出入，无器不有。"故治湿热病以宣通三焦气机为要，此即叶氏所谓之"通阳"也，即行气也。阳气通，气化复，小便利，湿邪去，热易清，疾则瘥矣。

4. 通阳之法

致气机不畅者，湿也，故当祛湿外出，法宜利小便，给邪以出路，邪去则正安。切忌辛温通阳，不唯湿邪不去、阳气不通，反助长热邪，岂非抱薪投火乎？

夫湿热裹结，湿不去则热难清，故忌寒凉，防冰伏湿邪也。叶氏治表证初起夹湿谓："渗湿于热下。"陈光淞曰："盖湿邪为病，必有所夹，不外风与湿两途……湿，阴邪，宜分而利之，故曰渗下。"湿去则热无所依。

叶氏所谓"通阳不在温，而在利小便"，虽只云利小便一法，实则省文也。告诫后学，通阳忌辛温，法当祛湿。利小便乃祛湿之代表耳。诚如叶氏所言，"随证变法"。切勿拘泥于条文，须前后互参，悉心领悟叶氏之旨，如宣表化湿、辛开苦降皆可通阳也。

叶氏曰："再论气病有不传血分，而邪留三焦，亦如伤寒中少阳病也。彼则和解表里之半，此则分消上下之势，随证变法，如近时杏、朴、苓等类，或如温胆汤之走泄。"此言明见叶氏治湿热病之法。盖湿热病湿滞三焦，气机不畅，故其治也，须以湿邪所居之异，因势利导，予分消走泄，或开上，或畅中，或渗下。温胆汤者，所以祛除痰热，宣通气机者也，非以利小便也。"消、泄"，谓祛除湿浊也。"走"者，行气也。"分"，则大有深意：湿邪所居或各异也，祛湿之法则非一途也，宜分而治之，因势利导，给邪以出路。

湿在上焦：法当宣通肺气，或宣发，从表而出；或肃降，由溺而下。杏仁、苏叶、藿香、白芷之品，辛宣芳化。湿居中焦：湿邪最易困脾，即如叶氏所云"湿热虽久，在一经不移"。湿愈滞，则脾愈困；脾愈困，则湿愈滞。法当辛开苦降，半夏、苍术、砂仁、厚朴、黄芩、黄连之属。湿在下焦：法当淡渗利湿，通利小便，令湿从下出，滑石、猪苓、泽泻、茯苓、车前子之辈。亦可一箭双雕，湿热兼顾，竹叶、芦根者也。或三焦见证难以截然分开，则须随证变法，兼顾三焦。湿性重浊黏腻，非行气则湿难去，若厚朴、枳实、大腹皮、陈皮者是也。

湿热病者，祛湿清热须兼顾，不可偏废，如吴瑭所云："徒清热则湿不退，徒祛湿则热愈炽。"

三、启示

“救阴不在血，而在津与汗；通阳不在温，而在利小便”虽为叶氏治温热病、湿热病之法，亦适于内伤杂病。泄热保津者：糖尿病、甲状腺功能亢进症、干燥综合征，阴虚热盛者，法当清热滋阴、生津润燥，宜知柏地黄丸、沙参麦冬汤、玉女煎等，慎予汗、吐、下，防伤阴之弊。或须予之，如佐以滋阴生津。盖阴虚津伤者，须时时怀“救阴”之意也。“通阳不在温，而在利小便”为祛湿行气之法，痰饮水湿者，皆所宜也。盖邪之于内者，须时时予邪以出路也。

温病之法与方，临证时，如何发扬之、光大之，任重而道远矣。

杜武勋（天津中医药大学第二附属医院）

“救阴不在血，而在津与汗；通阳不在温，而在利小便”，语出叶天士《外感温热篇》：“且吾吴湿邪害人最广。如面色白者，须要顾其阳气，湿胜则阳微也。法应清凉，然到十分之六七，即不可过于寒凉，恐成功反弃。何以故邪？湿热一去，阳亦衰微也。面色苍者，须要顾其津液，清凉到十分之六七，往往热减身寒者，不可就云虚寒而投补剂，恐炉烟虽熄，灰中有火也。须细察精详，方少少与之，慎不可直率而往也。又有酒客，里湿素盛，外邪入里，里湿为合。在阳旺之躯，胃湿恒多；在阴盛之体，脾湿亦不少，然其化热则一。热病救阴犹易，通阳最难。救阴不在血，而在津与汗；通阳不在温，而在利小便。然较之杂证，则有不同也。”

本条原文重点论述了湿热病与体质的关系：“如面色白者，须要顾其阳气”“面色苍者，须要顾其津液”“又有酒客，里湿素盛，外邪入里，里湿为合”，强调了温病不同体质外感湿热邪气治疗的原则和注意点，同时分别对温热病与湿热病两类不同性质的温病之治疗原则进行了高度概括，最后还指出了温病与杂病治疗的区别。

“救阴不在血，而在津与汗；通阳不在温，而在利小便”，是对温热病与湿热病两类不同性质的温病之治疗原则的高度概括，深刻理解和领会其内在的含义，对于指导温病乃至杂病的治疗具有重要意义。

一、温热病与湿热病两类温病的治疗法则

“热病救阴犹易，通阳最难”，高度概括了温热病治疗法则——“救阴”，湿热病治疗法则——“通阳”。

温热病是外感温热邪气而发，在其发生发展过程中，始终以温热伤阴为主要特点，故其治疗应始终以泄热存阴为宗旨。如：卫分证用辛凉轻解法；气分证用清热法或攻下法；营分证用清营透热、养阴生津法；血分证用凉血散血法等。以上诸法，无不以泄热存阴为着眼点。再进一步分析泄热与存阴二者之间的关系，则泄热为存阴之手段，而存阴才是根本目的，即所谓“存得一分津液，便有一分生机”。正因如此，叶氏在这里才特别强调治温热病须“救阴”。

湿热病是外感湿热邪气而发，在其发生发展过程中，始终以湿邪弥漫、阻滞气机、阳气不通为主要特点，故其治疗应始终以祛除湿浊、宣畅气机、通达阳气为宗旨。如：上焦湿热证用辛宣芳化法；中焦湿热证用辛开苦降法；下焦湿热证用淡渗利湿法等。

其开上、畅中、渗下诸法，无不以祛湿通阳为着眼点，湿邪一去，阳气通达，则热不独存。再进一步分析祛湿与通阳二者之间的关系，则祛湿为通阳之手段，而通阳才是根本目的。正因如此，叶氏在这里才特别强调治湿热病须“通阳”。

“救阴犹易”与“通阳最难”是将温热病与湿热病的治疗相比较而言。温热为无形之邪，清之即解，热退则阴液得存。即使阴液大伤，用甘寒、咸寒之品以养阴生津则阴液可复。因此，温热病之“救阴”与湿热病之“通阳”相较，尚属“犹易”。而湿为有形之阴邪，重浊黏滞，在湿热病中，湿热裹结，热蕴湿中，氤氲胶滞，难解难分。湿不祛则热不能清，热不退则郁蒸其湿，因而湿愈滞则热愈郁，热愈蒸则湿愈黏，始终胶着黏滞，缠绵困顿，阻滞气机，使阳气郁而不通。若以辛温之品如桂枝、附子之类通其阳，则更助其热；若以寒凉之品以清其热，则反致湿邪冰伏，故二者皆不可施。湿邪不除，其阳气终不得通，而祛湿又难求速效，故叶氏才有“通阳最难”之说。正如陈光淞在本条按语中所云：“热处湿中，温蕴热外，湿热交混，遂成蒙蔽。斯时不开，则热无由达，开之以温，则又助其热，然通阳之药，不远于温，今温药既不可用，故曰通阳最难。”

二、“救阴”与“通阳”两大法则的临床运用

“救阴不在血，而在津与汗；通阳不在温，而在利小便”，进一步阐述“救阴”与“通阳”两大法则的具体临床运用。

1. 温热病治疗重点在“泄热存阴”

温病是由温邪引起的以发热为主症，具有热象偏重，易化燥伤阴等特点的一类急性外感热病的总称。其特点为：①以发热为主症；②热象偏重；③易化燥伤阴。温热病乃温热类病邪引起，其温热类病邪纯为阳邪，热变最速，极易消灼津液，则以起病急骤、热象明显、易伤津耗液、传变较快、易内陷生变等为特征，故治疗以清热祛邪为主，并注意时时顾护阴津，实为“泄热”与“存阴”并进。

（1）泄热：温热病的主因是温热类病邪，因此，祛除温热类病邪是治疗温病的关键。金代医家张从正言：“病之一物，非人身素有之，或自外而入，或由内而生，皆邪气也。”“先论攻邪，邪去而元气自复。”张从正论邪气致病，强调因邪致病、论病重邪、祛邪安正。明代温病医家吴又可云：“在凡客邪贵乎早逐，乘人气血未乱，肌肉未消，津液未耗，病人不至危殆，投剂不至掣肘，愈后亦易平复，欲为万全之策者，不过知邪之所在，早拔去病根为要耳。”因此，温热病的治疗“祛邪为第一要务”，尽早祛邪可减少温热病邪对人体的损害，减少并发症，阻止病变进一步发展。祛邪重在“泄热”，“泄热”重在“透邪”，温热类病邪，一为纯阳之邪，具有热势张扬，向上向外的特点；二在于温热病邪郁遏气机，邪不能外达，又以伤津耗液为特征，施以“透邪外

达”的方法，取其透达，即透邪外出、畅达气机，既引邪外透、消除病因，又畅达气机使气血流畅、营卫和调，则温热病邪无所依，达透邪存阴的效果。

叶天士在《温热论》中“透风于热外”“战汗透邪”“透热转气”“急急透斑为要”“养正透邪”，其在治妇人温病篇中言及“但亦看其邪之可解处”，更是道明治病应为邪找出路。温病学家吴瑭对叶天士“透邪”思想进行了发挥，更具体、更广义地把“透邪”之法应用到温热病和湿热病中，尤其在温热病中广泛应用。在《温病条辨》中，吴氏针对温热病邪热势张扬、蒸腾宣泄、向上向外的特点，据病情、病位的不同对温热病邪施以“透邪”法，尤其对温热内郁、积热滞结、邪入阴分者，使温热病邪由深出浅、病情由重转轻、病势由急转缓，在温热病的治疗和预后方面起了积极作用。如：①邪在肺卫，施以辛凉透表之桑菊饮、银翘散和辛润透表之桑杏汤，药如桑叶、菊花、金银花、连翘、竹叶等轻清宣透之品，透邪外出，此乃吴氏所言“治上焦如羽，非轻不举”，此法尚包括治邪在营血的透热转气的清营汤、透泄化斑的化斑汤和开透心窍的安宫牛黄丸。②邪在气分，如阴亏阳明腑实和气分大热的治疗，予以增液泻下透邪之增液承气汤和辛凉重剂白虎汤清气透邪，此即“治中焦如衡，非平不安”，以平衡气机升降为准，升降有权、气机畅达、透邪有机。③邪伏阴分，用青蒿鳖甲汤滋阴透邪，方妙在用咸寒质重之鳖甲入下焦滋阴又“搜邪”，即“治下焦如权，非重不沉”；又青蒿清热透络、引邪外出，二者合用，吴氏谓之“有先入后出之妙”。因此温病的治疗“泄热”祛邪为第一要务，“泄热”关键在于透邪外达，畅达气机，以求邪去正安。

（2）存阴：存津液是温热病治疗的关键，热毒伤阴贯穿温热病的全过程，阴液的耗损程度与疾病的发展及其预后密切相关，叶天士指出“温病法在救阴”，所以温热病以津液之存亡而断生死，正如吴锡璜说“存得一分津液，便有一分生机”。因此，既是在温病初起也应时刻顾护阴液，若后期阴液耗伤明显，更要以救阴为要。正如吴瑭所言“本论始终以救阴液为主”，论治阳明用下法，旨在“护其虚，务存津液之心法”，指出“至调理大要，温病后一以养阴为主”。阴液固存对温热病治疗和预后有决定性作用。《温病条辨》中治疗温热病始终贯穿“存阴”思想。

吴鞠通倡导三焦辨证，依据病位、病情不同采用不同的“存阴”方法，在《温病条辨》中有“温病伤人身之阴，故喜辛凉、甘寒、甘咸，以救其阴”之说。具体而言：①邪在上焦肺卫，予轻清宣透、透邪护津之辛凉轻剂桑菊饮和辛凉平剂银翘散，其中芦根清热生津止渴；邪在气分，施以辛寒重剂白虎汤清热保津，石膏、知母清热保津，甘草、粳米益胃生津；邪在营血，有清营热、养营阴的清营汤和凉血散血的犀角地黄汤，其犀角（水牛角代）、生地黄、玄参、麦冬等咸寒甘寒之品清热救阴、滋润养阴。②邪在中焦，对阳明腑实证予攻下存阴的大承气汤，文中言“通胃结，救胃阴”；阴伤腑实证，予养阴润下的增液汤，吴鞠通在自注中论阳明用下法，旨在“护其虚，务存津液之心法”。③邪在下焦，对邪伏阴分，施滋阴透热青蒿鳖甲汤；真阴耗竭则予滋养肾阴的加减复脉汤，以及虚风内动则予养阴息风的三甲复脉汤、大定风珠，诸方以甘寒、咸寒之品如生地黄、麦冬、生鳖甲、生龟甲等养阴滋阴。

阴液的耗伤其因有三：一是热邪伤津；二是失治误治；三是素体阴虚。针对津液的不足，采用“实其阴以补其不足”，以滋阴补虚来补充阴液的不足，如银翘散中的芦根，清营汤中的生地黄、玄参、麦冬等；津液属阴，温邪属阳，热邪的亢盛最容易灼伤人体的阴液，而阴虚则阳盛更甚，助热邪使邪毒炽盛，吴鞠通说“热病有余于火，不足于水，唯以滋水泻火为急务”，以滋阴生津而制火，如沙参麦冬汤、益胃汤、增液汤等；温病中热陷血分后，热与血相互搏结，阴液受邪热的煎熬，则可出现瘀血，阴血的耗伤又易动血，宜凉血散血，且滋养阴液，用犀角地黄汤，同时也可配伍芦根、玄参、丹参、白茅根等，增强凉血散瘀之功；阴液的骤然耗损从而导致了亡阳气脱，需滋阴以敛阳；在温病后期阶段，邪热久羁，邪少虚多，热邪深入下焦，耗伤了肝肾真阴、精血，宜用酸甘敛津之品或者咸寒滋润之品，来填补下焦肝肾之阴液；若热退而胃阴已伤，此时应运用酸甘敛津之品或甘寒濡润之品，来滋养胃中的津液，如沙参麦冬汤；若在温病后期，肝肾真阴耗竭，肝木失涵，导致虚风内动宜用大量的血肉有情、甘寒咸润之品，来填补肝肾的真阴，潜阳息风，方用三甲复脉汤或大定风珠；若患者正气素虚，同时邪气太盛，或汗下太过，阴液骤然耗损，气随津液外脱，此时宜用益气复阴固脱，如生脉饮。阴伤而邪热仍在者或兼有他邪者，滋阴法常与他法配合运用，如滋阴解表、滋阴通下、滋阴息风、滋阴清热等。

（3）泄热存阴兼顾：“泄热存阴”为温热病治疗的重要原则，泄热重在“透邪”，“透邪”与“存阴”兼顾。吴瑭明确指出：“在上焦以清邪为主，清邪之后，必继以存阴；在下焦以存阴为主，存阴之先，若邪尚有余，必先搜邪。”可见“祛邪”与“存阴”是《温病条辨》治疗温热病的大法；而“清邪”“搜邪”同属“透邪”祛邪大法，实为“透邪”与“存阴”并进。“透邪”与“存阴”的实质为透邪中存阴、存阴中透邪、透邪可助存阴、存阴有助透邪，两者相互促进、不可分割；但先后主次应辨证灵活运用，不可拘泥。如轻清宣透护津的银翘散，以辛凉之品配以少量辛温的芥穗、豆豉宣散透邪，为“领邪外出，作向导之官”；又以芦根清热生津护津，此为透邪不忘存阴。又如《温病条辨》论“津液不足，无水舟停，间服增液，再不下者，增液承气汤主之”，用“增水行舟”的增液汤以滋阴通便，配以大黄、芒硝荡涤热结，治疗腑实兼阴液亏虚证，可见养阴增液可助透邪，攻下燥结可存阴液。再如治邪伏阴分的青蒿鳖甲汤，以鳖甲蠕动之物，入经至阴之分，既能养阴，又能入络搜邪；以青蒿芳香透络，从少阳领邪外出；生地黄养阴清热；知母清热生津润燥；丹皮透泄伏火。合为养阴透热之典范，此乃存阴中不忘透邪。在温热病的治疗过程中，应透邪中存阴，时时不忘顾护阴液；在存阴中不忘透邪，邪去则正安。育阴即能抑阳，使阳热受其抑制，则病邪的传变即被遏止。

2. 温热病治疗“泄热存阴”的重点在“津与汗”

血、精、津、液虽皆属阴，但有所不同。在温热病中，其温热伤阴主要是指耗伤津液，即使是营分证、血分证，亦以血中津液耗伤为主，而并非血虚。同时，温热病中由于高热蒸腾，亦每见汗出，汗乃津液所化，汗出则津更伤。因此，叶氏特别提出“救阴不在血，而在津与汗”，以此告诫学者，温热病之“救阴”，并非用温性柔腻之品如当归、熟地黄、山萸肉等以补血，而要着眼于“津与汗”。

（1）温病与津的关系：温热耗津，自当保津、生津。保津之法，当以泄热为用；生津之法，当以甘寒为先。温病初起，邪在卫分，耗伤肺津，治用辛凉轻解以宣透热邪而保津，热解则津不复伤，同时又可佐以甘寒之品以生津，如银翘散中之芦根。热邪到气分，耗损胃津，治用清气法以泄其热，泄热即所以保津，同时又可佐以生津之品，如白虎汤中之知母。若气分热炽，津伤特甚而致肠燥腑实，燥屎内结，治用苦寒攻下，以急下而保津存阴；若燥屎不去而津亏液涸，则治用滋阴与攻下并施，如增液承气汤中之生地黄、麦冬、玄参与大黄、芒硝同用。热入营分，耗伤血中津液，治用清营透热、养阴生津之法，以保津、生津，如清营汤。热入血分，耗血动血，治用凉血散血之法，其凉血即可以止血、保津，而散血之用，亦必具养阴生津之品，如犀角地黄汤中之生地黄。热入下焦，耗损真阴，则其“救阴”之法，又须在甘寒生津之中加入咸寒之品以滋阴增液，如大定风珠等。

（2）温病与汗的关系：温热病“救阴”与汗的关系，一是忌发汗，二是要泄热以止汗。温热病初起，邪在卫分，非伤寒初起之表闭无汗，故只宜辛凉轻解，切不可辛温发汗，以防助热伤津，反致内闭外脱之变。热入营分、血分，因血中津液大伤，汗源匮乏，亦每见身热无汗，治当清营凉血、养阴生津，更不可见其身热无汗，即妄投辛温发汗之品，防其劫阴动血。热入营分、血分，津液大伤，亦每见尿少或无尿，治当养阴生津，使津液得复，则小便自下，淡渗利尿之品切不可用，以防重伤津液。热到气分，或为无形热盛，或为有形热结，因其里热蒸腾，每致大汗不止，治当用清气或攻下之法以泄其热，热退则汗自止。不可用收敛止汗之品，如黄芪、白术、麻黄根、牡蛎之类，以防闭门留寇。至于因高热大汗，伤津耗气而致津气欲脱，症见身热骤退、冷汗淋漓、脉微细者，则急当补气生津、敛汗固脱，使其阳气得固，则汗不外泄；阴津内守，则阳气不脱。

（3）生津止汗而救阴：温邪致病多有热象偏重，迫津外泄，化燥化火，伤津耗液等特点，在温病治疗过程中，观察津液耗伤程度和汗出的多少，对于温热病的辨证治疗，病势传变、转归、预后，乃至恶化等都有特殊的临床意义。章虚谷说：“测汗者，测之以津液之存亡。”因此，生津液和防止汗出过多，可以说应贯穿于温病治疗的始终，在温病解表、清气、和解、化湿、通下、清营凉血、开窍息风、滋阴、固脱等温病主要治法中，均应时刻顾及生津、护液、止汗治疗大法的运用，从而达到生津止汗而救阴的治疗目的。

3. 湿热病的治疗"通阳不在温，而在利小便"

（1）"通阳"重点在于"通"而不在于"温"：温病学派认为，"温病最善伤阴"，治疗上"本论始终以救阴精为主"。因此，温病学派在治疗疾病过程中十分重视阴津的保护。然而在重视"温病伤人之阴"的同时，并没有忽视阳气的盛衰在温病过程中的重要作用。吴鞠通《温病条辨·下焦篇》言："大凡体质素虚之人，驱邪及半，必兼护养元气。"叶天士亦强调"热病救阴犹易，通阳最难"，认为"阳宜通，阴宜守"，通阳以顾阴，"通阳"思想在温病学派中也占据重要的地位。

"通阳不在温，而在利小便"，陈光淞释曰："通阳不在温，而在利小便……此语专属湿温。"湿温者，或由湿热病邪，从口鼻直入，或如薛生白所言，由"太阴内伤，湿饮停聚，客邪再至，内外相引"。湿有形，属阴，其性黏滞重浊；热无形，属阳，乃熏蒸之气。两邪结合，如王孟英云："热得湿则郁遏而不宣，故愈炽；湿得热则蒸腾而上熏，故愈横。"湿热侵袭人体，最易阻滞气机，困遏阳气，即阳气痹阻，外不达四肢肌表，内不荣脏腑经络，三焦敷布、枢运、决渎无权，水液代谢产物潴留而出现胸脘痞闷、腹胀、面色淡黄、渴而不饮、小便不利等症。叶氏指出"湿与温合，蒸郁而蒙蔽而上，清窍为之壅塞，浊邪害清""湿胜则阳微"。在夹湿温病中，痰热上壅，迫肺蒙心；暑湿熏蒸三焦，袭肺、凌心蔽神；秽毒、湿热困脾，熏肺蒙心，伤肾弥漫三焦。总以浊邪害清，三焦五脏受其壅塞损害，气机升降失常，郁遏脾气肺气，损伤心阳肾阳，致使全身阳气不能上下通畅，阳气被阻为湿温病之病理。阳光贵在流通，不通当通。否则即出现湿盛阳微，热盛津伤，秽浊内闭，元气不支的"内闭外脱"或"津伤气脱"的证候。夹湿温病是湿热瘟氤，与伤寒杂病之三阴寒湿内盛的亡阳虚寒证不同，故不宜温。既叶氏认为，阳气不到之处，即浊阴凝聚之所，主要病机为阳气失于流通，强调"阳气宜通"，并非杂病中采用的温热药以温通阳气方法，乃应用渗利药，化气利湿，通利小便，使气机宣通，腻化浊消，阳气因而得通。

因此，"通阳"的通，是畅通、流通之意，"阳"是指郁滞不行的阳气。陈光淞言："通利小便，使三焦弥漫之湿，得达膀胱以去，而阴霾湿浊之气既消，则热邪自透，阳气得通矣。"湿热，正气尚盛，阳气无虚，断不可运用温阳之药。否则，必反助火势，加剧病情。

"通阳不在温"，就是叶氏针对上述情况来说的。但是，湿温久羁，或清凉太过，就会导致阳气虚弱，通阳若不用温，则难以取效。湿温阳虚，使用温阳之法，当视患者之病情而定：阳虚不甚，可于清热化湿方中，酌加温肾健脾之品；湿温寒化，症见"身冷脉细，汗出胸痞，口渴舌白"，宜健脾利湿、温固肾阳；湿温，阳气阴液俱虚，邪陷少阴而亡阳，当回阳固摄。然湿温按常法治之无效，苔无转化或偏白者；湿温清利、攻下太过，致阳气虚弱而病从寒化者；湿温阳气暴亡，或阴竭阳脱者应酌情使用温阳之法。但切莫被虚寒假象所迷惑。王孟英云："但口渴而兼身冷脉细，汗泄舌白诸证者，固属阴证，宜温，还须察其二便，如溲赤且短，便热极臭者，仍是湿热蕴伏之阳证。"

（2）"通"的重点在利小便，宣通三焦气机：叶天士云："通阳不在温，而在利小便。"通阳可使三焦气机通畅，邪从小便而出，既言明通阳之法，也言明阳气得通的效果。湿热常以脾胃为中心，弥漫三焦，阻遏气机，导致水液代谢障碍，脾为阴土，胃为阳土，二者纳运结合，升降相因，燥湿相济，共同完成饮食物的消化、吸收、转输。湿热最易损伤脾胃，而脾胃功能失调也最易内生湿热。湿为有形之邪，湿热相合，热蒸湿动，就会弥散三焦，湿性黏腻，又很少传变。难以清除，必然导致三焦气机不畅，气化不行，水道不通，水液代谢障碍等变化而出现相应症状，治疗当然应该从祛除湿邪，通利三焦水道入手，"此则分消上下之势"的治法，并"随证变法"，"如近时杏、朴、苓等类，或如温胆汤之走泄"。湿热病是湿邪阻滞三焦，上下气机不通，所以要使气机通畅，阳气通达，就必须以分消走泄，祛除湿邪。

湿热病因湿热邪气滞留三焦，但病位又有偏上焦、偏中焦、偏下焦之分，所以要区分湿在上焦、中焦、下焦的不同。分别施以"宣上""畅中""渗下"的祛湿之法，以达到通阳、宣畅气机的目的。湿热偏于上焦，主以开宣肺气，主要针对湿在上焦、体表者，通过肺气的宣发以祛湿，同时肺为水之上源，启上闸，以利水湿的代谢。应宣通肺气，一方面通过肺的宣发功能使湿邪从表而出，一方面通过肺的肃降、通调水道功能，使湿邪下行而入膀胱，进而通过气化排出体外。故叶氏所说："天气下降则清明，地气上升则晦塞。上焦不行，下脘不通，周身气机皆阻。"治疗着眼于升降，用宣开肺气法，开其上焦郁结壅遏，疏畅气机。前人所谓"开鬼门，洁净腑""启上闸，开支河""天道开，地道通""悬壶揭盖"等，实则皆寓宣开肺气，以达通利小便的目的。叶天士举杏仁为例，临床亦可选用辛香芳化之品，如藿香、白芷、苏叶、香薷、淡豆豉、青蒿，以及开通肺气的橘皮、桔梗等；如病位偏重于中焦脾胃，应该采用辛开苦降法，使湿从燥化，主要针对湿在脾、在中焦之证。叶天士举例用朴，即厚朴，辛苦温，辛温开郁，苦温燥湿。此类药还可以选苍术、白术、半夏、陈皮、白蔻仁、大腹皮、草果等；如病位偏重于下焦，湿热病之下焦多指大肠、膀胱而言，所以治疗应该淡渗利湿，使湿邪从小便而去。叶天士举例用苓，苓即茯苓，在临床应用时可选淡渗利湿之品，如茯苓、猪苓、泽泻、车前子、滑石、通草、生薏苡仁等。三焦是水液代谢的通路，是一个有机的整体，当上、中、下三焦有机配合，分消走泄，祛湿，利小便，宣畅气机，以达到通阳的目的。分消是因势利导，应用开上、畅中、渗下之法，祛除湿邪，而祛湿的目的则是使阳气通达，即通阳。所以在祛湿的过程中常须配伍理气行滞药，如枳实、厚朴、陈皮、大腹皮、槟榔、藿香、苏梗等。走泄是指让湿邪走动而祛除之。湿为阴邪，其性黏滞，难以清除，要祛除必须使其走动，用行气之品，宣通气机，使气行湿走，然后分消之。

范伏元（湖南中医药大学第一附属医院）

“救阴不在血，而在津与汗；通阳不在温，而在利小便”出自叶天士的《外感温热篇》，言简意赅地总结了温病的治疗原则，对指导临床治疗温病具有举足轻重的作用。

一、救阴不在血，而在津与汗

温病是感受温邪引起的以发热为主症，具有热象偏重，易化燥伤阴特点的一类外感热病的总称。温邪是阳热亢盛之邪，亢阳伤阴，故发热是温病最基本、最主要的临床表现，且在病程中易见耗伤阴津之证。正如吴鞠通所说：“温热，阳邪也，阳盛伤人之阴。”叶天士说：“津液不竭，其人必不死，其死，亡津液也。”吴鞠通曰：“留得一分津液，便有一分生机。”可见养阴护液在温病治疗中的重要性。叶天士告诫医者临床治疗温病时要滋补阴液，不妄发汗。其理论依据如下：

（一）温病主要劫烁津液，且津液较血易于化生

《素问·经脉别论》曰：“饮入于胃，游溢精气，上输于脾，脾气散精。”概括了津液的生成过程。另外《灵枢·决气》曰：“中焦受气取汁，变化而赤，是谓血。”可知水谷之精化生的营气和津液是化生血液的主要物质基础。津液和血都是水谷精微所化生，“津血同源”，两者可以相互资生、相互转化。《灵枢·痈疽》说：“中焦出气如露，上注溪谷，而渗孙脉，津液和调，变化而赤为血。”可见津充则能资血。“胃中生热者，阴不足以和阳，津液干而成枯燥”，乃热盛伤津所致。所以温病热邪炽盛，火燔劫烁津液，到营分、血分之时，也是直责津液，致动血时才伤及血。王孟英说：“言救阴须用充液之药，以血非易生之物，而汗需津液以化也。”有形之血难以速生，血液的生成较津液难矣，亦不能立竿见影。故在温病伤阴的情况下，当先补救津液。吴鞠通提出“热必伤阴，故立法以救阴为主”，且“滋阴不厌频繁”“温热为法，法在救阴”。所以，在清其邪热时必须顾其津液。经曰：“热淫于内，治以咸寒。”吴鞠通说：“温病伤人身之阴，故喜辛凉、甘寒、甘咸以救其阴。”故我在临床处方遣药时提倡应用甘寒或咸寒之品，既能养阴生津，又可清热。甘寒生津的麦门冬、百合、玉竹、沙参、生地黄等既有生津之功，又有寒凉清热之效，养阴而不滋腻碍邪；咸寒的知母、龟甲、玄参、鳖甲等既能滋阴生津，也能清热。

（二）补血则助长邪热，滋腻敛邪

补血药性味多为甘温，如当归、熟地黄、首乌、阿胶等，不但不能清解邪热，反而有甘温助热、滋腻敛邪之弊端。如果临床治疗时根据“阳生阴长，阴阳互根”的关系，再佐以甘温补气之黄芪、人参等，不但不能救阴，反而可助邪热，好比火上浇油，适得其反。

（三）汗出则津伤，发汗则助热化火

《温病条辨·汗论》曰：汗系“合阳气阴精蒸化而出”，汗液为水谷精微所化生。阴液劫烁贯穿于温病始终，救津生阴是焦点，故不可妄投发汗之品。吴鞠通曰：“温病忌汗，汗之不唯不解，反生它患。”在《温病条辨·汗论》中也说：“本论之治温热是也。本论始终以救阴精为主，此伤寒所以不可不发汗，温热病断不可发汗之大较也。”叶天士提出温病不同阶段的治疗原则：“在卫汗之可也，到气才可清气，入营犹可透热转气……入血就恐耗血动血，只须凉血散血。”因此，温病之汗法只适用于温邪在卫分，即便卫分证也只能取微汗法，倘重剂大汗而伤津液，反化燥火。至于“在卫汗之可也”，也并非指必须发汗，而是指发散法，温为阳邪，则宜轻散。吴又可在《温疫论》中说：“温疫初起，先憎寒而后发热……不可误认为伤寒表证，辄用麻黄、桂枝之类强其发汗。此邪不在经，汗之徒伤表气，热亦不减。”所以温病一般忌用辛温发汗，否则可助热化火，出现发斑、出血、谵妄等。临床上肺炎属于“风温”范畴，肺炎早期多为风温袭于卫表，致卫气阻郁，卫气通于肺，肺合皮毛，故风温病毒外受，肺卫首当其冲。治宜辛凉疏表、宣肺化痰为原则，用银翘散化裁，取其清宣肺卫之功。

二、通阳不在温，而在利小便

湿热病邪引起的温病为湿温。湿温病的发生为内外合邪，即外感湿热病邪，内伤水谷之湿。“湿温者，热为湿遏，不能宣达，湿因热蒸，蕴酿胶粘，故最淹缠难愈”。湿属黏腻阴邪，与阳热之邪相搏，则胶着难解，不易祛除，故湿温病氤氲缠绵难愈。叶天士在《温热论》中提出：“在阳旺之躯，胃湿恒多；在阴盛之体，脾湿亦不少，然其化热则一。”精辟论述了湿热为患的病理基础。

（一）通阳不在温，然亦不远温

湿为阴邪，其性黏腻，湿邪阻遏，则阳气郁闭不畅，难以对全身各个脏器进行温煦、鼓动。章楠注《温热论》云：“若受寒湿之邪，非姜、附、参、苓不能去；若湿热亦必黏滞难解，须通阳气以化湿，若过凉则湿闭而阳更困矣。”故通阳的重心不在运用温补阳气之剂，但并非远离温药，亦寒凉助湿，过凉则湿闭阳更困矣。正如吴鞠通

所说："湿为阴邪，非温不解。"阳气被水湿阴邪蒙蔽，不必重用温补药，但宜祛水湿之阴邪使阳气自通。又柳宝诒指出："治湿热两感之病，必须先通利气机，俾气水两畅，则湿从水化，热从气化，庶几湿热无所凝结。"临床可以考虑用厚朴、大腹皮、陈皮、砂仁、豆蔻、藿香梗、杏仁等温性之品，起通阳之力。

（二）通阳不在温而在祛湿清热

在湿温病过程中，以湿邪为主体，无形之热邪借有形之湿邪为依附，湿热互结，胶着难解则热不外达，湿无出路。吴鞠通曰："徒清热则湿不退，徒祛湿则热更炽。"如果单用温药除其湿，恐有助热之弊；如单用寒凉药清其热，又有碍湿之虑。故临床治疗应以分解湿热，湿去热孤为原则，湿邪得除，则热不独存。清热药分苦寒和透热。苦寒如黄芩、黄连、栀子；透热如石膏、寒水石、连翘、竹叶、淡豆豉等。祛湿药分宣气、芳化、苦温和淡渗。宣气：杏仁、枳壳、桔梗；芳化：藿香、佩兰、石菖蒲、郁金；苦温：苍术、厚朴、半夏、陈皮；淡渗：猪苓、茯苓、泽泻、芦根、薏苡仁、淡竹叶。对祛湿和清热要两者兼顾，细察精详，据湿热多少、病变部位，尽快为病邪寻找出路。

（三）利小便是祛湿的主要方法

刘河间提出"治湿不利小便，非其治也"。湿邪不外从汗、大小便而出，然而在湿温病早期或氤氲之际，忌用辛温发汗、苦寒攻下、滋养阴液，即所谓禁汗、禁下、禁润。湿为阴邪，黏滞难化，发汗过猛，不但湿不能祛，反易助热动湿，湿随辛温发散药蒸腾上逆，蒙蔽清窍。苦寒攻下药易损伤脾胃阳气，导致脾气下陷成泄利不止。滋润腻补之药，可以助湿，使湿热胶结难解。正如吴鞠通所说："汗之则神昏耳聋，甚则目瞑不欲言，下之则洞泄，润之则病深不解。""汗则津越，下则津空。"所以利小便是祛湿的主要途径。小便是湿热浊邪外出的主要道路，湿热内蕴，气机受阻，湿浊不化，水道失调，淡渗利湿，小便通利，则湿去而热亦易清也。正如陈光淞所言："通利小便，使三焦弥漫之湿，得达膀胱以去，而阴霾湿浊之气既消，则热邪自透，阳气得通矣。"利小便主要是适于湿阻下焦，湿重热轻之候。利小便若仅用甘寒药则不足以清热，而仅用苦寒药又有伤阴之弊，若用淡渗法利水，更会耗伤阴液，致生他变。故临床可将坚阴之苦寒药与养阴之甘寒药合用，使用"甘苦合化利小便"法。

（四）通阳并非只有利小便

人体内水湿的运行，依靠肺气的宣发与肃降、脾气之运化转输、肾气之蒸化、三焦的通调，方能使膀胱气化畅行，小便通利。《景岳全书·肿胀》曰："盖水为至阴，故其本在肾；水化于气，故其标在肺；水唯畏土，故其制在脾。"吴鞠通曰："湿与水同类，其在天之阳时为雨露，阴时为霜雪，在江河为水，在土中为湿，体本一源。"水湿同源，故肺脾肾三脏功能障碍，则水湿运行受阻，遏阻阳气。凡能使阳气宣通、湿邪散化皆可谓之通阳，所以湿温病通其阳应考虑上焦治肺、中焦治脾、下焦渗湿。凌嘉六曰："湿热须究三焦分理，其治法不外乎上焦宣肺气、中运脾阳、下通膀胱为主。"所以祛湿除利小便外，尚有以下两法：①宣肺化湿 ：宣畅气机，气化则湿化。叶天士曰："开气以除湿。"吴鞠通提出："肺主一身之气．气化则湿亦化。"肺主通调水道，宣肺即调节肺的宣发肃降功能，宣发则达邪出表，肃降则通调水道。《血证论》亦云："小便虽出于膀胱，而实则肺为水之上源，上源清，则下源清。"湿病有"非辛不散，非苦不燥，非淡不渗"的用药特点。"湿郁上焦，芳香化浊"，意思是宜用芳化宣通之品疏调表里气机，透化湿邪。代表方三仁汤治湿温初起，湿重于热，通过宣肺达到清利湿热的目的。②运脾和胃：阳明胃为水谷之海，太阴脾为湿土之脏，湿为土之气，湿热病邪易蕴结脾胃，湿邪困脾，脾运化失职，以致水湿之气不能外泄。湿邪内阻，气机不畅，则热不能外达。叶天士说："湿邪内伏，是太阴之气不运。"用辛开苦降之品疏通中焦气机，祛除湿热邪气，代表方为王氏连朴饮。《素问·至真要大论》说："湿邪所胜，平以苦淡，佐以酸辛，以苦燥之，以淡泄之。"

三、结语

"救阴不在血，而在津与汗；通阳不在温，而在利小便"。救阴即滋补阴液，不妄发汗，通阳即以利小便祛湿为主。其作为温病的治则，强调了顾护阴液、利小便祛湿的重要性，对后世产生了深远影响，为择取治疗方案指明了方向。吴鞠通《温病条辨》曰："准古酌今，细立治法。"温病伤阴兼湿邪未化，如何恰如其分地把养阴不碍湿、祛湿不伤阴运用得法，亦非易事，而奈细细琢磨矣。温热病救阴犹易，通阳最难，补阳法、温阳法易懂，而通阳法难学。均需在临床实践中领会。温病学术精华的发展应用是目前亟待发掘的重要领域，研制"养阴通阳"的专方专药，阐明其作用机制和特异疗效，必将为中医的发展锦上添花。

刘景源评按

"救阴不在血，而在津与汗；通阳不在温，而在利小便"之论，出自《温热经纬·叶香岩外感温热篇》。此论是讲温热病与湿热病的治疗大法。

"救阴不在血，而在津与汗"，是讲温热病的治疗大法。温热病自始至终都体现着热邪伤阴的特点，所以治疗必当"救阴"。但热邪伤阴，主要是损伤津液，而汗为津液所化，故救阴当从津与汗着眼。泄热保津，甘寒生津，是常用治疗方法。忌用辛温发汗、止汗、敛汗亦是保津的必要手段。津与血虽均属阴，但二者又有不同。血虚见于内伤病，其治自当补血。常用甘温、酸温之品，如熟地黄、山萸肉之类，还当酌用补气之品以补气生血。津伤则必用甘寒，温药非所宜也。

"通阳不在温，而在利小便"，是讲湿热病的治法。湿热病的特点是湿热裹结，热蕴湿中，重浊黏滞，难解难分。所以治疗当从祛湿入手，湿去则热不独存。故叶氏以"利小便"为例，强调祛湿的重要性。但祛湿又非仅限于"利小便"一途，推而广之，辛宣芳化，辛开苦降，皆可应用，总以开上、畅中、渗下宣畅气机、通利三焦为法，读叶氏之文当举一反三，不可拘执"利小便"之一途。

张红主任医师的策论对"救阴不在血，而在津与汗"的分析深入而透彻。其中对"救阴"的分析颇为翔实，指出"救阴，不单是补阴、滋阴、养阴、育阴等，且与杂病之不同在于救阴而不在血，突出了津与汗二端"，非临床详查者莫能言之。其文在"基本治法"中，提出了泄热救阴、护持胃津、保护肾液三法。在每一法中，又有具体应用，如：透邪护津法、清泄保津法；甘寒清养法、酸甘化阴法；涩津保阴法，复脉护阴法。这部分对策是策论的文胆，高度概括了救阴大法的临床应用，条分缕析，层次分明，对临床工作者有重要启示。在"测津技法"中，提出了测汗法、观舌法、验齿法，亦颇得温病诊断学之要领。总之，此篇策论充分体现了作者"读经典，做临床"的体悟，言之有物，言之有理，颇得叶论之精髓。

董波主任医师的策论，综合分析了"救阴不在血，而在津与汗；通阳不在温，而在利小便"两大方面。文中对温热病中的"救阴"，提出了"救阴不厌早""救阴贵在救津""测汗亦可救阴三大原则"；对湿热病的"通阳"，提出了"通阳重在畅气""畅气不忘三焦"两大法门。其对救阴与通阳之论，均属真知灼见，可谓来自临床又对临床有指导意义之见。足见其对叶论之领悟颇有深度。文中所附两例验案，一为燥犯清窍证，用翘荷汤合沙参麦冬汤加减取效而保津、生津。一为尿毒症湿热蕴结证，治用三仁汤合连朴饮加减祛湿通阳而获效。两例验案皆用温病方药治疗，足见其临床功力。结语中提出："'救阴不在血，而在津与汗；通阳不在温，而在利小便'之论，已不局限于温热病的'救阴'与湿热病的'通阳'，而是在内、外、妇、儿各科均有体现。"其病案二正是此观点在内科临床中的体现。读经典，用于指导，做临床，活学活用，当如是焉。

王锋主任医师的策论针对"救阴不在血，而在津与汗"，提出"温邪袭人，必致发热，热则阴伤，阴伤则水不制火，其热必炽，炽则灼烁其阴。如是者，两相因果，其病必剧"的论点。进而指出，"无论热在卫分、气分、营分、血分，均以清泄热邪为手段，保存津液为目的，方虽不一，但目的则一"的治疗理念。依此，对卫气营血四个阶段的治疗列举了相应的治法，目的皆在泄热以保津、生津。文中还论及救阴与汗之关系，其论平实而深刻，颇有己见。在"临床体会"中，列举治疗60余例"肾综合征出血热"的临床经验，总结为"顾护津液贯穿始终，养阴生津或以甘寒濡润，或咸寒增液，而不用补血滋腻恋邪之品"。文章有理论，有实践，堪称"读经典，做临床"的践行者。

姜林芳主任医师的策论全面而概括地论述了"救阴不在血，而在津与汗；通阳不在温，而在利小便"。文中对温热病中救阴及津与汗的关系分别进行了分析，条理分明，言之有物。在"救阴与津"中提出："保津，就应该以泄热法为主；生津，就应该以甘寒药物为主。"在"救阴与汗"中提出"一方面是要忌发汗，一方面是要泄热以止汗"。两个小题目，为"救阴不在血，而在津与汗"做了清晰的阐释；论"通阳不在温，而在利小便"，并未局限于"利小便"，而是引入分消走泄法，说明其读书、临床确有心得。所附病案皆为内科疾患，但用温病法治疗获效，足见其"读经典"融会贯通，"做临床"勤于思辨。

李晓娟主任医师的策论中提出"温热病'救阴'的治疗原则——津与汗""湿热病'通阳'的治疗原则——利小便"。两个小标题，把温热病与湿热病的治疗原则清楚地标示出来，眉朗目清，提纲挈领，颇得叶氏所论之真谛。文中提出"利小便通阳法非叶氏首创，其理论源于《黄帝内经》"，并进一步指出张仲景对利小便以通阳的发挥，言之有据。在论述杂病通阳法中，提出"杂病的通阳法包括化痰通阳、活血化瘀通阳、化湿通阳、散寒通阳、行气通阳等"，并以治疗胸痹诸方为例，对"通阳"之法进行了阐发。凡此，皆属"读经典"能举一隅而三反者，可谓难能可贵也。

牟大鹏主任医师的策论，对温热病之"救阴"与湿热病之"通阳"，展开了全面论述。在温热病中，首先从生理上论述血、津、汗三者之关系。进而深入论述了"救阴"与血、与津、与汗的关联，言之有物，言之成理。在湿热病中，首先论述湿热之邪。进而展开论述湿与气机、小便，再论湿热病与通阳，最终落实到通阳之法，提出三焦治法及常用药物。文章层次分明，条分缕析，方药取自临床。特别是在"启示"中提出"救阴"与"通阳"之法在内伤杂病中的运用，可谓举一反三，颇有新意焉。

以上六位主任医师的策论各有所长，且各具新意、见仁见智。共同特点是射策中的，对策完美，读来有耳目一新之感。

刘清泉评按

“救阴不在血，而在津与汗；通阳不在温，而在利小便”是温病大师叶天士提出的温病救治纲领性的原则。仲景《伤寒论》强调伤寒之治重在“温散和护阳”，而对于温病之治叶师强调“救阴和通阳”，其重在“测汗和利小便”。“救阴”强调温热病是一种发展快、进展迅速的疾病，“救”是强调要快速、准确。瘟疫名家吴又可在《温疫论》中强调“此一日之间有三变，数日之法，一日行之，因其毒甚，传变亦速，用药不得不紧”。温热病不同于伤寒，临证“口渴”是其突出特点，津伤阴枯是疾病的重要病理环节，也是疾病恶化的根本，外感病治疗的总原则“汗法”是重要治法，但“发汗”当要顾护津液，温病治法不同于伤寒之汗法的使用，因此吴鞠通《温病条辨》专篇论述温病之“汗论”，伤寒救阳气，温病救阴精，其始同，终有异，救阴与护阳。外感病的法论，始终有其严格的适用范围，临床杂病之治可司其意，切不可固守拘泥。本命题聚焦于“救阴与通阳”，在叶氏温病证治的基础上，增新理论，新意显现。

医师张红射策于“救阴与津汗”，对叶天士之论的源流进行了详尽的论述，同时提出“救阴三法”，即泄热、护胃、救肾，在温热病的救治中具有重要的价值，测汗是护津之法，不仅观察汗之多少，还当观舌、验齿，尽显叶氏之精义。

董波医师射策叶氏温病治法之广用之理，针对“通阳”之法进行了深入的研究，温热病通阳难，湿热病通阳更难。进而提出通阳之法的根本在于畅通气机，在于调畅三焦，并在杂病运用中尽显古法治今病之变通。

王锋医师用“阴、血、津、汗”一体论认识“救阴不在血，而在津与汗”，认为“顾护阴津”与“汗法”在温病治疗中的特殊地位，并提出了增液救阴、泻火救阴、透汗清热护阴三法，临床上用于流行性出血热的诊治，取效甚捷。

姜林芳医师射策于“救阴”与“通阳”的适应范围，“救阴”之法是温热病之总则，“通阳”之用是湿热病之通则，然无论“温热”或“湿热”皆有热之因，热结当伤阴，阴为津液而非精血，湿与热合，两邪相加更为难治，叶氏以“利小便”通阳畅气机，而不伤及津液。姜林芳医师用于杂病，甚效，理通法明，效良。

李小娟问道叶氏治温病之法，“救阴与通阳”之术，参悟并用于治疗内科杂病，将杂病以温热合湿热分论，用“救阴和通阳”之法治之，护阴津畅气机。别阳痹与阳虚、通阳与温阳之用。

牟大鹏医师射策“救阴不在血，而在津与汗；通阳不在温，而在利小便”治法的内涵，识叶氏治温病之精妙、奇巧，论治与杂病，引申扩充内涵，对当代多发疾病如甲状腺疾病、糖尿病、干燥综合征等以温病论治，分治于温热、湿热两类，用“救阴于通阳”之法，取效甚捷，虽然叶氏有“较之杂病，则有所不同也”的论述，牟医师实为“古法治今病”之新论和典范。

杜武勋射策“救阴不在血，而在津与汗；通阳不在温，而在利小便”，引用吴鞠通之论，对“救阴与通阳”之法条分缕析，对诊疗“疫病”有重要价值。

范伏元医师强调救阴是补阴液但不妄发汗，通阳既利小便祛湿但不可伤津，是临床救治温病的重要法则，创新发展才是根本，在其理论的指导下，研发“救阴通阳”之专病专方，并阐明其机制，丰富温病理论。

论王清任调气活血的组方思想

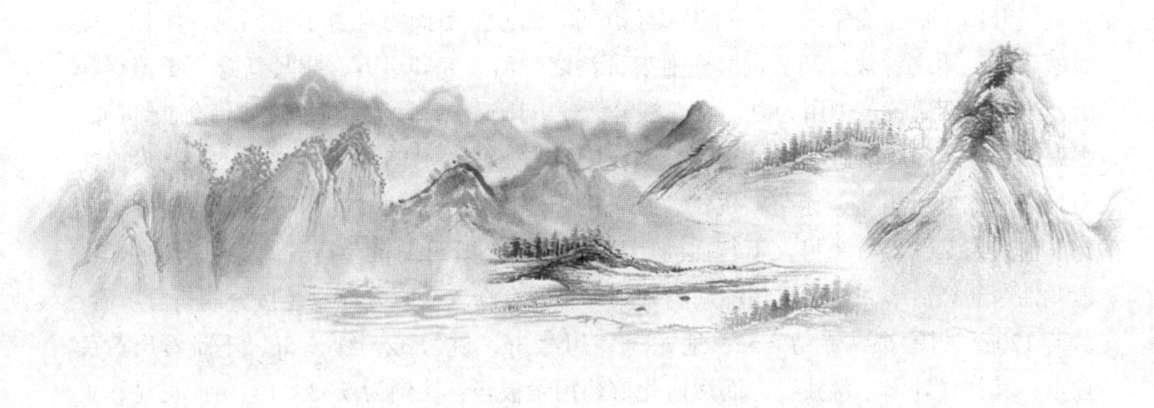

刘建军（大石桥市中心医院）

王清任，字勋臣，河北玉田人，是清代最具创新精神的著名医家，著有《医林改错》一书。他亲于实践，师古而不泥古。他非常重视人体解剖，提出“业医诊病，当先明脏腑”“治病之要诀，在明白气血”。对于气血之病，他“治之最多，知之最悉”。他对临床的最大贡献，莫过于其调气活血的组方思想和所创诸逐瘀汤，其论“有裨于前人之未备”，能“嘉惠后学，翼羽医教”。

一、气虚血瘀重治气，益气升阳重黄芪

《素问·调经论》云：“人之所有者，血与气耳。”“五脏之道，皆出于经隧，以行气血，血气不和，百病乃变化而生。”说明气血是人体生命活动的基本物质。《素问·八正神明论》云：“血气者，人之神，不可不谨养。”气属阳，血属阴，载气者血也，运血者气也，气旺则血充，血盛则气足，气血调和则阴平阳秘，百病不生，若气血不和则阴阳失调而疾病生焉。王氏继承并发展了这一理论，他在长期的医疗实践中，认识到气血理论的重要性，提出：“治病之要诀，在明白气血，无论外感、内伤……所伤者无非气血。”

受《内经》“阳主阴从”的影响，在气血之中，王氏更重阳气，他说：“人以阳气为本……病以气虚为本。”王氏认为：“人行坐动转，全仗元气，若元气足则有力，元气虚则无力，元气绝则死。”“元气既虚，必不能达于血管，血管无气，必停留而瘀。”“元气亏虚损至五成时则不能动，不能动曰半身不遂。”从而创立了气虚血瘀学说，立益气升阳、活血通络之法，制补阳还五汤。此方虽王氏为半身不遂而设，但凡气虚血瘀诸证，用之皆效，开后世气虚血瘀证治之先河。究其组方，颇具新意，更值得深研，方中以四两黄芪生用为君，意在峻补元气升阳通阳，使气旺血行，周身血脉贯通，则瘀去正复；归尾活血，《日华子本草》曰其有“破恶血，养新血”之功，有祛瘀血而不伤好血之妙；川芎、赤芍、桃仁、红花助归尾活血祛瘀，妙在川芎一味乃血中之气药，前人谓其“上行头目，下行血海”，善于走散，既可助黄芪行气，又可行血散瘀，地龙性寒通经活络，与黄芪相配寒温并用，有升有降。从原方计量（按公制折算）看：黄芪 120g，归尾 6g，赤芍 4.5g，地龙 3g，川芎 3g，桃仁 3g，红花 3g，不难看出黄芪独重，其补气升阳之意独显，而活血化瘀药用量极轻，比例为 5.33∶1，由此可见，王氏对气虚血瘀之治，重在治气，重用黄芪峻补元气，升阳通阳，而少佐活血祛瘀之品，

意在防止气血滞涩，正如其所言："若专用补气药，气愈补而血愈瘀。"

笔者在临床上，凡是气虚血瘀之证，均以补阳还五汤加减治疗，疗效满意。并体会到黄芪用至120g时疗效较好。

典型医案：杨某，男，78岁，2007年3月7日初诊。因前列腺增生而致尿潴留住院，经保守治疗半月无效。医生虑其年事已高，且有高血压、冠心病病史，不宜行前列腺环切术，建议行膀胱造瘘术。因患者及家属不同意而转请中医治疗。首诊虑其年事已高，肾气当亏，肾不化气，开合失调，而行温阳化气利水之法治之，药后小便虽通，但仍通而不畅，点滴而出，余沥不尽。二诊知是前诊辨证欠准，仔细察之，见其双手皮肤紫暗，毛细血管充盈，舌下脉络怒张，于是恍然大悟，此乃络瘀也。以补阳还五汤加温肾化气之品，3剂而小便畅通无阻也。

二、气滞血瘀重治血，活血化瘀重桃红

《素问·阴阳应象大论》曰："定其血气，各守其乡，血实宜决之，气虚宜掣引之。"《素问·至真要大论》亦云："疏其血气，令其条达，而致和平。"仲景首创"瘀血"病名，并在《伤寒论》《金匮要略》中描述了瘀血的主要症状、脉象和治疗原则，创立了桃核承气汤、抵当汤、下瘀血汤、大黄䗪虫丸等著名方剂，初步形成了血瘀证的治疗框架。王氏对此大加发挥，由于他从尸体上看到血液的瘀积，所以他力倡活血化瘀，用"血化下行"治疗痨病，具有独创精神。唐容川指出："凡痨所由成，多是瘀血为害。"并盛赞王氏之说"颇有见识"，符合医理。人身之气血贵在流通，气行则血行，气滞则血停而为瘀，而瘀血的形成，又会导致机体阴阳气血失衡而萌生百病，可见瘀血既是一种病理产物，又是一种致病因素，且贯穿于疾病发生发展的始终。"血实宜决之"，王氏对气滞血瘀证的治疗，重在治血，既祛除实邪，以活血化瘀为主，佐以理气行气之品。如此则瘀去气行而血畅。观王氏之血府逐瘀汤正是此意。此方由桃红四物汤以生地黄易熟地黄，赤芍易白芍加柴胡、枳壳、桔梗、牛膝、甘草而成。方中当归、川芎、赤芍、桃仁、红花活血化瘀。生地黄滋阴通血痹，祛瘀而不伤正，牛膝通血脉而引瘀下行，为方中主药。少佐柴胡疏肝达郁而理肝气，桔梗合枳壳开胸理气而升降气机。该方妙在弃熟地黄之呆滞而取生地黄之补中有通，弃白芍酸收之静而取赤芍行散之动，气血贵在流通，乃顺其所喜也。

在《医林改错》中，王氏立方33首，其中活血化瘀方就有22首之多，共用活血化瘀药15种，使用频率最高者为桃仁14次、红花13次，且两药配对应用达12次之多，可见王氏活血化瘀善用桃红。《施今墨对药》言："桃仁破瘀力强，红花行血力胜。二药伍用，相互促进，活血通经，祛瘀生新、消肿止痛的力量增强。"吾师晁恩祥老亦喜桃仁、红花并书一方，他言："桃仁祛瘀于有形，红花祛瘀于无形，二者合用，通治体内一切瘀血。"前人有"诸花皆升，诸子皆降"之说。桃仁善治在下之瘀血，红花善治

在上之瘀血，桃仁味苦入心，红花味辛入肺，心主血脉，肺主气而朝百脉，从现代解剖学上讲，人体内两大循环系统——体循环和肺循环，正由心肺所主宰，而人体的气血代谢正是在这两大循环中完成的。可见桃仁红花相伍为用，活血化瘀最捷。

在王氏的诸逐瘀汤中，笔者最喜用者乃血府逐瘀汤，此方乃王氏为胸中血府血瘀而设。然正如其所云："气府存气，血府存血。"既有血瘀，必先瘀于血府，既名血府逐瘀汤必能通治体内一切血瘀。

典型医案：杨某，男，46岁。夜晚发热半月。该患于半月前无明显诱因而出现夜晚发热，经西医全面检查未见异常，予对症治疗不见缓解，而求治于中医。刻诊：夜晚发热，尤以晚9~11时为甚，体温最高达40℃，并伴烦躁不安，午夜过后体温渐退至正常。白天无发热，饮食、二便均正常，精神尚可。观其面色晦暗，舌质暗紫、苔白，脉细涩。追问病史，其2个月前有头部外伤史。辨属瘀血发热，予血府逐瘀汤原方，3剂而愈。

三、瘀血内停有寒热，活血化瘀有温清

王氏言："无论何处，皆有气血……气无形不能结块，结块者必有形之血也。"然血结者，并非皆因于气，亦有因寒因热之不同。王氏云："血受寒则凝结成块，血受热则煎熬成块。"从而启发后学：导致血瘀的原因有多种，宜审因论治。

血贵流通，得温则行，遇寒则凝。《素问·调经纶》云："血气者，喜温而恶寒，寒则泣不能流，温则消而去之。""寒独留则凝泣，血凝泣则脉不通"。血为寒凝，治宜辛散温通，温阳而化瘀，即"寒者热之""治寒以热"。王氏的少腹逐瘀汤、急救回阳汤等皆用温通气血之品，如少腹逐瘀汤中的炮姜，取干姜辛散温通之性，炒令黑入血分通瘀滞；小茴香乃"温中快气之药"，温经散寒止痛；官桂乃"味厚甘辛大热，下行走里之物，壮命门之阳……使阳长而阴自消"。此外，王氏在所用的活血化瘀药中，除地龙、赤芍性寒外，其余皆为辛温、苦温或辛平、苦平之品。可见王氏治瘀偏重温散的组方思想深得《内经》之旨。

"热者寒之"，因热而瘀，瘀热互结则治热以寒，理应清热化瘀，当以清热泻火解毒为主，辅以活血化瘀。然王氏组方并非如此。而是充分认识到"阴血同源"，热即伤血，必先伤阴，阴伤则血枯而不能流，凝结而为瘀。所以王氏在组方上别具一格，以通经逐瘀汤为例：用穿山甲、地龙、赤芍相配，咸寒滋阴、软坚散结、化瘀通经，又以大剂桃仁配红花，润中有通而不伤阴血，大有叶天士"先安未受邪之地"之意，配连翘清热泻火解毒，少佐柴胡取其凉散之性以达"火郁发之"之效，可谓画龙点睛之笔。在其解毒活血汤中又以大剂桃仁配生地黄，滋阴凉血、活血祛瘀，其法与叶天士"凉血散血"之理同。

此外，血虚者亦可因虚而致瘀，且瘀血日久未有不虚者，治疗此证，仲景有大黄

䗪虫丸以缓中补虚，而王氏则在养血的基础上活血。他说：“因虚弱而致病，自当补弱而病可痊愈。”纵观王氏的活血诸方，以桃仁、红花、当归、赤芍、川芎的使用频率最高，这就不难看出，王氏的活血化瘀诸方，多以桃红四物汤加减化裁而来，可见王氏化瘀是在养血和营的基础上活血，寓消于补，使瘀祛而正不伤。如唐容川所言：“不补血而祛瘀，瘀血又安能尽去哉？补泻兼行，瘀既去而正不伤。”

值得一提的是少腹逐瘀汤，此方乃王氏为少腹寒凝血瘀而立，临床广泛应用于妇科经带胎产诸疾的治疗中。更奇者，王氏称该方种子如神，必须男女岁数与月份合成阳数方生子。余曾用此方治疗 7 例因血虚寒凝胞宫而致的原发性不孕和流产后而致的继发性不孕，均成功怀孕（并未择月），其中产男婴 6 名，女婴 1 名。不知是巧合，还是王氏之方真有如此之神功，对此还需有识之士进一步研究。

典型医案：韩某，女，25 岁。初诊日期：2006 年 11 月 2 日。该患者 21 岁结婚，婚后两个半月自然流产，之后一直未孕。刻诊：月经后期，痛经，色暗，有块，经期腰腹冷痛，平素怕冷，手足发凉。舌暗，苔白，脉沉细。辨证为血虚寒凝胞宫，治以温经散寒止痛，以少腹逐瘀汤合当归四逆汤加减。10 剂后月经来潮，血色红，有少许血块，疼痛较前明显减轻，手足渐温。上方加减继服 1 个月，月经适时而至，诸症皆平，遂停药。2007 年年底，足月顺产一男婴。

四、活血重在调气机，气畅血和瘀自通

《素问·六微旨大论》曰：“出入废则神机化灭，升降息则气立孤危……升降出入，无器不有。”人与天地相参，与天地之气交相呼应。升降出入是人体气机的运动形成，气之开合，必有其枢，脾升胃降为人体之上下之枢，肝左升肺右降为人体之左右之枢，升降出入有序则气血调和，百病不生，升降出入失调，则气血逆乱，变生诸病。王氏曰：“气有一息之不通，则血有一息之不行。”调畅气机是中医治病的重要方法，旨在顺应脏腑升降出入之性，从而使气血调和，阴平阳秘，恢复脏腑的生理功能。如《素问·至真要大论》曰：“疏气令调，则其道也。”丹溪有：“气血冲和，万病不生，一有怫郁，诸病生焉。”清·黄元御《四圣心源》曰：“肝木左郁而血病，肺金右滞而气病。”现代著名中医学家董建华认为：在生理条件下，气机升降，脾胃为枢；在病理条件下，气机怫郁，以肝气为首。肝为刚脏，体阴而用阳，以血为本，主藏血，司血液的贮藏与调节；肝主疏泄，以气为用，性喜条达，司人体气机转输畅达，若肝失疏泄，则气滞而血瘀。王氏活血治在调畅气机，主以调肝，辅以调肺，如血府逐瘀汤中，以芍药入肝滋肝阴使肝“体”得养，柴胡疏肝气使肝“用”正常。桔梗开肺气之滞以调上，枳壳行气快膈以畅中，牛膝入肝活血通经，性善下行以治下，以达“血化下行”之效。

王氏活血，还根据瘀血的部位而配以不同的调气之品。瘀血在头面部则用麝香、酒、葱辛香行散，直达于上，如通窍活血汤；瘀血在胸胁，则以柴胡、枳壳、桔梗宽

胸利膈，通降胸胁之气，如血府逐瘀汤；瘀血在膈下则以乌药、香附、枳壳调理肝脾，疏肝理气，如膈下逐瘀汤；在少腹则以小茴香、官桂直达于下，温通阳气，如少腹逐瘀汤。

在临床上，笔者承王氏之法，对于血瘀之证，注意调畅气机，多施以调肝降肺之法，从而达到气畅血活之目的。

典型医案：孙某，女，60岁。2009年3月2日初诊。患糖尿病3年。一直口服降糖药物维持血糖稳定。2个月前受情志刺激后渐出现咳嗽，以干咳为主，咳少许白痰，昼轻夜甚，难以入眠。经肺CT提示：右上肺有一片状高密度影，建议其抗炎后复查。经抗生素治疗半月未见明显好转，而转请中医治疗。刻诊：干咳少痰，昼轻夜甚，夜寐不安，烦躁易怒，口干但欲漱口不欲咽，胸胁部闷胀不舒，大便干结欠畅，舌干红少苔，脉弦细。辨证为气滞血瘀，阴伤肺燥。治以活血化瘀、滋阴润肺，以血府逐瘀汤合百合固金汤加减。5剂后咳嗽减轻，夜能安睡。又以上方加减调治半月，诸症皆平。复查肺部CT示：右上肺高密度影消失，一切正常。

综上所述，王清任确为诊治瘀血证的一代宗师。唐容川盛赞之"言瘀血之证最详""唯治瘀血最长"。其调气活血的组方思想源于《内经》，承于仲景，而又有很大的发展和创新。其调气意在活血，气虚宜补宜升，气滞宜通宜行，化瘀有温、有清、有养。调畅气机以肝为首，而最终达到"周身之气通而不滞，血活不瘀，气通血活"的气血调和、阴平阳秘的生理状态。其调气活血的组方思想为今天血瘀证的治疗和研究提供了理论依据和临床思路。

参考文献

[1] 唐容川著，刘新点校．血证论[J]．北京：人民军医出版社，2007.
[2] 吕景山．施今墨对药[J]．北京：人民军医出版社，1996.
[3] 天津科学技术出版社．金元四大家医学全书[M]．天津：天津科学技术出版社，1996.

刘喜明（中国中医科学院广安门医院）

王清任是清末具有改革、创新和开拓精神的著名医家，他大胆实践，勇于创新，给人一种拨开迷雾，眼前一亮，焕然一新的感觉，历经42年的医学心得和临床实践，编写成《医林改错》，全书载方33首，用药87味，其中许多方剂至今仍广泛应用于临床。全书重视调气活血，尤其对气虚血瘀具有独到见解，受到后世医家的推崇，被誉为补气活血用药的圭臬或典范，掀开了活血化瘀的新篇章。其擅长治疗各种血瘀所致的病证，所创补阳还五汤及诸逐瘀汤，组方巧思，推求血瘀之因，气虚血瘀者，补气以活血；气滞血瘀者，行气以活血；寒凝血瘀者，散寒以活血；血瘀络阻者，活血以通络；窍不通者，活血以通窍等。除了应用于心、脑、下肢血管等大血管病变外，也广泛应用于糖尿病肾病、视网膜病变等微血管病变，收到了良好的效果，今就王清任调气活血的组方思想略陈管见，供同道参考并指正。

一、气血相依，相互为用，和则调畅，病则同病

《素问・调经论》曰："人身所有者，唯血与气耳"。指出人是由气血二者构成的。"五脏之道，皆出于经隧，以行气血，血气不和，百病乃变化而生"，气血调和，运行正常是五脏及全身功能和谐的根本，反之，就容易导致血行瘀滞，运行不利，产生各种疾病。《灵枢・营卫生会》曰："血之与气，异名而同类。"又说："营卫者，精气也；血者，神气也。"说明营卫是精气的物质基础，血是神气的物质基础。《灵枢・本脏》曰："人之血气精神者，所以奉生而周于性命者也。"人的生命活动依靠的是血气精神，四者相互为用。朱丹溪指出："气血冲和，百病不生，一有怫郁，诸病生焉。"气能生血、行血、摄血，血为气母，能行气和载气。血能生气，血为气的功能活动提供营养。人之生以气血为本，人之病无不伤及气血。

气和血的关系极为密切，生理上相互依存，相互为用，故病理上也相互影响而致气血同病。气对于血，具有推动、温煦、化生、统摄的作用，故气的虚衰和升降出入异常，必然影响及血。气病血必病，血病气必伤，气血二者，和则俱和，病则同病，但"气为主，血为辅，气为重，血为轻"（《医学真传・气血》）。所以"气血俱要，而补气在补血之先，阴阳并需，而养阳在滋阴之上"（《医宗必读・水火阴阳论》）。血和气的关系是相互依存、相互资生的。不仅血的生成与气有关，而且血的运行也要依靠气的推动。所以前人有"气为血之帅，血为气之母""气行则血行，气止则血止"的论

点。掌握气血的关系，有利于对血瘀证的理解。

二、瘀血为病，表现多样，用药注重部位，讲究动静结合

1. 瘀血为病遍布全身，表现多样，“百病从瘀论治”

《医林改错》全书分为上、下两卷，外加附录。上卷中，王清任将瘀血分为膈下、胸中、头上三个不同位置，用三方统领之。①通窍活血汤：其功效为治疗周身血管血瘀，包括目痛白珠红、头发脱落、小儿疳积、白癜风、妇女血痨、紫癜风、紫印脸、青记脸如墨、牙疳、口臭、耳聋年久、酒齄鼻、目赤痛、交节病作等。②血府逐瘀汤：其主治胸中血瘀，其对晚发一阵热、小儿夜啼、干呕、呃逆、心跳心慌、失眠多梦、盗汗、头痛、瞀闷、胸痛、胸不任物或胸任重物、天亮出汗、夜不安、灯笼病等 20 种疾病有良好的疗效，王清任指出“唯血府之血，瘀而不活，最难分辨”。③膈下逐瘀汤：其主治腹部血瘀，包括积块、积聚、小儿痞块、疼痛固定不移、卧则腹坠、久泻、肾泻、腹痛等症。可见血瘀证表现的广泛性，正如知非子序云：“上卷著五十种血瘀之症，以三方治之；下卷论半身不遂，以一方治之，并审出未病以前四十种气虚之形症。”打破了以往久泻健脾补肾等治病的常规方法，开创了治疗新思路。

在临床上，凡遇久治不愈的患者，要考虑到血瘀，不仅“百病皆由痰作祟”，而且“百病皆因于瘀”。但并不是所有疾病都因于瘀。由于瘀血的表现多样化，具有广泛性，王清任罗列了 50 多种，遍布上、中、下三焦，五脏六腑，四肢百骸，五官九窍，重在五脏，因此，遇见疑难病症，复杂疾病一定要想到瘀血，不忘化瘀，“百药不效，化瘀一法”，提示我们活血化瘀法的重要性。

2. 临床辨证，当审气血之虚实、荣枯而治之，方能有的放矢

王清任根据自己的实践认为“气”和“血”是人体的重要物质，非常注重气血理论和瘀血证治，瘀血致病原因无非是气血失调，从而奠定了其气血辨证的理论基础。“无论外感、内伤……所伤者无非气血”，所以“治病之要诀，在明白气血”。对于气，他提出“元气即火，火即元气。此火乃人生命之源”“元气藏于气管之内，分布周身，左右各得其半。人行坐动转，全仗元气。若元气足，则有力；元气衰，则无力；元气绝，则死矣”“气有虚实，实者邪气实，虚者正气虚”。对于血，他提出“血有亏瘀，血亏必有亏血之因”，并明确提出了气虚血瘀学说：“元气即虚，必不能达于血管。血管无气，必停留而瘀，此乃气虚血瘀也。”即气虚不能推动血液运行，血液运行无力而成瘀。此外，邪与血结亦是血瘀的重要原因。即“血受寒则凝结成块，血受热则煎熬成块”“温毒在内烧炼其血，血受烧炼，其血必凝……血凝阻塞血之道路”。他还指出“若血瘀，有血瘀之症可查，后有五十种血瘀症，相互参考”。王清任根据瘀血不去，新血不生的原理，采用祛瘀生新的治法。其组方原则有二：一是补气活血法，二是逐

瘀活血法。以理气逐瘀与益气化瘀为治瘀之本。又主张补气祛瘀二者必须兼顾，王清任在补气祛瘀中还注意依据病情的轻重缓急，对补气活血灵活变动：血瘀重于气虚，则重用活血，佐以补气；气虚甚于血瘀，则重用补气，佐以活血。而在补气中注意理气，在活血时又注意养血。

王清任在治疗实践中创立消瘀疗法与补气疗法相结合的重要思想。在辨证论治中，王清任认为："凡遇是症，必细心研究，审气血之荣枯，辨经络之通滞。"而"经络所藏者，无非气血，所以，治病之要诀，在明白气血。要达到治疗目的，必须使周身气通而不滞，血活而不瘀，气通血活，何患疾病不除"。在诊治方面，他首先辨明病位，即知其瘀在何处，而后分辨论治。

王清任在临床用药上重视瘀血，但不是滥用活血药，活血化瘀以活血养血之品为主，治疗善于行气活血、补气活血，并根据瘀血的部位、病因的不同，把握病机，知常达变，灵活用药，从而达到行血化瘀的目的；重视气虚，也勿轻视气实；重视血瘀，也勿轻视血虚。"血实宜决之，气虚宜掣引之"。补气与活血相合，活血与行气相配。这为我们灵活运用活血方剂提供了依据。在临床上，少有单纯血瘀而不伤气者，亦少有单纯伤气而不伤血者，气当辨气之虚实，血当辨血之荣枯。因此，治疗血瘀，当祥审气血之虚实，或以活血为主，或以补气为主，或补气与活血并重，攻补兼施，方能有的放矢。

3. 瘀血部位不同，形成机理迥异，立法处方亦有别

《普济方》也指出："人之一身，不离乎气血，凡病经多日，治疗不愈，须当为之活血。"清代医家王清任在《医林改错》中一针见血地指出"久病入络，即瘀血"。王清任在《医林改错》中说过："古人立方之本，效与不效，原有两途。其方效者，必是亲治其症，屡验之方；其不效者，多半病由议论，方由揣度。"王清任治血瘀要明辨部位，应进行瘀血部位的分析，再进行给药。据瘀血部位不同或兼夹因素不同，治疗原则和方法亦各不同。在8首活血逐瘀类方中，从部位考虑的就有4首，对瘀血在头面的立通窍活血汤，取老葱、鲜姜、黄酒辛散升腾，载诸药上达颠顶；瘀在胸中血府的立血府逐瘀汤，加柴胡、桔梗、枳壳、牛膝调畅胸中气机，使清升浊降，各得其所；瘀在肚腹的立膈下逐瘀汤，加香附、乌药疏肝理气，顺气降逆，开胸利膈；瘀在少腹的立少腹逐瘀汤，当归、川芎配干姜、肉桂，有生化汤之意，并以小茴香为向导，引药下行，直趋下元，温经活血，温暖少腹。从兼夹因素考虑的有4首，在肩臂腰腿，兼风湿的立身痛逐瘀汤；瘀在皮外、肤里，兼瘟毒的立通经逐瘀汤；瘀在会厌，兼瘟毒的立会厌逐瘀汤；瘀在津门，兼瘟毒的立解毒活血汤。其以逐瘀或活血命名的处方有8个，即：血府逐瘀汤、通窍活血汤、膈下逐瘀汤、少腹逐瘀汤、身痛逐瘀汤、会厌逐瘀汤、解毒活血汤、通经逐瘀汤。在8首活血逐瘀方中，共计用药35味，其中活血、逐瘀、通络作用的药占17味，已占总数的一半，可见王氏创方的本意是把"瘀血"

作为重要致病因素。“用通窍活血汤以通血管，用血腹逐瘀汤去午后潮热，用膈下逐瘀汤消积块。三方轮服未有不逾者”。

由此，提示我们治疗血瘀证，要分清血瘀的部位，因部位不同而机理有别，则治法迥异。如瘀在脑部，为病在高颠，多为火热或兼夹痰火，阻滞脑络或脑脉，扰乱神明，乃火热上冲之故，治疗在活血通脑络或脑脉的基础上，又当加入清火或化痰清火之品，火热降，瘀血散，则中风自然缓解，多见于高血压伴血脂异常导致的中风；若瘀在胸、腹多为气滞血瘀，气机上下流通失常，血脉瘀阻，阻滞心脉可形成胸痹，血瘀不散，积于腹中可导致积块，治疗当理气以活血，活血不忘理气，注重气机的升降，用药要动静结合；瘀在下肢血脉，多夹痰湿，乃湿邪下注故也，治疗不忘化痰祛湿。

4. 组方严谨，用药讲究动静结合

通窍活血汤、血府逐瘀汤、膈下逐瘀汤三个方剂都有川芎、赤芍、红花、桃仁四味药。可是川芎和赤芍在三方中用量却不一样，通窍活血汤各 3g，血府逐瘀汤川芎 4.5g，赤芍 6g，膈下逐瘀汤赤芍 6g，川芎 9g，而桃仁、红花均为 15~20g，体现了量随证变、量随方变、量随病变的特点。李时珍对活血化瘀药的表述，认为多则破血、少则活血。从此三个方剂的配伍中可以发现，膈下逐瘀汤使用了乌药、香附、延胡索、丹皮、五灵脂、枳壳、当归等药物，其增加了行气药物以增强祛瘀的效果；血府逐瘀汤用牛膝活血祛瘀，生地黄、当归活血养血，枳壳、桔梗、柴胡等药物疏肝行气，变化巧妙，岳美中云：“血府逐瘀汤是个有名的方子。方中以桃红四物汤合四逆散，动药与静药配伍得好，再加牛膝往下一引，柴胡、桔梗往上一提，升降有常，血自下行，用于治疗胸膈间瘀血和妇女逆经证，多可数剂而愈。”可谓独具匠心。通窍活血汤使用姜、葱、黄酒、麝香等上行通达之药进行开窍活血。故这三个方剂的药物功效很好，且还各有各的侧重点。膈下逐瘀汤重在逐瘀破结，血府逐瘀汤重在活血化瘀，通窍活血汤重在通窍活血。但三个方剂均以养血为主、活血为辅，岳美中说：“一部《医林改错》以用血药为主，但其中所出方剂，多数养血静药用量特大，而活血动药用量却小，动静结合，新血生，瘀血去，从而达到活血化瘀目的，绝非一味攻破。”深得王清任活血化瘀的要领。

因此，王清任治疗血瘀证，在活血药物中加入调气之品，是“气行则血行”的实践者，提示我们，应根据瘀血的部位，加入不同类型的调气药物，细思之，加入调气药物有几个方面的深意：第一，气能行血，三逐瘀汤均寓此意；第二，引药直达病所，如通窍活血汤是也；第三，调畅气机，恢复升降功能，血府逐瘀汤是也；第四，活血而不破血，调气而不伤气，调气药物用量较小。

5. 调气和血治疗血瘀，注重升降

王清任解剖多例尸体后认为，“膈膜以上，满腔皆血，故名血府”。膈膜以上，心、肺、宗气所聚，全身气血运行之始。因此，“血府，血之根本，瘀则殒命”。血瘀之证，症状多样，但“唯血府之血，瘀而不活，最难分别”。《素问·脉要精微论》云：“脉者，血之府也。”王清任亦云：“血府血瘀，血管必瘀。”血脉，通达周身，运行气血，气机郁而不畅则瘀。由此可见，血府血瘀，非单指“膈以上”，亦指血脉之瘀。活血化瘀的治疗思路最早见于《素问·阴阳应象大论》“血实宜决之”。活血化瘀的代表方剂为血府逐瘀汤，血府血瘀证的表现包括 5 个方面：①疼痛：如无表证，无里证，无气虚，无痰饮等证，时好时作，百方不效胸痛等。②胸部的异常感觉：如用归脾安神诸方百治不效的“心跳心忙”“胸不任物”等。③情志改变：如“急躁”“瞀闷”等。④睡眠异常：如夜睡多梦、不眠等。⑤发热：如“心里热”“晚发一阵热”等。原方所治症共计 19 种，提示血府逐汤可以治疗多种疾病，特别是有些疑难怪病和顽症，采用本方活血化瘀治疗，确能收到良效。

血府逐瘀汤是王清任所创制的活血祛瘀方剂中应用最为广泛的一首，是治疗气滞血瘀诸病的良方。血府逐瘀汤用药不仅动静结合，而且功擅升降气机、活血祛瘀，为治疗瘀血证的代表方剂。血府逐瘀汤系桃红四物汤合四逆散加牛膝、桔梗而成。方中四逆散疏肝解郁，桔梗载药上行，牛膝下气引血，二者一上一下；柴胡升散以解郁滞、开达气机，枳壳理气以宽中，上行而不峻，一外一中；四味药物相合，升降得宜，开合有度，调畅气机。桃红四物通利血脉。川芎为治头痛要药，其药性“上行头目，下行血海，中开郁结，旁通经络，为气血两性之药”。血府逐瘀汤妙在该方是气血并治、活中寓养、升降得宜，全身各部凡由瘀血所致的疾病，都可加减运用，而不拘泥于某一系统疾病，从而体现了中医学异病同治的特点和辨证论治的原则。但对于兼夹气虚者，应加黄芪、党参等补气，兼有湿邪者又当祛湿。瘀血日久入络者，可加地龙、土鳖虫以通络。肝阳偏亢者，加夏枯草、珍珠母、生龙骨、生牡蛎等以平肝潜阳。阴虚血瘀者加生地黄、麦冬、玄参以滋阴活血。

6. 应用逐瘀类方的注意事项

应用血府逐瘀汤时应注意：①本方适应证较广，凡是瘀血所致疾病，血瘀表现不必悉具，但见一二症即可，尤其是隐形血瘀，值得注意。②方中主药桃仁、红花、赤芍、当归、川芎，加减时不能随意减去，否则会使活血化瘀之力减弱，影响疗效。③本方久服耗气，须警惕瘀去正损，部分患者自觉身软乏力，可配服益气之品。④素有便溏之人，桃仁用量宜偏小或减去。⑤方中桔梗、柴胡、枳壳、牛膝四味调整气血升降之品必不可少，否则，有失原方宗旨。余皆仿此，患者旧微溏者，当加入茯苓、炒白术、炒扁豆、莲子肉之属；气虚者加入四君子汤；血虚者，重用养血之品；气滞明显者，当加重行气之品。

三、气虚血瘀者补气以活血，重用黄芪

1. 补气活血独树一帜

补气活血法是王清任对气血理论突出的贡献。他创制的补阳还五汤、黄芪桃红汤、黄芪赤风汤、黄芪防风汤、黄芪甘草汤等十多个方剂，都是重用黄芪以补气，配以活血或其他药物。黄芪之用，独创一格，如补阳还五汤、黄芪防风汤、黄芪甘草汤等，黄芪的用量均为120g（四两），而桃仁、红花仅为6~9g，补气为主，略辅逐瘀的立方原则一目了然。王清任认为，“人行坐动转，全仗元气”，“元气即虚，必不能达于血管，血管无气，必停留而瘀”。当元气亏虚至五成时，则半身无气，“无气则不能动，不能动，名曰半身不遂”，半身不遂乃“元气归并左右，病半身不遂”。若忽然归并于上半身，不能行于下，则病两腿瘫痿。元气亏五成，下剩五成。而出现“半身不遂，口眼歪斜，语言謇涩，口角流涎，大便干燥，小便频数，遗尿不禁”等症状。尽管此看法有失偏颇，却也有独到的见解，对半身不遂致病因素的认识为“半身不遂，亏损元气是其本源”，后人称为“正气亏虚，气血瘀阻”，抓住了气虚血瘀致偏瘫的核心。王氏在下卷《半身不遂论》中强调元气帅血的作用，主张从振奋本身机能着手，创立“补阳还五汤”，并强调此方中黄芪用量至四两方可，使气旺血行，祛瘀而不伤正；气虚而致血瘀，单补气则瘀不去，“四两黄芪为主药，血中瘀滞用桃红”，而其中的桃仁、红花、地龙、川芎只用3g（一钱），他说“有专用补气者，气愈补而血愈瘀”，所以必须辅以活血化瘀之品，补其气则血自行；因气病及血，故以补气为主，活血居次，标本同治。

重用黄芪以大补元气，以小剂量桃仁、红花、川芎、当归、赤芍药活血化瘀，并辅以活血通络之地龙，诸药合用，补气以活血通络。指出黄芪赤风汤能使周身之气通而不滞，血活而不瘀，气通血活，何患疾病不除。

2. 补气活血，灵活组方

王清任对气虚血瘀等的证治提出了补气活血和逐瘀活血两个治疗原则，创造性地提出“气虚血瘀论”，立“补气消瘀”大法。对气血理论与瘀血证治的发展有独特贡献。《医林改错》载方33首，其中有活血化瘀药者22方，有黄芪者11方，两者兼有者8方。补气活血法是王清任对气血理论突出的贡献。他的补阳还五汤、黄芪赤风汤、急救回阳汤等十多个方剂，都是重用黄芪以补气，配以活血祛瘀药而取得显效。王清任创立最具代表性的活血方剂通窍活血汤、血府逐瘀汤、膈下逐瘀汤、解毒活血汤、通经逐瘀汤、会厌逐瘀汤、少腹逐瘀汤、身痛逐瘀汤，所选用的药物频次依次为：桃仁（7次）、红花（7次）、赤芍（7次）、当归（6次）、川芎（5次）、五灵脂（3次）、地龙（2次）、麝香（2次）、没药（2次）、牛膝（2次）、延胡索（2次）。上述诸品，

除赤芍、地龙性寒或性微寒外，基本具备以辛温、苦温或辛平、苦平为主的特性。具有活血化瘀功能但药性偏于寒凉的丹参、大黄、益母草、郁金、虻虫、土鳖虫等药物，王清任基本是不用的。说明王清任在使用活血药时较多使用辛味、苦味及温性、平性药。

但气虚血瘀者，在补气的基础上要注意致瘀之因，尤其兼夹的第二病理产物，可以夹湿兼痰，夹滞夹浊，夹寒夹热，加入对应的药物，方能提高疗效。

3. 补阳还五汤的应用方法富有深意

《医林改错·瘫痿论》曰："此方治半身不遂，口眼㖞斜，语言謇涩，口角流涎，大便干燥，小便频数，遗尿不禁。"王清任云："药味要紧，分量更要紧。"《医林改错》中补阳还五汤原方用量为"黄芪四两（生），归尾二钱，赤芍钱半，地龙一钱（去土），川芎一钱，桃仁一钱，红花一钱"，转化为现代剂量：黄芪 120g，归尾 6g，赤芍 4.5g，地龙 3g，川芎 3g，桃仁 3g，红花 3g。方中黄芪剂量较大，有医者担心益气升阳效甚会引起血压升高，其实不然。笔者对于气虚明显的重症肌无力以及糖尿病肌肉萎缩的患者，黄芪用量 90g 甚至 150g，分次或多次服用，并未见助阳升压之弊，而且有降压作用，如果证情允许，用足量黄芪，180~240g，效果甚佳。当然，可先用较小量（一般从 30~60g 开始），效果不明显时再逐渐增加。其他药量可根据患者证情调整，尤其是气虚患者多有痰湿，本方可酌加化痰祛湿之品，如茯苓、半夏、天竺黄、胆南星、竹茹、僵蚕、丝瓜络、生薏苡仁等，但决不能轻重倒置。

补阳还五汤不可用于"肝肾阴虚、肝阳上亢以及肝胆之火上炎"证，如舌红苔黄、脉洪大有力者。张锡纯《医学衷中参西录》言："若其脉象实而有力，其人脑中多患充血，而复用黄芪之温而升补者，以助其血愈上行，必至凶危立见，此固不可不慎也。"所以用补阳还五汤应严格掌握适应证。对于补阳还五汤的服用方法，也颇有讲究，人们容易忽视，王清任曰："此方……水煎服……如患者先有入耳之言，畏惧黄芪，只得迁就人情，用一二两，以后逐渐加至四两。至微效时，日服两剂，岂不是八两。两剂服五六日，每日仍服一剂……若服此方愈后，药不可断，或隔三五日吃一付，或七八日吃一付，不吃恐将来得气厥之症。"这段话阐述了补阳还五汤的煎服方法，意思是说：本方水煎后服用，如果患者畏惧使用黄芪，可先由一至二两（30~60g）开始，逐渐加量至四两（120g）。等到开始起效时，每日服用两剂，也就是黄芪用八两，如此服用五六日后，仍然改为每日服一剂。假若服用此方痊愈，药物不可马上停掉，或隔三五日吃一副，或隔七八日吃一剂，否则将来恐怕会得气厥之证。

四、活血化瘀用于治疗慢性重大疾病需灵活变通

血瘀证当明确血瘀之源或因，有糖尿病基础上的血瘀，有血脂异常导致的血瘀，

有高血压导致的血瘀，有高尿酸导致的血瘀，有高黏血症导致的血瘀等，即中医所说血瘀有气滞血瘀、气虚血瘀、阳虚血瘀、阴虚血瘀、寒凝血瘀、血虚血瘀等各种类型。如糖尿病出现各种大血管病变，为病在血脉，常见于心、脑和下肢血管病变；微血管病变常见于视网膜和肾脏，为病在络脉。血瘀是糖尿病血管并发症发生发展的病理基础，也是血管并发症发生发展的条件和加重因素，病机为阴液不足，“血脉凝涩，血脉不利，血行涩滞”。以微血管病变为特征，可同时合并大血管病变。血瘀即成，可进一步伤血耗气，伤脏伤腑，伤精耗神，伤髓伤脑，变证百出。再如，血脂异常导致的血瘀，为浊邪入血，沉积在血脉，阻滞血脉，血脉运行不利，甚至血脉阻塞，发生动脉粥样硬化继发脑梗死、心梗以及下肢动脉闭塞等。

五、病案举例

补阳还五汤治疗糖尿病周围神经病变案

张某，男，58 岁。2010 年 6 月 5 日初诊。

主诉：四肢麻木，以下肢为重半年余。

现病史：患者糖尿病 9 年，近 1 年因血糖控制不理想开始使用胰岛素治疗，目前诺和灵 30R 早 28U、晚 20U，皮下注射，空腹血糖控制在 6.0~7.0mmol/L，餐后 2 小时血糖控制在 10.0mmol/L 左右。近半年来出现四肢木，以下肢为重，呈袖套状，从脚趾至踝部，痛觉减退，温觉和触觉正常，在某医院住院治疗 3 周余，给予营养神经、活血通络药物效果不明显，出院后特来就诊。刻下症：病情同前，肢体无发凉，无疼痛，但下肢有沉重感，形体偏瘦，步履缓慢，二便调畅，舌质淡暗，苔白腻，脉沉细濡。肌电图：尺桡神经及胫腓神经传导速度减慢，以下肢为严重。

既往史：既往有高血压病史 15 年，目前服代文 80mg/d，血压控制在（130~140）/（80~90）mmHg。

家族史：其母有糖尿病史，4 年前因尿毒症去世。

诊断：①中医诊断：血痹；②西医诊断：糖尿病周围神经病变。

辨证：气虚血瘀，兼夹湿邪，湿邪下注。

治法：补气养血活血，佐以祛湿。

方药：补阳还五汤合二妙汤加减。生黄芪 60g，当归 10g，赤芍 6g，川芎 3g，桃仁 3g，红花 3g，地龙 3g，土鳖虫 6g，苍术 9g，炒薏仁 30g，川牛膝 15g。

14 剂，水煎服。

二诊：2010 年 7 月 4 日。患者自述上方服用 28 剂，手麻已经不明显，下肢麻木明显减轻，望其舌苔已化，脉沉细弱。上方去苍术，黄芪加至 90g，14 剂，水煎服。

以后在上方基础上加减，治疗至 2011 年春节后复诊，四肢麻木消失，复查肌电图恢复正常。

六、结语

《医林改错》中记载了22首活血化瘀方剂，但是只有19味药物，广泛应用于皮肤、五官、骨伤、儿、妇、外、内等各科疾病的50多种瘀血证中。目前，用于治疗心血管疾病、脑血管疾病、下肢血管疾病、糖尿病及其各种血管并发症等慢性重大疾病，由于病变的部位不同，形成机理有别，尽管都用活血化瘀法，但用药各不相同，在上（脑）者多兼痰火，在胸腹者多兼气滞，在下肢者多兼痰湿。活血化瘀法也用于暴聋、盗汗、便秘、过敏性鼻炎、更年期综合征、血管神经性头痛、神经衰弱、肝硬化、恶性肿瘤、支气管哮喘、过敏性疾病、顽固性呃逆、不安腿综合征、定时腹痛、面神经麻痹、眩晕、脑血管病后遗症、月经不调等临床各科的疑难病症中，所以有“百病多因于瘀”及“百病从瘀论治”之说，说明瘀血为病的广泛性和复杂性，但并非所有疾病都有瘀，值得注意。活血化瘀法拓展了临床思路和应用范围及方法，值得我们进一步学习和研究，发扬并广大王清任的创新思想。

参考文献

[1] 国家中医药管理局. 中医临证思辨录[M]. 北京：中国中医药出版社，2008.
[2] 陈可冀. 岳美中医学文集[M]. 北京：中国中医药出版社，2000.
[3] 蒋满妹，韩雷晨. 王清任处方用药特色分析[J]. 新疆中医药，2011，29(2)：1.
[4] 刘建华，郭健红. 论王清任调气活血的组方思想[J]. 福建总医院学报，2009，13(3)：206.

张　艳（辽宁中医药大学附属医院）

临床中，我应用调气活血法治疗心血管疾病，往往取得明显疗效。心血管疾病的特点就是以“心主血脉”的功能失调为主，其病理机制就是气血失调。其治疗方法就是调气活血。通过学习王清任的调气活血组方思想，我的认识体会更加深刻。以慢性心衰为例，我常用益气活血法治疗，可以明显改善心衰病人症状，提高病人生活质量，降低病人再住院率等，得到了广大病人的认可。慢性心衰，也称慢性充血性心力衰竭（CHF），是各种心脏疾病导致心室充盈及（或）射血功能改变而引起的一组综合征。由于心室收缩功能下降射血功能受损，心排血量不能满足机体代谢的需要，器官组织血液灌注不足，同时出现肺循环和（或）体循环淤血的表现。以王清任《医林改错》——调气活血的组方思想指导慢性心衰的治疗有着重要的临床价值，取得了可喜的成绩。

《医林改错》一书，乃清代颇具创新思想的著名医家王清任所著，王氏不拘泥于古，敢于创新，发展了气血理论。对气虚血瘀见解独到，书中提到“治病之要诀，在明白气血。无论外感内伤，要知初病缘何物，不能伤脏腑，不能伤筋骨，不能伤皮肉，所伤者无非气血，气有虚实，实者邪气盛，虚者正气虚……血有亏瘀，血亏必有血亏之因”；指出“元气既虚，必不能达于血管，血管无气，必停留而瘀”，强调了气血病变乃致病之源。治疗上注重气药和血药的配伍应用，调气血而安脏腑。通过调畅气血以达到“疏其气血，令其条达而致和平”的治疗目的。我在心血管科工作29年，深深领悟到了王清任的气血失调理论在心血管疾病中的影响。以慢性心衰为例，其病机以心气虚为主，心脏泵血功能减弱，血行不畅，血瘀痰湿内阻，应用气血理论调气活血法治疗，可获明显疗效。在诊疗方面，王清任立法重气血、辨证重瘀血、治疗擅活血，创立了气血学说，开启了治疗瘀血的新路径。益气活血，理气活血。“审因论治”气药和血药配伍，其效相得益彰。气通血活，达到治愈疾病的目的。王氏对血瘀的辨证强调气虚气滞，“审症求因”的针对性治疗，使用活血化瘀药物一定要兼用行气理气补气药，使用补气行气药一定兼用活血化瘀药物。部位不同药物不同，发展创新了中医的气血理论。其中血府逐瘀汤是对王氏“气血理论”的最好诠释。方中桃仁、红花活血通经、祛瘀生新，最能理血中之气滞；赤芍活血散瘀，有止血不留瘀之功；川芎行气活血，为太阳引经药，上行颠顶，下达血海，外彻皮毛，旁通四肢，为血中气药；当归、生地黄活血养血和血，化瘀不伤正；柴胡、枳壳调畅气机，通降胸胁之气；“气行则血行”，桔梗可“宣肺气、去积气、消积聚”“宣通气血”，载药上达百脉；牛膝导瘀下行，配合肝经之药，又有肝升肺降，通达上下之功，升降相宜。全方气血兼顾，升降同施，气血同调，使气血流畅，瘀去血活，脉络通畅。提出了“气虚宜补，血瘀宜行”的基本原则。在心血管疾病中，我们常把血府逐瘀汤作为祖方应用，往往取得显著疗效。现将学习王清任之“调气活血”组方思想治疗慢性心衰体会简述如下。

一、慢性心衰病机总以“气虚血瘀”为纲

慢性心衰临床常表现为胸闷气短，喘咳倚息，活动后加重，胸中隐痛，乏力，夜间憋醒，爪甲紫暗，胁下痞块，水肿等症；其病为心血管疾病及其他系统疾病的最终表现；是气血失调，气虚血瘀证的典型表现。“气为百病之长，血为百病之胎”“久病必有瘀，怪病必有瘀”，慢性心衰多以病程长、病情复杂、缠绵难愈为特点，中医辨证多属本虚标实证，以心气虚为主，气血失调。气血失调的病理结果是邪伤于气，影响于血，邪伤于血也影响于气，二者相互影响。心气虚弱，心脏的泵血功能低下。“心主血脉”，血脉运行全赖心中阳气的推动，心之阳气亏虚，气虚不运血，阳虚不化水，鼓动无力，血行滞缓，血脉瘀阻，“血不利则为水”，水饮内停，“凌心射肺”，而出现慢性心力衰竭的表现。其病机关键为心气虚衰，气血瘀阻。心气是心衰发病及转归预后的决定因素。正如王清任所言：“元气既虚，必不能达于血管，血管无气，必停留而瘀。”“心之合脉也，脉者血之府也。”心气虚衰，则不能温煦脉道，帅血以畅行，故心血留而为瘀。心阳气虚，则见气短，喘咳倚息，劳动则甚；重者张口抬肩，汗出肢冷，舌淡胖，脉沉细，甚者浮大无根。气虚血瘀，则见心悸气促，胸中隐痛，咳唾血痰，唇紫，爪甲紫暗，颈部及舌下青筋显露，胁下痞块，舌质紫暗，脉沉细涩等症。血瘀日久，水湿内停，则见水肿，尿少，心悸，神疲，舌淡胖，苔白，脉沉细或虚数；甚则气促咳唾，胸胁胀痛，肋间饱满，形成悬饮。总括心衰病机以气虚血瘀为纲。气血失和，血脉不通，水湿内停。

二、慢性心衰治法以“调气活血”为要

慢性心衰的病机以心气亏虚，心血瘀阻，血脉不通为主。血液在血管里流动，靠气的运行、推动和固摄，气行则动，气滞则止。“元气既虚，必不能达于血管，血管无气，必停留而瘀”。《内经》指出“人之所有者，血与气耳”“血气不和，百病乃变化而生”，从而说明气血是构成人体、维持生命活动的最基本要素，气血来源于水谷与呼吸，化生于脏腑，既是构成脏腑的基本物质又是产生脏腑经络功能活动的动力，也是脏腑功能活动的产物。气血是正气之本、神明之机，因此气血失和是疾病产生的根本原因。慢性心衰是心气亏虚，不能推动血脉的运行。气的推动作用来自宗气，正如《灵枢·邪气脏腑病形》所云：“宗气积于胸中，出于喉咙，以贯心脉而行呼吸焉。”《灵

枢·刺节真邪》："宗气不下，脉中之血，凝而留止。"宗气主帅血贯脉行于心，周流全身，以养五脏六腑、四肢百骸。慢性心衰病机的根本在于心气虚，血行不畅而致瘀。胸阳不展，心神失养，从而见心悸、胸闷、气短、喘促、夜间不能平卧等症。故治疗慢性心衰重在调和气血。气血充盛，百病全无。心气充盛，血脉通畅，疾病可愈。在王清任调气活血思想启发下，我在临床治疗慢性心衰以"调气活血"为主。根据心衰的早、中、晚期心功能分级表现，分别以益气活血、活血通脉、温阳活血等不同侧重组方治疗，往往取得显著的临床疗效。

1. 心衰早期：益气活血，重用气药

慢性心衰早期心功能Ⅰ～Ⅱ级为主，临床主要表现为心气虚证。常见心悸，胸闷气短，喘咳倚息，动则尤甚，身倦疲乏，汗出肢冷，舌淡胖，脉沉细等。王清任在《医林改错》中曰："元气既虚，必不能达于血管，血管无气，必停留而瘀。""人行坐转动，全仗元气，若元气足，则有力；若元气衰，则无力……无力则不能动。"王清任认为气虚必然导致血瘀，正气亏虚，推动无力，可致瘀血阻络。可见心衰早期以心气虚为主，治以益气活血，重用益气药。我们以此为治疗大法，创立强心通脉汤（黄芪、人参、丹参、三七、益母草等）合用血府逐瘀汤。方中黄芪为"补药之长"，有补气升阳、益气固表、利水消肿等功效，使气足以促血运，经络通畅，则瘀去络通，而且黄芪扶正不留瘀，气虚血瘀证最适宜使用；人参有大补元气、补脾益肺、生津止渴、安神益智等功效，既为救脱扶危之良剂，亦为疗虚劳内伤之第一要药，凡一切气血不足之证皆可应用。虽以心气虚为主，不可纯用益气药物，"气为血之帅，血为气之母"。气虚血瘀证纯补气，气愈滞血愈壅。必佐以丹参、三七、益母草活血、散瘀，诸药合用使气旺血行，气足血活，瘀去络通。合用血府逐瘀汤取王清任的调气活血组方思想。重用气药，人参、黄芪用量要大，一般人参20g，黄芪50g左右，心气充盈，心功能可明显改善。

2. 心衰中期：活血通脉，善用桃仁

"血府血瘀，血管必瘀""血管血瘀每与气滞有关……气有一息之不通，则血有一息之不行"。可见血脉通达周身，运行气血，血脉瘀滞，则变生诸病。慢性心衰中期心功能Ⅱ～Ⅲ级的多以心气虚血脉瘀阻证多见。表现为心悸气促，胸中隐痛，咳唾血痰，唇紫，爪甲紫暗，颈部及舌下青筋显露，胁下痞块，舌质紫暗，脉沉细涩等症，治疗上以活血通络为主，佐以理气。气行则血行，气滞则血瘀。用药在强心通脉汤合用血府逐瘀汤的基础上加大丹参、益母草、三七、川芎、赤芍、桃仁、当归等药用量，尤其重用桃仁。桃仁养血活血，祛瘀生新，最善于治疗血中之气滞，在养血和营的基础上起到了行血的作用。而且桃仁有润肠通便的作用，"肺与大肠相表里"，心衰病人多有咳喘、呼吸困难、大便干燥等症状。用桃仁通大便，也可起到宣肺平喘的作用。丹参有活血调经、凉血消痈、清心安神等功效，前人有"一味丹参散，功同四物汤"之说，为活血化瘀要药，广泛用于各种瘀血证，既善活血化瘀而散结止痛，治心腹刺痛，又善凉血清心、除烦安神。三七有化瘀止血、消肿定痛之功效，既善止血又善化瘀，药效卓著，有“止血不留瘀，化瘀不伤正”之特点，诚为血证良药。也发展了王清任的血瘀药应用。临床中我们在血府逐瘀汤理气药基础上也常加香附、川楝子、佛手等加强理气活血的作用。诸药合用，共奏益气活血通络之功。

3. 心衰晚期：益气温阳，气血通畅

慢性心衰晚期心功能Ⅲ～Ⅳ级为主，多为阳虚水泛证。临床常见心悸眩晕，胸闷气短，胸脘痞满，畏寒肢冷，小便短少，或下肢浮肿，腰酸，乏力，神疲，舌淡胖，苔白，脉沉细等。心衰晚期病情较重，心气虚进一步发展为心阳虚，阳虚不能温运血脉，血脉瘀阻。“血不利则为水”，治以益气温阳、通经利水为主。用药在强心通脉汤合用血府逐瘀汤的基础上加附子、桂枝。二药均善温阳散寒、通经止痛、活血通脉。附子长于回阳救逆，散寒止痛力强。桂枝温经通脉，有横通肢节的特点。二者合用能温补阳气、温通血脉、祛寒止痛。“温则消而去之”，方中调气活血药与温阳散寒药相配，温阳化瘀、温阳化水、温经通脉，气行血畅，气血和乃病痛止。在心衰晚期，我们常重用桂枝 15~25g，以益气温阳通脉，稍伍附子 6~10g 加强温阳化瘀之力。

4. 慢性心衰：慎用破瘀，以和为贵

从《医林改错》的遣方用药及吾多年的临床经验来看，治疗慢性心衰多以和法为主，“气血冲和，万病不生，一有怫郁，诸病生焉”。“血非气不运，气非血不和”。慢性心衰患者多是老年人，气血失和，气机升降失常，血行不畅，血不循经，瘀血积于胸内，临床多表现为胸中隐痛、咳唾血痰、唇紫、爪甲紫暗、舌紫暗、脉细涩或沉细等症。“使周身之气通而不滞，血活而不瘀，气通血活何患病不除”。虽然本病表现有血瘀的迹象，但其病机以心气虚为本，气血失调，治疗本病的实质在于调和气血、养血活血，万万不可用破血耗气之法，遵王清任调气活血组方思想。方用补阳还五汤、血府逐瘀汤、桃红四物汤加减为好。方中桃仁、红花活血通经、祛瘀生新；赤芍活血散瘀、止血不留瘀；川芎行气活血，当归性柔，使补中有动，动中有补。诸药合用使气血调和，气畅血行，则病痛得除。

临床中我治疗本病常以养血和血为主，应用柔和的活血养血药物，如当归、川芎等。切忌使用水蛭、虻虫、三棱、莪术等药性峻猛的破血逐瘀药，因为慢性心衰多以心气虚为主，而破血药易耗气伤阴，耗血动血而加重瘀血；多以益气和血药为主，少用耗气破血之药，往往可以取得明显疗效。吾临床曾见一心衰病人，就诊前于另位医生处治疗，此位医生处以大量的虫类破血药，患者用药后卧床不起 1 周，疲乏无力，家属抬到我诊室，见其心衰症状明显，虽有舌质暗、心下痞块等血瘀证表现，但有舌淡脉沉细无力等虚象，见此症状，吾治疗时以调和气血为主，重用黄芪、人参、丹参、川芎、桃仁等，患者服药 1 周后症状明显好转，可以下床行走。

三、结语

临床治疗慢性心衰时，要分清病在气在血，在“调气和血”的主线下，“审因论治”因病施治。在调气活血思想的指导下，还宜注重辨别病因，“有者求之”“无者求之”；把握病机，“盛者责之”“虚者责之”；明确病位，知犯内外上下，病位在上宜通散，病位在中宜活化，病位在下宜逐降；明白脏腑经络，“审气血之荣枯，辨经络之通滞”。重视气虚血瘀，勿忘其实，补气与活血相合，活血与行气相配。在气血充足的前提下，依据气血的生理特点，遵循八法，在气宜行、理、升、降；在血宜通、化、消、逐。采用“虚者补之，实者泻之，寒者热之，热者寒之，坚者削之，客者除之，结者散之，留者攻之”的方法，“调其虚实，和其逆顺”“定其血气，各守其乡”。活血当配伍气药、血药，合理分配其用量，遵从王清任“药味要紧，分量更要紧”的教诲，扶正勿恋邪，祛邪勿伤正，知常达变，灵活变通，随其证而施治。在临证时，做到“宜益气补气而不宜滞气，宜活血行血而不宜破血，宜行气降气而不宜破气”。以调气调血为目的，所谓“疏其气血，令其条达”，经络通达，令人安和。心衰的治疗，遵王清任的调理气血组方思想，分期分级辨证，灵活运用益气活血法，可收到事半功倍的效果。

刘孟渊（广州市中医医院）

调气活血的组方思想是王清任临床用药的宗旨，也是其学术成就的核心。其主要著作《医林改错》的学术精华在于阐发气血理论，认为人体生命之本在于气与血，疾病“无论外感内伤，要知初病伤人何物，不能伤脏腑，不能伤筋骨，不能伤皮肉，所伤者无非气血”，首创“气虚血瘀”致中风论，主张“治病之要诀，在明白气血”，以调气活血为组方思想。王氏创制的补阳还五汤、血府逐瘀汤为代表的系列调气活血方剂至今仍广泛应用于临床实践，因此，其调气活血的组方思想值得深入研究、继承和发扬。

一、王清任气血理论的渊源

1. 王清任气血理论源于《内经》

《素问·调经论》曰：“人之所有者，血与气耳……气血正平，长有天命。”即指出人之根本乃气血。《素问·调经论》又曰：“五脏之道，皆出于经隧……以行气血，血气不和，百病乃变化而生。”认为疾病的发生源于气血的病变，气血失和是疾病产生的根本原因。在治疗上亦以调和气血为基本原则，正如《素问·至真要大论》曰：“谨守病机，各司其属，有者求之，无者求之，盛者责之，虚者责之，必先五胜，疏其血气，令其条达，而致和平。”《素问·阴阳应象大论》则曰：“定其血气，各守其乡，血实宜决之，气虚宜掣引之。”即指出调和气血的根本目的在于气血通畅，各守其位，气血相随，初步建立起气血理论及论治方法，但未针对疾病详述其理。

可见王清任的气血理论即渊源于《内经》。

2. 王清任气血理论是仲景学说和前贤医家相关认识的继承和发展

王清任气血理论对临床最突出的贡献是对中风的认识和论治。《灵枢·邪气脏腑病形》首提“中风”一词。东汉张仲景指出其病机是“正气引邪，喎僻不遂”。清·尤怡《金匮要略心典》进一步指出：“受邪之处，筋脉不用而缓；无邪之处，正气独治而急。”仲景及其后医家均认为中风发病是正虚邪实，正急牵引而致半身不遂，其中邪实主要指外邪，指出了中风的基本病机是正虚邪实，为后世中风论治确立了基本原则。

仲景之后的医家分别从正虚和邪实两方面不断阐发，隋代巢元方将正虚主要归于气血亏虚，提出“血气偏虚……风湿客于半身……则成偏枯”。金元四大家之李东垣认为正虚尤以气虚为主；朱丹溪则认为以痰邪为主，“亦有死血留滞者”，治疗以“四物汤加桃仁、红花”。明代李中梓认为“偏枯一证，皆由气血不周”。明末张景岳在治法上提出“只当以培补元气为主”。王清任在前贤医家认识的基础上，认为“半身不遂……又非风火湿痰所中”，其受仲景“正气引邪”说的启发，并在李东垣“气虚说”的基础上，提出“半身不遂，亏损元气是其本源……若亏五成剩五成，每半身只剩二成半……如右半身二成半归并于左，则右半身无气，左半身归并于右，则左半身无气。无气则不能动，不能动名曰半身不遂”，以半身因“血管无气，必停留而瘀”来阐述半身不遂的发生机理，承前启后地提出“气虚血瘀”致中风的理论，并认为“气虚血瘀”是许多病症发生的病机。

因此，王清任气虚血瘀理论是以《内经》气血理论为基础，受启于仲景提出的中风之正虚邪实、正气引邪论，并在吸取前贤医家中风相关理论的基础上发展而来的，其气虚血瘀理论不限于指导半身不遂的论治，对表现出气虚血瘀证候的各种疾病的临床治疗均具有指导意义。

二、王清任气血理论的要义

1. 首创气虚血瘀致中风论

如上所述，王氏认为中风的根本原因在于元气大亏，所剩元气左右归并，以致半身无气，血停留而瘀，致半身不遂，首次明确提出气虚血瘀致中风论，独创补气消瘀之法，开辟了中风论治的新纪元。

2. 气血之中，以气为重

王清任认为在人生命之本的气与血中，元气的作用更为重要，“元气即火，火即元气，此乃生命之源”“手握足步，头转身摇，用行舍藏，全凭此气”，即人的生命的动力在于元气，若“元气绝，则死矣”。在病理上，提出“气有虚实，实者邪气实，虚者正气虚”，认为疾病之虚，源于气之亏虚所致。可见，王清任虽以气血立论，但尤重气。

三、王清任调气活血法的创立及其组方思想

王清任以《医林改错》一书享誉杏林，书中对瘀血学说进行了系统的阐述，提出“诸病之因，皆由血瘀”的学术观点，对后世产生深远的影响，并创制了大量的活血化瘀的有效方剂，至今仍广泛应用于临床，因而被称为“治瘀专家”。

王清任以气血立论，认为生命之本在于气血，疾病之本亦在于气血，指出“无论外感、内伤……所伤者，无非气血”，即致病的原因无非是气血失调，并认为气血相关，“气行则血行，气虚则血瘀”，而血瘀是“诸病之因”，强调气虚血瘀在疾病发生中

的重要作用，主张在辨治血瘀证时，必须“审气血之荣枯，辨经络之通滞”，在治疗方面也十分重视气血的作用，提出“治病之要诀，在明白气血”，强调临证治病的关键在于调理气血，指出若“能使周身之气通而不滞，血活而不瘀，气通血活，何患不除”，强调治瘀必求于气，并进一步提出调气活血的治法，创制调气活血方剂，其组方思想表现在调气和活血兼顾，其根据“气有虚实，血有亏瘀”的观点，在使用活血化瘀药的同时，兼用补气或行气、理气药；在使用补气、理气药时，兼用活血化瘀药；其创制的黄芪赤风汤、黄芪桃红汤等体现了调气活血、标本兼治的学术思想。纵观王氏创制的系列方剂，其调气活血的组方思想有以下几个特点：

1. 调气意在活血，重于补气，气旺则血活

王清任认为“人以阳气为本”“病以气虚为本”；指出“人行坐动转，全仗元气。若元气足则有力，元气衰则无力，元气绝则死矣”。其气血理论重气虚，治疗重补气而活血，对气虚血瘀证，治疗以补气为主，兼以行气，配合活血之品，目的在于使气充则血润，气旺则血行，使瘀血得化、经络得通。在具体组方用药上体现在以下几个方面：

（1）补气活血：王氏对气虚血瘀之半身不遂的治疗，十分注重补气，立补气、活血为大法，创制补阳还五汤，方中重用黄芪四两至八两，大补元气，以治气虚之本，气足才能帅血而使血行，血行则瘀散，经络自通。另配用当归尾二钱、赤芍一钱半、川芎一钱、活血和营；川芎“上行头目，下行血海”，善于走窜，为血中气药，既可助黄芪推动气行，又能助其他活血药增强行血散瘀之功，地龙、当归尾通经活血，亦有防止气血涩滞的作用；桃仁、红花、地龙各一钱以化瘀通络。方中一味大剂量的补气药黄芪，配伍大队轻量的活血化瘀药，意在补气以帅血，使气旺血行，令瘀滞之血畅行无阻，瘀去络通。正如王清任所言“若专用补气者，气愈补而血愈瘀”。

（2）补气而疗诸疾：王清任认为“病以气虚为本”，认为“元气之为病唯有虚证，无实证可言”，因此，王清任临证尤重补气，除上述补气活血法和方剂外，尚创制了补气固摄的黄芪桃仁汤、补气催产的古开骨散，补气升提的黄芪防风汤，补气托毒的助阳止痒汤，补气止泻的止泻调中汤，补气化滞的保元化滞汤，补气养荣的足卫和荣汤，益气补肾的可保立苏汤，补气止痛的黄芪甘草汤，等等。

在《医林改错》的30余首方剂中，用黄芪者11方，体现了王清任调气重在补气、补气意在活血的组方思想。

2. 调气意在疏达，理气活血

升降出入是气的基本运动形式，在正常情况下，肝主疏泄条达，肺主宣发肃降；脾主升清，胃主降浊；肺主呼气，肾主纳气。升降有序，则气机不滞不乱；反之，升降无序，则气滞气逆。气为血帅，气行则血活，气滞则血瘀，从而变生诸疾。正如《素问·六微旨大论》所曰：“出入废，则神机化灭；升降息，则气立孤危。”

王清任认为“气有虚实，实者邪气实，虚者正气虚”，邪气实则气滞血阻，正如其言：“血管血瘀每与气滞有关……气有一息之不通，则血有一息之不行。”王清任临证十分重视气机的升降条达，对于气滞血瘀证，其调气意在理气、行气，使气血通达，体现在以下几个方面：

（1）疏调气机，行气活血：肝主疏泄、条达气机。王清任在组方用药中，一是注重选用入肝经、疏肝理气之品，如柴胡、香附、乌药、青皮等；二是喜用既能活血、又能理气之品，如川芎、当归尾。

（2）重视气机升降，注意气机条达：王清任在组方用药中注重气机之上下升降条达，如血府逐瘀汤中桃仁、红花、当归、芍药入肝经，养血活血；川芎，《本草备要》谓其“入手、足厥阴气分，乃血中气药，上行头目，下行血海”，搜风散瘀，佐以柴胡主升、枳壳主降，疏调气机；桔梗引药上达并入百脉；牛膝通血脉而引瘀血下行；诸药合用，气血兼顾，升降有序，上下通达，使气血流畅，瘀去新生，组方之妙，可见一斑。

（3）注重药势，调理气机：药势是指药物升降浮沉不同的作用趋势，掌握和利用药物的作用趋势，有助于纠正机体功能的失调，或因势利导，有助于祛邪外出。王清任善于利用各种药物的作用趋势来调节气机升降，最终达到调气活血的目的。如由柴胡、香附、川芎三药组成的通气散，方中药物均为理气之品，但其作用趋势和部位却不同，柴胡性散升发，理气解郁，走少阳而通耳窍；香附辛香走散，微苦清降，善走肝经，疏调气机以开郁结；川芎为血中气药，升散透达，上行头目，下达血海。三药相伍为用，则清气可升，浊气可降，气畅而血活，对气滞所致耳聋有良好疗效。再如血府逐瘀汤中川芎、柴胡、桔梗和枳壳、牛膝之配伍，亦是精妙地利用了不同药物的上升、下降的作用趋势，通达上下，从而达到条达气机、气畅血活的目的。

3. 调气活血，重用辛温行散，少用寒凉之品

中医理论认为，血属阴，得温则行，遇寒则凝，因此，王清任调气活血治疗瘀血，偏重温散，在其创制的活血化瘀诸方中，除了对明显表现出“瘀热相搏”之征者使用苦寒或凉血之品外，其余一概以具有辛温行散特性的药物组成方剂的核心，重用辛温行散，使瘀血得散，血脉得通；再稍佐寒凉之品，以散“久瘀”所生之“伏热”。

王清任最常选用的活血化瘀药物，如桃仁、红花、赤芍、川芎、当归、五灵脂、地龙、麝香、没药、牛膝、延胡索等，除赤芍、地龙性寒或微寒外，其余药物药性多以辛温、苦温，或苦平、辛平为主，对于药性偏于寒凉的活血化瘀药物，如丹参、大黄、益母草、郁金、虻虫、土鳖虫等基本不用。不难看出王清任调气活血治疗血瘀偏重温散的用药特点。

4. 注重病位，分部用药

王清任一生致力于解剖，并精于解剖，曾指出“业医诊病，当先明脏腑”，目的在

于能够明察病位，根据不同的部位分别用药施治，强调治瘀更应辨部位。

王清任的逐瘀系列方剂的重要特点之一即是按照部位分部用药，根据瘀血所在的部位不同组方用药有别，如头面部瘀血证用通窍活血汤、胸中瘀血证用血府逐瘀汤、腹部瘀血证用膈下逐瘀汤、少腹部瘀血证用少腹逐瘀汤、肢体瘀血证用身痛逐瘀汤等。在用药特点上，桃仁、红花、赤芍、川芎是各方共同的，所配伍的行气（理气）药根据病变的部位不同而异，有规律可循。如通窍用麝香、黄酒、生姜、葱辛散走窜之品，升发阳气以引药上行，温通开窍；在胸胁用柴胡、枳壳、桔梗宽胸利膈，升降胸胁之气；在膈下用偏走胸腹之理气药乌药、香附、枳壳、延胡索调理肝脾、疏肝理气，在少腹用小茴香、官桂以温通下焦，等等，为后世医家根据不同病位辨证施治提供了很好的借鉴。

5. 调气活血，注重剂量，轻重相宜

王清任非常注重药物剂量变化对治疗效果的影响，明确指出“药味要紧，分量更要紧”。在其创制的方剂中，同一种药物的剂量在不同方剂中变化很大，如在不同的方剂中，黄芪的剂量大则八两，小则八钱。而在同一首方剂中，药物剂量之间也有很大差别，如补阳还五汤，方中重用黄芪四两为君，而其他六味药，每味仅用一至二钱。在治疗产后抽风的黄芪桃红汤中，黄芪的用量是八两，而桃仁和红花的用量分别是三钱和二钱。这种明显的剂量差别充分体现了王清任重视元气、注重补气活血的学术思想。王氏对方剂中每一味药物的用量都非常重视，甚至对于通窍活血汤中的药引黄酒，也强调“方内黄酒，各处分量不同，宁可多二两，不可少”。

依病证不同，同一味药的用量亦有所不同，如在膈下逐瘀汤、血府逐瘀汤、通窍活血汤中均有川芎、赤芍，二药的用量分别是二钱、二钱，一钱半、二钱，一钱、一钱，体现出各个方剂的主要作用不同，膈下逐瘀汤重在逐瘀破结，血府逐瘀汤重在活血化瘀，通窍活血汤则重在通窍活血。

四、调气活血组方思想的临床运用体会

笔者深入学习、研究王清任有关气血理论的学术思想及其调气活血的组方思想并运用于临床实践，有以下几点体会：

1. 重视气血辨证，注重调气活血

正如王清任在《医林改错》中指出的“人身之病，无非气血”“气有虚实，血有亏虚”。受王清任气血理论的启发，对血瘀证病因的认识不应只限于气滞、气虚两端，尚有寒凝血瘀、热壅血瘀、邪毒入营、痰火湿热、金刃所伤、久痛入络等原因，或因瘀致虚，或因虚致瘀，或虚实夹杂；临床应用活血化瘀法可合温经散寒、清热泻火解毒、清营凉血、除湿化痰等法，同时适当配合辛温行气、甘温益气等，或攻，或补，或攻

补兼施，使攻不伤正，补不碍邪。

王清任是气血辨证的倡导者和实践者。笔者认为以气血辨证运用于临床，对于气血同病而见气虚血瘀或气滞血瘀证候者，治疗上均需注重调气活血。气虚血瘀者要补气活血，补气为主，活血为辅，气旺则能行血，血行则血活；气滞血瘀者则行气活血，不可或缺，气行则血行，血行则瘀散血活。正如王清任所言“周身之气通而不滞，血活而不瘀，气通血活，何患不除”。理气则重于调畅气机，气机条达，自然血活而无瘀。

如笔者曾治疗一四肢痿废乏力5年、伴手足浮肿半年之老年男性患者，症见气短，言语乏力、声细，四肢肌肉萎缩、无力，手足瘀暗、浮肿，舌暗红苔黄腻，脉沉细无力。辨证为气虚血瘀痰阻之痿证，治以补气活血、理气化痰，方用补阳还五汤、补中益气汤合温胆汤加减而取效，其中黄芪从60g起，逐渐加至90g，120g，谨守此治疗大法，组方以调气活血化痰为指导思想，处方用药亦灵活变通，观其脉证，随证治之，疗效明显。

2. 血不利则为水，治在调气活血而利水

张仲景在《金匮要略·水气病脉证并治》中指出：“少阳脉卑，少阴脉细，男子则小便不利，妇人则经水不通。经为血，血不利则为水，名曰血分。”即指出了妇女血瘀经闭发生水肿的病机为瘀血停滞，脉络不通，则瘀血化水，为后世运用活血化瘀法治疗水肿奠定了理论基础，正如清·唐容川《血证论》指出：“瘀血化水，亦发水肿，是血病兼水也。血积既久，亦能化为痰水。”明确了瘀血化水的观点。笔者认为，对于瘀血化水所致之水肿，运用王清任之调气活血法及其组方思想治疗，使周身之气通而不滞，血活而不瘀，气通血活，脉络畅通，水亦消于无形之间，即所谓不治水而水自行、肿自消。

如笔者曾治疗一“双下肢反复浮肿3~4年，伴右踝、足背肿痛1个月”之老年女性病人，症伴头晕、面色㿠白、口苦、舌淡胖苔白、舌下脉络瘀暗、脉沉细涩，辨证为阳虚寒凝，瘀血化水，水饮内停。治以补气活血、温阳化水。方用真武汤合补阳还五汤加减。予真武汤温阳散寒化水，补阳还五汤补气活血，俾阳气振奋，寒气自散，气旺血活，而且血得温则行，诸药合力，令瘀血散，血脉通，水饮消而获良效。

3. 把握证候病机，和调气血，药随法出

中医认为久病多瘀，因而血瘀证是临床常见病证。对于血瘀诸证的治疗，在调气活血思想指导下，需要把握以下几点：

（1）辨清病因，“有者求之”“无者求之”；明确病位，知犯内外上下，明白脏腑经络，“审气血之荣枯，辨经络之通滞”；辨明寒热虚实，“盛者则之”“虚者则之”。

（2）辨明气虚气实，血虚血瘀，治疗有的放矢，或补气与活血相伍，或活血与理气相合。目的是“调其虚实，和其逆顺”，最终目标是“定其气血，各守其乡”。

（3）中医不传之秘在于量。宜根据证候病机及病情的轻重缓急，恰当配伍气药、血药，合理用量，谨遵王清任的“药味要紧，分量更要紧”。

（4）临床治病，知常达变，灵活变通，观其脉症，知犯何逆，随证治之，法随证出，药随法出，总以气通血活为目的，即所谓“疏其气血，令其条达”，则病去人安。

五、结语

王清任是一位富有创新精神、敢于纠错正谬的医学家，其在解剖学、临床医学方面的贡献，在中国古代名医中是屈指可数的。王清任的最重要贡献是对气血理论的发展，其调气活血的立法和组方思路是对《内经》“血实宜决之，气虚宜掣引之”的进一步发挥，尤其是后者，遵古而不泥古，开创了补气活血治疗中风病的先河。继承和发展王清任的气血理论，拓展对疾病证治的认识，开阔临床辨证论治的思路，灵活运用调气活血法和组方思想，才能赋予中医气血理论以新的内涵。

参考文献

［1］蒋军林，李倩，周慎．论王清任中风气虚血瘀论的理论渊源及其对后世的影响［J］．湖南中医杂志，2007，23（3）：77.

［2］田虎，王素改．试论王清任活血化瘀法及其成就［J］．天津中医药大学学报，2006，25（4）：204.

［3］刘友博．王清任学术思想初探［J］．中国中医急症，2007，16（8）：982.

［4］刘建华，郭健红．论王清任调气活血的组方思想［J］．福建总医院学报，2009，16（3）：206.

［5］徐远．王清任调气活血组方思想的内涵及临床运用［J］．北京中医药大学学报，2009，32（1）：5.

［6］李冀，王烨燃．王清任活血化瘀法用药特点探析［J］．辽宁中医杂志，2008，35（6）：826.

［7］李睿．王清任活血化瘀方剂应用特点及临床体会［J］．中国中医基础医学杂志，2006，12（2）：153.

［8］温长路，温武兵．论王清任活血化瘀系列方剂的学术特点［J］．河北中医，2006，28（8）：592.

吴晋兰（杭州市余杭区第五人民医院）

经云“人之所有者，血与气耳”“气血正平，长有天命”“气血不和，百病乃变化而生”。通过治疗达到“疏其气血，令其条达，而致和平”。清代医学家王清任在观察人体解剖结构基础上，继承《内经》气血学说，临证重视瘀血及气虚为病，在治疗血瘀证及中风方面，积累了丰富的经验。他在《医林改错》中写道：“治病之要诀，在于明白血气，无论外感内伤，要知初病伤人何物，不能伤脏腑，不能伤筋骨，不能伤皮肉，所伤者无非气血。”其通窍活血汤、血府逐瘀汤、膈下逐瘀汤、身痛逐瘀汤、解毒活血汤、补阳还五汤等众多方剂，更是在气血理论思想指导下所创立的，验之临床，每起沉疴，至今仍为临床所常用，是王清任对中医学做出的伟大贡献。

一、调气活血重在气血并重

《易经》曰“一阴一阳之谓道”，气血两者的关系，犹如阴阳相随，相互依存，相互为用。且气血，人之大宝，观今人，割肝、弃脾、植肾，皆可活，但气散血亡，则死之速也。“元气即火，火即元气，此火乃生命之源”，王清任认为元气是生命的根源，“人行坐转动全仗元气，若元气足则有力，元气衰则无力，元气绝则死矣”“气有虚实，血有亏瘀”“气行则血行，气虚则血瘀”。致病原因无非是气血失调，强调气虚血瘀的病机，认为气虚导致血瘀，血瘀是“诸病之因”，主张在辨治血瘀证时必须“审气血之荣枯，辨经络之通滞”。在治疗上补气和活血兼顾，在使用活血化瘀药物时兼用行气理气药；在使用补气、行气药物时兼用活血化瘀药，这样才能标本兼治。

王清任活血法包括补气活血法、解毒活血法、温通活血法、祛风活血法、通下活血法、行气活血法，虽具有活血，又不忘变通，可见其组方灵巧，在活血大纲下，不乏变通；治疗中风主张大补元气，兼用活血通络。在黄芪桃红汤、可保立苏汤、足卫和荣汤、黄芪赤风汤等方中，或用黄芪，或用黄芪伍党参，使气旺则血行，络通瘀除；血府逐瘀汤在桃红四物汤基础上加入四逆散；身痛逐瘀汤、通窍活血汤、膈下逐瘀汤加用香附、麝香、乌药等旨在使气行则血行；在补阳还五汤中重用黄芪，旨在“气可速补，血不可以速生”，故大补元气，气足而摄血，气旺而生血。气血充足而病解，气壮则血行无滞。其在组方用药中气血兼顾，寓行气于活血之中，行气活血而相得益彰。另外，王清任还根据邪气的性质与瘀血结滞的病机，把活血化瘀药物与清热解毒、平肝、养阴、攻逐等品同用，配伍方法灵活多变，如“治痘六七日，作痒不止”加皂角刺、穿山甲。“治诸创诸病，或因病虚弱”用黄芪配伍赤芍、防风。治疗吐泻转筋时加连翘、葛根、柴胡。治疗亡阳证更是在回阳益气基础上配伍桃仁、红花。对冲任虚寒，少腹积块者，立少腹逐瘀汤，以活血药配伍驱寒之干姜、茴香、肉桂温通气血。治血鼓以膈下逐瘀汤，以祛瘀药与逐水药同用，身痛逐瘀汤治疗痹证，活血与祛风除湿药物同用。以上诸法均是活血逐瘀法的变化，足见其重视气血又并不拘泥于气血，能随机应变，至臻完美。

二、调气活血重在气机升降

观王氏“通窍活血汤”“血府逐瘀汤”“膈下逐瘀汤”三方虽所主血瘀部位不同，分主头面四肢周身血管、胸中血府、肚腹血瘀之证，其共用桃仁、红花、赤芍、川芎，主要不同是理气药的配伍因病位略有所异，如通窍活血汤中用麝香、酒、葱，通窍行气；血府逐瘀汤用柴、枳、桔梗，通降胸胁之气；膈下逐瘀汤用乌药、延胡索、香附调理肝脾之气，其行气药物的选用，颇有理致可循。要言之，根据瘀血所在解剖位置不同，选用最佳行气药物，以达到最佳治疗效果。升降出入是气的基本运动形式，正常情况下，肝主升发，肺主肃降；脾主升清，胃主降浊；肺主呼气，肾主纳气。升降有序，则气机不滞不乱，反之，气滞气逆，则血也随之壅滞逆乱，变生诸病。“出入废，则神机化灭；升降息，则气立孤危”，气宜顺勿逆，顺之则阳气固，逆之则灾害生。王清任调气重视气机的升降，以血府逐瘀汤为例，方中桃仁、红花、当归、芍药入肝经；川芎入手、足厥阴气分，乃血中气药，上行头目，中开郁结，下行血海，搜风散瘀血；佐枳壳、柴胡疏调气机，使肝“体”得养，肝“用”正常；牛膝通血脉而引瘀血下行；桔梗入肺经，引药上达并入百脉，配合肝经之药，又有肝升肺降，可畅通一身气机。全方气血兼顾、攻中寓补、体用结合、升降同施，使气血流畅。肝为刚脏，喜条达而恶抑郁，调畅一身气机升降，活血逐瘀药物中加入行气药又可使肝脏气机条达，人身气机调畅则瘀血可化。正如《血证论》所云：“肝属木，木气冲和条达，不至遏郁，则血脉得畅。”且“土得木而达”，人身气机疏通，则后天之本化源不绝，气血营卫不致竭乏，经络充盈，运行不息。

三、调气活血重在温通气血

“血得温则行，得寒则凝”。《素问·举痛论》曰：“寒气入经而稽迟，泣而不行，客于脉外则血少，客于脉中则气不通。”“阳气者，若天与日，失其所则折寿而不彰。”《金匮要略》曰：“阳微阴弦，即胸痹而痛，所以然者，责其极虚也。”王清任在前人基础上认识到阳气对人体的重要性，营血之所以在血脉中周流不息，很大程度上要依靠阳气的推动，故其亦重视温通血脉，治疗上如他所创制的急救回阳汤、少腹逐瘀汤、止泻调中汤、小茴香酒等四首方剂，就是采用温阳与活血化瘀配伍的治法。试以临床应用比较广泛的少腹逐瘀汤为例：它崇仲景温经汤之意，和失笑散化裁组成，用治妇女冲任虚寒、瘀血内阻所致痛经等多种疾病。方中桂、姜、茴香温阳通脉、温经散寒、通达下焦；延胡索、没药、蒲黄、五灵脂利气散瘀、活血止痛，其中蒲黄生用，重在活血祛瘀，配伍五灵脂，重在止痛而不损胃气；归、芎乃阴中之阳药、血中之气药，配合赤芍用以活血行气、散滞调经。纵观全方，具有温经散寒、活血祛瘀、消肿止痛的作用。其治疗瘀血，不单单着眼于气血，更体会到温阳在血瘀证中的重要性，王清任之于瘀血，可谓一代宗师。

四、调气活血重在扶正祛邪

经曰："风寒暑湿不得虚，邪不能独伤人。"王清任在治疗血瘀诸证、中风病中注重培护正气，融"扶正祛邪"与"祛邪安正"两种思想于一体，他说："因虚弱而病，自当先补弱而病可痊；本不弱而生病，因病久致身弱，自当去病，病去而元气自复。"提出"气有虚实""血有亏瘀"论断，并说明气血相关，"气行则血行，气虚则血瘀"的道理；重视气虚血瘀在发病、辨证论治方面的重要性。进一步提出调气活血的方法，最后拟出方剂。整个过程井然有序，环环相扣。在补阳还五汤中重用黄芪治疗中风，佐以少量活血化瘀药物，血府逐瘀汤中妙用当归，既能活血，又能补血，使祛瘀而不伤正，况"有瘀血者，祛瘀既所以补之；有气滞者，行气既所以补之；有癥瘕者，消积既所以补之""况有故无殒，亦无殒"。王清任大量应用活血行气药活血化瘀，使瘀血去，新血自生，以达到"阴平阳秘，精神乃治"，这是其用药注重扶助正气，祛邪即所以安正的体现。

在运用补气活血法时，综观王氏的调气活血方剂，在补气药的选择上，王氏喜用黄芪，其创立的补阳还五汤、黄芪赤风汤、黄芪防风汤、黄芪甘草扬、止泻调中汤、保元化滞汤、助阳止痒汤、足卫和荣汤、身痛逐瘀汤等10余首方剂中，都以黄芪为主药。黄芪在各方中所起的作用亦不尽相同，补阳还五汤中，它能使气旺血活、血络和通，补人身已亏之元气。身痛逐瘀汤中使用黄芪，起到益气化瘀、活血止痛的作用，用治久痹不愈。在黄芪赤风汤中，以黄芪防风配伍，鼓舞胃气，力专效宏，防风辛散温通，可载黄芪达于周身补气，黄芪得防风疏散之力而不恋邪，防风又得黄芪固表而不甚散泄，二药合用，散中寓补，补中兼疏，相辅相成，振奋脾胃之气。王清任还十分重视补气药的用量，他说："药味要紧，分量更要紧。"在诸多补气药中，黄芪的用量明显大于其他药物的用量，其用量最小为八钱，最大为八两以上，最多一剂达八两（黄芪赤风汤）。除此之外，临证加减用药亦多用补气药，如身痛逐瘀汤"量加黄芪一二两"。更有以黄芪为调养品者，如通窍活血汤治男子劳病，"吃三付后，如果气弱，每日煎黄芪八钱，徐徐服之……此攻补兼施之法"。王清任对黄芪的运用，颇具特色，自成风格，其用药进退有度，或重用黄芪，或黄芪略加一二两，配伍不同，功效不同，值得我们学习和借鉴。

综上所述，王清任在先贤理论基础上，大胆实践，并结合自身观察人体解剖结构，开创性地提出了调气活血法，继而组成方剂，验之临床，流传后世。尽管中医学界对血瘀证在病因病机上仍多有争议，但王清任所创制的气血理论及其组方思想，仍然值得我们继承、思考、研究，他不泥古法，勇于创新的精神值得我们学习和发扬。

王金桥（郓城县中医院）

王清任，字勋臣，清代医家，著有《医林改错》。该书对后世影响较大的是实地考察、解剖尸体，记其脏腑所见和阐发气血理论。调气活血的组方思想是他临床用药的宗旨，是他在长期理论研究及临床实践中总结出来的精华，也是他学术成就的核心。其调气活血的组方思想主要包括：调气意在调和气血，重视补气，善用黄芪以补气活血；调气意在疏达气血，重视调肝，善用桃红以行气活血；血瘀有因寒因热之不同，活血有养血消瘀之变化；气虚则补气活血；气滞则行气活血；血虚则养血活血；血瘀则通络活血。他主张业医需明脏腑，临床注重实践，其实事求是的科学态度令后世医家所称道，所创之方应用至今仍行之有效。

王清任对瘀血证的认识有气滞血瘀和气虚血瘀两端。认为血液在血管里流动，靠气的运行、推动和固摄，气行则动，气滞则止。“元气即虚，必不能达于血管，血管无气，必停留而瘀”（《医林改错》）。气属阳，血属阴，气为血帅，主温煦、固摄、升提、推动、气化，血主营养、濡润。气之与血如影随形，气行则血行，气滞则血瘀。气的推动作用来自宗气，宗气主帅血贯脉行于心，周流全身，以养五脏六腑、四肢百骸。气滞、气虚都可使血液运行不畅而致瘀。二者病机不同，治有差异。因此，其调气活血有益气活血化瘀和行气活血化瘀的区别。现分述之：

一、益气活血化瘀

王清任极重视气血理论，认为气血为人体最重要的生命物质，诊治疾病首先要辨清气血之虚实，如《医林改错·气血合脉说》云：“治病之要诀，在明白气血，无论外感内伤……所伤者无非气血。”《医林改错·半身不遂论叙》云：“人行坐动转，全仗元气，若元气足则有力，元气衰则无力，元气绝则死矣。”《医林改错》中列举了20余种因元气虚而致之病证。如《医林改错·脑髓说》云：“小儿久病后气虚抽风，大人暴得气厥，皆是脑中无气，故病人毫无知识。”同时认为，气虚之结果必然是血瘀，即血瘀多由气虚所致。如《医林改错·论抽风不是风》中云：“元气既虚，必不能达于血管。血管无气，必停留而瘀。”故治疗这种血瘀病证，必以补气为主兼以活血，方“能使周身之气通而无滞，血活而不瘀，气通血活，何患疾病不除”。若“专用补气者，气愈补而血愈瘀”；单用活血药，只能“气愈耗而血愈枯”。

对半身不遂的治疗王清任重视气血，其“因虚致瘀”的学术观点受《黄帝内经》

“重视阳气”“阳主阴从”思想的影响。在阴阳这对矛盾中，古代医家重视阳气的主导作用，认为人体的阳气具有与天体中的阳气一样的作用，能护卫生命、温煦脏腑、抵御外邪、推动、升提、气化等。《黄帝内经》对“偏枯”的病因病机特点的认识与后世不同：有阳气阻隔气机上逆、阳失温养固护的区别；前者阳气不通属实，实者当泻，后者阳气不荣属虚，虚者宜补。泻寓意疏通阳气，令其调畅，恢复气机升降之常道，而非克罚阳气。补非壅补，而为鼓舞阳气，温之、煦之、柔之、养之、掣引之。取《内经》之“阳气者，精则养神，柔则养筋”，又气帅血疏瘀，寓动于静，补而不滞。王清任调气活血的立法和组方思路是对“血实宜决之，气虚宜掣引之”的进一步发挥，尤其是后者，遵古而不泥古，开创了益气活血治疗中风病的先河。

在上述理论指导下，王清任首创补气活血法及其方剂。所以言“首创”，是因在王氏之前，未曾有人明确提出在大补元气基础上佐以活血化瘀之法组方，以治疗因气虚而致之血瘀病症。纵然也有一些补气药与活血药相配伍之方剂，但观其组方原则及其药物配伍之比例，均不足以认为是真正的补气活血方。如《金匮要略》之鳖甲煎丸，其中有人参与桃仁、大黄、䗪虫相配伍，但人参之剂量甚微，仅占全方总重量之1/92。而清任创制的补阳还五汤、急救回阳汤、止泻调中汤、助阳止痒汤、足卫和荣汤、古开骨散、黄芪桃仁汤、黄芪赤风散等8方，均以补气药为主、活血药为辅。补气药除急救回阳汤用党参外，其余均用黄芪，其剂量少则40g，多则400g，平均近150g。在每方之中一味黄芪之剂量均大于诸多活血药剂量之总和。如补阳还五汤，黄芪用200g，而当归尾、赤芍、地龙、川芎、桃仁、红花6药剂量之和仅为37.5g；黄芪桃仁汤，黄芪用400g，而桃仁、红花剂量之和只有25g。根据上述指导思想、组方原则和药物配伍比例，这些方剂完全符合补气以活血的精神，是真正的补气活血方，为治疗气虚血瘀证开辟了新的有效途径。

益气活血化瘀法主要用于半身不遂的治疗。王清任对中风病的机理颇具独创性，认为元气亏虚是其本源，创补阳还五汤。《医林改错·半身不遂本源》篇云：“半身不遂，亏损元气，是其本源。”王清任曰：“元气之为病唯有虚证，无实证可言。”指出：“元气既虚，必不能达于血管，血管无气，必停留而瘀。”“人以阳气为本，病以气虚为本。”其理论重气虚，治疗重活血，目的在于使气充则血润，气动则血行，使瘀血得活，络脉得通。其对半身不遂有“元气亏虚损至五成时则不能动，不能动曰半身不遂”的形象描述。“凡遇是证，必细心研究，审气血之枯荣，辨经络之通滞”(《医林改错·半身不遂论叙》)。他治此病注重补气，立补气、活血、通络为法，组方补阳还五汤以补充亏损的五成元气。方中重用黄芪四两至八两，大补元气，其余用当归尾、赤芍、川芎活血和营，桃仁、红花、地龙化瘀通络，少数益气药加大队活血药意在补气以帅血，令瘀滞之血畅行无阻，使气旺血行，瘀去络通。如已病三两个月过用寒凉，加附子四五钱，并重视药量的调整，可见其制方风格和用药法度与众不同，确有其独到的见解。

"半身不遂"是中风病常见的后遗症，笔者在王清任调气活血的组方思想的启迪下，对中风后遗症的治疗提出了"脾虚血亏""血亏血瘀"是中风后遗症的主要病机的学术观点，以补阳还五汤加减组方补脾治瘫汤，研制成补脾治瘫丸治疗中风后遗症。该方由黄芪、当归、赤芍、僵蚕、龙眼肉、党参、山药、云苓、甘草、酸枣仁、木香、葛根组成。具有补脾益气、养血活血、化瘀通络之功。临床应用补脾治瘫丸治疗中风后遗症164例，结果显示：本方能明显改善病人的日常生活能力，改善中医症状，降低致残率。根据现代医理研究推断补脾治瘫丸治疗中风后遗症的机理主要表现在以下几个方面：①调节免疫功能，减轻大脑再灌注损伤，促进脑功能恢复。②扩张血管，抗脑缺氧，抗血小板聚集，抑制血栓形成。③增强脑的能量代谢，提高神经元的细胞活力，加强脑组织修复。④降低血脂，防治动脉硬化，软化血管，改善脑循环。由于补脾治瘫丸治疗中风后遗症疗效显著，该药被山东省药品监督管理局批准为鲁药准制字药品；"补脾治瘫丸治疗中风后遗症临床研究"获2010年菏泽市科学技术进步奖一等奖。

二、行气活血化瘀

王清任十分注重气滞血瘀的辨证。他提出首辨脏腑经络：在《医林改错·脏腑记叙》中云："夫业医诊病，当先明脏腑。"将脏腑经络辨证作为判断瘀血之依据。在《医林改错·通窍活血汤所治症目》中云："因虚弱而致病，治当补弱而病可痊；本不弱而生病，因病久致身弱，自当去病，病去而元气自复。"次辨血瘀之部位：由于血瘀所着部位不同，所用药物亦各有异，如在《医林改错·方叙》中云："立通窍活血汤，治头面四肢周身血瘀之症；立血府逐瘀汤，治胸中血府血瘀之症；立膈下逐瘀汤，治肚腹血瘀之症。"三辨血瘀之病因，血瘀病因甚多，只有消除致瘀之原因，方可达到祛除血瘀之目的，如前所述，王氏对气虚而致瘀者用补阳还五汤类方，气滞而致瘀者用血府逐瘀汤，寒凝而致瘀者用少腹逐瘀汤。四辨血瘀之证，在《医林改错·气血合脉说》中云："若血瘀必有血瘀之症可查。"如"凡肚腹疼痛，总不移动，是血瘀""肚大坚硬成块，皆血瘀凝结而成""结块者，必有形之血也""血瘀牙床紫，血死牙床黑""肚大青筋，始终是血瘀为患"。又如血瘀可致发热，王氏认为"后半日发烧，前半夜更甚，后半夜轻，前半日不烧，此是血府血瘀"。至于头痛一症，只有"无表症，无里症，无气虚、痰饮等症，忽犯忽好，百方不效"，日久不愈者才考虑为血瘀头痛。可见，其辨证细致而严谨。

王清任在气滞血瘀证组方时用活血药加行气药，用药特点：桃仁、红花、赤芍、川芎是各方共同的，所配伍的行气（通气）药根据病变的部位不同而异，有规律可循。如通窍用麝香、酒、葱辛香行散，温通开窍；在胸胁用柴胡、枳壳、桔梗宽胸利膈，通降胸胁之气；在膈下用乌药、香附、枳壳调理肝脾、疏肝理气，在少腹用小茴香、官桂以温通下焦。这些方剂为后世医家研究瘀血证起到了有力的促进作用，同时扩大了五个逐瘀汤的应用范围，血府逐瘀汤用于胸痹心痛；膈下逐瘀汤用于肝硬化、腹腔肿瘤；少腹逐瘀汤用于妇产科瘀血疾患；身痛逐瘀汤用于痹证日久；通窍活血汤用于脑外伤头痛等。

三、调气活血通络法是急性缺血性中风病的重要治法

以《内经》为渊源，后世对中风病的病因病机的认识各执己见：以阴虚阳亢立论者，源于叶天士；河间主“心火暴甚”；东垣主“正气自虚”；丹溪主“湿痰生热”等。历代医家以各自独到的见解，形成了中风病病因病机的多元性和治疗思路的灵活性及治疗手段的广泛性。现代人如何继承，是助阳，抑或滋阴，是行气活血，还是益气活血……究其根本，应遵循辨证施治的个体化原则，应该视病人的体质、证候而组方用药。最终达到“调其阴阳，以平为期”的目的。王清任调气活血的立法和组方思路是对“血实宜决之”的进一步发挥，导师曹晓岚教授经过长期的临床实践，在王清任调气活血的组方思想的基础上提出了调气活血通络是急性缺血性中风病的根本治法。调气重在疏达气血，重视调肝，效法王清任血府逐瘀汤，组方调肝通络汤治疗急性缺血性中风病。调肝通络汤由柴胡、枳实、川芎、丹参、泽兰、水蛭、地龙组成。方中：枳实升清降浊，畅利中焦，又善治痰；柴胡疏理肝胆脾胃之气，清爽透达；川芎“上行头目”，为“血分中气药”，其行血中之气不仅有助于活血，而且有利于津血的正常输布、运行，以消除痰源，三味共为主药，以达调畅气机、祛瘀化痰的目的。泽兰性温通达，善舒肝脾之郁，助枳实、柴胡调理气机，又活血祛瘀、利水泻浊；水蛭破血逐瘀；地龙息风通络，增强活血祛瘀、化痰利水之功。此三味与主药相配，为辅药。丹参既活血祛瘀，又养血安神为辅佐药。川芎又可引诸药上行头顶而直达病所亦为使药。诸药相合，以通为补，共奏调理气机、化痰祛瘀、搜剔络道之功。缺血性中风病脑缺血级联反应中，微灌流障碍是一个重要环节，也是中风病早期治疗的主要着眼点。导师曹晓岚教授认为调气活血通络法治疗缺血性中风病的主要目的，就是条达气机、通畅络脉，使已经产生的“毒邪”有去路，从而保护脑神。调气活血通络法可调理气机、活血化瘀、畅通脑络，从而达到使“毒邪”外出的目的。

综上所述，王清任是在对疾病的血瘀证病因病机深入探究的基础上，开创性地提出了调气活血法，继而组成方剂的；尽管其对血瘀证病因病机的认识（王氏认为血瘀为肉眼之血瘀）仍有争议，但是王氏这种既有严谨的法度，又善于灵活变通的组方思想，以及大胆创新和重视实践的精神值得我们借鉴和发扬，值得我们进一步去探索和研究。

参考文献

[1] 王金桥. 试论脾虚血亏是中风后遗症的主要病机 [J]. 浙江中西医结合杂志，2010，20（7）：410.
[2] 陈敏，袁怀同. 补脾治瘫汤治疗中风偏瘫后遗症临床观察 [J]. 中国民间疗法，2004，12（6）：48.
[3] 王金桥. 补脾治瘫丸的制备及质量控制 [J]. 中国中医药现代远程教育，2011，9（16）：13.
[4] 李福田，王金桥，吕福祥，等. 补脾治瘫丸治疗中风后遗症临床研究 [J]. 山东中医杂志，2005，24（8）：642.

贾海忠（中日友好医院）

气血理论是中医的重要组成部分，但王清任的气血理论独具特色，而且理论的系统性以及与临床联系的紧密程度都远远超越以往医家，王清任根据其气血理论制定的系列处方，历经临床验证疗效确切，其调气活血的组方思想堪称中医发展的一座里程碑。

一、王清任“气”与“血”概念的独特性

中医界普遍认为王清任是中医史上最善运用气血理论的临床大家，仔细研读《医林改错》后就会发现，他讲的“气血”与其他医家及现行中医教科书的气血有着很大的不同。王清任认为：

1. 气出入于腹部

《医林改错脏腑记叙》记载：“先贤论吸气则肺满，呼气则肺虚，此等错误，不必细辨。人气向里吸，则肚腹满大，非肺满大；气向外呼，则肚腹虚小，非肺虚小。出气、入气、吐痰、吐饮、唾津、流涎，与肺毫无干涉。”可见王清任根据自己的尸体观察结果否认“肺主呼吸”，并且认为人体腹部有一“气府”，形似鸡冠（现在的大网膜），主持人体气的出入。《医林改错脏腑记叙》如此描述：“气府乃抱小肠之物，小肠在气府是横长，小肠外、气府内，乃存元气之所。”“人气向里吸，则气府满，气府满则肚腹大；气向外呼，则气府虚，气府虚则肚腹小。”

2. 气运行于气管（动脉）

王清任认为，出入“气府”的气是通过“气管”（实指现在的动脉）到达全身发挥作用的。把从心脏出来的“主动脉”称为“卫总管”，《医林改错脏腑记叙》曰：“由心左转出，粗如笔管，从心左后行，由肺管左边过肺入脊前，下行至尾骨，名曰卫总管。”并且认为“卫总管”“通气府”，是“行气之府，其中无血”。

《气血合脉说》记载“气管近筋骨生，内藏难见”“气管行气，气行则动”；“头面四肢按之跳动者，皆是气管，并非血管。如两眉棱骨后凹处，俗名两太阳，是处肉少皮连骨，按之跳动，是通头面之气管；两足大指次指之端，是处肉少皮连骨，按之跳动，是通两足之气管；两手腕横纹高骨之上，是处肉少皮连骨，按之跳动，是通两手之气管。其管有粗有细，有直有曲，各人体质不同。胳膊肘下，近手腕肉厚，气管外

露者短；胳膊肘下，近手腕肉薄，气管外露者长”。

3. 血出于血府

王清任根据对尸体的观察，认为人体内流动的血液来自“血府”，《医林改错脏腑记叙》记载：“血府即人胸下膈膜一片，其薄如纸，最为坚实，前长与心口凹处齐，从两胁至腰上，顺长加坡，前高后低，低处如池，池中存血，即精汁所化，名曰血府。”

4. 血运行于血管（静脉）

王清任把与“气管”（主动脉）相伴行的“上下腔静脉”称为“荣总管”，即“血管”。“血府”内的血液是通过“血管”（现代所说的静脉）流向全身各处的。《医林改错脏腑记叙》记载：“卫总管之前，相连而长，粗如箸，名曰荣总管，即血管，盛血，与卫总管长短相等，其内之血由血府灌溉。”

《气血合脉说》记载“血自血府入荣总管，由荣总管灌入周身血管”；“血管近皮肉长，外露易见”；“血管盛血，静而不动”。

5. 气血各自共同维持生命

王清任指出“无论何处，皆有气血”，气血是人体生命活动的基础，气通过“周身气管”、血通过“周身血管”，各自发挥自己的生理功能。

《气血合脉说》曰：“气府存气，血府存血。卫总管由气府行周身之气，故名卫总管；荣总管由血府行周身之血，故名荣总管。卫总管体厚形粗，长在脊骨之前，与脊骨相连，散布头面四肢，近筋骨长，即周身气管；荣总管体薄形细，长在卫总管之前，与卫总管相连，散布头面四肢，近皮肉长，即周身血管。”

关于气血的作用，王清任《气血合脉说》曰：“气在气府，有出有入，出入者，呼吸也。目视耳听，头转身摇，掌握足步，灵机使气之动转也；血自血府入荣总管，由荣总管灌入周身血管，渗于管外，长肌肉也。”

6. 气血之间密切相关

通观《医林改错》，几乎没有发现书中讲到诸如“气能生血、统血”的相互作用，但通过病变状态的分析，我们发现，王清任关于“气血联系”可以概括如下：

（1）气能行血：《小儿抽风不是风》记载“元气既虚，必不能达于血管，血管无气，必停留而瘀”，这就形成了“气虚血瘀”的小儿抽风。《癫狂梦醒汤》记载，如果“气血凝滞”，可以导致“脑气与脏腑之气不接”，导致癫狂。

（2）血能载气：在《心无血说》言“如人斗殴破伤，流血过多，气散血亡，渐至抽风”，这是气随血脱，表明血能载气。

（3）从口鼻而入的外邪，先伤气，后伤血：《论痘非胎毒》记载：“遇天行，触浊气之瘟疫，由口鼻而入气管，由气管而达于血管，将血中浊气逐之自皮肤而出，色红似花，故名天花；形圆如豆，故名曰痘。”

二、王清任“调气活血”的内涵

由于气血是生命活动的基础，所以，调理气血防治疾病历来被医家所重视。由于王清任特别注意到“气能行血，血能载气”，所以，“调气活血”就成了王清任治疗疾病的基本法则。

王清任认为，气病有虚实两端，血病有虚瘀两端。在《气血合脉说》中指出：“治病之要诀，在明白气血，无论外感内伤，要知初病伤人何物，不能伤脏腑，不能伤筋骨，不能伤皮肉，所伤者无非气血。气有虚实，实者邪气实，虚者正气虚。正气虚，当与半身不遂门四十种气虚之症、小儿抽风门二十种气虚之症互相参考。血有亏瘀，血亏必有亏血之因，或因吐血、衄血，或溺血、便血，或破伤流血过多，或崩漏、产后伤血过多；若血瘀，有血瘀之症可查，后有五十种血瘀症，互相参考。”基于以上认识，可知王清任的调气包括针对气滞的理气和针对气虚的补气两个方面。调血包括针对血虚的养血和针对血瘀的活血两个方面，活血就是保持血脉畅通。

三、重用黄芪补气是王清任调气的特色

王清任对气虚的临床研究非常精细，在《气血合脉说》中指出，“正气虚当与半身不遂门四十种气虚之症、小儿抽风门二十种气虚之症互相参考”。具体证治如下：

1. 半身不遂证

王清任详细辨析半身不遂从风火痰湿论治之错谬，立“元气亏损五成”导致半身不遂之论。症见半身不遂、口眼歪斜、口角流涎、大便干燥、小便频数、遗尿不禁、语言謇涩、口禁咬牙。治以补阳还五汤（生黄芪、归尾、赤芍、地龙、川芎、桃仁、红花），其中生黄芪用量需要重用至120~240g。

2. 半身不遂先兆

偶尔一阵头晕、无故一阵头沉、耳内无故一阵风响、耳内无故一阵蝉鸣、下眼皮长跳动、一只眼渐渐缩小、无故一阵眼睛发直、眼前长见旋风（眩晕）、长向鼻中攒冷气、上嘴唇一阵跳动、上下嘴唇相凑发紧、睡卧口角流涎沫、平素聪明忽然无记性、忽然说话少头无尾、语无伦次、无故一阵气喘、一手长战、两手长战、手无名指有一时屈而不伸、手大指无故自动、胳膊无故发麻、腿无故发麻、肌肉无故跳动、手指甲缝一阵阵出冷气、脚趾甲缝一阵阵出冷气、两腿膝缝出冷气、脚踝一阵发软向外倾倒、腿无故抽筋、脚趾无故抽筋、行走两腿如拌蒜、心口一阵气堵、心口一阵发空气不接、心口一阵发忙、头项无故一阵发直、睡卧自觉身子下沉。可以选用黄芪赤风汤，使“周身之气通而不滞，血活而不瘀”。

3. 小儿半身不遂

面色青白、渐渐手足不动、手足痉挛、周身如泥塑。可用补阳还五汤。

4. 小儿抽风

项背反张、四肢抽搐、手足握固、两目天吊、口禁不开、口流涎沫、喉间痰鸣。选用可保立苏汤（生黄芪、党参、白术、甘草、当归、白芍、炒酸枣仁、山萸肉、枸杞子、补骨脂、核桃）。

5. 小儿抽风先兆

囟门下陷、昏睡露睛、口中摇舌、不能啼哭、哭无眼泪、鼻孔扇动、喉间痰鸣、头低不抬、口禁无声、四肢冰冷、口吐白沫、胸高如碗、喘急气促、面色青白、汗出如水、不能裹乳、大便绿色、肠鸣、下泻上嗽、肌肉跳动。可以选用黄芪赤风汤。

6. 脱肛日久

黄芪防风汤（黄芪、防风）有奇效。

7. 老人排尿阴茎疼痛

黄芪甘草汤（生黄芪、甘草）立效。

以上各方，黄芪用量均大。

四、“分部论治”是王清任理气活血的应用特点

全身各处都有气血，所以血瘀病证的临床表现也各有不同，王清任根据瘀血部位的不同，制定了系统的诊治方案，具体如下：

1. 头面四肢周身血管血瘀

伤寒温病后脱发、无病脱发、眼痛白睛红（暴发火眼）、糟鼻色红、耳聋年久、白癜风、紫癜风、紫印脸、青记脸如墨、牙疳（牙床紫黑、牙齿脱落）、口鼻气臭、妇女干劳（闭经、咳嗽急喘、饮食减少、四肢无力、午后发烧至晚尤甚）、男子劳病（四肢酸软无力、肌肉消瘦、饮食减少、面色黄白、咳嗽吐沫、心烦急躁、午后潮热、天亮汗多）、交节病作（无论何病节气前后发病）、小儿疳症（尿如米泔，午后潮热至晚尤甚，青筋暴露、肚大坚硬、面色青黄，肌肉消瘦、皮毛憔悴），治以通窍活血汤（赤芍、川芎、桃仁、红花、老葱、鲜姜、红枣、麝香、黄酒）。

2. 胸中血府血瘀

头痛忽好忽犯（无表证、无里证、无气虚痰饮证）、忽然胸痛、胸不任物、胸任重物、天亮出汗、食自胸右下、心里热（灯笼病——身外凉心里热）、瞀闷（小事想不

开)、急躁(平素和平，有病急躁)、夜睡梦多、呃逆(打咯忒)、饮水即呛、不眠、小儿夜啼、心跳心忙、夜不安(将卧则起，坐未稳，又欲睡，一夜无宁刻，重者满床乱滚)、肝气病(无故爱生气)、干呕、晚发一阵热(每晚内热兼皮肤热)，治以血府逐瘀汤(当归、生地黄、桃仁、红花、枳壳、赤芍、柴胡、甘草、桔梗、川芎、牛膝)。

3. 肚腹血瘀

积块(无论积聚成块在左胁、右胁、脐左、脐右、脐上、脐下，积块按之跳动)、小儿痞块肚大青筋、肚腹疼痛固定、卧则腹坠(病人夜卧，腹中似有物，左卧向左边坠，右卧向右边坠)、五更泻(肾泻)、久泻，治以膈下逐瘀汤(炒五灵脂、当归、川芎、桃仁、丹皮、赤芍、乌药、延胡索、甘草、香附、红花、枳壳)。

4. 少腹血瘀

少腹积块疼痛、少腹积块不痛、少腹疼痛、少腹胀满、经期腰酸、经期少腹胀、崩漏、月经紫暗、月经紫黑、赤带、不育、无故小产、习惯性流产，治以少腹逐瘀汤(炒小茴香、炒干姜、延胡索、没药、当归、川芎、肉桂、赤芍、生蒲黄、炒五灵脂)。

5. 痹痛血瘀

肩痛，臂痛，腰痛，腿痛，周身疼痛，治以身痛逐瘀汤(秦艽、川芎、桃仁、红花、甘草、羌活、没药、当归、炒五灵脂、香附、牛膝、地龙)。

6. 脑瘀癫狂

癫狂、哭笑不休、骂詈歌唱、不避亲疏、各种恶态，治以癫狂梦醒汤(桃仁、柴胡、香附、木通、赤芍、半夏、大腹皮、青皮、陈皮、桑白皮、苏子、甘草)。

五、祛邪与调气活血并用是王清任治疗疫病的创新

1. 霍乱吐泻

王清任认为，霍乱吐泻的病因是瘟毒，自口鼻而入，将气血凝结，壅塞津门，致使水不得出所致。霍乱瘀血之象为初得时用针刺其胳膊肘弯处血管，流紫黑血。霍乱轻症治疗：初见吐泻，首先在尺泽周围刺血，然后服解毒活血汤(连翘、葛根、柴胡、生地黄、赤芍、桃仁、红花、枳壳、甘草)。对于霍乱重症，症见眼窝深陷、汗出如水、肢冷如冰、舌干口燥、大渴饮冷、转筋身凉、汗多，当用急救回阳汤(党参、附子、干姜、白术、甘草、桃仁、红花)。

2. 痘疹

痘疹即天花，因皮疹形圆如豆，故名痘，因色红似花，故名天花。王清任详细辨析前人有关论述的错误，结合自己诊治痘疹的丰富的临床经验，认为痘疹的病因是天

行瘟毒，疫邪轻重和瘀血轻重决定了痘疹的转归。关于痘疹轻重顺逆病机，王清任说："受瘟疫轻，瘟毒随花而出，出花必顺；受瘟疫重，瘟毒在内逗留，不能随花而出，出花必险；受瘟疫至重，瘟毒在内烧炼其血，血受烧炼，其血必凝，血凝色必紫，血死血必黑，痘之紫黑是其症也。死血阻塞道路，瘟疫之毒，外不得由皮肤而出，必内攻脏腑，脏腑受毒火煎熬，随变生各脏逆症"。对于痘浆形成的机理讲到"瘟毒逐血中浊气于皮肤形成痘疮，五六天后痘中之血退还血管，痘内止存浊气津液，津液清，名曰清浆；清浆为瘟毒烧炼，稠而色白，故名白浆；白浆再炼，更稠而混，故名混浆；混浆再炼，稠如疮脓，故名黄浆，黄脓再炼干而结痂"。而对痘不行浆的机理则这样描述"痘不行浆，皆因血不退还血管；血不退还血管，皆因血管内有瘟毒烧炼，血凝阻塞血之道路。若通血管之瘀滞，何患浆之不行。"出痘饮水即呛被认为是"痘毒烧炼，会厌血凝，不能盖严气门"。病程七八天痘疮作痒的机理被认为是"瘟毒浊气津液尽归于皮之外、肤之内、痘巢之中，正气不能达痘中行浆、化脓、结痂，以致瘟毒外不得出肤，内不得入皮，痘在皮外肤里，故作痒"。

王清任治疗痘疹，非常有信心地说："初见之时，辨明虚实，皆可望生。明此理者，知余补前人之未及，救今人之疑难；不明此理者，妄加评论，以余言为狂妄，而不知非狂妄也，知痘之本源也。""痘科书中，但论治胎毒，而不知治瘟毒，纵知治瘟毒，而不知瘟毒巢穴在血，若辨明瘟毒之轻重、血之通滞、气之虚实，立救逆痘于反掌之间。"

对于痘形攒簇，蒙头覆釜，周身细碎成片，或加疹夹斑，浮衣水疱，其色或紫，或暗，或黑，其症或干呕、烦躁、昼夜不眠者，用通经逐瘀汤（桃仁、红花、赤芍、穿山甲、皂角刺、连翘、地龙、柴胡、麝香）；对于痘疹五六天后饮水即呛，治以会厌逐瘀汤（炒桃仁、红花、甘草、桔梗、当归、玄参、柴胡、柴胡、赤芍）；对于治痘六七日后，泄泻不止，或十余日后泄泻，用止泻调中汤（黄芪、党参、甘草、白术、当归、白芍、川芎、红花、附子、高良姜、肉桂）；对于痘后五六日痢疾或红或白或红白相杂，治以保元化滞汤［黄芪、滑石末（冲）］；对于痘疹六七日后作痒不止，抓破无血，兼治失音、声哑，治以助阳止痒汤（黄芪、桃仁、红花、皂角刺、赤芍、炒穿山甲）；对于痘后抽风、两眼天吊、项背反张、口禁不开、口流涎沫、昏沉不省人事、周身溃烂、脓水直流，治以足卫和荣汤（黄芪、甘草、白术、党参、白芍、当归、酸枣仁、桃仁、红花）。

六、王清任调气活血组方思想指导临床的巨大潜力

由于气血在人体是无处不在、处处都需要的，调气活血的组方思想必然贯穿临床各科的诊治过程中，所以调气活血指导临床的潜力巨大。

王清任创立的独特的气血理论按照现代的观点，确实存在着很多错误，如果说他

把静脉当“血管”是正确的，那么他把动脉当作“气管”显然是错误的。但是，王清任的务实求真的精神是值得每位中医敬仰的，他所创立的 33 张处方无一例外地来源于其临床实践，完全经得起临床检验。

我在系统研究《医林改错》之前，临床诊治思维的系统性较差，面对众多的古今学说总觉纷乱繁杂，不得要领，临床效果也不是很理想，经过系统学习、几年的临床验证，觉得王清任是位了不起的临床大家，心中甚是敬佩。基于《医林改错》的记载，从中西医结合的角度，扩大了原著中处方的应用范围，对很多疑难杂症取得了意想不到的效果。

血府逐瘀汤是大家最为熟知的一张处方，《难病奇方系列丛书·血府逐瘀汤》统计了该方的应用范围，可以治疗 110 多种病症。根据原著记载，我发现该方治疗的疾病基本上都是西医学的神经功能紊乱性疾病。既往我们治疗神经功能紊乱性疾病，多从肝论治，往往是初治有效，继续治疗则无效，甚是苦恼，后来以血府逐瘀汤治疗各种神经功能紊乱性疾病，发现疗效迅速持久，屡试多验，非常欣喜。还发现该方对于脑功能紊乱的抑郁症也有非常好的疗效，而且没有西药抗抑郁药的不良反应。临床应用时，如能根据具体病情，以该方为基础加减化裁，兼有痰热者加胆南星、黄连、竹茹，兼有痰湿者加半夏、陈皮，兼有心脾两虚者合用甘麦大枣汤，兼有脾胃虚寒者加肉豆蔻、干姜，随证化裁，疗效满意。

通窍活血汤能治疗头面四肢周身血管瘀血病症，为我们治疗皮肤病提供了很好的思路，如能参照其他皮肤病治疗经验，配伍相应的药物，皮肤疾病疗效可以大大提高。其适应证中有“交节病作”，王清任认为，“无论何病，交节病作，乃是瘀血”，受其启发，用于治疗一例每年立秋即发哮喘的患者，竟然取得意想不到的效果。足见王清任著作的临床价值。

膈下逐瘀汤是王清任治疗膈下肚腹瘀血的方子，对胃肠功能紊乱、腹部肿块、顽固性腹痛、顽固性腹泻、腹部感觉异常具有很好的临床疗效。曾用本方配合大建中汤治疗顽固性腹部剧烈疼痛二三十年的患者数例，都在 1 个月之内治愈，治疗 30 多年的顽固性腹泻患者数例，也在 1 个月左右治愈。

少腹逐瘀汤是治疗血瘀少腹的良方，我用本方治疗久治不愈的不孕症、子宫内膜异位症、痛经、习惯性流产、月经不调，发现起效快、效果稳定、可重复性好。

身痛逐瘀汤治疗各部位顽固性身痛疗效可靠，辨证加减疗效更佳。

更让我难以忘怀的是癫狂梦醒汤，治疗精神疾病尤其是精神分裂症，疗效比较满意。曾用于治疗一例西医治疗无效的“离魂症”患者，他能看到另外一个自己，并能与之对话。这种病症以前只在陈士铎的《辨证录》中见过，临床从未遇到过，应用癫狂梦醒汤竟然很快治愈。

通过临床验证，本人认为王清任的调气活血的诊治经验值得广泛应用、深入研究，具有巨大的指导临床的潜力。

王忠评按

“血气不和，百病乃变化而生”（《素问·调经论》），故“治病之要诀在明白气血”（《医林改错·气血合脉说》）。《寿世保元》亦云：“盖气者血之帅也，气行则血行，气止则血止，气温则血滑，气寒则血凝，气有一息之不运，则血有一息之不行。”王清任的医学理论重视“气血”，治病必须重视气血的病变，无论外感与内伤，皆为“气血病变”。气是人体本源，气病独重气虚，疾病多为“气虚”所致；血病多为“血瘀”，气不能行血、出血所致“血亏”“邪与血结”皆可致“血瘀”。其在组方中倡导“调气活血”，倡导补气活血、逐瘀活血两大法则，创用补阳还五汤补气活血，血瘀之证则立通窍活血及血府、膈下、少腹逐瘀汤四大要方分部论治，融前人论述，独成一家之论，创立了以活血祛瘀为主的学派，对活血化瘀法做出了重要贡献。

刘建军主任医师射策王清任“调气活血”的组方思想和所创诸逐瘀汤，重点在结合临床实例比较分析“调气活血”中气虚血瘀重治气与气滞血瘀重治血的理论源流与用药差异，如益气升阳重黄芪、活血化瘀重桃红。进一步阐明“调气活血”之调气意在活血，气虚宜补宜升，气滞宜通宜行，化瘀有温、有清、有养，最终达到“周身之气通而不滞，血活不瘀，气通血活”的气血调和、阴平阳秘的生理状态。

刘喜明主任医师从气血相依，相互为用出发，认为两者和则调畅，病则同病，进而瘀血为病，表现多样，用药注重部位，着重分析了通窍活血汤、血府逐瘀汤、膈下逐瘀汤的组方思想以及补气活血治则的动静结合内涵和临床指导意义。

张艳主任医师结合临床治疗慢性心衰的实践，体会在临证时，做到“三宜三不宜”：“宜益气补气而不宜滞气，宜活血行血而不宜破血，宜行气降气而不宜破气”。以调气调血为目的时，应“疏其气血，令其条达”，经络通达，令人安和。不同阶段心衰的治疗，遵王清任的调理气血组方思想，分期分级辨证，灵活运用益气活血法，可收到事半功倍的效果。

刘孟渊主任医师与吴晋兰主任医师均强调气血组方思想表现在调气和活血兼顾或并重，根据“气有虚实，血有亏瘀”的观点，在使用活血化瘀药物的同时，兼用补气或行气、理气药；在使用补气、理气药物时，兼用活血化瘀药。纵观王氏创制的系列方剂，调气活血的组方思想主要在调气，意在活血，重于补气，气旺则血活；调气意在疏达，理气活血；调气活血，重用辛温行散，少用寒凉之品；调气活血，重在扶正祛邪。

王金桥主任医师在区分益气活血化瘀和行气活血化瘀组方原则差异的基础上，重点放在调气活血类方的药物分布差异规律阐析及其方义辨析等方面。

贾海忠主任医师分析认为王清任“气”与“血”概念具有独特性，调气活血组方的内涵中调气包括针对气滞的理气和针对气虚的补气两个方面，调血包括针对血虚的养血和针对血瘀的活血两个方面，即气病有虚实两端，血病有虚瘀两端，认为祛邪与调气活血并用是王清任治疗疫病的创新。

论“内消、托里法”在外科的运用

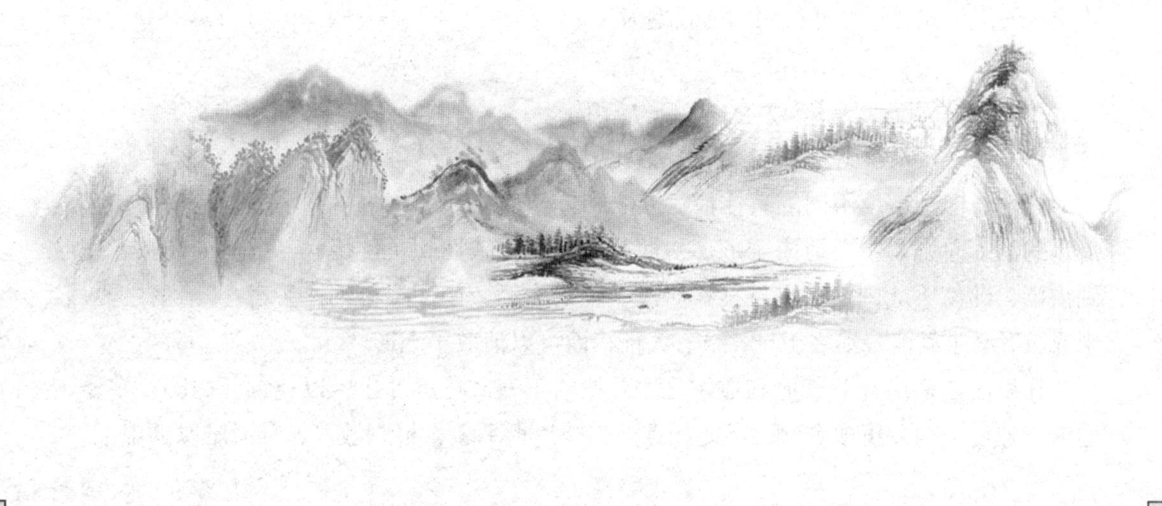

高如宏（宁夏回族自治区中医医院）

内消和托里法是中医外科内治法独特的治疗法则。它是在整体观念和辨证论治的基础上，依据外科疮疡初起、成脓两个不同阶段及演变过程而确立的两个总的治疗原则，然后循此治疗原则，运用具体的治疗方法而有效地治疗疾病。内消和托里法在中医外科治疗学中占有极为重要的学术地位，其临床应用颇为广泛，故现就内消、托里法的临床应用阐述如下。

一、内消、托里法的理论渊源

内消、托里治法源远流长，代有发展。其肇源于《内经》，如《素问·至真要大论》载“坚者削之，结者散之”“损者温之”，《灵枢·九针十二原》载“以微针通其血脉，调其血气”“陷下则灸之”“虚者引而起之”等；东晋《刘涓子鬼遗方》在痈疽内治方面已广泛运用了内消和托里法；北宋《太平圣惠方》针对痈疽提出了“消散”和“托法”的治疗原则；金·刘完素《素问病机气宜保命集》明确提出以托里、疏通、和营三法治疗疮疡；元·齐德之《外科精义》对内消、托里法的论述尤为翔实；至明代《疡医准绳》《外科正宗》秉承前贤之论，广为发挥，根据外科疾病发展过程，将疮疡分为初起、成脓、溃后三个阶段，确立了消、托、补三个总的治疗法则；《外科启玄》申斗垣对内消、托里法做了更为详细的阐述，指出“ 消者灭也，灭其形症也……使绝其源而清其内，不令外发，故云内消”“托者，起也，上也。痈毒之发外者，邪必攻内，自然之理，当用托里汤液。使荣卫通行。血脉调和，疮毒消散”。自此之后，内消和托里法便成为诸位先贤治疗外科疾病的总纲大法。

二、内消、托里法的临床应用

内消，即是运用不同的具体治疗方法和方药使初起的疮疡得到消散，是一切初起疮疡的治疗总则。主要适应于疮疡初期及外科非化脓性肿块性疾病，可使未成脓者达到内消，即使不能内消，也可移深居浅，转重为轻。如《疡科纲要》言：“治疡之要，未成脓者必求其消，治之于早，虽有大证，而可以消散于无形。”

托里法是运用补益气血和透脓之法，扶助正气，托毒外出，以免毒邪内陷。主要适应于外疡中期，正虚毒盛，不能托毒外达，疮形平塌，根脚散漫，难溃难腐的虚证。

即如《外科启玄》载："托者，起也，上也。"

1. 内消、托里法是两个治疗大法，并非具体的治法

所谓大法，即是说临床治疗疮疡疾病时，根据其各种证候表现和某一特定阶段的病机所确定的总原则，是临床必须遵循的规矩和准绳。它鲜明地反映了外科疮疡发生、发展过程中初期和中期阶段的病理概括，涵盖了疮疡初、中期阶段中的病因、病位、病性、病势诸多因素形成的病机变化。

中医学治疗疾病既强调辨病，又注重辨证。内消和托里法是辨病和辨证的集中体现。内消和托里法要求临床既要抓住正邪相争的主要证候，还要注意病情发展转化的每个方面，务在确立大法的前提下，随着病势进退和兼夹证，结合病机演化，统筹兼顾，变通化裁，方能治无遗邪，取效佳良。故内消和托里大法之下，每又详分具体的治法，即治疗大法的具体化。就内消和托里法归纳之，概有解表、通里、清热、温通、祛痰、理湿、行气、和营、内托等法则，诚如程国彭《医学心悟》所言："一法之中，八法备焉。八法之中，百法备焉。"

2. 消、托法临床应用，以辨证为首务

大凡疮疡，包含阳证和阴证，阳为痈，阴为疽。有发于脏者，又有腑者，也有在皮肤肌骨者。发于脏者，其色白，其形平塌，脓水清稀，或致臭败，神色痿惫，属阴证；发于腑者，其色红而形高肿，脓水稠黏，神清气朗，属阳证。发于脏，多由功能失调为患；发于腑，其源不一，有火热助心为疡，有寒邪伤心为疡，有燥邪劫心为疡，有湿邪壅滞为疡；又有寒邪所客，血滞不通者，以致色败而似寒；又有劳汗当风，营逆肉里，而寒热难辨者；又有不内外因者，膏粱之积，狐蛊之感，房劳之变者；还有误食毒物，跌压杖棒，汤火虫兽等伤，亦皆作疮疡，总由营气不从之所致也。凡诊疮疡，首辨有脓无脓。用手按之，手起而即复者有脓，手起而不即复者无脓，是谓引手；重按乃痛，脓之深也；轻按即痛，脓之浅也；按之不甚痛者，未成脓也；肿起坚硬脓稠者，为实；肿平软漫脓稀者，为虚；痈大坚者，未有脓；半坚薄，半有脓；当上薄者，都有脓。

然，疮疡之病变虽在局部，却与脏腑、气血、经络等密切相关。主要病机为血气壅滞，营卫稽留。《灵枢·痈疽》曰："寒邪客于经络之中则血泣，血泣则不通，不通则卫气归之，不得复反，故痈肿。寒气化为热，热盛则腐肉，肉腐则为脓，脓不泻则烂筋，筋烂则伤骨，骨伤则髓消。"故痈疽疮疡，症虽现于外，病必由于内，治疗疮疡，治外必本于内。高秉钧《疡科心得集》谓"外科必从内治"，强调要探其本而不袭其末。《疡科纲要》指出："治疡之要，未成者必求其消，治之于早，虽有大证而可以消散于无形……肿疡治疗总以消散为第一要义。"

盖治疗疮疡早中期之证，主用内消和托里大法。具体运用时，在两个大法总则指导下，根据疮疡病因和局部表现辨别其属阴属阳及寒、热、虚、实，并参合其病变部

位、全身情况与舌脉等征象进行综合分析，确定证候，采用具体的治法。解表法，运用解表发汗的药物，使壅阻于皮肤血脉之间的毒邪从汗而散，即“汗之则疮已”，具体当辨风热与风寒，法分辛凉解表和辛温解表治之；通里法，是用泻下的药物，使蓄积在脏腑气血的毒邪疏通排出体外，达到除积导滞、逐瘀散结、泄热定痛、邪去毒消之旨，具体当辨在腑、在脏，在气、在血，再予攻下或润下之法治之；清热法，遣用寒凉的药物，使内蕴之热毒得以清解，具体当辨在气、在血，实火、虚火，方予辛寒清热、清热解毒、凉血清热、滋阴清热之法治之；温通法，应用温通经络、散寒化痰的药物，以驱散阴寒凝滞之邪，治疗寒性肿疡的治法，具体当辨在经、在络，在脏、在腑，分别运用温经散寒、祛风除湿，温经通阳、散寒化痰之法治之；祛痰法，使用咸寒化痰软坚的药物，俾痰浊凝聚的肿块得以消散，具体当分六淫、七情、虚弱所致，分别予以疏风祛痰、解郁化痰、健脾豁痰、养营涤痰之法治之；理湿法，采用燥湿或淡渗的药物，使蕴滞于体内的湿邪得以祛除，具体当辨湿邪流滞在经、在络，在腑、在脏，在上、在中、在下和夹热、夹风、兼寒，分别再予舒经化湿、祛风除湿、清热利湿、淡渗利湿、健脾燥湿之法治之；行气法，即用理气化滞的药物，使气机流畅，气血调和，以达消肿散坚止痛之旨，具体当辨气机郁滞、气滞血瘀，再予疏肝解郁、理气活血之法治之；和营法，予调和营血的药物，使经络疏通、血脉调和流畅、疮疡肿消痛止，临床应用时常与其他治法合并应用，故须明辨其虚实寒热与夹气夹痰夹瘀，施而治之；内托法，运用透托和补托的药物，使疮疡毒邪移深就浅，早日液化成脓，并使扩散的证候趋于局限，邪盛者不致脓毒旁窜深溃，正虚者不致毒邪内陷，以达脓出毒泄、肿痛消退，即“扶正达邪”，具体应用时据证分别采用透托法和补托法予以施治。

概言之，疮疡内治之法初期宜消散，中期宜内托。若证情复杂，则在两个大法指导下，具体治疗可数法合用。

3. 内消、托里治法临床应用慎度

内消之法，大凡疮形已成，切不可概用之，以免“养痈为患”，毒散不收，气血受损，脓毒内蓄，侵蚀肌肉，致腐烂筋骨，溃后难敛，不易愈合，故申斗垣《外科启玄》说：“如形症已成，不可此法也。”托里之法，若毒邪盛而正气未衰者，不宜用之，以免脓毒旁窜深溃；若疮疡后期，脏腑虚损，气血亏虚，毒势已去，脓水清稀，疮口难敛者，也不宜托里治法，以免“虚不愈疮”。在具体治疗方法中，亦有禁忌之列，如疮疡溃后、日久不敛、体质虚弱者，即使有表证，不宜使用解表发汗法；年老体衰、妇人妊娠或经期，不宜或不可过剂应用通里法，用则耗损正气，毒邪内陷，证情恶化；疮疡溃后、脾胃虚寒、脾肾阳虚，不可过投苦寒清热剂，用则疮疡难愈；若阴虚有热者，不宜使用温通法，用则助火劫阴，易致变证；运用祛痰法，应慎用过于温燥之品，以免助火生热；阴虚、血亏、津液耗损者，不可过用辛燥理湿剂，用则阴津更加亏损；

气虚、阴亏、火热炽盛者，不宜过剂使用和营破血药与辛温香燥行气之剂，用则更加耗气伤血、助火鼓邪，犯"虚虚实实"之诫；透脓法不宜用之过早，疮疡初期未成脓者勿用，用则助毒资邪；正实毒盛者不宜使用补托法，用则助长毒邪，病势加剧。

三、内消、托里法拓展与创新

自内消和托里法用于中医外科临床以来，历代医家广泛应用并颇多发挥，概之有重内消者，也力倡内托者。重内消者，提出"以消为贵，以托为畏"；而重内托者，则倡" 疮医不可一日无托里之药"，二者均产生了一定影响。首执此观点者认为："且疽初起，即如平塌，安可用托，托则成患。余家之法，以消为贵，以托为畏。即流注瘰疬恶核，倘有溃者，仍不敢托，托则溃者虽敛，增出者又如何？故以消为贵也。"先贤认为，消法仅适用于疮疡初期未成脓者，凡疮已成有脓者均禁用之。后世医家对此多有突破，我认为：凡患者正气不虚，证属阳、属实，脓未成熟者，只要辨证准确，皆可用之，即使肿疡化脓不多，也可用之，未曾发现有毒邪走窜或气血受损者。再者，大凡初起之证并非全系阳证、实证，虽未化脓也不可单用此法，关键要辨患者正气与发病以及合病、并病，如若患者疮疡虽属初起，但正气已衰者，此时再一味消散，反使正气更虚，脓反难成，毒邪不宜祛除，疮疡更难早愈。如临床常见的消渴病、尿毒症、系统性红斑狼疮、天疱疮、癌症、长期卧床、年老体弱患者等，罹患疮疡虽属早期，也不可单用内消之法，临床常以托里和内消合用，其收效更佳。至于疮疡溃后也是内消禁忌之列者，现在临床也多用之。我的体会是：凡疮疡溃后，实证虽减，但虚证已显，特别是年老正气虚弱者，在调养气血的同时适度加入消散之品，既可扶助正气提高抗病能力，又可托毒外出，消散余毒，并促疮疡早愈，其疗效更好，也未见疮疡难愈和补毒之害。故消、托之法各有所属，应据临床准确辨证施治。而持" 凡为疮医不可一日无托里之药"者，我认为：先贤虽语出有些偏执，无非是强调托里之重要，并非见疮必用托里之药。但凡疮疡初、中期，局部不红不肿，根脚散漫不收，坚硬不软，疮形平塌，难脓不溃，或溃后脓汁清稀，根脚不散，或腐肉不脱，新肉不生，疮口久不收敛，证属由阳趋阴，虚实并见，或以虚为主，毒邪尚存抑或深入者，皆宜用托里治之，托当透托、补托分而择之，或据证消托并用，使之绝其源而清其内。总之，"以消为贵"还是"内托为要"，当须在内消和托里大法的指导下，还须以辨证阴阳正邪盛衰及疮形识别为要。

鉴于先贤经验，后世医家将内消和托里之法广泛运用于临床各科。如北京市赵炳南皮肤病医疗研究中心李永宽运用"回阳熏药配合内服托里生肌方药治疗顽固性疮疡二例报告"，2 周后疮面明显好转，窦道变浅，6 周后疮口缩小如豆大，窦道只有 1cm，9 周后窦道、疮面愈合，随访 1 年未见复发；白求恩医科大学第二临床学院包洪采用"内消外敷并举治疗带状疱疹 32 例"，均在 10 天内治愈；云南刘复兴应用"消、托、补”法治疗皮肤病“面游风”“白疕”“瘙痒症”等取得了显著疗效，并总结了丰富的经验；湖南蒋爱民内消托毒法治疗内痈肝脓肿30例、肺脓疡18例，痊愈37例，好转8例，她指出：“中医内消托毒法治疗内痈，其疗效肯定，对多发性散在性痈疡不便穿刺抽脓或手术者尤为适宜，值得临床推广应用。”还有学者用于治疗乳癖、子宫肌瘤、宫颈肿瘤取得了非常显著的疗效；我也经常单用内消或托里治法，或消托并用，治疗各种外科疾病及痤疮、湿疮、臁疮、褥疮、脱疽、鼻衄、黄褐斑、紫癜、扁平疣等，收效甚佳，体会颇深。

四、结语

内消法、托里法源于《内经》，历经诸代先贤继承发挥，至《外科启玄》申斗垣阐述完备、开卷易明，用于指导临床，并由此成为外科治疗疮疡的总纲大法。然其法中有法，内消、托里是纲领，其阶段分明，先后有序，各有侧重，对疮疡治疗具有纲举目张、绝其源而清其内之旨，故在治疗学上有着十分丰富的内涵，不仅对外科疮疡的治疗发挥着重要的指导作用，而且对内科肿疡、妇产科、儿科、皮肤科、骨科等疾病的治疗亦显现出十分有益的指导和治疗作用。因此，运用其临床治疗疾病时，一定要把握其科学内涵，绝不能将其绝对化、孤立化，既不能一味“以消为贵，以托为畏”，也不能“疮医不可一日无托里之药”，既要秉承古人学术经验，又不可拘泥于古人某方某术，必须在临床实践中不断发展创新，方是对内消、托里法的最好应用。

参考文献

[1] 李永宽，那大生．回阳熏药配合内服托里生肌方药治疗顽固性疮疡二例报告［J］．陕西中医，1992，6（3）：183.

[2] 包洪．内消外敷并举治疗带状疱疹32例［J］．吉林中医药，2000，5，37.

[3] 李丽琼，欧阳晓勇．刘复兴教授应用消托补法治疗皮肤病的经验［J］．云南中医学院学报，2007，30（6）：31.

[4] 蒋爱民，蒋艳敏，蒋鑫泉．内消托毒法治疗内痈48例临床观察［J］．四川中医，2004，22（2）：51.

[5] 熊冬梅．桂枝茯苓胶囊治疗子宫肌瘤38例［J］．陕西医，2006，27（6）：679.

蔚文评按

但凡中医理论或学术创新，一是必有源流，有清晰的传承发展脉络；二是以病人为本，以疗效为依据，出自临床，用回临床。中医外科疮疡的内消和托里法即是如此，其理论基础源自《素问·至真要大论》病机十九条“诸痛痒疮，皆属于心”、《素问·生气通天论》“营气不从，逆于肉里，乃生痈肿”，以及《素问·至真要大论》“坚者削之”“结者散之”等记载。再经后世运用弘长，衍生出治疗疮疡之“内消、托里法”，指导临床，屡收良效。

宁夏高如宏主任医师就内消、托里法的策论，全篇引经据典，紧密结合临床，贯穿整体观和辨证论治思想，对内消、托里的内涵、适应证和循证遣方用药进行较深入的解析。再者，高医师根据长期临床经验体会和悉心思考，针对疮疡病程演化复杂和多兼夹证的特点，提出托里和内消合用法，切合临床实际，分析中肯，师古而不泥古，有较独特的见解，对中医疮疡临证具有积极意义。

通过优秀中医临床人才研修项目，培养中医本色优秀人才，继承、创新和发展中医学术和理论基础，具有重要的现实意义。窃以为，运用中医传统方法路径来研究创新中医学术思想和理论基础，并不会因时代变迁而过时，临床实践经验的积累、总结、凝练与升华，依然不失为现代中医科学发展的一条正确之路，应当坚持和鼓励，包括民间经验在内，均不可忽视。本人早年在综合医院从业，曾收治一位疮疡溃后疮口不收的患者，经数月包括抗生素在内各种疗法均无效，患者状况日益恶化。家属提出使用当地草药验方，经科室讨论勉为其难，不料用后竟获奇效，终治愈出院。此案提示，民间藏有的宝贵经验，也值得发掘，合理运用。

论“小儿稚阴稚阳之体”

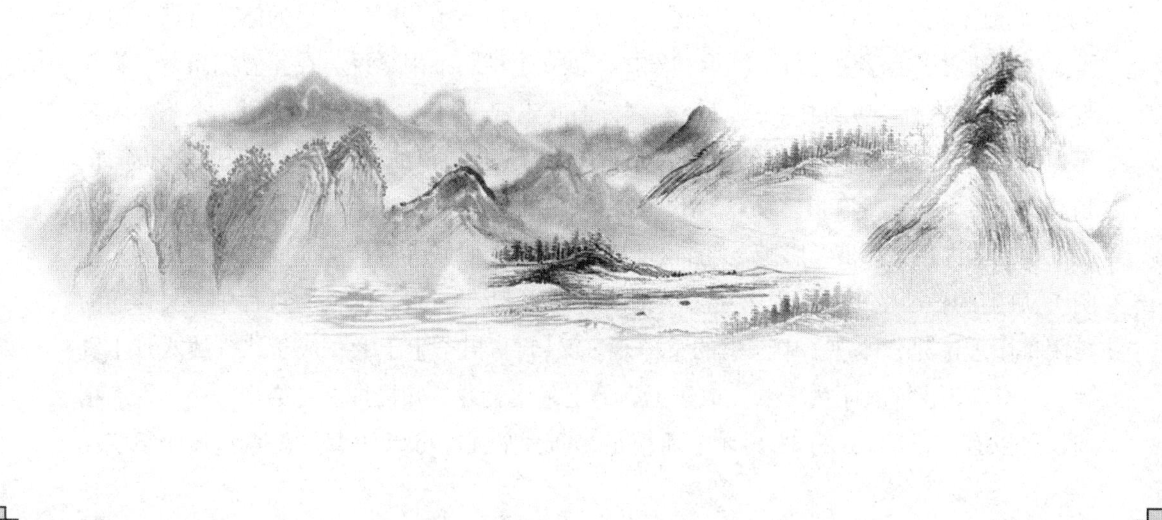

万　英（四川省中医药科学院）

清代医家吴鞠通，运用中医阴阳理论，将小儿的生理特点概括为“稚阳未充，稚阴未长”。此理论颇受医者推崇，流行至今，指导着儿科疾病的防治和养育调护。“稚”，幼小、未熟、嫩也；“阴”，指机体的精、血、津液及脏腑、筋骨、脑髓、血脉、肌肤的有形之质；“阳”，指脏腑的各种生理功能。稚阴稚阳理论认为，小儿时期无论在形体物质方面还是生理功能方面，都处于相对不足的状态，都需要随着年龄的增长而生长发育，逐步趋向完善和成熟。对小儿的体质特点，历代医家均有看法，亦有争鸣。如何深入透彻地理解和掌握小儿的体质特点，进而指导儿科临证，笔者溯本求源，临证揣摩，试论如下。

一、历代医家对小儿体质的认识

历代医家对小儿体质多有论述，最有代表性的当属“稚阴稚阳之体”学说及“纯阳之体”学说。

1. 稚阴稚阳之体学说

《灵枢·逆顺肥瘦》云：“婴儿者，其肉脆血少气弱。”隋代巢元方《诸病源候论·养小儿候》曰：“小儿脏腑之气软弱。”宋代钱乙《小儿药证直诀·变蒸》曰：“小儿五脏六腑成而未全，全而未壮。”南宋陈文中《小儿病源方论》：“小儿脏腑娇嫩，皮骨软弱，血气未平，精神未定，言语未正，经络如丝，脉息如毫。”明代万密斋《育婴家秘》言：“小儿气血未充，肠胃脆弱，神气怯弱。”等等，均指出小儿形气不足的体质特点。清代医家吴鞠通对以上学说进行了继承和发扬，创立了稚阴稚阳学说，在《温病条辨·解儿难》中曰：“古称小儿纯阳，此丹灶家言，谓其未曾破身耳，非盛阳之谓，小儿稚阳未充，稚阴未长也。”“稚”是指幼嫩尚未成熟，“阴”是指机体的精血、津液及脏腑、筋骨、脑髓、血脉、肌肤等有形之质；“阳”是指脏腑的各种生理功能。稚阴稚阳理论进一步说明小儿体内精血津液及脏腑、筋骨、脑髓、血脉、肌肤等有形之质尚未发育成熟（稚阴），脏腑的各项生理功能尚未完善（稚阳），仍处于生长发育的动态过程中。吴鞠通的稚阴稚阳理论充分体现了中医学的整体观。又曰：“男子生于七，成于八，故八月生乳牙，少有知识。”“女子生于八，成于七，故七月生乳牙，知提携。”“男子……十六而精通，可以有子，三八二十四真牙生而精足，筋骨坚强，可以任事。盖阴气长而阳气亦足矣。女子……二七十四而天癸至，三七二十一而真牙生，阴气始足，阴足而阳充也。”指出男子十六至二十四岁、女子十四至二十一岁才能阴气长而阳亦充。

2. 纯阳之体学说

最早见于《颅囟经》，曰：“凡孩子三岁以下，呼为纯阳，元气未散。”此处特指“三岁以下”，故“纯阳”是指初生，禀受母体胎元之气，真元未耗，生长力旺盛之意。刘完素《河间六书》曰：“大概小儿病者纯阳，热多冷少也。”叶天士《幼科要略》曰：“襁褓小儿，体属纯阳，所患热病最多。”说明小儿之病多属火，阳热之意。有些医家把纯阳理解为有阳无阴，如万全《育婴家秘》曰：“小儿纯阳之气，嫌于无阴。”据此，将小儿时期的体质称为“纯阳之体”。而一些医家持相反论点，认为阴阳互根，无阴则阳无以生，无阳则阴无以化。新生小儿，虽气脉未调，脏腑脆薄，但阴阳已俱，若将“纯阳”作“有阳无阴”解，显然不妥。如余梦塘《保赤存真》认为“真阴有虚，真阳岂有无虚……此又不可徒持纯阳之论也”，及“阴之滋生，赖阳之濡化也……阳可统阴，阴不能统阳”。吴鞠通《温病条辨·解儿难》亦云：“古称小儿纯阳……非盛阳之谓，小儿稚阳未充，稚阴未长也。”因此，古代医家认识到小儿具有生机蓬勃、发育迅速之生理特点，称为“纯阳之体”，又认为如果把“纯阳”理解为“盛阳”或“有阳无阴”是不正确的。

综上所述，“纯阳之体”，是指小儿处于生长发育时期，全赖阳气之温煦，如旭日东升，草木方萌，其阴阳在生理状态下阳相对旺盛，阴相对不足。“纯阳”的生理意义是生机蓬勃，发育迅速。而病理意义一是患病后病邪易从阳化热，且热邪易化火动风，故临床小儿热病最多；二是小儿脏气清灵，易趋康复。

3. “稚阴稚阳之体”与“纯阳之体”理论互补，反映小儿体质的两个方面

“稚阴稚阳之体”指小儿脏腑娇嫩，形气未充，阴阳二气均较幼稚不足；“纯阳之体”是指正是这种幼稚不足，使得小儿需要不断、迅速地发育成长，使各种气血物质和生理功能向着成熟完善方面发展，而表现为以阳为用，生机蓬勃，发育迅速。阳气既是生命之动力，又是抗病之主力，正如《素问·生气通天论》云：“阳气者，若天与日，失其所则折寿而不彰。”“凡阴阳之要，阳密乃固。”“稚阴稚阳之体”说与“纯阳之体”说互补，是在阴阳学说范畴内从不同角度阐述了小儿体质特点。因此，全面认识小儿之阴阳，才能更有效地做好对小儿的保健和疾病的防治。

二、“稚阴稚阳之体”理论，既是小儿生理特点，也是病理基础

1. “三有余四不足”

“稚阴稚阳之体”说明小儿时期机体各器官的形态发育和生理功能是不成熟和不完

善的，五脏六腑的形和气都是相对的不足，且年龄越小其表现越突出。正因为此，导致小儿御邪能力较弱，抗病能力不强，易被外邪所伤，且年龄越幼，发病率越高，发病后变化也特别迅速。明代万全在钱乙“脏腑虚实辨证”的基础上提出“三有余四不足”观点，即“肝常有余、脾常不足”“心常有余、肺脏尤娇”“肾常虚”以及“阳常有余、阴常不足”，至今为现代医家所推崇，其含义与“稚阴稚阳之体”一脉相通。

“脾常不足”：小儿为稚阴稚阳体，脾胃的形质与功能均未臻完善，而小儿生机旺盛，水谷精气需求迫切，与之相比脾胃未充更显突出，此是脾常不足之生理含义，而不能将之理解为病理的虚。但正由于脾常不足，若调护稍不适宜，加之乳食不知自节，就易损伤脾胃而发生脾胃病证，进而影响气血津液的化生和气机升降，导致全身诸多病证的产生，影响小儿的生长发育，此为其病理意义。

“肾常虚”：小儿时期，在生理上肾之阴阳均未充盈、成熟。故在病理上“肾无实证”，治疗时要注意对小儿肾阴肾阳的顾护，使之逐渐充盈成熟而不可克伐。

“肺脏尤娇”：肺为娇脏，小儿稚阴稚阳故肺脏尤娇。且脾肺为母子之脏，脾常不足，故肺脏尤娇。吴鞠通《温病条辨·解儿难》云：“脏腑薄，藩篱疏，易于传变；肌肤嫩，神气怯，易于感触。”故而在病理上则易伤难调。小儿肺系病证既是常见病、多发病，亦可为危重证、难治证，且疗效常受饮食、起居、调护等多因素影响。

“心常有余”：心属火、属阳。小儿体属纯阳，故在生理上心火相对有余。病理上，心火易炽，易见火热伤心生惊。

“肝常有余”：小儿体属纯阳，如岁首之月，为木之方萌，少阳肝木之气蓬勃生长有余，此乃其生理意义。其病理意义为小儿患病后，肝木之气易亢旺而动风。

“阳常有余，阴常不足”：其生理意义即指纯阳及稚阴稚阳；病理意义指“所患热病最多”，小儿无论外感六淫、内伤饮食，或感染时令疫毒，都易化热化火。

2.“易虚易实、易寒易热”之病理特点

宋·钱乙在《小儿药证直诀》及阎季忠在其序言中明确提出小儿疾病“易虚易实、易寒易热”，高度概括了小儿的病理特点，对后世儿科的影响很大。所谓“邪气盛则实，精气夺则虚”“阳胜则热，阴胜则寒”。由于小儿脏腑娇嫩，形气未充，故在发病过程中，其寒热虚实的变化，比成人更为迅速，且年龄越小则发病更易、传变更速。

“易虚易实”指小儿患病，邪气易实，正气易虚，实证可迅速转化为虚证，或出现虚实错杂之证。

“易寒易热”指由于小儿体属“纯阳”“稚阴”，易表现出“热”的证候；又属“稚阳”，又易表现出“寒”之证候。而寒热又易转化，或表现出寒热错杂之证。如小儿外感咳嗽，易化热入里为肺炎喘嗽（实热证），若治疗不及时可迅速出现面色苍白或青灰、肢冷汗出、脉细微之心阳虚脱危重证。又如小儿泄泻，易于损伤气液，临床常表现为“伤阴”“伤阳”或“阴阳两伤”的变证，如小便短少、皮肤干燥或枯瘪、目眶及前囟自凹陷、哭时无泪、口渴引饮、面色苍白等危重证候，甚至导致死亡。

3. 易感染时邪疫病

小儿较成人更易感染时邪疫病，这与生理上的元气不足密切相关。经云“正气存内，邪不可干”“邪之所凑，其气必虚”，内在元气充足，可以抵御外邪侵袭，防止疾病发生。小儿乃“稚阴稚阳之体”，阴阳之气俱不足，而阳气是全身之动力，故陈修园曰：“稚阳体，邪易干。”最易感染各种时邪，或从口鼻而入或从肌肤而入，由表及里，可见多种时邪疫病如麻疹、水痘、痄腮、暑温、疫喉痧等。

三、“稚阴稚阳之体”理论，可指导小儿疾病治疗用药

1. 用药须审慎、平和

小儿“稚阴稚阳”，脏腑娇嫩，形气未充，若稍有不当，不仅会损及脏腑功能，还促使病情剧变。吴鞠通特别指出：“其用药也，稍呆则滞，稍重则伤，稍不对证，则莫知其乡。”明·万密斋亦指出：“小儿用药择其良，毒药毫厘不可尝，邪气未除真气损，可怜嫩草不耐霜。”实乃中肯之言。临床治疗时要做到用药审慎且平和，祛邪而不伤正，扶正而不助邪。对寒热错杂之证须辨明寒重热重，虚实相兼之证要分清主次，谨慎选药，适当配伍。大苦大寒、大辛大热、有毒攻伐之品，更宜三思，因苦寒能伐生生之气，辛热足以耗损真阴。

2. 阳宜潜，阴宜补

小儿“稚阴稚阳”，阴阳容易失调，其阳易浮，其阴易耗，给药时，阳宜潜，阴宜补。近代儿科名医徐小圃先生擅用附子而疗效卓著，其要点即在附子与磁石同用，以防阳之浮越。纯阳之体热病较多，治以清凉为宜，若津液受损而不足时，应时时注意保津，叶天士治疗小儿温病，用苦寒药以退热得阴，但遇燥火时则注意到苦助燥劫液，而多用甘寒临之，勿令阴液耗损。

3. 用药须准确、果敢

小儿“稚阴稚阳之体”，方生之气甚微，发病容易，变化迅速，虚实莫测，故临床辨证必须准确，治疗必须及时，用药必须果敢，做到既准又稳，中病即止。

4. 时时顾护胃气

小儿“稚阴稚阳之体”，脾常不足。然脾为后天之本，无论在小儿生长发育及疾病的治疗过程中都起着十分重要的作用。正如清·陈复正《幼幼集成》所云：“凡欲治病，必先借胃气以行药之主。若胃气强者，攻之则去，而疾常易愈，此以胃气强而药力易行之也；胃气虚者，攻亦不去，此非药不去病，以胃气本弱，攻之则益弱，而药力愈

不行，胃愈伤病亦愈甚矣。若乃体质强弱，尤有不同，凡藜藿之儿，壮健之质，及新暴之病，自宜消伐，唯速去为善。如以弱质弱病，而不顾脾胃虚实，概施欲速攻治之法，则无有不危矣。”因此，时时顾护胃气，不仅是小儿生长发育的重要保障，也是提高其抗病能力，使其疾病速愈的重要因素。

5. 脏气清灵，随拨随应

小儿生机旺盛，只要哺养得当，护理适宜，自能健康成长，故无病小儿无须滥服补剂。轻病患儿，因其脏气清灵，也可不药而愈。所以《景岳全书·小儿则》说：“其脏器清灵，随拨随应，但确得其本而撮取之，一药可愈。”

四、“稚阴稚阳之体”理论及“滋肾阴泻相火调天癸法”在儿童性早熟中的运用

性早熟是儿科最常见的内分泌疾病之一，其中以特发性中枢性性早熟（ICPP）占较大比例。特发性中枢性性早熟（ICPP）是指由于不明原因引起的下丘脑－垂体系统异常分泌促性腺激素，引起第二性征提前出现的一种发育异常。女孩发病率较男孩高4~5倍。随着社会物质的极大丰富及对独生子女的溺爱，儿童饮食倾向于高脂、高蛋白，甚至服用各种营养补品，再加之环境污染等多种因素，使儿童性早熟发病日益增多。女孩性早熟是指女孩8岁以前出现第二性征（乳房发育）或10岁前月经来潮。多伴有骨龄提前，若不及时治疗，可导致骨骺早闭，成年终身高矮小，对患儿社会心理健康造成不良影响。对于性早熟的治疗，其目标主要有：①消除病因；②抑制性发育至正常青春期年龄；③使性早熟体征减退；④使成年后身高达到最高；⑤心里疏通，降低情感问题，进行性教育。目前，国内外多采用安宫黄体酮、氯地孕酮等孕激素治疗，但停药后易复发，且不能有效地阻止骨骼迅速增长，长期使用有引起肾上腺皮质抑制及染色体破裂等副作用。而20世纪80年代以来研制出的一系列长效的促性腺激素释放激素拟似剂（GnRH-A），虽可满意地消退性征、有效地防止骨骺的过早融合及改善最终身高，但其药价较昂贵，且不能改善患儿常伴随的阴虚火旺等症状。因此，采用中医药治疗该病日益受到医家重视。

中医学历代文献中无性早熟的病名，根据患儿的临床表现可归纳于“乳疬”“月经先期”等范畴。据报道，目前中医药辨治性早熟多以阴虚火旺证为主进行辨证论治，其次为肝郁化火证、湿热内蕴证及合并证型。以滋阴泻火为主要治疗原则，常使用清热泻火药、清热燥湿药、清热凉血药及补阴药。

笔者认为本病的发生与天癸相关。《素问·上古天真论》曰：“女子七岁，肾气盛，齿更发长；二七而天癸至，月事以时下，故而有子……七七天癸竭……地道不通，故形坏而无子也。”可知天癸是源于先天之肾，能促进人体生长发育和生殖的一种重要物

质，在肾气－冲任－胞宫的中医生殖轴中占据十分重要的位置，与西医学的神经生殖内分泌系统，尤其是下丘脑－垂体－卵巢－子宫轴的调节功能密切相关。天癸萌发过早可引起性早熟，萌发过迟可致月经初潮过晚、原发性闭经、子宫发育不良等。天癸萌发过早导致的性早熟，笔者认为应责之于肾阴不足，虚热内生，相火偏亢。肾为先天之本，肾能受五脏六腑之精而藏之，肾的精气盛衰，关系到生殖和生长发育的能力，对天癸的萌发及盛衰起着相当重要的调控作用。在机体正常状态下，阴阳平衡则维持体内环境的协调和稳定；当阴阳失去相对的平衡就会出现偏盛或偏衰的结果，从而破坏正常的生理状态而发病。小儿乃稚阴稚阳之体，阳常有余而阴常不足，具有“肝常有余，肾常虚”的特点，在病理上易出现阴阳平衡失调，肾虚肝旺的特征。若随意给健康儿童进补，或恣食肥甘厚腻及血肉有情之品，可助气长火，暗耗阴液，致肾阴不足，相火偏亢，则导致天癸早至，生长发育过快，提早出现第二性征，月经来潮。因此 ICPP 患儿常见不同程度的阴虚火旺之象，如烦躁不安、夜寐不宁、怕热口渴、便秘、舌红绛或舌尖边红等。由于肝肾同源，肾主闭藏，肝主疏泄，肾阴不足，水不涵木，肝失疏泄，郁而化火，而乳房乃肝经之分野，喉咙、阴器又为肝经所绕，故性早熟最突出的特征是女孩乳房隆起，内生硬结；男孩出现喉核，睾丸发育增大。综合而言，本病的病理基础为阴虚火旺，病源于肝肾，病在天癸早至。临床观察还发现，经滋肾阴泻相火的中药治疗后，患儿阴虚火旺的证候亦显著改善，血清中 FSH、LH、E_2、血清骨钙素水平显著下降，骨龄提前的程度显著改善，子宫、卵巢明显回缩，第二性征明显消退。下丘脑－垂体－卵巢轴提前发动功能亢进很可能是真性性早熟女童肾阴虚、相火旺证候的物质基础。因此，笔者将 ICPP 的病机归纳为肾阴不足，相火偏亢，天癸早至，治疗以滋肾阴、泻相火、调天癸为治则，目的是推迟天癸的早至，运用滋肾清肝饮加减治疗，获得良好的疗效，达到了抑制性发育及骨生长的双重目的。

“滋水清肝饮”出自清朝高鼓峰《医宗己任编·四明心法·二十五方主证》，曰：“凡胃脘痛，大便秘结者，肝血虚也，此方主之，逍遥散所不能愈者，此方妙。柴胡、白芍、熟地、山药、萸肉、丹皮、茯苓、泽泻。加归身、枣仁、山栀，名滋肾清肝饮。”方中取六味地黄丸补肝肾之阴，丹皮、山栀、地骨皮清泄虚热，柴胡疏肝解郁，归、芍、枣仁养血柔肝，又加知母、黄柏、龟板等清泻相火，滋阴潜阳，诸药共奏补益肝肾、滋阴降火之功。

五、结语

“稚阴稚阳之体”学说从中医整体观出发，是阴阳学说在儿科领域的体现，是小儿体质的总概括，小儿的生长发育、疾病防治、预防保健等方面，无不体现稚阴稚阳之特点，无不以“稚阴稚阳”之体质特性为基础。能对儿科诊疗起到全面的指导作用，临证当深入体会，传承发扬。

参考文献

[1] 黄蓉，汪永红，俞建. 中医治疗儿童性早熟辨证用药规律探析 [J]. 中华中医药杂志，2011，26 (2) 347.

[2] 蔡德培，时毓民. 性早熟女童阴虚火旺证本质的探讨 [J]. 中西医结合杂志，1991，11 (7)：3971.

高　雅（河南省中医药研究院）

一、"小儿稚阴稚阳之体"的理论考证和含义

"稚阴稚阳"一词首见于清代温病学家吴鞠通《温病条辨·解儿难》，文中说："古称小儿纯阳，此丹灶家言，谓其未曾破身耳，非盛阳之谓，小儿稚阳未充，稚阴未长也。"此句名言道出两个含义，其一："稚阳未充，稚阴未长"的"阴"，本意是指小儿体内有形可见的精、血、津液物质及有物可触的筋、肉、骨骼、五脏六腑、四肢百骸。在小儿时期，这些形物都是虚少的和脆弱的，故谓之"稚阴"。"阳"的本意是指这些形物实体所表现出来的作用和功能，而这些功能又是不完善和易伤易损的，因此是"稚阳"。其二：从《黄帝内经》的记载，到北宋儿科鼻祖钱乙，再到明代儿科各医家，临床方证虽各有千秋，但其理论观点一直以来均认为小儿为"纯阳之体"。吴鞠通作为温病学家提出小儿"稚阴稚阳之体"这一独家观点或许是基于小儿在温病发病和治疗时多施以汗、清、下法，结果易于耗气伤津、耗血动血的临证实践中总结而来，是对历代儿科医家论述的高度概括和进一步完善，也是对之前诸医家奉崇"纯阳之体"观点的修正。"小儿稚阴稚阳之体"既反映了小儿时期机体各器官组织的形态发育是幼稚、不成熟和不完善的，又说明了脏腑经络、精气血神的形气功能也是相对不足的。因此，小儿稚阴稚阳之体实际上是对小儿机体的基础状态和基本的共性体质的概括和表达。

二、"小儿稚阴稚阳之体"的解读和诠释

"小儿稚阴稚阳之体"作为一种理论观点或学说，表现并指导应用于临床的各个方面。

1. 反映了小儿的基本生理特点

我们从小儿的生长发育和五脏生理而论，"肺常不足""脾常不足""肾常虚""心常有余""肝常有余"常用来概括小儿的五脏生理特点，即"五脏有余不足论"。"肺常不足"指小儿肺脏娇嫩，不耐寒热，是稚阴之脏体，稚阳之功能，故稍有内外调护不适便易患外感、咳喘等呼吸道疾病。"脾常不足"乃小儿脾胃薄弱，运化功能易损，脾胃亦为稚阴稚阳之复合体，饮食不节或他脏疾病均易罹及脾胃，表现积滞、腹胀、厌食、吐泻等纳化失常。"肾常不足"是指肾乃先天之本，先天之禀赋本为雏形，其形

待长，其气待充，本始即为稚阴稚阳，故小儿出生后可出现多种脑部、脊髓、骨骼等畸形或疾患，如脑瘫、脑积水、智障、脊柱裂、五迟五软、佝偻病。因此“肺常不足”“脾常不足”“肾常虚”无论从物态之形和功能之气均表明了小儿肺、脾、肾三脏呈现的是稚阴稚阳的生理病理状态。即使是“心常有余 ”“肝常有余”，也是由于稚嫩稚阴的心脉失于对神明的约束。“肝体阴而用阳”，不成熟的肝体失于对升发疏泄功能的“掌控”，致使阴阳不能和谐，导致其气相对有余而已。如小儿高热惊风，表象是心肝有余，化火动风，其病发之本乃热毒炽盛，内陷心营，或逆传心包，劫伤心阴，耗伤肝血，使原本稚阴之心肝营血愈发耗损，故而肝风引动，惊厥抽搐。从西医学的解剖生理认识，惊厥的真正原因是小儿神经髓鞘发育不完善，神经裸露，即小儿的神经系统处于稚阴稚阳的不健全不稳定状态，从而导致异常放电而惊搐。所以“心常有余”“肝常有余”是相对论，其实质是心肝营血“稚阴”之不足，非真正阳盛有余。综上所述，反映小儿生理病理特点的“五脏有余不足”论从根本上而言，是对小儿稚阴稚阳之体的进一步印证和阐释。

2. 是小儿病理变化的基础

小儿稚阴稚阳之体，表现在病理变化上是易感的、复杂的和瞬息万变的，其主要特点表现为发病容易，传变迅速；易虚易实，易寒易热。小儿之所以出现有异于成人的病变特点，正是基于小儿稚阴未充，稚阳未盛，脏腑功能不足，卫外防御力弱，对病邪的抵抗力差，调控能力不足。既容易罹疾，又容易在疾病的发展过程中寒热虚实相互转化，并极易出现兼夹证、合并症及并发症。正如吴鞠通《温病条辨》所说：“小儿肤薄，神怯，经络脏腑嫩小，不奈三气发泄，邪之来势如奔马，其传变亦如掣电。”钱乙《小儿药证直诀》亦指出：“脏腑柔弱，易寒易热，易虚易实。”从临床来看，由于肺脾不足，外感温病成为小儿的常见病和多发病，极易罹患的同时又多伴有夹痰、夹食、夹惊之兼证，而且病变过程中极易引动肝风而抽搐，或逆传心包，蒙蔽清窍而神昏，或劫伤营阴，耗血动血而出现发斑、衄血之合并症。如高热惊厥、各种脑炎、手足口病、过敏性紫癜等，其病情既非外感伤寒之循经传变，也非成人之温病较少一证不变、一经不移。

3. 是小儿临床辨证施治的基本原则和用药法度

由于小儿为稚阴稚阳之体，机体柔弱，如草木之方萌，脏气清灵，随拨随应的特点，临证施治时必须辨证准确，施治迅速，用药精当，剂量适宜。否则可影响疾病的发展、变化和转归。吴鞠通在《温病条辨·儿科总论》里提出：“其用药也，稍呆则滞，稍重则伤，稍不对证，则莫知其乡。”④ 但若能确得其本而摄取之，则易趋康复。基于小儿稚阴稚阳之体，我们认为，在治疗小儿外感病时，应以“轻可去实”为原则，用药宜轻，药量宜轻，药性宜轻扬，苦寒解毒之味少用，以防伤阳邪陷；升发疏散之品轻用，以防耗气伤津。在治疗小儿脾胃病时，应时时顾护胃气，即使是疳积、腹胀、便秘，也应辨明虚实。以小儿顽固性长期性便秘而论，许多医者和家长不明其病机有虚实之异，一味妄投苦寒竣下，消导通滞，其结果，对实证可缓解一时，但是对因脾胃功能本就不足，纳运失常者，或津液不足致肠燥便秘者，以及由于肺气虚实，上下气机不调，肺气不宣，浊气不降，糟粕不出之便秘者，攻下消导之法不仅难以奏效，而且必定克伐胃气，损伤中阳，耗劫阴津。再论小儿厌食、纳差和腹泻的治疗，不知其脾胃"稚阳"之嫩弱，嗜食肥甘厚味，滥用滋补保健之品，致脾胃呆滞，出现胀气、腹痛、大便不调。如此不一而论。所以在治疗小儿呼吸道和消化道疾病时，应考虑到小儿肺脾的稚阴稚阳状态，采取调和为本，补不滞邪，行不伤正，治实不忘本虚，理虚当知夹实，热不伤肺胃之"稚阴"，寒不碍肺脾之"稚阳"。另外，"稚阴稚阳"也反映在小儿肝肾功能不足方面，西医学认为，肝脏是机体的"生化工厂"，具有排毒解毒功能；而肾脏是机体代谢的调节器官和部分废物的排泄通道，对于"稚阴稚阳"的小儿肝肾而言，其解毒排毒和调节功能差，故一些力竣之品、有毒药味和含有重金属的药物应少用、慎用，如甘遂、大戟、巴豆、胆星、朱砂、白附子、硫黄、雄黄等。尽管在《小儿药证直诀》《幼科发挥》等儿科专著中有诸多胆星、朱砂、巴豆，甚至是砒霜的应用记载，但是随着科学的发展和对上述药物的分析研究，内服或久用易伤肝肾，耗真气。所以，在治疗小儿疾患的用药方面，既要遵循《内经》"大毒治病，十去其六；小毒治病，十去其七；常毒治病，十去其八；无毒治病，十去其九"的遣药原则，更应谙知小儿"稚阴稚阳之体"的施治用药法度。

三、关于"小儿稚阴稚阳之体"理论的存疑和再思考

如上所述，小儿"稚阴稚阳之体"虽然能较全面地反映小儿的生理特点和病理基础，也是临证施治的基本标尺，但是哲学的思维观和儿科学理论的发展及临床实践的总结，让我们儿科医者对小儿"稚阴稚阳之体"的再认识和理解、运用存在些许争议和质疑。首先反映在小儿体质方面。

1. 关于小儿体质说的学术争鸣

"稚阴稚阳"从实质而论，是对小儿某一段时期的体质特点的描述。但是关于小儿体质学说的学术争鸣由来已久，主要的学术观点有"纯阳之体"说、"稚阴稚阳"说、"阳有余阴不足"或"五脏有余不足"说和"少阳为枢"说，其中以"纯阳之体"与"稚阴稚阳"的学术争鸣最为突出。

（1）"纯阳之体"学说：最早提出"纯阳"的是《颅囟经》,《颅囟经·脉法》云："凡孩子三岁以下，呼为纯阳，元气未散。""纯阳之体"说主要从小儿的生长发育旺盛，发病之后容易化热化火，以及治疗宜清凉来阐述小儿的体质特点。因此，"纯阳"说的根本含义是指小儿生长发育的动态态势和易化热化火的潜质。

（2）“阳有余、阴不足”或“五脏有余不足”学说：“阳常有余、阴常不足”乃朱丹溪提出。儿科医家万全则提出“五脏有余不足”，此两学说实际是对上述“纯阳之体”学说的一种生发变化态势和结果的进一步阐释和注解。

（3）“少阳”学说：万全《万氏家藏育婴秘诀》云：“儿之初生曰芽儿，谓如草木之芽，受气初生，其气方盛，亦少阳之气，方长而未已。”⑦认为小儿生机萌发，其气方长，“合于少阳”之态，又具有易患热病、易致肝火的病发之势。强调的是单一的生理病理特点。

（4）“稚阴稚阳”学说：“稚阴稚阳”是小儿体质生理状态的基本层面，含有“稚阴之物态”和“稚阳之能量”两方面的意义。“稚阴稚阳”概念的提出，是长期以来对“纯阳之体”及其同类学说不同认识和争鸣的标新立异的产物。

百花齐放，百家争鸣，促进了学术的发展。以上历代医家各论，看似互相矛盾、互相冲突，实则互为补充。单一的理论和学说均有其片面性和局限性，仅从小儿体质观这一点，比较而言，我们认为，“稚阴稚阳”学说可以较准确全面地反映小儿的共性和特点，是小儿的体质基础，这一点是应该肯定的。

2.“小儿稚阴稚阳之体”理论的年龄局限性和时空变化性

吴鞠通在《温病条辨·解儿难》中对“稚阴稚阳”的增长变化如是描述：“……小儿稚阳未充，稚阴未长也。男子生于七，成于八。故八月生乳牙，少有知识；八岁换食牙，渐开智慧；十六而精通，可以有子；三八二十四岁真牙生而精足，筋骨坚强，可以任事，盖阴长而阳亦充矣。女子生于八，成于七。故七月生乳牙，知提携；七岁换食牙，知识开，不令与男子同席；二七十四而天癸至；三七二十一岁而真牙生，阴始足，阴足而阳充也，命之嫁。小儿岂盛阳者哉？”依当今小儿生活的社会家庭条件而论，小儿从出生到18岁，在其成长过程中，不同年龄段和不同因素形成了小儿各自的偏颇体质，“稚阴稚阳之体”是小儿某一时段的共有体质基础，不应该是对小儿整个时期的定论。我们认为小儿8岁以前以“稚阴稚阳之体”为著，而且年龄越小越是呈现稚阴稚阳的状态。随着脏腑、形体、肌肉、骨骼等物态的发育成熟完善，已非稚阴稚阳之态势。如5岁的小儿其脑重和脑细胞数量已近成人。又如儿童性早熟问题及性早熟疾病的出现、肥胖症的增加、小儿多动症和高代谢综合征的发病，其病因和病症亦非“稚阴稚阳”所能概论。另外小儿的生活空间和地域不同，也影响了基础体质，如北欧偏寒冷国家的小儿或许阳气旺盛，不存在“稚阳”，因其抗寒饮冷的能力明显强于我国儿童。而我国北方小儿寒冬时节多宜护养卫阳和脾胃之气，宜扶持“稚阳”，反不宜感寒饮冷。所以“稚阴稚阳之体”对不同时期的孩童及不同地域的群体存有差异性和变异性。

3. 稚阴稚阳理论于临证施治之权变

前述稚阴稚阳谓小儿的共性，但小儿的个性和体质偏颇决定了其对某些致病因子的敏感性及其病变类型的倾向性。叶天士指出，在辨证施治中，"平素体质不可不论"。张吉仲认为，形成小儿个体体质差异的主要因素为先天因素和后天因素，一般小儿的先天状态多为稚阴稚阳，而后天因素包括饮食、营养及生活起居调护、生存的地域空间、疾病与药物等诸多方面。汪受传将小儿的偏颇质分为 9 种类型，而非稚阴稚阳一体论，不同的体质其所易患疾病和疾病的证型表达存有差异，这对于临床因人因地因时因证施治更加合理和实用。如 5 岁小儿肺炎喘嗽，高热无汗，体温 39~40℃，伴见咳嗽，气急喘促，痰多色黄，大便秘结，两肺满布细湿啰音，舌质深红，苔黄厚，脉细数，指纹紫滞，呈现热毒炽盛，肺气闭塞，腹气不通之象，此时若不及时清热解毒，开宣肺气，通畅腑气，或可迅速出现正邪交争之热厥、抽搐、神昏，甚至角弓反张。或出现正虚邪陷、心阳受损、血脉不充、气滞血瘀等虚中有实的中毒性休克或肺炎心衰危象。故我们在抢救治疗如此重症肺炎或其他多种原因引起的小儿高热性疾病时，不为"小儿稚阴稚阳之体"的理论所羁绊，在病邪炽盛之初，即投以重量或大量清热解毒或清营凉血或息风开窍之剂，如麻杏石甘汤之生石膏 100g，另予水牛角 50g，紫草 20g，赤芍 20g 等一派寒凉药物。若伴有腹胀便秘者，必加用三承气汤。肺炎便秘加宣白承气汤，脑炎便秘加牛黄承气汤，且大黄用量多为 10g 以上，以大便稀溏，每日 2~3 次为度。清热息风、醒脑开窍之三宝：安宫牛黄丸或紫雪丹或至宝丹的用量几同成人。我们观察，治疗中确有些许气少懒言、纳差食少、舌淡、脉虚细等伤津耗气之象，但服药时均以米汤喂服或以粳米为引，故伤正之虞并无大碍。此时用药"准、快、狠"的目的，是把截断病邪、扭转病势、顾护正气、防传防变作为首务。此番施治原则，虽有悖"小儿稚阴稚阳之体"理论，但实践证明，取效颇佳。所以，临证对"小儿稚阴稚阳之体"的理解和应用，应审时度势，正确演绎，据证权变。

四、结语

综上所述，"稚阴稚阳"既是小儿的生理特点，又是其病理基础，也是小儿基础体质的反映，在指导临床辨证施治用药方面颇有理论意义和运用价值。但其存在部分不完善性，有待同人进一步探讨。同时，随着对"小儿稚阴稚阳之体"的解读和认识以及由此引发的小儿相关体质学说与发病关系的深入研究，以调整体质和恢复健康为中心的预防医学以及个性体质与疾病施治的体质治疗学，也将得到充分的关注和发展。

参考文献

[1] 王爱蓉. 纯阳之体和稚阴稚阳理论对儿科临床的指导意义［J］. 湖南中医杂志，1993，9（6）：24.

[2] 张吉仲. 小儿体质形成及分型之我见［J］. 广西中医药，2002，25（6）：35.

[3] 汪受传. 中医儿科学［M］. 上海：上海科学技术出版社，2006.

王忠评按

“稚阴稚阳”之说来源于清代吴鞠通的《温病条辨·解儿难》，其曰：“古称小儿纯阳，此丹灶家言，谓其未曾破身耳，非盛阳之谓，小儿稚阳未充稚阴未长也。”稚阳未充，则肌肤疏薄，易于感触；稚阴未长，则脏腑柔嫩，易于传变，易于伤阴。故小儿病较大人尤重，尤当以存阴为第一义（清·石寿棠《医原》）。“稚阴稚阳”学说是在“纯阳”学说基础上的发展，其高度概括了小儿脏腑娇柔形气未充，阴阳二气均幼稚不足，主要表现为肾气未充、筋骨未坚、脾胃薄弱、气血未足、肌肤柔嫩、腠理疏松、神气怯弱、精神未全等。

万英主任医师策论立意于“稚阴稚阳之体”与“纯阳之体”说互补，在阴阳学说范畴内从不同角度阐述了小儿体质特点的基础上，认为“稚阴稚阳之体”理论，既是小儿生理特点，也是病理基础，总结其为“三有余四不足”“易虚易实、易寒易热”及易感染时邪疫病等特征，用药须审慎、平和，准确、果敢，阳宜潜，阴宜补，时时顾护胃气，并运用“稚阴稚阳之体”理论及“滋肾阴泻相火调天癸法”对儿童性早熟的治疗实践进行了分析说明。

高雅主任医师考证“稚阴稚阳”理论源流，认为该理论是小儿临床辨证施治的基本原则和用药法度，具有理论意义和运用价值。但从发展的角度思考其尚存在部分的不完善，相信随着对“小儿稚阴稚阳之体”的再认识以及由此引发的小儿相关体质学说与发病关系的深入研究，以调整体质和恢复健康为中心的预防医学以及个性体质与疾病施治的体质治疗学也将得到充分的关注和发展。

论《素问·宝命全形论》“凡刺之真，必先治神”

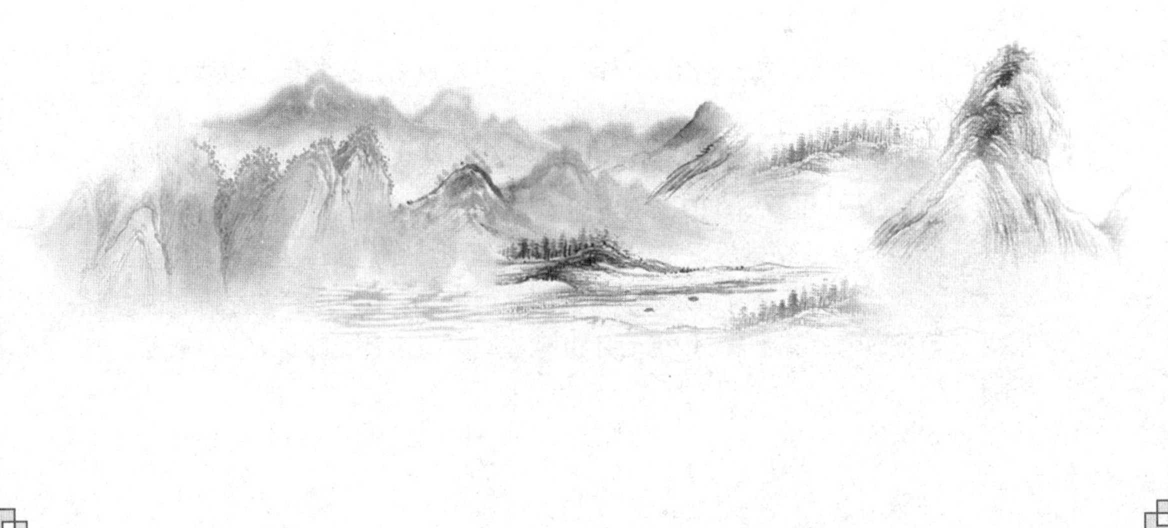

宣丽华（浙江省中医院）

“凡刺之真，必先治神”出自《素问·宝命全形论》，其意在于强调治神在针刺中的重要性，旨在表明治神是针刺取得良好疗效的基础和前提。学习和运用经典理论，正确理解和应用治神理论对提高针灸疗效，促进针灸事业的发展有着非常重要的意义。

一、治神之含义

1. 治的本义

治字，部首“氵”从水，基本字义包括管理、处理、整理、安定等。引申义包括治水、整治、修治等。《辞源》注释：①管理：如治国、治家。②有秩序，安定：与乱相对，如大治、治世。③治理，整理：如治河。④研究：如治学。⑤医疗：如治病。⑥惩处，扑灭：如治罪、治蝗。《孟子·告子下》：“禹之治水，水之道也。”此处做“修治”讲。《周礼·大宗伯》：“治其大礼。”注：“治，犹简习也。”原本指的是道家的修炼手段。故纵观《内经》的成书年代，《内经》中的治神之治应是长期的修炼、训练、调节之义。

2. 神的含义

神，其原始含义是指天神。早在春秋战国时期神被升华至哲学意义。神的概念在中医理论体系中，被赋予诸多与生命密切相关的特征，生命活动中涉及精神意识、思维活动、情感表达及相关生理功能与病理变化的几个方面，在中医理论体系中均可以“神”统称之。《素问·八正神明论》云：“帝曰：何谓神？岐伯曰：请言神，神乎神，耳不闻，目明心开而志先，慧然独悟，口弗能言，俱视独见，适若昏，昭然独明，若风吹云，故曰神。”

学习和总结《内经》有关神的论述，笔者认为主要包括以下几个方面：①“两精相搏谓之神”，神是人体生命活动的原动力；②“神者，水谷之精气也”“血气者，人之神”，神有赖于后天水谷精微的滋养；③“两精相搏谓之神，随神往来者谓之魂，并精而出入者谓之魄，所以任物者谓之心，心有所忆谓之意，意之所存谓之志，因志而存变谓之思，因思而远慕谓之虑，因虑而处物谓之智”“心藏神，肺藏魄，肝藏魂，脾藏意，肾藏志”，人的精神、意识、思维活动等通称为“神”。④“神者，正气也”“痛则神归之，神归之则热，热则痛解”“或神动而气先针行”，神指人体正气抵抗病邪的反应，还用来指机体被针刺刺激激发出的抗病能力和现象；⑤"以母为基，以父为楯，失神者死，得神者生也……百岁，五脏皆虚，神气皆去，形骸独居而终矣"，神是生命活动中最基本的要素之一，也是人生命存在的表现。

一般认为神有广义与狭义之分。广义的神是人的生命活动现象的总称，即人的生命力的外在表现；狭义的神是指人的精神、意识、思维及情绪活动等。神具体体现在人的生老病死等过程中。

3. 治神的目的

根据"治"和"神"的含义，笔者认为治神包含了身心修炼内容。清代医家高士宗说："人之一身，神气游行，内外传使，功不立者，神不使也。"若要达到神使而功立，就必须治神。治神非仅一般的集中精神，而是要求达到一种较高水平的精神安定、心境平静状态。治神是针灸医师需要重视和进行的一项基本训练。

现代治神的含义就是在针刺操作过程中，通过集中医生的精神意识和调整患者的心理状态，调和患者的经气运行和提高医生的手法质量，从而达到提高临床疗效的目的。

二、治神是提高针刺疗效之关键

《素问·宝命全形论》提出："凡刺之真，必先治神。"更将治神列为针法的首要法则，如"故针有悬布天下者五……一曰治神，二曰知养身……"《金针梅花诗钞》又说："用针者人也。医者之精神治，则造化通，料事明，决断果，使之临危则不乱，卒遇大恐而不能惊。病者之精神治，则思虑蠲，气血充，使之信针不移，信医不惑，则取效必宏，事半而功倍也。"可见治神在针灸治疗过程中具有重要意义。

治神与针刺疗效之间具有内在联系，治神以利于得气，行针时得气与否，是取得针刺效果的前提。《灵枢·九针十二原》曰："刺之要，气至而有效。"张志聪在《灵枢集注·得针篇》中说："气行则神行，神行则气行，神气之相随也，夫行针者，贵在得神取气。"气至有效是《内经》对针刺治疗的总结，且气速效速，气迟效迟，不得气则不会产生疗效。

治神能调节医患双方的精神，医患双方精神意识活动与针刺疗效有重要关系。取得良好的针灸临床疗效不仅需要医生聚精会神行针，也需要患者调摄精神，需要患者对自身感觉及时反馈、配合。窦汉卿在《标幽赋》中写道："凡刺者，使本神朝而后入；既刺也，使本神定而气随。神不朝而勿刺，神已定而可施。"则是要求在患者精神会聚和安定的情况下针刺。医生全神贯注，患者心境平静，以利得气。其原因在于医生只有在注意力高度集中的情况下，才有可能捕捉到患者经气产生的非常细微的感应和变化，并对其及时进行手法操作，进一步守神。《灵枢·九针十二原》中"粗守形，上守神”“粗守关，上守机”的描述实际上强调的也是这一点。

三、治神之道

治神不仅仅是对医者医疗技能的要求，还包括医患双方精神状态，重要的是在针刺过程中医生营造一种使医患双方身心皆处于有利于针刺疗效产生的良好治疗状态。治神思想贯穿于医者诊治疾病的整个过程，治神之道甚为重要。

1. 平素宜养神

凡治人之神者必先治已神。医生用针之时精神务要专一，因此本身的气血盛衰、精力旺盛与否，直接影响针刺调治气血的效果。当医生自已精神体力不支，或自已有病在身，反应迟钝，或内力不足时，或是心情不佳，在诊治过程中，就很难做到注意力高度集中，不能做出正确的诊断和治疗方案，在针灸操作得气的效应上，很难做到气至病所，影响临床效果。因此医者要想提高针刺疗效，必须重视调养自身的功力，强健自已的体魄，调节自已的心态，做到自已先有神，而后才能更好地运用针刺为患者治神。

医生治神并不是心神集中就容易达到的，医生平时要加强修炼，即养神。《灵枢·官能》有云：“语徐而安静，手巧而心审谛者，可使行针艾。”现代针灸名家承淡安先生早在20世纪50年代就提出针灸医生应该注重练气功，以提高临床疗效。国医大师贺普仁教授也非常注重练气练功，每天练八段锦，因此临床疗效不断提高，才有如此高的造诣。

另外，医者在施术后，大多医生有疲惫感，即消耗了能量，医生尤其要及时调神养气，恢复体力，为日后进行的医疗活动做好治神的准备。

2. 进针前审神

医生在进针前先要审神，要注重望神，医者必先敏锐地观察患者的精神、意识、反应、面部表情、语言、气息等方面的表现，并要全面掌握和分析四诊所得的材料，根据患者的精神、左右上下、阴阳表里、气血变化、脉象变化、五脏虚实，辨明病证所属，《灵枢·本神》强调：“是故用针者，察观病人之态，以知精神魂魄之存亡，得失之意，五者已伤，针不可以治之也。”因此我们在临床中务必全面掌握患者机体现状，从而正确地辨证处方，灵活地运用刺法，有效地补虚泻实，调理气机，平衡阴阳，使神归其室，达到神形合一。

3. 行针时调神

《灵枢·终始》提出医者要“专意一神，精气不分，毋闻人声，以收其精，必一其神，令志在针”。方剑乔老师强调针灸医生在临床中要有高度集中的注意力，要有高度的责任心，要真正做到"神存于心手之际""神无营于众物""如临深渊，手如握虎。"医生进针时要聚神，意念集中到指尖，力量直达于针尖，有助于迅速进针，避免或减轻患者疼痛，进针后手不离针，运针行气，体会得气时指下"如鱼吞钩饵"的感觉，得气后要守神，视病情的不同行针补泻。朱江老师提出"针因刺而效"，认为根据中医辨证、疾病特点选择最佳的刺激手法及刺激量，并维持适宜的刺激时间，方可充分发挥针刺的作用。因此守神需要维持一定的时间，在留针过程中应根据病情再运针，加强守神。同时还要密切留意患者的眼神、表情等，如指下滞涩，且患者有痛苦之神情，及时调整行针，如《灵枢·九针十二原》所言："持针之道，坚者为宝，正指直刺，无针左右，神在秋毫，属意病者。"《灵枢·小针解》所云："调气在于终始一者，持心也。"笔者认为出针时也要聚神，可以避免疼痛，使得气的效应保持更长的时间。医生施术的过程正如《标幽赋》所说："目无外视，手如握虎，心无内慕，如待贵人。"如此，才能达到预期的治疗效果。

4. 治患者之神

在临床工作中，医者既要观察疾病的表现，又要了解患者的精神状态和思想情绪，及时调治患者之神。

在针刺前，首先要向患者说明病情和治疗，同时医生要缓解患者的紧张情绪，特别是初次接受针刺治疗的患者，还要向患者说明针刺过程中可能会出现的感觉，需要采用较特别的针刺手法时，也要向患者解释清楚，获得患者的信任，避免其产生不必要的恐惧，使心气浮动，不利于导气行气至病所。对有些久治不愈的患者或年老体弱、情绪低落、对治疗信心不足的患者，遵循《灵枢·师传》所云"告之以其败，语之以其善，导之以其所便，开之以其所苦"，关心和鼓励患者，提高其战胜疾病的信心。当患者或饥，或劳，或惊，或怒或气喘吁吁时，先让其坐着休息片刻。在行针、留针过程中，医生要让患者始终保持最佳心态、放松状态接受治疗。

患者针刺后需要安神定志，最好能休息片刻再离开。医生还应指导患者在家自行调养神气，必要时操练太极拳等锻炼，可巩固疗效，以利康复。

5. 医患两神相得益彰

在现代社会，医患之间的互动越来越受重视，而治神的过程，就是一个医患之间的交流过程，一个相互配合的过程，正如《针灸大成》所云："医者之心，病者之心，与针相随上下。"不仅包括肢体活动，还包括精神活动。虽然疾病发生在患者身上，医生依据患者病情做出诊断和治疗，但治疗措施能否发挥作用，需要患者密切配合。《素问·汤液醪醴论》曰："针石，道也。精神不进，志意不治，故病不可治也。"《素问·五脏别论》曰："恶于针石者，不可与言至巧。病不许治者，病必不治，治之无功矣。"当患者对医生充满信任，患者的主观能动性被调动，内在抗病潜能被激发，针刺治疗的疗效就能提高。

承淡安先生认为针灸医生和患者之间在针刺过程中会产生生物电感应，有感应效果好，无感应效果差。因此医生之神和患者之神相合，不是简简单单地相加，其产生的效能是不可估量的，若医患双方通过治神，产生感应，即是两神相得，可提高临床疗效。

四、结语

“凡刺之真，必先治神”高度概括了针灸治病防病的秘诀，治神是针灸治病获效之关键，并贯穿于针灸临床治病的全过程。治神有利于针刺得气行气，能调摄医患双方的精神。治神主要包括治医者之神、患者之神，现代社会更应该重视医患结合治神，其中医者占主导地位，医者平素应重视养神，不仅调养自身的体质，更应该调养自己的心理素质，行针时重视审神、调神，心无他务，神聚于手，同时调治患者之神，获得患者的信任，增强治愈疾病的信心，医患配合，提高临床疗效。

虽然现在医生的工作压力很大，患者很多，环境也不是很理想，常有喧嚣噪扰，医者只有处乱不变，从己做起，带动患者，坚持治神，才能达到“上工”的境界。

张华敏评按

"凡刺之真，必先治神"出自《素问·宝命全形论》。"神"在中医学中的含义复杂而深远，是中医原创思维的精髓。基本理论、治则治法、诊断及治疗各方面无不体现着"神"。相比其他手段，针刺的过程更能够有助于形象地体现和理解"治神"。如《素问·调经论》中言："神有余，则泻其小络之脉出血，勿之深斥，无中其大经，神气乃平。神不足者，视其虚络，按而致之，刺而利之，无出其血，无泄其气，以通其经，神气乃平。帝曰：刺微奈何？岐伯曰：按摩勿释，著针勿斥，移气于不足，神气乃得复。"强调治神的重要性。《灵枢·九针十二原》曰："持针之道，坚者为宝，正者直针，神在秋毫，意属病者，审视血脉者，刺之无殆。"强调治医者的神。同时，还要求治"患者之神"，如《灵枢·始终》曰："大惊大恐，必定其气乃刺之。"

本文作者对"治神"之含义及治神之道等方面进行了深入探讨。并创造性地提出了治神包含了身心修炼的内容，治神非仅一般的集中精神，而是要求达到一种较高水平的精神安定、心境平静状态。是针灸医师需要重视和进行的一项基本训练。具有一定的创新性和临床指导意义。作者将"治神"的目的从医患双方的角度进行阐释，联系古今医论，阐述了治神在提高针刺疗效中的意义和两者的关系。同时，在"治神之道"部分联系临床实际，较完善地阐明了治神的具体操作和注意事项。作者用精练的文字较为系统地论述了治神，更在具体操作部分重点着墨于医者的平素"养神"、进针"审神"、行针"调神"。并阐述了医患之间交流配合过程是治神的重要过程，这在其他有关神的讨论中是比较少见的。

论劳倦的证候病机与防治

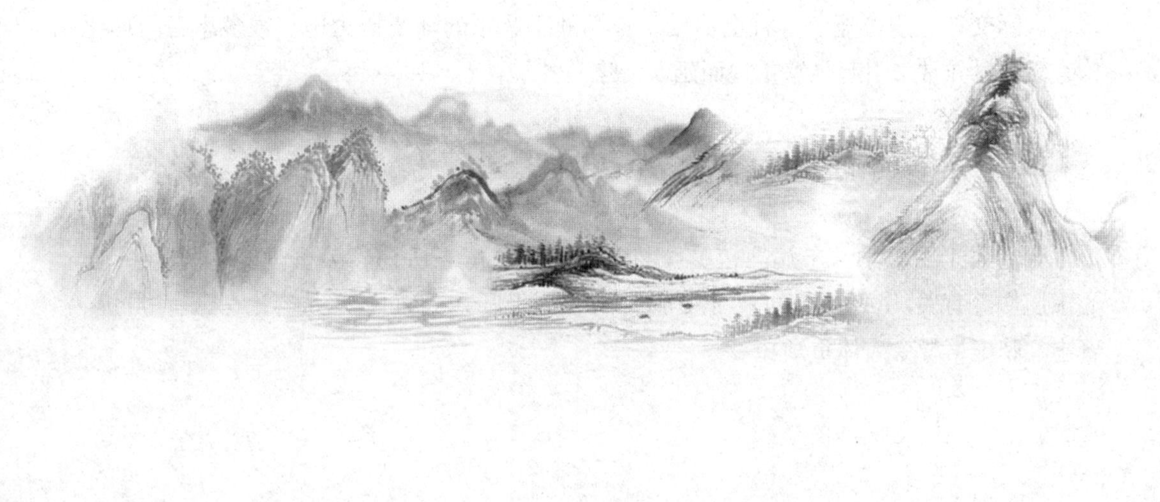

刘文华（辽宁中医药大学附属医院）

一、劳倦的含义

“劳倦”一症，既古老又新鲜。劳，《说文解字》：“劳，剧也。”清·段玉裁《说文解字注》：“（剧）用力甚也。”倦，《说文解字》：“倦，罢也。”《汉语大词典》将“倦”释为：“疲惫、劳累。”劳倦，即指疲劳、劳累、疲倦。

早在《黄帝内经》中就有了许多与劳倦相关的描述，如“倦”“懈怠”“身疲乏力”“身重”“体重”“四肢不举”“四肢沉重”“四肢劳倦”“四肢瘫软”“四肢不用”，以及《金匮要略》中“百合病”“脏躁”的表现也与劳倦的某些表现相似。

在历代医籍中关于劳倦的理论也在逐渐形成并不断完善。如《素问·宣明五气》云：“久视伤血，久卧伤气，久坐伤肉，久立伤骨，久行伤筋，是为五劳所伤。”《圣济总录·虚劳门》云：“劳伤之甚，身体疲极。”《脾胃论》曰：“少气，不足以息，倦怠无力，默默不语，食不知味，动则烦扰。”等等。

劳倦是机体阴阳失和的一种表现，属于非健康范畴。若正气强盛，机体通过自身调节而阴阳自和，则劳倦可自行消失。反之，正气虚衰，机体调节能力低下，使阴阳难以自和而失调，则表现为非健康性劳倦。该病与西医学慢性疲劳综合征表现极为相似。慢性疲劳综合征是21世纪影响人类健康的主要问题之一，是一种以长期极度疲劳为主要表现的多脏器、多系统功能失调的疾病，患者群以20~50岁的中青年居多，且城市白领尤其是女性占多数。这个年龄段的人因为面临考试升学、商务应酬、企业经营、人际交往、职位竞争等社会活动，长期处于紧张的环境压力中。很多患者因理化检查无明显异常未引起足够重视而延误治疗。

二、劳倦的病因病位

劳倦属于中医学“未病”范畴。与禀赋薄弱、情志所伤、劳役过度、饮食不调、心虚胆怯等有关。病位在于心、肺、脾、肾，源于肝。《素问·示从容论》云：“肝虚、肾虚、脾虚，皆令人体重烦冤。”

三、劳倦的病机

病机关键为肝郁气滞、心脾肺肾气虚、气血失和、阴阳失调。

1. 劳倦与肝

肝藏血，主筋脉，为罢极之本。肝对肢体的运动、肌肉的舒缩都起着重要作用。肝血充盈，筋脉得养，肢体轻便。

肝血不足，筋脉失养，则易出现肢体疲劳。

肝主疏泄，喜条达而恶抑郁，长期忧思郁怒，肝气不舒，则气血不畅，血瘀络阻，引起劳倦诸症。

肝藏血、藏魂，肝血不足魂无所依，故见失眠或多梦和早醒。

《类证治载·郁症》说："七情内起之郁，始而伤气，继降及血，终乃成劳。"

2. 劳倦与心脑、肺

中医认为精神意识活动与心脑均有重要联系。十四经中膀胱经、督脉与脑联系；胃经、脾经、心经、小肠经、膀胱经、肾经、心包经、胆经、督脉与心联系；十二经别更通过" 离、合、出、入"加强了与头和心的联系。由此可见，发生于躯体的劳倦也必然影响到心脑，而心脑的劳倦也必然会引起躯体的反应。

《素问·五脏生成》曰："诸气者，皆属于肺。"肺主一身之气。肺气虚损，则影响宗气的生成，亦影响全身气的生成，终致气虚之害。饮食劳倦也可损伤肺气，导致劳倦。所以劳倦是气虚的典型表现，故劳倦与肺也有密切关系。

3. 劳倦与肾

《素问·灵兰秘典论》谓："肾者作强之官，伎巧出焉。"

肾藏志，肾虚则志不定，故见注意力不集中，记忆力下降。

肾虚则清窍失养故发头昏、头眩、头痛；元气不足，故见性功能减退。

肾主骨，生髓，脑为髓之海。《灵枢·海论 》又云：肾虚" 髓海不足，则脑转耳鸣，胫酸眩冒，目无所见，懈怠安卧"。

《素问·上古天真论》谓肾精亏虚可致"五脏皆衰，筋骨懈堕"。即肾藏精，精生髓，髓充骨，肾精充足，则髓有所生，骨得所养，肢体强劲有力，如肾之精气虚衰，则骨髓随之不足，骨失所养，出现肢体无力、腰膝酸软。

肾为先天之本，素禀不足则不任劳力。

4. 劳倦与脾

脾为气血生化之源，脾虚失其运化则食欲不振。化源不足，则不能荣养肌体，《素问·本病论》曰："人饮食劳倦即伤脾。"《素问·太阴阳明论》曰："今脾病不能为胃行其津液，四肢不得禀水谷气，气日以衰，脉道不利，筋骨肌肉，无气以生，故不用焉。”《素同·示从容论》云：“四肢懈惰，此脾精之不行也。”《东垣十书·四肢不收》云：“脾胃虚则怠惰嗜卧，四肢不收。”《脾胃论·脾胃胜衰论》曰：“形体劳役则脾病，病脾则怠惰、嗜卧、四肢不收、大便泄泻。脾既病，则其胃不能独行津液，故亦从而病焉。”可见，劳累过度最易伤脾，所以劳倦的产生与脾脏的损伤有密切的关系。

总之，劳倦与脾、肝、心、肾、肺等脏有关，与五脏均有着紧密联系，明·张介宾《景岳全书·卷十六·虚损》云：“凡劳倦之伤，虽曰在脾，而若此诸劳不同，则凡伤筋伤骨，伤气伤血，伤精伤神，伤皮毛肌肉，则实兼之五脏矣。”

四、劳倦的证候

1. 气虚型

症见：神疲乏力，少气懒言，语声低微，纳谷不香，面色㿠白，头晕目眩，心悸自汗。舌淡苔白，脉虚无力。

2. 气血两虚型

症见：神疲乏力，少气懒言，呼吸气短，自汗，头晕眼花，心悸失眠，面色苍白无华或萎黄，手足麻木，指甲色淡或月经量少，色淡质稀。舌淡而嫩。脉细弱无力。

3. 气阴两虚型

症见：神疲乏力，自汗，呼吸气短，干咳，失眠少寐，纳呆，口干咽痛，头晕目眩，潮热，五心烦热，腰酸耳鸣，尿少便结。舌红少苔，脉细数无力。

4. 气虚夹郁型

症见：神疲乏力，心烦不寐，多思善虑，倦怠健忘，心情抑郁。

5. 气虚夹瘀型

症见：神疲乏力，面色淡白或晦滞，身倦乏力，少气懒言，胸胁刺痛，痛处不移，或拒按。舌淡暗或有紫斑，脉沉涩。

6. 肝郁脾虚型

症见：神疲乏力，胸胁胀满，喜太息，烦躁易怒，精神抑郁，食少纳呆，腹胀便溏，或腹痛欲泻，泻后痛减，视物昏花，妇女月经失调，少寐多梦。舌淡苔白或腻，脉细弦或细涩。

7. 肝肾阴虚型

症见：神疲乏力，头晕目眩，视物昏花，耳鸣健忘，失眠多梦，咽干口燥，潮热，五心烦热，盗汗，筋脉拘急或疼痛，腰膝酸软。舌红少苔，脉细数。

8. 脾肾阳虚型

症见：神疲乏力，面色㿠白，形寒肢冷，腰酸膝冷，腹部冷痛，下利清谷，或五更泄泻，面浮肢肿，阳痿遗精，宫寒不孕，带下清稀。舌淡胖，苔白滑，脉沉细。

劳倦是一组立体、多维的症状：失眠、多梦易醒、健忘、食欲不振、腹胀、精神抑郁、头晕、纳差、性欲减退、腰痛、烦躁易怒、咽喉疼痛等，其证候类型较多。

王天芳等人通过对495例疲劳性亚健康状态者的临床研究，分析辨证结果共计81种，经过拆分后共获得24个证候类型，其中排在前10位的分别为肝郁脾虚证、肝气郁结证、肝火炽盛证、肝胃不和证、脾虚湿阻证、心脾两虚证、肝肾阴虚证、脾肾阳虚证、胆郁痰扰证和痰热内扰证。从患者的中医证候发生频率看，杨东等人认为发生频率在50%以上的前5个证候分别为气虚、肝郁气滞、肝虚、心虚、肾虚。袁婉丽等人的现代统计分析结果表明，某些证型之间存在着动态的联系，在一定条件下会演变成另外一种证型。

五、劳倦的防治

“医学的目的不仅是治疗疾病，更重要的是让你不生病。”这是世界卫生组织提出的健康医学新概念。古代医贤早就认定医学的目的首先是“消患于未兆”“济羸劣以获安”，其次才是治病。这里所谓的“未兆”，即未有显著疾病征兆之时；所谓“羸劣”，即虚损或不太健康，但不一定是有病。《黄帝内经》中就提出了“治未病”的预防思想，《素问·四气调神大论》提出“圣人不治已病治未病，不治已乱治未乱”，生动地指出了“治未病”的重要意义。治未病就是未病先防、已病防变、瘥后防复，使人体恢复阴阳平衡，从而达到“阴平阳秘”的健康状态。

1. 劳倦的预防

（1）法于阴阳：中医认为人与自然是一个整体，《灵枢·邪客》曰：“人与天地相应也。”生活起居、精神调养、饮食调补应顺应四时阴阳变化，“春夏养阳，秋冬养阴”以调摄人体阴阳气血，达到养生防病的目的。

（2）和于术数：只有强身才能防病。运动能舒经活络、振奋阳气，使血脉流通，气机调畅。适量的运动是预防和消除劳倦的重要手段。根据人的体质、年龄、性别的差异，制定出适应各种人群的运动处方，以适应健身和疗疾的不同需要。“骨正筋柔，腠理以密……谨道如法，长有天命”。

（3）食饮有节：经曰：“阴之所生，本在五味；阴之五宫，伤在五味。”饮食对人体有“养”和“伤”两个方面。因此，中医养生之要以食为本，食在药先。“善用药者，使病者而进五谷者，真得补之道也”。

（4）起居有常：生活规律，顺应大自然，日出而作，日落而息。

（5）情志调畅：中医始终把心理调治作为防病健身、治病疗疾的重要方法。七情过极，则气机逆乱，五脏不安，是百病之源。“恬惔虚无，真气从之，精神内守，病安从来”，心情舒畅，精神愉快，则气血流通，阴阳和调。

2. 劳倦的治疗

气虚型，治以补中益气，方用补中益气汤加味治疗。

气血两虚型，治以益气养血，方用八珍汤加减治疗。

气阴两虚型，治以益气滋阴，方用生脉散加减治疗。

气虚夹郁型，治以益气开郁，方用甘麦大枣汤加减治疗。

气虚夹瘀型，治以益气化瘀通络，方用补阳还五汤加减治疗。

肝郁脾虚型，治以健脾疏肝，方用柴胡疏肝散加香砂六君子汤治疗。

肝肾阴虚型，治以滋阴补肾、养阴柔肝，方用六味地黄丸合一贯煎加减治疗。

脾肾阳虚型，治以补肾温脾，方用金匮肾气丸加味治疗。

本病病位在筋肉，究其原因多与脑力或体力劳动过度、心理压力过大、生活节奏过快、精神高度紧张、情志过度刺激或不良生活习惯关系有关。

肝主疏泄、调情志，情志活动与肝的疏泄功能密切相关。肝的疏泄功能正常，气机调畅则情志活动舒畅，心情就会开朗。肝有疏通和升发十二经气机的作用。肝之升发、疏泄功能正常，则气机调畅，血液的运动、津液及精微物质的输布、代谢方得以正常，筋脉得养；脾的运化和升清、肾阴的滋养、肾阳的温煦功能得以正常。

肝气郁结，气机不畅，久郁成虚，渐及脾肾，久虚亦郁。

当气虚阳微，无以推动，气血真精留滞；寒从中生，经脉拘急，血行凝滞；运化无权，水谷不化，水湿、痰食内聚；统摄无力，血溢脉外，瘀结为碍；疏泄不及，代谢产物积聚。营阴亏虚，脉络失于柔润，枯涩不畅易滞；阴虚火旺，燥热内结等。

郁虚夹杂，互为因果，形成劳倦之病的发生，故解郁有助于补虚。《丹溪心法·郁症》云：“气血冲和，万病不生，一有怫郁，诸病生焉，故人身之诸病，多生于郁。”可见，肝疏泄功能对于周身气机的调畅，起着重要的作用。运用疏肝解郁为主，兼活血化瘀、健脾益气、养心安神等法治疗，调整机体脏腑功能，疏导气机，使气血阴阳趋向正常与平衡，从而达到康复目的。

六、临床体会

本人在临床中，自拟疏肝理气汤，在劳倦治疗过程中加入使用。方用柴胡 10g，郁金 15g，香附 15g，当归 20g，白芍 20g。柴胡辛行苦泄，性善条达肝气，具有疏肝解郁的功效。《滇南本草》：“除肝家邪热、痨热，行肝经逆结之气，止左胁肝气疼痛。”郁金辛苦寒，味辛能行能散，行气解郁，既能行气又能活血。《本草备要》曰：“行气，解郁，泄血，破瘀。”香附辛微苦微甘，主入肝经气分，芳香辛行，善散肝气之郁结，味苦疏泄以平肝之横逆，为疏肝解郁、行气止痛之要药。香附药性偏温，专入气分，善疏肝理气。郁金药性偏寒，既入气分又入血分，善活血止痛、行气解郁。二者合用寒温相调。当归苦辛甘温，补血活血。苦可以泻肝中郁火，辛还可以疏理肝中血滞；甘味既能缓肝急，也能缓脾之急，芳香透发疏理肝气。当归可以疏肝郁，可以补肝血，可以散肝热。白芍酸苦微寒，滋阴养血，柔肝止痛，还可防柴胡、香附香燥伤气伤阴。五味药同用，可共同疏肝理气，此乃治病求本之意。

医者之职，不仅是治疗身体的病痛，更要解开患者之心锁。疗病的同时，不忘精神疗法，即对患者进行心理开导，注意精神疏导，解除苦闷，使其怡情自遣，宽怀调养，心情开朗，肝气得舒，气血条达和畅，从而达到事半功倍的效果。

总之，治疗劳倦要辨证准确，用药灵活，运用疏肝理气之法于各型中，随症加减，坚持治疗，配合生活环境和工作环境的改变定会取得较好的疗效。

七、结语

中医学通过其整体观和辨证论治的理论体系，多种治疗方法同时进行，在本病的治疗上取得了较为满意的效果，具有良好的疗效和前景，但目前的临床研究尚存在以下不足：如缺乏统一的诊断及鉴别诊断标准，易与他病引起的劳倦相混淆；临床研究基点不高，缺乏严格的对照及远期随访；缺乏严密公认的疗效评定标准，多为自拟标准；治疗方法不统一，没有形成规范的治疗方法；研究多为临床观察，没有循证医学的统计学分析，对研究有一定影响。这些不足就是我们今后临床研究所要解决的问题。

参考文献

[1] 王天芳，王佳佳，薛晓琳．疲劳性亚健康状态的中医证候及证候要素分布特点[J]．中西医结合学报，2010，8(3)：220.

[2] 杨东，贾孟辉．90 例慢性疲劳综合征中医证候特征的临床对照研究[J]．宁夏医科大学学报，2010，32(1)：141.

[3] 袁婉丽，康明祥．慢性疲劳综合征中医辨证分型标准的临床研究[J]．陕西中医，2009，30(5)：516.

严世芸评按

《礼记·中庸》以中正、中和、不偏不倚立题。中医学充分吸取了这个法则。在传统哲学领域下，“中和”是中医学的学理、指导原则和价值追求。“劳倦”就是某种失和造成的证候。所谓“劳倦”，“劳”者形劳、体劳之谓，形体过用之劳；“倦”者神倦之谓，神用太过之疲。《素问·经脉别论》曰：“春秋冬夏，四时阴阳，生病起于过用。”故劳倦是形、神过用失和而产生的证候。然而它又是引起诸多疾病的始动病因，是属于不内外因的致病因素。由此，可以想见劳倦所伤的范围甚广。各种体劳、神用太过，可引起脏腑、气血津液、经络、肌肉筋脉、骨骼关节、精神、情志等多方面的变化。因此，其病机也必然纷繁多端，只有捋清临床思路，方可执简驭繁。对劳倦所伤，参合临床望问闻切所得，结合不同体劳、神用的特点进行分析，所伤部位大致可知，然后根据所伤部位的不同特点，分析发病机理，治则治法亦可随机而定，即“圆机活法”之谓也。至于所谓“辨证分型”，本人并不看好，它是一种由西医病理分型脱胎而来的以“固化”代替“灵活”的思维方法，有悖于中医学的临床思维特点。

“劳倦”一证，及其对人体的损伤往往是渐进的积累过程，所以“未病先防”，注意工作、生活、神情的调摄，是避免“劳倦致病”的重要方面。诸如“致极虚，守静笃”“见素抱朴，少私寡欲”“恬惔虚无”“温和”“慈良”“宽宏”“厚重”“简点”等摄情、宁神、定志的调摄神情之法，以及老子的“无为而为”、《素问·上古天真论》的“不妄劳作，能形与神俱……”“形劳而不倦”“外不劳形于事，内无思想之患”，及朱丹溪《格致余论·相出论》的“主之以静，动而中节”之论，皆是防“劳倦”于未作之先的“治未病”方法。

刘文华学员的策论分别从劳倦的含义、病因病位、病机、证候、防治、临床体会诸方面加以论述。在劳倦的释义方面较为清晰；在病因病位中详细论述了劳倦与五脏有关病证的关系，其间也涉及劳倦对精气神的影响；分为八个证型对劳倦致病的证候进行表述，并相应定了八种方药；还从五个方面论及劳倦的预防；在结语中指出当今在劳倦的临床治疗和研究中的诸多不足。诸此，均属中肯。然而，论文中把“百合病”“脏躁”纳入劳倦范畴，病机论述失之于笼统，预防失之于论，将疏肝理气作为劳倦的治本之法等，均有可商榷和研究之处。

论缪仲淳“塞流、澄源、复旧”在血证治疗中的应用

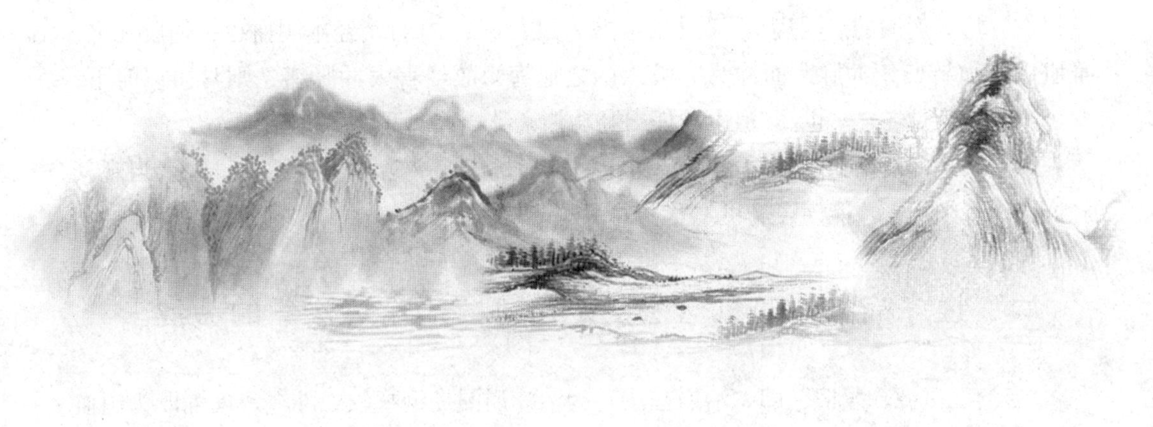

秦淑芳（天津中医药大学第二附属医院）

崩漏为出血性月经病之极端性病证，属月经病中之大病重症，甚至是危急病症，如张景岳所云："崩漏，经乱之甚者也。"为妇科难治性疾病之一。

古往今来，论治崩漏，推崇"塞流、澄源、复旧"三法，《丹溪心法附余》中云："初用止血以塞其流，中用清热凉血以澄其源，末用补血以还其旧。若只塞其流而不澄其源，则滔天之势不能遏；若只澄其源而不复其旧，则孤孑之阳无以立。故本末勿遗，前后不紊，方可言治也。"后世医家将"塞流""澄源""复旧"尊为"治崩三法"。

今温习古训，采撷诸家，就其在崩漏治疗中的指导作用及本人的临床体会做一简要论述，祈求同道指点。

一、崩漏乃非时妄行之经血，辨证错综复杂

崩漏，含"崩"和"漏"两个概念。妇人经水非时而下，量多势急为崩，量少淋漓为漏。《诸病源候论·妇人杂病诸候·漏下候》明确提出"忽然暴下谓之崩中""非时而下淋漓不断谓之漏下"之概念。久崩不止，气血耗竭，可变为漏；久漏不止，气随血脱，亦可成崩。

《素问·阴阳别论》有"阴虚阳搏谓之崩"之论，首倡崩之病机为阴虚阳亢或阴虚火旺。《金匮要略·妇人妊娠病脉证并治》中曰："妇人宿有癥病，经断未及三月，而得漏下不止者，其癥不去故也。"指出漏下为瘀阻胞宫、冲任。《诸病源候论·妇人杂病诸候·漏下候》中曰："冲任二脉虚损，不能约制经血。"并指出"劳伤气血"或"脏腑损伤"均为崩漏的病因病机。《景岳全书·妇人规》中曰："经本阴血也，何脏无之，唯脏腑之血皆归于冲脉，而冲为五脏六腑之血海，故经言太冲脉盛，则月事以时下，此可见冲脉为月经之本也。"道出冲任二脉功能紊乱导致崩漏之病机特点。

综上，崩漏病势日进，可相互转化，病因病机虚实夹杂，辨治不易。医者当观其脉证，详查细辨，才能谨守病机。

二、谨守病机、圆机活法，是用好"治崩三法"的关键

"塞流、澄源、复旧"即"治崩三法"为治疗崩漏提纲挈领之准绳。崩漏既为出血性月经病，则其治疗当以止血为首务，故"初用止血以塞其流"。"源清则流自洁"，若

血势已缓或出血既止，则宜正本清源，即辨证求因，审因论治，治病求本，以防其复发，此所谓“中用清热凉血以澄其源”。恢复正常月经是最终目的，故在澄源治本的基础上，调补虚损以复其常，即“末用补血以还其旧”。然而，疾病是动态发展的，初、中、末三期是人为分成的三个不同阶段，临证难以截然分开，所谓“治崩三法”，并非治疗崩漏的三种具体方法，实乃针对崩漏不同阶段所采取的三个治疗步骤，即三大法则。

如何在临床中运用好“治崩三法”，本人认为谨守病机、圆机活法是关键。出血期，急则治标宜塞流；血止期，缓则治本宜复旧；而澄源为谨守病机、圆机活法的根本，应该贯穿疾病动态发展的始终，“观其脉证，知犯何逆，随证治之”才能做到本末无遗，前后不紊。

三、“治崩三法”的具体运用

1. 崩漏出血期，宜用澄源塞流法

出血有虚实寒热之分，止血药性亦有寒热温凉之异，止血并非一味固涩所能奏效，要辨证求因，审因论治。《蒲辅周医案》有载：“若一见血崩，即用止涩之品，虽亦能取效于一时，恐随止随发，不能痊愈。”医者应细查精详，瘀血为患，应化瘀止血；气虚为患，应益气健脾止血；血虚为患，应补血养肝止血；阴虚为患，应益肾滋阴止血；血热为患，应凉血止血。《景岳全书·妇人规》对崩漏的论述尤为全面和精辟，不但提出“崩漏不止，经乱之甚者也”，确立了崩漏属严重月经病范畴，对病因病机提出“先损脾胃，次及冲任”“穷必及肾”。进而概括了治法：“凡治此之法，宜审脏气，宜察阴阳，无火者，求其职而培之补之；有火者，察其经而清之养之。此不易之良法也。然有火者，不得不清。但元气既虚，极多假热，设或不明真假，而误用寒凉，必复伤脾胃，生气日见殆矣。”《女科经纶·崩漏门》云：“凡病先明虚实寒热，如崩漏证有虚有实，有寒有热，虚者主以血虚气虚，阴虚阳虚；实者主于污瘀恶血，痰涎郁滞，虚则为寒为冷，实则为火为热，此证不可不辨者也。”张洁古曰：“崩者，倏然暴下也。漏者，淋漓不断也。将息失宜，劳役过度，喜怒不常，大伤于肝，肝为血府，伤则不藏血，而为崩中漏下。或悲思忧恐太甚，阳气内动，真阴虚，不能镇守包络相火，故血走而崩，宜养血安神为主。或因脾胃气虚下陷，肾与相火相合，湿熟下迫而致，宜调脾养血为主。或大小新产，遽触房事，皆作崩漏，或经水未绝，欲炽而伤血海，亦致崩漏；皆宜养血镇守为上。”总之，非澄其源则流无以塞。针对病因，溯本穷源，源本既得澄清，则流自能遏止，澄源与塞流并行不悖，相得益彰，故云“澄源以塞流”。澄源塞流有以下几种方法：

（1）化瘀而塞流：用于崩漏因血瘀而致者。瘀血不走则新血不守，瘀血不去，则

新血不得归经，以致出血不止。如果专事塞流，往往越塞越流，造成出血不止。正如《诸病源候论》所云："凡崩中若小腹急痛，为内有瘀血，不可断之，断之终不断。"临床常见小腹疼痛、面有色斑、血色暗、有血块、舌质紫暗有瘀斑或瘀点、脉沉涩等表现。治疗血瘀崩漏要采取"通因通用"的治疗大法，常选用丹参、蒲黄炭、花蕊石、川军炭、益母草、三七粉、茜草、仙鹤草、血余炭等药化瘀而止血。丹参为益冲任之品，入手少阴、厥阴经血分，养血活血、生新血、去宿血、开心腹结气、调妇女经脉，一味而胜四物。《本经》曰："丹参主心腹邪气，肠鸣幽幽如水，寒热积聚；破癥除瘕，止烦满，益气。"益母草，其功专入血分，行瘀血而新血不伤，养新血而瘀血不滞。中病即止，勿使过量。《本草纲目》谓益母草"活血破血，调经解毒。治胎漏产难……崩中漏下"。导致瘀血的原因有因情绪所伤，如《内经》曰："悲哀太过，则心系急，肺布叶举，而上焦不通，热气在中，故血走而崩也。""病在肝也，志伤则不能固闭真阴。"常兼见胸闷、气短、胁肋胀痛等，治疗应疏肝养肝、化瘀止血。临床常加香附、柴胡、郁金、白芍等；有因寒凝致瘀者，常兼见畏寒、腹痛，得热则舒，治疗应温通化瘀止血。临床常加桂枝、乌药等；又因热而致瘀者，常兼见带下色黄，舌苔黄腻，脉滑数，治疗应清热化瘀止血。临床常加黄芩炭、黄柏、蚤休等；有早用或过用炭剂止血而留瘀者，治疗应通经化瘀而止血。

（2）补虚而塞流：用于崩漏因于气血虚或脾虚、肾虚而致者。朱丹溪曰："崩下由脏腑伤损，冲任二脉血气俱虚故也。二脉为经脉之海，血气之行，外循经络，内荣脏腑。若劳伤过极，冲任气虚，不能约制经血，故忽然而下，谓之崩中暴下。治当大补气血，升举脾胃之气。"临床可见出血量多或淋漓不断，血色淡红，伴头晕，心悸，气短懒言，舌质胖大或有齿痕、色淡红，苔薄白，脉沉细无力。对于此证，《傅青主女科》有载："妙在全不去止血，而唯补血，又不止补血而更补气。"常用固本止崩汤或举元煎、固冲汤加减治疗，如用党参、黄芪、白术等补气摄血健脾，滋血之源，以安血之室。亦有肾虚不固者，因肾为先天之本，肾气健固，封藏有司，则月事能按期而来，适度而止。若肾虚而不固，以致冲脉滑脱，则血下如崩，或漏下难止。可伴有头晕、耳鸣、心悸、神疲气短、口干、腰膝酸软、舌质淡或舌质红少苔、脉细或弱诸症。二至丸加减治疗均每获良效。冲任虚损，精气两亏者，酌加收涩之品，以摄纳元气，固其滑脱，如龙骨、牡蛎等。久漏必瘀，还需勿忘酌加化瘀药，如蒲黄炭、花蕊石等。

（3）凉血而塞流：用于崩漏因于热扰血海，迫血妄行而致者。《内经》云："阴虚阳搏谓之崩。"《傅青主女科》云："妇人有每行人道，经水即来，一如血崩，人以为胞胎有伤，触之以动其血也，谁知是子宫血海因太热而不固乎！夫子宫即在胞胎之下，而血海又在胞胎之上。血海者，冲脉也。冲脉太寒而血即亏，冲脉太热而血即沸，血崩之为病，正冲脉之火热也。"然本证虚热者多，实热者少，"即使是火，亦是虚火，非实火可比"。"世人一见血崩，往往用止涩之药，虽亦能取效于一时，而虚火未补，易于冲击，随止随发，终年终月不能愈者……"故用生地黄、地骨皮等两地汤加味常可收效。

（4）温阳而塞流：用于崩漏因于虚寒而致者。赵养葵曰："血崩之疾，当分阴阳而治。气血人身之阴阳也，阳主升，阴主降，阳根阴，阴根阳，一升一降，循经而行，无崩漏也。若阳有余则升者胜，血出上窍，阳不足则降者胜，血出下窍，总之血随阳气而升降。"阳虚崩漏常见于素体阳虚，或止血过用寒凉，或血去过多，阳随阴耗者，临床常见面色少华，畏寒肢冷，常用鹿角胶、炮姜炭、巴戟天等温阳益气、水中补火。正所谓"善补阳者必于阴中求阳"。

2. 崩漏血止期，宜用澄源复旧法

崩漏之出血渐止，当求因治本，固本善后。复旧法多以补益为主，以肝、脾、肾经为主。虚者补之，损者益之，澄源复旧即寻找病因，"谨察阴阳所在而调之，以平为期"。

气虚崩漏，宜补气健脾；阴虚崩漏，宜滋养肝肾；冲任不固，宜调补冲任。此外，崩漏之因尚有阳虚血寒、瘀血内阻、湿热蕴结或以上数端相互兼夹者。故临证当详辨其属寒属热、是虚是实，抑或寒热错杂、虚实互见，要据证施治，若相互兼夹者，则宜合法合方、灵活化裁以治。但本人认为调理脾胃法应贯穿治疗的始终，薛立斋认为治崩漏宜以调脾胃为主。曰："人以脾胃为本……人得土以养百骸，失土则枯。"东垣认为饮食自伤，医多妄下，或误用寒凉，损伤胃气，则不能摄血归经而成崩漏。临床常用山茱萸、菟丝子、枸杞子、阿胶、白芍等药滋补肝肾；党参、白术、山药、陈皮、炒六神曲、炒麦芽等药调理脾胃。总之，通过澄源复旧，使气旺能摄血，脾健能统血，肝平能纳血，肾足能固血，冲任气血平静旺盛，则能月事如常，经候如期而至。

在此，仅举验案一则。袁某，女，16岁。于14岁初潮，周期无规律，经期延长，经血量多2年，月经色紫红，夹少许血块，诊断为"崩漏"，曾做两次人工周期治疗，效果不显。就诊时患者阴道出血20余天，淋漓不净，色鲜红，无血块，伴口干、腰膝酸软、面色无华、舌质偏红、边尖有瘀点、苔薄、脉弦细。此为肾虚冲任不足所致，法当补肾填冲、化瘀止血，方拟两地汤加减治之。处方：生地黄30g，地骨皮30g，山药10g，龟甲15g，杭芍30g，蒲黄炭15g，花蕊石10g，女贞子15g，旱莲草30g，生地榆30g，黄芩炭10g，炒麦芽30g，甘草6g。4剂。二诊时服药4剂，经水即净，仍见乏力、腰酸、舌质偏红苔薄、脉沉细。此乃肾虚冲任不足之象仍在，仍宗上法治之。处方：当归10g，杭芍10g，地骨皮30g，生地黄30g，杭萸肉10g，山药10g，菟丝子30g，女贞子15g，苁蓉10g，巴戟天10g，紫河车10g，鹿角霜15g，寄生30g，炒麦芽30g，20剂。三诊时月经来潮，为正常月经，乏力、腰酸等症均无。半年后随访，患者月经正常。体会：患者因肾气尚未充实，冲任二脉失于调养，肾阴虚不能镇守胞络相火，热伏冲任，迫血妄行而致月经量多，口干、腰酸。方中用女贞子、旱莲草、怀山药、山萸肉补肾益精固冲任，龟甲滋养肾阴、走任脉、益冲任。同时用生地黄、地骨皮、生地榆、黄芩炭等滋阴清热、凉血止血，用蒲黄炭、花蕊石以止血不留瘀。血净后，以生地黄、地骨皮、女贞子、寄生等药以固其本，再加血肉有情之品如紫河车、鹿角霜等填精补髓，当归、杭芍养血补血，炒麦芽用以调理脾胃。使肾中阴平阳秘，冲任气血平静旺盛，因此月事恢复正常。

近代医家论治崩漏，多遵古而不泥古，裘笑梅在掌握治崩三法的同时，效法唐容川提出的止血、消瘀、宁心、补虚四法。将治疗崩漏总结为六法：即补气摄血、清热凉血、养血止血、理气止血、祛瘀止血和温经止血。何少山提出温阳止崩，认为通过温肾壮阳，散寒祛瘀，使阳回气固，阴血得固，能起到塞流止血的作用。提出温中益气摄血、温阳补火摄血、温行祛瘀摄血、甘温救阴摄血和温敛固涩摄血五法。

四、结语

综上所述，“塞流、澄源、复旧”治崩三法，仅寥寥数语，却包含了崩漏不同阶段所采取的三大治疗法则。本人体会：塞流为急则治标，复旧为缓则治本，而澄源应贯穿治疗的始终，无论急证缓证，均应谨守病机、圆机活法，辨证求因、治病求本。在澄源复旧治疗中，调理脾胃尤为重要。治崩三法不仅用于治疗崩漏，对于月经过多、胎漏、产后恶露不绝等妇科多种出血病症都起着重要的指导意义，有待今后进一步研究整理。

张慧娟（赤峰学院第一附属医院）

虞抟《医学正传》首先将各种出血病证予以归纳并以“血证”概括之。血证见于临床各科，崩漏属血证范畴。塞流、澄源、复旧历来是治疗崩漏的三大原则，后世尊称为“治崩三法”。源于明代方约之先生《丹溪心法附余》中的一段著名论述“初用止血以塞其流，中用清热凉血以澄其源，末用补血以还其旧”，并认为“若只塞其流而不澄其源，则滔天之势不可遏；若只澄其源而不复其旧，则孤孑之阳无以立。故本末勿遗，前后不紊，方可言治也”。今就“塞流、澄源、复旧”三法在崩漏治疗中的指导作用简要论述如下。

一、崩漏乃经乱之甚也

崩漏指经血非时暴下不止或淋漓不尽，前者谓之“崩中”，后者谓之“漏下”。因二者常交替出现，或相互转化而概称崩漏。明·徐春甫《古今医统大全》曰：“妇女崩漏，最为大病。”《景岳全书·妇人规》云：“崩漏不止，经乱之甚也。”《妇科证治约旨》总结说：“崩中者，势急症危，漏下者，势缓症重，其实皆属危重之候。”由此可见，崩漏属临床疑难重症。

《内经》最早言其病机为“阴虚阳搏谓之崩”。《诸病源候论》曰：“崩中之病是伤损冲任之脉……”，并总结崩漏的病机是“冲任损伤，不能制约经血”所致。《金匮要略·妇人妊娠病脉证并治》首先提出：妇人漏下，半产后下血不绝，妊娠下血者……以胶艾汤暖宫调经、和血止血。《金匮要略·妇人杂病脉证并治》指出：妇人年五十，病下血数十日不止，温经汤主之，以治疗虚寒兼瘀热之崩漏。这些名方至今仍卓有成效。然崩漏之治法，古代医家虽有论述，也只限于一法一方，唯方氏首倡“治崩三法”，提纲挈领，至今指导临床。

二、“治崩三法”之我见

崩漏属出血性疾病，治疗当以止血为要。如叶天士说：“留得一分自家之血，即减一分上升之火。”唐容川将“止血”作为治疗血证第一法。方氏提出“初用止血以塞其流”概之。当崩漏之出血，量多势急，若不迅速止血，会气随血脱，成血涸气竭，则危殆立至。医者须在危急之中，辨识病机之大体，而虚者补而止之，热者清而止之，瘀者消而止之，或补消结合等。非一味使用炭类收涩止血。如《傅青主女科》所说："世人一见血崩，往往用止涩之品，虽能取效于一时，但不用补阴之药，则虚火易于冲击，恐随止随发，以致终年累月不能痊愈者有之。"此塞流不澄源之弊也，"源清则流自洁"。倘若只澄其源，未塞其流，则缓不济急，而贻误病情。当出血势缓或出血停止时，要澄清本源，审证求因，辨证论治，此是治疗崩漏的关键和核心。方氏仅以"中用清热凉血以澄其源"举例，示人对因热而致崩漏者实施之法，其他应"观其脉证，知犯何逆，随证治之"。此大医示人以规矩也。血止的最终目的是恢复正常月经，故在澄源基础上复旧，以调理虚损的脏腑、气血，即方氏"末用止血以还其旧"之意。至于初、中、末之"次第"，不必拘泥，应从临床实际出发。

由此可知"治崩三法"非治疗崩漏的具体方法，而是针对崩漏的出血期、非出血期总的治疗原则，三者之间相互关联，彼此渗透，浑然一体，不能截然分开。但在不同发病阶段，有所侧重。暴崩之际，急以塞流为主，体现"急则治标"的治病原则，如唐容川云："止得一分血，保得一分命。"然塞流必兼澄源，否则如方氏所云"滔天之势不可遏"。当血止或出血量少时，应"缓则治其本"。或澄源为主兼顾复旧，或复旧为主兼以澄源，否则"只澄其源不复其旧，则孤孑之阳无以立"，若只复旧，不澄其源，必有后顾之忧。澄源、复旧体现了中医整体观思维、个体化辨证论治的特色，是根除崩漏血证复发的有效方法。

总之，崩漏的治疗要谨守病机，遵标本缓急之旨，圆机活法，循法处方用药，做到塞流宜求因，血止须复旧，澄源是核心，这样才能提高临床疗效。

三、"治崩三法"在临床中的应用

崩漏之治，我在临床上主要抓虚、热、瘀三个方面。虚包括肾气虚、肾阳虚、肾阴虚、脾气虚、脾阳虚；热包括实热、虚热、肝郁化热、湿热等；瘀指气滞、寒凝、热灼、湿热、寒湿、痰湿、过用炭剂止血、离经之血致瘀者。临床以脾肾气虚、阴虚内热、瘀血阻滞为多见，因出血期和非出血期的不同而治法各异。

（一）崩漏在出血期宜塞流、澄源并举

当崩漏出血之际，应急以塞流、澄源并行，抓住虚、热、瘀的孰多孰少，辨证论治。若盲目收涩，则塞而暂止，或止而复发。临证时应明察细辨，审清病证的寒热虚实、相兼错杂，施以相应的温清补消或兼治之法。总以权衡变通为宜，使澄源、塞流相互融合，相得益彰。

1. 补气之中行止崩之法

用于崩漏之气虚证。崩漏出血时，多为脾失统摄、肾失封藏而冲任不固所致。《丹

溪心法》云："崩中暴下，治当大补气血，升举脾胃之气。"唐容川则指出："治血者，必治脾为主……治气者，亦宜以脾为主。"故补气固冲当以健脾益气为主，脾气健运，统摄有力，则血自止。临床常用大量党参、白术、黄芪配以升麻、柴胡等益气摄血、升阳举陷。以补为塞，酌加收涩固脱、摄纳元气、引血归经之品，如煅龙骨、煅牡蛎、仙鹤草、炮姜等。并根据患者体质、病证轻重缓急之不同，在暴崩之际选红参、生晒参、西洋参或单用或合用，每日用 10~30g 煎汤服之，以大补元气、益气固脱。结合举元煎、固本止崩汤、固冲汤、自拟参芪汤加减，屡屡获效。正如吴鞠通说："善治血者，不求有形之血，而求无形之气。"对于肾虚不固者，补气药之中加杜仲、菟丝子、川断、覆盆子、山茱萸等固肾以止血。且益气之中不忘护阴，酌加生地黄、旱莲草、龟甲养阴止血，使阴阳互根，阴中求阳，阳中求阴，阴平阳秘，乃至和平。

2. 补阴之中，行止崩之法

用于崩漏之热证，临床以阴虚血热为多见。《素问·阴阳别论》曰："阴虚阳搏谓之崩。"阐发了阴虚内热所致崩漏的病机。《景岳全书·妇人归》提出："凡阳搏必属阴虚，络伤必致血溢。"进而指出："凡治此之法，宜审脏气，宜察阴阳……有火者，察其经而清之、养之，此不易之良法也。"《傅青主女科》告诫："止崩之药不可独用，必须于补阴之中行止崩之法。"故拟育阴清热、凉血止血之法。我常用傅氏两地汤或清经散加减，疗效满意。常用药有生地黄、熟地黄、旱莲草、阿甲、龟板、麦冬、玄参、龙骨、牡蛎等滋清潜镇之品，配合大小蓟、槐花、生地榆、侧柏叶清热凉血，以宁静血海，遏其沸腾。如傅青主所云："补阴而无浮动之虑，缩血而无寒凉之苦，日计不足，月计有余，潜移默夺，子宫清凉，而血海自固。"验之于临床，的确如此。

3. 祛瘀之中，行止崩之法

用于崩漏的血瘀证。瘀血的形成原因颇多，治法总以化瘀止血为要。根据兼寒、热、虚、实之不同，分别治以温而散瘀、凉而化瘀、行气通瘀，等等。化瘀之时，要掌握方证相应，收散平衡。勿使太过与不及，否则或活血太过而出血不止，或收涩太过而再酿新瘀。常用药：生炒蒲黄、茜草、三七粉、花蕊石、五灵脂等化瘀止血而不留瘀。常用傅氏生化汤加失笑散、三七粉、益母草、茜草等治疗瘀血阻滞冲任、血不归经的漏下偏寒者，以活血止血，收散相兼，相辅相成。明显缩短出血时间，减少出血数量。此时若一味止血而不活血，恐愈塞愈流，贻害无穷。正如《医学广笔记》说："宜行血不宜止血，血不循经络者，气逆上壅也，行血则血行经络，不止自止。"若瘀血漏下偏热者，常用逐瘀止血汤加减，此方意在行血祛瘀、活血止血。正如傅氏云："此方之妙，妙于活血之中，佐以下滞之品，故逐瘀如扫，而止血如神。"亦如《济阴纲目》云："止涩之中须寓清凉，清凉之中须破瘀解结。"此之谓也，否则"补不兼行则滞，塞不兼通则瘀，清不兼行则凝"。

4. 塞流澄源与西医学相结合

崩漏常见于西医学功能性子宫出血、子宫肌瘤、盆腔炎性出血等。对围绝经期不规则阴道出血、子宫内膜较厚者，或者任何年龄的顽固性崩漏，药物治疗效果欠佳者，应做诊断性刮宫，排除子宫内膜癌变，否则贻误病情。例如：我曾见一围绝经期不规则阴道出血 3 个月、子宫内膜 2.9cm 患者，嘱其刮宫，结果是子宫内膜癌，此非塞流澄源所能及也。目前临床发现子宫内膜癌有年轻化趋势，我曾见一 21 岁学生阴道不规则出血，最终以子宫内膜癌入院治疗，不能不防。对于功能性子宫出血，子宫内膜在 1.0~2.0cm 时，笔者先用黄体酮撤退出血，随后用中药益气化瘀，或益气养阴佐以化瘀等法辨证施治，塞流澄源并施，效果良好。对于多发性子宫肌瘤瘤体偏小的阴虚瘀热型崩漏患者，用黄绳武先生软坚化结，调经止血之法拟方，常用夏枯草、浙贝母、生牡蛎、鳖甲以养阴清热、软坚散结；配以益母草、三七粉以化瘀止血；并用山药、枸杞、白芍养肝脾肾三脏阴血，补阴而无浮动之虑，循血而无寒凉之苦，做到“止血不忘消瘤，消瘤兼顾止血也”，每每收到良好效果。若瘤体较大凸向子宫腔内，或多发性肌瘤尤其是黏膜下肌瘤出血量多者，非澄源、塞流而能止也。总之，塞流要结合西医学明晰病因，取利舍弊。

（二）崩漏在非出血期宜澄源、复旧并施

崩漏血止之后，宜用澄源复旧法。此时病势渐趋向愈，然有形之血既去，营血亏少，脏腑虚损，若不及时复旧，恐有祸不旋踵之虞。应虚者补之，损者益之，澄源、复旧并施之。治疗关键是调理脾肝肾，使冲任气血调和而月事如期。因肾主封藏，为月经之本，“经水出诸肾”。张锡纯说：“女子血崩，因肾脏气化不固而冲任滑脱也。”肝主疏泄、主藏血，为妇人之先天，二脏主持并调节冲任、胞宫之蓄溢藏泻。脾为气血生化之源，具有统摄冲任、固摄气血之功。若脾气健、肝气和、肾气固，则冲任气血藏泻有度，统摄有权，气化有源，自无复作之忧。澄源复旧之法多种多样，总以调理周期、促排卵为上策。

崩漏在青春期、育龄期、围绝经期女性均可发生，然对前两者调经促排卵尤为重要，此为治崩复旧之根本。遵刘河间《素问病机气宜保命集·妇人胎产论》“妇人童幼天癸未行之间，皆属少阴；天癸即行，皆从厥阴论治；天癸已绝，乃属太阴经也”之旨。对于青春期崩漏常以固肾为主，兼以扶脾；育龄期崩漏调肝为主，兼以固肾；围绝经期崩漏在排除恶变后，应以扶脾养血以善其后。总之如《妇科玉尺》中云：“大凡女子在天癸既通之后，气血调和，经水如期，不先不后，自无崩漏之患。”常用补中益气汤、定经汤、两地汤、大补元煎、归脾汤、百灵育阴汤等随证加减，调理脏腑，平衡阴阳，调和气血，寓澄源于复旧之中，复旧之中不忘澄源，使胞宫藏泻有时，开合有度而月经如期。

现代医家论治崩漏，遵古不泥古，各有特色。夏桂成教授在调周方面独树一帜，根据月经期、经后期、经间期、经前期人体阴阳消长变化不同及子宫藏泻的特点，调经促排卵，以恢复月经周期。如对青春期崩漏控制出血后，以补肾调周的方法恢复排卵功能，真正达到控制出血，防止崩漏复发而澄源固本。张玉珍教授善用傅青主之定经汤加减，调理肝肾藏泻以恢复月经周期。如傅青主所云："……治法以疏肝之郁，即开肾之郁也，肝肾之郁既开，而经水自有一定之期矣。"此方对肝郁肾虚之崩漏止血之后，月经或先，或后，或不定期之调周，效果颇良，使源清本固，令人折服。庞泮池对室女崩漏经净后的调周治疗是大补肝肾，充实奇经，自拟经验方养血止崩煎加减。认为月经周期疗法符合妇女生理规律，熔澄源复旧于一炉，独具特色。许芝泉复旧是以补脾补肾为法。补脾根据脾虚的程度不同、气陷与否而用药不同，常用归脾汤、补中益气汤之类。补肾之法因阳虚、阴虚而异，有自拟温肾调经汤与滋肾调经汤。并注重肾之阴阳的调补，具体运用时还要掌握血中求阴、气中求阳、补中收涩、温润填精，可谓有章有法。

综上所述，"塞流、澄源、复旧"是治疗崩漏的有效方法，澄源是治崩三法的纲领、核心，并贯穿始终；塞流宜澄源，塞流之中应权衡补清通涩；复旧宜澄源，复旧应燮理脏腑、气血、阴阳的平衡，否则动手便错。"治崩三法"提纲挈领，高屋建瓴，非常实用。笔者临床体会：若根据子宫内膜厚薄有效地澄源、塞流，顺应子宫藏泻的特点而运用"治崩三法"，会提高治疗的准确性、减少盲目性。再从治未病的角度对有崩漏病史的患者提前干预，发挥中医整体观念、个体化辨证论治的优势和特色以提高临床疗效，是我今后的努力方向。

参考文献

[1] 张晓锋. 中医临证思辨录 [M]. 北京：中国中医药出版社，2008.
[2] 沈映君. 中药药理学 [M]. 北京：人民卫生出版社，2000.

章　勤（杭州市中医院）

一、“塞流、澄源、复旧”溯源

塞流、澄源、复旧三法，首见于明·方约之《丹溪心法附余》：“治崩次第，初用止血以塞其流，中用清热凉血以澄其源，末用补血以复其旧。”认为“若只塞其流而不澄其源，则滔天之势不能遏；若只澄其源而不复其旧，则孤孑之阳无以立，故本末勿遗，前后不紊，方可言治也。”后世医家将其所倡立的三大治则即“塞流”“澄源”“复旧”尊为“治崩三法”，一直被医界奉为治疗崩漏之圭臬。

《丹溪心法附余》刊于1536年，缪仲淳生于1545年，明显晚于方氏。当然，缪氏也擅治血证，他在《本草经疏》中提出的“治血三法”即“血虚宜补”“血热宜清”“血瘀宜通”，及在《先醒斋医学广笔记》中提出的“吐血三要法”，即“宜行血不宜止血”“宜降气不宜降火”“宜补肝不宜伐肝”等治疗法则，后人无不折服，对后世医家治疗血证具有重要的指导作用。但“塞流、澄源、复旧”的治崩三法应该为明朝方约之所首提，而非缪仲淳。不过，诚如《颜氏家训·勉学篇》所说：“观天下书未编（遍），不得妄下雌黄。”故在此存疑。

二、“塞流、澄源、复旧”在妇科血证治疗中的应用

妇科血证是以阴道异常流血为主症的一系列病症。包括月经病中的月经过多、经期延长、崩漏、经断复来等；带下病中的赤带；妊娠病中的胎漏、堕胎、异位妊娠等；产后病中的恶露不绝以及癥瘕所致的出血等。古人的一些著述曾一度把各种妇科下血符合如崩似漏特点的血证统称为崩漏，导致概念含混，容易引起误诊、误治。明代张介宾《景岳全书·妇人规》指出：“崩漏不止，经乱之甚也。盖乱则或前或后，漏则不时妄行。”提出崩漏为“经乱之甚”，属于月经病范畴。近代将崩漏的概念确定为“经血非时妄行，量多如注，或淋漓不净”，即崩漏为妇科血证之一。

“塞流、澄源、复旧”原为“治崩三法”，明·方约之“治崩次第，初用止血以塞其流，中用清热凉血以澄其源，末用补血以复其旧”虽为治崩三法之渊源，但后世在相沿习用的过程中，不断推陈出新。清·肖慎斋就此评道：“治崩之法，有消逐污血，有寒凉降火，有收涩固脱，有大升大举，有扶脾健胃，有补气补血，有温暖下焦，种

种不一。方氏三法，分初中末，有倒行逆施之弊。予谓中法当为初法，初法当为末法，末法当为中法，庶无差治也。”主张初用即予澄源，也就是说应观脏腑、审阴阳、辨寒热，求因论治，摄血止崩。在长期的临床实践中，人们已渐渐摒弃了“初中末”三段治疗，而采用“塞流、澄源、复旧”三法，同时，认为治崩三法不可截然分割。塞流需澄源，澄源当固本。应当灵活运用，不可偏执。并且拓展了塞流、澄源、复旧的适用范围，不仅用于崩漏，亦将之用于一切妇科血证。

（一）寓澄源于塞流之中

“塞流”即止血，是治疗血证的首要任务。叶天士云：“留得一分自家之血，即减一分上升之火。”可知塞流固脱之重要。

塞流是急则治标的措施，近代医家大多认为塞流应与澄源并用，寓澄源于塞流中。因为不审病因，单纯使用止血剂，专事固涩，往往是塞而不止，澄源一概清热凉血，亦未必对证。“澄源”为治本，是指针对引起出血的原因采取相应的治法。方约之将这两法分初、中期，有先后之别。临床却无法将这两法截然分开，而必须寓澄源于塞流之中，在固本澄源的基础上达到塞流的目的。

治疗妇科血证，普遍认为不宜专事固涩，如一味用炭类药止血，往往不能收到预期效果，必须跟澄源清本结合，才能取效。如血热须清热凉血而止血，气虚须益气升提而涩血，血瘀须活血化瘀而止血，寒热虚实错杂者，更不能拘于一法。《济阴纲目》为方约之所论三法作按语：“止涩之中须寓清凉，而清凉之中，又须破瘀解结。”《诸病源候论》云：“凡崩中若小腹急满，为内有瘀血，不可断之，断之终不断。”《蒲辅周医案》云：“若一见血崩，即用止涩之品，虽取效于一时，恐随止随发，必须于补血之中兼行瘀和营之用。”《傅青主女科》治血崩昏暗，用固本止崩汤，并阐其方义为“妙在全不去止血而唯补血，又不止补血而更补气”，又说：“世人一见血崩，往往用止涩之品，虽亦取效于一时，但不用补阴之药，则虚火易于冲击，恐随止随发，以致终年累月不能痊愈者有之。”直接指出塞流而不澄源之弊。钱塘何氏妇科素来擅治血证，提出治血需“遏流、塞流、畅流”，何少山认为，暴然血崩之时，当先遏流，若因为失血伤气损阳，阴虚摄纳无权，应以温中益气和温阳补火为主，“有形之血不能速生，无形之气所当急固”，温阳益气乃截断恶性循环之关键所在。创立了“温阳止崩汤”药用红参、附片、炮姜、鹿角胶等，而何子淮的“凉血清海汤”则针对血热沸溢，其病因病机为血热妄行，如满壶之水，沸而流溢，救治之法是“热者清之”，抑其沸腾之势，遏止外溢之流，药用桑叶、地骨皮、丹皮、生荷叶等，其组方均不是专为固涩止血的，而是将澄源寓于塞流之中。恰当运用温阳止崩、清热凉血、益气摄血、化瘀止血等法，塞流澄源并举，相得益彰。

（二）澄源以塞流为目的

澄源就是澄清本源，找出病因，求因治疗。但对于妇科血证，欲止血是医者患者的共同意愿，澄源不能忘了塞流，澄源是为了更好地塞流，不能拘泥于“治病求本”，以致缓不济急，贻误良机。

澄源亦即辨证论治。以崩漏为例，萧慎斋在叙述王海藏、戴原礼、朱丹溪诸家论崩治法后言：“凡病先明虚实寒热，如崩漏证有虚有实，有寒有热。虚者主以血虚气虚，阴虚阳虚；实者主于污瘀恶血、痰涎郁滞。虚则为寒为冷，实则为火为热。此证之不可不先辨者也。”其他如傅青主、程钟龄、陈修园等都主张对病因病机分别进行辨证论治。何氏妇科遵循“治病必求于本”之经旨，分析崩漏形成的不同病因病机，分别采取遏流、塞流、畅流的治疗原则，从而总结出血热沸溢、冲任虚寒、中虚堤决、胞络瘀滞四型辨证论治方案。且于临床之时，详审其因，细辨其症，热者清之，寒则温之，虚者补之，瘀者消之，治疗得宜，尚属应手，无论是崩是漏，均能收到较好的疗效。但澄源不能忽视塞流，如血热沸溢，迫血妄行，以凉血止血法，抑沸遏流是根本，须兼以止血药起辅助作用，常加紫草根、墨旱莲、生地炭、玄参炭、仙鹤草等；冲任虚寒，阴亏阳衰，摄纳无权，予温阳止崩法，亦常配伍化瘀止血的药物如三七粉、熟军炭、血余炭、仙鹤草及龙骨、牡蛎、海螵蛸固涩血海；中虚堤决，其为气不摄血，血不循经，如破壶之水，随漏而下，“虚则补之”，填补漏洞才能塞下漏之流，益气塞流是关键，在扶持中阳的基础上，也要重用升麻炭、松花炭、禹余粮、鹿衔草等摄血止血之品；胞络瘀滞，新血不守，则又是以祛瘀畅流为急务，“通因通用”，为治本之术，虽攻逐之后，能使胞宫清净，新血得守，也必须加用止血药以起平衡作用，畅流之法当中病即止。所以说，塞流是澄源的最终目的，妇科血证总是以血止为终极目标。

（三）复旧以澄源为前提

复旧即调理善后，但复旧必须以澄源为前提，即所谓“复旧要求因”。不同的妇科血证需采取不同的复旧方法，唯如是，方可增强疗效，促进病愈。以崩漏为例，复旧应以调周为本。只有建立正常的月经周期，疾病方可言愈。否则，月经停闭时间越久，出血量越多，以至于反复发作，缠绵难愈。必须在澄源的基础上或治以补肾，或调肝，或健脾。肾主封藏、为月经之本，肝藏血、主疏泄，二者主持并调节冲任、胞宫之蓄溢开合；脾为气血生化之源，主统摄冲任气血。故复旧重在补肾、调肝、益脾，调补冲任气血，只有肾、肝、脾三脏与冲任二脉及胞宫的相互协调，才能有正常的月经周期。若为妊娠期出血，当胎漏已止，妊娠得以继续，此时复旧则以安胎为主。若已堕胎，复旧应侧重预培其损，为下一次正常孕育创造条件。若为产后血崩，待血止后，复旧需施予峻补气血之剂，以冀气血充足，化生乳汁。凡此种种，不一而足。针对不同的血证，施以不同的复旧之法。

妇科血证的范围较广，病种多，证情复杂，治疗各异，稍有不慎，极易造成误诊，关键在于明确诊断。随着现代科学技术的进步，妇科血证的判断可采用的检查方法也日趋多样，如妇科检查、宫颈涂片、子宫内膜病理检查、B 超、宫腹腔镜等均有助于器质性病变所致血证的诊断，除止血外再行针对性治疗，提高血证的诊断准确率可以更好地发挥中医药的治疗优势，体现中医"治病求本"的精髓。这些检查方法何尝不是澄源呢?

方氏提出的"塞流、澄源、复旧"治崩三法，迄今已 400 余年，经历代医家的不断演绎，已赋予其更多的含义，使其更具生命力，至今仍对治疗血证有着重要的指导作用。我们现代中医不仅要掌握"塞流、澄源、复旧"三法，知常达变，灵活运用三法，不拘泥于三法，也要掌握西医学的诊疗方法，灵活多样的治法更能体现中医的优势和特色。

刘金星（山东中医药大学附属医院）

血证是指由多种原因引起火热熏灼，迫血妄行或气虚不摄，血溢脉外，致使血液不循常道，或上溢于口鼻诸窍，或下泄于前后二阴，或渗出于肌肤所形成的疾患。也就是说，非生理性的出血性疾患，统称为血证。在古代医籍中，亦称为血病或失血。血证以出血为突出表现，根据其病因病机、病位的不同，而表现为鼻衄、齿衄、咳血、吐血、便血、尿血、紫斑等。崩漏作为中医妇科的临床常见疾病亦可归为血证范畴。本文将主要论述塞流、澄源、复旧三法在崩漏临床治疗中的应用。

一、崩漏之定义

妇人经血非时暴下不止或淋漓不尽，前者来势急骤，出血如注，谓之崩中；后者出血量少，淋漓不止，称之漏下。《医学入门》云："凡非时血行淋沥不已，谓之漏下；忽然暴下，若山崩然，谓之崩中。"崩，首见于《素问·阴阳别论》："阴虚阳搏谓之崩。"漏，首载于《金匮要略·妇人妊娠病脉证并治》："妇人宿有癥病，经断未及三月，而得漏下不止者，其癥不去故也。"在发病过程中，两者常交替出现，互相转化，"久崩不止，气血耗竭，必致成漏，久漏不止，病势日进，亦将成崩""崩为漏之甚，漏为崩之渐"，崩与漏二者临床不易截然分开，故概称崩漏。《济生方》中首次提出了崩漏之病名："崩漏之疾，本乎一证，轻者谓之漏下，甚者谓之崩中。"

二、治崩三法之具体论述

《诸病源候论》指出"冲任二脉虚损""不能制约经血"是崩漏的主要病机。崩漏属血证、急重病症，《女科证治约旨·崩漏门》云："崩中者，势急症危，漏下者，势缓症重，其实皆属危重之候。"对于崩漏的治疗，历代医家提出过不少的治法理论和经验，如《景岳全书·妇人规》记载了以举元煎、独参汤补气固脱的急症抢救措施；《傅青主女科》提出"止崩之药不可独用，必须于补阴之中行止崩之法"。现代多根据发病缓急和出血的新久，本着"急则治其标，缓则治其本"的原则，宗明代医家缪仲淳治疗出血之塞流、澄源、复旧三法辨证论治。以下分别论述之。

（一）塞流

塞流，一般是在暴崩出血较多情况下“急则治标”的措施。唐容川将“止血”作为治疗血证第一法，见血治血，治而使止。崩漏一旦发生，必须及早治疗。暴崩之际，急当以“塞流止崩”为第一要务，“留得一分血，便是留得一分气”，防止因血出过多，气随血脱而致厥脱，危及生命。根据明代赵献可“血随乎气，故治血必先理气，血脱必先益气”“有形之血不能速生，无形之气所当急固，无形自能生有形也”“血脱者当益气，气复血自守”之理，暴崩出血之际急当益气止血，且气旺自能摄血。可于止血剂中加用人参、黄芪、白术等健脾益气之品。止血不可一味收敛固涩，《内经》云：“离经之血，即为瘀血，瘀血不去，新血难安。”倘若只固涩而不化瘀，则离经之血既不能复归故道，也不能与新血相合，瘀血壅塞经脉，阻滞生机，甚则导致积聚等病变；且由于新血难守，血不归经，亦有复崩之势。所以应该同时应用祛瘀止血之品，如蒲黄炭、五灵脂、茜草炭、三七粉、仙鹤草等，止血而兼化瘀，塞流而不碍畅流，既能阻断下血之源，又可化离经之败血，使血循经络而止血，同时败血去新血生，有助于机体恢复健康。且无论何种原因导致的崩漏，由于失血耗气，日久均可转化为气血俱虚。所以益气化瘀止血是临床上治疗崩漏出血期的重要治法。若出现血失气脱阳微，当选参附汤扶阳固脱。

一般来说，塞流止血是治标之法，但有时也含有求本之意。《难经·八难》云：“气者，人之根本也。”由于气虚摄血无权而引起的崩漏下血，出血量大，治疗急投以独参汤大补元气，益气固脱、摄血止崩，或选用生脉散使气固阴复血止。此即是标本同治之法。临床上对于出血量不多或暴崩血势减缓者，多塞流澄源并进，辨证论治，从本止血，根据其寒热虚实，或温而止血，或清而止血，或补而止血，或消而止血。

（二）澄源

澄源，一般用于出血减缓后的辨证论治，是治疗崩漏的重要阶段。

急性出血经塞流之后，血势渐缓，由于“病之所起，必有所因”，所以此时应求其因以治本，正本清源，务必做到辨证求因，审因论治，从根本上防止暴崩再次发生，即“缓则治其本”之义。

欲澄其源，当辨虚实：虚者多为脾虚、肾虚；实者多因血热、血瘀，治疗需随证而施。脾虚气陷，冲任不固者，症见经血暴下或淋漓不尽，色淡质稀，神疲气短，舌淡，脉细弱，当用固本止崩汤加减以气血双补，使气充而血沛，阳生而阴长，冲脉得固。肾虚而见经乱无期，出血量多或淋漓不止，色淡红或暗，质稀，腰膝酸软，舌淡暗，脉沉弱者属肾气虚，治以加减苁蓉菟丝子丸补肾益气；若见出血色淡红质稀，畏寒肢冷，腰膝酸软，小便清长，舌淡暗，脉沉细，属肾阳虚弱者，治以右归丸加减温肾益气；症见出血量少，淋漓不尽，或暴崩下血，色鲜红稍稠，腰膝酸软，五心烦热，舌红少苔，脉细数属肾阴亏虚者，治用左归丸加减滋肾益阴，固冲止血。血热症见经来无期，量少淋漓，色鲜红，面颊潮红，烦热少寐，舌红苔少，脉细数属于虚热证者，治以上下相资汤上润肺阴、下滋肾水；症见烦热口渴，下血量多，色深红质稠，舌红苔黄，脉滑数属实热证者，当用清热固经汤加减，清热凉血、固冲止血，寓泄热于补阴之中。对于血热证之崩漏，不可过用苦寒之品，以免损伤生发之机。经血非时，出血量时多时少，时出时止或崩闭交替，色暗有血块，小腹疼痛，舌质紫暗有瘀点，脉弦细或涩者属血瘀，治用逐瘀止血汤活血化瘀生新。对于血瘀所致崩漏，宿瘀不去，新血难守，倘若畏而不用化瘀之品势必病势反复而难愈。当通因通用，祛瘀生新，使血循经络而行，崩漏自止。切忌不问缘由，概投以寒凉或温补之剂，或专事炭涩，致犯虚虚实实之戒。

（三）复旧

复旧即固本善后，“缓则治其本也”，是巩固崩漏治疗的重要阶段。因崩漏失血耗血，气随血脱，脏腑经脉气血空虚，故血止之后必须固本善后以恢复健康，调整月经周期，使经血以时下。复旧宜根据不同年龄阶段分别论治。

对青春期患者，有两种治疗目标：一是调整月经周期，并建立排卵功能以防复发；二是调整月经周期，不强调有排卵。对生育期患者，多因崩漏导致不孕，治疗要解决调经种子的问题。《景岳全书·妇人规》中论述“过期阻隔，便有崩决之兆”，临床中崩漏发病过程中“崩”与“阻隔”往往交替出现，且“崩漏不止，经乱之甚者也”，因此止血后调整月经周期是防止崩漏复发的关键。“经本于肾”“经水出诸肾”，肾气充盛、冲任通畅是保证月经周期正常的关键，所以对青春期、生育期的患者，固本应以补肾为主，兼顾扶脾，或疏肝。新病易治，久病难疗，一般止血稍易，调整月经周期则较缓。临床主要是调整“肾－天癸－冲任－胞宫”生殖轴，可采用中药人工周期疗法或先补后攻法序贯治疗，一般连用三个月经周期以上，可望恢复或建立正常的月经周期。少数生育期患者，子宫内膜长期增生过长，有引发子宫内膜癌的风险，应及时排除恶性病变。暴崩出血量较多而出现血虚之象者宜先健脾，如用归脾汤加减以益气养血，待血虚好转后再转用补肾调经之法。

对于更年期患者，主要是解决因崩漏导致的体虚贫血和防止复发及预防恶性病变。因崩漏出血而导致的体虚贫血，可选用大补元煎或人参养荣汤以健脾补血益气，恢复机体功能。部分久治不愈的顽固性崩漏，宜选择诊刮术、子宫内膜切除术或全子宫切除术治疗以防止复发，年龄超过55岁仍未绝经，且无须手术者，可选用中药或西药促绝经，并注意排除恶性病变。

无论各年龄段的治疗，用药时必须注意兼顾胃气，应选用滋而不腻，补而不滞之品。此外尚需要注重个人卫生防止感染，可配合食疗增加营养，适劳逸畅情志，善后调理，巩固疗效，谨防崩漏复发。

三、治崩三法之治崩次第

治疗崩漏常用塞流、澄源、复旧三法，临证时宜四诊合参，谨守病机，审其病因，辨证论治，掌握三法的灵活运用。明·方约之在《丹溪心法附余·崩漏》中提出："治崩次第，初用止血以塞其流；中用清热凉血以澄其源；末用补血以还其旧。若止塞其流而不澄其源，则滔天之势不能遏；若只澄其源而不复其旧，则孤孑之阳无以立，故本末勿遗，前后不紊，方可言治也。"首倡塞流、澄源、复旧三者次第治之。清代叶天士《叶氏竹林女科·崩漏标本证治》云："治崩漏之法，必守此三者次第治之，庶不致误。"按此三法循序而进，三法互为前提，相互为用，但各有侧重。塞流是关键，澄源是基础，复旧是治本。暴崩出血过多易致厥脱，塞流强调快速止血是治疗崩漏的当务之急。塞流虽为治标，但对气虚血脱证亦有澄源之效，澄源也是为了更好地塞流；澄源虽为治本，然对病势较缓、出血不多者，又有塞流之能，澄源也可达到最终复旧之目标；复旧亦为求本，同样离不开澄源正本清源，而对虚性出血，又有塞流、澄源之功。故在临床应用中三法不可截然分开。往往出血期塞流、澄源并用，把澄源贯穿于塞流止血的全过程，在止血的同时，根据其属虚、属实的不同，分别配合采用补虚止血、凉血止血、化瘀止血等治疗，以澄源之法促进塞流的成功，并可防止塞流过于固涩而留瘀。出血之势减缓或血止后，澄源、复旧同用，为血止以后之审证求因与调理善后，可缩短疗程，提高疗效，防止复发。

月经过多、经期延长等出血性疾病，应早期治疗，以防发展成崩漏。其临床表现及病因病机虽与崩漏不尽相同，但其治疗原则及方法往往可以通用，临床上灵活应用塞流、澄源、复旧三法，次第治疗，也可取得理想的治疗效果。

张迎春（湖北省妇幼保健院）

“塞流、澄源、复旧”，最初是在教科书《中医妇科学》“崩漏”章节中与其相识，之后通过学习，得知出自《丹溪心法附余》，初学以为此法只适用于崩漏，后细细品味，方觉妙不可言，其蕴含意义深远，证治甚广，今以其在妇科血证治疗中的应用为例做一浅述。

一、血证源流 论治不越三法

血证，是中医学特有的病证名称，又称“血病”“失血”，指血液不循常道，或上溢于口鼻诸窍，或下泄于前后二阴，或渗出于肌肤所形成的疾患。按出血部位主要包括鼻衄、齿衄、咳血、吐血、尿血、便血、紫斑几种。而妇科血证因其特殊性包括崩漏、胎漏及产后恶露不尽。纵观历史上中医对于血证的认识，是一个不断动态发展的过程。病因、病机、治疗原则等相对统一，不同时期的医家又加入自己的理解与体会，使得理论体系得以不断充实完善。

明·虞抟在《内经》的基础之上集各出血病症，首归为“血证”，并著《医学正传》。据此，后世医家对各种出血病症均以“血证”论之。明·张景岳《景岳全书·血证》对血证的病机论述甚详，提纲挈领地概括为火盛、气伤两方面，指出：“血本阴精，不宜动也，而动则为病。血主营气，不宜损也，而损则为病。盖动者多由于火，火盛则逼血妄行；损者多由于气，气伤则血无以存。”不仅如此，张景岳还对血证的一般治疗原则及其预后做了论述：“凡治血证，须知其要，而血动之由，唯火唯气耳。故察火者但察其有火无火，察气者但察其气虚气实。知此四者而得其所以则治血之法无余义矣。”据此，后世把血证的治疗原则归纳为治火、治气、治血三个原则。到了清代，吴鞠通在《温病条辨·治血论》中提出了血证从三焦分治：“……上焦之血责之肺气或心气，中焦之血责之胃气或脾气，下焦之血责之肝气、肾气、八脉之气。”并以分析八卦的“坎”卦来说明治气在治血证中的地位，“故善治血者，不求之有形之血，而求之无形之气”。同时提出了治血要通塞权衡及注意标本之辨。唐宗海所著《血证论》乃历史上第一部血液病专著，对各种引起出血的病因病机、辨证论治、用药禁忌及预后均有论述。唐宗海提出的止血、消瘀、宁血、补血的治血证四法，以“止血为第一要法”，因“血之为物，热则行，冷则凝，见黑则止，遇寒亦止”。消瘀为第二法，在止血的同时在考虑祛瘀，即活血止血。在止血消瘀之后，必须宁血，以防其血复濡动而至。血之不安，皆由气之不安所致，故宁气即是宁血。"气之平否"是血证预后转归的先决条件："夫载气者，血也；而运血者，气也。人之生也，全赖乎气。血脱气不脱，虽危犹生。一线之气不绝，则血可徐生复还其故，血未伤而气先脱，虽安必死。"出血之后，去血既多，阴血无有不虚者。阴者阳之守，阴虚则阳无所附，久且阳随而亡，故"补虚为收内之法"。唐宗海汲取了《内经》、仲景以及历代医家论治血证的学术精华，相互联系，相互为用，以止血扶正为原则，其法既不离治血，又不离治气，此乃实为通治血证之大纲。

由是观之，血证病症复杂，涉及面广，治法颇多，然究其病因，无非六淫交攻，或七情妄动，或饮食劳倦，或诸虚不足，或药毒损伤，或血脉瘀阻，或跌仆创伤使然，归结起来，无外乎"虚、实"二纲，"热、虚、瘀"三字而已，其治疗大法，亦不越塞流、澄源、复旧三端。

二、辨证求因，审因论治妇科血证

妇科血证包括崩漏、胎漏、产后恶露不尽诸症，然胎漏及产后恶露不尽应隶属于崩漏，无论是胎漏还是产后恶露不尽，量少淋漓为漏、量多势急为崩，崩漏是妇科最常见及最棘手的病证之一，掌握了崩漏的治疗大法等于掌握了妇科血证的治疗法则。

妇人经水非时而下，量多势急为崩、量少淋漓为漏。崩，首见于《素问·阴阳别论》，曰："阴虚阳搏谓之崩。"漏，首见于《金匮要略·妇人妊娠病脉证并治》，曰："妇人宿有癥病，经断未及三月，而得漏下不止者，其癥不去故也。"《诸病源候论》首列"崩中候""漏下候""崩中漏下候"，并简明地为"崩中"与"漏下"的病名下了定义，指出了崩漏的病机，同时观察到崩与漏可以互相转化。《医学入门》曰："非时下血，淋漓不断，谓之漏下，突然暴下，如山崩然，谓之崩中。"久崩不止，气血耗竭，可变为漏；久漏不止，气随血脱，亦能成崩。

"塞流、澄源、复旧"三法，首见于明·方约之先生所著《丹溪心法·附余》，此乃治疗崩漏之基本大法，亦称为"治崩三法"。文中针对崩漏下血论述："初用止血以塞其流，中用清热凉血以澄其源，末用补血以还其旧。"认为"若只塞其流而不澄其源，则滔天之势不能遏；若只澄其源而不复其旧，则孤孑之阳无以立，故本末勿遗，前后不紊，方可言治也"。这即是后世医家所称的"治崩三法"。塞流止血、澄源求因、复旧固本，在临床应用中，常寓澄源于塞流与复旧之中

笔者认为"塞流、澄源、复旧"三法很难绝对分开，故将崩漏分为两个阶段进行论治。第一阶段为出血期，宗"急则治其标"之旨，采用塞流、澄源法；第二阶段即血止之后，采用澄源、复旧之法以调周期而固，防止崩漏再发。

1. 塞流与澄源并用，寓塞流于澄源中

治疗崩漏与治疗其他血证乃至其他所有疾病一样，应体现中医辨证论治原则，根据患者个体情况体现个体化治疗，有别于西医单纯止血。临床切不可拘泥于一法。诚然，“血有几何，岂堪长流！”塞流即止血，强调快速止血是治疗崩漏的当务之急，但塞流和澄源应该同步进行，而且应该把澄源贯穿于塞流止血的全过程。所谓澄源，即谨守病机，正本澄源，求因治本，根据不同的证候类型，以资血之源，以安血之室；调节冲任，使经调本固。

医者临证宜细察精详，明辨病因，对症用药。临床上以血热致崩者多见，因此清热凉血法在临床上广泛应用，药用地榆、侧柏炭、贯众炭、茜草、大小蓟等。然本证虚热多、实热少，故应加滋阴之品，如女贞子、生地黄、龟甲胶等，《傅青主女科》说：“世人一见血崩，往往用止涩之品，虽亦能取效于一时，但不用补阴之药，则虚火易于冲击，恐随止随发，以致终年累月不能痊愈者有之。”因寒致崩者，宜温而塞之，药用艾叶炭、炮姜炭、赤石脂等，不宜用桂、附温燥之品，防其耗血动血；因虚致崩者，宜补而塞之，用补气摄血、健脾补肾为主，药用党参、黄芪、杜仲、续断、山茱萸等，方有固本止崩汤、补中益气汤及归脾丸等；因瘀致崩者，宜行而塞之，因于瘀滞未清，瘀血不走则新血不守，血不归经，以致出血不止。通因通用亦是治疗崩漏的常见方法，如专事塞流，愈塞愈流，临证首选集祛瘀与止血于一身的药，如蒲黄、三七、益母草等。然当今之世，人工流产术的广泛应用，其后果是宫内组织残留、胎盘残留及胎盘植入日益增多，因之导致的崩漏及产后恶露不尽更是当今妇科血证的主流，故祛瘀止血是最常用的方法之一。

2. 祛瘀止血，治疗崩漏的一大趋势

笔者从 20 余年临床中深切体会到，本病证往往应止血药和活血药并用。从中医角度讲，虽然崩漏病证作为急症，应以塞流止血为要，诚如清·叶天士所言“留得一分血，便保得一分命”，但无论致崩原因如何，总以冲任损伤、血不归经为病机之一，崩漏自始至终，都存在不同程度的瘀血现象。崩漏之出血乃离经之血，《血证论》中指出：“既是离经之血，虽清血鲜血，亦是瘀血。”故治疗应引血归经，使归其所，否则，留邪于内，尚有他变，而病情缠绵成损，甚至殒命丧生。故治疗崩漏时，即使瘀血症状不明显者，也应少佐一些活血祛瘀之品。如果止血、活血药并用，一收一散，相辅相成，可以大大缩短出血时间，减少出血数量。对于夹瘀明显的崩漏患者，本“通因通用”“结者散之”之旨，应大胆地使用活血药，因为瘀血本身就可以导致出血。另一方面，还可以影响新血的生成，即所谓“瘀血不去，新血不生”“瘀血不去，新血不宁”。加入化瘀之品，乃寓消瘀于补血之中，虽攻不烈，瘀血去，则新血易守。至于“急则治其标”，当在辨证中求止血，在止血的同时，佐以化瘀，以防止血留瘀。另外，对于炭类及收涩止血药，也不宜早用，更不能过用，以免留瘀。假如单用止血药物或者明知有瘀，却仍然拘泥于初、中、末三大步骤，则旧血不去，新血不生，瘀血内攻，经血愈塞愈流，此即犯医家实实之戒耶。

现代医家论治崩漏既遵前贤之旨，又不拘泥于前辈之论，各有所创新。如明末清初的傅青主精于医术，其著作《傅青主女科》论治方药，实用价值极高，诚如祁尔诚序言云："谈症不落古人窠臼，制方不失古人准绳……"傅青主治崩漏多用三七末，谓"新血不得生，旧血无由化"。血不循经而行，溢而妄行于脉外，病必崩漏，傅山拟制的逐瘀止血汤用当归、赤芍、桃仁、丹皮以活血祛瘀，大黄破积逐瘀，则瘀血得化，新血由生，血崩自止。佐以生地黄、龟甲养阴祛瘀，枳壳补气，意在"气行则血行"。此方通因通用，不塞而血止。

朱南孙教授承家传、重实践，杏林五十年。认为妇女以血为用，"血脉营卫，周流不休""血脉流通，病不得生"，对妇女出血诸症用药简捷，疗效明确，归纳为"通、涩、清、养"四方面。通，即祛瘀止血、引血归经。朱师治妇科血证以"通"为首，可见其强调血瘀在妇科血证中的重要性，且用祛瘀止血药时需酌情与清热凉血、温经散寒、益气养血、滋养肝肾等药相结合，或尽量选择具有双重作用的药物，澄源与塞流并举。如朱氏将军斩关汤治疗妇科血证有奇效，且广为流传，其方组成：熟大黄、炮姜、益母草、仙鹤草、蒲黄、五灵脂、桑螵蛸、海螵蛸、茜草、三七粉等，全方以祛瘀止血为要，使瘀去不伤正，止血不留瘀，体现了通因通用的法则。又如妊娠胎漏下血，前人忌用活血化瘀之品，朱师认为血贵在活，对一些孕前有盆腔炎、子宫内膜异位症经常伴腹痛的患者，配用活血化瘀药可达养血活血安胎之功。

江苏名医夏桂成教授治疗崩漏证时，其经验方"加味失笑散"始终贯穿其中，或加益气摄血，或养血摄血，或加清热凉血之品，但加味失笑散必用，其药物组成：生蒲黄、炒蒲黄、生五灵脂、炒五灵脂、当归、赤芍、白芍、茜草、益母草、大小蓟等，整方以活血祛瘀为主，少佐凉血止血之品。

吾师梅国强教授在治疗妇女崩漏时，对于辨证属血瘀型者，在活血化瘀止血的过程中澄源求本，并用补中益气汤固本复旧。认为子宫内的膜瘀内结，是在脏腑功能失调、阴阳失衡的影响下形成的，而后又不断发展，虽血瘀为其基本病机，终有久崩久漏致虚之嫌，虽瘀去新血生，然体虚气不足又可复出血，是以虽瘀血证也用益气之法。曾治一患者，B超提示"子宫内膜息肉"，每次行经量多、血块多、持续十余天方尽，梅老用大量三七末祛瘀止血，三棱、莪术破血消癥，又用补中益气汤固本复旧。经过三个月的调理，经量及血块减少，经期6天，复查B超显示"子宫内膜息肉"消失。

3. 复旧重在调理肝脾肾

崩漏血止之后应采用澄源、复旧之法以调周期而固，防止崩漏再发。"澄源、复旧"，是指崩漏塞流后，待出血渐止的中、末期，澄其源复其旧的治疗法则。盖妇人属阴，以血为本，以肝肾为先天。肾主藏精气与胞脉相系，肝主藏血司血海而下注胞脉，脾主统血而约束胞脉。故崩漏的病变部位在肝、脾、肾三脏，尤以肾为根本。崩漏的澄源、复旧，实乃澄清肝、脾、肾之源，使月经恢复到病前的期、量、色、质之正常状态。在这一阶段，笔者临证时常根据辨证分为气血两虚、肝肾阴虚、脾肾阳虚三型来论治，其他均作兼证处理。

气血两虚型 主症：四肢倦怠乏力，气短，自汗，面色苍白或微浮，头发干枯，纳减，舌质淡，苔薄白，舌边有齿痕，脉细弱无力。基本方药：黄芪20g，党参、山药、白术、赤白芍、当归、川芎、阿胶（烊化）、熟地黄、制香附各15g，甘草5g。随证加减。

肝肾阴虚型 主症：头晕耳鸣，五心烦热，两目干涩模糊，腰酸腿软，夜寐不安，或烦躁易怒，舌质红、中有裂纹，苔花剥或薄黄，脉虚细，或细软数。基本方药：制首乌20g，枸杞子、白芍药、女贞子、墨旱莲、龟甲胶、阿胶、川断、怀山药、鹿衔草各15g，生地黄、香附、橘皮、麦冬各10g，生甘草5g。随证加减。

脾肾阳虚型 主症：面浮脚肿，畏寒肢冷，腰背酸痛，小便清长，大便溏薄，舌淡胖、边有齿痕，苔薄白，脉沉软。基本方药：菟丝子、杜仲、党参各20g，川断、山药、山茱萸各15g，补骨脂、白芍、白术、橘皮、制香附、鸡内金各10g。随证加减。

三、临床运用

关某，女，33岁，2011年6月14日来诊。剖宫产后45天，阴道持续少量出血。患者于2011年5月1日因“巨大儿”行子宫下段剖宫产术，术后阴道少量出血淋漓至今，色暗红，无血块，伴下腹隐痛，偶有头晕，舌质淡紫，苔薄白，脉弦细。今B超提示：子宫偏大（7.5cm×6.6cm×6.2cm），子宫下段切口可见3.2cm×1.9cm异常回声区。

证属产后气虚统摄无权，冲任不固，加之瘀血阻滞冲任，新血不得归经，则恶露过期不止，淋漓量少，色暗有块；瘀血内阻，不通则痛，故见下腹隐痛，气虚清阳不升则见头晕；舌淡紫，苔薄白，脉弦细，四诊合参，诊断为“产后恶露不绝”之“气虚血瘀”证，治拟益气摄血、活血化瘀、理血归经，予以生化汤加减，方药：益母草、党参、黄芪各20g，当归、川芎、赤芍、败酱草、金刚藤、蒲公英、忍冬藤、枳壳各15g，桃仁、红花、甘草各10g，炮姜6g，血竭粉3g。10剂，水煎服，一日两次。

二诊（2011年6月24日）：用上药后下腹痛好转，阴道流血量稍增多5天，夹少许血块，后渐减少。纳可，二便调，舌质淡紫，苔薄白，脉弦细。守上方加丹参20g，王不留行15g。20剂，服法同前。

三诊（2011年7月13日）：6月28日阴道流血即止，无腹痛，B超提示：子宫正常大小（5.2cm×4.3cm×4.0cm），子宫下段切口可见1.8cm×0.6cm异常回声区。纳眠可，二便调，舌质淡红，苔薄白，脉沉细。守6月14日方去益母草，加熟地黄、阿胶各 10g，三七粉 3g。30 剂。服法同前。

四诊（2011 年 8 月 12 日）：上药后患者无阴道流血及下腹疼痛，B 超提示：子宫附件未见明显异常。纳眠可，二便调，舌质淡红，苔薄白，脉沉。继服 6 月 14 日方去益母草，加阿胶 10g，三七粉 3g，10 剂，益气摄血、固本求源，后随访数月，无不适。

按：《胎产心法》云："产后恶露不止……由于产时伤其经血，虚损不足，不能收摄，或恶血不尽，则好血难安，相并而下，日久不止。"又云："或过甚太暖，或因年力方壮，而饮食药饵大补过度，致火动病热，下血日久不止，此产后间有之实证。"此即为对产后恶露不绝病因病机较为全面的论述，然总不过"热、虚、瘀"三字。热者，清热止血；虚者，益气养血，以固本求源；瘀者，宗《血证论》"故凡血证，总以祛瘀为要"之法，在辨证求因、审因论治的基础上，坚持通因通用、化瘀生新的治疗原则，重视活血化瘀。本患者以"虚、瘀"为主，予以生化汤祛瘀生新、温经止痛；党参味甘、微苦，性温，大补元气，兼能养阴，守而不走；黄芪味甘、性温，健脾补肺，补气之中兼能升阳，走而不守，两药相须配对，补气之力倍增，且一走一守，阴阳兼顾，彻里彻外，通补无泻，益母草辛苦微寒，善走散，有活血通经、祛瘀生新之效，三药共为君药，紧扣"虚、瘀"之病机，诸药合用，标本兼顾，攻补兼施，行中有补，补中有行，祛瘀不伤正，止血不留瘀，共奏活血祛瘀、养血益气、清热止血之功，服药 1 个月，出血止，再加服 1 个月，子宫恢复正常，可谓止血而能澄源，澄源而能复旧。

四、结语

"塞流、澄源、复旧"三法，各有所宜，诸家之法，俱在其间；病有浅深，证有虚实，塞流虽为治标，但对实火血证亦有澄源之用，对气虚血脱更有澄源复旧之功；澄源虽为求本，然对出血不盛、病势较缓者，又有塞流之能，况求本亦即复旧；复旧虽为治本，但对虚性出血，可起塞流、澄源之效。或塞流，或澄源，或复旧，或塞流与澄源同用，或塞流与复旧共施，或澄源与复旧并举，或先塞流，继之澄源、复旧，或先澄源，而后复旧。临证虽然要寻求古训，然时代的发展，诸多变证，不可不辨，所谓传承与创新，继承与发扬。此三法虽因"崩漏"而提出，然遵循急则治其标、缓则治其本，辨证求因、审因论治，以人为本、整体调节的原则，临床诸多妇科血证皆可通用，谨作提示，以便今后深入探讨。

张志斌评按

2004年版与2010年版的《中医药学名词》对“血证”给出的定义均为“出血性疾病的统称”。但古代这一概念的范畴可以更为广泛，隋·巢元方《诸病源候论》卷八有云：“夫人先瘀结在内，因伤寒病，若热搏于久瘀，则发热如狂；若有寒，则小腹满，小便反利，此为血瘀。宜下之。其脉沉结者，血证谛也。”此处所云之“血证”应该包括血瘀在内。“塞流、澄源、复旧”，最早是由明代医家方广（约之）提出来的。方广，休宁（今安徽）人，出生年月不详。学术以朱震亨为宗，著有《丹溪心法附余》24卷，将个人的医学见解，以按语的方式附录于《丹溪心法》之后。此书现存有明嘉靖十五年（1536）刊本。在该书卷之二十“血崩”九十三节后的“广按”中有这样一段论述：“治崩次第，初用止血以塞其流，中用清热凉血以澄其源，末用补血以还其旧。若止塞其流而不澄其源，则滔天之势不能遏，若止澄其源而不复其旧，则孤子之阳无以立，故本末勿遗，前后不紊，方可言治也。”经后世医家简化，提炼出“塞流、澄源、复旧”之“治崩三法”。由于这一治崩大法，很适合临床实际运用，可以灵活应对崩漏的各种情况，至今在中医临床崩漏治疗中仍颇为常用。

本专题共5篇策论文，基本均达到“策重实用，论求通达”的要求。五篇策论谈的都是这一原则在妇科病治疗中的应用。五篇策论各有独到之处，最为可贵的是，五位作者都在复习文献的基础上，结合本人临床体会，提出了这一治疗原则在临床应用中的个人观点。

秦淑芳大夫明确指出了“塞流、澄源、复旧”之“治崩三法”首出于《丹溪心法附余》，但可能是囿于文题中有“缪仲淳”三字，并未指出其书作者为方广。她指出，如何在临床中运用好“治崩三法”呢？谨守病机、圆机活法是关键。出血期，急则治标宜塞流；血止期，缓则治本宜复旧。而澄源为谨守病机、圆机活法的根本，应该贯穿疾病动态发展的始终。疾病是动态发展的，初、中、末三期是人为分成的三个不同阶段，临证难以截然分开，所谓“治崩三法”，并非治疗崩漏的三种具体方法，实乃针对崩漏不同阶段所采取的三个治疗步骤，即三大法则。并列举了其本人的一个医案来说明临床中这三大法则的具体应用。

张慧娟大夫破题做得较好，首先从“血证”概念延伸到“崩漏”，接着又明确指出此“治崩三法”“源于明代方约之先生《丹溪心法附余》中的一段著名论述”。并结合本人的临床体会，认为：崩漏之治，在临床上主要抓虚、热、瘀三个方面。崩漏在出血期宜塞流澄源并举，并要注意结合西医学检查，排除癌性病变等特殊情况。在非出血期宜澄源、复旧并施，血止的最终目的是恢复正常月经，故在澄源基础上复旧，以调理虚损的脏腑、气血……至于初、中、末之“次第”，则不必拘泥。

章勤大夫很有年轻人的锐气，开篇即谈“‘塞流、澄源、复旧’溯源”，对命题提出批评。不仅提及“塞流、澄源、复旧三法，首见于明·方约之《丹溪心法附余》”，还明确指出：“《丹溪心法附余》刊于1536年，缪仲淳生于1545年，明显晚于方氏。当然，缪氏也擅治血证，他在《本草经疏》中提出的‘治血三法’即‘血虚宜补’‘血热宜清’‘血瘀宜通’和《先醒斋医学广笔记》中提出的‘吐血三要法’，即‘宜行血不宜止血’‘宜降气不宜降火’‘宜补肝不宜伐肝’等治疗法则，后人无不折服，对后世医家治疗血证具有重要的指导作用。但‘塞流、澄源、复旧’的治崩三法应该为明朝方约之所首提，而非缪仲淳。”此说有理。关于治崩三法在临床中的具体应用，则认为，三者不可截然分割，塞流需澄源，澄源当固本，应当灵活运用，不可偏执。三法不仅用于崩漏，亦可将之用于一切妇科血证。治疗中，当寓澄源于塞流之中，澄源以塞流为目的，复旧以澄源为前提。

刘金星大夫，破题着重于对于“血证”与“崩漏”概念定义的阐述，认为血证以出血为突出表现，而崩漏作为中医妇科的临床常见疾病亦可归为血证范畴。之后，分别论述“塞流、澄源、复旧”三法的意义即具体治法，最后总结“治崩次第”，指出：“三法循序而进，三法互为前提，相互为用，但各有侧重。塞流是关键，澄源是基础，复旧是治本。”在论述中，注意到治疗上的因人而异，提出青春期患者与更年期患者在治疗目的与注意事项方面均有诸多不同。

张迎春大夫文中也重视“血证”之概念的剖析，从“血证”到“妇科血证”，再到“崩漏”，逐一进行阐述，最后落实到“治崩”的问题上。提出自己的观点：三法很难截然分开，应将崩漏分为两个阶段进行论治：第一阶段为出血期，宗急则治其标之旨，采用塞流澄源法；第二阶段即血止之后，采用澄源复旧法以调周期而固，防止崩漏再发。重视老师梅国强教授的经验，是本文的特色，认为老师在“治疗妇女崩漏时，以辨证属血瘀型为例，在活血化瘀止血的过程中澄源求本，又并用补中益气汤固本复旧”，并专设“临床运用”一节，给出了本人治疗产后恶露不绝的医案。

论“骨离缝，筋出槽”对伤筋病诊疗的指导意义

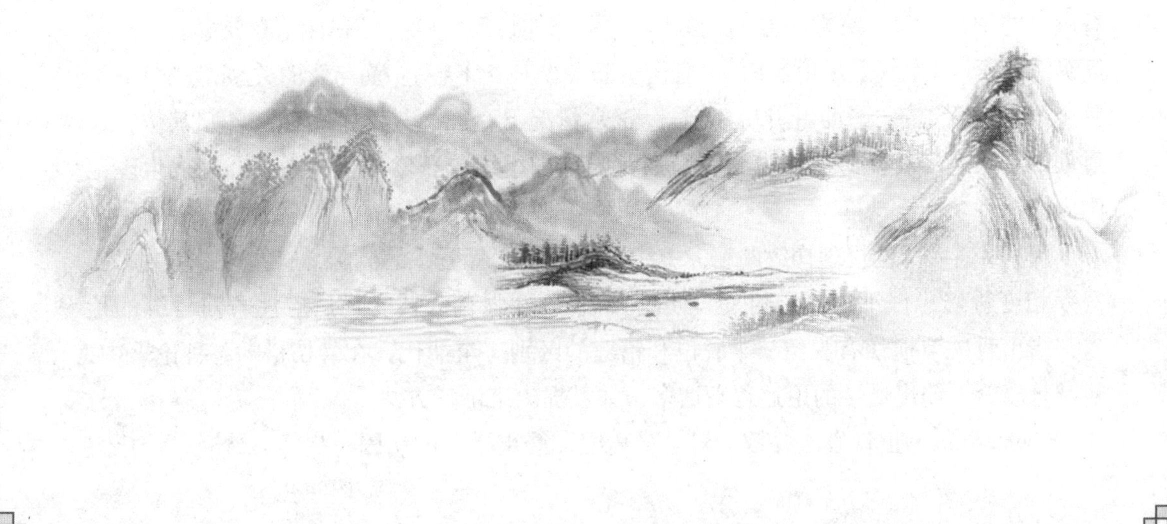

陈 锋（广西中医药大学附属瑞康医院）

“骨离缝，筋出槽”是中医伤科的特有名词。它既属于病名，又指出了骨与筋在受伤后的病机变化。“骨离缝，筋出槽”理论的提出奠定了中医骨伤科伤筋病的理论基础，解释了临床伤筋病病机、临床症状，并成功地指导脊椎、四肢关节的各种骨离缝、筋出槽的治疗，取得意想不到的效果。

“骨离缝”“筋出槽”是临床上常见的两种损伤病机。“骨离缝”是指关节面之间的微小错移、分离，是中医伤科特有的病名，在中医典籍记载中既不是骨折也不是脱位，属于“骨缝裂开”“骨节间微小错落不合缝”范畴。

“筋出槽”是指受损伤时，肌腱等软组织发生滑脱或解剖位置的变化，影响活动功能。筋都有其相对的固定解剖位置，由于损伤或体位改变的关系，筋的位置（槽）发生改变，并出现相应的局部症状，甚至影响到全身的活动功能的协调，我们称之为“筋出槽”。

一、“骨离缝，筋出槽”的历史渊源

早在《黄帝内经》中就有关于骨、筋生理的记载，如《素问·上古天真论》曰：“女子七岁肾气盛……三七肾气平均，故真牙生而长极，四七筋骨坚，发长极，身体盛壮。”“丈夫八岁肾气实，发长齿更……三八肾气平均，筋骨劲强，故真牙生而长极，四八筋骨隆盛，肌肉满壮。”年老脏腑功能衰退后，出现筋骨痿软，“今五脏皆衰，筋骨解堕，天癸尽矣，故发鬓白，身体重，行步不正而无子耳”。对骨、筋的病理认识也有最早的记载，如《灵枢·经筋论》曰：“引膝外转筋，膝不可屈伸，腘筋急。”“热则筋纵。”《素问·生气通天论》曰：“有伤于筋，纵其若不容。”筋与骨的关系，《素问·五脏生成》就记有：“诸筋者皆属于节。”正常情况下，筋、骨紧密相连，各归其位，通过筋的“束骨”作用，维系着骨关节及其与周围组织的正常结构关系，并完成生理范围内的各种功能活动。

唐·蔺道人《仙授理伤续断秘方》中首先提出“骨缝”的概念，曰：“凡左右损处，只须相度骨缝，仔细捻捺、忖度，便见大概。”并强调人体受伤后应注意对骨缝的检查，指出骨关节损伤有脱位、半脱位和错缝的区别。至清代，在骨伤科的各种论著中，对“骨离缝，筋出槽”的论述逐渐增多，并且提出了治疗方法。

《医宗金鉴·正骨心法要旨》对“骨离缝，筋出槽”的病因、症状、诊断、治疗上的认识更趋成熟，指出病因方面有跌仆闪失、感受风寒湿气、气血之不畅，如“或跌仆闪失，以致骨缝开错，气血瘀滞，为肿为痛”“若素受风寒湿气，再遇跌打损伤，瘀血凝结，肿硬筋翻”“又或有骨节间微有错落不合缝者，是伤虽平，而气血之流行未畅”。症状诊断方面有肿胀、疼痛、功能障碍，如“筋短者，脚尖着地，骨错者，臀努斜行”“为肿为痛”“运动不甚自如”“筋翻肉肿，疼痛不止”“若脊筋陇起，骨缝必错，则成伛偻之形”等。治疗方面：提出“手法者，正骨之首务”，治疗离缝“当先揉筋令其和软，再按其骨徐徐合缝，脊膂始直”。强调了手法是治疗“骨离缝”首选方法，还可内服、外敷。对髋关节离缝的诊断治疗：“即髋骨也，又名髁骨。若素受风寒湿气，再遇跌打损伤，瘀血凝结，肿硬筋翻，足不能直行，筋短者，脚尖着地，骨错者，臀努斜行。宜手法推按胯骨复位，将所翻之筋向前归之，其患乃除。”对肩关节离缝的诊断治疗：“凡两肩扑坠闪伤，其骨或断碎，或旁突，或斜努，或骨缝开错筋翻。法当令病患仰卧凳上，安合骨缝，揉按筋结，先以棉花贴身垫好”，对肘关节离缝的诊断治疗：“若骨突出，宜将突出之骨向后推入合缝，再将筋向内拨转，则肘臂腕皆得复其位矣。”对踝关节离缝的诊断治疗：“踝骨者，骨之下，足跗之上，或驰马坠伤，或行走错误，则后跟骨向前，脚尖向后，筋翻肉肿，疼痛不止。先用手法拨筋正骨，令其复位，再用竹板夹定跟骨，缚于骨之上。”对陈旧性损伤，肿痛消，关节活动未完全恢复，宜用推拿手法：“若肿痛已除，伤痕已愈，其中或有筋急而转摇不甚便利，或有筋纵而运动不甚自如，又或有骨节间微有错落不合缝者，是伤虽平，而气血之流行未畅，不宜接、整、端、提等法，唯宜推拿，以通经络气血也。”

《伤科补要》对脊椎骨和四肢关节骨离缝分别做了叙述，云“若骨缝叠出，俯仰不能，疼痛难忍，腰筋僵硬”者，为脊椎关节骨离缝、筋出槽的临床表现。对腕关节“骨离缝”的认识：“若手掌着地，只能伤腕，若手指着地，其指翻贴于臂者，腕缝必开。”对踝关节“骨离缝”的认识：“跗者，足背也……轻者尽伤筋肉易治，重者骨缝参差难治……”治疗上，“夫接骨入骱者，所赖其手法也。两手安置其筋骨，仍复于旧位也”“先以手轻轻搓摩，令其骨合筋舒，洗八仙逍遥汤，贴万灵膏”。

《伤科大成》对“骨离缝，筋出槽”的诊断用摸法：“用手细摸所伤之处，或骨断、骨碎、骨歪、骨整、骨软、骨硬，或筋强、筋柔、筋歪、筋正、筋断、筋走、筋粗、筋翻，或为跌仆，或为闪错，或为打撞，然后根据法治之。”治疗上多用手法“或筋长骨错，或筋聚筋强，治以推正接整法”。

《伤科汇纂》对“骨离缝，筋出槽”的诊断上提出“骨突骨坳宜摸悉，筋翻筋结要厘清”。对脊椎关节骨离缝的认识与治疗：“腰因挫闪身难动，背或伛偻骨不平。大抵脊筋离出位，至于骨缝裂开。将筋按捺归原处，筋若宽舒病体轻。”腕关节“骨离缝”的认识与治疗：“手必先迎筋反错，掌如后贴骨开偏，轻轻搦骨归原处，骨若还原筋已痊。”

综上所述，古代医家已经认识到骨关节的离缝、筋离其槽是一种病理改变，并提出了各个部位的症状、治疗方法。但真正确定“骨离缝，筋出槽”名称的是当代医家，如田纪钧的专著《骨错缝与筋出槽治疗术》。

二、“骨离缝，筋出槽”对伤筋病诊断的指导意义

“骨离缝，筋出槽”概括了伤筋病的病机，确定伤筋病的病变部位，解释伤筋病的临床表现，明确“骨离缝，筋出槽”属于一种伤筋病的诊断，这一理论可以用于全身各部位伤筋病的诊断。

1.“骨离缝，筋出槽”概括了伤筋病的病机，明确了伤筋病细微的病理改变

伤筋病病因多，病机复杂，“骨离缝，筋出槽”的提出概括了伤筋病的病机，明确了一部分伤筋病细微病机病理改变。“骨离缝”是指骨关节正常的解剖结构或相对位置发生了细微的异常位移，类似于现代的“半脱位”，由于这种半脱位很轻微，以至于在进行影像学检查时常常被忽略。但解剖结构的改变可以影响到正常的生理功能，在临床上可以表现为肿胀、疼痛、关节活动范围受限等。通过医生触诊，特别是“动态触诊”检查，再结合影像学表现，可以进行诊断。

筋，在中医学中是筋膜、筋腱的总称。据《素问·五脏生成》“诸筋皆属于节”的论述，说明人的筋经附于骨骼之上，大经联络关节，小筋络缀形体，筋经相连以配合骨骼肌肉完成骨关节运动功能。可以认为，筋是指紧密连接于骨关节的一部分组织，如现代解剖学之关节囊、神经、肌腱、韧带、肌筋膜、软骨和椎间盘等组织，可归纳为“筋”的范畴。“筋出槽”是指筋的形态结构，空间位置发生了细微的异常位移，功能状态发生了异常改变，可表现为筋歪、筋断、筋走、筋翻、筋纵、筋卷、筋挛、筋转、筋离、筋长、筋骤、筋缩等多种形式。西医学中的肌腱、韧带、筋膜的撕裂、撕脱、粘连与痉挛等亦都属于“筋出槽”。

“骨离缝，筋出槽”的病因：①跌仆闪失：“或跌仆闪失，以致骨缝开错，气血瘀滞，为肿为痛”。②感受风寒湿气：“若素受风寒湿气，再遇跌打损伤，瘀血凝结，肿硬筋翻”。③气血之不畅：“又或有骨节间微有错落不合缝者，是伤虽平，而气血之流行未畅”。

中医手法整复脊椎“骨离缝，筋出槽”的效果在长期的临床实践中得到了验证，在临床实践中，有部分颈椎病患者，虽然X线检查颈椎“骨关节结构”未见明显异常，但患者有严重颈椎活动受限和颈项疼痛等症状，经动态触诊，发现其颈椎有某一或多节段颈椎椎间关节位置异常，伴有压痛。当对触诊异常的椎骨施以矫正手法治疗后，往往很快就收到满意疗效。施术后再次诊查发现颈椎椎间关节位置改善，疼痛减轻。从临床疗效反证“骨离缝，筋出槽”理论是对的。

2. 明确骨缝、骨离缝、筋出槽的概念，确定伤筋病的病变部位

与骨折、脱位不同，伤筋病涉及的范畴广泛，包括皮、肉、筋、关节软骨、血管、

神经组织等损伤，损伤的性质有开放伤、闭合伤等，损伤部位有皮肤、肌肉、筋、关节软骨、血管、神经组织等，"骨离缝，筋出槽"的提出精确地确定了一部分伤筋病的部位在于骨关节微小的离缝，筋脱离了原位。

《仙授理伤续断秘方》中首先提出"骨缝"的概念，但主要是指骨折端的骨缝；清代《医宗金鉴·正骨心法要旨》中"若脊筋陇起，骨缝必错，则成伛偻之。或因跌仆闪失，以至骨缝开错……"，首先提出"骨离缝"的概念，所指"骨离缝"是指骨关节间微有错落不合缝。这里骨缝是指骨关节之间的正常间隙，骨缝可见于全身关节。关节受到损伤后，关节骨缝位置发生异常（分离、错位），出现症状。

"筋出槽"指筋离开了原来的解剖位置，出现症状。《伤科汇纂》提出"筋翻肿结脚跟蹩""筋横纵急搦安恬"，若筋翻转其位，就会为肿为痛、跛行，此谓筋出槽，治疗当手法按整筋使其归顺其位。

"骨离缝"的提出明确了一些伤筋病的病变部位在骨关节间隙（骨缝），病变性质是关节骨缝位置发生分离、错位等；"筋出槽"的提出明确了一些伤筋病的病变部位发生在全身多处有筋和槽结构的部位，病变性质是筋离开了原来的解剖位置，即出槽、离槽。使中医骨科对伤筋病的认识更精确、深刻。

3."骨离缝，筋出槽"能很好地解释伤筋病的临床现象

临床上许多现象如颈椎、腰椎疼痛、活动受限、放射痛等，用表里、阴阳、骨折、脱位理论很难做出合理解释，但用"骨离缝，筋出槽"就能很好地解释。根据"骨离缝，筋出槽"理论，结合西医学解剖、神经生理、神经支配区等常识，目前认识到不同部位的"骨离缝、筋出槽"，可以出现不同的症状、体征。

"骨离缝、筋出槽"的临床特征应包括脊柱筋、骨、关节等结构解剖位置关系异常（结构异常）、活动功能异常（功能异常）两方面内容。如躯干的骨离缝，出现活动转侧、呼吸咳嗽时疼痛加重，或伴有涉及周围部分的牵扯样的疼痛或不适感。功能障碍是个别方向的因疼痛而活动受限或轻度受限。对颈椎、腰椎的微小移位行局部触诊，与健侧对比可以察觉出有错位、旋转等紊乱改变、棘突偏歪、水平面上微小移位、患椎棘突一侧有压痛及软组织异常改变。功能障碍是向一侧旋转轻微受限，向另一侧旋转正常。

骶髂关节骨离缝，出现双下肢假性不等长、跛行、髂后上棘处摸到筋结或筋索等异常改变，伴有骨盆倾斜，骶髂关节斜位片显示：骶髂关节高低不平的关节面排列紊乱，凸凹相对吻合的排列关系丧失，变成凸部互相顶立、关节间隙较健侧增宽，旋转型下颌关节错骨缝的上、下门齿齿缝不能对齐等。

"筋出槽"主要是损伤肌束、肌腱、周围神经等软组织，发生了解剖位置的改变，出现疼痛不适、局部形态异常和影响活动功能等临床症状和体征。

用"筋出槽"理论能解释如下临床现象：一些伤筋病在肌束的体表投影处，可触

到压痛，或“沟”（肌束移出后，原位空出的低凹感）、“痕”（肌束移出后，异常位置处的高凸感）改变，以及有关关节的活动受限，或有该肌起止点的放射痛。在周围神经筋膜出口的体表投影处，可触到压痛，以及放散到该神经支配区的疼痛或感觉障碍。但一般触不到“沟”“痕”改变，也没有相关关节的活动痛限。

4. 明确“骨离缝，筋出槽”属于一种伤筋病的诊断

清代医家吴谦在《医宗金鉴·正骨心法要旨》中云：“二或因跌仆闪失，以至骨缝开错，气血郁滞，为肿为痛，宜用按摩法。”《伤科补要》中说：“若骨缝叠出，俯仰不能，疼痛难忍，腰筋僵硬。”上述古代医家的精辟论述，证明“筋出槽，骨离缝”疾病是客观存在的。

大量临床研究表明，骨离缝是指组成关节稳定的两个关节面之间的解剖关系发生轻度的偏移、旋转等移位，出现疼痛和功能障碍，可发生于任何关节，但好发于连动关节和微动关节。一些骨离缝的病例，因X线片未显示骨折及关节异常，但有疼痛、关节功能障碍，给患者带来极大痛苦，按骨离缝理论用手法治疗取得疗效。

有研究者通过测量颈椎功能位X线片椎体的水平移位和角度位移，对颈痛、活动障碍的患者研究发现，有“骨离缝”的病例在临床表现、X线片椎体水平移位和角度位移上的差异有统计学意义。

5. “骨离缝，筋出槽”用于全身各部位伤筋病的诊断

《医宗金鉴·正骨心法要旨》中有头颈部（面仰头不能垂，或筋长骨错）、胸腰部（脊筋陇起，骨缝必错）、肘腕关节（肘臂腕皆得复其位）、肩关节（两肩仆坠闪伤，骨缝开错筋翻）、髋关节（髋骨骨错者，臀努斜行）、踝关节（踝骨者，筋翻肉肿，疼痛不止）等“骨离缝，筋出槽”的记载。

根据“骨离缝，筋出槽”的理论指导，目前有全身各部位的诊断。“骨离缝”的诊断有颞下颌关节错骨缝、胸肋与胸锁关节错骨缝、上肢关节骨离缝（肩锁关节、肩肱关节、桡尺远侧关节、腕部）、下肢关节骨离缝（髋关节、膝关节、距骨、前足等）、脊柱关节骨离缝（寰枢关节、颈椎、胸椎关节、肋椎关节、腰椎关节嵌夹等）等。

“筋出槽”的诊断有肌束出槽、肌腱出槽、周围神经出槽。

三、“骨离缝，筋出槽”对伤筋病治疗的指导意义

“骨离缝，筋出槽”概括了伤筋病的病机，指导全身各部位伤筋病的治疗。

1. 伤筋病的病机是骨离缝、筋出槽，手法治疗是首选

由于“骨离缝”“筋出槽”的病理改变是骨关节、筋等解剖结构位置关系的异常，因此对于“骨离缝”“筋出槽”的治疗主要是恢复其正常解剖位置关系，《医宗金鉴·正

骨心法要旨》指出："手法者，正骨之要务……当先揉筋，令其和软，再按其骨，徐徐和缝，背膂始直。"提出用按摩推拿法来治疗"骨离缝""筋出槽"。通过牵引、旋转、按压、斜扳、拔离等手法，使偏离的筋膜与错落的骨节得以矫正。《伤科补要》云："轻者仅伤筋肉易治，重者骨参差难治。先以手轻轻搓摩，令其骨和筋舒。"提出治疗主要为手法治疗，其他为辅助治法。手法要由轻到重，达到"医患合作"的目的，对于单纯的筋出槽病证，治疗较易，以松解类手法令其和顺，归槽即可；而对于既有筋出槽又有骨离缝者，当以揉筋，轻轻搓摩，令其和软，将筋按捺入原处，再施以矫正关节类手法，使手法作用力深达骨关节部位，令骨缝对合，最终恢复"骨合筋舒"的正常状态。

有了"骨离缝，筋出槽"的理论，我们认识到颈椎病、腰椎间盘突出症、胸椎小关节紊乱症、骶髂关节骨离缝、梨状肌综合征、臀肌筋膜炎等疾病与"骨离缝，筋出槽"有关，在这一理论指导下治疗采用手法复位，结合其他手段治疗，临床上有见效快、简便、易行、长期疗效好的优点。

针对"骨离缝""筋出槽"的病理改变，老师韦贵康教授特别强调手法以通为用，"正则通""顺则通"，颈椎病、腰椎间盘突出症等有"骨离缝"情况，采用旋转复位手法治疗，"正则通"，通则不痛。对于软组织损伤的"筋出槽"，采用理筋手法，使筋归槽，筋理顺，"顺则通"，通则不痛。

韦贵康教授以过伸复位法治疗骶髂关节后错有奇效。对于腰椎间盘突出症、腰椎小关节离缝，运用生物力学原理旋转复位手法，治疗效果甚佳。胸椎小关节紊乱症采用膝顶复位法收到满意的效果。

2."骨离缝，筋出槽"理论指导全身伤筋病的治疗

"骨离缝，筋出槽"理论在全身各个部位的筋伤病中广泛应用，提高了疗效，丰富了中医内涵。

（1）颈椎骨离缝：颈椎小关节紊乱症、颈椎病、落枕等。主要症状：颈部疼痛，活动受限，颈肌压痛，或有放射痛，咳嗽、转动身体时疼痛加剧。运用手法治疗，可以听到"咯嗒"的复位声，病人立即感到疼痛明显减轻。

施杞教授融会石氏伤科与王氏武术伤科，结合自己多年临床经验和实验研究而创立了施氏三步九法，用整骨平衡法整复颈椎骨离缝，操作成功可以听到一声或多声弹响，疗效显著。

（2）胸椎骨离缝：胸椎小关节紊乱症 病人常主诉胸胁疼痛，牵及前胸，转身或剧烈的咳嗽使疼痛加剧，胸椎部有叩击痛、压痛，并放射至前胸部。运用手法治疗，术者用双手掌跟用力向前下方压胸椎，常可以听到"咯嗒"的复位声，或用膝顶法，病人立即感到疼痛明显减轻。

（3）腰椎骨离缝：腰椎间盘突出症、急性腰扭伤、腰椎小关节紊乱、腰椎小关节

滑膜嵌顿等。主要症状：腰痛、活动受限，或有放射痛，咳嗽、转动身体时疼痛加剧，腰椎小关节区域压痛明显。我们手法常采用旋转复位法，以解除嵌顿的关节滑膜，使错位骨节得以合缝，效果显著。

（4）骶椎骨离缝：骶髂关节离缝表现为骶髂关节处疼痛、骶髂关节不对称、双下肢不等长、患侧4字试验阳性。手法治疗：依据骶髂关节离缝不同类型分别采用屈膝屈髋法、后伸扳法整复。手掌下常有滑动感和“咯嗒”声，以示复位成功，病人立即感到疼痛明显减轻。

（5）四肢关节骨离缝：小儿牵拉肘，又称之为“肘关节肱桡部骨离缝”。伤后患儿上肢不能举，不敢拿物及活动。治疗宜采用拇指按压旋转前臂屈肘法。医者拇指按压患儿肘部桡骨小头处，同时将患儿前臂内旋并屈曲肘关节，当听到弹响声时，证实桡骨小头已复位，恢复正常活动。

（6）肌束出槽（包括肩胛提肌、肱三头肌、桡侧腕伸肌）：肩胛提肌肌束出槽压痛在第1颈椎横突及后结节，或肩胛骨上角及肩胛骨脊柱缘上端，以及肌腹部，在肌腹上部可触到不平顺的解剖位置紊乱体征，并伴有压痛和活动痛。手法治疗：在头颈向健侧稍侧屈、前屈，肩胛提肌被牵拉状态下，分筋、理筋，使出槽的肌束归位吻合。

（7）肌腱出槽（包括肱二头肌长头腱、肱二头肌短头腱、掌长肌肌腱、膝外侧肌肌腱）：肱二头肌长头腱出槽压痛在肱二头肌长头腱、肱二头肌短头腱以及肌腹部。在肱骨大、小结节之间，可触到肱二头肌长头腱不平顺的解剖位置紊乱体征，并伴有压痛和活动痛，抗阻力主动屈曲肩肱关节时，肌腱解剖位置紊乱处出现或加重疼痛。手法治疗：后伸摸背，肱二头长头肌腱被牵拉状态下，分筋、理筋，使出槽肌腱归位吻合。

（8）周围神经出槽（包括枕大神经、副神经、臀上皮神经、腓浅神经）：臀上皮神经出槽患侧腰臀部酸胀痛，并向臀部和大腿后侧放射，但不超过腘部；有时患侧臀部有麻木感，但下肢无麻木感。出筋膜点处有压痛，软组织硬胀。手法治疗：在出筋膜点处分筋、理筋，使移动的臀上皮神经归位、吻合。

四、结语

“骨离缝，筋出槽”是中医对伤筋病病机认识的高度概括，奠定了中医骨伤科伤筋病的理论基础，解释了临床伤筋病病机、临床症状，自古至今指导脊椎、四肢关节的各种骨离缝、筋出槽的诊断、治疗，我们采用手法使“骨缝合，筋归槽”，取得立竿见影且持久的效果，也解决了临床上不少的疑难杂症，保护了人民群众的身体健康。今后，随着现代研究的不断深入，我们将揭示其更深刻的内涵。

侯为林（常州市中医院）

一、筋与骨的生理及伤筋病因病机

筋的功能主要是连接关节、约束骨骼，支配关节功能活动，《素问·痿论》云："宗筋主束骨而利机关也。"主全身之运动。筋通过对骨骼的约束，附着于骨上，并由肌肉的收缩与弛张产生屈伸与旋转作用。"筋束骨，骨张筋"，筋与骨关系密切，骨为干，张筋化髓以立身。《素问·五脏生成》云："诸筋者皆属于节。"人体关节之连续主要依赖筋骨加以包裹约束，因此当外界致病因素导致筋伤后筋束骨乏力，影响骨的正常生理功能，同时关节的正常生理功能也受到影响。筋骨相连互为影响，伤筋动骨。筋骨与肝肾二脏密切相关，肝主身之筋膜，肝藏血，肝血充盈能淫气于筋，使筋有充分的濡养，筋强才能束骨利机关。肾主骨生髓，骨的生长发育及损伤后的修复要靠肾之精气滋养，筋骨的损伤要注重从肝肾调治。肝虚则筋弱、肾虚则骨不坚、脾虚则肌肉无力，筋、骨、肌肉均弱而无力，易引起"骨错缝，筋出槽"。

伤筋，西医学称之为软组织损伤，是伤科最常见的疾病之一。凡人体各个部位的关节、筋络、肌肉、筋膜、肌腱、韧带等，受外来暴力撞击、强力扭转、牵拉、压迫或因不慎而跌仆、闪挫，或体虚、劳累过度以及持续运动、经久积劳等原因，所引起的机能或结构异常，而无骨折、脱位或皮肤破损者，均称为伤筋。

中医学对伤筋的诊断及治疗，已积累了相当丰富的经验。例如，《医宗金鉴·正骨心法要旨》"腰骨"一节中曰："若跌打损伤，瘀聚凝结，身必俯卧，若欲仰卧、侧卧，皆不能也，疼痛难忍，腰筋僵硬，宜手法。"又在"踝骨"一节中有"或驰马坠伤，或行走错误，则后跟骨向前，脚尖向后，筋翻肉肿，疼痛不止，先用手法拨筋正骨，令其复位……"的记载。

伤筋在骨伤科临床中极为常见，常分为三类：其一为外形有显著改变的伤筋，如巨大的外力打击、挤压或扭转等造成筋络离位而凸出，多见于四肢关节部位。二为不严重伤筋，多为扭蹩或支撑伤，常见于腕、掌、肘、踝、膝部等处，表现为肿胀疼痛、活动受限。引起筋肉损伤的外力，有直接暴力和间接暴力两种，其临床表现大致相同。但直接暴力所致的损伤，多发生于外力作用的部位，并且肿胀、皮下瘀血、皮肤青紫等症状出现较早；间接暴力所致的筋肉损伤，多发生于外力作用以外的部位。三为不显著伤筋，系劳力渐损，多因职业关系，经常在单一姿势下进行过久或过度剧烈的操作或运动，虽无外力打击，亦可使局部筋肉组织受累而致伤，这类损伤，是由积累性外力所造成的。常归之为损伤虚证范畴，乃过度劳力积渐损伤，使体质虚弱致经脉之气不及贯串，气血养筋生髓之功失其常度，故见腰酸背痛、纳呆、头晕，甚至关节变形、错位。如长时间弯腰劳动所引起的腰部筋肉劳损；网球运动员所发生的“网球肘”；钢琴家所发生的弹响指等即属此类。本来轻微的损伤是不足致病的，如反复多次发生，亦可酿成该处筋肉的病变。中医学有“久行伤筋，久坐伤肉”的说法，认为久劳可致筋肉损伤。此种损伤，症状出现缓慢，有的外表无特殊变化，而内部筋肉已有变化，多呈僵硬或筋结。

风寒湿邪最易伤筋，《素问·阴阳应象大论》说：“地之湿气，感则害皮肉筋脉。”凡睡卧当风引起的“落枕”、居住湿地日久引起的腰膝酸软疼痛、暴受风寒湿邪引起的陈伤急性发作等，均为风寒湿邪引起伤筋的例证。外邪伤筋，虽不至于引起筋断裂，但可使其性质和位置发生异常改变，如筋强、筋挛、筋出槽等。对于损伤之体，或机体过度疲劳后，正气已虚，风寒湿外邪更易内侵，而使筋脉凝滞，气血运行不畅。久之，该处筋肉形成陈伤病变，引起疼痛和功能障碍。

其他如久病、年老、体弱、平素缺乏锻炼，筋肉不够强壮，身体素质较差，先天发育异常，如腰椎小关节发育不对称等，即使在正常情况下，也亦遭受损伤。据临床观察，有些腰部扭伤的病例，仅发生于弯腰拾物时；哈欠伸腰，亦可引起腰椎后关节紊乱，轻微负重就会引起闪腰岔气等，常无明显外伤史。这类损伤因非强大暴力所致，常不足以引起筋肉断裂伤，而以“筋出槽，骨错缝”的病理改变为主，故症状虽重，但痛点常不明确。

二、“骨错缝，筋出槽”病机理论认识

“骨缝”是指骨关节的正常间隙，“筋”是指紧密连接于骨关节的一部分组织，如现代解剖学之关节囊、滑囊、滑膜、肌腱、韧带、肌筋膜、软骨和椎间盘等组织，可归之为“筋”的范畴。

“骨错缝，筋出槽”是中医伤科特有名词，既属于病名又属于骨与筋在受伤后的病机变化的名称。中医学认为，外伤劳损、寒湿之邪，使气血运行不畅、筋脉失养，弛缓而不能约束骨骼和稳定关节，产生“骨错缝，筋出槽”。

生理上筋附行于骨，或筋伴脉而行，各自都有其起止点，也有其正常顺序和位置。从解剖学上分析，人体肌腱有腱鞘、腱钮、支持带、滑囊、滑车等对肌腱约束、增加力臂等作用，一旦遭受外力的破坏，筋的运行位置、解剖结构就会发生变化。筋当有其位，平陷而无凸起外露筋脉处却见有凸起之筋脉，称为“筋出槽”。临床上的肌腱、韧带、筋膜的撕裂、撕脱、粘连与痉挛等亦都属于广义的“筋出槽”。常见于膝、踝、肩部，每以跌仆损伤引起，如伤后膝痛伸屈不得，髌上方见如卧蚕状突起，呈八字凹

形，此为膝部"筋出槽"。"筋出槽"，作为中医骨科的习惯用语，在各种文献中没有这一病名，但对筋损伤的病理改变文献中确有不少论述。如《医宗金鉴·正骨心法要旨》中说"筋之弛、纵、卷、挛、翻、转、离、合"以及"筋歪""筋走"等，都可以理解属于"筋出槽"的范畴。"筋出槽"可发生于肝肾、气血亏虚不能营经穴有关，发生部位不同，出槽的筋的粗细也不一样，粗者易触诊，细者难及，正常筋是松软地伏于肌肉筋槽内，当筋得不到气血濡养而有所反应时，其筋会变得紧张僵硬，如绷琴弦，本来静卧于槽内的筋就离槽而出，此时可触及，横拨时应手而滚动，有时可听到弹拨的响声。

"骨错缝"是骨关节或骨端相接合部位发生微妙的偏移、旋转、突起、凹陷等异常变化，造成关节内在平衡不同程度的功能障碍。对于"骨错缝"历史记载久远，唐以前的医著中虽然早有记载，其论比较含混。如《礼记·月令孟秋》中曰："命理瞻伤，察创，视折，审断；决狱讼必端平。"《旦礼记集解》的解释是："皮曰伤，肉曰创，骨曰折，骨肉皆绝曰断。"断，就包含了骨折和筋伤。《难经》有"四伤于筋，五伤于骨"之论，这里初步说明筋骨相近，伤筋必及骨，伤骨必损筋，这是"骨错缝，筋出槽"的理论雏形。

随着历史的发展，经过历代医家们长期的临床观察和总结，逐渐丰富和完善了这一学说，成为中医伤科学的特有组成部分。唐代《仙授理伤续断秘方》中记有："凡左右损处，只须相度骨缝，仔细捻捺、忖度，便见大概。"这里不仅有"骨缝"这一名词，而且还提示了损伤后注意对骨缝的检查，也即是对关节处的脱位、半脱位和错缝的区别检查。清代，在骨伤科的各种论著中，对"骨错缝，筋出槽"叙述较为详尽，并且还提出了各种治疗手法。如《医宗金鉴·正骨心法要旨》中的："或跌仆闪失，以致骨缝开错，气血郁滞，为肿为痛。"又说："或有骨节间微有错落不合缝者。"这里不仅提示了骨错缝的原因，而且还将开错和微错做了程度上的区别。《伤科补要》中对脊骨和四肢的骨错缝也分别做了叙述。在十五则中的"脊背骨伤"记有："若骨缝叠出，俯仰不能，疼痛难忍，腰筋僵硬。"这里不仅是指脊椎骨折和脱位，也还包括椎体小关节紊乱与急性腰肌损伤在内。二十则中记有："若手掌着地，只能伤腕，若手指着地，其指翻贴于臂者，腕缝必开。"这里不单是指损伤对腕骨正常排列造成的影响，还包括了尺桡切迹解剖结构的改变。同样是属于"骨错缝"，二十三则中对脚踝部损伤的记述是："轻者尽伤筋肉易治，重者骨缝参差难治……"骨缝参差不齐是指踝关节损伤的"骨错缝"。

根据骨节的离缝程度、暴力大小不同将"骨错缝"分为"开错和微错"。"开错"，是指关节脱位或半脱位，有明显的临床体征，在X线片中确有反映，能够引起医生和患者的注意，如颈椎寰枢关节半脱位，X线片张口位齿状突左右不对称，因此能获得及时而恰当的治疗。"微错"，骨节处没有明显畸形，X线片无明确显示，但又有临床症状或部分功能障碍，容易被忽视。治疗方法不当，致使病程延长，经久不愈。骨错缝可分为错移型、嵌夹型、旋转型、倾倒型、蹩掐型、异位型等。

三、“骨错缝，筋出槽”的诊断

（1）“骨错缝”其病理改变轻微，最微者只有1~2mm的错移，甚至更少，中医称为“错络”；严重者也比关节半脱位的错移要小得多，中医称谓“参差”。

（2）除比较严重的或个别部位的骨错缝能在一般X线片或特殊透照位置的X线片上显示出来外，大部分病例都不能观察到改变。

（3）通过仔细触摸、比较，能够觉察出微小的骨结构的变化，再参考症状和其他体征，不难对骨错缝做出正确的诊断。

（4）在手法复位过程中，术者常可听到“咯噔”的弹响声，或有骨节滑动复位的感觉。术后，患者的症状大减或立即轻松舒适，体征也随之消失。

（5）“筋出槽”多见关节部位“有筋隆起，屈伸不利”，或平陷无突起。

（6）“骨错缝”多数发病突然或有明确外伤史，虽然有时外伤暴力并不大，发病后常有特定的症状、体征。“骨错缝”后可在不同的部位表现出不同的体态。如颈椎后关节紊乱，患者头部保持前屈位，腰椎小关节错位伴滑膜嵌顿、腰部倾斜、屈腰俯身；骶髂关节错缝则腿不能伸直、点脚而行，又如关节交锁之屈伸受限。

（7）不论是运动范围大的还是运动范围小的关节，就连不动关节也都可以发生骨错缝。临证时容易把骨错缝混淆于扭伤、劳损之中，或者由于缺乏认识而忽略。

常见骨错缝部位：四肢多见于肘部（如桡骨小头半脱位）、肱桡关节、肱尺关节（如肘部伸展性半脱位）、腕部（尺桡骨远切迹、腕骨间错缝）、髋部（一过性滑膜炎滑膜嵌顿）、膝关节（半月板、髌骨轨迹异常、半脱位）、踝部及跗间诸关节。中枢骨常见寰枢关节半脱位、颈椎后关节紊乱、胸椎小关节紊乱，以及胸肋、肋椎关节、肩胛胸壁关节、胸锁关节、第十二肋尖、腰椎小关节紊乱、滑膜嵌顿，腰椎退行性滑脱不稳，骶髂关节错缝等。而“筋出槽”常见于肩部之肱二头肌肌腱滑脱、完全与不完全断裂，手指伸肌腱损伤滑脱、交锁，膝之半月板损伤交锁，踝部胫后肌肌腱、腓骨长短肌肌腱滑脱等，其中以桡骨小头半脱位、胸椎小关节紊乱、腰椎小关节紊乱最为常见。但临床中对于骨错缝与筋出槽能做到正确诊断并不容易，其有特殊的临床症状与体征，可有外伤史，亦可无外伤史，有起病隐匿，有起病卒然，如常见之腰椎后关节紊乱、滑膜嵌顿患者，起病急，常因轻微扭伤引起腰部剧烈疼痛、其痛如胀、觉有“气”在腰间凝聚不能散，查体见腰部板直，活动极度受限，腰部无明显压痛点，其腰部可有面积如掌大之片状疼痛发散区，如诊断成立，通过特定的手法可“手到病除”，效如桴鼓。又如小儿牵拉肘，常有患儿哭闹不愿抬手，大多数为肘部骨节错缝，手法复位后随即抬举自如，但亦有整复肘部后患肢仍不能抬举，加之小孩不能诉说表达，此时病在腕部，再行腕部伸牵抱合复位，可有明显弹响复位声，其症立消。再如成人肘部外伤，跌落时手撑地致伤疼痛，不肿、不瘀、不畸，肘部屈伸不能，处于半屈位，拍片无阳性发现，常易漏诊，实乃肘关节"骨错缝"——伸展性肘关节半脱位，只需对肘部行过伸屈肘手法即可复位。还有临床不常见之手之掌指关节交锁，可有明确外伤亦可无明显外伤史，手指（常见第 1、2 掌指关节）卒然不能屈伸，如为第 2 掌指关节，则其掌指关节呈 30°~50° 屈曲位，不能伸直亦不能屈曲，如发生在第 1 掌指关节则为掌指关节轻度过伸、指间关节微屈，拍片可无异常，或有掌骨头两侧骨质增生，临床常诊断为关节扭伤而延误治疗。此为"骨错缝"同时伴有"筋出槽"，其发病原因为掌骨头掌面桡侧髁突形成纵形骨软骨嵴增生，当屈曲时掌骨头掌面桡侧髁突形成纵形骨软骨嵴，使位于掌板内表层的桡侧籽骨与之摩擦嵌塞，不能随关节伸直运动而前移，导致关节交锁的发生。治疗本病如暴力复位则徒劳无功，反会加重损伤，甚或引起骨折。本人对此病诊治颇有心得，曾有相关文章发表，上周诊治一 24 岁男性患者，工作时不慎跌倒，左手拇指扭伤，当即疼痛不能屈伸，外院门诊拍片未见异常，告知关节扭伤对症处理，其疼痛不减，仍不能屈伸，3 日后辗转来我院就诊，查其左侧拇指掌指关节轻度过伸、指间关节微屈，活动度明显受限，阅 X 片无异常发现，诊断为第一掌指关节交锁——"骨错缝"并"筋出槽"，而行关节囊内麻药扩张浸润麻醉，行摇摆手法轻巧复位，当即闻及复位弹响声，其指立马屈伸自如。

四、"骨错缝，筋出槽"的临床意义

人身骨缝无处不在，筋骨相随，任何外伤及劳损、先天骨结构异常均可引起筋骨损伤，重者骨缝移位及骨折脱位。故"骨错缝，筋出槽"在临床伤筋病中并不少见，可以同时出现，亦可单独出现，根据损伤力之大小及损伤的部位而异，四肢、脊柱等骨关节均可发生，由于其临床表现独特，常得不到及时的诊治，而一旦确诊，通过手法治疗，可取立竿见影之效。根据本人多年临床所见，骨之错缝多见，筋之出槽少见，筋翻、筋断常见。"骨错缝，筋出槽"可发生于任何关节部位，而脊柱则是好发的部位之一，《医宗金鉴·正骨心法要旨》记载："背骨，自后身大椎骨以下，腰以上之通称也。先受风寒，后被跌打损伤者，瘀聚凝结，若脊筋陇起，骨缝必错，则成伛偻之……或因跌仆闪失，以至骨缝开错，气血瘀滞，为肿为痛。"并指出脊柱部位"骨错缝，筋出槽"，临床还可表现为"面仰头不能重，或筋长骨错，或筋骤，或筋强骨随头低。"

1885 年美国 Palmer（1845—1913）依据大量的临床实践提出了系统按脊理论，半脱位是按脊理论的核心概念："一个功能和 / 或结构的和 / 或神经整体性中间产物的病理性关节改变综合征，它或许能够影响器官系统功能和健康。"2005 年 WHO 将半脱位定义为："一种关节或活动节段的损伤或功能障碍，其关节面接触虽然完整，但损伤或功能障碍可以导致关节排列运动的完整性和 / 或生理功能的改变，其本质上是一个功能实体，可能会改变人体的生物力学和神经结构的完整性，使人们对半脱位的认识从单纯的结构病理变化上升到包括结构与功能两方面内容的统一。”由此可以看出，“半脱位”的真实含义与核心概念与“骨错缝，筋出槽”在本质上一致，包括躯体结构与功能受限两个部分。陈博等通过动物模型的建立，阐释了“骨错缝，筋出槽”基本病机，以及其在脊柱病发病过程中的关键作用，也证明“骨错缝，筋出槽”理论合理性，通过“骨错缝、筋出槽”的研究，对继承、发扬中医学宝贵遗产，把关节和软组织损伤的诊断和治疗提高到一个新水平，有着重要的意义。

五、“骨错缝，筋出槽”的治疗

《医宗金鉴·正骨心法要旨》：“试以手本血肉之体，其婉转运用之妙，可以一己之卷舒，高下之疾徐，轻重开合，能达病者之血气凝滞，皮肉肿痛，筋骨弯折与情态苦欲也。”认为伤筋病治疗手法为第一要务，“夫手法者，谓以手安置所伤之筋骨使之复于归也，素知体相，识其部位，方可施法，法之所施使患者不知其苦，方称之为法”。根据“骨错缝，筋出槽”的原理，可用独特手法作用于人体体表特定部位与脊柱四肢骨关节，使“骨对缝”“筋入槽”，整复错位的骨关节和移位、出槽之筋，以恢复机体的动态平衡，协调患处内外平衡关系，缓解肌肉痉挛，调节神经反射等。

“骨错缝，筋出槽”一经确诊应及早治疗，进行复位，“筋出槽“如不及时复位，出位之筋在异常位置上活动摩擦可形成肌腱炎症（筋结）甚或断裂，“骨错缝”如不及时复位可造成关节失稳与内在平稳失调，肌肉长时间处于保护性痉挛状态，继发劳损。当出现伤筋病时我们要认真检查分析，是否为“筋出槽，骨错缝”，可根据“筋出槽，骨错缝”的部位程度采用不同的理筋手法以矫正错缝，使筋归位。

手法治疗，疗效独特，只要手法正确，便能手到病除，手法是建立在正确的诊断基础之上，高者抑之，陷者提之，偏者正之。具体手法有弹拨、归合、推按、旋转、侧扳、屈伸、提捏、摇摆、牵伸、顿咳等。要求稳、准、巧、快，力量适中，借力使力，动中求静。所谓稳，就是术者心中有数，手法熟练；准是指手的位置和所施之力正好在病变之处；巧，即动作轻巧和谐；快，即明快迅疾；力量适中，是指用力恰当，中病即止，无过度之虞；借力施力，是形容借助患者肌肉收缩等力量，协助复位之法；至于动中求静，是指利用手法使关节产生被动性的错动，利用这种错动来复骨归原或解除嵌夹，恢复关节静力性平衡。为了达到上述要求，在协调的被动活动中，要突然使用一个快速、准确、爆发的顿挫动作，复位立即成功。如临床常见之颈椎定点旋转复位、胸肋小关节之顿咳复位、腰椎侧扳复位等。

综上所述，伤筋病是骨伤科常见疾病，所含范围甚广，传统的中医学在几千年的医疗实践及对人体结构的观察过程中发现并总结了治疗损伤性疾病的理论体系，“骨错缝，筋出槽”即对一类伤筋病症的高度概括，认为肝、脾、肾亏损，外伤积渐劳损，寒湿之邪内侵，使气血运行不畅，筋脉失养，弛缓而不能约束骨骼和稳定关节，产生

"骨错缝，筋出槽"。提出手法是治疗"骨错缝，筋出槽"最直接、最有效的方法，后人通过大量的科研与临床实践再次证明其理论的合理性，亦指导笔者多年的临床实践，治愈大量的患者，也取得了一定的临床经验。个人认为，"骨错缝，筋出槽"源于朴素的自然观，其理论有一定的局限性，"骨错缝，筋出槽"不能涵盖所有"伤筋病"，对"骨错缝，筋出槽"的诊断亦应慎重，在诊断与施行手法时必须仔细检查，需做必要的鉴别诊断，不可误诊，更不可以偏概全、以点带面，盲目施法加重损伤。为"骨错缝，筋出槽"进行手法治疗时也要轻巧、圆活。总之，需要我们在以后的临床工作中细加体会，理解"骨错缝，筋出槽"的实质内涵。

参考文献

[1] 吴谦. 医宗金鉴 [M]. 北京：人民卫生出版社，1982.

[2] 孙树椿. 骨伤名师二十三讲 [M]. 北京：人民卫生出版社，2008.

[3] 陈博. "骨错缝、筋出槽"病机学说及其动物模型的建立 [J]. 上海中医药大学学报，2010，24（5）：68-72.

[4] WHO.WHO guidelines on basic training and safety in chiropractic [M]. Geneva World health organization，2005.

[5] 侯为林. 摇摆手法整复手掌指关节交锁 [J]. 安徽中医学院学报，1996，15（2）44-45.

[6] 徐飞，侯为林. 急性骶髂关节损伤两种治法及疗效观察 [J]. 中国中医骨伤科杂志，2003，11（5）：6-8.

王培民（江苏省中医院）

伤筋是指因各种暴力或慢性劳损等原因所造成的筋的损伤。筋者乃泛指各种皮下组织、筋膜、肌肉肌腱、关节囊、关节软骨盘、椎间盘、腱鞘、神经、血管等组织。“骨错缝”是指机体受到外来损伤或其他致病因素的影响，致使骨关节正常解剖关系发生病理性改变，并产生微小的错动，因不能自行复位，而引起局部肿胀、疼痛，重者骨缝间发生参差不齐或半脱位。“筋出槽”是指机体受伤后部分肌腱、筋膜、韧带、滑膜等软组织发生滑脱或解剖位置的异常变化，从而影响机能活动，甚则出现较剧烈的疼痛，影响正常工作与生活。“骨错缝，筋出槽”既是中医骨伤科病名，也是对伤筋的病机概括之一。“骨错缝”“筋出槽”是中医伤科的特有术语，是中医学骨伤科理论体系指导下逐渐发掘整理出来的。它既可用于对传统中医骨伤科骨与筋伤病病机变化的概括，也用于疾病的诊断，还可应用于手法、药物等传统疗法疗效机制的说明。

治疗上，《医宗金鉴》提倡要用舒筋通络按摩法来治疗“筋出槽”与“骨错缝”。通过牵引、旋转、按压、斜扳、拨离等手法，使偏离的筋膜与错位的骨节得以矫正，从而达到调节气血、平衡阴阳之目的。这正与中医所说的“筋柔才能骨正，骨正才能筋柔”的理论相辅相成，并贯穿于诊治骨伤疾病的始终。本人结合自己之临证体会，对“骨错缝”“筋出槽”的病因病机及临床诊疗应用管见如下。

一、骨错缝

一旦遭受外力伤害，破坏了骨关节的正常解剖位置，使得骨碎、骨断、脱位，即所谓骨错缝。唐·蔺道人《仙授理伤续断秘方》指出：“凡左右损处，只须相度骨缝，仔细捻、捺、忖度，便见大概。”这里的骨缝指的便是骨折断端间形成的间隙。由于历史变迁，逐渐将骨折、完全脱位导致的骨折断端间及关节完全脱位形成的骨错缝从骨错缝内涵中完全独立出来，因而现在骨错缝就主要指关节轻微或不完全脱位而言了。骨缝现在指骨关节的正常间隙。因而，现在骨错缝是指机体受到外来损伤或其他致病因素的影响，致使骨关节正常解剖关系发生病理性改变，并产生微小的错动，不能自行复位，类似于现代的半脱位，但是由于这种半脱位很轻微，以至于在进行影像学检查时常常被忽略，但解剖结构的改变可以影响正常的生理功能，在临床上可以表现为肿胀、疼痛、关节活动范围受限等，通过医生触诊，特别是动态触诊检查，再结合影像学表现，是可以进行诊断的。

文献记载与"骨错缝"相近的术语有"骨节间微有错落不合缝""骨缝参差""骨缝开错""骨缝叠出""骨缝裂开"等，其语虽不尽相同，然其义大体相同，都是指关节位置发生异常，只是骨错缝的程度不同而已，依其程度轻重依次如下：

骨缝间微有错落不合缝：《医宗金鉴·正骨心法要旨》提出："又或有骨节间微有错落不合缝者，是伤虽平，而气血之流行未畅。"其大意是"骨错缝"损伤中，还有种病情相对较轻的情况，即骨关节间稍微有错落不合缝的，责之于关节周围气血不通。

骨缝参差：《伤科补要》谓："跗者，足背也，其受伤不一，轻者仅伤筋肉易治，重则骨缝参差难治，先以手轻轻搓摩，令其骨合筋舒。"其大意是足背骨损伤中，伤筋较轻，而发生多处足骨的"骨错缝"则要重视，宜用按摩之法。

骨缝开错：《医宗金鉴·正骨心法要旨》论及："或有跌仆闪失，以致骨缝开错，气血郁滞，为肿为痛。"《中国接骨图说》提到："跌打伤损，瘀聚凝结，若脊筋陇起，骨缝必错，则不可能俯仰者，或有伛偻之形者。"这两条原文都认为，脊椎骨发生"骨缝开错"，多导致气血运行受阻，局部肿痛明显，从而使生理活动受限。

骨缝叠出：《伤科补要》"脊背骨伤"中记有："若骨缝叠出，俯仰不能，疼痛难忍，腰筋僵硬。"其大意是脊椎骨若出现"骨缝叠出"，多出现腰背肌肉板滞，疼痛难忍，不能屈伸活动。

骨缝裂开：《伤科汇纂》载有："脊背腰梁节节生，原无脱髎亦无倾，腰因挫闪身难动，背或伛偻骨不平。大抵脊筋离出位，至于骨缝裂开绷，将筋按捺归原处，筋若宽舒病体轻。"其大意是腰椎骨发生"骨缝裂开绷"，则局部剧痛，腰椎屈伸和侧屈等多角度活动受限，触诊脊椎排列出现明显凹凸不平，当行筋骨矫正手法治疗术。

骨错缝在脊柱与四肢骨关节中都有可能发生，胸背部小关节骨错缝、腰椎小关节骨错缝、骶髂关节错缝较为常见。关节受到损伤后，关节骨缝位置发生异常，临床医生治疗前应该重视对"骨缝"的检查，检查清楚后，可施手法矫正，错开的"骨缝"就会合缝。

临床治疗举例如下：

胸背部小关节"骨错缝"：胸背部关节结构比较复杂，除脊椎后关节外，还有肋骨横突关节等。当胸背部外伤时，常能造成这些小关节错缝。在临床上以肋骨横突关节的2~7节部位错缝最为多见。患者伤后背部疼痛，且连及一侧胸胁部，常伴有肋间牵掣痛或胸闷不舒症状。治疗时嘱病人取俯卧位，医者一手掌根置于患处向下按压，另一手握住患者肩头由前向后斜扳，两手交错相互用力配合，使患处产生前后活动，当手掌下有错动感时，即示关节错位整复完毕。

腰椎小关节"骨错缝"：中医称"闪腰"。多由于轻度扭伤或弯腰后猛然直立等动作诱发小关节滑脱、韧带嵌入关节间隙，造成小关节交锁或半脱位，从而产生剧烈的腰痛。腰椎强迫于前屈位，对应的腰椎小关节区域压痛明显。中医手法是治疗小关节滑脱的有效方法。牵抖摇晃法：嘱患者取俯卧位，双手把住床头，一助手握患者双踝关节尽力向下牵引，在牵引的同时做躯体上下快速抖动，然后术者双手重叠按于腰骶部，用力将腰椎左右摆动，使腰椎两侧小关节开合，以解除嵌顿的关节滑膜，使错位骨节得以合缝。

骶髂关节“骨错缝”：导致骶髂关节“骨错缝”的原因很多，类型较复杂，就其发病机制而论，多由于在姿势不良、肌肉平衡失调的情况下，扭闪腰骶部造成骶髂关节囊、韧带的部分撕裂、扭曲或拉伤，使骶髂关节被交锁在异常位置而引起疼痛，并出现骶髂关节不对称、双下肢不等长、患侧4字试验阳性。治疗方法应该依据骶髂关节错缝不同类型分别施法整复。髂骨前下移位型：采用屈膝屈髋法，患者仰卧，患侧臀部置于床外，骶髂关节部顶住床沿，使患肢屈膝后屈髋，并内外旋转乃至复位。髂骨后上移位型：采用后扳手法，病人俯卧，术者立于患者健肢侧，一手按压骶髂关节部，另一手握患肢膝部上扳患肢，待后伸到最大范围时，略施压力并稍向健侧，手掌下常有滑动感和“咔嗒”声，以示复位成功。

二、筋出槽

筋居之所谓之筋槽，正常情况下筋骨系统处于“骨正筋柔”的状态，以手触摸时通常感觉不到“筋槽”的存在。病理情况下，以手触摸筋伤之处，感觉其柔顺性下降，张力增高，甚或出现凹凸不平的结节状改变，似高出其周围正常的组织结构，此谓之“筋出槽”。也就是说，筋出槽是指筋遭受外力作用后，破坏了经筋走行的正常位置，筋的形态结构、空间位置或功能状态发生了异常改变。可表现为筋强、筋歪、筋断、筋走、筋粗、筋翻、筋弛、筋纵、筋卷、筋挛、筋转、筋离、筋长、筋骤、筋缩等多种形式。但发展至今，筋出槽大多是指肌腱、韧带、关节囊等移位而言。目前筋出槽是指机体急慢性损伤后部分肌腱、筋膜、韧带、滑膜等软组织发生滑脱或解剖位置的异常变化，损伤局部或可出现出血、渗出、水肿、增生、变性等改变，从而影响机能活动，甚至出现较剧烈的疼痛，影响正常工作与生活。

古籍文献对“筋出槽”的记载如下：

“筋出槽”的描述：《仙授理伤续断秘方》对“筋出槽”的描述有筋“差爻”“缝纵”“乖纵”“乖张”“偏纵”等。其中“手足久损，筋骨差爻，举动不得”，其意是指损伤日久之后，筋的位置发生交错、变动，或骨关节位置错动，使肢体活动受限；“筋骨缝纵，挛缩不舒”，其意是筋在缝（空隙）处向上耸或起皱，会导致肌腱挛缩，不能正常舒展。“筋骨乖纵，挛缩不舒”，其意是筋的位置不顺、不吻合，向上耸或起皱，会导致肌腱挛缩，不能正常舒展。“筋骨乖张，挛缩不伸”，其意是筋的位置不顺、不吻合，或伸展、扩张，会导致肌腱挛缩，不能正常伸展。“筋骨偏纵，挛缩不伸”，其意是筋的位置不正、倾斜、向上耸或起皱，会导致肌腱挛缩，不能正常伸展。

“筋出槽”最明确、详尽的阐释：对“筋出槽”最明确、最详尽的阐释当首推《伤科大成》，其对"筋出槽"阐释是筋"弛纵、卷挛、翻转、离合各门……""骨有截断、碎断、斜断之分，骱有全脱、半脱之别，筋有弛纵、卷挛、翻转、离合各门……""或因筋急难于转摇，或筋纵难运动……"其意是损伤之中除了骨折、脱骱外，尚有筋的弛纵、卷挛、翻转、离合等有别于正常位置的改变。

筋损伤当有伤筋和筋出槽之别：《医宗金鉴·正骨心法要旨》论及"用手细细摸其所伤之处，或有骨断、骨碎、骨歪、骨整、骨软、骨硬、筋强、筋柔、筋歪、筋正、筋断、筋走、筋粗、筋翻、筋寒、筋热……"，其文指出"筋歪、筋走、筋翻"，当属筋出槽的范围。若筋翻转其位，就会为肿为痛、跛行，此谓筋出槽，治疗当手法按整筋使其归顺其位，而伤筋则不需手法纠正筋位。

临床治疗举例如下：

肩关节周围"筋出槽"：一般认为肩关节周围炎 50 岁发病，多由气血虚损，筋失濡养，加之风寒湿侵袭肩部，经脉拘急所致，检查时局部"筋结"点多在肩峰下滑囊，肱二头肌长头肌腱、喙突、冈上肌附着点等处。治疗上通过轻柔的按、揉、捻等方法进行理筋。对长期治疗无效，肩关节粘连较重的患者可在麻醉下，使肌肉松弛再施行扳动手法以松解肩部粘连。手法必须轻巧，切忌用力不当引起骨折、神经损伤等。手法完成后，要嘱患者积极做肩关节的各方向活动，以巩固疗效，避免再次粘连。

腰部"筋出槽"：临床上又称为"腰椎间盘突出症"。临床实践中发现腰椎间盘突出症患者的"筋结"位置多在膀胱经附近，即相应突出节段神经根出口附近所表现的"索条"。治疗上予以掌揉法、指揉法、拉肩推腰法、拉腿推腰法进行理筋治疗。调整手法：多采用斜扳手法，其要领是在准备动作时术者指导患者以病变节段为支点，挺腹，肩向后，髋向前，主动旋转腰部至最大幅度。在锁定动作时术者双肘置于患者肩前及髋后，髋后之肘固定不动，肩前之肘轻轻逐渐推肩向后，至有明显固定感，完成初步锁定后，术者双肘分别向与躯干轴线约呈 45° 角的斜上和斜下以相反方向相对推挤 2~3 次，完成充分锁定。之后术者腰部带动双肘顺势发力，完成斜扳动作。

臀部"筋出槽"：临床上又称为"梨状肌综合征"及"臀肌筋膜炎"等，当臀部软组织损伤后，由于失治或误治等因素影响，表现为一侧或双侧臀部疼痛，并沿患肢大腿后侧放散痛，甚者痛如刀割样。常在梨状肌走行部位或臀中肌部，触及痛性筋结及条索状软组织肿物。治疗宜采用分弹捋顺法，首先拿捏环跳、承扶、秩边、殷门、委中穴 1~2 分钟以镇痛，然后在患肢沿着足太阳膀胱经、足少阳胆经循行部位施以捋顺手法以舒经通络，并在臀部"筋结"部，用拇指尖横向弹拨揉按，反复数次，以松解粘连，消散筋结，使偏移的筋膜还纳入槽。

三、骨错缝、筋出槽的区别、联系与存在的问题

早在《素问·五脏生成》就记有"诸筋者皆属于节"，正常情况下，筋、骨紧密相

连，各归其位，通过筋的“束骨”作用，维系着骨关节及其与周围组织的正常结构关系，并完成生理范围内的各种功能活动。鉴于骨和筋在生理状态下密切相关，那么其在病理状态下也多互相影响。换言之，“骨错缝”和“筋出槽”往往同时发生。但“骨错缝”发生时，会有不同程度的“筋出槽”发生；而“筋出槽”发生时并不一定就兼有“骨错缝”的发生。此观点在上面的古籍文献中可得到佐证。如“脊筋陇起，骨缝必错”“或筋长骨错，或筋聚或筋强骨随头低”“筋骨缝纵，挛缩不舒”等描述则是“骨错缝”和“筋出槽”同时发生的情况；而“筋翻肿结脚跟蹩”“筋横纵急搦安恬”等描述则是“筋出槽”不兼有“骨错缝”的情况。

临床上也有类似表现：筋出槽者，未必骨错缝；而骨错缝时，必有筋出槽。二者是相互影响的。骨错缝必然导致筋伤，而筋伤如发生在关节部位也可以引起骨错缝。治疗时往往纠正了骨错缝后筋就可自然恢复正常位置，从而使临床症状迅速消失。同时“筋出槽”的损伤可使骨缝处于交锁错位，所以《医宗金鉴》对于“骨错缝”的治疗，首先要用治筋肉损伤的按摩法，筋舒后骨节就能够合缝。基于此，有学者提出：小筋附于骨外，大筋联络关节，以维持骨关节正常的生理功能，因而凡有“骨错缝”发生时，就必然兼有“筋出槽”或筋伤，但“筋出槽”不一定伴有“骨错缝”发生，且只有当“骨错缝”得到纠正后，“筋出槽”方可自然复原。通过生物力学试验研究也表明，软组织损伤造成关节的微小移位，同时也正是软组织损伤维持了关节的微小移位（错缝）状态。

四、小结

“骨错缝”“筋出槽”这个古老的病名是在中医学伤科理论体系指导下发掘整理出来的，并已逐步得到西医学的证实。骨关节、软组织损伤后，则不同程度地出现功能障碍，伤后局部软组织出血渗出固然是主要因素，但骨关节筋膜失去正常解剖位置亦是重要的原因。此外，由于外伤劳损，风寒湿邪侵袭，退行性病变等因素致骨关节、软组织损伤后，导致不同程度地出现功能障碍，伤后局部软组织出血渗出固然是重要原因，但骨关节、韧带、肌腱、关节囊、软骨盘、筋膜等失去正常解剖位置亦是重要原因。故在慢性筋伤疾病中，也可以出现骨错缝、筋出槽的表现。

一般认为两者密切相关，凡有“骨错缝”发生时，就必然兼有“筋出槽”或筋伤。只有当骨错缝得到纠正后筋伤方可自然复原。如若病痛旷日持久或误治时则肌筋膜可发生卷挛和翻转而导致粘连，以致骨错缝的关节难以复位，即使骨错缝得到整复，仍然可因软组织的痉挛或粘连而再次脱出到错缝的部位，终成难愈之症。此外，在临床中也有单纯性筋出槽而不伴有骨错缝者，那是因为损伤后筋膜失去了原有韧性而不能稳定关节，虽然错缝的骨关节得到纠正，但仍可遗留不同程度的筋出槽。

陈蔚文评按

“骨离缝，筋出槽”是当代医家在《错骨缝与筋出槽治疗术》一书中提出的，故又称“骨错缝，筋出槽”，其学术思想源自《内经》《难经》等古籍关于筋骨的记载，以及后世“骨缝”“骨缝开错”等论述。其精妙在于把“骨错缝”与“筋出槽”合并成一病名，具有较明确的解剖概念、病机转归、诊断和治疗技法，业界普遍运用于指导临床，特色突出，优势彰显。本次将其纳入专题之一进行策问，也是颇具慧眼。所阅三篇策论，虽各有春秋，也均能清晰地梳理历史源流，立足于临床，以疗效为据，并合理吸纳现代解剖学等知识和术语为我所用，既坚守了中医自身发展规律，又吸收当代新知识以创新提高中医学术和临床水平，有理、有据、有节、有效。

陈锋主任医师对《内经》等古籍关于筋骨相连，合并一体的生理、病理记载进行了认真的研读和阐述，体现了其较坚实的中医基础理论功底，并能从现代解剖学来描述骨错缝、筋出槽，知识运用合理、准确，进一步丰富和完善了骨错缝、筋出槽的科学语言表述，有助于提高中医临床诊治水平。从其策论看出，陈锋医师对“骨错缝，筋出槽”的运用有丰富临床经验和娴熟的技法，善于思考，颇有心得。

侯为林主任医师对骨错缝、筋出槽的历史沿革有较清晰的论述，并注意到古籍《医宗金鉴》按病情轻重程度将骨错缝分为开错和微错两类，可见侯医师治学的严谨态度，所见对临床诊断治疗有积极的意义。同样，侯医师也有非常丰富的临床经验和较深的心得体会，在治疗中不但强调手法技法，还注意到整体辨证论治的重要性。

王培民主任医师同样具备丰富的临床经验，在文献复习中根据“骨错缝”的程度轻重，依次分为“骨节间微有错落不合缝”“骨缝参差”“骨缝开错”“骨缝叠出”“骨缝裂开”，并进行较详细的论述，有助于临床诊疗工作。此外，王医师对“筋出槽”的论述也很详细和全面。

要真正成为一位高明的中医大夫，一要重临床、讲经验、善总结，尤其是骨伤科，不论是诊断时的“命理瞻伤，察创，视折，审断”“相度骨缝，仔细捻、捺忖度”，还是手法治疗时的弹拨、归合、推按、旋转、侧扳、屈伸、提捏、摇摆、牵伸、顿咳，以及复位听声等，唯有亲身长期临床，仔细体验揣摩，方能理会掌握，日益精进；二要重经典、读古籍、拜名师，这些都是中医宝库的重要组成，是知识的源泉。屠呦呦在获诺贝尔奖的感言中说：她每每遇到研究困境时，就一遍又一遍温习中医古籍，从古籍中得到灵感和启发。中医古籍堆里可以出诺贝尔奖，可见研读中医古籍对当代中医守正创新具有非常重要的现实意义。

论官窍与五脏相关理论的临床指导意义

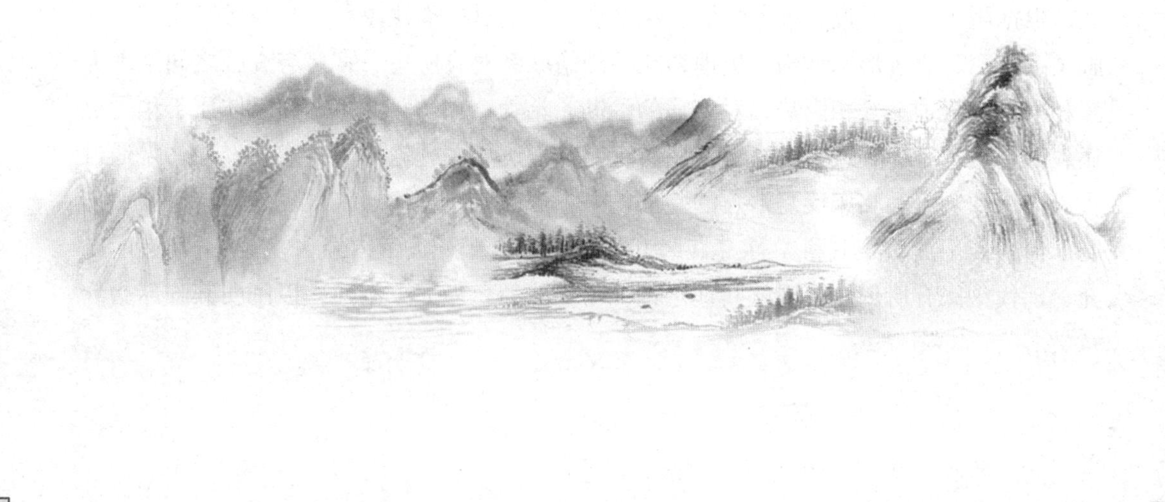

兰承祥（泰和县皮肤病防治所）

一、官窍概念

官与窍的概念不尽一致。官，是指机体有特定功能而又多与外界直接相通的器官，如耳、目、口、鼻、咽喉等。窍有孔穴、苗窍之意，是人体与外界相连通的门户、窗口。舌本非为窍，但在藏象学说五脏开窍理论中，舌也作为一窍，为心之苗窍。官与窍的概念虽不尽相同，但两者关系密切，官必为窍，窍多成官，故多官窍并称。古有“五官”“七窍”“九窍”之说，并有上窍与下窍、清窍与浊窍、阳窍与阴窍之分。通常把耳、目、口、鼻和咽喉，统称五官；头面部七个孔窍，称作七窍；七窍加前阴、后阴为九窍。习惯上五官亦可称为窍，但前、后阴只称为窍而不名为官。头面部的官窍，亦称上窍、清窍、阳窍；前、后阴的别称，则为下窍、浊窍、阴窍。张仲景所言的“九窍”不单是指眼、耳、鼻等狭义“九窍”，而是以“九窍”统括遍布机体上、下、内、外、经络、脏腑、四肢百骸的机窍。如皮毛之“汗孔”、骨之“骨空”、经络之气穴、目窍之“玄府、泪窍”，《难经》谓消化系统的“七冲门”，肺之肺窍，心之心窍，等等，真可谓窍中有窍。这些特殊功能的“门、孔、穴、空、关、隙、府、隧、道、焦”等窍隙组织，又有上、下、清、浊、大、小、细、微之别。它们各司其职，随着“九窍”的开合而启闭，保持着“元真之气”升降出入的畅通协调。正如张景岳所谓：“窍为门户要会之处，所以司启闭出入也。”因此，“九窍”包含机体所有机窍，按其功能分属于“九窍”总司。五脏为心、肝、脾、肺、肾五个脏器，官窍与五脏之间的联系，根据阴阳五行学说、藏象学说、经络学说，通过取类比象，五脏与五官之间，一脏主一官窍，通过形态结构、生理功能、经络联系对应所主。官窍与五脏之间生理上互相联系，病理上互相影响，对疾病的诊断、治疗、预防、养生、判断体质、预测疾病、治未病都有极其重要的指导作用。官窍与五脏相关理论来源于实践经验，是通过古人的细致观察和临床反复治疗的验证得来，虽然有些理论还未被现代科技实验所证明，但不能因此否定其科学性。官窍五脏理论形成于《黄帝内经》，历代医家有所补充，现代中医有所创新，现就其理论特征与实践特色做如下阐述，以阐明其临床指导意义。

二、理论特征

（一）生理上互相呼应

官窍各有其特定的生理功能，就总体而言，具有以下三方面作用：一是体内外信息交换的窗口。外界各种变化通过官窍内传于里，影响脏腑；而脏腑的生理状态通过经络气血反映至官窍。二是体内外物质交换的门户。机体所需的自然界清气及饮食物等通过口鼻摄入体内，而体内浊气、大小便等代谢产物则通过口鼻及二阴排出体外。三是邪气入侵或外出的通道。外邪多自口鼻入侵机体，而机体病邪亦可从口鼻及二阴驱之外出，诚如《温疫论》所说："诸窍乃人身之户牖也。邪自窍而入，未有不由窍而出。"官窍生理功能的维持和病理变化的出现与脏腑经络密切相关。

1. 结构位置

官窍鼻通过喉、气管连接于肺，是呼吸系统与外界联系的出入通道。官窍口舌通过咽、食道连接于胃、脾、肝、胆、小肠、大肠、肛门（后阴），是消化系统的出入通道。前阴（尿道）通过尿道、膀胱、肾，参与全身血液循环，构成泌尿系统。阴道通过子宫、输卵管与腹腔相通，构成生殖系统。生理位置的相连通是官窍与五脏直接的联系。

2. 经络联系

《素问·五脏生成》："诸脉皆属于目……"心开窍于舌（一说为耳），脾之大络系于舌本，肝、肾之脉亦通舌本。肝开窍于目，脾开窍于口（唇），肺开窍于鼻，肾开窍于耳，心寄窍于耳，胆络于耳。头为诸阳之大会，诸阳脉皆上注于头。《灵枢·卫气》："命门者，目也。"《灵枢·邪气脏腑病形》说："十二经脉，三百六十五络，其血气皆上于面而走空窍……其别气走于耳而为听。"官窍通过经络与脏腑建立广泛的联系。

3. 功能对应

五官与五脏之间的生理联系，早在《内经》中就有详细的论述。《素问·阴阳应象大论》和《素问·金匮真言论》分别以"在窍""开窍"言其两者之间的关系。《灵枢·五阅五使》更明确了五官与五脏的关系，其云："鼻者，肺之官也；目者，肝之官也；口唇者，脾之官也；舌者，心之官也；耳者，肾之官也。"《灵枢·脉度》："五脏常内阅于上七窍也，故肺气通于鼻，肺和则鼻能知香臭矣；心气通于舌，心和则舌能知五味矣；肝气通于目，肝和则目能辨五色矣；脾气通于口，脾和则口能知五谷矣；肾气通于耳，肾和则耳能闻五音矣。五脏不和则七窍不通，六腑不和则留为痈。"一窍体现了一脏或多脏的生理功能。官窍与脏腑经络在生理病理上联系的理论，有学者称其为"窍脏相关"理论，这一理论为历代医家所重视，并有效地指导着临床实践。现代医家对此也颇为注重，并努力采用现代科学方法探索其内在联系。如有研究资料表明醛固酮是联系中医“肾”与耳之间的物质基础的看法，为“肾开窍于耳”理论提供了客观依据。有学者通过针刺经络敏感人的大敦穴，观察足厥阴肝经的微经络感传，得知其感传能深入到眼内，通过眼底，联系视神经，对眼球有明显影响，以此来探索肝开窍于目的机理。这些研究为进一步探讨官窍与脏腑经络的联系，开辟了新途径。

4. 门户要冲

官窍位于人体最表面又大多集中在头面，是吸纳天气（自然之气）、吸收地气（水谷之气）的入口，还是人体浊气废物排泄的出口，也是外感六淫邪气最早侵入之处，又是阴阳气血津液上荣于头面官窍集中之处，因而是正邪交争反映最明显的部位。一官窍与多脏腑相联系，一脏与多官窍相联系，故生理功能上存在一因多果、一果多因的逻辑关系。《素问·阴阳应象大论》云：“故清阳出上窍，浊阴出下窍……阴味出下窍，阳气出上窍……”王肯堂《五轮八廓说》：“目窍于肝，主于肾，用于心，运于肺，藏于脾也。”《素问·生气通天论》：“夫自古通天者，生之本，本于阴阳。天地之间，六合之内，其气九州、九窍、五脏、十二节，皆通乎天气……故圣人传精神、服天气，而通神明。”《素问·六节藏象论》：“天食人以五气，地食人以五味，五气入鼻，藏于心肺，上使五色修明，音声能彰。五味入口，藏于肠胃，味有所藏以养五气，气和而生，津液相成，神乃自生。”《素问·太阴阳明论》：“故喉主天气，咽主地气。”官窍与五脏都有直接与间接的关系，五官九窍（包括咽喉）是人体与外界联系的门户要冲。

（二）病理上互相影响

1. 内病外证

《素问·五脏别论》：“心肺有病，而鼻为之不利也。”《素问·脉要精微论》：“五脏者，中之守也，中盛脏满，气胜伤恐者，声如从室中言，是中气之湿也。言而微，终日乃复言者，此夺气也。衣被不敛，言语善恶，不避亲疏者，此神明之乱也。仓廪不藏者，是门户不要也。水泉不止者，是膀胱不藏也。得守者生，失守者死。”《灵枢·五阅五使》：“以官何候？岐伯曰：以候五脏。故肺病者，喘息鼻张；肝病者眦青；脾病者，唇黄；心病者，舌卷短，颧赤；肾病者颧与颜黑。”邪气致病，情绪失常等导致脏腑气血功能紊乱，官窍会出现相应的证候。

2. 外病外证

目、耳、口、鼻、舌、前后阴五官九窍本身的疾病，如天行赤眼（结膜炎）、脓耳（中耳炎）、口疮（口腔炎、口腔溃疡）、牙宣（牙龈炎）、鼻渊（鼻炎、鼻窦炎）、舌疮（舌炎）、淋证（尿路感染）、痔疮等，官窍疾病的症状直接表现在官窍局部。五官科疾病如眼疾从内脏治疗的五轮八廓也是官窍与五脏相关理论的重要实践内容。如眼病证治临床以目赤、白障、流泪三症为多见。东垣阐述“诸脉者皆属于目”论，系引自《素问·五脏生成》“诸脉者，皆属于目”和《灵枢·大惑论》“五脏六腑之精气，皆上注于目而为之精”。东垣引证经典论目疾，且有所发挥，并能联系实际。兹提要分述如下。

（1）目赤：为眼科中最常见，或因季节性而流行的眼病。东垣论曰：“目者，血脉之宗也，故脾虚则五脏之精气皆失所司，不能归明于目矣。心者，君火也，主人之神，宜静而安，相火化行其令，相火者，包络也，主百脉皆荣于目，既劳役运动，势而妄行……凡医者不理脾胃，及养血安神，治标不治本，是不明正理也。”指出治目赤之疾，除应泻火之外，还应健脾利湿，湿火消散，则目赤可愈。东垣对目睑赤烂，热肿疼痛并稍赤，及眼睑痒痛生疮、流泪、隐涩难开者，治以广大重明汤（龙胆草、防风、生甘草、细辛），并可用其清汁温洗目。

（2）白内障：东垣说：“凡心包络之脉出于心中，以代心君之行事也，与少阳为表里。瞳子散大者，少阴心脉夹目系，厥阴肝之脉连目系。心主火，肝主木，与木火之势盛也。其味则宜苦、宜酸、宜凉，大忌辛热物，以助木火之邪也。饮食中常知此理可也。”指出白内障多因心肝火旺所引起，尤多见于老年人。因自中年至老年的劳累，使体质改变，阴血亏损，阳气郁而化火，上达于目，而白翳内生，障碍视力，久之可致失明。东垣对眼病翳，以至遮瞳仁，视物不明，有云气之状者，治以百点膏（蕤仁、当归、甘草、防风、黄连），制成眼药膏。对内障眼病得之于脾胃元气衰弱，心火与三焦俱盛，饮食不节，形体劳役，心不得休息，故上为疾者，治以圆明内障升麻汤（人参、黄芪、柴胡、升麻、葛根、炙甘草、归身、白术、白芍、五味子、防风、白茯苓、干姜、羌活、黄芩、黄连），热服食远。

（3）流泪：众所周知，肝开窍于目，肝为风木之脏，必其肝血不足，肝阳化风化火上扰之故。风阳上升，蒸腾水液泛滥，于是自目窍而外流。东垣治两目紧急，倒睫拳毛，及上下睑皆赤烂，睛疼昏暗，昼则冷泪常流，夜则眼涩难开，以神效明目汤（细辛、蔓荆子、防风、葛根、甘草）。（引见《兰室秘藏·眼耳鼻门》）

3. 一证多因

如石寿堂所著《医原·望病须察神气论》所云：“目如蒙，痰饮上饮于头则眩晕，呕吐痰水，血燥风动亦眩晕、头痒、头偏痛；又有肾水虚燥，阴不潜阳，气逆上行，经所谓头痛颠疾，下虚上实是也。又有肝胆燥热，本旺风生，耳目无血以养，经所谓徇蒙招尤，目瞑耳聋，下实上虚是也。又有头重视身，名天主骨倒，元气已败，此头无神气者也……”由此可见，官窍的一个证候，可以是多种病因病机的结果。

4. 一病多证

官窍的症状只是某一病证诸多症状之一，如鼻塞，可以是感冒、肺热、脾虚多种疾病病机产生的症状，如耳鸣可以是肝肾阴虚、肝阳上亢、心血不足多种病机产生的症状。感冒有鼻塞、头痛、发热、恶寒、流涕、脉浮等症，鼻塞是可见症。肝阳上亢有耳鸣、眩晕、烦躁、失眠等症，耳鸣是可见症。西医的特异症多，可见症少，所以西医诊断相对容易；中医的特异症少，可见症多，中医诊断比较困难，需要综合辨证分析病因。临床须分清官窍症状属特异症还是可见症，进行症状的辨证分析。

（三）诊法的重要内容

官窍的生理位置在体表头面，便于观察。中医四诊除切诊外，望、闻、问三诊均可从官窍表现发现疾病症状，官窍诊察是中医诊法的重要组成部分，其内容非常丰富，主要表现在两个方面。

1. 察正气

经云："望而知之谓之神。"《素问·移精变气论》云："得神者昌，失神者亡。"《灵枢·决气》云："黄帝曰：六气者，有余不足，精气之多少，脑髓之虚实，血脉之清浊，何以知之？岐伯曰：精脱者，耳聋；气脱者，目不明；津脱者，腠理开，汗大泄；液脱者，骨属屈伸不利，色夭，脑髓消，胫酸，耳数鸣金；血脱者，色白，夭然不泽；脉脱者，其脉空虚。此其候也。"望神色，舌诊，闻声音、语言、呼吸、气味，问头身、耳目、饮食、口味、二便、经带，通过官窍诊察了解人体的健康状况，人的精气神（正气）有余不足，在官窍有集中的反映。

2. 辨邪气

《素问·阴阳应象大论》曰：温邪从口鼻而入，六淫（风寒暑湿燥火）之邪侵入官窍后有不同的症状表现，脏腑阴阳气血功能紊乱也会相应地在官窍出现症状，官窍是一个门户，是反映疾病的窗口。"善诊者，察色按脉，先别阴阳；审清浊，而知部分；视喘息，听声音，而知所苦；观权衡规矩，而知病所主；按尺寸，观浮沉滑涩，而知病所生，以治无过，以诊则不失矣。"头为诸阳之会、精明之府，头倾视深，精神将夺矣。《素问·生气通天论》曰："阳气者，烦劳则张，精绝，辟积于夏，使人煎厥。目盲不可以视，耳闭不可以听，溃溃乎若坏都，汩汩乎不可止。"《素问·至真要大论》之"病机十九条"记载："诸风掉眩，皆属于肝。诸厥固泄，皆属于下。诸呕吐酸，暴注下迫，皆属于热。"《素问·生气通天论》曰："阳不胜其阴，则五脏气争，九窍不通。是以圣人陈阴阳，筋脉和同，骨髓坚固，气血皆从。如是则内外调和，邪不能害，耳目聪明，气立如故。"《素问·宣明五气》曰："五劳所伤，久视伤血……"《素问·阴阳应象大论》曰："风胜则动，热胜则肿，燥胜则干，寒胜则浮，湿胜则濡泻。"《素问·玉机真脏论》曰："黄帝曰：余闻虚实以决死生，愿闻其情。岐伯曰：五实死，五虚死。帝曰：愿闻五实五虚。岐伯曰：脉盛、皮热、腹胀、前后不通、闷瞀，此为五实；脉细、皮寒、气少、泄利前后、饮食不入，此为五虚。"

（四）治疗的重要途径

《金匮要略》指出"五脏元真通畅，人即安和"，接着提出"勿令九窍闭塞"的治疗思想，是官窍与五脏相关疾病的治疗原则，认为窍闭致生百病，通窍为治疗原则。张子和创立“汗、吐、下”三法，叶天士提出“凡病宜通”。李东恒创立“脾胃虚则九窍不通论”。无论温、清、补、泻、汗、吐、下、和八法，或以补为通，皆以机窍通利为目标，凡窍皆宜以通为治。

三、实践特色

（一）决生死

《灵枢·平人绝谷》:“神者，水谷之精气也。”《素问·移精变气论》:“得神者昌，失神者亡。”“神藏于心，外候在目。”《灵枢·邪气脏腑病形》:“十二经脉，三百六十五络，其血气皆上注于头面而走空窍。”《灵枢·决气》:“血脱者，色白，夭然不泽。”望神气主要是望面色、望目、望舌。如失神病人，目光晦暗，瞳仁呆滞，精神萎靡，反应迟钝，呼吸气微，甚至循衣摸床，撮空理线，或捽倒而目闭口开，手撒，尿遗等，均称为“失神”或无神。表示正气大伤，病情严重，预后不好。久病重病之后，原来不欲言语，突然转为言语不休，原来精神委顿，突然转为精神亢奋，原来面色晦暗，突然转为双颧发红如妆，都是假神，为“回光返照”“残灯复明”。预示人之将死，元精耗散。急性病突然面色苍白，冷汗淋漓，预示阳气暴脱，或急性失血休克。小儿高热，口唇面部青紫，多为惊风。面色黑暗而干枯，预知肾精久耗。头倾视深，天柱骨倒，精神将夺矣。瞳孔散大，是为精气衰竭。病久食少突然暴食，知胃气将亡。大便暴泻无度、小便失禁、大渴引饮、呕吐不止，或大便不通、小便闭塞，都是病危之象。“望而知之谓之神”，古代医家扁鹊通过望诊知病在肌肤、在腠理、在脏腑，知病之深浅轻重，判断可治与不治。望官窍知生死，临证须细察。

（二）救危急

通过官窍用药，用开窍法、涌吐法、攻下法、针灸法治疗危急重症。昏厥病人分闭证、脱证，虚证、实证，寒证、热证，分别辨证使用开窍剂，实热证用凉开剂，如“三宝”——安宫牛黄丸、紫雪丹、至宝丹。寒实证用温开剂——苏合香丸。中暑昏厥用行军散。小儿高热神昏惊厥用小儿回春丹开窍定惊、清热化痰。中风证或诸喉证（如喉风）见牙关紧闭、不省人事，用《医学心悟》之方搐鼻通天散吹入鼻中，以醒脑开窍。中风、癫狂、喉痹之痰涎涌盛者用瓜蒂散、救急稀涎散开关涌吐。食厥（饱食、宿食）、气厥（肝郁）用盐汤探吐方，《医方集解》谓：“方极简易，而有回生之功，不可忽视。”便结热厥神昏疾病或发狂急下存阴，清热通便，用三承气汤类。寒实冷积，率然心腹胀痛，痛如锥刺，气急口噤，大便不通；用三物备急丸攻逐寒积，开结通闭。小便癃闭，用麝香 0.09~0.15g 置胶囊吞服以急通小便。或取嚏探吐开肺气、举中气而通下焦之气，是一种简单有效的通便利小便方法，其方法是用消毒棉签向鼻中取嚏，或喉中探吐，或用皂角末 0.3~0.6g 吹鼻取嚏。或针灸足三里、中极、三阴交、阴陵泉，灸关元、气海可通小便。以上方法无效，器质性病变梗阻尿闭，需手术或导尿。针灸是古代中医治疗危急重症的必备技能，针灸、艾灸某些特定穴位可醒脑开窍，针刺头面官窍之穴位可起到急救复苏作用，可惜现已逐渐被西医急救所取代，当今中医用之甚少，许多技术已经失传。

（三）解疑难

临床某些疑难病久治不效，可从官窍识证候、探病机、查病原，往往可获奇效。惜今世之中医多忽视之。兹举名师病案为证。

南京中医药大学国医大师周仲瑛教授主治鼻窒一则。

病案提要：小儿患慢性鼻炎 2 年余，多次治疗未除病根，周老以肺通鼻窍，从肺治鼻，用《温病条辨》清宣温燥之方桑杏汤加减，汤丸并服治愈。

病例：吕某，男，12 岁，学生，南京市人。初诊（2010 年 7 月 13 日）：慢性鼻炎 2 年余，发作 1 周，鼻塞不通，张口呼吸，鼻流清涕，今晨见涕中带血丝，咳嗽间作，咽喉红肿，扁桃体肿大充血，口唇红赤，易汗，舌质红，舌苔黄，脉细滑。西医诊断：慢性肥厚性鼻炎。中医诊断：鼻窒。辨证为肺热阴伤、风邪上受。方用桑杏汤加减。治以养阴清火、解毒润燥。处方：南沙参、北沙参各 12g，大麦冬 10g，玄参 10g，桑叶 10g，桑白皮 10g，炒黄芪 10g，鱼腥草 15g，一枝黄花 12g，浙贝母 10g，杏仁 6g，知母 10g，桔梗 5g，丹皮 9g，栀子 10g，白茅根 15g，苍耳草 10g，蚤休 10g，泽漆 10g，冬凌草 12g，生甘草 3g。14 剂，日 1 剂，水煎分 2 次服。效果：药后诸症痊愈。上药改为蜜制为丸，每次 1 丸（10g），每日 2 次。连服 3 个月，以资巩固。嘱其戒辛辣、油煎烤炸食品，加强锻炼。

按语： 温邪上受，首先犯肺。肺为娇脏，不耐寒热六淫之邪。桑杏汤轻药走上、走表，轻可去实，配加清热解毒草类药，加苍耳草辛温入肺、通阳利气，反佐凉药。南沙参、北沙参益气养阴，提高小儿免疫力。诸药配伍主次分明，丝丝入扣，大师细心揣摩病机，诊治不愁不效矣。

我跟师名老中医江西中医药大学伍炳彩教授期间，目睹伍老重视咽喉的望诊、问诊，每见咽喉红肿热痛，咽干喉痒充血，但见一症，即结合辨证用银翘马勃散加减治疗。主治的病症有痹证（类风湿性关节炎）、瘿瘤（单纯性甲状腺肿）、顽咳、郁证（抑郁症）、不寐、胸闷（心律失常）、长期低热等。兹举病案三例。

例 1： 瘿瘤，热毒蕴结证（伍炳彩主治）

病案提要：38 岁女性患者双侧颈部肿块逐渐增大半年余，西医诊断为单纯性甲状腺肿，伍老辨证为热毒蕴结。服用自拟“银马汤”（散剂）2 个月后，肿块消失，复查 B 超正常，病告痊愈。

病例：龙某，女，38 岁，南昌市工商银行职员。初诊（2009 年 6 月 10 日）：双侧颈部包块逐渐增大半年余。B 超示双侧颈部甲状腺肿大，3cm×3cm~3cm×3.5cm，查血清 T_3、T_4 正常，TSH 正常，甲状腺摄碘率增高（但无高峰前移），西医诊断为单纯性甲状腺肿。服用甲状腺素片治疗 2 个月后无效，西医建议手术治疗，患者不愿意手术，转请中医诊治。四诊所见：双侧颈部明显增大，可触及包块如核桃大小、质软、边界欠清、无压痛、无疼痛、随吞咽上下移动，无突眼，无手颤。偶咳嗽，多讲话则声音嘶哑，形体偏瘦，两颊偏红，怕热汗多，喜食辛辣，口唇干燥，时时口渴，饮水较多，多年吸烟饮酒史（现已戒除），有咽喉不适感。饮食、睡眠、大便正常，小便偏黄，月经正常。望咽喉部黏膜暗红、淋巴滤泡增生。舌质红、舌尖红明显，苔薄黄、舌根略黄腻，双寸脉浮、滑数有力。此妇人有吸烟喝酒生活史，易致热毒留滞。上焦积热发于颈项，热毒蕴结，病在卫、气分。治宜辛凉疏解、清热解毒、利咽散结。用自拟方“银马汤”治疗。处方：金银花 10g，连翘 10g，马勃 6g，射干 10g，牛蒡子 10g。服 10 剂。中药过筛去灰，烘干研粉末。每次 6g，每日 3 次，饭后半小时内温开水送服。疗程 1 个月。二诊（7 月 13 日）：双侧颈部肿块缩小一半以上，怕热、出汗现象减轻，口微渴饮水不多，声音清亮，咽喉部无不适感。尿黄消失，舌质淡红，苔薄黄，脉细数有力。效不更方，守上方再进 10 剂。粉剂冲服，服法同上。三诊（8 月 13 日）：双侧颈部包块完全消失，复查 B 超无异常。病人十分满意，要求续服中药粉剂 1 个月。1 年后随访未复发。

按语：中医之“瘿瘤”，包含西医多种疾病，如“甲亢”“甲状腺炎”“甲状腺瘤”“颈部淋巴结肿大（炎症、结核）”等。中医辨证论治证型多样，不外乎正邪两个方面，外邪侵犯留滞任脉，有风、寒、湿、热、痰、瘀，内因有气、血、阴、阳亏损不足，亦有七情致病，还有饮食致病（如缺碘、缺铁、缺乏微量元素）、遗传因素致病等。往往多因素混合致病，病因复杂，病机亦多种多样。临床须细问病因，细辨病证。必须以西医诊断、检查作为重要参考，做到中西医结合，有的放矢。本病例系风热温邪从口鼻而入，咽喉为必经要道，热性燔灼，气滞血凝，营卫阻滞，经脉不通，不通为肿，“形伤肿”。病因分析：推测当从感邪路径和邪气性质来思考。《素问·阴阳别论》：“一阴一阳结谓之喉痹。”即太阴、阳明经脉邪气结滞不畅，郁而成结。热毒之邪在上焦，则辛凉疏解，就近从上焦宣散而出。双颈部肿块仍在咽喉两侧肌表部位，治当就近从表而解。本病例以上焦热毒蕴结论治，收效甚捷，可资借鉴。

例 2：郁证，肺热饮阻、气滞阴虚证（伍炳彩主治）

病案提要：36 岁，女性，博士后，美籍华人。生第二胎后，情绪低落，胸闷叹气，少言寡语，不能坚持上班，在家休养 1 年。辨证：妇人喜悲伤欲哭属脏躁。病因为感受风热外邪，精神压力过大，七情致病。病机为上焦积热，胸痹轻证，气滞饮阻，兼有肺阴不足。病位在上焦心肺。治以清解上焦积热，兼开郁化饮、益气养阴。以银马汤、茯苓杏仁甘草汤、甘麦大枣汤三方合用加减，调治 2 月余痊愈。

病例：刘某，女，36 岁，美籍华人。初诊（2009 年 6 月 5 日）：（其母代诉）精神萎靡、沉默不语、交流困难、不能工作1年余。缘于1年前生第二胎后，情绪低落，胸闷叹气，神疲纳差，沉默寡言，记忆力下降，胆怯易惊，烦躁焦虑，悲伤欲哭，昏沉欲睡，喜叹气，疲劳乏力，偶心慌，喜独坐发呆，口渴咽干，不欲多饮，二便正常，月经先后无定期，咽喉暗红，黏膜慢性充血，咽后壁淋巴滤泡增生，舌鲜红苔薄黄，舌体有多处深裂纹，口腔少津略干燥，脉弦偏数，双寸脉浮。西医诊为抑郁症，产后雌激素下降未得到恢复引起，又名产后抑郁症。西医令其服用安定、维生素等营养神经、镇静、抗焦虑药，也曾请中医治疗，多从肝、脾论治，用镇肝潜阳、益气养血、化痰安神之类方药，治疗近1年。病情反复，思维混乱，反应迟钝，有悲观厌世轻生念头，时时需人照料。其家人焦急，把病人从美国送回南昌求治，伍老综合以上四诊情况，详察后认为：上焦心肺为气血总汇，咽喉为天地之气、饮食之物出入关隘，凡外邪、饮食均由此出入，情志致病，郁闷之气也赖于出入也。此病证应当以祛邪为主，使邪有出路。若使咽喉通利，机关一开，则使邪有出路，所谓开关祛邪，闭门留寇也。治当以清热解郁、化饮养阴为法。方选银马汤（自拟）、茯苓杏仁甘草汤、甘麦大枣汤加减。处方：金银花10g，连翘10g，马勃6g（包煎），射干10g，牛蒡子10g，郁金10g，枇杷叶7g，茯苓12g，杏仁10g，炙甘草7g，大枣6枚（擘），浮小麦15g，服7剂，每日1剂，两煎分3次服。二诊（6月13日）：患者母女同诉，药后胸闷减轻，心情好转，话语增多，患者交谈时而露出笑容，叹息减少，其母十分欣喜，自称病好三分之一，药已对路，要求再服。察其仍时有烦躁不安、短气、神疲少动，余症、舌脉同前。效不更方，守上方加北沙参10g，红景天6g，以加强益气活血之药力。再进10剂，煎服法同前。三诊（6月23日）：母女同来复诊，患者自诉病已愈八九，能主动与医生招呼，主动自诉病情，愿与人交流，倾吐心中不快，诉说患病缘由，一扫心中郁闷。面色转红润，精神见旺，饮食、睡眠、二便均较正常，月经推后10天，舌质淡红，苔薄黄，双寸脉浮细而数，重按无力。病机不变，治则方药亦不变。守上方再进10剂，煎服法同前。四诊（7月5日）：母女来诉，病已痊愈，要求停药。伍老嘱其同时服逍遥丸、归脾丸1个月以资巩固，3个月后随访患者已回美国上班。

按语：《金匮要略》："胸痹，胸中气塞，短气，茯苓杏仁甘草汤主之。""妇人脏躁，喜悲伤欲哭，象如神灵所作，数欠伸，甘麦大枣汤主之。"《内经》指出"风淫于内，治以辛凉，佐以甘苦""诸血者，皆属于心。诸气者，皆属于肺""五精所并，精气并于心则喜，并于肺则悲""五脏所藏，心藏神，肺藏魄""喉主天气，咽主地气"。从咽喉识证，论治内伤杂病是伍老的一大临床经验。伍老认为，咽喉红肿充血，咽干为肺经积热，咽喉不利，关山阻隔，百病难医。上焦气机不畅，宜先通其道路。此例郁证，从咽喉察病机，从肺论治，收效甚捷。

例3：心悸，上焦气郁、热毒内蕴证（本学员主治）

66岁女性，患房颤3年余，反复发作，多次住院治疗。中医病名有心悸、怔忡、胸痹之谓。辨证为上焦风热毒邪，侵犯心肺经脉，胸阳心气受阻。用自拟银马汤疏散热毒，加《金匮》茯苓杏仁甘草汤宣肺气，化水饮，时方与经方合用加减，临床治愈。

又例：刘某，女，68 岁，退休干部。初诊（2009 年 7 月 6 日）：阵发性心慌、胸闷、气短 3 年余，加重 1 个月。现每日发作 10 余次，伴胸中时时憋闷如物堵塞，劳累及活动时心慌加重。喜叹息捶胸，神疲肢软，头晕头痛，怕热汗多。形体偏胖，动则气喘，时咳白痰量少，颈部青筋显露，前额发胀，面色偏红，大便干结，小便量多。睡不安稳，咽喉干燥，口干多饮，饮食一般。咽喉充血红肿，淋巴滤泡增生。舌质偏红，苔黄略腻，双寸脉浮细数，重按无力。心慌发作严重时曾多次住院，用药控制好转后出院。常服西药胺碘酮、心律平控制心率。心电图检查：f 波频率 450 次 / 分，心室率 120 次 / 分，T 波改变，轻度心肌缺血。排除高心病、风心病、冠心病。西医诊断：阵发性心房纤颤。此为胸痹心悸之病，上焦感受风热毒邪，热毒饮邪蕴结上焦，致肺脉气滞，心脉受阻。心主血，肺主气。气为血帅，血为气母。心胸洁净之地，不容外邪占据。欲通心肺经脉，必先祛热毒饮邪，邪去则正安。方用自拟银马汤合《金匮要略》茯苓杏仁甘草汤加减，以清热解毒、化饮散结。处方：金银花 10g，连翘 10g，马勃 6g（包煎），牛蒡子 10g，射干 10g，郁金 10g，枇杷叶 10g，茯苓 12g，杏仁 10g，百合 15g，乌药 6g，生甘草 6g，服 10 剂。每日 1 剂，两煎三服，早、中、晚饭后半小时每次温服药汁 150mL 左右。二诊（7 月 17 日）：药后胸闷好转，心慌发作次数减少，咽干口渴减轻，饮水减少，大便较为通畅，余症、舌脉同前。守上方再进 10 剂。三诊（7 月 28 日）：心慌基本停止，一日偶发 1~2 次，且症状较轻。患者要求试停西药以观察中药效果，继续服用上方 10 剂。四诊（8 月 8 日）：停用西药后，单纯服用中药期间，心慌胸闷基本未发作，复查心电图：房颤消失，心室率控制在 80 次 / 分左右。上方改服散剂 2 个月，每次 10g，每日 3 次，以巩固疗效。随访半年，偶有心慌胸闷，不影响生活，临床治愈。

按语：《温热论》："温邪上受，首先犯肺，逆传心包。肺主气属卫，心主血属营。"《金匮要略》："平人无寒热，短气不足以息者，实也。""胸痹，胸中气塞，短气，茯苓杏仁甘草汤主之，橘枳姜汤亦主之。"今人治胸痹、心悸、怔忡多从温阳散寒、活血化瘀、化痰安神、补肝益肾、健脾益气、养血生血着手，从温病学角度治疗心悸怔忡之症效验不多，本案通过望咽喉红肿知热毒为病因之邪，辨证思路从温热立论治疗心悸效果明显，屡试有效。可见临床辨证切不可墨守成规，应四诊合参，结合病人体质，辨清病邪性质、路径、部位、深浅，分清邪正关系，才可有的放矢，药中病机，方见奇效。《素问·太阴阳明论》："喉主天气，咽主地气。"《灵枢·忧恚无言》："咽喉者，水谷之道也；喉咙者，气之所以上下也。"故咽喉为饮食呼吸之要塞、肺胃之门户，与口、舌、鼻、耳、目五官窍相通，为总机关也。且咽喉又为诸经脉循行交会之处，如足太阳脾经夹咽喉而连舌本，手少阴心经夹咽而系目系，足少阴肾经循喉咙而夹舌本，足厥阴肝经循喉咙而入颃颡。五脏之经脉均与咽喉相交会，故诸经及五脏病变均可在咽喉有所反映。《医碥》中言："按咽喉为饮食、呼吸之路，居脏腑之上，不论何经之邪皆得上干之。”故伍老师望咽喉以银马散为主方治疗心律失常、抑郁症等疑难病获殊效。诊察咽喉，有司外揣内、见微知著之妙，能治疗多种疑难杂症，实为深入运用官窍与五脏相关理论之典范。

（四）治未病

“治未病”观点源于《内经》,《素问·四气调神大论》:“圣人不治已病治未病，不治已乱治未乱，此之谓也……”《素问·刺热》:“肝热病者左颊先赤，心热病者颜先赤，脾热病者鼻先赤，肺热病者右颊先赤，肾热病者颐先赤，病虽未发，见赤色者刺之，名曰治未病。”《备急千金要方》中提出针刺预防中风的具体方法:“唯风宜防尔，针耳前动脉及风府神良。”官窍与五脏相关理论与治未病的关系体现在，一是通过对官窍的诊察了解身体健康状态，发现疾病的早期症状，如中风的先兆往往有眼斜、唇歪、口闭不全、颜面麻木、目眩、头晕等症。二是通过官窍部位实施药物、针灸、按摩、锻炼等疗法，达到早期预防和治疗目的。通过对官窍的观察可以了解体质和健康状态，指导养生。古人在此基础上还发明了相面术、相骨术，将官窍的形态气质与人的命运相联系，虽然其中含有大量迷信成分，但人的性格体质禀赋在头面官窍有所反映，它们有某种内在的必然的联系却是不争的事实。如怒目而视、喜极而泣、忧愁满面，七情六欲等情志活动都能在官窍上充分表现出来。

四、结语

本文从理论和实践两方面系统论述了官窍与五脏相关的理论特征和临床特色，是中医理论的重要组成部分，体现了中医整体观念、辨证论治、治病求本、治未病的特色，对于指导中医临床有重要意义。官窍与五脏病变存在内在联系，有其内在的规律性和必然性，在指导疾病的预防、诊断、治疗、养生保健、治未病诸方面发挥着重要的作用。我们应该高度重视，认真整理历代医著有关官窍与五脏相关理论的论述，创立官窍与五脏相关理论学说。要突破传统的思维方法，运用生物全息论、系统论、干细胞、遗传基因、分子生物学等现代科学理论，建立电脑分析库，综合研究各种信息。通过科研和临床积极探索官窍与五脏发病联系的特殊性、对应性，筛查特效药物对应治疗特定疾病。如青蒿素治疗疟疾，鸡肝、羊肝治疗夜盲症，本是中医治疗方法，都被现代科学实验所证实其药效机制，制成相应特效药物。充分表明中医药是一个伟大的宝库，应当努力挖掘，加以提高。要重视天人合一、人病一体的整体观思想，重视对人体官窍的诊察，熟练掌握四诊方法，纠正目前临床重视仪器生化检查，轻视人体症状体征辨识，只见病不见人的局部微观思维的影响，要既重局部又重整体，既重宏观又重微观，全面提高中医临床思维认识水平，突出中医的实践特色。

庄曾渊评按

官窍与五脏相关理论是藏象学说的重要内容，源于《黄帝内经》，运用取象比类和推演络绎方法，按五行属性归类，在人体构建了以五脏为中心，与六腑相配，联系形体、官窍、五液、情志的五个生理病理系统，即以五脏为中心的五行藏象体系。官窍在表、脏腑在里，官窍为五脏的外候。官窍征象作为内在脏腑病变的外部表现，它可为脏腑病证的诊断、治疗提供依据。而官窍病变的治疗，常运用所属及相关脏腑的辨证论治方法，如眼科有“目病皆属于肝”和“目病五脏独治、兼治、因治论”。历来，官窍和五脏相关理论在临床受到广泛重视，尤其是为眼科、耳鼻喉科辨证论治框架的形成奠定了理论基础。

兰承祥主任医师在策论中阐述了官窍概念和官窍与五脏、一脏主一窍、五脏一体化的关系，在点明官窍与五脏相关的生理、病理内涵后，进而展开讨论官窍与五脏相关理论的实践价值，列举望神色决生死、开闭塞救危急、识证候解疑难的临床实例证实本理论的临床指导意义，其中介绍了名老中医伍炳彩重视咽喉望诊、问诊的独特经验，认为咽喉为饮食、呼吸之要塞，肺胃之门户，与口、舌、鼻、耳、目五官窍相通，是五官的总机关，又为诸经脉循行交会之处，故每见咽喉红肿热痛、咽干喉痒充血，但见一症即结合辨证用银翘马勃散加减论治，意在清利咽喉，开机关利官窍，脏气调畅，病即可愈。主治单纯性甲状腺肿、心律失常、抑郁症取得殊效。治疗方法不循常规，与众不同，而指导思想十分明确，在运用官窍与五脏相关理论的实践中，守正创新，独具一格，确有启迪作用。

论“见痰休治痰，见血休治血”的临床意义

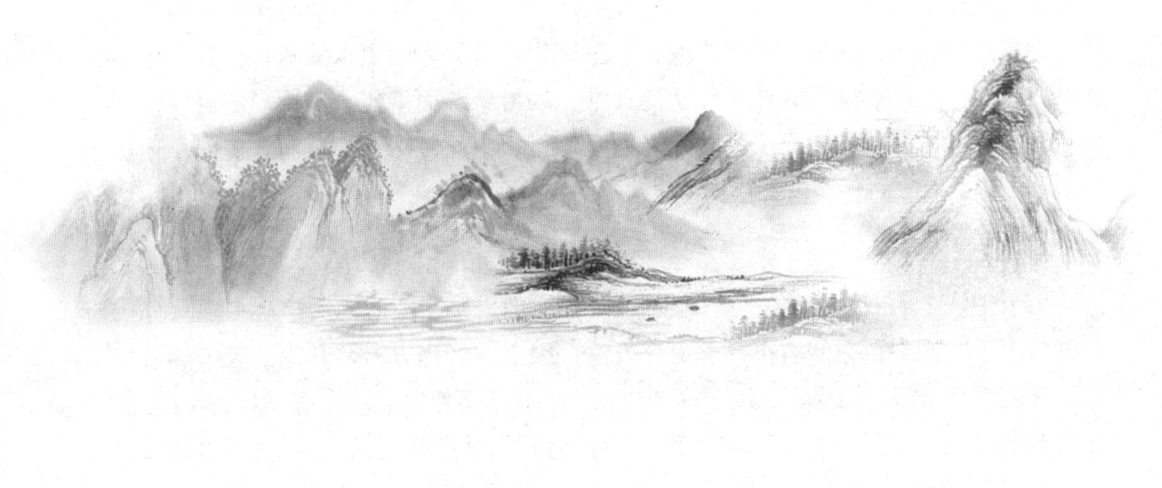

杨洪涛（天津中医药大学第一附属医院）

《素问·阴阳应象大论》中曰："阴阳者，天地之道也，万物之纲纪，变化之父母，生杀之本始，神明之府也，治病必求于本。"此一句经典原文，提出了中医学的基本治疗观和根本治疗原则。而名医王应震于《王应震要诀》中云："见痰休治痰，见血休治血，见汗不发汗，有热莫攻热；喘气毋耗气，精遗勿涩泄，明得个中趣，方是医中杰。"该句则是对"治病必求于本"这一经典原文之绝佳注解，尤其此中之"休治"并非意味着不治，而是强调见病治源，审因论治，从而达到更好的治疗效果，明白这个道理方称得上是医中俊杰。这句经典名言，不但极好地阐释了经典，并且在此基础上又有所发挥，可谓后世医家临证之明灯。笔者反复研读，受益匪浅，验之于临床，收效甚著。下文便就此对临床的启示分别探讨之。

一、论"见痰休治痰"

1. 痰之生

汉以前无"痰"字，而有"淡"字之用。《文字集略》曰："淡为胸中液。"说明了痰与人体内水液相关。《内经》中水、湿、饮病证的论述相当详尽，奠定了痰证论治的理论基础。此后，痰证理论在此基础上不断发展，代有阐发，形成了独具特色的中医痰证理论。

痰饮多由外感六淫，或饮食所伤及七情内伤等，使肺、脾、肾及三焦等脏腑气化功能失常，津液代谢障碍，以致水液停滞而成。肺、脾、肾及三焦与津液代谢关系密切，肺主宣降，通调水道，敷布津液；脾主运化水液，肾阳主水液蒸化；三焦为水液通调之道路。故肺、脾、肾及三焦功能失常，均可聚湿而生痰。痰饮形成后，饮多留积于肠胃、胸胁及肌肤，而痰则随气之升降流行，内而脏腑，外至筋骨皮肉，形成多种病证，因此有"百病多由痰作祟"之说。

2. 痰之治

由于生痰之源有寒、热、燥、湿、风、郁、虚之别，因此，治疗痰多要从分辨痰的种类入手找到根源，然后再寻求治疗方法，因于寒者当以温药和之，因于热者当以凉药清之，因于湿者当燥之，因于虚者当补之，总之要审其生痰之源，杜其生痰之因，才是治本之道。正所谓"见痰休治痰""善治者，治其生痰之源"，当坚持辨证以求其本，标本同治方为上策。

（1）治气可治痰：尽管痰证的表现千奇百怪，但痰的产生多与气机不调有关系，故治痰必当注意调理气机。清代儒医何梦瑶综朱丹溪、戴原礼之说，认为“善治痰者不治痰而治气，气顺则一身之津液亦随气而顺矣”，但临证时当辨清是气虚还是气滞。气虚者以补气为先，气滞者则以理气为佳。此治法实乃“气能行津”理论的具体运用。

（2）温阳可治痰：阳气虚损则水液易停而生痰，此类痰疾前人多称之为寒痰、冷痰、虚痰。自《金匮要略》提出“病痰饮者，当以温药和之”以后，不少医家据此理论而重视通过温运阳气以治痰。如李时珍便擅用附子以温阳祛痰，认为附子有“离照当空，阴霾自散”的功用。临床上以脾肾阳虚所致痰生最为多见，张景岳强调指出：“故治痰者，必当温脾强肾，以治痰之木，使根本渐充，则痰将不治而自去矣。”（《景岳全书·卷三十一》）

（3）治血可治痰：津血同源，为水谷精微所化生，流行于脉内者为血，布散于脉外、组织间隙之中则为津液，在病理状态下，津凝可为痰，血滞可为瘀。唐容川在《血证论》中明言“痰亦可化为瘀”“血积既久，亦能化为痰水”，故可认为痰瘀在病变过程中相伴为患，互为因果。故在具体治疗时尚需分清二者先后及主次关系，确定化痰与祛瘀的主从。治痰治瘀虽然主次有别，但痰化则气机调畅，有利于活血；瘀祛则脉道通畅，而有助于痰清。其次，还应注意调补五脏，求因从本图治，此亦皆为“见痰休治痰”之理。

（4）其他治痰之法：在辨证求本的前提下，其他方法如祛风、清热、消食、软坚、通利二便、涌吐等皆可用作治痰之法，均可获得良效。由此可知，见痰绝非仅仅治痰之一法，只要符合辨证，众法皆可治痰，在此便不一一列举。

二、论“见血休治血”

对于血证的治法，清代唐容川在《血证论》中分为止血、宁血、消瘀、补血四大法则，被公认为血证治疗的一般原则。不少医家断章取义，辨证不精，认为“血之原委，不暇究治，唯以止血为第一要法”，运用见血止血的方法，多采用苦寒收涩的止血药，效果并不显著，止血反而血不止，延误病情。而早在《金匮要略》中便运用泻心汤（大黄、黄芩、黄连）清热降火之法治疗热盛损络，迫血妄行，溢于隧外的血证。方名为泻心，实则是泻火，通过泻火达到止血的目的，可见仲景当时已认识到了见血止血不是万能的，辨证治疗方是上策。更有清代缪希雍在《先醒斋医学广笔记》一书中提出的“吐血三要法”，即“宜行血不宜止血”“宜补肝不宜伐肝”“宜降气不宜降火”理论，对后世医家治疗血证具有重要的临床指导作用。故笔者认为，对于血证的治疗应注重寻求疾病的本质，遵循古人“见血休治血”的理论，结合临床实际审因施治，治血不唯止血，辅以清热、消瘀等多种治本之法，方能取得理想的临床疗效。

1. 治血须析出血之因

“见血休治血”是针对血证的不同本质，应采取相应的治疗措施而立的理论，对于血证治疗，无论寒热虚实，都不应盲目止血，而应重在探析其出血的原因。另外，针对出血之症，临床上还应随病情轻重、原有疾病的不同、出血量多少、病程的长短及伴随症状不同等具体情况分而治之。笔者总结慢性肾脏病之尿血，临床常以热盛迫血、阴虚火旺、气虚不摄、气阴两虚、阳虚失摄、三焦不利等证型为多见，故治疗时可有清热、滋阴、益气、温阳、疏利三焦等不同治法。

2. 治血须明标本缓急

“急则治标”是在标病急迫，甚至严重威胁病人生命的情况下的紧急措施。如大出血的病人，由于出血不止会危及生命，故无论何种原因引起的出血，均应紧急止血以治标，待血止病缓后再治其本病。急则治标不过是权宜之计，是应急手段，是为治本创造条件，因此应该中病即止，不宜继续使用，所谓“无使过之，伤其正也”。然而即使是治标，也同样要探求本源，不可单纯地对症用药。如抢救大出血时，可在应用止血药的基础上，根据审证之异，或用犀角（水牛角代）、地黄凉血，或用大剂人参、黄芪益气，或用炮姜、附子温阳，这种急亦治本、标本同治的治血之法，恰是“见血休治血”理论的临证典范。

3. 验案举隅

董某，女，48岁，镜下血尿5年余。2009年4月13日初诊。

患者5年前查体时发现镜下血尿，曾于多家医院求治无明显效果。既往有糖尿病、高血压病史7年余。首诊时症见：间作头晕、乏力，偶有心悸、腰酸痛，劳累后尤甚，双下肢微肿，纳可，寐欠安，尿量可，尿色微赤，大便调，舌质暗红，苔白，脉弦细。查尿潜血（+++），尿相差镜检红细胞＞30000/mL，均为肾源性。查泌尿系B超未见异常，肾功能正常。诊为血尿（慢性肾小球肾炎），证属脾肾亏虚、瘀血阻络，治拟健脾益肾、活血通络之法，方药：生黄芪30g，山药30g，太子参15g，白术15g，苍术30g，玄参15g，丹参30g，鬼箭羽30g，地龙30g，土鳖虫10g，生侧柏30g，茜草30g，生地榆30g，牛膝30g，杜仲10g。水煎服，每日1剂。患者服药1周后症状改善，尿红细胞（++），尿相差镜检红细胞18000/mL，继续给予原方加减。连续服用4周后，患者症状明显缓解，复查尿常规尿潜血（±）。后续服上药配成的丸药3个月，至今未见复发。

按：本案患者久罹多病，必损耗正气，正气耗损日久，致气虚于内，“气为血之帅”，久之则使营血运行不畅，脏腑濡养不足，血瘀于内，而致使血不循常道之出血，故治疗时“见血休治血”，法以益气健脾为主，辅以活血通络药物，使体内瘀血散去，血运畅达，方可使营血内守，而不致其行于脉外，血证自愈。

三、从"见痰休治痰，见血休治血"领悟中医治疗观

1. 治病要首先明确标本

《素问·标本病传论》云："病有标本，知标本者，万举万当，不知标本，是谓妄行。"临床中首先须要明确辨识疾病之标本，当本病或标病任何一方严重时，可以独治其本或独治其标，但在标本并重或标本并非很急的情况下，则可两两相顾，即所谓"标本兼治"，以达到缩短病程、提高疗效的目的。这就是《内经》所说的"谨察间甚。间者并行，甚者独行""见痰休治痰，见血休治血……"，虽重在强调治病求本，求得疾病的症结所在，要时刻注意顾护正气，针对病因、原发病治疗，却更启迪我们在临床治疗痰、血等证时，应首先辨明时病之标本主次，以及痰、血等病理因素在标本中的位置，急则以治标为主，缓则以治本为重，力求实现标本同治。

2. 治病要学会知常达变

一种病因可引起多种症状，一个症状也可有多种原因。"见痰休治痰，见血休治血……"。引起痰多、出血、发热、喘促、遗精等症状的原因有多种，不能都用常规治法，必须探求其中的原委，因证施治，知常达变，才算是一个高明的医生。否则落入俗套，临床之际只知"头痛医头"，见痰唯治痰，见血唯治血，堆药成方，就是不善谋法了。

知常达变，是指临床治疗时要处理好一般性与特殊性、原则性与灵活性的关系，是治疗艺术的较高境界。常与变也是相对而言。本是常，标是变；病是常，症是变；正治是常，反治是变；古方是常，今病是变；辨证论治是常，对症施治是变；书本知识是常，临证智慧是变。正如临床遇到痰、血等证时，治疗时若单纯采用化痰、止血等常法，往往收效欠佳。故此时应随证结合运用治气、治血、温阳、消食等变法进一步治疗，常法与变法相结合，取得更好的疗效。

3. 治病要注重整体相关

《灵枢·逆顺肥瘦》云："圣人之为道，上合于天，下合于地，中合于人事，必有明法。"整体相关，指的是临床治疗要有整体的观点、联系的观点，正确处理好局部与整体的关系，不能只见树木，不见森林。整体相关，要求我们处理好防与治、人与病、身和心、正与邪等多个方面的关系。张景岳曾云："求本之道无为也，求其勿伤生而已。"见病只是局限于病人的主诉和体征，见人就是要见到患病的人的全体，也就是见证，辨析证候，依证而治。如见咯痰时少用化痰药却多用理气药，见出血时少用止血药却多用活血药，看似药不对症，不着边际，实则整体论治，药切病机，收效良好。

四、“见水休治水”的提出及其在肾性水肿辨治中的应用

1.“见水休治水”的提出

由上可知，“见痰休治痰，见血休治血”理论实为中医辨证治疗观的重要体现，基于此观点，可衍生出“见风休治风”“见湿休治湿”“见瘀休治瘀”等多种治疗理念，可见其绝非仅仅应用于指导治疗痰、血等证，而是广泛适用于临证各类病症的辨治。笔者在临证实践中发现，慢性肾脏病病情缠绵复杂，常常不乏顽固性水肿之症，临证单用利水之法常常获效欠佳。《金匮要略》云：“血不利则为水。”我们认为，瘀血是导致水肿的重要病因，经脉瘀滞又是水肿病发展过程中的一个病理环节，故在利水消肿治疗基础上，及时运用活血药，不仅有利于消除水肿，而且还能截断病理上的传变以防积重难返，这正是目前活血化瘀法跻身于治水肿之主要大法的意义所在。但水肿是一个致病因素众多、病理变化复杂的病证，临床上化瘀法常与补虚、利水、清热、解毒等法合用。因此，笔者认为，临床治疗肾性水肿等各类水肿病症时可借鉴“见痰休治痰，见血休治血”之精义，治病求本，知常达变，整体论治，“见水休治水”，结合辨证，在利水消肿治疗的基础上，从虚、从瘀、从湿、从热、从毒、从风论治，或单用，或复合使用，灵活化裁，精当选药，以取得更好的祛除水患之效果。

2.“见水休治水”在肾性水肿辨治中的应用

（1）宣肺发汗以治水：该法主要用于急性肾炎初始阶段，中医辨证属风水者，或有疮痍、喉痹等。即《内经》所云“开鬼门”“其在皮者，汗而发之”。属八法之汗法。常用方如麻黄连翘赤小豆汤、越婢汤等。本法开启上窍以导水下行，提壶揭盖，宣畅肺气，上窍开而下窍通，既可通过汗出消散水肿，亦可药后增加尿量排泄而使肿退，常可在上述方中加入桔梗、紫菀等，取效甚捷。

（2）温肾化气以治水：肾主水，肾性水肿表现为虚证者，多与肾有关，故温肾化气是治疗的关键。《景岳全书》：“所谓气化者，即肾中之气也，即阴中之火也，阴中无阳则气不能化，所以水道不通，溢而为肿。”“凡治肿者，必先治水，治水者必先治气。”指的就是利水消肿基础上温肾化气法的运用，代表方剂为济生肾气丸和真武汤，药用炮附子、茯苓、泽泻、山药、山茱萸、地黄、丹皮、肉桂、川牛膝、车前子、白术、白芍、生姜。

（3）祛风化湿以治水：肾性水肿兼风邪者亦非少见。《金匮要略》论治水肿，有风湿、风水并提，以后不少医家治湿，亦常加祛风药，认为“治湿之道非一……亦有用羌、防、白芷等风药以胜湿者，譬如清风荐爽，湿气自除也”。故中医早就有风能胜湿之说，这为现代借用治风湿痹痛药及虫类药物治疗肾性水肿提供了理论依据。肾性水肿常用的祛风药有防己、豨莶草、徐长卿、青风藤、防风、桂枝等，常用方剂有防己

黄芪汤、防己地黄汤等。临床若辨证准确，用之亦每获桴鼓之效。

（4）活血化瘀以治水：肾性水肿出现瘀血证也比较常见。古医籍中有关瘀血和水肿的相关论述也较普遍。如《内经》中就有"孙络水溢，则经有留血"之说。从临床分析，其中尤以膜性肾病伴静脉血栓以及紫癜性肾炎时瘀血证表现比较典型。而在一般肾性水肿，则瘀血现象表现比较隐匿，但瘀血病机在肾性水肿的发生、发展过程中，都有着重要地位。如《医门法律·胀病诸方》中指出用当归、大黄、桂心、赤芍等药治疗水肿。笔者临床上则常用益母草、泽兰、桃仁、红花、丹参等。实践证明，活血化瘀法治疗肾性水肿夹瘀者，可加强利尿消肿效果。

五、结语

中医的名言、格言和谚语，或藏录于典籍文献内，或流传于医生口头中，是中医学的一份宝贵遗产。其中许多关于治法的警句，如同箴言和座右铭，含义深刻，语言形象生动，读之发人深省，令人难以遗忘。它起到了规劝警戒的作用，使人闻之足戒，受益匪浅。

"见痰休治痰，见血休治血"一句高度概括了疾病治疗的一些基本规律，反映了中医在疾病治疗的认识上所达到的理论高度及决策上的高度技巧，不仅使我们在治疗痰证、血证时不再盲目，更重要的是启迪我们以正确的治疗观去认识疾病、指导治疗，去解决那些所谓的疑难杂症，值得我辈反复深思揣摩。本文提出"见水休治水"一说亦受此言启发而得之，用于指导笔者临证辨治水肿病症，屡屡获效。由此亦可见，无论医学发展到哪一步，富有哲学思辨和辩证观的中医治疗观，永远不会失去光彩，并且给一代又一代的医学工作者以有益的启示。

参考文献

［1］张永文，沈思钰.《王应震要诀》学术思想初探［J］. 中国中医急症，2006，15（12）：1385.

［2］王淑玲，洪素兰. 何梦瑶辨痰治痰要旨［J］. 中国医药学报，1998，13（5）：14.

［3］唐容川. 血证论［M］. 上海：上海人民出版社，1977.

［4］杨波，杨洪涛."见血休止血"浅析［J］. 山东中医杂志，2007，26（10）：662.

［5］马红珍，黄文政. 试论"血不利则为水"［J］. 天津中医，1990，7（3）：26.

何迎春（杭州市中医院）

“见痰休治痰”，出自《景岳全书》，其含义是说：临床见到关于“痰”证，不要一味治痰，应该根据具体病因而辨证治之。笔者谨就个人体会，从病因病机、治则治法等方面对见痰休治痰的临床应用剖析如下，同时阐述对国医大师朱良春治痰之法，以期与同道共同探讨研究。

一、明辨病因

仔细分析发现，痰的生成不外因虚而生、因实而生，然而虚者居多，实者较少，更有虚实夹杂、本虚标实者，临证须仔细辨证。

1. 因虚生痰

《素问·至真要大论》言：“必伏其所主，而先其所因。”所谓伏其所主者，制病之本也；先其所因者，求病之由也，若见一证即医一证，必然有失。治痰者，亦如是理。《素问·经脉别论》曰：“饮入于胃，游溢精气，上输于脾，脾气散精，上归于肺，通调水道，下输膀胱，水精四布，五经并行。”痰饮多由外感六淫，或饮食所伤及七情内伤等，使肺、脾、肾及三焦等脏腑气化功能失常，津液代谢障碍，以致水液停滞而成。肺、脾、肾及三焦与津液代谢关系密切，肺主宣降，通调水道，敷布津液；脾主运化水液，肾阳主水液蒸化；三焦为水液通调之道路。故肺、脾、肾及三焦功能失常，均可聚湿而生痰。痰饮形成后，饮多留积于肠胃、胸胁及肌肤，而痰则随气之升降流行，内而脏腑，外至筋骨皮肉，形成多种病证，因此有“百病多由痰作祟”之说。

总之，痰的生成主要因为脾胃虚弱、运化失司、聚湿生痰而致。所以治痰应该以健脾利湿、理气化痰为先，而非单纯的“见痰治痰”而已。

2. 因实致痰

痰饮为津液不化的病理产物，而瘀血为血运不畅或离经之血留着而不去的病理表现，由于津血同源，痰瘀之间亦同气相求，常兼见同病，甚而相因为病。痰阻则血涩，血凝则痰滞，瘀血内阻，蕴里不散，津液涩滞，六输不通，湿气不行，久必生痰，痰结更致血瘀，痰瘀相搏，而致病情胶结难解。而近代医家关幼波也指出：“痰与血同属阴，易于交结凝固，气血流畅则津液并行，无痰以生，气滞则血瘀结。”凡此种种，均揭示了痰瘀同病的本质，同时也指出了痰瘀病证的预后。而在《金匮要略》中也有不少痰瘀同治、水血并调的方剂，如鳖甲煎丸、桂枝茯苓丸、当归芍药散、大黄甘遂汤、大黄牡丹皮汤等。朱丹溪推崇苍术的化痰消瘀功用，认为苍术治痰瘀互结而成之"窠囊"极妙，并以控涎丹加桃仁泥糊丸治痰瘀身痛胁痛，以四物汤加桃仁、诃子、青皮、竹沥、姜汁治痰瘀肺胀，以血块丸治疗"痰浊死血积聚而成"之肿块，方用桃仁、红花、五灵脂、三棱、莪术、海浮石之属以破血逐瘀、化痰散结。

二、辨证论治

中医认为，痰有"有形之痰"与"无形之痰"之分，有形之痰我们可以看到，如咳嗽咯痰之症；而无形之痰似乎看不到痰，但医生可以从临床症状发现痰的踪迹，如临床可以见到体形肥胖、面部油光、四肢倦怠等，当然在审因论治的基础上，还应注重急则治标、缓则图本的原则。如宿痰伏肺之哮证，发作时痰涎壅盛，格拒气道，此时当以攻邪气为急，治痰为先，以开气道；缓解期则应以调补脏腑功能为主，以防止痰饮复生而致哮证复作。"痰之为病，必有所以致之者，如因风、因火而生痰者，但治其风火，风火熄而痰自清也；因虚、因实而生痰者，但治其虚实，虚实愈而痰自平也；未闻治其痰而风火可自散，虚实可自调者"(《景岳全书》)。

"百病生于痰""久病生痰"，痰多是众多疾病的征兆，而痰的种类多种多样，有寒痰（怕冷、喜热饮、舌苔薄白或腻）、湿痰（身重、倦乏、便溏、舌苔薄白或白腻）、热痰（怕热、喜凉饮、舌红苔黄腻）、燥痰（自觉口、鼻、咽干燥，舌苔薄黄）、风痰（怕风、舌苔初白后转薄黄）等。痰的病证特点：痰滞在肺，可见喘咳咯痰；痰阻于心，心血不畅，而见胸闷心悸；痰迷心窍，则可见神昏、痴呆；痰火扰心，则发为癫狂；痰停于胃，胃失和降，可见恶心、呕吐、胃脘痞满；痰在经络筋骨，则可致瘰疬痰核、肢体麻木，或半身不遂，或成阴疽流注等；痰浊上犯于头，可见眩晕、昏冒；痰气凝结咽喉，则可出现咽中梗阻，吞之不下，吐之不出之病症。

1. 化瘀祛痰

《诸病源候论》中指出："诸痰者，皆由血脉闭塞，饮水积聚不散，便成痰也。"唐荣川《血证论·咳嗽》中强调："须知痰水之壅，由瘀血使然。""瘀血既久，亦能化为痰水。"名医朱丹溪在《丹溪心法》中指出："自气成积，自积生痰，痰夹瘀血，遂成窠囊。""久得涩脉，卒难得开，必费调理。"痰瘀同病，内外妇儿各科均可见，五脏六腑、皮脉筋骨全身无不至，结于胸则病心痛，停于肝则积鼓胀，阻于胃则痞积格拒，凝于皮下则成痰核瘰疬，滞于胞宫则经痛经漏甚而经闭不孕。由于痰瘀同生且互结为患，切不可见痰治痰，或见瘀治瘀，当治其源，并治其兼，且应权衡主次轻重，求因定位，辨证分治。若在"胸痹"病中见者，治宜化痰逐瘀、宣痹通阳。在西医学中，如哮喘、肺心病、冠心病、代谢综合征、脑梗死及其后遗症、癫痫、恶性肿瘤及其他内伤杂病，以及妇科经带胎产病采用活血祛瘀、理气化痰的方法均收到良好疗效。

2. 行气祛痰

“痰随气行，无处不到”，治痰当调气。尽管痰证的表现千奇百怪，但痰的产生与气机不调有密切关系。气能行津，水化于气，津液属阴主静，行则为液，聚则为痰，流则为津，止则为饮。其转输、敷布、排泄均依赖气的推动，是谓“液随气运……藉气周流”。若内外感伤致气虚、气滞则使脏腑功能失调，于肺则通调下降，于脾则转输无权，于肾则蒸化开合失司，于肝则疏泄无度，于心则神明无主，脉道不利，而使清者不升，浊者不降，水液失其正化，停而为痰。可见“夫痰之滞，非痰之故，乃气之滞也”。故《济生方》有云：“……人身无倒上之痰，天下无逆流之水……人之气道贵乎顺，顺则津液流通，决无痰饮之患，调摄失宜，气道闭塞，水饮停于胸腑，结而成痰。”因此，在治法上各医家均主张以治气为主，宣通气脉为先。如朱丹溪云：“善治痰者，不治痰而治气，气顺则一身之津液亦随气而顺矣。古方治痰饮用汗吐下温之法，愚见不若以顺气为先，分导次之。”其常用理气药有香附、青皮、陈皮、枳实等。而陈士铎治气逆痰滞为患，方用白术、茯苓、人参、陈皮、天花粉、白芥子、神曲、紫苏子、白豆蔻，“在治痰之中，而先理气，气顺则痰活，气顺则湿流通，而痰且不生矣”。清代名家喻昌在其医案中也指出：“大率痰为标、气为本，治标易而治本则难。然而治气之源有三：一曰肺气，肺气清则周身之气肃然下行；一曰胃气，胃气和则胸中之气亦易下行；一曰膀胱之气，膀胱之气旺，则能吸引胸中之气下行。顺气则痰不留，即不治痰则痰自运矣。”由此可见，治疗痰证者，当先调理其气机，杜生痰之源头，气滞者宜行之，气逆者宜平之，气虚者宜补之，气陷者宜升之，气逸者宜摄之，气血冲和，则痰无以生。

3. 温经化痰

若在“痹证”中见者，则应活血通络、温化寒痰；若为痰蒙心窍瘀血冲心之“狂”病，则应活血祛瘀、镇心涤痰。化痰使气机调畅，则有利于血行，瘀祛则脉道通畅，而有助于痰清，正所谓“治痰要活血，血活则痰化。其实痰瘀同源、同病的理论可溯源至《内经》，其用四乌鲗骨一芦茹丸开创了痰瘀同治的先河。而手臂痛则加薄、桂，使经脉温通，引胆南星至痛处，充分体现了痰瘀同治的学术观点。我在临床常常应用温经化痰法治疗妇女闭经、乳腺增生、卵巢囊肿、类风湿性关节炎、强直性脊柱炎以及糖尿病坏疽等，选用温经汤、四妙勇安汤、阳和汤等温经化痰之方，每每收到较好疗效。

4. 清湿化痰

在《寿世保元》中，以清湿化痰方治痰迷心窍、神不守舍，其方以胆南星、半夏、陈皮、苍术、白芥子等化痰，若并见骨体痛甚及有肿块作痛，“名曰痰块”，则加乳香、没药、芒硝等活血行瘀类药；若见头顶痛加川芎、威灵仙以活血祛风止痛。本人临床对高脂血症、糖尿病、高血压、脑中风等常用此法治疗，如对于高脂血症患者在清湿化痰法基础上加入决明子、泽泻、生山楂、何首乌等；对于糖尿病患者，在清湿化痰汤基础上辨证加入枸杞子、葛根、黄连、五味子等；对于高血压患者适当加入夏枯草、磁石、杭白菊等。总之，对于这些“富贵病”者，清湿化痰法治疗每每获效。

总之，治疗痰多要从分辨痰的种类入手找到根源，然后再寻求治疗方法，正所谓“见痰休治痰”“善治者，治其生痰之源”。如肺热生痰，清热降火痰就会消除；脾虚湿盛生痰，健脾燥湿即可。

三、国医大师朱良春治痰经验浅析

本人随国医大师朱良春临证 2 年，深叹大师学问渊博，现将其治疗痰证经验总结如下：

1. 顽痹多因寒痰起

朱师认为，顽痹包括类风湿性关节炎、风湿性关节炎、强直性脊柱炎、痛风、骨质增生及坐骨神经痛等顽疾。“肿胀”是痰、湿、瘀交阻不消，化痰祛湿并用能提高疗效，对于肿胀早期，除常用苍术、黄柏对药外，尤喜用防已、土茯苓为对，对肿、胀、痛因关节积液久不除者，每用泽兰、泽泻为对，一以活血祛瘀见长，一以利水渗湿化痰功胜，活血利水，相得相助，屡收佳效。对于肿胀中后期，朱师除上述之南星、白芥子配对和虫类对药之外，常选用刘寄奴、苏木为对以助肿胀速消。“僵直拘挛”乃痹证晚期之见症，不仅痛胀加剧，且功能严重障碍，生活不能自理，朱师在细辨阴阳、气血、虚实、寒热之偏颇后，常用山羊角、露蜂房为对，蜣螂、水蛭为对以清热止痛，缓解僵挛。肢节拘挛较甚者选蕲蛇、穿山甲为对，疗效确切。此外，还喜用青风藤、海风藤为对，和鸡血藤、忍冬藤对药同用，以助养血通络，舒挛缓痛。对伴见肌肉萎缩者，均重用生黄芪、生白术为对，熟地黄、露蜂房为对，并用蕲蛇粉，收效颇佳。当然以上对药均需辨证选用上述之益肾壮督养血之培本药对，始可标本同治。对长期使用激素且用量较大的患者，常呈阴虚火旺痰热征象，如面部烘热、烦躁易怒、夜寐不安、易汗出、口干舌绛红等，朱师常重用生地黄、知母为对和玄参、甘草为对相助而收佳效。激素减量后，出现精神不振、纳呆、呕恶或怯冷、便溏、阳痿、溲频等脾肾阳虚、痰湿内蕴之证时，常用熟地黄、附子为对，合用淫羊藿、仙茅，并选补骨脂、露蜂房为对，以温经化痰、通络止痛。治“痛风”尿酸性关节炎，属代谢障碍性关节病，朱师均从辨病角度加土茯苓、萆解为对，对降低血尿酸有特效。治增生性关节炎、关节软骨退行性病变，抑制骨质增生，延缓关节软骨退变，加用骨碎补、鹿含草为对有显效，又拟附子、白芍为对；此外，治颈椎病加南星、半夏为对，葛根、片姜黄为对，全蝎、蜈蚣为对，均为辨病使用对药的经验，具有搜风祛痰之功。治肩周炎，宣痹定痛用川乌、延胡索为对，蜈蚣、全蝎为对，徐长卿、片姜黄为对亦为辨病通用的药对。

总之，朱师认为痹证多由寒痰痹阻经络所致，治疗多以温通经络、搜风止痛为主，达到了化痰、通经、止痛的目的。

2. 咳痰多宜辨证医

朱师常用宣肺祛痰之对药治肺心病，有炙麻黄、杏仁为对，以降气化痰、宣肺平喘；苏子、葶苈子为对，一以温肺下气以开痰，一以泻肺定喘以行水，对肺水肿者，颇为合拍；桃仁、冬瓜仁为对，一以化痰血凝瘀，一以清肺热以化痰浊；旋覆花、代赭石为对，以降逆宣中、通络祛痰，降痰涎黏阻气管有特效；远志、酸枣仁为对或酸枣仁、磁石为对，以镇静强心并化痰；百部、橘红为对；车前草、甘草为对，以利水排痰并镇咳；发热加金银花、白薇以清透；痰稠黄加黄芩、鱼腥草以清化；痰黏不利加浙贝母、南沙参以清润；支气管痉挛加地龙、玉蝴蝶以解痉；痰涎壅厥危象时，加鲜竹沥或猴枣散以解急；心力不振，虚气上逆，时时欲脱加人参、蛤蚧尾或黑锡丹平逆以缓急；阳虚汗出发冷加附子、干姜以回阳；痰涎壅盛，闭结，内热口渴加礞石滚痰丸（包煎）以泻痰通腑。朱师自拟定喘散，对心性喘息症状缓解后的善后巩固疗效较为理想。药用：人参、蛤蚧、北沙参、五味子、麦冬、橘红、紫河车。共研粉末备用，对增强体质、控制复发颇有效验。

总之，朱师治疗咳喘病用药相当灵活，充分体现了中医辨证与西医辨病相结合的原则，临床疗效甚佳。

3. 失眠乃由痰热生

朱师认为失眠多由胆虚痰热或者湿热内蕴而致，临床常以“甘麦芪仙磁石汤”治之，药用：甘草、淮小麦、炙黄芪、淫羊藿、五味子、磁石、枸杞子、丹参、远志、茯苓、蝉蜕。此方治疗顽固失眠虚多实少，脾肾两虚或心脾两虚或痰火扰心之失眠，似西医学所谓之神经衰弱，夜难入寐，或多梦易惊，或彻夜不眠之症，疗效颇为满意。朱师治湿热内蕴，或郁怒后不寐，症见郁郁不舒，虚烦惊悸，口苦呕涎，或触事易惊，梦寐不祥，或短气悸乏，自汗肢肿，饮食无味，心虚烦闷，坐卧不安等。此乃胆虚痰热或者湿热内蕴不寐为其一；胆寒虚烦，心胆虚怯不寐为其二；气郁生痰，痰气相搏发为不寐为其三。朱师均以温胆汤加味治之，前者温胆汤加龙胆草，每收佳效，能提高疗效。次者用温胆汤加钩藤、葛根、苏叶、龙骨、牡蛎，散敛升降，临床疗效满意。后者施治，朱师均拟温胆汤加龙骨、生牡蛎，疗效颇为满意。

由上看出，朱师治疗失眠多从痰热入手，分为虚实两端，虚则健脾利湿、养血安神，实则清胆泻火、解郁安神，适当加入重镇安神之品，虽未直接化痰，却达到了理想的祛痰目的。

4. 癫痫多因痰作祟

朱师认为，癫痫可选“顺气导痰汤”加减，自拟“加减顺气导痰汤”。药用：制半夏、陈皮、茯苓、白矾、郁金、石菖蒲、陈胆星、制香附、炒枳壳。病久心脾两虚者，选“养心汤”加减。抓住痰、气、郁治疗癫证乃是朱师活用张景岳治癫之法，所拟“加减顺气导痰汤”是仿前贤之法而不拘泥其方，历年来，朱师用此方愈癫疾者甚众。朱师擅用虫类药。20 世纪 80 年代初，自拟“涤痰定痫丸”由炙全蝎、炙蜈蚣、炙僵蚕、广地龙、陈胆星、川石斛、天麻、青礞石、天竺黄、炒白芥子、化橘红、石菖蒲，共粉碎，水泛为丸，临床治愈者甚多。

总之，朱师治疗癫痫多在辨证基础上加入了虫类搜风豁痰之品，而且多以丸散剂为主。虽未直言化痰，但却达到了治疗目的。

5. 肢体痿废缘痰生

朱师喜用张锡纯之振颓汤（丸）加减治疗肢体痿废，痰浊壅塞经络，血脉闭阻的偏枯证，药用：红参、炒白术、当归、杜仲、淫羊藿、巴戟肉、淡苁蓉、制乳香，制马钱子、制附子、炮山甲、上等鹿茸、蜈蚣、乌梅肉，共粉碎蜜丸。

实践证明，虚证阳痿因于阳虚者少，因于阴虚者多，且同时兼有痰浊痹阻、络脉不通之证。朱师一扫时医将“阳痿”和“阳虚”混为一谈之偏见，集温肝、暖脾、滋阴、补肾、壮阳、豁痰，多法于一体，于 20 世纪 70 年代自拟“蜘蜂丸”，由花蜘蛛、炙蜂房、熟地黄、紫河车、淫羊藿、淡苁蓉组成。此方有返本还原之功，疗效卓著。

四、结语

综上所述，痰为病之标，而非病之本，欲清其流，必先澄其源。痰之源不一，或由外感，或由内伤，有因热而生者，有因寒而生者，有因风而生者，有因惊而生者，有积饮而生者，有多食而生者，有因暑而生者，有因生冷物而生者，有因酒而生者，有因郁而生者，有因虚而生者，而虚者尤多。因而痰有热痰、寒痰、风痰、湿痰、燥痰、酒痰、郁痰、惊痰、老痰、食积痰、郁痰、虚痰等之异。在治疗上，应遵循中医八纲辨证而治之，表者宣之，里者化之，寒者宜温，热者宜清，虚者补益，实者攻逐，若虚实夹杂、表里同病、寒热互见，则应分别主次轻重以治之。如喻嘉言主张“治病必先识病，识病然后议药”，反对见痰治痰，不分寒热虚实而一概疗以辛燥之剂。国医大师朱良春应用健脾化瘀、搜风通络、温阳利水等方法，治疗类风湿性关节炎、癫痫、失眠、哮喘等疾病，虽未用单纯的化痰之法，但却达到了治痰的目的，实属“见痰休治痰”之典范。因此，如何“随证辨治”以提高临床疗效是我们今后应当努力的课题之一。

王　健（长春中医药大学附属医院）

一、原文释义

“见痰休治痰，见血休治血”出自明·李中梓《医宗必读·肾为先天本、脾为后天本论》“见痰休治痰，见血休治血，无汗不发汗，有热莫攻热，喘生勿耗气，精遗勿涩泄，明得个中趣，方是医中杰”。其主要讲治病必求于本，而并非痰病、血病不治痰、不治血，而是辨证求因，审因论治，澄清生痰之源及出血之源，生痰、出血的源头一清，生痰、出血之因一除，则痰自清、血自止。

二、痰证的病因病机

人体正常情况下不应该有痰，痰者脾胃之津液，无论是外感六淫、疫疠，内生七情、饮食劳逸均可导致人体气血津液代谢紊乱而失常度，此即“痰者津液所聚，聚则为痰，散则还原为气血津液”之意。可见，痰乃人体津液代谢障碍所形成的病理产物。《素问·经脉别论》曰：“饮入于胃，游溢精气，上输于脾，脾气散精，上归于肺，通调水道，下输膀胱，水精四布，五经并行。”人体津液的生成和输布不是单一因素作用的结果，而是胃脾之腐熟升降正常、肺之宣发肃降无异、肾之气化之能发挥、三焦之决渎通调有常，综合作用的结果。因此，无论哪一环节出现问题，都会导致津液代谢失常，从而使脏腑之间的生克乘侮关系失去平衡，而导致津液的生成、输布、排泄紊乱，津凝为饮，饮聚为痰。生痰之源多端，外邪而致者：有因热而生，有因气而生，有因风而生；内伤所致者：有停饮而致，有暴饮多食而致，有因冷物所伤，有脾胃虚弱所致。痰证之种类：有热痰、寒痰、风痰、湿痰、燥痰、酒痰、郁痰、惊痰、老痰、食积痰、郁痰、虚痰之差。热痰多因醇酒厚味，或外感误温所致；寒痰则多因形寒饮冷所致；风痰乃是外感贼邪，肾水枯而肝风动，亦有因内风郁而化热者，其中又有风虚、风热之异；湿痰者则或是由于外湿内侵，或过食冷物；火痰则由于被褥衣物过厚，内热渐强所致，今时小儿多见此证。郁痰则乃火痰久郁于心肺；气痰则由于情志郁结而成，咯之不出，咽之不下，咽中如有炙脔者；食痰则由于脾胃未能使食物归于正化，聚而为痰；总之，痰证之因多种多样，不能一一尽数，痰之为病部位各异，有痰在四肢、痰在经络、痰在胁下、痰在皮里膜外之别，而又与脏腑功能是否正常息息相关。

由此可见，痰为津液之变，源于水谷精微，若水谷精微失于正化，则脏腑随之出现病变，从而使津液代谢紊乱，导致痰涎丛生。

三、血证的病因病机

脉乃血脉，气血之先，血之隧道，气息应焉。脉乃血之府，正常情况下，血液在脉管之中运行不息，流灌周身，环周不休，以营养人体的周身内外上下。因此，要保证血液的正常循行首先要确保“血之隧道”的完整，不受破坏，且通畅性良好；二是需要全身各脏腑发挥正常生理功能，特别是与心、肺、肝、脾四脏的关系尤为密切。血液的正常循行，需要两种力量，即推动力和固摄力。推动力是血液循行的动力，具体地体现在心肺及肝的疏泄功能方面。另一方面是固摄力，它是保障血液不至于外溢的因素，具体体现在脾统血和肝藏血的功能方面，这两种力量的协调平衡维持着血液的正常循行。若固摄力量不足，则可出现血液外溢，导致出血。

外感六淫可导致血证。血者得寒则凝，得温则行。六淫之中，风、燥、火、暑之邪侵袭人体，日久容易导致气血的妄行而导致出血，而寒湿之邪则因停滞伤及肺、脾、肾，导致气血失常从而导致出血。水谷精微是血液生成的最基本物质。中焦受气取汁，变化而赤，是谓血。受气之气，乃水谷中精之气，即营气；所取之汁，乃津液。二者皆为水谷之精微，入于脉中，变化为红色的液体，即为血液。所以脾胃乃气血生化之源，主统血，五脏六腑之血全赖脾气统摄，脾气健旺，受气取汁之功正常，则气血充足，气之固摄作用得以正常发挥，保证了血液不外溢，阻止了出血。血者生化于脾，统于心，藏于肝，宣布于肺，灌溉周身。内伤导致血证者更为多见，如暴喜动心，不能主血；暴怒伤肝，不能藏血；积忧伤肺，过思伤脾，失志伤肾，皆能动血。心主血脉，血统于心，血在心气的推动下循行于脉管中。全身的血液，依赖心气的推动，通过经脉而输送至全身，发挥其濡养作用。心阴不足或心火亢盛，则血为之沸腾，导致血脉受损则血外溢；肝主藏血，具有贮藏血液和调节血量的功能，这两种功能的实现则主要是通过肝的疏泄功能达到的，当肝之疏泄失常，肝不能藏血则导致血证；肺朝百脉，主一身之气，调节着全身的气机，辅助心脏，推动和调节血液的运行，气之运行失常，必然导致血液循环异常，甚至导致出血。

血证的表现有吐血、呕血、咯血、唾血、咳血、便血、尿血等形式，而且涉及不同的脏腑，如《冯氏锦囊秘录·杂症大小合参》曰：“咳血、衄血出于肺，呕血出于肝，吐血出于胃，痰涎血出于脾，咯血出于心，唾血出于肾。”且虽为同一血证，但因其出血之源不同而治之各异。如清·高士栻《医学真传·吐血》曰：吐血之病，血虽同，而血之根不同，有胞中血海之血，有心包脾络之血。夫胞中为血海，其血热充肤，滋养皮毛，若大怒、大伤、气虚一时而不能摄血，致使胞中之血不能充于皮肤，反从气冲而上涌于胃脘。调其营卫和其三焦，使三焦之气和于营卫，营卫之气下合胞中，气归血府，即引血归经之法。心包之血，内包于心，外通于脉，下合于肝。若房劳过度，思虑伤神，则吐心包之血。唯有大补心肾，重用人参，而有存活者。脾之大络，络于周身，络脉不与经脉和谐，则有此血。其为至轻至浅之血，不药而愈。再如，伤寒所载红汗（肌衄），此乃伤寒阳热过盛，络脉寒凝，肌衄之后而阴阳和，热气平，病随之而愈。

四、治疗

治痰之法虽有益气、温阳、宣通气机、祛风、清热泻火、消食导滞、软坚散结、活血化瘀、通利二便、涌吐等多种，但无不囊括于《金匮翼》治痰七法之中，即攻逐、消导、和、补、温、清、润。攻逐宜神仙坠痰丸、控涎丹、十枣汤、礞石滚痰丸之类；消导宜二陈汤、导痰汤、青州白丸子之类；和法则宜橘皮汤、六君子汤之属；补法宜济生肾气丸、四君子汤、苓桂术甘汤治之；温法宜半夏汤、吴茱萸汤、神术丸；清法宜洁古小黄丸、千金散；润法：宜杏仁煎、化痰丸。

（一）祛除痰、血所生之因

《内经》云："必伏其所主，而先其所因。"《景岳全书》云："痰之为病，必有所以致之者，如因风、因火而生痰者，但治其风火，风火熄而痰自清也；因虚、因实而生痰者，但治其虚实，虚实愈而痰自平也；未闻治其痰而风火可自散，虚实可自调者。"唐容川于其《血证论·尿血》中指出尿血的病因不外乎内外两端，外因而致者乃太阳、阳明传经之热结于下焦，尿血的内因则有心经之热遗于小肠者，有因肝热遗于血室者。《血证论·咳血》指出咳血的原因，有寒中包火者，也有火中伏寒者。

因此，治其生痰之源，则不消痰而痰自无，截断血出之源，则不止血血自停。

1. 补虚以治痰、止血

若是由于虚证导致痰者，则先治其虚，虚证得以纠正，则气血健旺，津液流行不止，自然痰证消失。明·王肯堂《重订灵兰要览》："上焦宗气不足，则痰聚胸膈……中焦营气不足，则血液为痰……下焦卫气不足，则势不悍疾，液随而滞四末分肉之间……"以上可见，气不足必然导致津液代谢失常，从而导致痰证的出现；肺脾肾三脏在人体津液代谢上起着重要作用，而痰亦水谷精微所化，只是为水谷精微失于正化的产物，因此，对于肺脾肾三脏的调护在痰证中亦意义重大。肺主宣发肃降，宣发肃降正常，气血方能通畅，津液方能正常循行，否则肺气不足，肺金受伤，气滞津聚而为痰；脾气或脾阳虚，水谷精微失于正常输布，脾不散精，则为湿聚之痰；肾乃先天之本，内寓真阴真阳，为水火之根。肾之真阴不足，导致他脏阴精不足，如肺阴不足，则易导致阴虚化热，热炼液为痰，如导致脾胃阴不足，则胃失其腐熟水谷之职，饮食停积而化痰。

由此可见，治痰的方法虽多，但能使元气充盛，则痰必日少，具体方法则必当温脾、强肾，以治痰之本，使根本渐充，则痰将随之而自愈也。

陈世铎《洞天奥旨·疮疡辨》：无脓而流血者，皆五脏之气不充也，五脏之气不充，则阴虚而大动，安得无血乎。虚火动者，疮必流血，当审其经而救之，故肝虚而火动者，血必妄行也。心虚而火动者，血必无主也。脾虚而火动者，血必难统也。肺虚而火动者，血必上行也。肾虚而火动者，血必浮游也。可见，五脏虚而致火妄动者，也势必造成出血，因此，我们应用补虚以止血。同时，气之固摄作用之一是保证血液的正常运行，使其不至于溢于脉外，导致血证的发生，因此，补气在血证的治疗中必不可少。

2. 理气以治痰、治血

理气以治痰，各代医家均有论证。朱丹溪云："善治痰者，不治痰而治气，气顺则一身之津液亦随气而顺矣。清代著名医家喻嘉言在其医案中也提道：痰为标，气为本，治气之源则标痰自除。而治气之源有三：即肺气、胃气、膀胱之气。肺气得清，则无气滞之痰；胃气和则无湿聚之痰；膀胱之气旺，则无水泛之痰也。

气乃无形之血，血乃有形之气，即《内经》中"血之与气，异名同类也"。气为血辅，气升则升，气降则降，气顺则和，气逆则妄行不息，越出上窍则吐衄，妄反于下则便红。清·吴澄提出治血当以气为主，并应参以虚实寒热，创立了血证八法，应用补气、升气、降气、行气，以及活血行气等法，对血证进行治疗，收到了较好的疗效。

（二）根据部位不同而治之

痰之部位不同，治痰之药应随之而改变。白芥子专能除胁下治痰；生姜汁、竹沥则专去皮里膜外之痰；片姜黄、竹沥能去四肢之痰；喉中痰盛者，则瓜蒌仁、杏仁、海浮石、桔梗、风化硝等必备；中焦停痰者则韭汁宜行；白矾、杏仁有澄清化痰引痰下膈之能；益智仁有摄涎固脱之效。

五、"见痰休治痰，见血休治血"临床应用的思考

病例分析举例

病例 1：患者，男，53 岁。因间断性咳痰 2 年，加重 15 天而来诊。

该患于 2 年前无明显诱因出现咳痰频繁，遂就诊于"吉林大学第一医院"，予急诊查肺 CT 等，无明显异常（肺纹理略增强），诊断：咳痰原因待查，给予药物治疗（具体不详），上症略有好转。15 日前感冒后，上症反复并加重，今为求中医药系统治疗，而至我门诊就诊。

现症：咳嗽，咳痰，痰液清稀，晨起明显，胸闷不适，稍运动后胸闷减轻或消失，倦怠乏力，头晕沉重，晨起干呕，口干不欲饮，心烦，眠差，舌质隐青，苔白腻，脉滑。既往高血压病史7年，最高血压达170/100mmHg，未规律服药治疗；饮酒20余年，现仍每日饮4两白酒。否认冠心病、糖尿病、慢性支气管炎病史；否认药物及食物过敏。

查体：听诊双肺呼吸音清，未闻及干湿性啰音，心率65次/分，心律规整，各瓣膜听诊区未闻及杂音，神经系统查体：右侧肢体痛觉减退，余无明显异常。

诊断：中风，中经络，痰瘀阻络；内伤咳嗽，酒湿困脾，痰瘀阻滞。治法：健脾理气，分消酒湿。

处方：葛花20g，枳椇子25g，土茯苓30g，砂仁15g，青皮15g，神曲15g，陈皮15g，白术15g。7剂，上药水煎取汁，2次/日，口服。

服药后，仍见右侧肢体麻木，晨起干呕，口干不欲饮，咳痰减少，胸闷不适、倦怠乏力、头晕沉重好转，仍觉心烦、眠差，舌质隐青，苔白腻，脉滑。上方加虎杖15g，片姜黄15g。服用7剂后上症基本消失，以温胆汤加味又进5剂，患者基本痊愈。

按语：葛花解酲汤原为饮酒过度，酒食停积而设，何以“痰咳甚者”服之见效？此即为见痰休治痰之明证，该患为一酒客为病，饮酒过度，酒者助湿伤脾，使脾不散精，津聚为痰，故而治之未入手即燥湿化痰，而是以解酒除湿为要务，以截断生痰之源。清·吴仪洛于其《本草从新》中指出，过度饮酒则损胃烁精，动火生痰，发怒助欲，致生湿热诸病。

病例2：患者，男，50岁。乃吾友之父，因其妻患失眠经余诊治收效，故而求为其一并诊治。

主诉：咳嗽、咳痰，痰中带血10天。

该患于10日前感冒后出现咳嗽、咳痰，时有痰中带血，遂就诊于“吉林大学第三医院”，于呼吸科门诊查肺部CT、肿瘤标志物、血常规等项检查，均未见明显异常，诊断：咳血原因待查。因今日陪妻来治疗失眠，故欲求中医药治疗。

现症：咳嗽、咳痰，痰中带血，眠差，性格暴躁，心烦，舌质红，小便色黄，大便秘结，3~4日一行，苔黄腻，脉弦滑。既往否认冠心病、糖尿病、慢性支气管炎病史；否认药物及食物过敏。

查体：听诊双肺呼吸音清，未闻及干湿性啰音，心率82次/分，心律规整，各瓣膜听诊区未闻及杂音。诊断：咳血，肝火犯肺；治法：清肝宁肺，化痰止咳。处方：朱丹溪所创“咳血方”加减：

青黛20g，栀子25g，瓜蒌仁30g，海浮石15g，诃子15g。5剂，上药水煎取汁，2次/日，口服。

服药后，上症均有所减轻，效不更方，原方基础上加黄芩15g，酒军10g。7剂，上药水煎取汁，2次/日，口服。服用7剂后，上症明显减轻，又以龙胆泻肝汤加味又进5剂后，患者咳血诸症消失。随访2个月，未见反复。

按语：虽治咳血，方中没有止血药，而是清肝火，化痰热，治病求本。治血审其因，使肝火清，火不犯肺，肺润痰化，咳嗽痰血自愈。肝与肺借助经脉相连，《灵枢·经脉》曰：“肝足厥阴之脉……其支者，复从肝别贯膈，上注肺。”肝火犯肺，使肺之脉络受伤破溃，故而咳血，肝火炼液为痰，胶滞难出，故咳痰不爽。

六、结语

“见痰休治痰，见血休治血”是中医“治病必求于本”最贴切的体现。痰之为病变化万千，其所生之源不一，审其因，有外感所致，有内伤引起，亦有因外感引动体内伏邪者，同时又与各脏腑能够正常发挥其自身的功能而息息相关。血证除有明确外伤引起者，应立即止血外，当然也不是单一的因素所引起，不能一概地应用止血药物，而同样要分清外感、内伤或二者间杂者，寒热虚实更当辨清，方能出手见效。初为医者，定会觉得辨寒、热、虚、实有何难，可当真正为人诊病，方才发现，世上纯虚、纯实、纯热、纯寒之患又能有多少，人受病的表现，有因虚而致实者，即“至虚有盛候”，有因实反见虚候者，即“大实有羸状”，痰血的治疗，同样应分清寒、热、虚、实真假，治痰治血方能效验。

顾庆华（南通市中医院）

李中梓在《医宗必读·肾为先天本脾为后天本论》中引王应震语曰："见痰休治痰，见血休治血，无汗不发汗，有热莫攻热，喘生毋耗气，精遗勿涩泄。明得个中趣，方是医中杰。此真知本之言矣。"指出了"见痰休治痰，见血休治血"。本文就此结合临床略谈体会。

一、见痰休治痰

1. 见痰休治痰的含义

"见痰休治痰"并非不治痰而是强调要治疗生痰之源。"痰"既是人体津液不归正化所形成的一种病理产物，同时又是一种致病因素，导致许多疾病的形成，有"百病多由痰作祟"，"怪病多痰"之论，因而治痰理所当然。然正如张景岳所云"善治者，唯能使之不生，方是补天之手"，而"见痰休治痰"正是这种思想的体现，它告诫我们治病当求本，通过治疗产生痰证的病因病机，从根本上杜绝痰浊的产生，方能一劳永逸。

2. 痰证的病因病机

痰的形成主要有以下四个方面：其一因脏腑功能受损，导致体内水谷精微运化输布失常，停聚为痰。其二因外感六淫，阻碍气化，六淫化热，津液受其煎熬而成；或外感寒邪，津液凝滞而成。其三因劳欲无度，嗜食烟酒肥甘厚味，损伤脾肾，积蕴化痰。其四因七情郁结，气机升降失常，进而影响津液运行，凝而为痰。痰产生后可内由脏腑，外至筋骨皮肉，随气升降，无处不到，无所不至。痰犯于肺可见咳嗽哮喘；蒙闭心包则神昏癫狂；痰浊上扰则眩晕耳鸣、偏正头痛；阻于脑络则舌强语謇、四肢不遂；痰停胁肋则胸膺疼痛；滞于筋骨则见阴疽流注；客于关节可见鹤膝历节；痰阻三焦少阳经气，又可诱发疟疾等病。

3. 痰证的治法要点

（1）治痰当治气：《济生方》指出："人之气贵乎顺，顺则津液流通，绝无痰饮之患，调摄失宜，气道闭塞，水饮停于胸膈，结而为痰。"痰与气二者相辅相因，气郁则痰生，痰随气行，气因痰滞，痰气交结，上逆下降，达内阻外，无所不至。若气和则津不滞而痰不生，诸症不现，故朱丹溪云："善治痰者不治痰而治气，气顺则一身之津液亦随气而顺矣。"治气，是治其运动之根本，气滞者行之，气逆者平之，气虚者补之，气陷者升之，气逸者摄之，如此则可杜痰形成之源头，新痰不生，已成之痰，可因气畅而输化。而治气之法主要有理气法和补气法。因七情郁结，气郁不畅而生的气痰，症见：痰郁结于咽喉，有异物感，吞之不下，吐之不出者，应采用疏肝理气化痰法。因久病气虚，或阳虚气弱，气不能运而痰生，则应采用补气化痰法。对于湿盛生痰的治疗，不可徒祛其湿，并以理气为先，佐以化痰之品。若治痰之中配以理气药物，则可气顺而痰消。故在临床治疗痰证时可有选择性地加用陈皮、青皮、厚朴、枳壳等行气之品，则痰随气行，气顺则痰消，可达到祛痰目的。

王桂英，女，42 岁，因"咽喉部不适 1 个月"就诊。患者 1 个月来觉咽喉部不适，似有物堵，吞之不出，咽之不下，进食通畅，上腹部及胸胁部胀满，稍有嗳气，舌淡红，苔薄白，脉细弦，查胃镜示胆汁反流性胃炎。证属气滞痰阻证，治予理气化痰。拟方如下：苏梗 10g，厚朴 10g，法半夏 10g，茯苓 15g，陈皮 5g，制香附 10g，杏仁 10g，炙甘草 3g。患者 3 剂后症减，10 剂后症状全消。

按： 患者气机失于调畅，津液凝而为痰，滞于咽喉则觉不适，方以半夏厚朴汤合香苏散加杏仁调理肝、脾、肺三脏气机，不治痰而痰自消。

（2）治痰当扶正：《素问·经脉别论》指出："饮入于胃，游溢精气，上输于脾，脾气散精，上归于肺，通调水道，下输膀胱，水精四布，五经并行。"津液的生成和输布依赖于胃之腐熟水谷、脾之升清降浊、肺之宣发肃降、肾之蒸腾气化、三焦之决渎通调。若脏腑功能受损，则影响津液的生成、输布、排泄，而致津凝为饮，饮聚为痰。由此可见，痰本人身之津液，亦为水谷所化生，若化得其正，则形体强，营卫充，若化失其正，则脏腑病，津液败，即令血气变生痰涎。张景岳云："五脏之病，虽俱能生痰，然无不由乎脾肾。盖脾主湿，湿动则为痰，肾主水，水泛亦为痰，故痰之化无不在脾，而痰之本无不在肾。"认为凡是痰证，皆与脾肾相关。脾虚则中气虚馁，食欲不化，化湿酿痰，此土不制水；肾虚者，水不归源，肾水上泛，或阴虚火动，肾水沸腾，煎熬成痰。故强调"治痰者，必当温脾、强肾，以治痰之本，使根本渐充，则痰将不治而自去矣"。若唯见痰治痰，不求所因，不固其本，则旋攻旋生，而致虚者更虚，危不旋踵。

李萍，女，35 岁，因"恶心欲呕 1 周"就诊。患者一周来时觉恶心欲呕，纳差，饭后上腹部胀甚，乏力，面色皖白，舌质淡，苔滑腻，脉细弱。既往有十二指肠溃疡病史。本次查胃镜示胃内容物潴留，十二指肠球部溃疡。肝功能正常。证属中阳不足，痰饮内停。仲景指出："病痰饮者，当以温药和之。"方以理中丸合苓桂术甘汤温阳化饮、健脾利水。药用：炒党参 15g，炒白术 10g，茯苓 15g，桂枝 10g，干姜 10g，炙甘草 3g，5 剂后恶心呕吐症状显减，15 剂后症状消失，苔滑转净。继以香砂六君子汤加减治疗 1 月余，以健脾助运，俾脾运水谷得化则痰饮不生。

（3）治痰兼治瘀：《血证论》指出："血积既久，亦新化痰水。"津血同源，痰瘀之间亦同气相求，常兼见同病，甚而相因为病。痰阻则血涩，血凝则痰滞，瘀血内阻，蕴里不散，津液涩渗，六输不通，湿气不行，久必生痰，痰结更致血瘀，痰瘀相搏，而致病情胶结难解。故治痰应兼治瘀，痰瘀同治，如此则可痰化而血行，血活而痰亦可消。

张娟，女，46岁，因"上腹部疼痛反复发作半年"就诊。就诊时患者诉上腹部时有疼痛，以刺痛为主，伴有反酸、嗳气等症，口苦，纳差，舌质红边有紫气，苔黄腻，脉滑数，查胃镜示隆起糜烂性胃炎。证属痰热内蕴，胃络不和。治予清热化痰、活血和络。拟方如下：炒枳壳5g，炒竹茹5g，法半夏10g，茯苓15g，陈皮5g，黄连3g，佛手6g，炒山楂15g，莪术10g，郁金10g，贝母10g。上方加减治疗3个月。患者症状消失，复查胃镜示浅表性胃炎。

按： 痰热与瘀血互结，可见胃黏膜结节样增生，隆起糜烂。处方在以黄连温胆汤清化痰热的基础上加佛手、山楂、莪术、郁金、贝母等药行气化瘀、通络散结，以使血脉和利，气顺则痰消。

（4）标急当逐痰为先：治病固当求本，然须看痰势缓急，缓则治本，固也。若痰势盛急，速难行散，非攻无由去者，当以逐痰为先，虚人可标本并治、补攻兼施，若势甚紧急，则虽虚人亦当先攻后补。

林建军，男，57岁，因"突然昏倒半小时"入院。入院时患者神志昏迷，喉中痰鸣，两手紧握，舌质淡红，苔滑腻，脉沉数。既往因慢性肝炎肝硬化长期在我科门诊就诊。证属痰蒙心窍，急则治其标，当以逐痰开窍为先，拟方：枳实10g，竹茹5g，法半夏10g，茯苓15g，陈皮5g，石菖蒲5g，胆南星10g，煎汤鼻饲，并加苏合香丸1颗胃管内注入，并结合保肝、支持等基础治疗。患者1日之内连服2剂，神志逐渐转清，继而徐治本病。

痰本津液之所化，因于外感内伤，源于脾肾之虚、气机之滞、瘀血之化。因此，在治疗上，务必审因论治、固护脾肾、调气行瘀，穷其本、溯其根，而不应专事于祛痰攻痰。但倘若痰势危急，关乎性命，则治痰为先。五脏与痰关系密切，痰其根在肾，其治在脾，贮之于肺，贵乎三焦气化，心通肝达，五脏和则气血调，津液生化有常，痰浊不生，故治痰除扶正温阳、健脾强肾外，还需宣肺疏肝、调和五脏。

二、见血休治血

1. 见血休治血的含义

血证是指血液不循常道，溢出于脉管之外，导致九窍、肌肤等不同部位出血的统称。与"见痰休治痰"的含义一样，"见血休治血"也是在于强调要治疗出血的病因病机，而非一味地盲目止血，此处的"治"当作"止"来理解，"不止"是为了更好地"止"。出血病因一除，则血自止。反之，不清源流，一时血止，旋即复来，来势更凶，甚者气随血脱，危象立至。

2. 血证的病因病机

血证的形成主要有以下四个方面：其一，热迫血行。火热内盛，迫血妄行，血溢脉外。其二，气不摄血。气为血之帅，血为气之母。气盛则摄血于脉中，血液得以正常运行；气虚血液失摄，则溢于脉络于外。其三，气机逆乱。血之运行赖气之升降，气升则血升，气降则血降，气逆则血逆，遂妄行而出血。其四，瘀血内阻。瘀血内结，血不循经而动，溢出脉外，发为出血。

3. 血证的治疗要点

（1）治血当治火调气：《景岳全书·血证》云："凡治血证，须知其要，而血动之由，唯火唯气耳，故察火者但察其有火无火，察气者但察其气虚气实，知此四者而得其所以，则治血之法无余义矣。"火热熏灼，伤络迫血，故当清热以宁血，然需分虚实，实火当清热泻火，代表方如泻心汤；虚火当滋阴降火。朱丹溪的《局方发挥》云："补养阴血，阳自相附。"临床代表方如知柏地黄丸、滋水清肝饮等。气为血帅，气能统血，血与气休戚相关。气之实者，应治以清气降气、降逆止血之法。实证出血，尤其是鼻衄、咳血、吐血等上部出血，应首重清气降气。正如缪希雍所揭示的那样："气有余即是火，气降即火降，火降则气不上升。"《证治汇补》亦曰："活血必先顺气，气降而血自下行。"气之虚者，应予补之，对于阳气衰竭、气不统血的出血，主要治以以归脾汤为代表的补气摄血法。《世医得效方·七情》中论及归脾汤时指出："治思虑伤脾、心多健忘，为脾不能统摄心血，以致妄行，或吐血下血。"此外还有用于气血双亏、阴阳失调的益气养血法，代表方如八珍汤等。

（2）治血当治瘀：瘀血是导致出血反复不止的一个很重要的原因。《血证论》直接点出"出血何根，瘀血即其根也"。前人在阐述瘀血病理机制时指出："离经之血，即为瘀血，瘀血不去，新血难安。"血既已离经，必为败血，瘀血内停又能影响血液的正常运行。故治血当注重治瘀。《先醒斋医学广笔记》云："血不行经络者，气逆上壅也。行血则血循经络，不止自止。"而《血证论》则是将祛瘀作为治血四步中的第二步，强调"凡治血者必先以祛瘀为要"。

张中来，男，43岁，结肠息肉内镜下氩气刀治疗术后，大便带血，静脉点滴止血芳酸等止血药未见好转，予肠镜复查示创口糜烂出血，镜下喷洒去甲肾上腺素后仍可见大便带血。后予以院内制剂止血宁胶囊（参三七、煅花蕊石、白及等组成）口服，第二天大便转黄。

按：患者结肠息肉内镜下治疗术后，残血滞留，加之大便出血后用药专致收涩，止血留瘀，阻滞血脉，影响正常血液的运行而诱发、加重出血，《血证论》指出："瘀血不去，则出血不止，新血不生。”止血宁胶囊为止血专药，方中花蕊石、参三七止血更能祛瘀，瘀去而血止。

（3）血亏不忘健脾以生血：《血证论》曰：“去血既多，阴无有不虚者矣……故又以补虚为收功之法。”大量或反复的出血，必然会引起气血亏虚，而益气补血，则有疗虚补损、修复创伤的重要作用。然人体气血源于水谷，而脾胃为水谷之海，气血生化之源，健脾助运可益气生血；且补血养血之品往往滋腻碍胃，故补血养血方中亦应佐以健脾助运药物。

陈峰，男，23 岁，因十二指肠溃疡合并上消化道出血入院。入院后经积极治疗，患者出血停止，大便颜色转黄，但面色㿠白，乏力，纳差，大便质烂，舌质淡，苔薄白，脉细弦。血常规示血红蛋白 90g/L。辨证属气血亏虚，脾虚不运，治以健脾助运生血。处方：炒党参 15g，炒白术 10g，茯苓 15g，甘草 5g，陈皮 5g，法半夏 10g，煨木香 10g，砂仁 3g，炒山楂 15g，建曲 10g，薏苡仁 30g，扁豆 10g，龙眼肉 10g。守方加减治疗 1 个月后，患者面色红润，精神愉悦，纳谷觉香，大便正常，复查胃镜示：浅表性胃炎；血常规：正常。

按：患者上消化道大出血之后，血亏气耗，当益气养血。然血亏之人，机体失血之滋养，功能必降，脾运亦会下降，若纯予以补血益气之品往往会致中焦碍腻壅滞，法从健脾助运治之，以香砂六君子汤加减治疗，气血生而溃疡愈。

血证是机体内在机能失调在某一局部的反应，临床治疗时要明确病变部位，辨清病理性质，区别寒、热、虚、实、瘀的不同是关键。除治火、调气、祛瘀、补虚止血外，临床尚有温阳止血，如黄土汤治疗脾胃虚寒所致便血、胶艾汤治疗冲任虚寒所致崩漏等。脾统血、运化水谷，健脾能生血摄血，然肝司疏泄而能藏血，故血证治疗又当治肝，而治肝又以补肝为主。

蒋健评按

见痰治痰、见血治血，本不算错。关键在于审因论治，有许多原因可以导致痰瘀内阻，在审因论治时包括但不限于治痰、治血。

治疗痰证除了化痰、祛痰、涤痰、导痰、豁痰、蠲痰、削痰、软痰以外，因痰分几大类，治则治法各有特殊之处，不可不察。

第一类是咳吐有形之痰，出于肺气管、喉咙，多伴咳嗽、哮喘，见于感冒、咳嗽、肺痿、肺痈、哮喘、肺胀、肺痨等病证（症），治疗还需要疏风解表、散寒化饮、润燥宣肺、肃肺降气、清热降火、止咳平喘、化瘀消痈、解毒排脓、顺气开郁、补肺益金、清肝健脾、补肾摄纳、温肾利水等。

第二类是为无形之痰上蒙清窍，多伴神识昏蒙或神志异常、眩晕头痛，见于厥证、癫狂、痫证、中风、痴呆、头痛、眩晕等病证（病），治疗还需要理气解郁、健脾燥湿、清肝泻火、息风潜阳、镇心安神定志、补益心肾、化饮降逆等。

第三类为有形或无形之痰滞留脏腑胸腹内者（在肺者即第一类痰），在心者除可表现为上述神昏癫狂外，还可见于不寐、多寐、健忘、胸痹心痛、心悸怔忡等病证（病），治疗还需要镇惊定志、养心安神、温阳化饮、活血祛瘀、泄浊开结、散寒通阳、清热和中等；在胃肠者，可见于噎膈、胃痛胃痞、呕吐纳呆、嘈杂反酸、肠鸣腹泻、腹痛便秘等病证，治疗还需要开郁润燥、消食导滞、温化水饮、和胃降逆、健脾益胃、祛瘀通腑等；在胸腹（盆腔）内者，可见于癥瘕、积聚（肿块也可见于肺、肝、胰、肾内，甚至脑内、脊柱内）等病证，治疗还需活血散瘀、软坚散结、化湿泄浊、解毒清热、通腑导滞等。

第四类为有形或无形之痰存在于体表肌肤经络筋骨各处，见于乳癖、瘿瘤、痰核、流注、鹤膝风、结块、痹证、震颤、麻木不仁、口眼歪斜、语言不利等病证（症），治疗还需要疏肝理气解郁、软坚散结、祛风胜湿、温阳散寒、活血祛瘀、搜风剔络、舒筋活络、益气利水、清热托毒、补益肝肾等。

第五类为无形郁痰。明代秦景明《症因脉治·卷二》系统提出了郁痰之症、因、治："郁痰之症，胸满饱胀，九窍闭涩，懊侬烦闷，或咽中结核，睡卧不宁，或肠胃不爽，饮食有妨，或气逆不利，倚肩喘息，郁痰之症也。""郁痰之因，七情所伤，易成郁结，肺气凝滞，脾元不运，思则气结，闷郁成痰，皆郁。""郁痰之脉，多见沉涩沉迟寒郁，沉数为热，沉实顽痰，沉牢内结。""郁痰之治，寒郁辛散，香芎二陈汤；热郁清解，栀连二陈汤；肺经郁痰，用节斋化痰丸。"通过研究有关古籍可知，郁痰由七情不遂所致，临床可有情志类表现，诸如胆怯易惊、心烦易怒、忧愁思虑、精神恍惚、谵言妄语、异象感惑等；更有繁杂多样的躯体类表现，诸如头痛眩晕耳鸣、胸膈痞闷、短气喘急、胁肋胀满、呕恶呃逆、不思饮食、吞酸嘈杂、大便秘结、梅核气、疼痛攻冲不定、厥冷身热、四肢缓弱等，难以尽言。凡半夏厚朴汤、越鞠丸及加减二陈汤类（如温胆汤、导痰汤）均可用治郁痰之证。

此外，痰的性质有风痰、寒痰、热痰、湿痰、燥痰、气痰、酒痰、食痰、虚痰、实痰、饮痰、惊痰、郁痰等多种；痰湿水饮同源异流，湿凝稠浊为痰，饮聚清稀为水，时有难分之处，广义痰饮有痰饮（狭义）、留饮、溢饮、支饮之分；湿为痰之渐，痰为湿之聚，痰湿既为病理产物又为致病因素，痰或与痰有关（湿、饮）的病证（症）数不胜数，故古人云“百病多由痰作祟”。治此需审证求因、触类旁通，辨证施治需要圆机活法，岂是治痰一法所言尽！

血证同样如此。治血证从血论治主要有止血、补血、活血。然而，心主血脉，肺朝百脉，脾为气血生化之源，肝主藏血，肝肾精血乙癸同源，是以血证关乎五脏，与气及气机、精及津液密切相关，受到多种内外病因及病理的影响。血证除出血外，还有血虚、血燥、血瘀、血热、血逆、蓄血及一切非循经之血，可由多种原因引起，并可引起多种病证。治疗或需补气以摄血，或需益气以生血，或需养营生津以润血，或需滋填肝肾阴精以化血，或需健脾养心、安神定志以养血，或需润燥以濡血，或需清热泻火以凉血，或需理气以行血，或需化痰舒筋以助活血，或需平肝顺气降逆以平血菀于上之薄厥，或需假通腑以下瘀热。

另一方面，一些病证看似无关血证，却需从血或兼顾从血论治，例如“治风先治血，血行风自灭”，它如某些本属津液代谢异常的水肿、汗证等特殊病证。同理，一些病证尽管表面看似无痰可循，却需从痰论治方能取效。又，“怪症必有痰”“怪症必有瘀”，一些疑难怪症需从痰瘀论治或可获未料之效，尽管临床表现或许阙如痰瘀的显在表现。

呜呼，痰证、血证临床表现至多至杂至繁，治疗痰证、血证至难至艰至深。明乎“见痰休治痰，见血休治血”之理，知中医过半矣。

有四位学子不避险难射策本论，从容纵横捭阖，皆有独到发挥之处。杨洪涛认为“休治”并非不治，而是强调见病知源，审因论治。举例泻心汤泻火止血即是见血休治血例。认为治病必须先明标本、治病求本，应知常达变，处理好局部与整体、一般与特殊、原则与灵活的关系。结合本人辨治肾性水肿的临床经验，还引申出“见水休治水”之论。何迎春从虚痰、实痰及有形之痰、无形之痰着手分析论证，并介绍了国医大师朱良春关于辨治痰证的用药经验，包括顽痹多因寒痰起、咳痰辨证还辨病、失眠乃由痰热生、癫痫多因痰作祟、肢体痿废缘痰生。王健介绍了以葛花解酲汤治疗酒痰咳痰案，以朱丹溪咳血方治疗痰中带血案；顾庆华介绍了以理中丸与苓桂术甘汤治疗恶心欲呕案，以香砂六君子汤治疗上消化道出血所致贫血案，表明他们已能将“见痰休治痰，见血休治血”的理论运用于临床实践。

论“耗血动血”与“凉血散血”

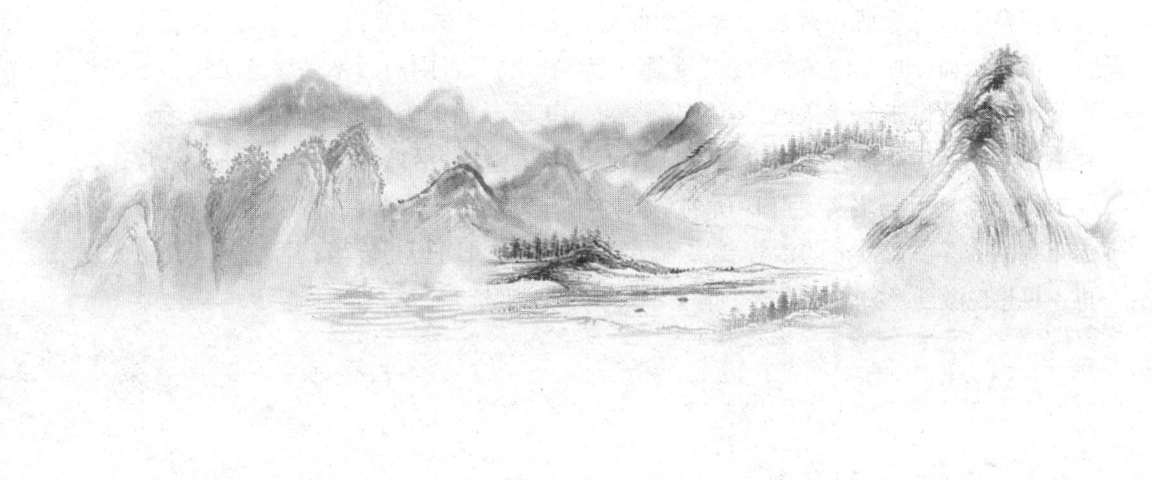

刘　汶（首都医科大学附属北京中医医院）

一、“耗血动血”与“凉血散血”的概念、出处、源流及临床意义

“耗血动血”与“凉血散血”出自清代名医叶天士的《温热论》。文中“耗血动血”是指温病热入血分的病机，凉血散血是指血分证的治疗方法。血分证是温热病发展到后期，热邪亢盛，耗血动血，劫灼阴津，瘀血内阻，出现身热躁扰不宁，或神昏谵语，斑色紫黑密布，吐血、衄血、便血、尿血，舌质深绛无苔，甚则痉厥、虚脱等危重证候的病理阶段。

血分证多由于以下几个原因发展而来：一是营分热邪未解，病情进一步加重，热邪就会传入血分；一是气分的热邪直接传入血分；一是伏于血分的热邪自里而发，出现昏、痉、厥、脱，斑大量发出、腔道出血等危重证候。其出血、发斑是由于热毒亢盛，热邪灼伤血络，迫血妄行而致；神昏谵语是由于热扰心神所致；痉厥是由于热盛伤阴，肝风内动所致；由于热邪耗伤阴津，煎熬血液，血液浓缩，而成瘀血，所以出血的同时又有瘀血阻滞。

血分证是温病发展的后期，是疾病发展的危重阶段，必须速战速决，逆转局势，否则预后极差。或因热毒炽盛，正气大伤，气随血脱而亡；或因阴液耗竭，肝风内动，阴阳离决而亡；或因血瘀气凝，血液停滞或离经外溢，升降出入废止而亡。所以叶天士在《温热论》中说：“大凡看法，卫之后方言气，营之后方言血。在卫汗之可也；到气才可清气；入营犹可透热转气，如犀角、玄参、羚羊角等物；入血就恐耗血动血，直须凉血散血，加生地黄、丹皮、阿胶、赤芍等物。否则前后不循缓急之法，虑其动手便错，反致慌张矣。”意思是说温病之邪入里就会耗伤阴血，血热迫血妄行则出血，耗血伤阴则产生瘀血，亟须采取清热凉血、养阴生津、活血散瘀的方法进行治疗，代表方如犀角地黄汤之类。叶氏所列举的药物有犀角、羚羊角、玄参、生地黄、丹皮、赤芍、阿胶等。血分证的治疗要快速，给药要及时，用药要恰当，否则，就会错失良机，再想挽救已晚矣，只能落个措手不及、手忙脚乱。

二、温病传变规律及血分证与营分证的异同

温病是由于感受温邪引起的以发热为主症，多具有热象偏重、易化燥伤阴等特点的一类急性外感热病。温病发生总的趋势是，病位由表入里，病情由轻转重，正气由实致虚。温邪侵袭人体，如果顺传的话，则按照卫→气→营→血的顺序进行传变，邪在卫分，其病邪浅，病情轻；邪在气分，病邪较深，病情较重；病在营分，病邪深，病情重；病在血分，病邪最深，病情最重。温邪逆传，则由肺系卫分直接逆传入心包入营，出现神昏肢厥等危重证候。温邪进入营分或血分，就到了温病的后期阶段，因温邪久留，耗伤真阴，就表现为昏、痉、厥、脱等危重证候。叶天士在《温热论》中所说的“温邪上受，首先犯肺，逆传心包。肺主气属卫，心主血属营。辨营卫气血虽与伤寒同，若论治法则与伤寒大异也”就是指温病的感染途径、传变过程、疾病部位以及治法与伤寒不同的特点。

作为血分证与营分证的生理基础——营血，同在人体血脉之中，与脏腑关系密切。所以营分证或血分证均为实质性病变。营和血在生理上关系密切，如《灵枢·邪客》说：“营气者，泌其津液，注之于脉，化以为血，以荣四末，内注五脏六腑……”《灵枢·营卫生会》说：“中焦亦并胃中，出上焦之后，此所受气者，泌糟粕，蒸津液，化其津液，上注于肺脉，乃化而为血。以奉生身，莫贵于此，故独得行于经隧，命曰营气。”又说：“营卫者，精气也；血者，神气也。故血之于气，异名同类焉。”说明营和血，都来源于水谷，是营养人体五脏六腑的精微物质，都循行于脉中，只是表现形式和功能略有不同。“营”与“血”共行于脉中，是血中成分之一。因此，在生理上，血与营异名而同类。在部位上，营与血主要循行于脉中；在功能上，营与血都有营养滋润全身五脏六腑的作用；在病理上，营分证与血分证病机、证候特点表现相近，但程度不同，营分层次浅，血分层次深。叶天士就是根据卫气营血的生理功能和表里层次来概括说明温病病变的深浅层次以及病情轻重的，创造了温病须按“卫气营血”辨证论治的思想体系。

临床表现的区别：营分证是温邪侵犯营分，引起热炽营分，灼伤营阴的病理变化。临床表现：身热夜甚，口干，反不甚渴饮，心烦不寐，时有谵语，斑点隐隐，舌质红绛，脉细数等。以身热夜甚，时谵语，舌质红绛为辨证要点。血分证是热邪发展到血分，引起以血热亢盛，耗血动血为主要病理变化的一类证候，与营分证一样，都属于外感热病的里证范畴。但温邪深入血分，已到了疾病的危重期，多有昏、痉、厥、脱之变。临床表现：身热灼手，躁扰不安，甚或神昏谵狂，吐血、衄血、便血、尿血、阴道出血，斑色紫黑密布，舌质深绛。其中以斑色紫黑密布及其他部位出血与舌质深绛为辨证要点。血分证与营分证的不同，一是血分证热伤血络，迫血妄行，有“动血”表现，出现一系列诸如吐血、衄血、便血、尿血、阴道出血、发斑等出血现象；二是

热邪耗伤血液，阴虚血涩，血液凝滞、黏稠，故有“瘀血”表现，如斑色紫黑密布，舌色深绛。这二者是营分证所不具备的。营分证热窜血络，会出现斑点隐隐，但没有多部位、多腔道出血、斑大量透发等“动血”表现。营分证舌色红绛，不像血分证之舌色深绛，故瘀血之象较轻。正如刘景源老师说：“血分证患者往往是耗血与动血同时发生，瘀血与出血同时存在。”

病机的区别：营分证的病机是营热阴伤，扰神窜络。营分热邪亢盛，劫伤营阴，故见身热夜甚，脉细而数。营阴被热邪蒸腾，口虽干而不甚渴饮，舌质红绛。营阴受热，扰动心神，故见心烦不寐或时有神昏谵语。营阴受热，热窜血络，故见斑点隐隐。血分证的病机是耗血动血，瘀热内阻。血分热毒过盛，损伤血络，迫血妄行，故出现多腔道出血，如吐血、衄血、便血、尿血、阴道出血等出血现象，血外溢肌肤则出现肌衄发斑。血热炽盛，耗伤血液，煎熬、浓缩血液，阴虚血涩，故导致血行不畅，加上离经之血外溢，就会造成瘀血，这种情况属于热瘀，有的则在脉络内形成广泛的瘀血阻滞，表现为斑色紫黑、舌色深绛等。因心主血脉，血分瘀热扰动心神，故出现严重的神志异常症状，如躁扰不安、神昏谵语等。刘景源老师说：“由于血分证的血热阴伤程度更甚于营分证，所以血分证的神志改变也比营分证更重，表现为躁扰不宁，甚则昏狂谵妄。”又因肝藏血，血热筋挛，导致肝风内动，往往出现四肢抽搐的痉证等。从病机上看，营分证病位浅，血分证病位深；营分证病情轻，血分证病情重；营分证热邪窜络，血分证热邪耗血动血。营分证与血分证均以人体的实质损害为主。正如叶天士所说：“营分受热，则血液受劫。”营分证和血分证早期常表现为邪盛正虚而以邪实为主，血分证后期多见正气大衰，以肝肾阴液虚极为主。所以说，血分证更重于营分证。

从发展趋势看，两者均有向愈和病情转为危重的可能性。营分证如果治疗得当，热邪得以转出气分，原有的营分症状如身热夜甚，斑点隐隐，舌红绛即消失，而表现为一派气分症状，这是病情向愈的表现。营分证如果失治误治，一方面可以深入血分，出现耗血动血的表现，如斑大量透发、色紫黑，多腔道出血等。另一方面可以引动肝风而出现四肢抽搐等。这两者都是病情加重的表现，有可能正气外脱，阴阳离决而死亡。血分证可以因为治疗得当而病情向愈，也可能因为失治误治或热毒极盛，正气不足，正不敌邪，脏气衰竭而死亡。或表现为血脉瘀阻，血络损伤，血液离经外溢，由于急性失血而气随血脱；或表现为肝风内动；或阴竭阳脱，阴阳离绝而亡。

三、凉血散血法在临床上的应用

因为血分证的病机是“耗血动血”，故治疗大法是凉血解毒、滋阴清热、通络散血，也就是叶天士所说的“入血就恐耗血动血，直须凉血散血，加生地黄、丹皮、阿胶、赤芍等物”，代表方是犀角地黄汤。方中犀角（以大剂量水牛角代替）咸寒为君，清热解毒、凉血清心；生地黄甘寒为臣，凉血清热、滋阴生津；佐以苦微寒之赤芍和辛苦微寒之丹皮，清热凉血、活血散瘀。临床应用时，方中还可加玄参养阴凉血，麦冬养阴生津，阿胶滋阴养血，诸药共奏凉血解毒、滋阴清热、通络散血之功。用凉血养阴与活血散瘀并用，使热清血宁而无耗血动血之虑，凉血止血又无冰伏留瘀之弊。

因为血分证是耗血与动血同时发生，瘀血与出血同时存在，所以把握血分证"耗血动血"的病机，掌握"凉血散血"的治疗大法至关重要。笔者认为：第一，血分证治疗时要清热凉血，但不能率用苦寒。因为苦寒燥烈，耗气伤阴，更伤脾胃。而脾胃为气血生化之源，脾胃一败，则气血生化无源，更加重了血分证的阴血不足。所以用犀角、丹皮等清热凉血，不能用黄芩、黄连、黄柏一类苦寒直折之品。第二，治疗血分证要滋阴养血，如生地黄、阿胶、麦冬等，但不能用熟地黄、龙眼肉等温性补血药，以防助长热势。第三，治疗血分证要活血散血，不能止血留瘀，可用赤芍、茜草等，但不能用炭类及收涩类止血药，如棕榈炭、艾叶炭等，否则会加重血瘀；也不能用三棱、莪术等行气破血药，否则会耗气伤阴，加重耗血动血。

四、病案举例

例 1： 张某，男，31 岁。因"发热 6 个月"来就诊。患者自幼患有慢性乙型病毒性肝炎，一直未用药物治疗。半年前无诱因出现发热，体温 38~40℃，往往夜间加重，早晨体温正常或在 37℃左右，面色红赤，双眼白睛发红，口干欲凉饮，后背及胸腹有暗红色斑点，小便黄赤，大便干，日 1 次，心烦不宁，睡眠不安，舌深绛无苔，脉细数。曾到西医院就诊，诊断：发热原因待查；病毒性肝炎，乙型，慢性，轻度。HBV-DNA10^5copies/mL，ALT65U/L，AST51U/L。血象正常，其他病毒学检查及肥达反应、外裴反应等也无异常。因患者谷丙转氨酶未达到正常上限的 2 倍，故未用抗病毒治疗。发热原因考虑与乙肝病毒感染无关，具体原因不明。曾用抗生素治疗 2 个月无效，遂来我院要求中医治疗。辨证分析：患者高热，面目红赤，心烦躁扰不宁，夜寐不安，后背及胸腹有暗红色斑点，舌深绛无苔，脉细数。既有耗血阴伤之象，如舌深绛无苔，脉细数；又有动血之征，如后背及胸腹有暗红色斑点，面目红赤；还有热邪亢盛的表现，如半年来反复高热。诊断：病毒性肝炎；发热原因待查。证候：热入血分，耗血动血。治法：清热凉血，养阴活血。方用犀角地黄汤加减。

处方：

水牛角 30g　生地黄 15g　丹皮 30g　玄参 30g

赤芍 15g　麦冬 15g　羚羊角粉 0.6g（分冲）

生甘草 3g　青蒿 10g　地骨皮 30g

水煎服，200mL/ 次，分温 3 次服。治疗 1 周后发热减退，但夜间体温仍有时达到 37.3℃左右，面目红赤好转，斑点已退，睡眠好转，大小便正常。上方去羚羊角粉，水煎服 14 剂，服后诸症消失。

按语：患者自幼患病毒性肝炎，毒邪深伏于里，郁而化热。因外感引发，其热邪亢盛，故半年来反复高热。热邪深入血分，扰动心神，故心烦躁扰不宁，夜寐不安。热邪灼伤血络，迫血妄行，故见面目红赤，后背及胸腹有暗红色斑点。素本阴虚，加之热邪耗伤阴血，血涩为瘀，故舌深绛无苔，脉细数。据此诊断为热入血分，耗血动血，治以清热凉血、养阴活血之法，方用犀角地黄汤加减。方中水牛角、羚羊角清热凉血，共为君药；生地黄、玄参、麦冬养阴生津，并助君药清热凉血为臣药；丹皮、赤芍凉血散瘀，青蒿、地骨皮清透阴分伏热，共为佐药；生甘草清热解毒，又调和诸药为使。诸药共奏清热凉血、养阴活血之功。二诊时因高热已退，仅有余热，故去羚羊角粉，继用余药，巩固疗效。本病案体现了血分证“耗血动血”的病机，也体现了血分证用“凉血散血”法治疗的良效。

例 2：李某，男，43 岁。因“高热、神昏伴黑便 2 天”就诊。患者自中学时即开始饮酒，每日饮啤酒约 2 瓶以上，工作后有时每日饮啤酒达 10 瓶左右。30 余岁即被诊断为“酒精性肝硬化失代偿期”，反复发作腹水、肝性脑病、上消化道出血。2 天前因受凉出现发热，体温 40~41℃，咳嗽，开始胡言乱语，语无伦次，之后嗜睡，有时处于浅昏迷状态。今晨大便色黑如柏油，共 3 次，总量 700~800mL，并有牙龈出血。舌绛少苔，脉细数。入院后查体：T39.6℃，P120 次 / 分，R28 次 / 分，BP 80/50mmHg，神志欠清，意识模糊，呼之能应，对答不切题，有定向力障碍，不能做简单计算。双侧瞳孔等大等圆，对光反射存在，巩膜及皮肤无黄染，浅表淋巴结不大。胸腹部可见蜘蛛痣，可见肝掌。右肺中下叶可闻及湿啰音，心界不大，心率 120 次 / 分，律齐，各瓣膜听诊区未闻及病理性杂音。腹部膨隆，腹水征阳性，肝脾触诊不满意。双下肢可见凹陷性水肿，上下肢可见散在暗青色出血瘀斑。扑翼震颤（+），踝阵挛（+）。血常规：WBC 2.8×10^9/L，HGB 70g/L，PLT 50×10^9/L；肝功：ALT 185.1U/L，AST 235.7U/L，TBIL 26.8μmol/L，ALB 25g/L。便潜血（+）。B 超提示：肝硬化，腹水，脾大。PTA：45%。胸片提示：肺部感染。西医初步诊断：肺部感染，酒精性肝硬化失代偿期，门脉高压，脾大，脾功能亢进，腹水，肝性脑病，上消化道出血，食道胃底静脉曲张破裂？门脉高压性胃病？应激性溃疡？低血容量休克？低蛋白血症，凝血机制障碍。中医证候：热入血分，耗血动血。西医采取输成分血、输白蛋白及新鲜血浆等补充血容量及营养支持疗法，并给予头孢菌素抗感染，生长抑素降低门脉高压，谷氨酸钠及支链氨基酸治疗肝昏迷，间断给予速尿治疗腹水，洛赛克抑酸，下胃管给予冰盐水洗胃治疗消化道出血（因出血原因未明，故未予下三腔管止血）等对症治疗。中药给予清热凉血、养阴活血，方用犀角地黄汤加减。

处方：

水牛角 30g　　生地黄 15g　　丹皮 20g　　玄参 10g

赤芍 10g　　麦冬 15g　　羚羊角粉 0.6g（分冲）

生甘草 3g　　　　　阿胶 20g（烊化）　　生黄芪 30g
当归 15g　　　　　　半枝莲 30g　　　　　黄芩 10g

水煎服，200mL/ 次，分温 3 次服。

治疗 3 天后患者热退，神志清楚，对答切题，予急查胃镜，诊断为门脉高压性胃病，胃黏膜糜烂伴上消化道出血，拔掉胃管后继续抑酸治疗，并继续抗感染，间断输白蛋白、速尿，营养支持疗法等对症治疗，中药于上方去羚羊角粉、水牛角后继续服用，2 周后患者病情稳定，自动出院后门诊治疗。

按语：患者长期饮酒，导致脏腑虚弱，湿热中阻，困遏中焦，脾不运化，水湿停聚，故见腹水、下肢浮肿。外感温邪，首先犯肺，痰热阻肺，肺失宣降，故见咳嗽。正虚邪盛，长驱直入，入于血分，热伤血络，耗血动血，故见黑便，牙龈出血。热邪炽盛，故见高热。热扰心神，邪热内陷心包，故见神昏谵语，正如叶天士在《温热论》中所说的“温邪上受，首先犯肺，逆传心包”。阴血耗伤，血涩凝滞，故见舌绛少苔，肢体散在青色瘀斑。脉细数，为阴血不足，阴虚火旺之象。故诊断为热入血分，耗血动血，治以清热凉血、养阴活血之法，方用犀角地黄汤加减。方中水牛角、羚羊角清热凉血，共为君药；生地黄、玄参、麦冬养阴生津；半枝莲、黄芩清热解毒并助君药清热凉血为臣药；丹皮、赤芍凉血散瘀，阿胶、生黄芪、当归补气养血，共为佐药；生甘草清热解毒，又调和诸药为使。诸药共奏清热凉血、养阴活血之功。二诊时因高热已退，故去羚羊角粉、水牛角，继用余药，巩固疗效。本案的良效，印证了叶天士“入血就恐耗血动血，直须凉血散血，加生地、丹皮、阿胶、赤芍等物”的论述。

刘景源评按

“耗血动血”与“凉血散血”之论，出自叶天士《温热论》。原文曰：“入血就恐耗血动血，直须凉血散血，加生地、丹皮、阿胶、赤芍等物。”这段文字精练概括地总结了血分证的病机与治法。“耗血”，是指热邪消耗血中津液，其结果一是因血中津液亏耗而致血液凝聚成瘀，这是血热凝血的病机；二是热血消耗津液，甚至消耗肝血肾精，最终导致水不涵木，虚风内动，这是血热导致真阴亏损的病机。“动血”，是指热血鼓动血液，灼伤血络，迫血妄行而导致出血，症见吐血、衄血、便血、尿血、非时经血、发斑等，这是热邪导致出血的病机。“凉血”，是血分证的治本之法，因血热而导致耗血动血，必清热凉血，方能制止耗血与动血。“散血”，是针对血热凝血的治法。血因热耗津液而凝，必补充血中津液，方能稀释血液，使其不致凝聚。血已成瘀，必予活血化瘀，方能消散瘀血。因此“散血”之法，包含养阴生津与活血化瘀两类药物。叶氏所列举之药物，生地甘寒、丹皮辛寒、赤芍苦寒，均为凉血之品。甘寒之生地与甘平之阿胶均有养阴生津作用，丹皮、赤芍又有活血之功，四者合用，养阴生津，活血化瘀，是为“散血”。

刘汶主任医师的论文，从病因、病机、临床表现与治法诸方面对“耗血动血”与“凉血散血”进行了全面细致的分析，可谓深得叶论之精髓。

营分证与血分证，均为热邪深入血脉的病变，二者本质相同，都是热邪消耗人体营养物质的深重阶段。但二者又有浅深轻重的区别，刘汶主任医师在文章中从临床表现、病机与发展趋势等角度，对营分证与血分证进行了详细论述，对二者的临床鉴别诊断大有裨益。

在文章的“三、凉血散血法在临床上的应用”一段中，刘汶主任医师提出：“把握血分证‘耗血动血’的病机，掌握‘凉血散血’的治疗大法至关重要。”并提出三点见解：一是血分证的治疗要清热凉血，但不能率用苦寒，防其苦寒燥烈，耗气伤阴，更伤脾胃。所以应当用犀角（水牛角代）、丹皮等物，不能用黄芩、黄连、黄柏之类。二是治疗血分证要滋阴养血，如生地黄、阿胶、麦冬等物，但不能用熟地黄、龙眼肉等温补之品，防其助长热势。三是治疗血分证要活血散血，不能止血留瘀，可用赤芍、茜草等，但不能用棕榈炭、艾叶炭等炭类及收涩类止血药，防其加重血瘀；但也不能用三棱、莪术等行气破血药，防其耗气伤阴，加重耗血动血。能够提出这些见解，足见作者临床经验丰富，理论功底扎实，可以说非三折臂、九折肱者莫能言也。

文中所附验案2则，均为高热重症，根据其有高热、出血见症，结合舌象、脉象，诊为热入血分，耗血动血之证。诊断正确，处方简练精当，按语分析鞭辟入里，疗效确切，实属典型案例。所不足者，2例均无就诊日期，应予注明。

总之，该论文理论上论述全面而深入，治疗方案与理论紧密结合，确实做到了“读经典，做临床”，以经典指导临床，可以说是一篇论述“耗血动血”与“凉血散血”的优秀论文。

毒邪论

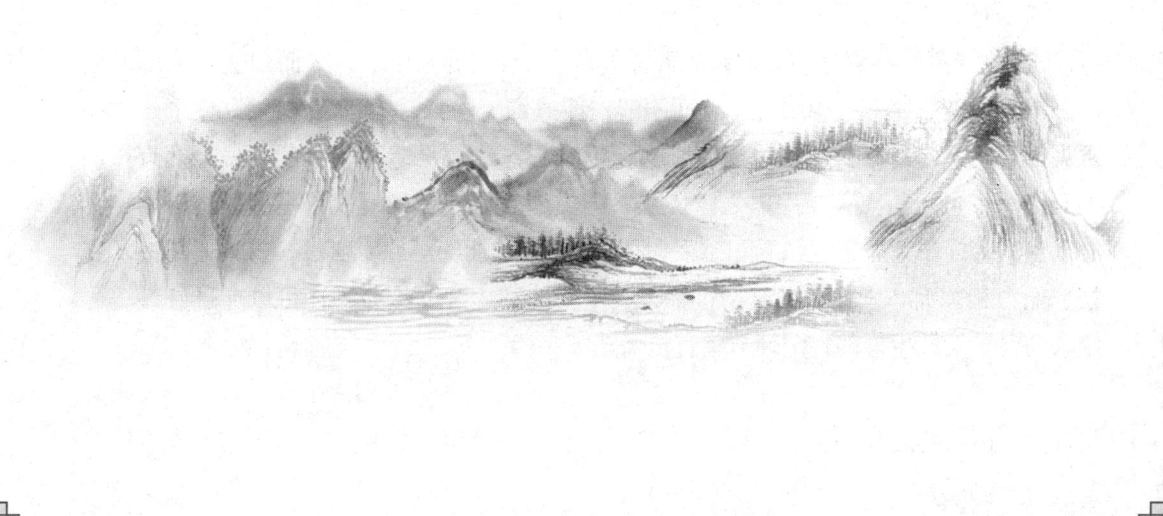

陈　超（苏州市木椟区人民医院）

中医学中的“毒”，乃病因、病机、病证、治则治法、药物及其性偏峻烈者之总称。其中作为致病因素的“毒邪”却长期被忽略，只在“疠气”中略被提及。笔者通过研读经典和以肝病为主要领域的临床实践，认识到“毒邪”致病及其所出现的病理机制、临床证候在诸多难治性疾病和恶性疾病的诊治中更具有特殊意义，现就毒邪学说在现代乙型病毒性肝炎辨证论治中的一些问题略做浅述。

一、毒邪的性质及其致病特点

1. 毒的病邪性质

（1）邪之甚者为毒：毒的最原始声意是指对人体有害的物质或因素，孔颖达疏《周易·噬嗑卦》云：“毒者，苦恶之物。”《广雅·释诂二》：“毒，犹恶也。”《黄帝内经》对“毒”的认识即已达到较高层次。如《素问·生气通天论》之“大风苛毒”，王冰注《素问·五常政大论》云：“夫毒者，皆五行标盛暴烈之气所为也。”《诸病源候论》指出“一气自成一病”“人感乖戾之气而生病，则病气转相染易，乃至灭门”；毒论大家王好古《阴证例略》将毒分为阴毒与阳毒，其中阴毒是指阴气独盛、阳气暴绝的一类病证，以阴寒极盛，阴盛格阳，阳气暴损，脏腑功能衰败为主要临床表现。吴又可对“疫毒”致疸的特性及其防治进行了较为全面的论述；《温热经纬》亦曰：“今感疫气者，乃天地之毒气也。”

（2）邪蕴久者为“毒”：邪气长时间蓄积于人体内可以化毒。《金匮要略心典》云：“毒者，邪气蕴蓄不解之谓。”《杂病源流犀烛》曰：“邪在阳经，久而炽盛则为毒，故有阳毒之病……寒邪直中阴经，久而不解，斯成毒（阴毒，笔者注）也。”瘀毒是内毒常见证候之一，另有长期（甚至终身）带毒者，谓之“伏毒”。慢性乙肝病毒邪有长期甚至终身带毒之特点，与中医之“伏毒”相类似。但此伏毒不仅仅是“冬伤于寒，春必病温”等简单跨季节“伏”与“发”，而是一个长期甚至终身伏毒，与人体正气及其祛邪能力相关而“发作”的复杂过程，其中女性宿主终身携带，还可以通过妊娠、分娩、哺乳等女性生理的特定环节垂直传播至下一代。

（3）邪之加者为“毒”：《素问·至真要大论》曰：“夫百病之生也，皆生于风寒暑湿燥火，以之化之变也。”可以说，六气（淫）乃外毒生成之源。“湿毒”与“寒毒”“热毒”“燥毒”等一并首见于《五常政大论》，为外邪所演化而来并且与五气（外感病邪，“淫”）相加而为害也。天人相应，人之五脏六腑犹如天地之五运六气，天地运化可外生寒湿热燥，人之变化亦能内生寒湿热燥。外感六淫与“内生五邪”均可演变和与毒相加为“寒毒”“湿毒”“热毒”“燥毒”，以及瘀毒、伏毒。

（4）正气败者多毒：病邪作用于人体，多因正不胜邪或邪盛正衰，其中毒邪内羁，极易败损正气。温热病中，凡毒邪形成，可以表达为原致病邪气数量猛增、致病性质骤变、致病力量骤强的阶段，更易出现极性转化而出现凶、恶、疑难性疾病。此多以正气内虚为本底，既可使机体失去真阴元阳之温煦濡养，亦可致脏腑气机升降摄纳失控而逆乱，以致邪毒内生（张），故曰：正气亏虚是内生邪毒之源。

2. 毒邪与发病

中医学认为，疾病的发生主要取决于正气、邪气及其双方力量的对比。一般六淫之邪感人，如“正气存内”，多“邪不可干”而不发病。而外感毒邪，鲜有不伤人者，如《医宗金鉴》云：“气胜毒，则毒为气驭，其毒解矣……毒胜气，则气为毒蚀，其气竭矣。”从某种意义上说，毒邪在其导致疾病的一定阶段中起着主导作用。“避其毒气……病安从来？”刘完素《伤寒直格》云：“凡世俗所谓阴毒诸症者，皆阳热亢极之证，但蓄热极深在内，而身表有似阴寒也。”阐述了“邪气偏盛－化毒－导致阴阳偏盛”的病理过程，邪毒亢极还可致“假寒”“假热”之征象，说明邪盛过极可以化毒，使人体脏腑阴阳失衡，疾病由是而生。病后的毒与五气（淫）还可形成恶性因果链，互相影响。在此阶段，可因邪气所在部位的不同，而表现为相应靶位的损伤，而这个过程，从即刻属性来说，呈现出机体的正气与邪气相互作用后，正邪交争剧烈的某种状态。

毒邪致病，要分两端：一是疫毒致病性强，正气虽存但不能及时起亟（无特异性免疫功能）者，有可能皆相染易。外毒致病，必“上受”于鼻以犯肺；由口食入以犯脾胃；由皮肤黏膜侵入以犯血脉三途。病变部位、病程经过及临床表现因感染外毒之异而不同。内毒致病，多为疾病基础上的脏腑功能严重失调，气、血、津液等基本生命物质反而变生为病理产物，蓄积体内，化生“内毒”。二是毒邪不剧，毒力不深，不足以迅疾摧毁人体正气，若机体正气尚强，可耐受毒邪而暂时不发病。如《温疫论·原病》中说：“感之浅者，邪不胜正，未能顿发。”六淫外邪，可为正气彻底祛除；毒邪羁伏于内，常成为伏毒。伏毒既久，多与瘀血、痰湿胶结，缠绵难解，甚至“终生携带”。“伏毒”是否发病？何时发病？取决于正气与毒邪的力量对比。大凡看法，毒邪强而正气弱则病发，毒虽弱亦可因宿主自身正气发生改变（如妊娠、劳碌、忧思恼怒、酒食不节、复加外感），使得毒邪失制而发病。

二、毒邪与病毒性肝炎的病因病机

1.HBV 感染与感受毒邪

中医学认为，病毒性肝炎的病因不仅仅为外感湿热疫毒（简称湿毒，病原学为 HBV），同时又与内生之毒有关。外毒可因邪之热毒偏重，或宿主为阳盛之体，化为湿热毒；若邪之湿毒偏重，或宿主为阳虚、痰湿之体，或因用药苦寒过度，则可化生寒湿毒。内毒多为脾病湿生，毒邪壅滞，气机不畅，或毒损肝体，疏泄失常，气血瘀滞，若瘀久不消，又与湿热疫毒相合，则化为瘀毒；煎熬津液，阻碍气机，津液代谢失常，可化生浊毒。西医学认为，肝炎病毒对肝脏初次打击形成炎症，即临床常见的急性肝炎。其中部分慢性活动性肝炎患者还可因免疫损伤和化学损伤等对肝细胞形成二重打击。主要有以细胞毒性 T 淋巴细胞（CTL）为主介导的免疫损伤学说、炎性介质（白三烯等）介导的肝损伤学说、肝细胞内代谢网络系统紊乱学说等 。使得人体代谢产物因应激而大量产生，超出了机体自身的清除能力而转化为致病因素，属“内毒”之痰毒、瘀毒等范畴。外毒与内毒相加为患，导致了肝功能的严重损害甚至肝衰竭的发生。

急性乙肝失治、误治则迁移而成慢性乙肝，多表现为“湿毒”伤土，中焦受害（转输、生化及升降功能失常）。气机不畅每使肝郁，终至“土败木贼”，见神疲乏力、食欲不振、胃脘胀满、胁肋胀痛、肝脾轻度肿大及肝功能损伤（酶学异常、胆红素增高等）、乙肝病毒标志阳性、HBV-DNA 高水平复制等。叶天士谓疑难病“初为气结在经，久则血伤入络”，慢性肝炎则符合其病变规律。毒邪善入血分，阻滞脉络，导致气滞血瘀，形成“瘀毒”。症见胁下疼痛不移，或及癥瘕包块，面色晦暗，手掌紫暗（肝掌），瘀痣赤缕（蜘蛛痣），舌紫，脉弦细又见肝功能慢性损伤（血浆白蛋白、白球比例降低），凝血功能下降，肝纤维化指标异常，影像学改变等，此时，已由慢性肝炎演变成肝硬化。其中少数重症患者毒邪深入营血，内陷心包，表现为神志昏迷、出血、全身黄染者，属“急黄”或“瘟黄”。毒邪易败血伤阴，损伤正气，内陷脏腑，顽固难愈。且易与痰瘀互结，蕴积体内，迁延日久，可逐渐变生癌毒，进而内毒生成或加重，邪毒胶结更甚，难解难分难愈，出现生命终结或形成终末期肝病。

CHB 感染常见的母婴垂直传播，初期病情隐匿或属于免疫耐受状态，表现为“伏毒”。此因稚儿先天未充，毒邪因虚而羁，待时而发。随着生长发育，机体免疫功能不断增强而表现为正邪交争。正气起亟，则驱伏毒而证情显现，出现乙肝活动，与成人慢性乙肝的临床特点相似。

2. 毒邪所致肝病的特点

（1）发病急、重、多变：毒邪致病除具有凶、急、痼、杂、难等特点外，且病位深而难定。如《疡科心得集》曰：“外证虽有一定之形，而毒气之流行亦无定位。”在肝病临床上，急性肝炎、慢性乙肝活动等，极易形成慢性重度肝炎，急性（或/和“慢加急”型）、亚急性重型肝炎。病位涉及脾（胃）、肝（胆）、心、脑、三焦等脏腑。其中感受外毒者可见高热、神昏、抽搐、吐血、腹痛、脉数疾（热毒），或黄疸加深，腹胀、尿少、浮肿等（湿毒）。感受或合并内毒则可见身体羸瘦、肌肤甲错、面色黧黑、胁痛如刺、脉结涩等（瘀毒），昼寐夜躁、神识昏愦、震颤不安等（痰毒）。

（2）湿毒、瘀毒为慢肝之原：人与自然相合，毒邪、疫疠之毒的滋生、繁殖，自然受六气变化的影响。没有六气化六淫，就没有外毒的生成，正如《素问·至真要大论》所说：“夫百病之生也，皆生于风寒暑湿燥火，以之化之变也。”临床上，病毒性肝炎最为常见的病因是湿邪、邪毒，且二者常相合为患而为“湿毒”。即湿邪蕴积较深、较久，性质险恶，变为更多、危害更大的病邪。同时，毒易与痰、瘀等慢性病理产物相兼为患，形成瘀毒、痰毒、水毒。慢性肝病后肝硬化、原发性肝癌等多与瘀毒有关。若瘀久不消，新血不生，则出现面色黧黑，口唇紫暗，皮肤粗糙状如鳞甲。瘀血阻滞脉络，血液不循常道，溢出脉外，可见各种出血。体内肿块日久不化，质硬，固定不移，夜间痛甚，即为癥积。肝病晚期的水液代谢紊乱，各种代谢产物排出困难，蓄积日久，郁而生成水毒、浊（湿）毒，可导致肝肾综合征、慢性肝衰竭等。

（3）病程迁延难愈，预后较差：毒邪的致病特点决定了其病程较长，病情反复，迁延难愈。上已述及的邪之加者为“毒”中，以湿毒为最，其与湿邪的致病特点相关。然湿邪虽黏滞、缠绵，但除不治者，病程再长，毕竟有一定时限。而若湿邪化毒或与毒相加成为湿毒，病程可长至终身，如慢性乙肝。而且，邪毒蕴结愈久，一旦发病，病势愈重。慢性乙肝之感染状态时间越久，发病时越易出现急、重、疑难证候。或起病急骤，直伤脏腑，形成重症；或为鼓胀（肝硬化失代偿）、癥积癌肿（原发性肝癌）。

（4）急易入血，久则入络：外感毒邪所致疾病，因其符合温病的一般规律，多以叶天士卫气营血辨证法治之。然毒邪致病，除传染性更强，病情更为凶险外，往往不按“卫之后方言气，营之后方言血”的规律传变。这已成为温热病医家临床诊治的一种变法，认为毒、血关系密切，毒邪犯人，始终与血有关，这是毒邪致病的主要特点之一。温病的各种凶险变证，发展至后期，皆致毒邪迫血妄行，伤阴耗血。在病毒性肝炎中，首先表现为黄疸的形成或加深，此乃湿热毒邪亢盛，煎熬血分，血气凝结而致黄。急黄，则为毒邪直达血分，内陷肝胆，神昏谵语，动风抽搐。病变过程中，多见肌衄、发斑、呕血、黑便等。

慢性肝病的病位，中医学亦认为多和肝脏有关。肝藏血而为多血之脏，正如李东垣所说“血者，皆肝之所主，恶血必归于肝，不问何经之伤，必留胁下”。叶天士曰“络乃聚血之所”，故多血者多络，多络者多血。“邪之所凑，其气必虚”，正虚络脉失养，毒邪侵入肝络，伺机待发，日久营卫失调，气血津液生化不足，肝络益虚，则毒邪深伏。邪毒、瘀血、痰浊、虚（损）之间相互影响，肝络遂成慢性肝病之病所。吴瑭认为“肝主血，络亦主血……肝郁久则血瘀，瘀者必通络”，提出了治肝必治络的主张。

三、毒邪的治法

1. 治疗思路

针对毒邪在慢性乙肝发生、发展中的机制，解毒（化解毒邪、祛除毒邪）实为治本之法。根据辨证和个体化治疗原则，笔者总结出清热解毒、凉血解毒、温化寒毒、祛湿解毒、化瘀解毒、化痰解毒、扶正解毒、以毒攻毒等论治八法。祛除毒邪的成因，所合外感之淫或“内伤五邪”及其发生、发展过程中的各种病理产物，使之不与毒相搏，势必孤矣。

（1）逐邪以减毒害：吴又可指出，“诸窍乃人身之户牖也，邪自窍而入，未有不由窍而出”者。故“汗、吐、下三法，总是导引其从门户而出，可为治（疫、毒）之大纲，舍此皆治标云尔”。毒由邪（此处之“邪”指六淫、七情、痰、瘀等除毒邪外的致病因素）甚而致，并依附于病邪，邪甚则毒深，邪留则毒结（毒附于邪），邪弱则毒减，邪祛而毒离，故必祛其邪。毒由病邪蕴结不解、邪毒相加者，须尽可能使邪、毒分离。《温疫论》中提出“大凡客邪贵乎早逐，乘人气血未乱、肌肉未消、津液未耗，病人不至危殆，投剂不至掣肘，愈后亦易平复”。吴又可还力倡急证急攻，他指出：“因其毒甚，传变亦速，用药不得不紧。”毒所依附的病邪性质不同，毒邪性质亦有区别，诸如热毒、湿毒、瘀毒、痰毒等，故可根据毒邪所兼夹之六淫、七情、痰饮、瘀血等病邪的具体情况治之，但总以逐邪为本。

（2）给邪毒以出路：给邪以出路是外感病的基本治则。《素问·阴阳应象大论》云：“其高者，因而越之；其下者，引而竭之；中满者，泻之于内。”这是给邪以出路的最早论述。张仲景以汗、下等法祛邪并且创制了麻黄汤、三承气汤等经典方剂。张从正的汗吐下三法，将“给邪以出路”理论发挥到极致。吴又可、叶天士等温病大家亦无不将此视为圭臬。

“给邪以出路”，要根据病位，宗叶天士“看邪之可破解处”之论，因势利导，驱毒外出。如偏在表者，汗之可“开鬼门”，以宣透邪毒；偏在上者，吐法可“因其高而越之”；偏在下焦者，利之可“洁净府”，以渗泄湿毒，下之可通腑行气，以泻浊排毒。排出毒邪，一方面可直接解除毒邪对机体的损伤，另一方面，可促进气血的调畅，减少，甚至消除病理产物的生成而使内毒不生。

（3）扶正以胜邪毒：毒乃属于广义之邪，毒邪极易伤正，内损脏腑，耗散原真。故调理脏腑，培补气血阴阳，可减轻毒邪对机体的伤害，且可以抗毒、解毒、驱毒。见毒必治毒，解毒、泻毒、排毒祛邪外出为常法，运用得当，可使毒除而病解。反之，唯邪论、唯毒论的思维方式及其治疗，虽亦可致毒暂减，但却使正气大衰，甚至毒反暴张而正气大败，导致病情危重或不治。因此，有必要强调毒损正气，强调毒作为病邪而伤正气的过程。注意正气尚可任伐毒，则伐之。正气不支则应扶正以胜邪毒。

（4）以毒（药物）攻毒（邪）：中药中有一些特殊的解毒药物，如牛黄、雄黄、砒霜、蟾酥、犀角、蛇毒、蜂毒、土茯苓、山慈菇等，按中药药性多属"有毒"药物，以其治疗属于毒邪所致的疑难、顽固性病证而"以毒攻毒"，往往收到特殊疗效。如砒霜治疗白血病的研究，不仅仅是传统中医理论的继承和发扬，亦已被西医学和药学实验所证实。以特殊"毒"药为主组成的方剂与成药如六神丸、消炎解毒丸、如意金黄散、拔毒膏等，在临床得到了广泛的应用，其治疗理念多为特别强调祛毒。肝病领域亦已发现蟾酥、水蛭、蚂蚁、苦参、青黛、叶下珠等中药的特殊解毒作用并被临床广泛关注。

2. 治疗方法（述要）

鉴于毒邪在慢性乙肝发生、发展过程中的机理，解毒（祛除毒邪、化解毒邪）是为治本之法。根据辨证和个体化治疗原则，笔者总结出清热解毒、凉血解毒、温化寒毒、祛湿解毒、化瘀解毒、化痰解毒、扶正解毒、以毒攻毒等八法，祛除毒邪的成因，所合外感六淫或内伤五邪及其发生、发展过程中的各种病理产物，使之不与毒相搏，势必孤矣。

四、结语

毒邪，作为致病因素，应与六淫、七情、痰饮、瘀血等同为中医的常见病因，应受到高度重视，仅仅以"疠气"是不能概括毒邪的内涵和外延的。疫毒甚者，正气虽存，但不能及时起亟（无特异性免疫功能）者，即可致病。毒邪不险，毒力不深者，或机体正气尚强，可耐受毒邪而暂时不发病，但正气祛邪（不含毒邪）尚易，祛毒尤难。毒多外入，亦可内生，除作为病因的狭义之毒外，在病因的作用下，疾病发生和发展的骤然变化，出现功能破坏和形质受损的病理变化，则为广义之毒。深入研究"毒"的概念、特征，从中医基础理论之源头上剖析其致病特点及其所出现的病机变化，对一些重大疑难疾病的防治具有重要的意义。

在肝病领域，由于中医现代化进程的加快及其中西医结合研究的深入，毒邪作为致病因素已经受到临床的高度重视。但如何以中医学理论和思维阐述毒邪与西医学肝病的关系，实有进一步探讨之必要。

参考文献

[1] 崔文成. 毒邪病因论[J]. 中医药通报，2008，7（5）：25.

[2] Takashi O N O et al.Characterization of a novel inhibitor of cytosolic phospholipase A2a. Biochem J.2002，363：727-735.

［3］中华医学会传染病与寄生虫病学分会，肝病学分会．病毒性肝炎防治方案［J］．中华传染病杂志，2001，19（1）：56.
［4］陈超．黄疸型肝炎从“湿毒”辨治述要［J］．中国中医基础医学杂志，2010，8：7.
［5］陈超．试述毒邪学说在病毒性肝炎辨证中的应用［J］．辽宁中医杂志，2011（38）11：2184.

周　洁（天津中医药大学第二附属医院）

一、毒邪的概念

毒邪一词，中医古籍中未有明确记载，但对毒、邪分别多有阐述。如《素问·六微旨大论》云："帝曰：何为邪乎？岐伯曰：夫物之生从于化，物之极由乎变，变化之相薄，成败之由也。"《素问·生气通天论》云："虽有大风苛毒，弗之能害，此因时之序也。"《素问·刺法论》云："黄帝曰：五疫之至，皆相染易，无问大小，病状相似，不施救疗，如何可得不相移易者？岐伯曰：不相染者，正气存内，邪不可干，避其毒气，天牝从来，复得其往，气出于脑，即不邪干。"《黄帝内经》提出了寒毒、热毒、湿毒、燥毒、清毒、大风苛毒等名词。认为物之极即为邪，邪之极即为毒。如火热之邪可成热毒、火毒，阴寒之邪可成寒毒等。除外来之邪，体内之邪长期蕴结不解，也可化而为毒，如湿热、寒湿之邪长期不解，可成为湿热毒、寒湿毒等。正如《金匮要略心典》云："毒，邪气蕴结不解之谓。"故毒邪是性质险恶、胶结难愈、危害较大的一类重要的致病因素，可外感、可内生。

目前危害人类健康的杀手，仍是心脑血管病、恶性肿瘤、糖尿病及一些免疫系统疾病。西医学只能以药物维持治疗。为此，许多医学专家为探讨新的致病因素，对毒邪进行研究，认为毒邪作为中医专业术语，具有病因和病机的双重含义。从病因学看，毒邪是对人体有强烈刺激和危害的致病物质，包括六淫化毒、内生之毒、疫毒、虫兽药食毒等，无论来自外界还是发自体内，一般具有猛烈性、传染性、特异性等特征。从历代医家对毒邪的认识及其致病表现看，如前所述，又分为风毒、热毒、火毒、寒毒、湿毒、燥毒、阴毒、阳毒等，这体现了其所具有的证候属性，又代表着毒邪致病后的病机，是辨证论治的依据。因此，诸多疑难杂病可以从"毒邪"立论，从内生毒邪进行探讨，从内生毒邪角度认识内伤疾病的病因病机，从而拓宽对难治性疾病的治疗途径。

二、癌毒与恶性肿瘤

（一）癌毒的产生

癌毒的本质是机体在内外多种因素作用下，脏腑功能失调的基础上产生的能够导致肿瘤发生、发展的特异性病理产物和致病因子。多种因素包括内因、外因，《名医指掌》曰："膈病多起于忧郁，忧郁则气结于胸膈而生痰，久则痰结成块，胶于上焦，道路狭窄，不能宽畅，饮则可入，食则难入，而病已成矣。"提示肿瘤形成与饮食不节、情志不调致脏腑功能虚弱有关，久之体内酿毒，最终成瘤，此为内因也。《诸病源候论》曰："癥者，由寒温失常，致脏腑之气虚弱。而食饮不消，聚结在内，渐染生长……若积引岁月，人即柴瘦，腹转大，诊其脉弦而伏，其症不转动者，遂致死。"《灵枢·九针》曰："四时八风之客于经络之中，为瘤病者也。"《灵枢·百病始生》曰："积之始生，得寒乃生，厥乃成积也。"说明四时八风，寒、热、风邪夹毒等外邪可直接外客而致癌，此为外因也。

（二）癌毒的性质

癌毒区别于一般外感六淫之邪，也不同于一般内生邪气。而是在各种致病因素的作用下，机体正常组织异化而产生的一种强烈的特异性毒邪，其性质如下。

1. 易耗正气

《素问·评热病论》曰："邪之所凑，其气必虚。"《灵枢·百病始生》曰："壮人无积，虚人则有之。"肿瘤因正虚而生，又因正虚而长。癌毒一旦形成，则会不断增殖，妨碍正气的充养，使人体处于高负荷状态，积久不消，成积成聚。正气亏虚又始终贯穿于肿瘤发生发展的全过程，双方力量对比常处于动态变化中。疾病初期，虽然患者正虚并不明显，但虚候已在其中，此时正气的抗癌能力尚大于"癌毒"的致病力，患者可能仅有厌食、舌淡、脉虚等症，而无明显的消瘦体虚之状。癌毒伏而不发，易被人们所忽略。而中、晚期患者邪毒壅盛，正气大虚，呈现出气血阴阳俱虚的"恶病"之象，如消瘦、贫血、神疲乏力的"大实有羸状"。气血亏虚又是癌症转移、复发的关键。癌症发生后，一方面由于癌毒亢盛，正气亦虚，虚不胜邪，癌毒泛滥，导致癌症复发、播散、转移。另一方面，发病后采用手术，放、化疗治疗措施，虽然对癌毒有明显遏制、杀伤或清除作用，但多次反复的治疗，对正气损伤亦较大。正气虚损的结果是造成人体免疫功能下降，内环境失衡，抗病能力减弱或缺失，癌毒渐聚，加速了癌症的播散、转移，形成恶性循环。

2. 相兼为患

癌毒内蕴，影响气、血、津液的运行。津液输布不畅，聚而成痰；癌毒损伤中焦脾胃，不能运化水谷津液，也可致湿浊内生。癌毒阻滞，气血运行不畅，遂瘀阻经络，使痰毒、瘀毒合而为患。同时痰湿瘀血作为病理产物，郁久凝聚成毒，又为癌毒的增殖提供了"温床"，这样，癌毒、痰湿、瘀血相互胶结，合而为患，使癌症缠绵难愈。

3. 癌毒传舍

肿瘤的转移与癌毒密切相关。癌毒中人，正不束邪，邪毒客于五脏六腑之脉络，循脉络传变而致转移。《灵枢·百病始生》中曾有记载：“虚邪之中人也……留而不去，则传舍于络脉……留而不去，传舍于经……留着于脉，稽留而不去，息而成积。”说明癌毒常常经脏腑经络气血流布于人体五脏六腑、五官九窍，引起肿瘤的浸润、扩散、转移。癌瘤初期阶段，主要表现为向原发灶周围的侵袭扩散；进入中、晚期，毒邪流窜，瘀阻经脉，与他邪胶结，缠绵难解，病情深重，这与转移性肿瘤的病情、病势、预后极其相似。

4. 沉伏顽固

癌毒沉伏体内，病变早期，临床上多无症状，发现不适时多已属中、晚期。经综合治疗后，症状暂消，但癌毒难以尽除，暂时潜伏而成伏邪，也即“余毒”。“余毒”在体内隐匿潜藏，并非静止不动，久而损伤脏腑，暗耗气血津液，或由他邪诱发，使“余毒”更加肆虐，复发转移，治疗难以建功，甚至顽恶难解。如《温疫论》所言：“若无故自复者，以伏邪未尽。”

（三）癌毒的治疗

1. 养正除积

恶性肿瘤是机体全身性疾病的局部表现，中医学对肿瘤的认识更重视整体性。《医宗必读》云：“正气虚则成癌。”《外源医案》也明确指出：“正气虚则成岩。”加之肿瘤患者在治疗过程中耗气伤血，虚之越甚。所以扶正培本贯穿癌症治疗的全过程。养正首先要保护胃气，中气旺则运化强。否则胃气一败，百药难施。肾为先天之本，内藏元阴元阳，癌症晚期多大伤元气，故应调护肾气，培补元气，以期达到正盛邪去的目的。

2. 清热解毒

恶性肿瘤患者，癌毒蕴结体内，或部分肿瘤患者有局部肿块灼热疼痛、口干渴、尿赤便秘、舌苔黄腻、脉数等癌毒蕴热征象，治疗以清热解毒为法。现代药理研究也证明，清热解毒方药有直接抑制肿瘤细胞增殖、诱导细胞凋亡、调节和增强机体免疫水平、抗血管生成、逆转多药耐药等多方面作用。

3. 以毒攻毒

毒陷邪深，非攻不克，临床常用一些性峻力猛的有毒之品，即所谓“以毒攻毒”。历代医家及民间流传许多治疗癌症的方法及药物，不乏以攻毒为目的的疗法。近年来运用有毒类药物，以毒攻毒来治疗肿瘤，临床与实验均做了一些研究。但“以毒攻毒”

要遵循“衰其大半而止”的原则。如果一味追求以毒攻毒，消灭癌毒，定会损伤正气，使癌毒复生，特别是中、晚期患者，应用不当会适得其反。

4. 温补阳气

《灵枢·百病始生》曰：“积之始生，得寒乃生，厥乃成积。”肿瘤应属中医学中癥瘕积聚等疾病范畴，其病理基础为阳气不足，阴邪结聚体内，日久而成有形之邪。治疗应以辛散温通、温阳散结为法。临床屡用屡效。

三、临证体会

（一）阳气不足，阴毒内盛是肿瘤形成的根本原因

如前所述，积的形成为寒所致，是一个漫长的过程。李中梓《医宗必读》曰：“积之由也，正气不足而后邪气踞之。”正气亏虚，使人体无力抵抗外感、内伤之邪，长期停留体内而酝酿成毒。阳气不足，无力推动人体气血津液的运行，而生痰、湿、瘀。这些病理产物与体内的癌毒相互搏结聚而成癌肿。《素问·生气通天论》曰：“阳气者，一日而主外，平旦人气生，日中而阳气隆，日西而阳气已虚。”癌症患者大多为中、老年人，正属“日西”阳气衰退之年。我们的生活环境——春暖、夏热、秋凉、冬寒，四时气候的变化是自然的规律，因而我们应遵循春夏养阳、秋冬养阴的养生法则。而每到夏季，久居空调环境，非其时而有其气，阴寒之气频频进入人体，则耗伤阳气。另外，生活节奏加快，工作压力增加，饮食不节，中焦脾胃受损，而受损的又主要是脾阳，脾胃虚弱又可侵于他脏，出现全身气虚阳虚，脾病及肾，最终导致脾肾阳气俱虚，阴毒内盛之候。

（二）温阳法在临床中的应用

温阳法应属“扶正”法之一。“温”的是阳气，“扶”的是正气。祝味菊指出“阳气者，抗力之枢纽也”“既病，则当首重阳用，阳衰一分，则病进一分，正旺一分，则邪祛一分，此必然之理也”“抗力不中立者，壮之以温，抗力衰微，而虚怯过甚者，助之以热”“气足则抗能旺盛，阳和则抗力滋生”。综观目前多数治疗癌症的处方中，多以清热解毒、软坚散结等药物为主，但笔者通过临床实践体会到，单用此法疗效平平。因肿瘤乃癌毒而成，癌毒又为阴毒，阴无阳则不化，若长期服用苦寒药则更加损伤中阳，所以温阳法为治疗癌毒之大法。无论是早期原发部位的癌肿，还是后期出现的各种并发症的治疗，温阳法都应贯穿始终。如常见对脑转移癌的头痛、癌性胸腹水、癌性疼痛、癌性发热、肠梗阻及化疗药物所致神经毒性的肢体麻木等症的治疗，无一不体现温阳药物的重要作用，如常用的“温阳活血通窍法”“温阳化饮利水法”“温阳益

气养阴法”“温阳泻下通腑法”等。本人近年来围绕“温阳法”立论，完成课题“癌复康Ⅰ号治疗奥沙利铂所致周围神经毒性临床研究”“温阳通窍中药复方调控脑胶质瘤血管生成的分子机制研究”，用科学的方法论证了“温阳法”治疗肿瘤的有效性。

四、案例

张某，女，56岁，2010年11月就诊。患者于2010年2月确诊为卵巢上皮癌，手术后化疗6个周期，化疗方案：TP方案（紫杉醇180mg，d1；顺铂30mg，d1、d2、d3）。化疗后患者发热2月余，经抗炎治疗无效。后采用中药治疗疗效欠佳，观其处方多为养阴清热解毒之法。刻下：发热，午后体温逐渐升高，最高体温可达39.0℃，神疲乏力，四肢不温，喜温喜卧，纳差，腹胀，舌淡胖苔薄白，脉细软无力。中药组方：附子、干姜、炙甘草、肉桂、黄芪、生地黄、知母、黄柏、陈皮、白术。服药1周后，体温逐渐下降，夜间体温为37.4℃~37.8℃，精神转佳，纳差、腹胀等症状明显好转，效不更方，继原方治疗。

此病例辨证为阳虚发热，治疗以补火助阳，甘温益气为法，用振奋真阳之四逆汤加减，而不是限于发热的辨证常规而不敢温阳。此乃“热因热用”之法，正如《外科症治全生集》所说：“毒即是寒，解寒而毒化。”此病例说明温阳法在治疗肿瘤及相关症状时，维护阳气，温阳散寒解毒的重要性。

毛宇湘（河北省中医院）

毒邪论即毒邪致病论，是中医学特有的、重要的病因病机理论之一。历代医家非常重视对毒邪的研究，如《黄帝内经》提出了寒毒、热毒、温毒、燥毒、大风苛毒等概念。《金匮要略方论》提出阴毒、阳毒，《诸病源候论》列述了蛊毒、兽毒、蛇毒、水毒、饮酒中毒等，《备急千金要方》提出时气瘟毒。明·吴又可、清·王清任提出疫戾毒邪，《重订通俗伤寒论》提出血毒、溺毒。现代医家亦重视对毒邪的研究，欧林德把毒分为气毒、水毒、药毒、食物毒、动物毒、金刃毒六种。肖森茂等把毒分为风毒、火热毒、疫毒、温毒、寒毒、燥毒、瘀毒、湿毒、痰毒九种。周仲瑛专论"伏毒"为病等。可见，毒邪的概念在中医学中源流久远，种类繁多，涉及广泛。但是作为毒邪的一种——浊毒，历代医家却鲜见论述，随着时代的发展，疾病谱的变化，浊毒越来越受到学者们重视。

一、浊毒的含义

"浊"最早的含义是浊气、浊阴。一指饮食精华的浓浊部分；二是指呼出的浊气和排出的矢气等。《灵枢·血络》曰："阳气蓄积，久留而不泻者，其血黑以浊。"提出了"血浊"的概念。《金匮要略方论》说："清邪居上，浊邪居下。"《杂病源流犀烛》提出"浊病之原，大抵由精败而腐者居半"，提出了"浊病"及其病因。现代医家大多认为，浊与湿同类，有内、外之分，外者指自然界的秽浊之气，内者指人体异生之病理产物。就湿与浊而言，湿轻而浊重，积湿而成浊，湿易祛而浊难除。

"毒"，在中医学中含义有六：一指疠气疫毒，《素问·刺法论》说："五疫之至，皆相染易……不相染者，避其毒气。"吴又可提出能引起疫病流行的"戾气"，又名"毒气""疫毒"等。二指邪之甚者，《金匮要略心典》说："毒，邪气蕴结不解之谓。"《古书医言》亦载："邪气者，毒也。"三指病证，如疔毒、丹毒等。四指治法，拔毒、解毒等。五指药物或药物的毒性、偏性和峻烈之性。如《素问·脏气法时论》说："毒药攻邪，五谷为养，五果为助。"六指一些特殊的致病因素，如漆毒、水毒、沥青毒等。

古人对浊、毒分别都有论述，但很少把"浊毒"作为一个整体进行研究。浊毒不是单纯的浊，亦不是单纯的毒，浊毒是一体的，既有浊的性质，又有毒的特质。浊毒既是一种对人体脏腑经络、气血阴阳均能造成严重损害的致病因素，也是指多种病因导致脏腑功能紊乱、气血运行失常，机体内产生的代谢产物不能及时正常排出，蕴积体内而化生的病理产物。浊毒既是一种病理产物，也是一种致病因素。

二、浊毒的特性及致病特点

“浊”性黏滞、重浊，易结滞脉络、伤气浊血、阻塞气机，导致疾病缠绵难愈。“毒”性暴戾、顽固、多发、内损、染易，易耗气伤阴，损伤脏腑功能。其致病表现为凶险怪异、繁杂难治。王永炎院士指出：“主要是邪气亢盛，败坏形体即转化为毒。毒系脏腑功能和气血运行失常使体内的生理或病理产物不能及时排出，蕴积体内过多而成。”浊与毒因性质相近，同气相求，而极易相生互助为虐，合为一体，如油入面，故以“浊毒”并称。浊毒之病理特性兼“浊”“毒”两者之长，胶固难解，其致病更加广泛、凶险、怪异、繁杂、缠绵难愈、变证多端，甚至转为重症坏病。所以浊毒之邪侵犯机体后具有暴戾性、迁延性、难治性、顽固性、传染性、内损性、增殖性、广泛性等致病特性。目前发现多种慢性难治性疾病均与浊毒有关，有学者认为，浊毒是导致慢性萎缩性胃炎肠化异增的主要因素。有学者提出，浊毒与糖尿病糖毒性和脂毒性密切相关。有学者提出，艾滋病病毒属于中医浊毒之邪。浊毒致病具有“易耗气伤血，入血入络；易阻碍气机，胶滞难解；易积成形，败坏脏腑”的特点。

1. 易耗气伤阴，入血入络

浊毒之邪积聚体内，相互为用，日久必凝结气血，燔灼津液，致脏腑败伤，其病多深重难愈，病期绵长，病久易入血入络，可致瘀血、出血。许筱颖等认为，浊性黏滞，易结滞脉络，阻塞气机，缠绵耗气；毒邪性烈善变，易化热耗伤阴精，腐败气血。毒之形成，与浊有密切的关系。若浊毒日久不解，毒与痰湿互结，深伏于内，耗劫脏腑经络之气血，而呈现虚实夹杂之证，临床表现为缠绵难愈，变化多端。

2. 易阻碍气机，胶滞难解

浊毒互结，毒以浊为体，浊以毒为用，胶着难解，壅塞经络，阻碍气机。气机不畅，邪不得散，血不得行，津不得布，津血停留，化生痰浊瘀血，日久痰浊、瘀浊相互搏结为病。浊毒可以蒙窍，阻遏清阳，致清阳不升，鼻窍不通，而致头昏冒。浊毒易逆行入络，上窜心、肺，《温病条辨·温疟》云：“热多昏狂，谵语烦渴，舌赤中黄，脉弱而数，名曰心疟，加减银翘散主之；兼秽，舌浊口气重者，安宫牛黄丸主之。”此谓浊毒攻心，必用安宫牛黄丸芳香开窍醒神，兼以化浊解毒。浊毒胶结于胃脘，阻碍气机，导致胃部细胞、组织的浊化，即病理损害过程。浊毒黏滞致使胃络瘀滞，气不布津，血不养经，胃失荣养，腺体萎缩久久不愈，终则发生肠化或异型增生。浊毒逆行胃经，走胃肠，可致腹痛、腹胀、纳呆、腹泻。逆伤于肺，可致胸痛胸闷，痛无定处，或喘咳等。重则下流肝、肾经，损伤肝肾。由此可见，浊毒是很多慢性疾病迁延难愈的重要因素之一。

3. 易积而成形，败坏脏腑

浊毒重浊、黏滞，易损脏腑，腐败血肉，生恶疮癌肿。表现有气味秽臭，或腥臭如败卵，肌肉组织多有腐烂，或易生赘疣。头昏蒙，甚则意识不清，身痛不可名状。骨蒸，恶寒，微热，自汗或盗汗，大便水样如注，或溏而黏滞不爽，或吐呕，或便冻血如烂肉样，或出流腐汁黄水，如妇女黄、白带下，外阴瘙痒，或刺痛、出浊水物等。如浊毒犯肾，开合失司，可见通身浮肿，二便俱闭。浊毒日久不去，肾脏持续损害可致肾功能衰竭。王永炎院士强调毒邪在缺血性中风发病中的重要性，提出中风后常有瘀毒、痰毒、热毒互结，破坏形体，损伤脑络。浊性胶结，毒性峻烈，浊毒内伏，燔灼津液，凝结气血，胶着不化，致气血亏损，脏腑败伤，其病多深重难愈，病位深，病程绵长，后遗变证蜂起，治疗难度较大。

浊毒与一般的湿热之邪不同，是在原有病邪的基础上化生而又保留了原有病邪的特点，虽然与湿邪、热邪、痰浊、瘀血等有联系，但已是完全不同的概念。

三、浊毒的形成和临床表现

1. 浊毒的形成

内因为情志不畅，肝失条达，克犯脾土；或饮食劳倦，酒毒、药毒损伤脾土；或先天禀赋不足，脾胃虚弱。外因为外感六淫，环境污染，均可侵入体内，使脾失健运，肺失宣降，水湿内生。初为湿盛，湿久则浊凝，浊凝则为痰。因湿、浊、痰郁而不解，蕴积成热，热壅血瘀，热则生毒，导致体内的“浊毒化”，形成浊毒内壅之势。浊毒互结，胶着难愈，邪壅经络，气机不畅，邪不得散，血不得行，津不得布，津液停留，化生痰浊、瘀血。痰浊、瘀浊相互搏结，反复日久，造成浊毒蕴壅，积滞络阻，脾不升清，胃失和降，阴血耗伤，气虚血郁的病机变化，而浊毒相干为致病的关键。

2. 浊毒的临床表现

浊毒证，是指浊毒侵犯人体后蕴蒸缠结为患所致的病证。可出现身体困倦乏力，大便黏滞不爽，小便黄，舌质红苔黄腻，脉滑等症状。其舌象，以黄腻苔为多见，但因感受浊毒的轻重不同而有所差别，或薄黄腻，或黄厚腻，或中根部黄腻，或两侧黄腻，甚至舌苔发黑。舌质红或暗红。其脉象，以滑脉为常见，临床以滑数、弦滑、弦细滑居多。病程长者，可见脉细滑、沉细滑。颜面五官征象，可见面色粗黄、晦浊，皮肤油腻，咽部红肿等。排泄物、分泌物：大便黏腻不爽，甚或臭秽难闻；小便黄，或浅黄，或深黄，或浓茶样；汗垢有味，甚者染衣；咳吐黏稠之涎沫、涕浊等。若浊毒日久不解，深伏于内，耗竭脏腑经络之气血，可呈现虚实夹杂之证，缠绵难愈，变化多端。

四、浊毒的治疗

治疗浊毒是“化浊毒”的过程，正如《温病条辨》对湿热的治疗所说“徒清热则湿不退，徒祛湿则热愈炽”。治浊毒亦要考虑到：徒解毒则浊不化，徒化浊则毒愈厉。故要化浊与解毒同时进行，方可浊化毒消。化浊与解毒要贯穿始终，并根据浊毒的表现部位、轻重程度，灵活采用以下诸法。

1. 给浊毒以出路

《素问·汤液醪醴论》说：“开鬼门，洁净府。”对浊毒的治疗也要遵循这些法则，化解浊毒，给浊毒以出路，使浊毒尽快排出，以减少对机体的损害。

（1）达表透浊解毒法，使浊毒从汗液排出：保持汗孔（鬼门）的正常代谢功能，对适时排泄体内的代谢废物非常重要，是中医学独有的治疗方法。汗出可以通经活络、疏通血脉，有利于体内浊毒通过汗液透达于体外。代表方药：达表透浊解毒方，药用藿香、佩兰、紫苏叶、白芷、桔梗、蝉蜕等。

（2）渗湿利浊解毒法，使浊毒从小便排出：《丹溪心法·赤白浊》指出：“胃中浊气下流，为赤白浊……胃中浊气下流，渗入膀胱。”保持小便通畅可以使浊毒从小便排出。代表方药：渗湿利浊解毒方，药用栀子、滑石、白茅根、萹蓄、瞿麦、通草等。

（3）通腑泻浊解毒法，使浊毒从大便排出：六腑以通为用，以降为和，可通过通腑泄浊的方法将浊毒排出体外。代表方药：通腑泄浊解毒方，药用大黄、枳实、厚朴、瓜蒌、姜黄等。

2. 截断浊毒的生成，断其生成之源，使机体尽快恢复健康

（1）健脾除湿解毒法：湿为浊毒之源，脾气健运则湿不内生，外湿亦不可干。脾胃为后天正气之本，故健脾除湿为化浊解毒的治本之法。代表方药：健脾除湿解毒方，药用茯苓、白术、猪苓、泽泻、白蔻仁、苍术等。

（2）芳香辟浊解毒法：脾主升清，胃主降浊，无论内因或外因，导致浊毒内蕴后，需要以芳香辟浊类药物“散郁结，除陈腐，濯垢腻”，以升清降浊。代表方药：芳香辟浊解毒方，药用藿香、佩兰、砂仁、白豆蔻、僵蚕、薏苡仁等。

（3）祛痰涤浊解毒法：因痰性留恋黏结，积着胶固，需加以荡涤方能去除。代表方药：祛痰涤浊解毒方，药用瓜蒌、半夏、黄连、黄芩、郁金、菖蒲等。

（4）清热化浊解毒法：因湿、浊、痰最终会导致血瘀→气滞→化热，热极生毒，故关键在于清热化浊解毒。代表方药：清热化浊解毒方，药用生石膏、黄芩、黄连、黄柏、栀子、茯苓、佩兰、薏苡仁等。

（5）活血化浊解毒法：血流不腐，户枢不蠹。瘀血与浊毒关系密切，故当活血与化浊解毒并施。代表方药：活血化浊解毒方，药用桃仁、红花、川芎、丹参、丹皮、茯苓、佩兰、薏苡仁等。

（6）攻毒散浊解毒法：浊毒已成，胶结凝固，需以毒攻毒，活血通络，才能将聚集在一起的浊毒攻散，使浊毒流动起来，或排出体外，或归于清化。代表方药，攻毒散浊解毒方，可根据轻重分层选药：轻者用茵陈、藿香、佩兰、半枝莲、半边莲、白花蛇舌草等，重者可选用黄连、僵蚕、白豆蔻、全蝎、蜈蚣、壁虎、炮山甲、土鳖虫之属。

五、结语：浊毒研究的意义

没有创新的学科，是没有前途的学科。中医学之所以屹立数千年不倒，就是因为他是不断创新的学科。当他面对新的疾病时，会自觉地根据中医学自身独特的认识事物的方式方法，去认识新事物，提出新理论，找出新方法，解决新问题。现代社会，随着科技的飞速发展，物质生活的不断丰富，自然环境的不断被破坏，各种污染不断加剧，人们生活工作节奏加快，各种新的疾病不断出现。如新发生的各种传染性疾病、各种代谢性疾病、各种肿瘤性疾病、各种精神心理性疾病等，不论中医、西医都面临巨大的挑战。中医学面对上述新的诸多问题，必须做出回答，从新的角度、视野，提出解决问题的新理论、新方法。对“浊毒”的认识，无疑是新认识、新理论，提出了解决问题的新思路、新方法、新途径。如王永炎、张伯礼院士领导的课题组，成功研制了以清除脑内浊毒治疗老年性痴呆的新药复方苁蓉益智胶囊。国医大师周仲瑛认为乙肝慢性期，症状相对隐伏，病势缠绵，病程较长，“瘀毒”为其主要的病理环节，解毒化瘀为其基本治疗大法。还有学者提出，艾滋病可从浊毒论治，应用解毒化浊、健脾益气法治疗艾滋病前期患者。有学者认为，高血压病之关键在于浊毒不降，壅塞清窍，并探索以芳香化浊、清热解毒法进行针对性辨治。因此，研究浊毒在疾病过程的作用特征并着重针对这种机制，探索新的治疗方法，提高疗效，对中医病因病机理论的发展有着重要的意义。

参考文献

［1］欧林德．论“毒”当作为中医独立病因之一［J］．湖南中医学院学报，1987，7（3）：6-8.

［2］肖森茂，彭永开．试论邪毒［J］．陕西中医，1986，7（6）：14-15.

［3］王永炎．关于提高脑血管疾病疗效难点的思考［J］．中国中西医结合杂志，1997，17（4）：195.

［4］李佃贵，李海滨，裴林等．慢性萎缩性胃炎从浊毒论治［J］．四川中医，2004，

01：12.
[5] 吴深涛. 论浊毒与糖尿病糖毒性和脂毒性的相关性[J]. 中医杂志，2004，45（9）：647-649.
[6] 毛宇湘，杨倩，田军彪. 艾滋病从“浊毒论治”论治的理论探讨[M]. 国际中医药防治艾滋病大会论文集，2010，10：203.
[7] 许莜颖，郭霞珍. 从毒论治初探[J]. 辽宁中医杂志，2007，34（1）：28-29.
[8] 毛宇湘，杨倩，赵学民等. 化浊解毒、健脾益气法对艾滋病前期免疫功能的影响[J]. 中医学报，2011，26（8）：897-898.
[9] 郭晓辰，张军平. 高血压从浊毒论治[J]. 中医杂志，2010，51（7）：426-428.

马晓燕（辽宁中医药大学附属医院）

毒邪是中医病因学说的重要组成部分，随着中医学的发展和现代病理机制研究的深入，使得对传统毒邪的认识得以深化和拓展，尤其是内生之毒，是导致内伤杂病顽恶难治的关键，并逐渐成为现代病因学与治疗学研究中新的视点与热点，因此，对“毒邪”进行现代诠释，充分认识毒邪致病特点及治疗意义，对中医药辨治复杂疑难性疾病具有重要意义。

一、毒邪的概念

毒的本义指毒草。《说文解字》载：“毒，厚也，害人之草。”历代医家其言毒者，或言药物，或言治法，或言病证，或言病邪，或言病势，包罗广泛，而将“毒”作为一种致病因素论述最多。如《素问·生气通天论》曰：“大风苛毒，弗之能害。”《素问·刺法论》又有“五疫之至，皆相染易……正气存内，邪不可干，避其毒气”的记载。可见《内经》言毒是指具有酷烈性、传染性，有别于六淫的特殊病因。华佗《中藏经》直言“毒邪”致病，“蓄其毒邪，浸渍脏腑，久不摅散，始变为疗”。王叔和以“内伏寒毒化温”阐述温病之成因。杨士瀛《仁斋直指附遗方论》“癌者……毒根深藏，穿孔透里”，直论癌病是毒邪深藏所致。张锡纯《医学衷中参西录》注重毒邪发病，提出“以毒攻毒”之妙用。王永炎明确提出毒邪的概念：“邪气亢盛，败坏形体即转化为毒。毒系脏腑功能和气血运行失常使体内的生理或病理产物不能及时排出，蕴积体内过多而成。”

综上所述，诸医家在长期医疗实践的基础上，将病因之毒归纳总结，由“外毒”向“内毒”推移演进，创立了“内毒学说”，并且不断丰富其内涵。笔者认为“毒邪”包含病因和病机双重含义，不仅是中医病因学中独特的致病因子，而且在内伤疑难杂病中有其特殊的发病特点、证候特征和演变规律。慢性肾功能不全迁延反复，顽恶难愈，变证丛生，正是内毒作祟所致，从解毒、排毒、抗毒三法论治可能是治疗慢性肾功能不全有效的新途径。

二、毒邪的来源和致病特点

中医学“毒邪”有外毒与内毒之分。外毒由外而来，侵袭机体并造成损害。内毒由内而生，系由脏腑功能失调，气血运行紊乱，病理代谢产物蓄积蕴结而生。其病机有邪盛化毒与邪蕴为毒之别。前者指邪气亢极转化为毒，“毒邪者，邪之甚也”。后者为邪气蕴积成毒，此毒已不仅是单纯病因学的概念，而是更多地包含了一定病理学过程的范畴。正如《金匮要略心典》云：“毒，邪气蕴结不解之谓。”

毒邪致病，因其种类、属性、致损部位不同及体质的差异，临床表现各异。但毒邪具有内在的、共同的病理基础，故不论外感内生均具备许多相同的致病特点，如顽固性、反复性、广泛性、内损性、暴戾性、酷烈性、兼夹性、依附性，且毒邪的性质决定着疾病的演变、发展与转归。这些特性正是慢性肾功能不全顽恶缠绵，损伤五脏，波及六腑，耗伤正气，甚则癃闭关格、动风出血、神昏喘脱，变证丛生，病情危笃的病机概括。

三、内毒深伏，肾络受损是慢性肾功能不全的基本病机

近年来“内毒学说”不断丰富和发展，不仅传统宏观的认识进一步加深，而且从微观研究毒邪的致病机理，开阔了对毒邪观察的视野，丰富了毒邪的内涵，并已成为临床复杂疑难病症的取效之道。诸多学者提出内毒与络病密切相关，认为毒邪瘀阻络脉是疾病顽固缠绵的病机所在。王永炎提出中风后产生瘀毒、热毒、痰毒等，毒邪破坏形体，损伤脑络之“毒损脑络”病机学说。在血管性痴呆和糖尿病血管病变中，其基本病理为虚滞、瘀阻、毒损络脉，在急症中也存在着虚、瘀、毒痹阻络脉等入络入血的病理变化。

慢性肾功能不全隶属于中医“癃闭”“关格”“虚劳”“水肿”等范畴。其病机为内毒深伏，肾络受损，证属本虚标实。因先天禀赋不足，或外感六淫、七情内伤、饮食失节、劳倦过度，或水肿、淋证、腰痛、消渴、眩晕等久病迁延、失治，脾肾虚损，气化失职，水湿久留，凝聚为痰，或湿郁化热，蒸液为痰。《明医杂著》曰：“痰之本，水也，原于肾；痰之动，湿也，主于脾。”久病入络，瘀阻肾络。《医林改错》曰：“久病入络为血瘀。”

水湿、湿热、痰浊、血瘀等病理因素盘踞肾脏，日久蕴结成毒，水毒、湿毒、痰毒、热毒、瘀毒，既是病理产物，又是新的致病因素。性善内伏，由微及渐，伺机再发，或因盛而变，伤及脏腑，损及经络，耗损正气，因实致虚。脾肾虚衰，气化泄毒废用，由虚致实，循环反复，以致本病虚虚实实，缠绵难愈。久病毒邪进一步损伤肾络，终致肾脏衰竭，五脏失司，气血阴阳失调，变证丛生，发展为终末期肾衰。其临床表象为正虚，实则内毒使然。如《景岳全书·淋浊》论淋证曰：“大抵此证，多由心肾不交，积蕴热毒所致。”何廉臣《重订广温热论》论神昏有“产后结瘀，血毒攻心”“溺毒入血，血毒攻心”之因。

四、湿毒、瘀毒是慢性肾功能不全顽恶缠绵之关键

目前研究表明，瘀血贯穿于慢性肾功能不全整个病理过程，肾络瘀滞是肾小球硬化、肾小管萎缩和间质纤维化的基本病理机制。在肾纤维化的过程中，血流动力学的改变，免疫介导的凝血机制被激活，以及血液黏稠度增高，B超显示双肾萎缩，肾脏病理出现血管增厚、细胞增殖、血栓形成、肾小球硬化和肾间质纤维化等，此与中医“瘀毒”毒性最剧，善窜络脉，滞气浊血，根深蒂固相吻合。

湿毒外入或内生，隐袭潜伏，黏腻胶固，损脾伤肾，久病入络滞血，湿毒、瘀毒互结，深伏久滞，肾络大伤，肾络瘀滞，气化失司，精微失摄，故慢性肾功能不全临床多隐匿起病，浮肿、蛋白尿、血尿反复缠绵，肾功能进行性减退。若诊治及时，病势可缓，但湿瘀毒邪，顽固深伏，伺机复发，余毒未尽，遗患无穷，以致病情顽恶缠绵，病程冗长。

五、慢性肾功能不全内毒致病特点

其一，广泛性、内损性。慢性肾功能不全，毒邪充斥表里，弥漫三焦，无处不到，败坏脏腑，损伤经络，耗伤正气。周仲瑛认为“伏毒”与疾病密切相关，伏毒作祟是导致潜伏隐袭疾病暴发凸显的直接原因。笔者认为慢性肾功能不全之“毒邪”正是“伏毒”的体现，各种“伏毒”久蕴肾络，因外邪、饮食、情志、劳倦而诱发，导致肾络损伤、肾络瘀滞、肾络蕴毒、肾络空虚。病延日久，毒损脏腑，肾脏虚极，中阳衰败，气血阴阳亏虚引发虚劳。体现毒邪致病的内损性。《朱氏集验方》曰：“已毒即归于脏。”

另外，毒邪弥漫，致损广泛。湿毒、痰毒蒙蔽清阳，则眩晕昏冒；湿毒阻滞中焦，脾胃升降失常，则口臭便溏，纳呆呕吐；湿毒流注下焦，肾失分清泌浊，精微下注，则出现蛋白尿；水毒泛溢肌肤，则肤痒肢肿；瘀毒壅塞，新血不生，则面色苍白或淡暗，肌肤甲错；血溢脉外，则衄血、尿血；瘀毒痹阻心脉，则胸痹心痛；瘀毒阻滞肾络，气血不畅，则腰痛固定，舌暗脉涩。而各系统诸多复杂的临床表现以“毒邪”为病机重点，反映毒邪致损的广泛性。如《疡科心得集》云：“外证虽有一定之形，而毒气之流行亦无定位。故毒入心则昏迷，入于肝则痉厥……”

其二，暴戾性、酷烈性。内毒作祟，缠绵久病，猝然加重，渐行恶化，病情危笃，变化多端。终末期肾衰，痰瘀热毒，肆虐酷烈，内陷心包，损伤心络，扰乱神明，则胸闷心悸，烦躁谵语；或入血窜脑，蒙蔽神窍，迫血妄行，则嗜睡神昏、呕血便血；或引动肝风，痉厥抽搐；或水毒凌心射肺，遏伤心阳，而致胸闷气短、喘脱之恶候，甚至阴竭阳亡。如慢性肾功能不全合并心衰、心肌病、心包炎、高血压、尿毒症性脑

病、尿毒症肺、消化道出血、贫血等多系统功能障碍，正是内毒横暴所致，即“变由毒出”之谓。正如何廉臣《重订广温热论》曰：“溺毒入血，血毒攻心，甚或血毒上脑，其症极危。”其候为“头痛而晕，视物朦胧，耳鸣耳聋，恶心呕吐，呼吸带有溺臭，间或猝发癫痫状，甚或神昏痉厥，不省人事，循衣摸床、撮空，舌苔起腐，间有黑点”。

其三，兼夹性、依附性。毒由邪生，毒随邪入，毒邪致病具有很强的依附性，在外常依附于六淫、食物等，如吴鞠通《温病条辨》中的“诸温夹毒”“毒附湿而为灾”之谓；在内常依附于痰浊、水湿、瘀血、火热等病理产物。毒依邪势，邪仗毒威，变由毒起，毒邪致病保留原有邪气的致病特点，又具有毒的特征，既可单独为病，又常相兼并见。慢性肾功能不全，脾肾虚损，水毒、湿毒、热毒、痰毒、瘀毒互相纠结，相兼互化。湿聚成痰，水泛为痰；痰阻气滞，水停气阻；气滞血瘀；“血不利则为水”，以致水湿毒邪、痰瘀毒邪、湿热毒邪、湿瘀毒等兼夹并存，顽固不化，病机复杂。

其四，内毒深伏，易被外邪诱发。慢性肾功能不全，内毒深伏，正虚卫弱，极易外感，复因外邪引动“伏毒”使病情复发或加重。如上呼吸道感染多为风热、风寒；皮肤感染多属火热、湿热；尿路感染则为湿热。风性善行数变，热性炎上，湿趋下行。风热上攻咽喉，发为烂喉乳蛾；湿热郁于肌腠，热壅血瘀，肉腐化脓，发为疮痍；或内攻脏腑，蕴结于肺，通调失职，风水相搏，引发水肿；或流注于下焦，肾膀胱气化不利，发为淋证。“伏毒”遇感引触，猖獗为害，并进一步加重肾功损伤，内毒由生，内外合毒，互为因果，以致病情反复缠绵。

六、慢性肾功能不全从解毒、排毒、抗毒三法论治

根据毒邪致病理论，从毒论治是中医病因和治疗学的特色，有极为丰富而深刻的内涵，开辟了内伤疑难顽症取效之新径，并已显示明显的优势。慢性肾功能不全，肾脏虚衰，多脏受累，毒深蒂固，因盛而变，缠绵难愈。治疗上仅靠一法一方只能消其势，不能除其根，故解毒、排毒、抗毒三法并用，攻补兼施。

解毒法：根据毒邪兼夹性、依附性，治疗上，“夫诸病在脏，欲攻之，当随其所得而攻之”（《金匮要略》）。临床上强调辨证求因，辨毒证时应进一步明确其兼夹病邪，以澄其源，针对湿毒、水毒、热毒、瘀毒、痰毒之不同，通过祛湿利水、活血化瘀、泄热通腑、理气化痰，使气血畅达，络道疏通，邪去则毒失依附，毒易分解。其中祛湿解毒应彻底，化瘀解毒要持久。

排毒法：慢性肾功能不全，毒邪弥漫，暴戾酷烈，常规治疗，难以奏效，故当“因势利导”，针对毒邪的不同病位，就近引导，给毒出路，以“排毒”为治。如吴鞠通《温病条辨》所云“逐邪者随其性而宣泄之，就其近而引导之”。主要包括药浴散毒、通腑泄毒、利尿排毒、敷脐驱毒等，是中医独具特色的治疗方法。

抗毒法：慢性肾功能不全，顽固反复，广泛内损，在辨证基础上，健脾补肾，益肺固卫以扶正治本，调理脏腑气血阴阳，提高机体自身的抗毒能力，助邪外出。同时兼顾解毒、排毒。抗毒法是中医独具优势的治疗方法，尤以调理脾胃为重点，助肾气化治其本，健脾化湿祛其邪，益气生血养其经，气旺血行通其络，培土生金防外邪。

七、结语

中医学“毒邪”概念包含病因病机双重含义；其来源有内外之分；其病机由邪盛化毒与邪蕴为毒之别；慢性肾功能不全，顽固缠绵，脏腑受损，正气大败，甚则变证丛生，病情危笃，正是毒邪深伏久滞、广泛内损、兼夹依附、暴戾酷烈等特性的体现；其病机为内毒深伏，肾络受损；湿毒、瘀毒是其顽恶难愈，迁延反复之关键；从解毒、排毒、抗毒三法论治，强调“审因论治”以解毒；“因势利导”以排毒；健脾补肾以抗毒，尤以调理脾胃为重点，成为其治疗特色，充分体现中医“治病求本”“整体观念”。

虽然毒邪学说存在诸多不足，“毒”不宜作为辨证中的独立证素，毒邪致病缺少较为完备的理法方药体系等，但却因临床实际的需要而表现出强大的生命力，获得了长足进步与发展，为当代中医药辨治层出不穷的疑难疾病，提供了强有力的理论依据。当毒邪学说以中医理论为指导的辨证论治体系真正构筑起来的时候，中医药学防治重大疑难疾病将再获利器。

参考文献

[1] 谢颖桢，高颖．试论毒邪致病及证候特征［J］．北京中医药大学学报，2001，24（1）：11.

[2] 王永炎．关于提高脑血管疾病疗效难点的思考［J］．中国中西医结合杂志，1997，17（4）：196.

[3] 雷燕，黄启福，王永炎．论瘀毒阻络是络病形成的病理基础［J］．北京中医药大学学报，1999，22（2）：81.

[4] 沈烨渠，何立群．活血祛瘀法在肾间质纤维化中的防治机制研究进展［J］．中国中西医结合肾病杂志，2010，11（2）：178.

[5] 周仲瑛．“伏毒”新识［J］．世界中医药，2007，2（2）：73.

朴春丽（长春中医药大学附属医院）

胰岛素抵抗（IR）是2型糖尿病（T2DM）的主要发病机制，炎症因子是不容忽视的致病因素。肝及脂肪组织炎症的存在可能是导致IR，从而引起T2DM的一个重要原因。中医学认为，T2DM患者具有痰、湿、郁、瘀等病理特点，与肝及脂肪炎症机制具有一定的相关性。思考中医药干预DM策略，笔者认为“毒邪”理论具有现实的指导意义和丰富的理论依据，兹探讨如下。

一、早期糖尿病的病机特点与伏毒理论的相关性

（一）伏邪理论的新认识

所谓伏邪者，指藏于体内而不立即发病的病邪。伏邪有狭义与广义之分，狭义的伏邪指伏气温病，即外邪侵犯人体，正气被束，不能托邪外出，使邪气得以伏匿，或伏于膜原，或伏于肌腠，或伏于肌核，或伏于脂膜，逾时而发。广义的伏邪则指一切伏而不即发的邪气，既指七情所伤、饮食失宜、痰浊、瘀血、内毒等内在的致病因素。由于邪气尚未超越人体正气的自身调节范围，不立即发病，伏藏于内，或因感受六淫之邪逗引，或因七情过激、饮食失节、劳逸失调等因素触动再次发作，或进一步加重。伏邪不仅有外感所致伏邪，而且还包括内伤杂病所致伏邪，如经过治疗的内伤疾病，病情得到控制，但邪气未除，病邪潜伏，可引发他病。或者某些内伤疾病经治疗，达到了临床治愈，但未能彻底祛除发病原因，致使残余邪气潜伏下来，遇诱因则反复发作。或者某些患者因遗有父母先天之邪毒，伏藏体内，逾时而诱发。再者由于先天禀赋各异，后天五脏功能失调，自气生毒，渐而伏聚，遇因而发。伏邪发病在临床上屡见不鲜，许多疾病的发生、发展、转归都与伏邪有密切关系。如《羊毛瘟疫新论》曰：“夫天地之气，万物之源也，伏邪之气，疾病之源也。”

总之，伏邪是导致机体处于伏邪状态的直接原因，新感外邪和正气不足，是对伏邪引起发病的内外环境的失衡状态的概括。我们受伏邪理论启发，将伏邪学说密切结合于早期糖尿病的临床诊治，可观察到伏邪与糖尿病的发生、发展密切相关。从伏邪论治本病，疗效满意。伏邪概念与阴阳概念一样，是一个含义广泛，概括全身，延及一生的概念。伏邪理论在不同时期对不同疾病的认识可能有局限性。但这种局限性也必将为新的认识的发展与形成所突破，逐渐完善。

（二）识别早期糖尿病伏毒特征、性质、部位

早期糖尿病的伏邪特征表现为伏而待发，伏邪滞留在脂络、肝络、散膏，其性质是痰瘀互结。体现在伏脂、伏痰、伏瘀、伏郁、伏火、伏气等各种伏邪滞留脂络、肝络，痰瘀互结，日久伏毒伤肝是发病的根本原因。伏邪理论应用于糖尿病早期的诊断和治疗，符合中医治未病思想。糖尿病早期体内伏邪处于与正气尚未相干阶段，疑似无证可辨，但检测微观指标，发现血脂异常、炎症因子表达增加，正是伏邪深藏于络脉的表现。早期识别伏邪，首先运用"伏邪"概念找出疾病变化的共性，某种原因诱发而产生伏邪，或外邪内入，或内因改变而形成，这个伏邪构成了疾病发生发展的重要因素，即可以归属"伏邪"疾病。如长期的精神压力、七情不畅、不良的饮食习惯等导致的脏腑功能失和，就可酝酿伏邪滋生。其次对"伏邪"疾病的易感人群进行普查和免疫学分析，找出和其他人群的内在区别，逐渐摸索出其中的规律。总结早期糖尿病病例，发现微观指标可以有许多改变，如血液中 FFA、CRP、血脂异常，并发现这类患者多属于痰湿体质，伴有血液流变学的变化。另外，在糖尿病未发之时寻找伏邪的迹象，进行早期诊断。加强微观辨证研究，与现代诊断手段相结合，研究实验室指标异常与中医"证"的关系，从而确立相应的治法和方药。这些现象验证了糖尿病早期发病机制与伏邪具有显著的相关性，从伏邪发病的角度和深度去认识糖尿病特征，充分理解二者的相关性，才能发现早期防治的必要性和可行性，及运用伏邪理论指导下的早期防治观点的先进性。运用伏邪理论指导临床治疗，要把握"未病"时机体的状态，在正气尚不虚馁，邪气还不炽张之时，充分调动机体的内在因素，采取各种有效手段，祛除伏邪，达到未发先防的目的。

（三）伏毒产生的过程

（1）饮食、劳逸失度，脾胃有伤，中枢升降功能失常，尤其是久食膏脂肥腻之品，腐化为脂液。伏脂内蕴，脉道瘀窄，血气不畅，体肥痰壅，郁遏肝气，肝失调畅，气机逆乱，气血逆留，血脉不行，血瘀化火，化火伤阴；肝肾同源，肾阴匮乏，导致肝血不足，肝阴不足，可导致肾精亏损。总之肝失条达，气机不畅，化火伤阴，阴虚燥热，发为消渴。伏脂内蕴，肝失疏泄，肝失调达，气机逆乱，百病皆生。

（2）情志失调，喜怒不节，引发气机阻滞，五脏之道不畅，以致五脏失和，气化功能不全，气血循环不利，津液循行受阻，生瘀生痰，痰瘀互阻，毒自内生，伏毒伤肝，郁久化火，火热炽盛，上灼肺阴，中灼胃阴，下耗肾阴，内火自燃乃消证大病。

（3）先天禀赋不足，遗有父母先天之病毒，此病毒将植于脏腑经络，邪伏络脉。伏邪是指先天的遗传毒性、遗传易感性，由于感受父母及家族的遗传，致使体内具有基因特异性，遇到后天因素触发而病。

二、中、晚期糖尿病的病机特点与毒损肝络的相关性

从胰岛素抵抗发展为糖尿病，并贯穿整个糖尿病的发展过程，肝的功能失调起着必要和决定性作用，是2型糖尿病、胰岛素抵抗的启动因素和中心环节。

1. 毒的含义

毒在中医学中的含义极为广泛，涉及病因、病机、诊断、治疗用药等多方面。毒邪在一般意义上是指病因之毒，是决定许多疾病发生发展和转归的重要因素。作为病因之毒，有内外之分，外毒随外感六淫而入，内毒主要由脏腑功能紊乱，阴阳气血失调，郁结不解而生毒，内毒为外邪六淫化毒提供了内在条件，内外相引，毒邪速发。在此，“毒”既是致病物质，又是一类病机，既表示了毒邪蕴藏蓄积不解，也能反映疾病在这一阶段的程度（指证候）。

DM之毒主要指病因之毒，为内生之毒。邪盛谓之毒，机体内的生理或病理产物不能及时排除或化解，蕴积体内，化生毒邪，代表着一种非常邪所为的病势胶着、顽固不愈的病因病理概念，寓于诸邪之中。

2. 论糖尿病之毒

实际上DM之毒涵盖了糖毒、脂毒、炎症等，是疾病过程中肥美醇酒的不加节制及情志刺激等，气、血、津液运化失常，致痰、湿、浊、瘀、热等病理产物不断堆积，代谢失常，凝聚胶结而成的具有毒害作用的病理物质，内攻脏腑，外趋皮肉，使气血逆流，血脉不活，经脉瘀阻导致T2DM、IR的发生发展。DM的高血糖、高血压、高脂血症、高黏血症、高体重等是痰、湿、浊、瘀、热存在的必然结果。肝失疏泄，气机失畅产生痰、湿、浊、瘀、热邪，是形成糖尿病毒邪的物质基础。毒从中医源头上可解释为包括瘀毒、湿毒、痰毒、浊毒、燥毒等多方面。毒邪成形便具有损伤、致变、顽固、秽浊、结聚、依附、入络等多种病理特性，其致病又带有虚、郁、瘀、痰、湿、燥等特点，DM发病中痰、湿、浊、瘀、热等毒邪可在病变一定阶段同时并存或相继出现，且相互作用，相互影响，错综复杂。在疾病不同的发展阶段，其病机侧重点有所不同。它不仅是单纯的病因学概念，还蕴涵着一定的病理学过程。总之，痰、湿、浊、瘀、热与毒邪之间密切相关，痰、湿、浊、瘀、热蕴久可化毒，从而形成痰湿浊瘀热与毒交夹的病理状况。内生毒邪是由于机体阴阳失和，气血运行不畅及脏腑功能失调导致的机体内生理和病理产物不能及时排出。由诸邪蕴积，胶结壅滞而成。毒既是DM之果，又是加重DM并产生各种并发症的原因。

3. 毒与络病

痰、湿、浊、瘀、热之邪为毒邪形成的物质基础，由于痰、湿、浊、瘀、热之邪

产出过度和排出不畅，逐渐胶结壅滞深伏络脉是毒邪日益形成的客观条件。

毒与络病关系密切，《针灸大成》说："经脉十二，络脉十五，外布一身，为气血之道路也。"经络为气血出入之总途，也是毒邪传变之通道。络病之名始于《内经》，发挥于明·汪机《针灸问答》。《素问·缪刺论》曰："今邪客于皮毛，入舍于孙络，留而不去，闭塞不通，不得入于经，流溢大络而生奇病也。"又曰："络病，其痛于经脉缪处也。"后世多有发挥，叶天士提出"久病入络"的学说，认为疾病"初为气结在经，久则血伤入络"，揭示了由浅入深，由气及血的病变规律。《素问·举痛论》更提出经络为病有虚有实的论断，以络脉失养，络脉瘀滞为病变特点。

现代有学者将络病临床特点概括为"久、瘀（痛）、顽、杂"，并将其基本的病理变化概括为"络脉结滞、络脉空虚、络毒蕴结、络脉损伤"，为很多顽固性疾病"久病入络"的病理机制与防治奠定了基础。肝络通畅，能升能降，能开能合，能出能入，能收能放，气血、水精、津液、营卫等各种精微物质则能施布于全身内外，以维护机体的各种生理活动。

毒作为病邪，从其本身的病理属性而言虽为实邪，但因毒贯穿了糖尿病病变之始终，在某一个阶段，毒可能成为病变之本而主导病情的变化，即使在疾病的虚证阶段亦缠绵其中，所以不能简单地以传统的"正虚为本、邪实为标"来概括糖尿病的病机内涵，而是要辨识毒成为病变之主要矛盾时对疾病发展的影响，从而较全面地掌握糖尿病病机的变化规律。该理论为临床辨治本病发挥指导作用。毒邪之为病，必然损伤正气。糖尿病虽为久病，但与其各种并发症相比，其毒邪伤络为主要矛盾，故仍以解毒通络为主要治法。

总之，DM是肝失疏泄，内生之痰、湿、浊、瘀、热，胶结深伏于络脉化毒。毒邪伤络、毒邪阻络，络为毒扰，经血受扰，血行涩滞成瘀，或毒邪壅遏气机运化，又化生痰、湿、浊、瘀、热反复胶结，阻滞脉络，留而不去，缠绵不愈。

4. 毒损肝络的理论核心

病理状态下，肝失疏泄及其所致机体的气、血、津、液不能正常代谢，促使痰、湿、浊、瘀、热等邪生成，由于痰、湿、浊、瘀、热邪的存在，影响络脉运行气血功能，互为恶性循环，久则诸邪胶结不散，蕴化为毒，藏身于络脉，入络则难解。《张聿青医案》："横者为络，邪既入络，易入难出，势不能脱然无累。"毒滞络脉，脏腑的功能受损，津血互换及营养代谢出现障碍。肝络的条达是全身气机调畅的保证，故毒滞络脉，肝络先损，络为毒扰，又化生痰、湿、浊、瘀、热邪，阻滞脉络，反复胶结壅滞，留而不去，又成新毒。毒既因又果，此为毒之变也，继而引起肺、胃、肾等脏腑功能紊乱，出现DM多饮、多食、多尿及消瘦等症状。因此，毒损肝络是T2DM、IR的病理基础，并贯穿T2DM、IR整个病程。毒邪阻于肝络，深滞于浮络、孙络，是T2DM、IR病情缠绵、久治不愈的根本原因。

T2DM 的多种并发症亦是毒损肝络的系列反应。如毒损肝络，阴阳失衡，肝阴不足，肝阳上亢，导致眩晕（动脉硬化、高血压）；肝阳化风，脑络瘀阻导致中风（脑血管意外）；肝在体为筋，肝血、肝阴亏虚或肝络瘀阻，筋脉失养，导致肢体麻木不仁或痛如针刺（神经病变）；毒损肝络，肝血不足，肝肾同源，不能滋生肾精进而肾阴阳两虚，导致水肿、腰痛（泌尿系并发症），肝主藏血，心主血脉，毒损肝络，肝郁气滞，瘀血内生，阻于心脉，导致心悸、胸痛（冠心病），等等。

5. 毒损肝络的临床特征

临床以痰毒、湿毒、浊毒、瘀毒、热毒为主要证候表现。初期以痰、湿、浊毒为主，临床症状常见：形体肥胖，脘腹胀满，纳呆或恶心或便溏泄泻，渴不多饮，口有秽臭，肢体重着或怕冷，头重如裹，面色无华，舌红苔黄腻或舌淡苔白腻，脉滑数或沉迟无力。根据患者体质的不同，则从寒化或从热化。中期以痰、湿、浊兼瘀毒为主，临床症状常见：初期症状兼有肢体麻痛，唇舌紫暗或舌下青筋显露或舌有瘀斑，苔薄，脉涩不利。毒邪之为病，必然损伤正气。晚期以湿、浊、瘀、虚毒为主，正气严重受损，毒胜正衰，变证重生。临床表现以各种并发症的逐渐出现。毒邪致病具有猛烈性、火热性、从化性、兼夹性、顽固性的特点，并且毒邪贯穿了糖尿病的始终，临床特征不尽相同，病势缠绵难愈。

上述情况从中医病因病机方面分析，糖尿病初、中期以湿、浊、瘀毒为常见症状，以及初、中、晚各期患者在不同程度上普遍存在的气机失调，湿邪痰浊蕴滞，血行迟滞或血瘀，毒邪蓄积等特有的病理趋势，将其病机归纳为毒损肝络，颇能反映出 DM、IR 的病理特点。

三、毒损肝络与肝及脂肪组织炎症的相关性研究

（一）肝及脂肪组织炎症在 T2DM 中起重要作用

近年来研究发现许多炎症因子与 IR、T2DM 关系密切，慢性炎症反应在 IR、T2DM 发生发展中的作用越来越受到人们的重视。白介素 –6、肿瘤坏死因子 –α、IL–1 等炎症因子的长期过度分泌，导致胰岛 β 细胞分泌胰岛素功能受损及产生 IR，最终引起 T2DM，即炎症→ IR → T2DM 这样的一个病理过程。一些研究证明，在 IR 时体内炎性细胞因子和炎性敏感蛋白浓度增加，而 IR 得到改善后这些炎症产物浓度也随之下降。肝脏是炎症介导物的重要靶器官。在炎症和应激反应时肝脏能产生急性时相蛋白，TNF–α、IL–6、IL–1 等许多炎症因子可以通过肝细胞表面的受体刺激肝细胞产生这些蛋白质，而 IR 时肝脏产生炎症敏感蛋白增加，表现为 CRP、淀粉样蛋白 A、补体 C_3、抗胰蛋白酶 α_1 和纤维蛋白原等血浆浓度增高，这些蛋白产物增强了机体的炎症反应。这就为 T2DM 的治疗提供了新的思路：通过抑制 NF–κB 活化，减少 MCP–1 的合成，

减轻单核/巨噬细胞对肝及脂肪组织的浸润，减轻肝及脂肪炎症的反应，减少其他过量炎症因子的产生，从而改善 IR，减慢 T2DM 的发展。

（二）毒损肝络与糖尿病肝及脂肪组织炎症具有相关性

由于 DM 及 IR 带来的长期体内微炎症的变化，致使各种肝及脂肪组织炎症因子表达增加，这些是由于杂病伏邪滞留于体内所致。这些伏毒滞留于体内的渊源，除了与长期的不良生活方式导致伏毒久蕴体内，蓄势待发之外，还与长期应用过量的药物导致的药害及遗传毒性等有关，在治疗思路上，要考虑到伏邪长期存在带来的病机复杂性和迁延性。

毒邪泛指对机体有不利因素的物质，伏毒可囊括瘀痰、湿、浊、瘀、热等邪。毒邪代表着一种非常邪所为的病势胶着、顽固不愈的病因病理概念，寓于诸邪之中。T2DM 时各种代谢紊乱、肝及脂肪组织内高表达的 NF-κB，MCP-1 等炎症因子，都可以称之为毒。毒损肝络导致消渴病的发生发展与肝及脂肪炎症引起 IR 最终致 DM 的发生发展机制相符，痰、瘀、湿、浊、热阻于肝络，络气阻遏，络脉瘀滞，蕴邪成毒，毒损肝络，其毒既因又果，加重肝络受损。肝脏是炎症介导物的重要靶器官，炎症因子是引起肝及脂肪炎症的原因，又是炎症反应随之而生的病理性标志产物。高表达的炎症因子即是毒，炎症因子的作用与中医学毒随邪生，变由毒起，毒寓于邪的观点是一致的。毒损肝络高度概括了 T2DM 肝及脂肪组织炎症的发病机制。

四、毒邪理论为临床探索糖尿病有效治法提供佐证

（一）从伏毒探讨早期糖尿病的治疗策略

伏毒是一种潜在的致病因素，是疾病发生发展转化的重要原因，也是造成疾病反复发作、迁延不愈的根源。邪气侵袭机体的过程，也是机体内部邪正关系转变的过程，即由初期的正盛邪微，发展到中期的邪正相持，再到发病时的邪盛正虚，因此不仅仅要着重于疾病的发作期，更应该着眼于疾病发作前的治疗，发作前正是机体内伏邪潜藏、积聚、逐渐强大之时，但正气还不至于虚馁，此时积极采用截断疗法，祛除伏邪，防止疾病于未发之时，阻断疾病于变化之途，有利于控制病情。

目前临床上将伏毒理论拓展应用于更多的病种，收到了一定的疗效。但可能是深受“发则有证可辨，伏则无机可循”的影响，这些研究大多是运用伏毒理论对其进行说理和针对疾病发作期进行治疗，即使有针对伏毒发病前提出治疗，也都局限于“缓则治其本”，而忽略了祛除伏毒于未发之时。伏毒不仅表现为“发”的过程，而且更长的时间是在机体内“伏”而不发的过程，“伏”的过程是邪气在内因主导下“量”的积累的过程，积累到一定程度，就会发生质变，加之诱因，就会急性发病，出现“发”时的临床表现。因此，运用伏毒理论指导临床治疗时，不仅要针对疾病发作时辨证治

疗，还要更多地着眼于发作前即邪气伏藏之时采取各种有效措施，来阻断伏邪“量”的积累，防止或延缓其达到“质”的变化，而这恰恰是伏邪理论指导临床研究的空白，而解决这个问题无疑是伏邪理论临床价值的重要体现。

（二）解毒通络调肝法防治糖尿病的治疗策略

对 T2DM 采用中医辨证与西医辨病相结合的治疗，采取传统的益气养阴清热、调补脾肾、补肾活血等方法施治，可改善症状，降低血糖，纠正代谢紊乱，但就其疗效的稳定性和可重复性而言，特别是在解决病势的迁延反复及多种并发症的防治方面，仍不尽如人意。从肝论治 T2DM 已逐渐引起学者们的重视。在此基础上我们提出了毒损肝络是 T2DM 的发病机制，治以祛邪为要，排毒解毒，祛邪外出，给毒邪以出路，促使机体恢复生理平衡，邪去则正安。创立解毒通络调肝法为治疗 T2DM、IR 的大法。解毒可抑制炎症因子的致病作用，即使毒易于分解，伏其所主，为先其所因之法；通络可改善炎症因子释放，即畅通气血，使毒有出路，既病防变之道；调肝可清除炎症标志物赖以产生和发展的条件，即减少毒产生的环境条件，为未病先防之本之法；解毒通络调肝法是综合的治疗方法，三者相辅相成。

已经通过实验证明，解毒通络调肝法可抑制 NF-κB 活化、MCP-1 的合成，进而改善机体的炎症状态，针对其肝及脂肪炎症发病机制这一中心环节，达到标本兼治，促进疾病的康复。肝气疏则郁火可散，津液得保；痰湿可化，津液自生，阴复燥自润，气复津自布，进而本病可愈。

参考文献

[1] 朴春丽，赵颖，杨世忠．苯那普利对链脲佐菌素糖尿病大鼠肝脏核转录因子 NF-κB 表达的影响［J］．长春中医药大学学报，2007，23（1）：25-26.

[2] 任继学．伏邪探微［J］．长春中医学院学报，2005，21（1）：4-6.

[3] 南征，消渴肾病（糖尿病肾病）研究［M］．长春：吉林科学出版社，2001，1：437.

[4] 雷燕，王永炎，黄启福．络病理论探微［J］．北京中医药大学学报，1998，21（2）：18.

[5] 吴深涛．糖尿病病机的启变要素——浊毒［J］．上海中医药大学学报，2004；18（1）：24-26.

[6] Monaco C，Andreakos E，Kiriakidis S，et al.Canonical pathway of nuclear factor kappa B activation selectively regulates proinflammatory and prothrombotic responses in human atherosclerosis［J］．Proc Natl Acad Sci USA，2004，101：5634-5639.

[7] 朴春丽，杨书禹，仝小林，等．解毒通络调肝法对实验性糖尿病大鼠 NF-κB 及 MCP-1 途径的影响［J］．中华实用中西医杂志，2009，22（6）：330-335.

[8] 朴春丽，杨书禹，仝小林，等. 解毒通络调肝散对实验性糖尿病大鼠肝脏IRS-2表达的影响[J]. 中华实用中西医杂志，2009，22（4）：1176-1179.
[9] 朱亚春，朴春丽，于淼，等. 解毒通络调肝散对糖尿病胰岛素抵抗模型大鼠的影响[J]. 中国中医药信息杂志，2008，15（2）：20-22.
[10] 于淼，朴春丽，南征. 解毒通络调肝散防治糖尿病大鼠胰岛素抵抗实验研究[J]. 山东中医杂志，2007，26（10）：700-703.

韩书明（邯郸市中医院）

下肢静脉曲张是临床常见病、多发病，因其初期症状较轻，常常不被病人甚至医生重视，但随着疾病的发展变化，可引发包括血栓性浅静脉炎、下肢深静脉血栓形成、淤积性皮炎、顽固性溃疡及出血等多种严重并发症，不仅影响病人的工作和生活，甚至会截肢致残或引发致命性肺栓塞而危及生命。目前无论中医还是西医，大都根据并发症的不同分别论述治疗，临床难于掌握且疗效不甚理想。奚九一教授则把之统称为“静脉曲张炎变综合征”，并提出了“淤滞（瘀）、湿热（毒）、生风（痒），三者之间转化而形成诸多病证”的学术观点，为我们深入认识本病提供了新的思路。笔者经过反复研读中医经典理论和多年临证思考，从毒论治，并提出了“毒邪久结筋脉、损及气血津液、病分气水血治”的发病治疗学新观点。

一、毒邪的概念及特性

“毒”在中医药学中应用非常广泛，从病名、病因、病机、治疗和药物等方面，都不同程度地与“毒”联系着。“毒”者何物，东汉·许慎《说文解字》云：“毒，厚也，害人之草。”可见毒的本义为毒草，厚指药之性偏味厚，如《素问·五常政大论》中“大毒”“常毒”“小毒”之毒。所谓“毒邪”者，即指病气，唐·王冰《素问·五常政大论》注：“夫毒者，皆五行标盛暴烈之气所为也。”《中藏经》云：“疽痈疮毒之所，皆五脏六腑蓄毒不流。”清·尤在泾《伤寒心典》云：“毒者，邪气蕴蓄不解之谓。”由此可见，六淫邪气亢盛剧烈者为毒，邪气蕴结日久者亦为毒，即所谓邪盛极谓之毒也。

毒邪致病，始见于《黄帝内经》,《素问》有“寒毒”“湿毒”“热毒”“清毒”“燥毒”“大风苛毒”之说；仲景立阴阳毒之脉证辨治方药；明清温病学家们均推崇“温毒”“热毒”为病，王孟英更提倡“疫气即毒”，从而逐渐形成“外毒学说”。近代医家对“毒邪论”颇有创新，主张邪盛为毒，倡导毒分内外。内毒即内生之毒，乃脏腑功能和气血津液运行失调，使体内生理或病理产物不能及时排出，积聚郁滞所化生的一类有害物质，临床上以水液或血液运行失常而产生的痰浊、水湿和瘀血等有形之邪蕴积者居多，并有“痰湿毒”“瘀血毒”“败血毒”“滞气毒”“败精毒”“燥屎毒”“尿毒”“浊毒”“癌毒”等多种内毒之说。

“毒”之性质暴烈异常，且毒邪常常久伏体内，故毒邪发病，必然起病急骤，来势凶猛，发展迅速，极易内攻脏腑气血津液、外伤皮肉筋骨脉等五体，且变化多端、久治不愈。毒邪虽分多种，但多具有内在的、共同的病理基础，故毒邪不论外感、内生，或阴毒、阳毒，均具备下列临床特性。其一，顽固性：毒邪致病，病情顽固，易于深伏，病程漫长，日日加重，反复难愈。其二，依附性：毒邪极少单独致病，外来者常依附六淫之邪；内生者常依附着痰浊、瘀血、水湿等病理产物。其三，内损性：毒邪致病易犯内脏，损伤皮、肉、筋、骨、脉等五体以及气、血、津液等。其四，复杂性：毒邪致病常常病情复杂，变化多端，虚实相间，寒热错杂。

二、静脉曲张炎变综合征之毒结筋脉发病机理

下肢静脉曲张炎变综合征，顾名思义就是由下肢特别是小腿的静脉曲张引起的一系列并发症，它是一组症候群，包括复发性丹毒、血栓性浅静脉炎、湿疹性皮炎、淤积性皮炎、慢性湿疹性溃疡、静脉郁血性溃疡、深静脉血栓形成、下肢淋巴水肿、淤积性皮下硬化症、紫癜性皮炎、皮肤坏死性血管炎及急性膝/踝关节骨性增生性神经痛等多种表现。本病多因下肢静脉瓣膜功能不全导致血液倒流，或因静脉血栓阻塞，致使静脉压升高，血液含氧量降低，毛细血管损伤，通透性增加，随着小动脉和淋巴管阻塞，以及皮肤氧合作用降低导致抵抗力低下，易引起皮炎、静脉炎、脂膜炎、淋巴管炎，以及亚急性、慢性蜂窝织炎和顽固性溃疡等。这一系列涉及面甚广的症状和体征，皆是由于炎性介质的侵入或炎症反应变化所致，故称为“静脉曲张炎变综合征”。本病具有病程漫长，表现多样，急性加重，反复难愈，易损伤皮、肉、筋、骨、脉等五体及气、血、津液，甚或内攻脏腑等特点，非常符合王永炎院士之“邪气亢盛，败坏形体即转化为毒”关于“毒”的论述，具有顽固性、内损性和复杂性等毒邪发病的特性，为我们从毒论治本病提供了临床症状学依据。

浅表静脉古称青筋、筋或筋脉，这可从《灵枢·水胀》“鼓胀……色苍黄，腹筋起”中得到印证。《灵枢·刺节真邪》云：“有所疾前筋，筋屈不得伸，邪气居其间而不反，发为筋溜。有所结，气归之，卫气留之，不得反，津液久留，合而为肠溜，久者数岁乃成，以手按之柔。已有所结，气归之，津液留之，邪气中之，凝结日以易甚，连以聚居，为昔瘤，以手按之坚。”《灵枢·百病始生》：“清湿袭虚，则病起于下。”《金匮要略》谓：“浊邪居下……湿伤于下。”这些经典理论详细论述了大隐静脉曲张及其并发症的病因、病理、病程和特征性临床表现，即寒湿之邪侵袭人体下部，邪气久客筋脉不去，初期仅见浅表静脉屈曲，故曰“筋溜”；若邪气久结筋脉不去，影响了卫气津液的运行，气滞津凝，化为湿浊，日久蕴毒为病，症见下肢浅表静脉屈曲扩张如肠管、质柔软、小腿水肿等，故曰“肠溜”；若筋脉气滞津凝日甚，或因复感外毒引发，营血凝结，瘀血久留不去，日久化为瘀毒，故见下肢浅静脉盘曲扩张、聚集成团、质硬色暗，故曰“昔瘤”。阐明了本病由寒毒到湿毒再到瘀毒的病因学规律、由气分（卫气留

之）到水分（津液久留）再到血分（凝结聚居）的病理学规律及其特征性表现。仲景论水气病分病发气分、水分、血分，叶天士治疗温热病创建了卫气营血辨证，笔者从毒伤气分、水分、血分入手论治静脉曲张炎变综合征，是在《内经》“筋溜、肠溜、昔瘤”和《金匮要略》“水气病脉证并治”基础上，运用古今有关毒邪发病、气血津液辨证、筋瘤臁疮股肿恶脉等基础理论和临床知识，对本病错综复杂的证候表现及演变规律进行分析归纳，创立了“毒邪久结筋脉、损及气血津液、病分气水血治”的发病治疗学新观点。

笔者经过大量临床观察发现，本病病机病理为阳虚不充四肢，寒湿客居筋脉，日久蕴结酿毒，渐次伤及气分、水分、血分，化生寒毒、湿毒、热（火）毒、瘀毒而为病。其中寒毒为无形之邪多伤气分，日久不解，深入水分，津留不去，化生痰湿浊毒，或外感湿毒直中水分；痰湿内阻筋脉，久病入络，病损血分，营阴郁滞，瘀毒内生，瘀久生热酿毒，或外感火毒直迫血分，故本病从气分→水分→血分是病位由浅入深、病情由轻到重、预后由好到差的一种发病规律。

三、从“气水血分辨证”论治静脉曲张炎变综合征

本篇所论气分病为毒邪影响下肢阳气（卫气）的运行，不能温煦濡养筋脉而引起的一系列证候；水分病为毒邪深入，进一步影响水液的运行，损伤皮肉筋骨而引起的一系列证候；血分病则为毒邪深入血脉，影响血液的运行，或可内伤脏腑（肺栓塞）而引起的一系列证候。治疗需先辨毒邪在气分、在水分、在血分，再辨病邪属寒毒、火毒、湿毒、热毒、瘀毒。一般气分以寒毒为主，多兼湿毒；水分以湿毒为主，多兼寒毒、热毒；血分以瘀毒为主，多兼湿毒、火毒。现就临床上最常见的三个证型详加论述。

1. 气分病（寒毒凝筋证）

素体阳虚，清阳不实四肢，不能柔则养筋，寒湿之邪乘虚袭下，寒湿凝筋，蕴结酿毒，卫气归而留之与邪相争，筋屈不伸而为病，多以筋气受累为主，症见青筋盘曲如蚯蚓状，小腿恶寒怕风，酸困憋胀而不痛，久站久坐或劳累后加重；伴形寒肢冷、气短乏力、口淡不渴、小便清长；舌淡暗，或淡胖，苔白，或白腻，脉沉迟，或弦细，或濡缓等。以酸困为主症，辨证要点为：①青筋盘曲如蚯蚓状，质软；②久站久坐或劳累后小腿酸沉憋胀下坠而不痛，平卧休息后恢复。多属静脉曲张初期、轻症，或稳定期。以温筋散寒化毒为治疗大法，正如清·王洪绪《外科症治全生集》“世人但知一概清火以解毒，殊不知毒即是寒，解寒而毒自化”之谓也。治当温筋散寒、化毒益气，常选用升麻、熟附片、桂枝、肉桂、小茴香、黄芪、茯苓、杜仲等，或用筋瘤丸、暖肝煎、补中益气汤等加减治疗。

2. 水分病（湿毒浸筋证）

气分毒邪久结不解，寒气生浊，或气滞津凝，津液久留，病入水分，化生痰湿浊毒；或外感湿毒较重直中水分，湿毒或从寒化损伤筋骨，或从热化败坏皮肉而为病，多以筋津受累为主。症见下肢青筋盘曲如蚯蚓状，小腿明显肿胀，酸困无力，抽搐；或小腿皮肤瘙痒，起小丘疹，色素沉着，皮硬如革，可出现水疱、渗出、糜烂或表浅性溃疡等皮损；或小腿慢性较深的大溃疡，边缘呈扁盆状，渗出较多，肉芽紫红夹腐，不甚痛；或膝、踝关节肿胀疼痛；伴身体困倦乏力，脘闷纳呆，小便不利，大便黏腻不爽；舌淡暗，或暗红，质胖或有齿痕，苔滑或黏腻，色或黄或白，脉沉滑，或沉弦，或沉细。以水肿为主症，辨证要点为：①青筋盘曲如蚯蚓状，色紫暗，质软；②小腿水肿明显，以足踝部为重，多午后较重，晨起明显减轻；③小腿或足部肌肉受凉或劳累后抽搐；④可有皮炎、溃疡等皮损，渗出较多，红肿疼痛不甚。多属静脉曲张重症或伴湿疹性皮炎、淤积性皮炎、慢性湿疹性溃疡、静脉曲张性溃疡、急性膝踝增生性神经痛等症。治以利湿泄浊排毒为大法，《素问·阴阳应象大论》“其下者，引而竭之”，《素问·汤液醪醴论》“洁净府”，《金匮要略·水气病脉证并治》“诸有水者，腰以下肿当利小便”，故治当利湿泄浊，兼清热解毒或温化寒湿、强健筋骨。常选用土茯苓、萆薢、防己、薏苡仁、木瓜、泽兰等，或用消肿祛斑合剂、萆薢渗湿汤、萆薢化毒汤，或独活寄生汤、阳和汤等加减。

3. 血分病（瘀毒阻筋证）

气分水分毒邪不解，蕴结日甚，深入血分，营阴郁滞，筋脉瘀阻，瘀毒内生；或火毒、虫毒、外伤染毒，直中血分，毒瘀火结，灼伤血络；或毒伤血脉，营气不从，逆于肉理，血败肉腐筋烂或随脉内攻心肺而为病，多以筋血受累为主。症见曲张静脉处突发条索状物，皮肤发红，触之较硬，扪之发热，按压疼痛明显；或单侧下肢突发性、广泛性粗肿、胀痛，大腿内侧和/或小腿后侧压痛明显；或云片状潮红，灼热；或散发密集细点状紫癜；或小腿溃疡，疼痛剧烈，疮面干黑，分泌少；伴发热，口渴不欲饮，大便干，舌暗红，或紫暗，或红绛，脉弦数或沉细或沉涩。以疼痛为主症，辨证要点：①条索状肿物，红肿灼热疼痛；②或单侧下肢突发性、广泛性粗肿、胀痛；③或皮肤云片状潮红，或皮肤散发密集细点状紫癜；④或小腿溃疡，疼痛剧烈，疮面干黑、分泌少。多属于下肢静脉曲张伴血栓性浅静脉炎、深静脉血栓形成、丹毒、紫癜性皮炎、皮肤坏死性血管炎等症。治以破瘀凉血解毒为大法，即《素问·阴阳应象大论》“血实宜决之”及《素问·汤液醪醴论》“去菀陈莝”之意，治当活血凉血破瘀、清热泻火解毒，常选用大黄、地龙、白茅根、牡丹皮、黄柏、蒲公英、天花粉、板蓝根等，或用消肿破瘀合剂、活血凉血合剂、血府逐瘀汤，五味消毒饮等加减。

四、结语

总之，本篇从“毒”论治静脉曲张炎变综合征，其病位在筋，病损在气在水（津）在血，故毒分寒毒、火毒、湿毒、热毒、瘀毒，病辨气分、水分、血分。一般气分多寒毒、水分多湿毒、血分多瘀毒热毒。本病非如外感热病之传变迅速，常多缓慢发展，间或急变，多气分水分血分三者相间为病，不可不知，故临床多需辨析区分。如水分病必兼气分、血分病多兼水分等，临证需分清主次，兼顾治疗。另外需注意从气分→水分→血分是病位由浅入深、病情由轻到重、预后由好到差的一种发病规律，需未病先防、既病防变、瘥后防复，特别是病在气分、水分时即应及早治疗，并早用血分药而先安未受邪之地，以阻毒邪深入血分，随脉内攻心肺（肺栓塞）而危及生命。近年来我们进行了筋瘤丸治疗下肢静脉曲张、消肿破瘀合剂治疗下肢深静脉血栓形成、消肿祛斑合剂治疗下肢淤积性皮炎等相关课题的临床研究，均取得了满意的效果，并获得了省卫生厅科技进步奖一等奖 2 项，市科技进步奖二等奖 1 项，这更加说明我们创立的“毒邪久结筋脉、损及气血津液、病从气水血治”这一气水血分辨证理论具有一定的临床意义，我们将坚定信心，潜心研究，努力探索，使气水血分辨证治疗下肢静脉曲张炎变综合征的基础理论和临床运用更加完善。

参考文献

[1] 奚九一. 奚九一谈脉管病[M]. 上海：上海科技教育出版社，2004：66-67.
[2] 王永炎. 关于提高脑血管疾病疗效难点的思考[J]. 中国中西医结合杂志，1997，17（4）：195-196.
[3] 韩书明，张惠平.《灵枢·刺节真邪》“筋溜”“肠溜”“昔瘤”浅析[J]. 北京中医药大学学报，2011，34（11）：733-734.

陈宝玲（河南省中医药研究院）

一、中医学对毒邪的认识

1. 何为毒邪

毒邪作为中医的病因学概念，在临床上广泛运用。中医学中的“毒”，一指发病之因，即致病因素；二指病机；三指病证；四指治则治法；五泛指药物或药物的毒性、偏性和峻烈之性。邪，中医指一切引起疾病的因素。

毒邪是一个病因概念，泛指一切致病邪气。毒邪与一般意义上的邪气在程度深浅上有明显不同，只有引起机体严重的阴阳气血失调、具备一定特点和特殊症状的邪气才能称之为“毒邪”。毒分外毒和内毒，外毒是指六淫之邪过甚，侵袭人体而成，如热之甚者为热毒，湿蕴甚者称湿毒等。内毒则多由情志所伤、饮食不调，致使脏腑功能失调，气血津液运行失常，导致痰饮、瘀血停留体内，蕴久成毒。毒隶属于邪，毒是邪中的一部分。“毒”作为病因，一是指对生物体有害的物质。《古书医言》：“邪气者，毒也。”《辞源》：“物之能害人者皆曰毒。”此“毒”作为广泛的病因，与“邪”是同义词。二是《说文解字》：“毒，厚也。”厚有程度重之意，此“毒”与邪性质相同而程度有别。另一方面，毒特指“疫毒”，又有戾气、疫疠、毒气之称，指具有较强传染性、季节性和特异性，并能引起广泛流行的一类致病因素。乙型肝炎病毒即可视为疫毒，传染性肝炎即为疫毒致病。

2. 毒邪致病的机理

毒邪侵袭人体发病与否，取决于毒邪的强弱和正气的盛衰及其相互作用的结果。如《医宗金鉴》云：“气胜毒，则毒为气驭，其毒解矣，故顺也；毒胜气，则气为毒蚀，其气竭矣，故逆也。”

（1）外毒致病：“毒”作为温病的原因，指存在于自然界中具有生物活性的一类致病物质，包括现代认识到的各种病原微生物。中医学认为，六淫之邪过甚，侵袭人体即为外毒。毒是温病发病不可缺少的、决定温病特异性的因素。不同的毒，可选择性地入侵不同的脏腑经络，产生不同的疾病。不同地域和气候变化是毒滋生繁殖的重要条件，故毒有地方性和季节性，而毒的传播则取决于社会因素。因此，毒能否侵入人体，取决于人所处的地域、季节和社会因素。“毒”生存于自然界中，非人体所固有，其侵入人体必由外入内，不外由鼻吸入犯肺，由口食入犯脾胃，由皮肤黏膜侵入犯血脉三种途径。感染的外毒不同，则病变部位、病程经过及临床表现亦不同。

（2）内毒致病：气、血、水、津液本是组成人体生命结构和维持人体正常生命活动的基本物质；若情志所伤、饮食不调，脏腑功能紊乱，气血运行失常，致使机体内的生理产物或病理产物不能及时排出，蓄积体内过多而化生“内毒”，如痰饮、瘀血等。内毒具有较强的致病作用，并可使已患之病进一步加重。

（3）正气不足：是疾病发生的内在根据。经曰：“正气存内，邪不可干。”若人体正气充足，抗御外邪，则体安不病；或正气存内，正能胜邪，祛邪外出，则邪去正安而不病；反之则毒邪稽留而为“伏毒”，毒强正弱则病发，毒弱则未必骤发，可因外感六淫、饮食劳倦、情志所伤等致正气不足，毒邪失制而发病。“伏毒”在正气不足机体抵抗力低下时伺机而发病，故《素问·评热病论》云：“邪之所凑，其气必虚。”因此，人体正气虚弱而不能灭毒或排毒外出，是发病的内在因素。

（4）伏毒、耐毒：伏毒是毒邪内伏于人体，由于毒邪本身的特性，或毒邪毒力不足，机体正气尚强，可耐受制约毒邪而暂时不发病。对毒邪来说，毒邪在人体内隐藏、潜伏的过程就是伏毒，又称潜伏期；对人体来说，正气尚强，可耐受制约毒邪这个过程就是耐毒，或称耐毒期，时间可长可短，有的甚至可达十几年。如慢性乙型肝炎患者，多有携带乙型肝炎病毒史，待机体免疫功能低下时伺机而发病。一般伏毒常与瘀血、痰湿胶结，缠绵难解，有的人甚至“终生带毒”，或“带毒生存”。

3. 毒邪致病的特点

毒邪致病具有以下的特点：①暴戾性：毒邪致病，多变化多端，传变迅速，且临床表现危重，极易致死。②传染性：毒邪致病具有一定传染性，尤以疫毒为甚，如乙型肝炎病毒、丙型肝炎病毒等。③特异性：某毒邪致病具有一定特异性，具有特定的临床表现。④毒易入血：毒血关系密切，毒邪犯人始终与血有关，是毒邪致病的主要特点。⑤趋内性：指毒邪暴烈，入内毒害脏腑，损伤正气，导致疾病迅速恶化。⑥顽固性：是毒邪致病的最主要的特点，毒邪致病，毒邪蕴积日久，耗气伤津，毒瘀凝滞，形成邪盛正衰之势，致病情迁延日久，缠绵难愈。感受毒邪后具有病情顽固，易于反复，常规辨证难以奏效，病期冗长，病位深痼等证候特点。毒邪内伏，营卫失和，气血亏虚，脏腑败伤，其病多深重难愈，后遗变证蜂起，治疗难度较大。毒邪侵入机体后，常常潜伏于脏腑，与脏腑交织在一起，缓慢地损伤脏腑的阴阳气血，所以用一般的治疗方法并不能够收到明显的治疗效果。毒邪致病的顽固性与慢性乙型肝炎缠绵难愈相吻合。

二、从“毒邪论”认识慢性乙型肝炎

慢性乙型肝炎中的“病毒”，实质是中医的疫毒病邪。慢性乙型肝炎经过潜伏而发，实指毒邪慢慢侵蚀人体后而发，《素问·金匮真言论》曰："夫精者，身之本也，故藏于精者，春不病温。"精气伏藏，则正气旺盛，毒邪无以侵害人体，不发生病毒性肝炎。病毒入侵肝胆，毒邪潜伏滞留，久则正气渐虚，毒邪渐盛而发病。大量的临床观察及实验研究表明，乙型肝炎病毒的复制活跃程度与湿热疫毒蕴积轻重有一定的相关性，即病毒复制越活跃，湿热疫毒蕴积程度越重。可以认为该病的病因是外界的湿热疫毒之邪，蕴滞于肝，使肝的疏泄功能障碍，气机升降失常，而致肝之气血失调。

在我国，大多数慢性乙型肝炎患者的病毒感染来自母婴垂直传播，初期并无炎症活动，表现为中医学的"伏毒"。正气不足，毒邪潜伏于正虚之所，不易祛除，毒邪留连，待时而发。《温疫论》云："凡邪所客，有行邪，有伏邪。"随着生长发育，机体免疫功能不断攻击复制的乙肝病毒导致炎症活动，表现为"湿毒"犯脾胃，引起中焦转输、生化及升降功能障碍，毒气内泛侵犯于肝，致使肝气郁滞，横逆脾胃，故出现胃脘胀满、胁肋胀痛、食欲不振、乏力、肝脾轻度肿大、谷丙转氨酶（ALT）升高、肝炎病毒标志阳性等。毒邪善入血分，迁延日久，阻滞脉络，导致气滞血瘀，形成"瘀毒"，症见胁肋积块固着不移，久渐气血凝结，积块硬痛，面色暗、瘀痣（蜘蛛痣）、舌紫、脉弦细。此时，已由慢性肝炎演变成肝硬化，肝脾进行性肿大，肝功能反复或持续异常，肝脏及全身微循环障碍。如王清任所说："温毒在内，烧灼其血，血受烧炼，其血必凝。"其中少数重症患者毒邪入营血、内陷心包，表现为神志不清、出血、全身黄染等，属中医"急黄"或"瘟黄"；毒为阳邪，易败血伤阴，损伤正气、内陷脏腑，顽固难愈。毒邪易与痰瘀互结，蕴积体内，迁延日久，逐渐生成癌毒，或深入血络，壅滞气血，邪毒胶结更甚，使乙型肝炎缠绵难愈。

三、从"毒邪论"探析慢性乙型肝炎的病因病机

慢性乙型肝炎的发病特点与清代吴又可提出的"杂气"致病相似，吴氏在《温疫论》中指出，杂气是天地间别有的一种异气。"异气"亦称为"毒气"。本病具有较强的传染性，故又符合"五疫之至，皆相染易，无问大小，病状相似"的疫毒之说。病毒性乙型肝炎的潜伏性感染方式又与瘟疫"伏邪"的发病特点颇相类似。历代中医沿用茵陈蒿汤、甘露消毒丹等治疗黄疸，皆取法清热利湿解毒。乙型肝炎的治疗也沿用此法，认为湿热毒邪侵袭是慢性乙型肝炎的发病原因，湿热毒邪致病，即毒邪学说已成为共识。

慢性乙型肝炎发病过程中，迁延反复，绵缠难愈，且常法难以取效，此与痰的病理特点颇为相合，怪病多责之于痰。湿热毒邪侵袭，或热邪耗伤阴液灼津为痰；或湿邪困阻阳气，水湿停聚为痰。毒与痰搏，毒仗痰势，痰助毒威，相互为患，胶结难解。毒邪伤及肝木，肝失疏泄，气机不利，血行不畅，瘀血停滞，即"初病在经在气，久病入络入血"。现有研究表明，慢性肝炎患者多有肝纤维化存在及微循环改变，运用活

血化瘀中药能改善微循环及结缔组织代谢。慢性乙型肝炎病程较长，尤多入络之候，其络病及自外而入内者，系外入之毒邪导致肝、脾功能失调，继而痰瘀留滞，邪毒夹痰瘀混入血络之中所致。

由此可见，慢性乙型肝炎的病因病机当责之于毒、痰、瘀；三者在其发病过程中，虽可有先后之别、显隐之分，但势必相互滋生，相互搏结为患。

四、从“毒邪”论治慢性乙型肝炎

1. 病由邪生，攻邪已病

病邪即毒邪是由外而至于人体内的，或者是由体内变化而产生的，毒邪留于体内不去，是一切病症之所由，故主张病由邪生，攻邪已病。毒、痰、瘀为慢性乙型肝炎的病机所在，根据病机确立解毒、化痰、消瘀之法，经临床运用可收到邪除病愈的良效。笔者认为慢性肝病初期，病毒复制活跃，以邪盛为主，表现为胁痛、腹胀，或身目发黄、肝细胞损害等，治疗上采用院内制剂解毒降酶胶囊清热利湿、解毒凉血，以改善临床症状，恢复肝功能。方取茵陈、黄连、板蓝根、大青叶等清热解毒，据现代药理研究，此类药物对肝炎病毒有一定的抑制作用。

2. 谨守病机，随证治之

慢性乙型肝炎迁延不愈，或失治、误治，临床上除表现有毒、痰、瘀的征象外，亦常可见到肝、脾、肾亏损的正虚之象。在谨守毒、痰、瘀病因病机的治疗前提下，可酌情辅用健脾、滋肝、补肾之法，知犯何处，随证治之。笔者认为对于临床上长期服用抗病毒药物而病毒不能转阴，西医学认为免疫功能低下、免疫耐受，不能有效清除病毒者，以益气补肾为治，可提高机体免疫功能，辅助清除病毒，临证以院内制剂益气补肾胶囊以扶正解毒，该方取葫芦巴、淫羊藿、巴戟天等补肾壮阳，参术芪益气扶正，以提高机体抗病能力，有利驱邪外出。据现代药理研究，参术芪尚能增强网状内皮系统功能，增加白细胞数量及促进其吞噬功能。

3. 把握病机，分清标本

临床上中医药治疗慢性乙型肝炎还须辨证和辨病相结合，从辨病的角度看，乙肝标志物和肝功能是慢性乙型肝炎诊断和判别疗效的两种主要指标。乙肝标志物为致病原因，病因为本；肝功能指标变化是由于乙肝病毒感染所引起，亦可在治疗过程中出现肝功能变化，这可看作病毒对人体的影响或机体对治疗的反应，故可视之为标。中医理论认为，病毒感染是疫毒湿热之邪作祟。毒邪侵入，首先损伤正气，正气亏虚，无力抵抗，病邪久羁，或当人体正气不足时易侵犯人体，病邪入体，蕴结于肝，肝失疏泄，脾失健运而致病。为此我们在中医理论“见肝之病，知肝传脾，当先实脾”“实脾则肝自愈”的理论指导下，对院内制剂“健脾复肝合剂”进行临床研究，经过多年临床观察证实，该药对慢性肝病引起的脾虚证候及白球比例失调均有较好的治疗作用，充分证实了“肝病治脾”的正确性。

综上所述，慢性乙型肝炎的病因病机是毒、痰、瘀三者相互为患，在临床过程中应贯穿解毒、化痰、消瘀的治疗大法，然而根据不同的体质、证候、体征及兼夹症等，又当因时因地因人而灵活运用之。

五、结语

笔者从“毒邪论”受到启发，结合临床观察，探索以“毒邪论”为指导治疗慢性乙型肝炎。西医学关于本病的研究进展很快，但是病毒导致各种症状的复发问题，对其的控制、彻底解决问题以及医药所带来的毒副作用问题，尚未能有效解决。探索一种有效控制病毒，甚至杀灭病毒以及有效控制病毒侵害导致的痛苦症状的治疗方法是临床所急需的。向来以整体观念、辨证论治为长的中医药更应该在病毒性肝炎治疗方面发挥特有的优势，但历代医家治疗该病时多已发展为鼓胀阶段，相当于今天所说的肝硬化阶段，治疗效果如何，从记录的医案观察很难论证，在初期阶段，历代医家的治疗散在分布于胁痛、黄疸、纳差、发热等医案。由于西医学的发展，还可以在无症状阶段检测到病毒的存在、生化指标的异常，这对中医更是一个极大的挑战，于无症状处求症状，在细微处辨证，正如《素问·至真要大论》说：“有者求之，无者求之。”所以要求中医在治疗病毒性肝炎方面有一套完整的理论。

参考文献

[1] 陈复华. 古代汉语词典［M］. 北京：商务印书馆，1998.

[2] 商务印书馆辞书研究中心. 新华词典. 修订版［M］. 北京：商务印书馆，2001.

[3] 汉·许慎. 说文解字［M］. 北京：中华书局，1963.

[4] 清·吴谦. 医宗金鉴［M］. 北京：人民卫生出版社，1982.

[5] 崔文成. 毒在温病发病中的意义［J］. 中医杂志，1991（1）：11.

[6] 王永炎. 关于提高脑血管疾病疗效难点的思考［J］. 中国中西医结合杂志，1997，17（4）：196.

[7] 赵智强. 略论周仲瑛教授的毒邪学说及临床应用［J］. 南京中医药大学学报，1999，15（3）：170-171.

[8] 苏凤哲. 毒邪论［J］. 中国中医基础医学杂志，2007，13（9）：649.

[9] 李运伦. 毒邪的源流及其分类诠释［J］. 中医药学刊，2001，18（1）：45-46.

[10] 刘燕华. 刘渡舟教授治慢性病毒性肝炎浅述［J］. 北京中医药大学学报，1996，19（5）：46.

王凤荣（辽宁中医药大学附属医院）

所谓“毒”,《说文解字》中曰：“毒，厚也，害人之草。”厚是指程度，害人之草是毒草。中医毒邪学说源远流长，肇始于《黄帝内经》，至汉·张仲景《金匮要略》中有阴阳毒脉证辨治，后历朝历代均有发展，近代中医更拓宽了毒邪学说的范畴。毒是指毒邪，指致病因素或病理产物。中医学认为血脉艰涩，瘀滞日久，则为“败血”“污血”，邪为之甚，蕴久生热酿毒，“毒邪最易腐筋伤脉”，这与动脉粥样硬化易损斑块溃烂、糜烂，炎症细胞浸润，出血等系列病理改变有相通之处。随着中医临床医学与西医学的进步和发展，人们对毒邪的认识也不断发展。笔者根据毒邪的有关理论，在总结前人学说及结合西医学的基础上，结合动脉粥样硬化的发病机理及对其的中医论治，提出了自己的观点和看法。

一、痰瘀毒是动脉粥样硬化的病理基础

动脉粥样硬化（atherosclerosis，AS）是心脑血管疾病共同的病理基础，也是导致临床心脑血管疾病发生和引起死亡的主要原因。AS 产生的主要病理改变为内皮损伤、脂质沉积、炎性因子浸润、纤维斑块形成，体现了中医“痰瘀毒”的特点。痰久必瘀，痰瘀搏结化热蕴结成毒，毒损脉络，损伤血脉促进 AS 发生。AS 的发生属“痰”属“瘀”日久蕴“毒”，故痰瘀浊化，蕴结成毒，结于脉络，致脉络损伤是 AS 发生、发展的重要病机。

1. 痰浊与毒邪

对于“痰”的认识,《金匮要略·痰饮咳嗽病脉证并治》首次提出“痰”的概念，为后世研究提供了理论依据。“痰”指痰浊，痰随气升降，无处不到，故有“百病皆因痰作祟”之说。

中医认为痰浊产生的外因是由于饮食失节，恣食肥甘厚味，嗜酒，损伤脾胃，湿困中焦，胃失受纳，脾失健运，不能化生精微，过食则为害，清从浊化，变生痰浊，积聚体内；脾虚失运是痰浊产生的内因，脾为后天之本，主运化水谷及水湿,《景岳全书》中记载：“痰即人之津液，无非水谷之所化……但化得其正，则形体强，营卫充，而痰涎本皆血气；若化失其正，则脏腑病，津液败，而血气即成痰涎。”这一论述道出了痰浊的生化之本，即脾胃运化失司。人体所需的膏脂精微，来源于水谷，依赖脾胃

转输生化，随津液而敷布代谢。若脾胃受损，输化失常，则水谷精微之一部分变为脂浊，进入血液而使血脂升高。李中梓《医宗必读》中曰："脾土虚弱，清者难升，浊者难降，留中滞膈，瘀而成痰。"源于《黄帝内经》的膏脂学说是中医认识AS的重要理论依据，《灵枢·卫气失常论》曰："人有脂，有膏，有肉。"膏脂虽为正常营养物质，但过剩则为害，导致痰浊内生。痰为津凝，浊为膏聚，是为脾主运化功能失调，津液不布，积蓄体内，久恋不去，壅塞络道，郁久腐化，而成痰毒；反之毒邪侵犯机体，造成脏腑的功能障碍，津液不得正常输布代谢，滞留体内，凝聚而为痰毒。总之，痰毒内生，阻滞脉络，影响气血运行，浸淫脉络就会导致脉道痹阻，是影响AS的重要病理因素之一。

2. 瘀血与毒邪

中医认为"瘀血为百病母胎"。体内有血液停滞，包括离经之血积存于体内，或血运不畅，阻滞于经脉及脏腑内的血液，均称为瘀血。《说文解字》言："瘀，积血也。"中医的现代研究认为"血瘀"是AS最重要的病因病机之一，贯穿于冠心病发生发展的整个过程。研究表明AS形成的主要病理环节，如血栓形成、血小板聚集、活化、血液黏稠度、凝血活性、血管狭窄、痉挛等，均归属于中医学"瘀血证"范畴。AS病位在血脉，由于脏腑功能失调、痰浊、寒凝、情志刺激等因素导致气血津液不能正常运化，血行失度，血液运行不畅，积于脉内，或溢于脉外，形成瘀血，阻滞血络，蕴蓄日久而成瘀毒，损伤脉络。毒邪亦可致瘀，毒邪日久煎熬熏蒸血液，血凝而成瘀；久则毒邪亦可伤络，血溢而成瘀；毒邪亦可伤津耗阴，阴伤血滞而成为瘀；毒邪壅塞气机，导致血脉凝滞而成瘀。瘀毒之间相互转化，瘀可化毒，毒可致瘀，互为因果，胶结难化，蕴蓄于血络，一方面可使邪毒顽恶难解，病邪深伏，病势缠绵，另一方面又可加重对正气的损伤，形成恶性循环，最终坏血伤脉。

3. 毒邪为病

毒邪在中医学中主要指发病之因，既对机体产生毒性作用的各种致病因素。《金匮要略心典》云："毒，邪气蕴结不解之谓。"《古书医言》亦载："邪气者，毒也。"毒邪作为一种致病因素，有外来之毒、内生之毒之分。内生之毒常发生于内伤杂病的基础上，多由诸邪蓄积，交结凝滞而成。AS形成多为内毒，由于脏腑功能和气血运行紊乱，痰浊郁久或瘀血蕴久，使机体内生理和病理产物不能及时排出，蕴积体内而化生成毒。AS的炎症反应过程中所涉及的血管内皮损伤、组织坏死及炎症介质等病理产物（如CRP、白介素-6、肿瘤坏死因子-α、细胞黏附分子等），均与中医内毒密切相关。内毒既是致病因素，又是病理产物，并且可以相互转化，甚至形成恶性循环。现代医家通过临床实践发现内毒与络脉病症密切相关，并认为毒邪瘀阻络脉正是此类病症病位深、病情重、病势缠绵难愈的机缘所在。

4. 痰瘀毒为患导致 AS 的演变规律与特点

中医认为 AS 患者，由于饮食不节、情志失调、劳倦内伤及禀赋不足等因素长期作用于人体，使脏腑功能失调，气血津液不能正常运化，产生痰浊和瘀血，痰本于津，瘀本于血，生理上的“津血同源”必然导致痰浊与瘀血病理上的相互胶结、相互转换。清·唐容川《血证论》中记载“血积既久，也能化为痰水”“痰亦可化为瘀”，提出“血与水本不相离”之说。从这个意义上讲，瘀血与痰浊并存，二者互为影响、互为因果，着于血脉，血脉之痰瘀结块，即成 AS 斑块。而痰瘀同病前贤早有论述，元·朱丹溪明确指出“痰夹瘀血，遂成窠囊”，揭示了痰瘀同病的本质。明·方贤《奇效良方》认为：“气塞不通，血壅不流，凝血蕴里，津液凝涩，渗着不去，而成痰。”痰浊、瘀血是两种不同的病理产物，也可以说是两种不同的致病邪气。邪气郁久生毒，邪为毒之初、毒为邪之渐，也可谓邪为毒之因、毒为邪之果。程氏认为痰浊有形之物流窜经脉，因其黏涩，既可滞着于动脉壁上形成肿块（粥样硬化斑块），又可导致血液凝滞不利，产生瘀血，从而形成一种痰瘀交结的病理状态，故痰瘀互结是导致动脉粥样硬化的始动因素。痰瘀一旦生成，互为因果，互相影响，痰瘀胶结，久聚成毒，损伤络脉，共同致病。一方面，痰瘀是脏腑功能失调的病理产物，脏腑功能失调，津液输布失常，停聚而生湿生痰，血行缓慢、瘀滞日久则蕴而成毒。另一方面，痰瘀毒邪亦是 AS 的诱因，痰瘀互结，久聚成毒，损伤脉络，故而发病。痰浊、瘀血郁久生毒，毒则是致病的关键所在。正所谓“无邪不有毒，毒从邪生，病从毒化，变从毒起”。

经过探索及研究可以发现，痰浊、瘀血、毒邪三者并不是孤立存在的，而是具有密切关系。津血同源，痰瘀相关，痰瘀互结，郁久腐化，久则凝聚成毒，从而形成痰瘀毒相互交结的病理局面。AS 的病理表现为高凝状态、氧自由基的损伤、高脂血症、微循环障碍等，这些病理的异常变化旷日持久，缠绵难愈，就会蕴久成毒，形成痰瘀毒相互交夹的病理状态。所以中医认为痰瘀内生，郁久生毒，阻塞脉道，清阳不升，浊阴不降，是产生 AS 的关键病理基础。

二、运用大柴胡汤化裁以祛痰化瘀解毒为主防治动脉粥样硬化

大柴胡汤是东汉名医张仲景《伤寒论》中的名方，方由小柴胡汤去人参、甘草，加大黄、枳实、芍药组成。原文中的大柴胡汤主治少阳兼里实证，以转少阳之枢机而开阳明之气结，蕴含了先表后里的治疗原则，是古今临床常用方剂。随着后世医家对本方的应用与发展，发现大柴胡汤具有很强的抗炎作用，并具有降低血脂、抑制血小板聚集的功效。故笔者根据多年临床经验及动物实验研究，运用此方化裁，在此基础上加丹参、虎杖，以祛痰化瘀解毒法为主，从“痰瘀毒”论治冠心病，取得了一定的疗效。

1. 理论基础

本方之意乃寓疏利肝胆之气于通腑泄浊、化痰祛瘀解毒之中，一方面疏利肝胆之气滞，又可涤荡肠胃之实热、瘀浊。肝气条达，清除郁热，气滞除邪热消，使气通而不滞、散而不郁，气机和调，经络通利，津液输布运行无阻，血行无滞，则脾健胃和，痰浊、血瘀散而不结；另一方面通腑泄浊，则毒邪除，痰毒、瘀毒之有形实邪消，脉道通畅，血运无阻。方中大黄、枳实具有泻热毒、破积滞、化痰浊、行瘀血之功，为君药。《药性论》中对大黄记载："破痰实，冷热积聚，宿食，利大小肠，蚀脓，破留血。"大黄配枳实一者清泄热结，一者开畅结气，通畅胆腑气分郁热。配伍柴胡、黄芩之苦寒，疏利肝胆之气滞，清解少阳经腑之邪毒。半夏燥湿和胃化痰。《药性论》中对半夏记载："消痰涎，开胃健脾，止呕吐，去胸中痰满，下肺气，主咳结……气虚而有痰气，加而用之。"白芍疏肝敛阴，苦泄通畅血络而止痛，与枳实相伍可以理气和血，以除心下满痛。虎杖活血散瘀、清热解毒。丹参活血化瘀，而其性寒亦可凉血。生姜、大枣以补脾和胃、益气生津、调营卫、解药毒，兼使药之功。诸药配伍，既可疏利肝胆之气滞，又可通腑泄浊达到化痰祛瘀解毒之效，使"痰瘀毒"邪去，脉道通，血运无阻。

2. 研究依据

现代医家关于血中之"痰浊"的病理实质的研究认为其多反映西医学的高脂血症，实验证明血浆中 TC、TG、LDL-C 升高及 HDL-C 降低使血管内皮细胞受损，是诱发 AS 发生的重要环节。研究显示，大柴胡汤能降低高脂血症血液中的 TC、TG、LDL-C 和升高 HDL-C；可改善高脂血症所致的动脉内皮和平滑肌损伤。

中医将血液的高凝状态、血栓形成、血管壁受损等视为血瘀证，血中之瘀的病理实质多反映高凝状态，而高凝状态正是动脉粥样硬化的最主要的危险因素。研究显示，大柴胡汤对胶原诱发的血小板聚集呈抑制效应，对血小板聚集呈甾体样和非甾体样的双重抑制效应，并能抑制前列腺素 H_2 的合成。文川等从形态学角度观察赤芍、酒大黄对 ApoE 基因缺陷小鼠 AS 斑块稳定性的影响。结果显示中药组与模型组相比，上述中药分别可以影响血管内斑块面积、脂质中心面积及脂质中心在 AS 斑块中的百分比。提示上述活血中药可能干预 ApoE 小鼠动脉粥样硬化斑块的形态结构，稳定斑块。内皮功能的损伤是发生 AS 的必备条件，其中炎性因子是动脉粥样硬化这一慢性炎性反应过程始动的关键因素。研究发现，在不稳定型心绞痛、急性心肌梗死病人血清中，VCAM-1、ICAM-1 及 C- 反应蛋白高于对照组，认为高敏 C- 反应蛋白、黏附分子共同参与了动脉的炎性反应过程。笔者通过动物实验研究，证明大柴胡汤化裁能降低血清 hs-CRP 的含量，抑制 ICAM-1 的表达，从而抑制主动脉内膜的炎症反应。

因此，笔者认为辛开苦降的大柴胡汤具有降脂、抗血小板聚集、抗炎的作用，"痰瘀毒"是 AS 重要的病理因素，其病理实质从西医学角度解释就是高脂血症、血小板聚集的血液高凝状态和炎症反应，是中西医两种理论体系关于AS病机的良好契合点，故运用大柴胡汤化裁，以祛痰化瘀解毒法为主防治AS。

三、结语

综上所述，不难发现毒邪贯穿AS的发生、病理变化，以及并发症全过程当中，虽然整个过程中毒邪的内涵是不同的，但它们致病的特点都可归纳为毒邪。AS“痰瘀毒”病机的病理实质从西医学角度解释就是高脂血症、血小板聚集的血液高凝状态和炎症反应，因此，笔者认为中医“痰瘀毒”学说与AS有着本质的联系，是中西医两种理论体系关于AS病机的良好契合点，“痰浊”“瘀血”“毒邪”三者并不是孤立存在的，而是具有密切关系，是AS产生的重要机制，贯穿于AS的整个病理过程，并且是引发并发症的关键因素。在临床中更要注重四诊合参、辨证求因、审因论治的精髓，根据疾病关键，结合个体差异，病证结合抓住动脉粥样硬化主要矛盾，把“痰瘀毒”作为切入点。笔者运用大柴胡汤化裁，在此基础上加丹参、虎杖，以祛痰化瘀解毒法为主，防治AS的发生发展。而动物实验研究亦表明，大柴胡汤具有降脂、抗炎、调节血管内皮功能，防止AS斑块的形成等方面作用。针对性治疗是中医防治AS的关键，有助于我们理解不同的干预措施减少临床事件发生的作用机制，本文基于“痰瘀毒”理论探讨大柴胡汤防治AS，旨在探索AS防治的新理论，找出AS的中医病机，指导临床辨证用药，开拓临床防治心脑血管疾病的新思路。

参考文献

[1] 张京春，陈可冀．瘀毒病机与动脉粥样硬化易损斑块相关的理论思考 [J]．中国中西医结合杂志，2008，28（4）：367.

[2] 于俊生，陈兆昌．动脉粥样硬化从痰瘀毒论治探讨 [J]．山东中医杂志，2002，21（8）：451-453.

[3] 王忠，王安民，鞠大宏．“毒邪致络病”与证候及基因组关系的探讨 [J]．中医杂志，2000，41（8）：500-501.

[4] 程小曲．痰浊型冠心病与血脂、脂蛋白、载脂蛋白的关系及痰浊形成机理的探讨 [J]．新中医，1994（3）：7.

[5] 宋剑南．血脂异常与中医痰浊关系的实验研究 [J]．中国中医基础医学杂志，1995，1（1）：49.

[6] 李夏，张太，李维新．大柴胡汤加减治疗脂肪肝126例 [J]．吉林中医药，2004，24（7）：14.

[7] Masaome Vmeda et al. 小柴胡汤和大柴胡汤对大耳白家兔实验性动脉粥样硬化的影响 [J]．国外医学・中医中药分册，1990（1）：21.

[8] Sakae Amagaya et al. 小柴胡汤和大柴胡汤对胶原诱发血小板聚集和前列腺素生物合成的抑制作用［J］. Planta Mediea，1986（5）：345.

[9] 文川，徐浩，黄启福，等. 几种活血中药对 ApoE 缺陷小鼠动脉粥样硬化斑块影响的形态学研究. 中国病理生理杂志，2005，21（8）：864-867.

[10] Nomoto K，Oguehi S，Watanabe I，et a1.Involvement of inflammation in acute coronary syndromes assessed by levels 0f high-sensitivity C-reactive protein.matrix metal·oprotein—ase-9 and soluble vascular.cell adhesion molecule［J］. J Cardiol，2003，42：201-206.

高祥福（浙江中医药大学附属第三医院）

毒邪为中医病因学说之一，近年来，随着中医临床实践的丰富发展和现代病理机制的深入研究，毒邪学说研究得以较快地深化和拓展。“毒”字，在许慎《说文解字》中释为“毒，厚也，害人之草”，厚有程度较重之意。《素问·五常政大论》王冰注：“夫毒者，皆五行标盛暴烈之气所为也。”尤在泾言：“毒，邪气蕴结不解之谓。”由此可见，邪气过盛或蕴结日久即可化毒，与一般意义上的邪在程度深浅上有明显不同。

一、毒邪的概念

毒有多种含义，或言病邪，或言病证，或言药物，或言治疗。就病因学而言，传统毒邪指六淫之甚及六淫之外的一些特殊致病物质。如“风气相搏，变成热毒”及疫疠之毒、蛇毒等。随着毒邪认识的深化，毒邪明确被分为内毒和外毒。《中医大辞典》内毒条下记载：“内毒，指内发的热毒。表现为痈疮、发斑或吐血、衄血、神志不清，舌绛，苔焦甚或起芒刺，脉浮大或六脉沉细而数等。”刘更生认为外毒指由外而来，侵袭机体并造成毒害的一类病邪；内毒指由内而生之毒，系脏腑功能和气血运行失常，使机体的生理或病理产物不能及时排出，蕴结体内而化生，如粪毒、尿毒、痰毒、瘀毒等。内毒多在疾病过程中产生，又能加重原有病情，并能产生新的病证。内毒之生，多标志着疾病进入危重阶段。姜良铎等认为凡是对机体有不利影响的因素，无论这种因素来源于外界还是体内统称为毒。外来之毒除传统之毒外，尚包括社会发展所带来的环境中存在的空气污染、化肥农药及噪声、电磁污染等；内生之毒是由生理物质或代谢废物蓄积，或生理物质易位形成的。王永炎认为主要是邪气亢盛，败坏形体即转化为毒。毒系脏腑功能和气血运行失常使体内的生理或病理产物不能及时排出，蕴积体内过多而生成。毒邪有内外之分，内毒是机体内在因素所产生的毒性物质，是机体在内在因素作用下，脏腑功能紊乱，阴阳气血、脉道失调，导致机体内环境失衡，从而产生超越阴阳平衡的、机体又不能及时排解的、能够败坏机体组织功能的有害物质。内毒有阴阳之分，其毒性作用既可以是急性的，也可以是慢性的；既可以是显性的，在某些阶段也可以是隐性的。内毒既是致病因素，又是病理产物，并且可以互相转化，甚至形成恶性循环。就现今温病学说中提出的“毒寓于邪，毒随邪入；热由毒生，变由毒起”之说，吕文亮认为温邪包含毒，毒是温邪的重要组成部分。温病中毒的内涵是指具有传染性，并可引起流行性疾病，且侵袭力较强，可引起危重证候或局部特殊体征的特殊温邪的统称，属病因概念。其概念外延为：温病中出现的某些危重症的病候概括。江育仁从病因病理角度分析温病之毒，认为初感曰温，温甚为热，热甚化火，火入血分为毒。毒由温转化而来。论及六淫邪盛化火成“毒”时，认为六淫侵入人体，一般是初期病多轻浅，如果病情进展，邪毒嚣张，正气受损，“毒”的症状就会出现，且日益明显，所以卫分、气分轻证一般不称毒，而气分重证和营血分证则多认为是毒邪炽盛所致。上述观点，从毒邪所在部位、成因、属性、作用等不同角度，丰富和发展了对毒邪的认识，使毒邪概念日趋完善。

二、毒邪的性质

毒证当指毒邪作用于机体所产生的一类证候，毒邪致病，因其种类繁多而表现复杂。不同毒邪致病，具有其一定的规律，呈现不同的病证，但毒邪致病也有其共性。毒邪所致病证具有的共性是毒性猛烈、多属火热、病情善变、易攻脏腑、败坏形体等特征。王秀莲提出毒邪致病尚有依附性、秽浊性和从化性的特点。毒邪在外常依附于六淫，在内常依附于瘀血等病理产物，损害机体。毒邪致病在症状表现上常具有秽浊性。不同的体质类型，产生不同性质的病证，或阳证、实证、热证，或阴证、虚证、寒证。

常见致病特点：①暴戾性：一方面起病急骤、传变迅速或直中脏腑，病情进行性加重，由于毒邪猖盛，即使体质强健者也难逃其劫，如疫毒、蛇毒、癌毒等，再者致病力强，危害严重。变证丛生，毒邪常内伏气血，耗伤阴液，败坏脏腑，其病情多呈急、危、疑难之象。②广泛性：致病区域宽广，常见脏腑、经络、四肢多处病变，如系统性红斑狼疮中的“热毒”“瘀毒”致病，可致心、肾、脑、肝等脏器损害。③火热性：从毒邪致病的表现来看，其证多属火属热，邪变为毒，多从火化。火性炎上，易袭阳位，故毒之为病，其高者，因而患之。④善变性：指毒邪致病之病变无常，变化多端，无明显的时间性和季节性，并根据所害客体的状况而表现出多种的临床特征。⑤内损性：指毒邪暴烈，常毒害脏腑，导致疾病迅速恶化。《朱氏集验方》曰：“已毒即归于脏。”急性肾炎中“热毒”“疮毒”等可因外感后羁留不去，内归犯肾，肾失蒸化，水泛肌表，而发“浮肿”；风湿病中的“风湿毒邪”，日久可循经犯心，引发心悸、怔忡等“心痹”之症。⑥依附性：毒邪极少单独致病，外毒常依附六淫；内毒常附着于痰浊、瘀血、积滞、水湿等病理产物。毒邪常以气血为载体，无所不及，壅滞气机，败伤血肉，又善于津液聚集之处酿液成痰，故毒气为病常有夹痰夹瘀之特点。⑦顽固性：毒邪内伏，营卫失和，气血亏损，脏腑败伤，其病多深重难愈，后遗变证蜂起，治疗难度较大。如火毒致复发性口腔溃疡，溃痛时作时止，易于反复，难以根治。

三、毒邪与许多难治性疾病密切相关

毒可以作为病理产物，但同时更主要的是，它又成为新的病因，对机体造成更严重的损害；而且，凡具有强烈致病性的邪气均可称为毒，从这个意义上讲，毒应是病因，而非病理产物。六淫过盛可为风毒、寒毒、暑毒、湿毒、燥毒、火毒，同时具备六淫的性质和毒的特点。如《重订通俗伤寒论》言“火盛者必有毒”，也就是说火邪盛易于化毒。一般情况下，六淫入侵机体后，蕴结不解，多先从火化，而后成毒。又有伏邪为毒者，如王叔和在《伤寒例·序例》中言“冬令伤寒？……不即病者，寒毒藏于肌肤”，后发为温病。雷丰言：“由于冬令过暖，为感乖戾之气，至春夏之交，更感温热，伏毒自内而出，表里皆热。”外邪、七情、饮食、劳倦等均可导致机体的脏腑功能紊乱、气血阴阳失调，病理产物蕴积郁滞日久可以化为内毒，常见有痰毒、瘀毒、尿毒、粪毒及五志化火所致之郁毒等。内毒的产生，往往使病情更加复杂多变。吴又可《温疫论》提出了“杂气说”，使毒邪的含义进一步明确，即毒不仅指六淫之甚，还包括六淫之外的一些特殊致病物质。何秀山认为“火盛者必有毒”；王孟英认为“疫证皆属热毒，不过有微甚之分耳”。近代夏少农《中医外科心法》认为：“凡外科及皮肤科中顽固难愈的疾病……其病因皆可称毒。”此外，还认识到毒可由内产生。如喻昌谈到疮疡的内因时认为：“内因者，醇酒原味之热毒，郁怒横逆之火毒也。”周国雄则云：“热证、火证之猛烈、顽乱者称为热毒、火毒。”可见，毒邪，包括疫毒在内，为六淫之甚，分内毒和外毒，可引起多种难治性疾病。

四、毒瘀致病的病理特点

传统毒邪所致病证主要涉及传染性疾病及外科疾病，以疫病之疾、痈疽疔疮等为代表。随着临床实践的发展及现代病理机制研究结果的启示，近几年内毒在内科病证发生、发展中的作用逐渐得到重视，毒邪与某些内科疾病的相关性研究日渐增多，涉及中风、眩晕、血证、消渴、痴呆、尿毒等多个病种。如王永炎提出中风后可产生瘀毒、热毒、痰毒等，毒邪可破坏形体，损伤脑络，包括浮络、孙络等，而致瘀血内停，毒瘀互结。李澎涛等认为脑络瘀阻导致营卫失和，卫气壅滞而化生火毒进一步损伤脑络是中风病康复困难的病机关键。唐启盛等认为老年期血管性痴呆病机是本虚标实。肾虚是老年期血管性痴呆发生与发展的根本原因，而痰浊停聚和脉络瘀阻后所产生的“内生之毒”为害，则为该病发病过程中的基本病理环节。雷燕等认为络病是以络脉阻滞为特征的一类疾病，其基本的病理变化是虚滞、瘀阻、毒损络脉。以血管性痴呆和糖尿病血管病变作为研究络病的切入点，发现不仅久病可入络，急症也存在着虚、瘀、毒结、痹阻络脉等入络入血的病理变化。

五、毒邪致病的治疗方法

王秀莲提出应解毒和排毒密切配合。解毒要注意去其依附，使毒分解；排毒要针对毒的不同部位，就近引导，给毒出路。要注重调整自身的抗毒能力。姜良铎等认为毒存体内的过程，都是在“管道不通”或“管道欠通”的状态下实现的，故以“打通管道”作为总的治疗原则，临床具体治法是“排毒解毒调补”。“排毒”就是打通管道，排泄毒素，截断毒对人体的损害，恢复排毒系统的功能状态。“解毒”是化解转化“毒素”。“调”，是调畅、协调的意思，即指调理人体阴阳、气血、脏腑等，恢复排毒系统的功能。“补”是补益的意思。适当进补，既有利于排毒又有利于排毒系统功能恢复。陈建萍认为温病学中所言毒，是指热邪亢极或热邪蕴结不解。解毒当指祛除蕴结不解或亢盛已极之热邪。邱美和认为毒邪或毒证不能只以清热解毒一法去论治。性属阴、寒、虚者必振奋或扶助阳气以升阳解毒，其中阴毒实证治宜辛温散寒、升阳解毒，阴毒虚证治宜甘温补益、升阳解毒。陆拯根据毒邪所在部位、邪正盛衰情况，由浅至深地分为浮层、动层、沉层、伏层四层进行辨证治疗。浮层用透表解毒以达邪；动层或苦寒消毒，或攻下逐毒，直折其毒；沉层中若毒伤阴血，则祛毒为主，兼凉血化瘀，毒伤元精者则滋补败毒托邪；伏层则拔毒与扶正并施。

六、毒邪学说的临床和实验研究

临床上应用中医毒邪理论，分析具体某种疾病的病理机制，并采用相应的治疗方法，往往能取得较好的疗效。赵海滨等从毒瘀立法（愈风胶囊）治疗中风先兆 114 例，结果表明：治疗组临床治愈率为 36.84%，显效率为 33.33%，总有效率为 94.74%，明显改善中风先兆的临床计分，与对照组比较具有显著性差异（$P < 0.05$）。治疗组的抗氧化能力亦得到明显改善，NDA、SOD 的水平均较治疗前明显改善（$P < 0.05$），且较对照组存在显著性差异（$P < 0.05$）。同时，治疗组亦能明显改善血液流变学指标，对降低全血黏度、血浆黏度、红细胞聚集指数的作用尤为显著，且优于对照组，并且具有调节血脂、血糖代谢，降低血脂、血糖水平的作用（$P < 0.05$）。游祖生运用解毒化瘀汤治疗职业性慢性铅中毒 23 例，总有效率 100%，能明显改善患者症状及降低尿铅水平。实验研究方面，目前主要围绕毒邪的生物学基础、解毒祛瘀的药理作用开展，为从“毒”论治疾病取得了一定的实验室依据。王忠等应用基因芯片对局灶性脑缺血大鼠脑组织与假手术组鼠脑组织及黄芩苷治疗组基因表达的差异进行比较研究，结果表明：大鼠局灶性脑缺血组差异表达的基因有 211 条，其中 12 条基因上调，199 条基因下调。黄芩苷治疗后差异表达的基因有 177 条，其中有 89 条基因上调，而 88 条基因下调。进一步分析发现，1 个在模型组下调的基因经黄芩苷治疗后上调，3 个在模型

组上调的基因经黄芩苷治疗后下调，3 个在模型组上调的基因经黄芩苷治疗后表达进一步增强。认为在基因组水平上黄芩苷可能通过多基因、多途径调节大鼠脑缺血基因表达谱而发挥药理作用。赵海滨等采用线栓法制成大鼠大脑中动脉缺血再灌注模型，发现缺血再灌注模型栓塞侧皮层及海马区 c-fos 基因表达显著增多，镜下观察神经元损伤最严重，而脑毒清大小剂量组 c-fos 基因的表达显著低于模型组（$P < 0.01$），正常神经元率显著高于模型组（$P < 0.01$）。结论认为，脑缺血再灌注后脑组织的 c-fos 基因表达显著增多，脑毒清胶囊能抑制缺血后 c-fos 基因表达，可能与防治中风先兆取得较好疗效的机理有关。

参考文献

[1] 李经纬，邓铁涛，区永欣，等. 中医大辞典［M］. 北京：人民卫生出版社，1995.

[2] 刘更生. 论毒邪［J］. 山东中医学院学报，1989，13（1）：3.

[3] 姜良铎，张文生. 从毒论治初探［J］. 北京中医药大学学报，1998，21（5）：2.

[4] 王永炎. 关于提高脑血管疾病疗效难点的思考［J］. 中国中西医结合杂志，1997，17（4）：196.

[5] 吕文亮. 温病“毒”浅析［J］. 安徽中医学院学报，1998，17（5）：5.

[6] 江育仁，张学文. “毒”在温病发病中的意义［J］. 中医杂志，1991，32（1）：5.

[7] 王忠，王安民，鞠大宏. “毒邪致络病”与证候及基因组关系的探讨［J］. 中医杂志，2000，41（8）：51.

[8] 王秀莲. 试论“毒”的概念与特点［J］. 天津中医学院学报，1995（3）：7.

[9] 王永炎. 关于提高脑血管疾病疗效难点的思考［J］. 中国中西医结合杂志，1997，17（4）：196.

[10] 李澎涛，王永炎，黄启福. “毒损脑络”病机假说的形成及其理论与实践意义［J］. 北京中医药大学学报，2001，24（1）：1.

[11] 唐启盛，王永炎，黄启福. 浊毒痹阻脑络对老年期痴呆的影响［J］. 北京中医药大学学报，1997，20（6）：245.

[12] 雷燕，黄启福，王永炎. 论瘀毒阻络是络病形成的病理基础［J］. 北京中医药大学学报，1999，22（2）：81.

[13] 王秀莲. 试论“毒”的概念与特点［J］. 天津中医学院学报，1995（3）：7.

[14] 姜良铎，张文生. 从毒论治初探［J］. 北京中医药大学学报，1998，21（5）：2.

[15] 陈建萍. 试论解毒化瘀法在温病临床中的运用［J］. 成都中医学院学报，1992，15（2）：1.

[16] 邱美和. 略论“升阳解毒”［J］. 中医杂志，1992，33（7）：112.

[17] 陆拯. 毒证论［M］. 北京：人民卫生出版社，1997.

[18] 赵海滨，郭峰，沈承玲. 从热毒论治中风先兆 171 例临床观察［J］. 中国中医药

信息杂志，2000，7（12）：61-62.

［19］游祖生．职业性慢性铅中毒从毒瘀论治23例［J］．新中医，2004，36（5）：59-60.

［20］王忠，应康，张占军，等．黄芩苷对局灶性脑缺血大鼠脑组织基因表达谱的影响［J］．中国中药杂志，2004，29（1）：83-86.

［21］赵海滨，张秉芬，沈承玲，等．脑毒清胶囊对大鼠脑组织缺血再灌注后c-fos基因表达与病理变化的实验研究［J］．中国中医急症，2001，10（4）：227-229.

王　丹（黑龙江中医药大学附属第二医院）

在中医病机学中，有一种重要的致病邪气——毒邪。自《内经》以降，历代医家对毒邪致病的论述日益增多，毒邪学说在中医发病学、治疗学中的地位越发重要。但因历代医书缺少毒邪专论，毒邪的论述多零星散在，后学之人难以明了。对毒邪的认识，经常出现概念上的混淆，“病邪”“邪气”“邪”“毒邪”“苛毒”“毒”等名称容易被混用。因此，有必要正本清源，系统整理研究毒邪学说，以便更好地指导临床。

一、从毒邪的分类认识毒邪

毒，厚也，害人之“艸”也，从“屮”从毒。人居毒之中，毒存人体内，天地之间充斥着各种毒邪，有感而即发的疫疠之毒，有蓄积体内而迟发的食饮之毒。不仅山间或水中蛇虺有毒，即便寻常的风寒暑湿燥火，人感而受之，日久亦郁而为毒，故有风毒、寒毒、火毒、湿毒等名。毒邪不仅仅是风寒暑湿化毒，如药饵饮食之物，亦皆可带毒、化毒，故又有药毒、食毒之名。

以内外分毒邪：外毒又称外来毒邪，多指自然界失常之（毒）气，包括非时之六气，过激之六气，疫疠之气等，可称之为天生毒邪；此外，外毒还包括有毒食品、有毒药品等外来的损伤人体的致病因素。内毒又称内生毒邪，包括人体功能失常产生的瘀毒、痰毒、（内）风毒、水毒、脂毒等，可称为次生毒邪。

以上下分毒邪：天邪、地邪、人邪，如“天之六气，风暑水湿燥寒；地之六气，雾露雨雹冰泥；人之六味，酸苦甘辛咸淡。故天邪发病多在乎上，地邪发病多在乎下，人邪发病多在乎中，此为发病之三也”（《儒门事亲》）。天之六气发为天邪，天邪毒化而为天之毒邪，地之六气发为地邪，地邪毒化而发为地之毒邪，人之六味发为人邪，人邪毒化而发为人之毒邪。

从人为非人为角度划分毒邪：常见的非人为毒邪为六淫化毒；发病急迫、皆相染易的疫疠之毒；虫兽灾伤之外伤毒侵。人为的：放射物质、汽车尾气、黄曲霉素、瘦肉精、地沟油、敌敌畏、敌百虫、毛发水、工业用甲醛、工业用火碱、工业硫黄、溴酸钾、吊白块、苏丹红、王金黄、碱性黄、美术绿、孔雀石绿、三聚氰胺、硼酸、蛊毒等。

以阴阳属性划分毒邪：毒之阴阳属性跟感邪性质、发病位置等相关。例如，痈疽分阴阳，“疽由筋骨阴分发，肉脉阳分发曰痈，疡起皮里肉之外，疮发皮肤疖通名。阳盛焮肿赤痛易，阴盛色暗陷不疼，半阴半阳不高肿，微痛微焮不甚红”（《医宗金鉴·卷六十一》）；又如《洞天奥旨·疮疡火毒论》记载：“疮疡之症，皆火毒症也。但火有阳火、阴火之不同，而毒有阴毒、阳毒之各异。”

二、毒邪伤人的病机变化

“夫毒者，皆五行标盛暴烈之气所为也”（王冰注《素问·五常政大论》），毒邪伤人，其性烈、其势重、其面广、其害深。

先论外毒伤人病机，外毒分为六淫所化之六淫毒邪和其性乖戾的杂气即疫疠之毒。六淫，乃风、寒、暑、湿、燥、火（热）之谓。天之“六气”是为常气，若六气太过或侵淫人体则成为致病的六淫邪气。六淫毒化则成为六淫毒邪。六淫化毒亦秉承六淫之性，然而其致病性更强，尤其是具有毒邪的特征。《金匮要略心典》曰：“毒，邪气蕴结不解之谓。”

例如山林之间阴雨绵绵，乖戾泥水酝酿秽浊，此乃地之湿毒，系毒水毒泥之类，地本乎形，感则伤人皮肉、筋骨、血脉，毒气蕴蒸，闭窍蚀肌，神昏肉溃。

又如六淫火邪，或气郁化火，火盛者必有毒，火毒循经而窜，搏结于肌肉之间，逆于营卫之内，血热肉败，痈脓内生，“痈疽原是火毒生，经络阻隔气血凝”（《医宗金鉴·卷六十一》）。

又如人感阴毒，夹痰瘀毒邪，蕴结日久，胶结成形，而为痰核癥瘕诸岩之类病证，“瘰疬在于颈腋者，此皆鼠瘘寒热之毒气也”（《灵枢·寒热》），毒邪异生怪长，腐肉败骨，耗气损形。

毒邪对人体的损害方式不一，包括直接损伤、间接损伤，快速损伤、迟发损伤等。例如疫疠毒邪伤人迅速，变化快、危害大，但如果治疗及时，疗程较短；痰毒、瘀毒伤人多发病缓慢，但疗程漫长。

毒邪侵袭人体后可出现多种兼夹证，其病机变化更为复杂。例如热毒夹瘀证，素有瘀血，复感温毒之邪，系热毒与瘀血相互搏结而病，正如叶天士言“其人素有瘀伤宿血在胸膈中，夹热而搏”；毒热壅塞，血行涩滞，血阻成瘀，正如吴坤安言“热毒蒸灼，气血经络凝塞不通”；热毒伤络，血溢络外，“离络留而为瘀”（叶天士）；毒热煎熬，炼津缩血，浓缩成瘀，“温毒在内烧炼其血，血受烧炼，其血必瘀”（王清任）。热毒夹瘀，邪热更加难除，夹瘀之热毒，随血而行，伤经伤络，损脏损腑。

疠气，即疫疠之气，又有疫毒、戾气、乖戾之气、异气等称谓。疠气是一种具有强烈传染性的病邪，疠气为病，传染性强，易于流行，“五疫之至，皆相染易，无问大小，病状相似”（《素问·刺法论》）。“人感乖戾之气而生病，则病气转相染易，乃至灭门”（《诸病源候论》）。戾气致病，发病急骤，“缓者朝发夕死，急者顷刻而亡”（《温疫论·杂气论》）。疠气种类繁多，一气一病，“大约病遍于一方，沿门阖户，众人相同者，皆时行之气，即杂气为病也。为病种种，是知气之不一也。盖当时适有某气，专入某脏腑某经络，专发为某病，故众人之病相同”（《温疫论·杂气论》）。

患病服药乃常情，然药亦有毒，故使用毒性药物治病，当中病即止，防止毒去而正伤。“人有病，偶服药，用之得当，病即当之，虽毒而人不受害。若用违其性，即病不能去而毒反留于身中，久必发现为一切疯癣等恙。饮食不能节省，不能顾忌亦然”（《杂病源流犀烛·卷十二 六淫门》），人体有病邪而以毒药攻伐，药达病所，毒药祛邪而不伤正，所谓“有病则病受之”；人无病或辨证失误，则毒药徒伤正气，所谓“无病则体受之”。使用毒药治病《内经》早有名言：“大毒治病，十去其六；常毒治病，十去其七；小毒治病，十去其八；无毒治病，十去其九。”（《素问·五常政大论》）

归纳毒邪致病的复杂病机：秽浊湿毒，浸淫皮肉脉筋骨，毒蚀肉腐，坏筋伤骨；毒热腐肉，热壅肉腐，肉腐成脓；毒损脉络，脉络破溃，络溃血溢；毒入营血，耗血散血，逆传心包；毒伤精元，子嗣异形；母体蕴毒，染易胎儿；毒伤元神，愚钝忘形。魅邪居肝，噩梦缠绵；死禽疫毒，暴戾传染；毒气攻心，变证丛生。

三、审标本定缓急治疗毒邪

毒邪治疗大法是解毒排毒，解毒包括祛除原发病邪和使用解毒之品。排毒则是将已解之毒或将解之毒排出体外，常见的方法如涌吐排毒、利尿排毒、通便排毒、发汗排毒、药物拔毒等。

感受六淫之邪，重在祛邪散邪；治疗毒邪为病，重在解毒排毒。根据毒邪的不同性质、不同种类，采用不同的治法。以火热毒邪为例，温、热、火三邪，属于阳邪，温为火之渐，火为热之极。温热火三邪毒化，成为温毒、热毒、火毒。温热火毒秉承温热火邪的特点，更为峻烈更易伤人。毒火上炎，上窍多病、火毒生疮；毒火食气，耗气伤津；热毒鸱张，毒风内生；热毒腐肉，脓成疮生。火热毒邪既有火热之性，又有毒邪特点，故应当确立清热泻火凉血解毒大法。

又如痰瘀毒邪，痰自水生，瘀自血来，二者总属阴邪范畴。山间泥沼可禀山岚恶气，酝酿生毒；人之痰湿亦可夹污秽浊气酝酿成毒。痰毒秉承痰邪特性，痰湿为阴邪，其性重浊黏腻，轻则易阻阳气，重则易伤阳气，日久化热；痰毒则为痰邪胶结日久毒化而成，痰毒为病，营卫不清，气血败浊，胶结日久形成痰核肿块。治疗痰毒应当在燥湿化痰、化痰散结的同时，酌加解毒药物。

瘀，积血也，又有凝血、著血、恶血、留血、干血等类似名称，瘀毒结块，形成癥瘕。治疗热毒夹瘀，可根据瘀血部位、时间、兼证等因素，使用清气化瘀法，例如治疗太阴温病血上溢的犀角地黄汤合银翘散方；使用通下逐瘀法，如仲景抵当汤。治疗内有干血，肌肤甲错的干血劳，可使用缓中补虚的大黄䗪虫丸，并酌加解毒之品。

毒邪为病亦分缓急，例如痰瘀毒邪多发病缓慢，而疫疠毒邪则发病急骤。瘟疫种类虽多，可概括为表里二证。瘟疫有诸多兼夹证，例如兼寒、风、暑、疟、痢，夹痰、血、食、郁、疝等。治疗时疫，常见的治法如汗、下、清、和、补。

四、正气存内避其毒气

规避毒邪与治疗毒邪同样重要，属治未病的范畴。《素问·刺法论》："黄帝曰：余闻五疫之至，皆相染易，无问大小，病状相似，不施救疗，如何可得不相移易者？岐伯曰：不相染者，正气存内，邪不可干，避其毒气。"瘟疫流行之时，应做好自我防护，一是调养正气，二是虚邪贼风避之有时，如是才能"虽有大风苛毒，弗之能害"。正如陈士铎所言："天地之六气无岁不有，人身之七情何时不发，乃有病者不病者何也？盖气血旺而外邪不能感，气血衰而内正不能拒。"

人感受毒邪，医多以毒药治之，善用毒药者，掌握药毒之性，取其利而避其害。药毒治病，用之得当，邪去正安；用之不当反伤人体。使用毒药要限其度、知其量、辨其证，《素问·五常政大论》："大毒治病，十去其六；常毒治病，十去其七；小毒治病，十去其八；无毒治病，十去其九；谷肉果菜，食养尽之，无使过之，伤其正也。"

五、毒邪思辨

太虚寥廓，五运回薄，六淫化毒，种类繁多。上有风毒、火毒等所谓天之毒邪，下有水毒、泥毒等地之毒邪；中有痰毒、瘀毒等人之毒邪，毒邪之多不胜枚举。应当合理界定毒邪的内涵外延，外延过于宽松则容易将"毒邪"等同于"病邪""邪气"，把万病都归为"一毒"(《吉益东洞·东洞先生答问书》)；内涵过于狭窄则淹没了"毒邪"在发病学中的重要意义。

浩瀚寰宇寄寓着无数生灵，大至石炭纪的远古蜈蚣，小至远古至今与人类共存的细菌、支原体、病毒。释放毒素，是一种生物攻击或者蚕食另一种生物的重要手段。这种毒素，对攻击目标而言是为毒邪，而对施毒者而言则是武器。人类聪慧，能从生物毒素中提取治病的药物，例如毒蛇提取物、水蛭提取物、全蝎提取物等，以毒攻毒，治病救人。人类尝试从各种有毒物质中提取药物，治疗疾病，例如谈之色变的砒霜，是投毒害人的最常用毒药，其有效成分为三氧化二砷，医学专家从中研制出亚砷酸注射液，该药对 M3 型白血病有较好疗效。医药学界对毒性物质的疗效研究，是今后的重大医学课题，以毒攻毒是攻克诸如岩瘤顽疾的有效方法。

"微观辨证"是结合医学的产物，严格意义上讲，它是中医学发展到当代的必然产物。微观辨证是结合医学对病机学的充实，毒邪学说可广泛运用到微观辨证之中。久病入络，毒邪多具有蕴结日久的特点，最易损伤络脉，深入络脉窠臼的毒邪，又可进一步损伤所属的脏腑。例如痰毒、瘀毒、尿毒胶结于肾络，初则损伤肾络，久则伤及肾体，肾体受伤，水毒泛溢，肾之功失而体败。

清晰毒邪之生、毒邪致病、毒邪之变，结合微观辨证、新生毒邪，指导临床实践。随着现代微生物学的发展，毒邪种类与日俱增，英国杂志《焦点》撰文“病毒——看不见的敌人”，排列出世界致命的6种病毒：埃博拉病毒、拉沙热病毒、马尔堡病毒、西尼罗河病毒、登革热病毒、马秋波病毒。每出现一种新的毒邪，我们都要了解其阴阳属性、六淫归属，从而辨证治疗。一个时期有一个时期关注的毒邪，一批老的毒邪被征服后，又会出现新生毒邪。癌毒尚未解决，SARS、AIDS病毒又蔓延全球。可见，人类与毒邪的斗争，具有艰苦性和长期性。

人类对于毒邪的认识，从个别医家的一家之言到多数医家达成共识，上下历经几千年。几千年前就存在六淫之邪的概念，到今天依旧沿用，其种类和性质大同小异；而毒邪的种类与性质却是不断地发生着改变，人类解毒的步伐，始终落后于新生毒邪。

地球环境的恶化、气候变暖、滥用抗生素、人造有毒食品花样翻新，这种种伴随着人类进步出现的全球性公共问题，使得人类长生不老的愿望永远停留在梦想之中。身为医者，我们无力改变污染的大气，也无力净化有毒的汽车尾气，我们自然就无法满足人们长寿的愿望，我们天天强调治未病的重要性，实现起来却是难上加难。但身为医者，治病救人是分内之事，“医者仁术”是善待病人的仁慈，“除寇务尽”是杀灭毒邪的需要。治病为医者第一要务，解毒祛邪是治病的第一手段，毒邪一天不除，就无健康可言。可见，对于毒邪学说的整理运用，既是学术上的需要，更是临床实践的需要。

刘景源评按

在中医学的古籍中，关于“毒”与“邪”的记载，始见于《黄帝内经》，后世相沿使用，不绝如缕。但将“毒邪”作为一个“专有名词”，则鲜见记述。笔者认为，毒邪者，乃一类邪气之统称，其即是邪气，又与其他邪气不同。所不同者，即在其“毒”尔。就自然界气候变化而言，正常情况下，称风、寒、暑、湿、燥、火为“六气”。若六气过极，成为致病因素，则称为“六淫”。“六淫”过极病情严重，或有特殊临床表现，如局部红、肿、热、痛，甚或溃烂者，即称为毒，如风毒、寒毒、热毒、湿毒、燥毒、火毒等。就人体而言，脏腑功能失调，亦可内生五邪，即内风、内寒、内湿、内燥、内火。若五邪过极而成危重、迁延或有特殊临床表现之证，则亦可称之为毒。外感之毒与内生之毒又往往互相影响，相兼为病，其害愈甚。毒邪为病，传染性强者，往往称之为疫毒。另外，人体代谢失常，可形成痰、饮、水、湿、瘀血等病理产物，若其为害极重，亦可称之为毒，如痰毒、水毒、瘀毒等。

总之，“毒邪”之含义甚广，凡外感、内生之邪气蕴积不除者，皆可称为“毒邪”，其所致病证较一般邪气为重，具有凶险、危重或缠绵难解之特点。正如尤在泾《金匮要略心典》所说：“毒，邪气蕴结不解之谓。”

陈超主任医师的策论首论毒邪的性质及其致病特点。其文中所引《素问·五常政大论》王冰注“夫毒者，皆五行标盛暴烈之气所为也”之论，可以说是对“毒邪”的概念较为确切的表述。关于毒邪的性质，作者提出“邪之甚者为毒”“邪蕴久者为毒”“邪之加者为毒”“正气败者多毒”，这四个方面可以说是对“毒邪”性质的高度概括。文中还将不能及时“起亟”解释为“无特异性免疫功能”，可称见解独到。文中对毒邪所致肝病的特点总结为“发病急、重、多变”“湿毒、瘀毒为慢肝之原”“病程迁延难愈，预后较差”“急易入血，久则入络”四个方面。关于慢性乙肝的治疗，作者提出“解毒（化解毒邪、祛除毒邪）实为治本之法”，可谓经验之谈。在临床中，根据辨证和个体化治疗原则，总结出清热解毒、凉血解毒、温化寒毒、祛湿解毒、化瘀解毒、化痰解毒、扶正解毒、以毒攻毒八法。这些内容，可以说是来自长期坚守在临床一线的经验总结，对临床有重要的借鉴作用和参考价值。

周洁主任医师的策论首先引证《黄帝内经》与《金匮要略心典》对毒、邪的认识，归纳出“毒邪是性质险恶、胶结难解、危害较大的一类致病因素，可外感、可内生”的结论。这句话可以说是对“毒邪”的概念和致病特点的描述，言简而意赅，“射策”精准。其文章“对策”部分，首先展开论述“癌毒”与恶性肿瘤，继而介绍自己的临床体会，内容颇为丰富。对癌毒的产生原因，提出："肿瘤形成与饮食不节、情志不调致脏腑功能虚弱有关，久之体内酿毒，最终成瘤，此为内因也…… 四时八风，寒、热、风邪夹毒等外邪，可直接外客而致癌，此为外因也。"这种对肿瘤形成之内因、外因理论的论述，颇具创见。对癌毒的治疗，作者提出"养正除积""清热解毒""以毒攻毒""温补阳气"四个方面。对"以毒攻毒"，强调"要遵循'衰其大半'的原则。如果一味追求以毒攻毒，消灭癌毒，定会损伤正气，使癌毒复生，特别是中、晚期患者，应用不当会适得其反"。文中引用经文指出"积之始生，得寒乃生，厥乃成积"。因肿瘤之生成乃阴邪结聚体内，故强调要以辛散温通、温阳散结为法，并举验案为证，确属实践所出之真知，值得推而广之。

毛宇湘主任医师的策论历引《黄帝内经》《金匮要略方论》《诸病源候论》《备急千金要方》《重订通俗伤寒论》中对诸"毒"的记载，名称有多种，又引述近现代诸家对"毒"的新论，文字不多，但内容广泛，种类繁多，足见其在读经典、查文献方面用心之良苦。其文章的核心部分在于"浊毒"。文中在"浊毒的特性及致病特点"中说："'浊'性黏滞、重浊，易结滞脉络、伤气浊血、阻塞气机，导致疾病缠绵难愈。'毒'性暴戾、顽固、多发，内损、染易，易耗气伤阴，损伤脏腑功能，其致病表现凶险怪异，繁杂难治……'浊'与'毒'因性质相近，同气相求……故以'浊毒'并称。"此论将浊与毒及浊毒的概念交代得清楚明晰，可谓开宗明义之论。关于浊毒的致病特点，作者总结为三类："1. 易耗气伤阴，入血入络；2. 易阻碍气机，胶滞难解；3. 易积而成形，败坏脏腑。"其论言之有物且有理。关于浊毒的治疗，作者提出："徒解毒则浊不化，徒化浊则毒愈厉……化浊与解毒要贯串始终。"论其治法，一是强调给浊毒以出路；二是要截断浊毒的生成，断其生成之源。具体治法有达表透浊解毒法、渗湿利浊解毒法、通腑泄浊解毒法、健脾除湿解毒法、芳香辟秽解毒法、祛痰涤浊解毒法、清热化浊解毒法、活血化瘀解毒法、攻毒散浊解毒法等。法后有方、有药，可谓理、法、方、药自成体系，非"三折臂，九折肱"者莫能为也。

"浊毒"之说，近年来为诸多学者所倡导，其临床应用日多，对诊治多种老年病、消化及代谢系统疾病，以及某些顽疾、重症，均有良好疗效，可以说是中医学的创新与发展，值得深入研究，其前景之广阔自不待言。

刘清泉评按

中医学对“毒”的认识历史悠远，是中医学理论体系中重要的内容，因不同的学科领域其内涵和外延而不同，从本草而论诸药皆具“毒”的特性，是中医药治疗疾病的核心理论，常有“大毒、常毒、小毒、无毒”之分，《素问·五常政大论》曰：“大毒治病，十去其六；常毒治病，十去其七；小毒治病，十去其八；无毒治病，十去其九。谷肉果菜，食养尽之。无使过之，伤其正也。不尽，行复如法。”本草之毒，实为本草之药性。从病因而言，“毒”又是致病病因之总称，有外感之“毒”如“疫疠毒邪”，又有内生之毒如“热毒、痰毒、瘀毒”等，既是致病之因，又是重要的病理产物，进一步使临床疾病复杂且顽固。从病机而论“毒”又是导致疾病发生发展的重要病理机制，尤其当代社会之进展，生活之变化，因“毒”而病者甚众如代谢性疾病、肿瘤、感染性疾病、免疫相关性疾病等，当代中医学家从不同的侧面提出了独特的理论，如王永炎院士从病因角度提出“毒损脑络”理论，陈可冀院士提出冠心病的核心病机是“瘀毒”，王今达教授针对脓毒症提出了“菌毒并治”的治则治法。本命题“毒邪论”关键在“邪”字上，命题的关键是论“毒”的病因性，围绕病因之特征开展不同的研究和论述。

陈超医师论策在“毒邪”形成之理，为“邪之甚、邪蕴久、邪之加、正气败”四者，对“毒邪”之病因的形成有了深入的研究，并将其论用于病毒性肝炎的论治之中，将“毒邪”之性定义为“湿邪与瘀血之加，其病位在“血与络”。论治之难在于正难扶，解毒是关键，解毒之法是使“毒邪”不与外感六淫之邪、七情之变合，其势必孤，毒尽、正扶、络通，其病自愈矣。

周洁医师射策“癌毒与肿瘤”，发现“癌毒”具有“易耗正气，相兼为患，沉伏顽固，易于传舍”的特性，提出了“养正除积，清热解毒，以毒攻毒，温阳扶正”的治法，正气关键在于“养、扶、温”，在当今肿瘤的治疗领域具有很好的借鉴意义，在如何衡量“手术、化疗、放疗、靶向治疗、免疫治疗”与中医的辨证论治的主次关系，提高患者的生存质量和延长生存时间上具有重要的价值。

毛宇湘医师论策“浊毒”，提出了“浊毒”致病具有“耗气伤阴、入络入血、阻滞气机、胶滞难解、成形成积、败坏形体”的特点，在“开鬼门，洁净腑”的理论启发下，提出了“浊毒”的九大治法，对肿瘤、心脑血管相关慢性病，难治病的诊疗具有重要的指导价值。

马晓燕医师论策“毒邪与慢性肾功能不全”，“内毒深伏，肾络受损”是其核心病机，将“毒邪”定性为“湿与瘀”之合邪，因其深伏于内使其“顽恶缠绵”，提出“解毒、排毒、抗毒”三联治法治则，对当今难治病的中医药诊疗提供了借鉴之道。

朴春丽医师从“伏邪”识“毒邪”之病因，论证了糖尿病早期“毒邪内伏论”，解毒通络佐以调肝治疗糖尿病早期之证收效甚速。

韩书明医师射策“静脉曲张炎性综合征与毒邪”，在奚九一教授提出“瘀、毒、痒”的基础上，创造性提出了本病症“毒蕴筋结，损气血津液，气水血同治”的病机体系，是对从毒论治静脉曲张炎性综合征的进一步提升。

陈宝玲医师射策“毒邪”与“慢性肝炎”，虽然临床无明显的症状，但实为“毒邪隐匿，生瘀生痰，耗伤精血”，确立解毒、化痰、消瘀治法，组方以“茵陈、黄连、板蓝根、大青叶”为核心，谨守病机，随证治之。

王凤荣医师认为“毒邪”的特征是“痰瘀毒”，射策“动脉粥样硬化”的防治。以仲景大柴胡汤为主方加丹参、虎杖，通腑泄浊、祛痰祛瘀、解毒，痰瘀毒同治，以西医学炎症之变探讨其机制，是“毒邪”的一种论述。

高祥福医师射策“毒邪”之内涵，综合当代中医学家如王永炎院士、江育仁教授、姜良铎教授、张学文教授的学术思想，认为从毒论治是解决当代难治病的重要路径。

王丹医师射策“毒邪”之分类，进而论述了“毒邪”之特征，提出了“毒邪”内涵与外延的界定，提炼“毒邪”的独特性，是中医病因学之进步，学人们当认真思考，防止“毒邪论”泛化。

论“百病生于气也”

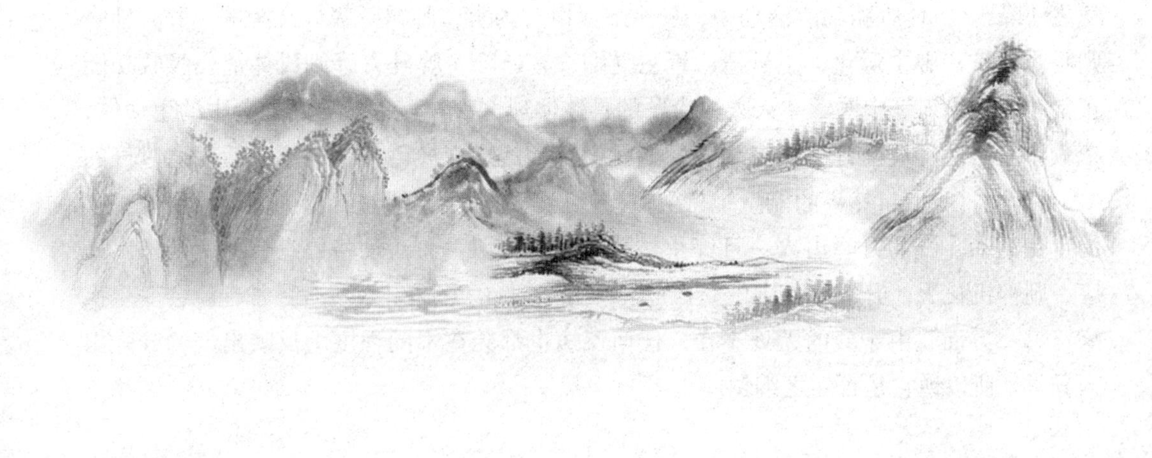

冯兴中（北京世纪坛医院）

“百病生于气也”语出《素问·举痛论》，原文曰：“余知百病生于气也，怒则气上，喜则气缓，悲则气消，恐则气下，寒则气收，炅则气泄，惊则气乱，劳则气耗，思则气结。”这段话以“气”这一中国古代哲学概念高度概括了人体疾病的发生与病理机制，认为气机失调是疾病发生的基本机理，这一观点凸显了中医学具有自然属性与人文属性的特点，具有很高的理论价值和临床意义。

一、气是人体生命的原动力

《素问·宝命全形论》“人以天地之气生”“天地合气，命之曰人”，即指气是构成人体的基本物质。清·喻昌《医门法律·卷一·明胸中大气之法·大气论》：“唯气以成形，气聚则形存，气散则形亡。”进一步说明了气是人体生命活动的原动力。《素问·六微旨大论说》：“出入废则神机化灭，升降息则气立孤危，故非出入，则无以生长壮老已；非升降，则无以生长化收藏。”此句是说气是人体生命的原动力，升降出入是气运动的基本形式，人体离开气的升降出入运动就会失去生命的原动力，人的生命活动也将停止。

气的升降出入运动是人体生命活动的原动力。气的升降是机体内在的生命枢机，气的出入是机体内外交换、体现生命精气神的根本。五脏主收藏，所藏精气既是维持和构成机体的物质基础，也是具体生命活动的功能体现，气机宜升扬而布散精气，表现为气之“升”；六腑主传化，主持饮食物的消化吸收，气机宜沉降才能传化，表现为气之“降”。机体脏腑功能活动中，肝主疏泄以升为常；肺司呼吸以降为顺，肝升肺降则呼吸正常；脾主运化，主升清，胃主受纳，宜通降，脾升胃降则机体消化吸收功能正常。气的出入是中医学“天人相应”的具体体现，人作为自然界和社会中的生命体，依赖于与自然环境与社会人文环境的能量交换和信息交换，人体的生命活动通过气的“入”即通过吸取自然界的能量维持生命，通过气的“出”通过社会人文环境展现机体的生命活动。气的升降出入一旦停止，则机体的一切生命活动将停息，即所谓“出入废、则神机化灭；升降息，则气立孤危”。因此，气的升降出入若有异常，就会变生疾病；另一方面，由于气的无处不在，任何疾病也都会在不同程度上反映出气的升降出入异常。所以说它是百病之纲领。

二、气机失调则百病丛生

气是构成人体和维持人体生命活动的精微物质，同时又是人体生命活力的具体表现。《景岳全书》说："气之为用，无所不至，一有不调，则无所不病。故其在外，则有六气之侵；在内，则有九气之乱。而凡病之为虚为实、为寒为热，至其变态，莫可名状。欲求其本，则止一气字，足以尽之"说明气机失调是百病丛生的关键。《素问·举痛论》所谓"怒则气上，喜则气缓，悲则气消，恐则气下，寒则气收，炅则气泄，惊则气乱，劳则气耗，思则气结"是说引起气机失调或因于内伤七情，或因于外感寒热，或因于劳倦太过。临床所见气的病变不外六种情况：一是劳倦内伤，或久病不复等所致的气虚，脏腑功能衰退，可见精神萎靡、倦怠乏力、自汗、面色白、舌淡、脉虚等症；二是由情志内伤，或饮食寒温不适，或因外邪，或因痰浊等引发脏腑之气上逆所致的气逆，常见肺、胃和肝等脏腑气机升降失调，肺气上逆，可见咳逆、气喘；胃气上逆，可见恶心、呕吐、呃逆、嗳气等；肝气上逆，可见头痛头胀等；三是由情志内郁，或痰饮、瘀血等实邪阻遏气机，或因气虚运行无力而郁滞等所致的气滞，以肺、肝、脾胃等脏腑为多见，肺气壅滞，可见胸闷；肝郁气滞，可见胁肋胀满；脾胃气滞，可见脘腹胀痛等；四是由于素体虚弱，或病久气耗，以致气的升举无力而下陷所致的气陷，可见脾气虚损，升举无力，疲倦乏力，腹胀满重坠，便意频频，或见脏器下垂；五是由久病消耗而衰竭，大出血、大汗出等气随血脱或气随津泄等所致的气脱，可见面色苍白、汗出不止、全身瘫软、二便失禁、脉微欲绝或虚大无根等症；六是由情志刺激，或外邪，或痰浊等闭塞清窍所致的气闭，可见气厥、痰厥等，具有发病急骤、突然昏厥、不省人事的特点

气机失调与人的情志因素密切相关，肝主疏泄，调畅情志。主要是内伤七情，指人的喜怒忧思悲恐惊七种情志变化，突然或强烈或持久的情志刺激，超过了人的生理调节范围，才会导致疾病的发生。由《内经》所述可知，情志致病的病理特点主要是影响脏腑气机，从而导致气血运行紊乱而发病。肝主疏泄，具有保持全身气机疏通畅达、通而不滞、散而不郁的作用，肝气条达，则气血调和，心情舒畅。肝与各脏腑之间的关系极为密切，即"全赖肾水以涵之，血液以濡之，肺金清肃下降之令以平之，中宫敦阜之土气以培之，则刚劲之质，得为柔和之体，遂其条达畅茂之性"。肝主疏泄，五脏气机之通畅和调，多有赖于肝脏的条达正常，故肝为脏腑升降出入之枢机。若情志活动失常，常累及于肝，致使肝失疏泄，肝既病后不仅自身病变，且可下竭肾水，殃及于心，横克脾胃，上刑肺金从而导致五脏六腑的功能失调，疾病乃生。

"百病生于气"的疾病观，突出地反映了中医学具有自然科学与人文科学的双重属性。医学研究和作用的对象是人的健康和疾病。而人则是精神和物质的共同载体，人，不仅是自然的、物质的人，同时也是社会的、精神的人。从人生的健康与生老病死实

际情况来看，导致疾病的因素除了物理、化学以及微生物等外界物质因素，更多的是心理、精神、情感等非物质因素。而“百病生于气”的疾病观，就是强调了人的精神、情志在疾病过程中的重要性，反映了中医学在认识人类健康与疾病方面不仅具有唯物史观的特点，也有唯心史观的意义。

三、治百病调气为要

气机调畅是机体生命的原动力，“百病生于气也”的观点说明气机失调是疾病发生的基本病机，气机的升降出入失常，势必百病丛生。清·王三尊《医权初编》中说：“人之生死，全赖乎气。气聚则生，气壮则康，气衰则弱，气散则死。”因而在病理情况下，必须注重调节气机的升降出入运动，明·张介宾《景岳全书·诸气》指出：“行医不识气，治病从何据。”“所以病之生也，不离乎气；而医之治病也，亦不离乎气。但所贵者，在知气之虚实，及气所从生耳。”即是强调治病以气机调畅为首要关键。临证诊病当察机体气机之虚实顺逆，才能抓住关键，对症下药。

《素问·至真要大论》：“气调而得者何如？岐伯曰：逆之从之，逆而从之，从而逆之，疏气令调，则其道也。”在疾病的治疗中强调“调气为要”的疾病治疗观，使气机升降出入失调归于相对平衡协调的正常状态，从而使气机的升降出入运动归于正常，以达到《素问·至真要大论》所言之“谨察阴阳所在而调之，以平为期”，则“正气存内，邪不可干”。在气机失调的情况下，注意调节气机升降出入运动，采取“补其不足，损其有余，实则泻之，虚则补之”的方法，使阴阳偏盛偏衰复归于相对平衡协调的状态，是“治百病”的基本原则。

人体五脏六腑之间既是一个整体，又有各自不同的生理特点，因此，气机郁滞的表现也不相同，调畅气机必须顺应其升降出入的特点，五脏具有贮藏精气的功能，六腑具有受盛、腐熟、传导水谷的功能。《素问·五脏别论》言：“所谓五脏者，藏精气而不泻也，故满而不能实；六腑者，传化物而不藏，故实而不能满。”由于脏腑生理上的不同特点，使其病理上又各自具有特点，五脏病变易产生虚证，临床常见“虚气流滞”，因脏气之虚导致的“痰瘀血水”病症。六腑宜通不宜滞，每因气机阻滞、传化失职而起病，故在治疗之中应以行气导滞之品疏通腑气，助其传化水谷，排除糟粕。叶天士言“六腑以通为用”“六腑为病，以通为补”，故对于腑实证可酌情使用以三承气汤为代表的通里攻下方剂以荡涤腑实、疏通腑气，使六腑气机通畅，恢复其正常的传化功能，从而达到六腑通而为用，降而为和。

基于“治病求本”的原则，“调气治百病”，以恢复机体的正常状态。在临床上气虚者，应“形不足者，温之以气”（《素问·阴阳应象大论》），可用温补阳气的方法，选用人参、黄芪之甘温益气，如黄芪建中汤等；气逆者宜降气。如肺气上逆之咳喘，常选用苏子、杏仁、厚朴、款冬花等；胃气上逆之呕吐、嗳气、呃逆，常选用旋覆花、代赭石、半夏、生姜、丁香等；气滞者应行气理气，脾胃气滞常用陈皮、厚朴、枳壳、木香、砂仁等；肝郁气滞常用香附、青皮、郁金、川楝子、乌药、小茴香等；气陷者当升举中气，用具有升提作用的药物，如黄芪、人参、白术、炙甘草等，方如补中益气汤；气脱者急当回阳救逆，如独参汤、四逆汤、回阳救急汤等；气闭者又当开窍为急。

人体津液的输布及排泄，依赖于气的升降出入。三焦为气和津波升降出入的通道，三焦的气化功能正常，气的升降出入调畅，则津液流通，水液不会滞留而无痰饮为患。如气机失调则气不化津，水液停滞，血行滞缓，而变生痰饮、瘀血，导致"痰饮瘀血"等病理产物在体内的淤积，而痰饮、水湿、瘀血等病理产物又是导致疾病发生和复杂多变的病理基础，所以在疾病出现"痰饮瘀血"证候的治疗中亦以调"气"为首要，正如元·朱震亨《丹溪心法·痰》所说"人之气道贵乎顺，顺则津液流通，决无痰饮之患""善治痰者，不治痰而治气，气顺则一身之津液亦随气而顺矣"。气行则水行，气行则血行，调"气"可以使痰饮、水湿、瘀血等病理产物在"气"的作用下排出体外，从而使机体"阴平阳秘，精神乃治"。

"调气治百病"，实际上就是针对疾病恢复机体生命的自组织能力。生命的自组织能力就是能通过本身的发展和进化而形成具有系统的结构和功能，生命机体就具有天然的自组织系统。机体利用从外界摄取的物质和能量组成自身的具有复杂功能的有机体，包括调整气机升降出入失调的治疗方法，在一定程度上能帮助机体自动修复病损，以恢复正常的生命功能。总之"百病生于气"是对人类疾病病因病机的高度概括，我们临床治疗疾病从气论治，可以抓住疾病的根本，真正做到"治病求本"。

四、糖尿病临证调气举要

糖尿病，中医称为消渴病，以多饮、多食、多尿、消瘦或尿甜为特征。中医学认为消渴病的发生与恣食肥甘、五志过极、禀赋不足、劳欲过度有关。《灵枢·五变》中论述："帝曰：人之善病消瘅者……其心刚，刚则多怒，怒则气上逆，胸中蓄积，血气逆流，髋皮充肌，血脉不行，转而为热，热则消肌肤，故为消瘅。"可见情志改变、五志过极是消渴病发生的重要原因。同样，所欲不遂、情志郁结也是影响消渴病的重要因素，正如《临证指南医案·三消》中说："心境愁郁，内火自燃，乃消症大病。"

近年来，国内外对心身医学与心身疾病的研究进展很快，反映了传统的生物医学模式向生物－心理－社会医学模式的重大转变。心身医学认为，人具有生物性和社会性双重特征，是有思想、情感、意志行为和个性的完善生命体，人是世界上唯一具备"三维世界"的万物之灵——物质世界、精神世界、社会群体世界。糖尿病被列为内分泌代谢系统的心身疾病之一，它的发生、发展、预后转归与心理、社会因素密切相关。

西医学认为糖尿病发病机理不明，某些个性特征被认为是糖尿病的易罹质，即中医学所说的禀赋不足易发消渴病；并与社会进步、生活方式改变密切相关。在现在竞争性社会条件下，社会压力增大，工作负荷超过心理承受能力，患病前生活事件刺激和由此引起的心理应激是糖尿病的“激发效因”，导致自主神经系统和内分泌代谢系统的变化，最终导致糖尿病的发生。即使在糖尿病过程中，心身因素的影响，也是糖尿病控制不良，产生慢性并发症的主要原因。

糖尿病是终身性疾病，控制不良易产生心、脑、肾、眼、周围血管病等慢性并发症。糖尿病患者出于对疾病可能的结局担心、对疾病疗效的担心、对长期治疗带来的经济问题担心及长期的限制和调整饮食等各方面均可导致糖尿病患者情感和意志行为方面的改变。患者首先是普遍存在抑郁情绪或焦虑反应，表现出情绪低落、沮丧、烦恼、焦虑、疑惧等，还可伴有躯体症状，如倦怠乏力、睡眠障碍、周身不适、胸痛腹胀、性格改变、适应性差等，糖尿病晚期还会出现记忆力下降、注意力难以集中、失眠、智力减退和精神异常。这些心身因素症状可以导致糖尿病血糖的波动，糖尿病长期的控制不良，一方面易发生慢性并发症，另一方面可以作为新的致病因素，导致其他的躯体疾病的发生。

消渴病的发病与心、肝、肺、脾、肾五脏功能失常有关，消渴病的身心病证特别是与心、肝、肾等脏密切相关。中医学认为人的情志活动与内脏的功能状态有密切的关系，《内经》即曰“人有五脏化五气，以生喜怒思忧恐”，人体脏腑的病变可以表现为情志变化，导致气机升降失常，即所谓“怒则气上”“喜则气缓”“思则气结”“忧则气聚”“悲则气消”“恐则气下”“惊则气乱”。同时，各种不同性质的情志刺激也可以损伤脏腑，即所谓“怒伤肝”“喜伤心”“思伤脾”“悲伤肺”“恐伤肾”，进而扰乱气机，耗伤精气血津液，变生痰瘀，发为百病。心为“君主之官”，藏神，统摄魂、魄、意、志等人的精神活动；肝主疏泄，疏理气机，调畅情志，肾为先天之本，生髓出智，与消渴病的气机失调之心身病证表现关系最为密切。心肝肾功能失常，气机逆乱，五脏俱损，导致消渴病起伏迁延，变证百出，致残致死。

根据消渴病的气机失调病证表现，糖尿病并发症的产生往往和周身经络气血运行失常有关，消渴病阴虚燥热日久，伤阴耗气，气阴两虚，气虚运血无力，气虚运化无力，变生痰瘀，痰瘀蕴积日久，阴阳气血俱虚，痰湿郁瘀而致气血逆乱，气滞血瘀是常见的病理状态。所以，在糖尿病治疗上重视肝主疏泄，强调调畅气机，气血舒活；气行血循，则瘀去郁通、热清痰消而保身全形，不易产生神经、血管等慢性并发症。临床常用下列治法：

1. 调神行气

心藏神，为五脏六腑之大主，统摄怒、喜、忧、思、悲、恐、惊七情变化，七情内伤导致消渴病气机失调之病证，必然伤及心神；同时又反过来影响脏腑功能，如此往来反复，恶性循环，导致消渴病迁延难愈。因此，调神行气是临床治疗消渴病气机失调病证的重要环节。

2. 疏肝调气

肝主疏泄，调畅情志和气机，肝疏泄太过或不及，是产生消渴病气机失调病证的重要原因。所以，疏肝调气为治疗消渴病气机失调之心身病证之要。

3. 理气活血

情志致病，伤及脏腑，影响气机，气血失和，是导致心身疾病的主要原因，所以，调理气血是治疗消渴病气机失调病证的重要环节。

4. 畅气机祛痰瘀

痰邪是由水液内停而凝聚所形成的病理产物，痰浊为病，颇为复杂，见证多端，自古就有“怪病多痰”之说。在消渴病过程中，由于受情志等心身因素的影响，气机不畅，变生痰瘀，影响心藏神的功能，表现出系列气机失调之心身病证，所以，畅气机祛痰瘀也是治疗消渴病气机失调病证的主要方法。

在临床治疗糖尿病时调气多从肝着手，而脾胃为气机升降之枢纽，故疏肝理气、活血舒郁、清热祛痰的治法为治疗糖尿病所常用。临床常用四逆散、四妙丸加减，四逆散方中柴胡舒肝升阳，以宣达抑郁之气机；枳壳、枳实皆能下气破结，枳壳缓而枳实速，药力轻灵和缓善能拨动气机，重浊有力则可行滞破结，两药合用，兼理上下，不伤正气，与柴胡相合能升清降浊、调畅气机；芍药益阴养血，味酸性敛，与柴胡合而收散并用，疏肝理脾；白芍又能柔肝缓急，赤芍则可行血中之滞；配以甘草调和诸药，益气健脾，阳虚以炙甘草温养，热盛以生甘草滋阴。适用于痰热瘀郁引起的各种糖尿病慢性并发症。临证若见胸中气滞，胸闷心痛，加香附、丹参或瓜蒌、苏梗理气活血、下气消胀；若脾胃气滞，症见脘腹胀满，心下痞闷，加香橼、佛手平治中焦、理气消胀；若见肠腑气滞，症见腹满便秘，加炒莱菔子、大黄行气导滞；若少腹气滞，疼痛不舒，加香附、乌药暖肝理气。

五、结语

气，又称精气，是构成人体的基本物质，气的升降出入运动是人体生命活动的原动力；升降出入一旦止息，就会失去生命的原动力，人的生命活动也将停止，正如《灵枢·寿夭刚柔》中所述：“形与气相任则寿，不相任则夭。”“百病生于气也”的观点说明气机失调是疾病发生的基本病机，气机失调是形成疾病的根源，所以在疾病的治疗中调“气”为首要，做到“治病求本”。糖尿病作为一种以气机失调为特征的心身疾病，在发病和病征方面气机失调之心身病证表现尤为突出，糖尿病的这些气机失调的身心病证是导致血糖波动、疾病控制不良的主要原因，中医学正是以其整体疾病观辨证论治消渴病，取得了令单纯降糖治疗无法比拟的疗效。“百病生于气”的疾病观，反映了中医学具有自然科学与人文科学的双重属性，强调了人的精神、情志在疾病过程中的重要性。中医学认识人类生命现象具有唯物史观和唯心史观的双重特点。

李福海（河北易县中医院）

"百病生于气也"见于《素问·举痛论》，原文主要讨论因情志、外感、劳倦等因素，导致人体"气上、气缓、气消、气下、气收、气泄、气乱、气耗、气结"等九种气的病理变化，是中医重要的病因病机理论。笔者结合自己学习体会，对"气"的含义、生理、病理以及治疗等方面进行论述，试以阐述"百病生于气也"之意义。

一、"百病生于气也"中"气"的释义

关于"气"的含义，历代医家论述颇多，笔者认为不外以下三方面：

1. 物质之气

物质之气即"精气"，中医理论中"气"的概念源于古代哲学，中国古代哲学认为宇宙由气构成，人体亦不例外，如孟子"气者，体之充也"，所谓"聚则为形，散则为气"，经云"气合而有形""天地合气，命之曰人"，均说明气是构成人体的基本物质，也是人体生命活动的能量基础，如水谷之精气、呼吸之精气、先天之精气等，如果构成人体之精气受到损伤，人体就会生病。如气消、气耗、气散。

2. 功能之气

功能之气即"气机"，代表人体的功能活动，升降出入是其基本运动形式。不但是人体，整个自然界气的运行都如此，"是故升降出入，无器不有"。自然界的升降表现为春夏秋冬，阴阳消长，人体一方面要顺应自然阴阳升降规律；另一方面，各脏腑的功能也有升降规律，如肝主升发，肺主肃降；心火下降，肾水上升，水火既济；"脾宜升则健，胃宜降则和"。所谓"非升降，无以生长壮老已，非出入，无以生长化收藏"，均说明气是恒动的，而且这种动有一定规律，这就是气机升降出入。气机运动有规律，就是人体生命之常，违背这一规律，就是人体生命之变，就是疾病。如气上、气下、气乱。后贤朱丹溪则提出气机闭郁是产生疾病的根源，认为"气血冲和，万病不生，一有怫郁，诸病生焉"。

3. 变化之气

变化之气即"气化"，指物质的新陈代谢以及和能量之间的相互转化。如《内经》之"阳化气，阴成形"，即有形之气与无形之气以及功能之气与物质之气之间的转变。

正常情况下，物质之气为脏腑功能提供保障，脏腑气化功能又能够生成物质之气，而且物质之气之间可以相互转化，“气聚而有形，气散则无形”，气血、精血之间也可以化生等，相当于西医学的新陈代谢。人体生命活动依赖于气化，如果在病理情况下，气化过度，就会出现功能亢进，所谓“气有余便是火”，造成物质耗散和分解偏旺盛，如西医学之高代谢疾病甲亢等，如果气化不足，就会出现精微物质运化迟滞，代谢缓慢，如西医学之代谢综合征。

二、“百病生于气也”理论与临床

“百病生于气也”即是源于上述“气”的内涵，但是三者之间又不能截然分开，是互相依存关系，精微之气为功能之气提供能量，功能之气能生成物质之气，他们依赖正常气化维持平衡和稳定，三者之间任何一个环节出现问题，人体就会发病，所以言“百病生于气也”。后世在理论和临床上不断发展和丰富，主要体现在以下几个方面。

1.“气血”理论

中医理论中，历来对气血就非常重视，如《素问·调经论》中言：“人之所有者，血之与气耳。”“血气不和，百病乃变化而生。”说明气与血是人体生命活动必需的两个要素，二者生理上相互依存，病理上相互影响，也成为后世气血理论之滥觞。气与血之间以阴阳划分，气为阳，血为阴，所谓“气为血帅，血为气母”“气能生血”“气行则血行”。在病理上，气虚可以导致血行迟缓，造成血痹，如仲景以“黄芪桂枝五物汤”疗血痹，方中以生姜、黄芪、桂枝为主药，温补阳气；王清任以“补阳还五汤”重用黄芪治疗中风后气虚血行不畅之肢体不遂等，均成为后世传世名方。气滞可导致血瘀，如肝气郁结，气机不畅，导致瘀血内停，可理气活血，如用逍遥散、血府逐瘀汤等。此外，气虚可导致血虚和出血，补气可以生血，如“当归补血汤”治疗血虚，以黄芪为君药，尤其在治疗失血急症时，以大量补气之品，如独参汤，正如清·吴谦言“有形之血不能速生，无形之气所当急固”，说明在气血理论中，气为主导。

2.“气水”理论

人体水液代谢有赖于脏腑功能正常，包括气机、气化等，其本在肾，其末在肺，其制在脾，即主要责之于肺脾肾三脏之气，人体脏腑气机运行障碍或气化失常，可以导致水液代谢紊乱，出现水肿、内湿、痰饮等。而治疗之关键，就是调气，仲景在论述气机不畅导致水肿时提出“大气一转，其气乃散”，以枳术汤行气健脾以消肿；元·朱丹溪提出“善治痰者，不治痰而治气，气顺则一身津液亦随气而顺矣”；清·吴鞠通亦提出“善治水者，不治水而治气也”，包括脾胃之气、肺气、肾气，如苓桂术甘汤治疗中焦停水，以健脾气为主，三仁汤治疗水湿弥漫三焦，以开肺气为主，所谓“肺主一身之气，气化湿亦化”，肾气丸治疗肾气虚水肿等。纵观历代医家治水多以治气为先。

3.“气”与脾胃

（1）脾胃是精气产生之源泉：五脏皆藏精气，但五脏之精气，虽根于先天，却补养于后天，而脾胃为气血生化之源，人体出生以后，需要源源不断的后天之补养，才能维持生生不息之性命，所以脾胃也称为后天之本，如果脾胃功能健壮，则气血充足，精气旺盛，不易患病，患病也易治，反之，若调养不当，脾胃受损，则会出现气血不足，精气衰弱，则容易感受邪气，患病后预后较差，如在仲景《伤寒论》和《金匮要略》中，处处体现了保胃气的思想，而金代李东垣则提出“内伤脾胃，百病由生”的观点，清代程钟龄在论积聚治疗时提出“若块消及半，便从末治，即住攻击之药，但和中养胃……更有虚人患积者，必先补其虚，理其脾，增其饮食，然后用药攻其积”。还有近代张锡纯以“资生汤”治疗劳瘵虚弱，女子血枯经闭等，都体现了重胃气思想，这也为现代中医治疗肿瘤等慢性疾病提供了思路。

（2）脾胃是气机升降枢纽：人体生命活动是以气的运行变化为表现形式，而气的运行可以概括为升降出入。脾胃居于中州，是人体气机升降出入之枢纽，脾胃功能正常，关乎整个人体气机的运行，而脾胃本身亦有升降，如脾升胃降，带动并影响整个人体气机升降。所以，脾胃是五脏气机升降之枢纽，其余四脏之功能，皆有赖于脾胃功能正常。

如肺主诸气，主宣发肃降，然手太阴肺经“起于中焦，下络大肠，环循胃口”，决定了肺与脾胃之间的特殊关系，所以《素问·咳论》在论述咳嗽时，提出“此皆聚于胃，关于肺”，后世“脾为生痰之源，肺为储痰之器”等论皆源于此。笔者在治疗慢性肺病之咳、痰、喘时，常以运化脾胃气机为重要手段，培土生金、运脾化痰、宣降肺气，确能提高疗效。

肝主疏泄，但肝与脾胃之间土木相克，互相制约，肝体阴而用阳，肝阳易亢或肝气郁结，克制脾土，出现脾胃升降功能失调，所以仲景提出“见肝之病，知肝传脾，当先实脾”，为后世肝病治疗指出了方向，如小柴胡汤、四逆散等均为治肝理脾之剂，国医大师路志正教授常以运脾为主，兼以调肝，通过调理气机升降，治疗肝郁证、肝硬化等取得了满意疗效。

心主血脉，心脉运行有赖于气机顺畅。临床上心血瘀阻之胸闷、胸痛等，亦可以通过调理脾胃气机治疗，如路志正教授提出“冠心病治疗重点不在活血，而在气机”，通过调理脾胃，顺畅气机而治疗冠心病心绞痛，有较好的效果。

肾主水液，但水液运行亦有赖脾的运化功能，如许多慢性肾功能不全的治疗，通过调理脾胃气机，达到以土治水，气行则水消。

心与肾之间，水火既济，如果气机紊乱，肾水不能上升，心火不能下降，则会出现腰酸、失眠、心烦、耳鸣等，对此证的治疗，我们提倡调理中焦，正如叶天士所言

"上下交损，当治其中"，此理论源于道家"玄婴姹女，黄婆为媒"。清·曹仁伯释之："夫心肾即婴儿、姹女，欲其交着，必得黄婆之为媒合。黄属中央，脾土所主，舍补中宫之外，皆属徒然。"此说证明治疗心肾不交，上下同病之时，应以调理脾胃气机为要，俾中州气机转输正常，则有助于达到水火既济。如孙思邈之"磁朱丸"、罗天益之"封髓丹"，都体现了这一思想。

（3）脾胃是气化之核心：气化，是人体生命活动重要的过程，脾胃是人体气化活动的核心，如《素问·经脉别论》"饮入于胃，游溢精气，上输于脾，脾气散精""食气入胃，浊气归心，淫精于脉"，说明脾胃在水谷精微代谢过程中，起着至关重要的作用，而这个过程，即是"气化"，由于脾阳的气化运动，使饮食水谷变成人体生命活动所需要的精微物质，这些精微物质，又合成人体形体结构，所谓"阳化气，阴成形"，如果脾运失常，这一过程出现障碍，气化紊乱，就会造成精气虚弱，甚则出现湿浊内停，如形体虚胖，甚或高血脂、高尿酸、高血糖等。用这一思想指导临床，为中医治疗代谢综合征提供了新的思路。

综上所述，五脏之生理、病理皆与"气"相关，但脾胃发挥至关重要的作用。

三、"百病生于气也"临证发微

不论是精气的盛衰、气机升降、气化的正常与否，都是疾病产生的根源，并进一步影响血、水的运行和代谢，而他们都与脾胃功能有密切的关系，笔者在临证中，依据"百病生于气也"的理论及脾胃与"气"的特殊关系，并通过跟师路志正教授学习，运用调脾胃治"气"思想治疗内科杂病，获得了满意效果。尤其在调理脾胃之气治疗脑中风之认知功能障碍方面，积累了一些经验。

脑中风认知功能障碍中医称为"善忘""呆证"，病位在脑，脑为奇恒之腑，内藏精髓，秉于先天，但源于脾胃化生之精气补养，内藏元神，与心相通，不得受邪，其功能正常与否，有赖于精微物质的充足以及气机的正常运转和气化正常，尤其脾胃的运化和升清降浊。笔者认为，本病病机虽复杂，但可以虚实概之，虚者，清气不升，精微不足，脑失所养；实者浊阴不降，神明失聪，或二者并存。

其治疗要点，就是升清降浊、调理气机，而脾胃是气机升降之枢纽，又为气血生化之源和生痰之源，故笔者在临证中，对脑中风认知障碍的治疗，以调气为主线，以脾胃为核心，多能获效。

如急性期以气血上逆，风痰上扰为主者，治以降气为法，因其多伴有大便不通，知其为胃肠腑气不降，影响了整体气机升降，常以"承气汤"类通腑降气，乘气者，降气也，因胃肠以降为顺，顺承肠胃之气也，故曰乘气，药后腑气得通，气机得畅，神明得以恢复。如痰多呼吸急促者，可加瓜蒌、杏仁、半夏、菖蒲、郁金化痰开窍，伴抽搐者，加入全蝎、蜈蚣、龟板、白芍等息风通络及柔肝潜阳之品。

如恢复期以清阳不升，气血不能上荣，脑失所养为主者，则以健脾养血、益气升阳为法，常以益气聪明汤及资生汤加减，如既有气血不能上荣，又有痰浊阻滞，神明失用者，则通过调整脾胃，升清兼以降浊，使气化正常，气机通畅，脑髓得养，神明自复。

如曾治一脑中风患者，因意识模糊、言语謇涩入当地医院治疗，CT示顶叶梗死，经住院治疗月余，患者仍有命名失语，记忆力严重下降，于是转求中医治疗。诊时见其表情淡漠，双目乏神，站立不稳，行走无力，困倦思睡，饮食差，大便不畅，舌体胖，苔白腻，脉弦滑无力。证属脾运无力，痰浊瘀阻，法当运脾调升降，化痰开窍，方拟益气聪明汤合枳术丸、菖蒲郁金汤加减。处方：黄芪30g，党参15g，生白术30g，葛根30g，炒枳实15g，半夏9g，茯苓30g，菖蒲12g，郁金12g，远志12g，瓜蒌30g，全蝎9g，僵蚕9g。水煎服，日1剂。服药7天后精神好转，大便通畅，遂以原方加减，续服2个月，记忆、语言恢复，行走如常。

四、结语

气，既是人体生命存在的物质基础，又是人体生命活动的形式，人体精气充足，升降出入顺畅，气化正常，即是无病，反之，若精气受损，气机紊乱，气化失常，就会发病，所以言“百病生于气也”。它揭示了人体疾病产生的基本原理，并一直指导着中医理论与临床，不论是气与血、气与水，还是脾胃与气的理论，一直受到历代医家重视，尤其调理脾胃治气，不论是补充气之化源，还是顺畅气机，以及恢复气化功能，临床上都显示出其独到的优势，成为中医治病的重要手段，为中医理论和临床增添了重要的内容，也为现代中医发展开拓了广阔的空间，有重要的现实意义。

姜莉芸（昆明市中医医院）

“百病生于气也”此语出自《素问·举痛论》，原文为“百病生于气也，怒则气上，喜则气缓，悲则气消，恐则气下，寒则气收，炅则气泄，惊则气乱，劳则气耗，思则气结”。在中医理论体系中，“气”学说是贯穿整个理论的一条基线，历代医家均相当重视“气”在人体的生理病理作用。张景岳在《景岳全书·疾病类》中释云：“气之在人，和则为正气，不和则为邪气，凡表里虚实，逆顺缓急，无不因气而至，故百病皆生于气。”中医学认为，人体是一个有机整体，脏腑之间不仅在结构上通过经络系统联系沟通成一体，在功能上亦具有相互协同、相互依赖的关系，这种关系的表现形式就是气机的升降出入运动。气机运动必须以通调为顺，通则气机畅达无阻，调则升降出入有序。举凡六淫外伤，内生五邪，七情内郁，饮食劳倦均可导致气机失调，气机失调则能变生出多种疾病。故《素问·举痛论》曰：“百病生于气也。”为了有利于指导临床，笔者试以“百病生于气”立论，在学习理解气的相关知识及其与疾病发生和演变关系的基础上，从中医对“气”的生命观、生理病理观、发病观及气机理论对临床指导意义等角度，对“百病生于气”作一阐释。

一、气的生命观

中医学源远流长，其理论体系大量借鉴了中国古代哲学思想。在古代哲学中，气是指存在于宇宙之中的，不断运动且无形可见的极细微物质，是宇宙万物构成的本原。首先中医学认为人来源于气。这种气可分为既对立又统一的阴阳二气，阴阳之气相互斗争、相互作用的结果，化生了自然万物，如“生之本，本于阴阳”（《素问·生气通天论》）。既然气是万物的源泉，人作为万物之灵，也毫无疑问来源于气。如“天地合气，命之曰人”“人以天地之气生，四时之法成”（《素问·宝命全形论》）。《素问·上古天真论》曰：“丈夫八岁，肾气实，发长齿更……男不过尽八八，女不过尽七七，而天地之精气皆竭矣。”这充分说明了气在人的生命过程中的重要性。其次认为气为生命活动的标志，“人活一口气”。气不但是人体的本源，而且贯穿于整个生命过程，气遍布于全身，包括脏腑经络，四肢百骸无处不到。气在人体处于不断的运动变化之中，升降出入，如行云流水，如日月之行，是生命活动得以维持的最精微的物质基础和标志。

二、气的生理病理观

人体脏腑组织是气活动的主要场所，脏腑组织的各种功能则是其正常活动的具体体现。任何具体的生理活动都是以气机运动和气化过程为基础的，都可以用气机运动和气化过程加以概括。如：肺的主一身之气，司呼吸功能，吸气是入，呼气是出，宣发是升，肃降是降；脾胃的运化、受纳功能，"脾气宜升为健，胃气以降为顺"等。反之，如果气的活动失常，当升不升，当降不降等都可成为致病因素而引起发病。如"清气在下则生飧泄，浊气在上则生䐜胀"等。另外气的升和降、出和入是对立统一的矛盾运动，从局部生理活动来看，升和降、出和入各有侧重，从整个机体生理活动来看，则升和降、出和入必须保持协调平衡才能维持正常的生理活动。综上所述，气的活动正常，就是人体生理状态，表示健康；气的活动失常，则为人体病理状态，引起发病；气的活动停止，则意味着生命活动终止。

三、气的发病观

气之活动循常有序，则人体呈现平人常态，气之活动失常，则为异常的生命活动过程，即疾病状态。从中医发病学来看，疾病的发生取决于正气和邪气两个方面。正气是指人体的机能活动和抗病能力，邪气则指各种致病因素。在一般情况下，人体正气旺盛，则不易感邪而得病，所谓"正气存内，邪不可干"(《素问遗篇·刺法论》)。当人体气机紊乱，正气相对虚弱，则邪气便可乘虚侵犯人体而使人发病，所谓"邪之所凑，其气必虚"(《素问·评热病论》)。不仅如此，正邪双方力量对比的动态变化，还决定着疾病的发展、变化和转归。可见，正气在发病学上具有重要的意义，《灵枢·百病始生》言："风雨寒热不得虚，邪不能独伤人。卒然逢疾风暴雨而不病者，盖无虚，故邪不能独伤人。此必因虚邪之风，与其身形，两虚相得，乃客其形。"《素问·上古天真论》言："恬惔虚无，真气从之，精神内守，病安从来？"可见，气的异常运动变化在发病学上具有重要的意义。从中医病因学来看，产生疾病的因素是多种多样的，如外感六淫、内伤七情、饮食不节、劳倦过度等，但其致病机理，总不外乎上述致病因素在一定条件下引起人体脏腑组织气机的失调（包括紊乱和不足）而致病。"九气"之论，即指出内外诸因均可导致人体气机失调而产生疾病。就外感六淫而言，风、寒、暑、湿、燥、火六气的变化（包括太过、不及，或非其时而有其气），皆可成为致病因素。以寒热为代表：大热（炅则气泄）：外感火热之邪，可使腠理开，汗大泄，以致伤津耗气，即《素问·举痛论》所云"炅则腠理开，荣卫通，汗大泄，故气泄"。大寒（寒则气收）：寒性凝滞，从外袭入，导致腠理闭塞，使卫气收敛，不得出入敷布，即《素问·举痛论》所云"寒则腠理闭，气不行，故气收矣"。就内伤七情而言，当情志过度，转化为邪气，使脏腑气机失调而产生疾病。由于情志活动以脏腑精气作为物质基础，所以脏腑气血的失调也会引起情志的波动，临床表现为某一情志太过或不及，即情志活动不能被自己的意识所控制而成为一种病理状态。

大怒（怒则气上）：怒为肝志，大怒则最易导致气机骤然上升，引动血气暴逆，损伤脉络而呕血，甚至血气蒙蔽清窍而神志昏厥，亦可横逆伤及脾气，脾失健运而生飧泄。即《素问·生气通天论》云："大怒则形气绝，而血菀于上，使人薄厥。"过于愤怒，使肝气失去条达，疏泄功能失常，导致肝气上逆，气机逆乱。《素问·举痛论》云："怒则气逆，甚则呕血及飧泄，故气上矣。"临床上常见大怒诱发急性脑血管病、心肌梗死等危急重症。

大悲（悲则气消）：悲忧过度是一种消极的情感活动，持续过久则使人意志消沉、精神萎靡、神气不足，即《素问·举痛论》所云："悲则心系急，肺布叶举，而上焦不通，荣卫不散，热气在中，故气消矣。"从悲忧气郁而化热，伤精耗气而论。《灵枢·本神》云："悲哀动中者，竭绝而失生。"过悲可使肺气抑郁，肺气耗伤，卫外不固，疾病也因此而至。

大恐（恐则气下）：恐惧是对某一事物感到恐惧不安，进而深陷其中，不能解脱，导致气机下陷，或升发不及。即《素问·举痛论》所云："恐则精却，却则上焦闭，闭则志不畅达。"恐伤肾，肾气不固，气陷于下，常表现为坐卧不安，惶惶不可终日，甚则滑精、二便失司。

喜甚（喜则气缓）：过喜可使心气涣散，轻者精神不集中，情绪激动，重则心神散越不敛，出现如痴如狂、嘻笑不休等症。故《素问·举痛论》说："喜则气和志达，荣卫通利，故气缓矣。"《灵枢·本神》曰："喜乐者，神惮散而不藏，义可知也。"说明狂喜亦能致病。

过思（思则气结）：过度思虑，可使气机结滞而不通利。即《素问·举痛论》所云："思则心有所存，神有所归，正气留而不行，故气结矣。"此从过度思虑，神凝于事，气机留滞不行而论。忧思过度，肝郁气滞，气机痞塞，横犯脾土，致脾胃运行失职，纳谷不香，不欲饮食，且脾胃为后天之本，气血生化之源，脾胃受损，气血生化不足，营养无源，正气必然不足，抗病能力下降，邪气易于侵犯机体。

大惊（惊则气乱）：大惊则使气机突然遭受意外的强烈刺激，超越机体对外界事物的适应限度，而发生气行无所定处的紊乱状态。即《素问·举痛论》所云："惊则心无所倚，神无所归，虑无所定，故气乱矣。"临床常可见大惊后导致的神色慌张、魂不守舍，甚则精神错乱。

过劳（劳则气耗）：劳逸无度，亦可致气机失调和正气耗伤。劳作激烈，常见喘息、汗出，喘息肺气内损，汗出耗津，卫气随汗外泄，即《素问·举痛论》所云："劳则喘息汗出，外内皆越，故气耗矣。""劳则气耗"，劳力、劳神、劳欲过度，可致心、脾、肾之气耗损而产生瘀血、湿浊、痰饮之邪等病理性产物，以上病理产物反过来成为继发性致病因素，导致气郁、气逆、气闭等实证，或虚实夹杂证，而且可以郁而化火，更致气机逆乱，变生诸病，造成临床病变错综复杂。

四、气机理论对临床的指导

气机升降理论源于《黄帝内经》，历经张仲景、刘河间、张洁古、李东恒、张景岳、叶天士、周学海等医学大家的发挥，逐步形成了系统完整的学说。现代临床各科运用气机升降理论分析、解释病因病机、症状表现和预后转归，治疗各种疾病，应用日益宽泛，显示了气机理论的临床实用价值。现以“升降散”为证，举例说明气机理论对临床具有重要的指导意义。“升降散”源于明·张鹤腾《伤暑全书》，为治暑良方。后得清代医家杨栗山的发挥，并在《伤寒瘟疫条辨》一书中，将此方列为治温疫十五方之总方。因其配伍精当，应用广泛，疗效确切，临床用治多种外感疾病及内伤之疾均有显著疗效，为后世医家极力推崇。该方由僵蚕、蝉衣、姜黄、大黄、米酒和蜂蜜等6味药组成。杨栗山用其治“表里三焦大热，其证治不可名状者”。方中以僵蚕为君，味辛气薄，苦燥恶湿，故能胜风除湿、清热解郁；蝉蜕为臣，甘寒无毒，质轻则升，能祛风胜湿、清热解毒。僵蚕、蝉蜕皆升浮之品，纯走气分，二药相配旨在升阳中之清阳。姜黄为佐，大寒苦平，喜祛邪伐恶，理血中之气，利肝胆而散郁；大黄为使，味苦而大寒，力猛善走，能直达下焦，深入血分，可上下通行而泻火。姜黄、大黄皆苦寒降泄之品，既走气分，又行血分，二药相合，旨在降阴中之浊阴。米酒性热，性辛而上行；蜂蜜性凉，润而导下。六药两两阴阳相配，升降相施，寒温并用。既无明显寒热偏胜之性，又无补泻偏胜之弊，重在调和，正所谓“以和为贵”。

升降散本为温疫而专设，其病机总属三焦火郁、气机失畅。然究其组方，只要是气机失调，无论虚实寒热，都可以运用升降散来调节脏腑气机，恢复阴阳气血平衡，其辨证运用的关键是气机失调。现代临床各科的广泛运用也充分说明了这点。

五、结语

综上所述，气不仅是构成人和世界万物之本，气的失调也是形成疾病的根源，从气论治，也就抓住了疾病的根本。随着西医学的发展，人们对躯体疾病的病因和发病机制有了新的认识，近代医学研究已经表明，躯体疾病与情绪等因素密切相关，如冠心病、高血压、胃溃疡、哮喘、癌症等的发病均不同程度地受到心理因素的影响，情志还可以通过影响神经－内分泌－免疫网络，使免疫功能降低而致病。可见，《内经》的“百病生于气”理论是有现代科学根据的。尽管在临证中，疾病的因素错综复杂，疾病的过程千变万化，但只要充分理解“百病生于气”的理论，把握从气论治的治疗原则，便可“疏气令调”“使其气和”，恢复人体阴阳气血的平衡。

参考文献

[1] 王朝勋，郑洪新，王继伟，等. 怒伤肝与神经－内分泌－免疫系统失调探析[J]. 辽宁中医杂志，2007，33（5）：205.

王永炎评按

气是中医药学最重要的概念之一，精、气、神为人身三宝。直面数字化新纪元的到来，诠释气的哲学与科学原理，展示中医药学之科学与人文的双重属性，必须以唯物史观与唯心史观结合，进行有思想的学术研究。华夏文明始于中原黄河流域，追踪河图洛书与负阴抱阳冲气为和的太极图说，阴鱼阳眼阳鱼阴眼有动静之理则必有动静之气，冲气为和是气之总名，为混沌之气是道、一、无，而无生有，阳化气阴成形气聚阴凝而生万物生灵，冲气是自然与社会变化流转的生命力。一阴一阳为道，五运终天布散真灵，真元之气藏于脏腑经络，出入升降失常致病。心灵之气系形立神生，道德风骨之气，怒喜思悲恐过极或式微导致精神类疾病。还应重视气禀清、静、明生态环境对人类生命健康疾病的影响。英国伟大的历史学家汤因比在其所著《历史研究》一书中指出，表达静态动态宇宙韵律的各种符号，阴阳是最贴切而直接表现了交替的韵律。这本书用什么符号表示历史的规律呢？“我选来选去，我选择了中国阴阳。”阴与阳的辩证交替，只要发展到极端就会变另一端从而自动地恢复自然的平衡。因为另一端发展到自然所能容忍的最大限度，就会最终回到这种交替模式。动极返静，静极复动，始于混沌而道法自然复归于混沌，气、阴阳、五行的逻辑符号系统是转极医源的大成智慧。

冯兴中主任医师射策于气机失调为外感内伤杂病及精神障碍类疾病的基本病理机制十分确切。对策、论策从气是人体生命的原动力展开，“人以天地之气生”，出入升降是气机动转的基本形式。“气聚则形存”而形立神生，体现生命精、气、神的根本，气化气禀失常，人类处于自然与社会环境中能量信息交换障碍，必须导致百病丛生。作者于糖尿病诊疗实践中，重视九气之乱的怒喜思悲恐五志神伤导致的抑郁情绪、焦虑反应、烦畏、沮丧的表现；另则劳倦气虚，虚气留滞而隐郁少寐也是临证常见病象。结合人类具有生物性和社会性双重特征，是唯一具有物质世界、精神世界、社会群体世界三维时空的万物生灵，是心身疾病的内外病因的始源。对于糖尿病及其并发症的发生、变化、预后转归也与心理、社会因素密切相关。文中指出培育中宫敦阜土运对调气调神、活血祛痰瘀的重要作用，主中央、辅四旁、怡情志、顾润燥、纳化常。策论结语以临床心得为依据指出糖尿病具有以承制调平整体观的辨证论治的优势，体现了中医药学符合高概念东西方文化科技互融互辅的特征。

李福海主任医师从物质之气、功能之气、变化之气三论“气”的释义，强调三者互相依存，重在气化正常维持生理平衡稳态，“百病生于气也”理论与临床以气血、气水理论及“气”与脾胃分述之。重视气机气化失常与疾病发生的相关性，治气血不和以治气为主导，治水气病亦以治气为先。认为脾胃是精气产生之源，是气机升降枢纽，是气化之核心，并以临证验之多有发挥。

本命题尚有姜莉芸主任医师等所撰策论文章有良策以答，提供读者参阅。